お薬事典

2024-25年版

オールカラー決定版！

はじめに

　自分が飲んでいる薬について調べたい。前に処方してもらった薬が何種類か手元にあるけれど、どれが痛み止めだったかわからない。別居している親の具合が悪くて様子を見に来たが、いつも飲んでいる薬が何の薬なのか知りたい……。このような経験はどなたにもあると思います。

　私たち医療関係者にとっても薬の情報をいかに整理するかは重要な課題です。とにかく薬の種類は膨大で、どんなに優秀なスーパードクターでも日常的に使いこなしている薬の種類はどうしても限られます。一方で、毎年のように新薬が開発されていますが、一旦新しい薬剤が開発されると、数年のうちに同系統の薬剤が何種類も発売され、さらに薬の種類が増えていきます。医師はそれらの薬剤を選択し使い分けているので、同じ病気に対しても処方される薬は医師によって異なりますが、医療従事者にとっても薬の名前や効能効果、副作用をすべて網羅して覚えておくのは難しく、ジェネリック医薬品の把握はさらに難しいのが実情でしょう。

　お薬についての解説本は、一般向けのものから医師・薬剤師向けの専門書まで多く発刊されていますが、自分に合った１冊を見つけるのは大変かもしれません。知りたいことが載っていない、あるいは詳しすぎてわかりにくいなど、買ってはみたものの結局使い勝手がよくなかった、という経験をされている方も多いかもしれません。そこで本書では、

１）目的の薬が検索しやすいこと、
２）何のために用いる薬であるかを明確にすること、
３）用量や重大な副作用の初期症状など、使用上の注意事項の重要な部分をわかり
　　やすく記載すること、にこだわりました。さらに、
４）薬剤の写真をシートに包装されている状態で掲載する
ことで、お手元のお薬とそのまま確認していただけるように配慮しています。

　普段の生活において必要と思われる部分だけを厳選抽出してまとめていますので、すべて情報を網羅しているわけではありません。もっと詳しい情報が必要な方は、必要に応じて専門書をお調べいただければと思います。

　本書は、医師からもらった薬の概略について知りたい一般の方の読みやすい情報書として、また看護や介護関係の仕事中に薬の内容を確認するときの参考書として、また、医師の日常臨床の場での手軽な確認用書籍として、お使いいただけるものと思います。本書が皆様のお役に立つことを願ってやみません。

令和５年５月
一色高明

目次 CONTENTS

本書の使い方

　本書は、お手元のお薬の名前や形（写真）でパッと確認できるよう、また重大な副作用や飲み忘れたときの対応方法など、通常服用していて気になる情報を中心に掲載しています。また、昨今は医療費の増大の対策として注目を集めている「ジェネリック薬」に着目し、お手元のお薬にジェネリック薬があるのか、ある場合には標準薬とどのくらい値段が違うのかわかるよう、薬価（お薬の値段）も掲載しています。

標準薬とは

　一般的に、通常処方されるお薬です。「先発薬（新規開発医薬品）」ともいいます。

　本書では、この標準薬名（商品名）のアイウエオ順にお薬の解説を掲載しています。

ジェネリック薬とは

　標準薬（先発薬）が発売されて数年を経過すると特許の期間を過ぎて、多くの場合、同成分・同効能のお薬が他のメーカーからも発売されるようになりますが、これを「ジェネリック薬（後発医薬品）」と呼びます。通常ジェネリック薬は標準薬に比べ価格が低く設定されています。

　お手元のお薬名がアイウエオ順で見つからない場合には、ジェネリック薬の可能性があります。巻末索引でお薬名を探し、掲載箇所を引いてください。

●標準薬の名前
通常お手元にあるお薬の名前（商品名）です。本書はこの標準薬の名称のアイウエオ順に掲載しています。

●成分名
通常呼ぶお薬の名前は「商品名」なのでメーカーごとに異なりますが、この成分名は、お薬の成分が同じ場合は共通です。医療関係者は一般的に、お薬をこの「成分名」で判別しています。

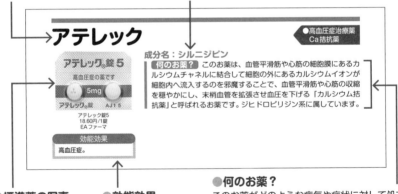

→アテレック

●高血圧症治療薬　Ca拮抗薬

成分名：シルニジピン

何のお薬？ このお薬は、血管平滑筋や心筋の細胞膜にあるカルシウムチャネルに結合して細胞の外にあるカルシウムイオンが細胞内へ流入するのを邪魔することで、血管平滑筋や心筋の収縮を穏やかにし、末梢血管を拡張させ血圧を下げる「カルシウム拮抗薬」と呼ばれるお薬です。ジヒドロピリジン系に属しています。

アテレック錠5
高血圧症の薬です
5mg
アテレック錠　AJ15
アテレック錠5
18.60円/1錠
EAファーマ

効能効果
高血圧症。

●標準薬の写真
もっとも処方されやすい用量のものを選んで掲載しています。

●効能効果
このお薬が処方される病名や症状を掲載しています。

●何のお薬？
このお薬がどのような病気や症状に対して処方されるのか、わかりやすく解説しています。処方される病気や症状の解説のほか、お薬がその症状のどこにどのように効果を示すのか、あるいは、お薬を服用しているときに注意すべきことなど、お薬の種類に応じて必要な情報を厳選掲載しています。

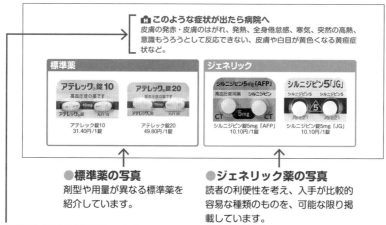

🏥 このような症状が出たら病院へ
皮膚の発赤・皮膚のはがれ、発熱、全身倦怠感、寒気、突然の高熱、意識もうろうとして反応できない、皮膚や白目が黄色くなる黄疸症状など。

●**標準薬の写真**
剤型や用量が異なる標準薬を紹介しています。

●**ジェネリック薬の写真**
読者の利便性を考え、入手が比較的容易な種類のものを、可能な限り掲載しています。

●**原則的に服薬を避けるべき人**
基本的に、このお薬の服薬が禁忌とされている人です。ただし、服用するメリットがデメリットを上回るような場合には、医師の判断により処方されます。

●**このお薬を服用するときの注意**
服用に際しとくに注意が必要なことや、守るべき服用方法があるお薬については、その注意などを掲載しています。

●**飲み忘れたときは**
お薬を服用していてしばしば起こるのが「飲み忘れ」です。お薬をうっかり飲み忘れてしまったとき、飲み忘れてから経過した時間によっての対処方法などを解説しています。

●**このような症状が出たら病院へ**
重大な副作用の初期症状をわかりやすく掲載しています。ただし、本欄に掲載がない症状でも気になる場合には、医師や薬剤師に相談しましょう。

薬価（薬の値段）の表示について

標準薬（標準薬名の真下の写真）

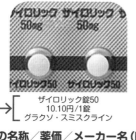

ザイロリック錠50
10.10円/1錠
グラクソ・スミスクライン

お薬の名称／薬価／メーカー名（略称）を掲載

標準薬標準薬（欄の下）・ジェネリック薬

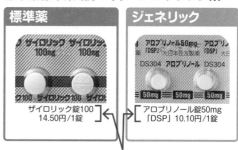

お薬の名称／薬価を掲載

●掲載薬価は令和5年4月1日現在のものです。
　なお、本書刊行時すでに発売中止／発売中止が決定している薬剤についても、読者のお手元にまだ当該薬剤がある可能性を鑑み、一部引き続き掲載しています。
●実際に支払うお薬代は一般的に、**処方されたお薬の数量×掲載の薬価×健康保険の負担割合分**になります。

監修者

一色 高明（いっしき たかあき）

上尾中央総合病院　心臓血管センター　センター長

帝京大学医学部　名誉教授

昭和26年　横浜市生まれ
昭和50年　東北大学医学部卒
三井記念病院での研修終了後　循環器内科医の道を歩む。
東京大学医学部附属病院助手、三井記念病院循環器センター内科科長を経て
平成 4 年　帝京大学医学部第二内科助教授
平成11年　帝京大学医学部内科学講座（循環器部門）教授
平成23年　帝京大学医学部附属病院　副院長（兼任）
平成27年　帝京大学医学部名誉教授、上尾中央総合病院特任副院長
令和 4 年　上尾中央総合病院　心臓血管センター　センター長　現在に至る。

専門領域は循環器内科学で、特にカテーテル治療の権威として知られ、多くの学会
で要職を務める。60歳を前にしてジョギングをはじめ、これまでにフルマラソン
10回完走。また時間を見つけては登山も楽しむ。

執筆者

郷 龍一（ごう りゅういち）

1964年生まれ。先天性の口唇裂口蓋裂で幼少期から通院・入院・手術をくりかえ
した経験をもとに、患者や家族と医療関係者の意見をつなぐスタンスで編集・著述
業に従事。2003年日本医師会医療安全推進講習修了。

巻頭特集①

疾患別
お薬が効くしくみ

神経伝達物質と受容体

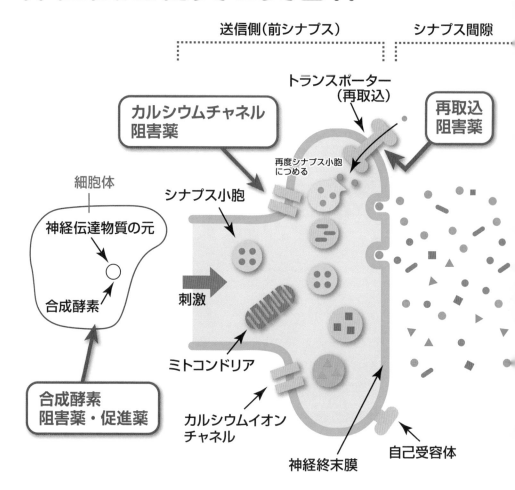

送信側（前シナプス）　　シナプス間隙

トランスポーター
（再取込）

カルシウムチャネル
阻害薬

再取込
阻害薬

再度シナプス小胞
につめる

細胞体

神経伝達物質の元

シナプス小胞

合成酵素

刺激

合成酵素
阻害薬・促進薬

ミトコンドリア

カルシウムイオン
チャネル

自己受容体

神経終末膜

身体に必要な情報のやり取りは、
神経伝達物質とホルモンが中心です。

　私たちの身体は、情報伝達物質を利用して、体内・体外からの刺激や情報を処理しています。情報の伝達には送信する側と受信する側があり、この情報伝達によって情報を認知したり、考えて判断したり、あるいは身体を動かして行動したりできるのです。情報伝達物質には神経伝達物質やホルモンなどがあります。前者はシナプスと呼ばれるジョイントを通じて送受信を行なう一方、後者は血液を通じて送受信を行ないます。命令や刺激が受容体を通じで伝わると、細胞が反応して活動を始めます。お薬に含まれる様々な成分は、この情報伝達を促進したり抑えたりすることで反応を調整して効果を現します。

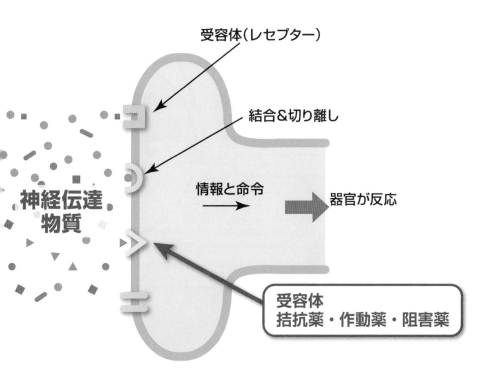

受信側（後シナプス）

受容体（レセプター）

結合＆切り離し

情報と命令 →

器官が反応

神経伝達物質

受容体
拮抗薬・作動薬・阻害薬

※神経伝達物質には種類がある＝受容体にも種類がある

薬はここで働く!

1．神経伝達物質の元に酵素が働いて神経伝達物質が合成されシナプス小胞に蓄えられます。
2．送信側の前シナプスに刺激が伝わるとカルシウムイオンチャネルが開いてカルシウムイオンが流入します。すると神経伝達物質の詰まったシナプス小胞が神経終末膜に移動して結合、シナプス小胞が開いて神経伝達物質が放出されます。
3．放出された神経伝達物質は受信側の後シナプスにある受容体（レセプター）に結合します。

神経伝達物質に種類があるように受容体にもそれに対応する種類があり、型が一致しないと反応は起こりません。神経伝達物質と結合した受容体は情報と命令を伝える信号を発信すると同時に神経伝達物質を切り離します。
4．受容体から切り離された神経伝達物質や結合せずにシナプス間隙に浮遊する神経伝達物質は、分解酵素によって分解されて排泄されたり、送信側（前シナプス）にあるトランスポーターから再取り込みされてシナプス小胞に再び格納されたりすることで、シナプス間隙の神経伝達物質の濃度は一定に保たれます。

高血圧症の治療薬

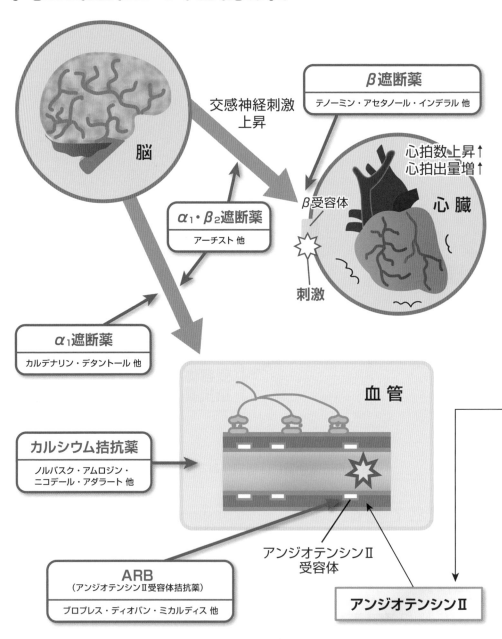

β遮断薬
テノーミン・アセタノール・インデラル 他

交感神経刺激
上昇

脳

心拍数上昇↑
心拍出量増↑

β受容体

心臓

α₁・β₂遮断薬
アーチスト 他

刺激

α₁遮断薬
カルデナリン・デタントール 他

血管

カルシウム拮抗薬
ノルバスク・アムロジン・
ニコデール・アダラート 他

アンジオテンシンⅡ
受容体

ARB
（アンジオテンシンⅡ受容体拮抗薬）
ブロプレス・ディオバン・ミカルディス 他

アンジオテンシンⅡ

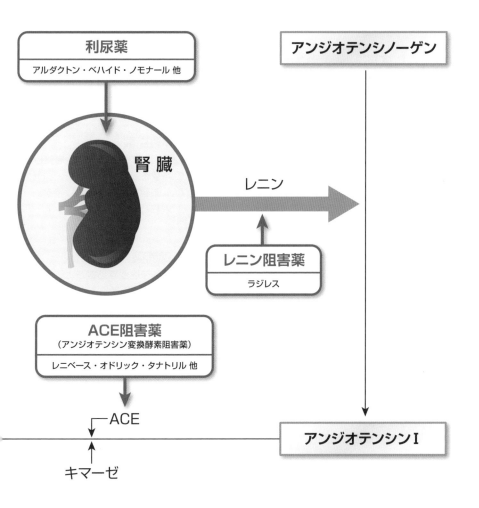

高血圧症治療薬が働くポイントは様々、
医師と相談しながら自分にあったお薬を探しましょう。

　高血圧とは、血管内の圧力が高まっている状態で、大別すると、①血液の量が通常より多く血管を圧迫しているか、②血管内を流れる血液への抵抗が高まっているか、のいずれかです。高血圧が起こる原因は、血管が加齢や脂質の摂り過ぎで弾力を失っている、塩分の摂りすぎで体内の水分が過剰になっている、肥満により皮下脂肪や筋肉中の脂肪が増えて血管を圧迫している、心臓の働きが強すぎて通常より多くの血液が心臓から送り出されている、中枢神経や交感神経が興奮して血管が収縮している、などです。治療薬が働くポイントは様々ですので、副作用が少なく血圧も安定するお薬を探しましょう（次頁参照）。

高血圧症治療薬の種類

1．カルシウム拮抗薬

血管平滑筋に作用し冠動脈から末梢血管までを拡張、心臓平滑筋にも働いて心臓の収縮を穏やかにします。長時間効果が持続し副作用も少なく、高血圧症治療を受ける際、最初に処方されるお薬になる場合が多い（第一選択肢とする医師が多い）のも特徴です。

- ●ノルバスク（ファイザー）、アムロジン（大日本住友）、アダラート（バイエル）他

2．アンジオテンシン変換酵素阻害剤（ACE阻害薬）

アンジオテンシンIをIIに変換する酵素の働きを抑えて、血圧を上昇させるアンジオテンシンIIを作らせないようにします。

- ●レニベース（MSD）、オドリック（日本新薬）、タナトリル（田辺三菱）他

3．アンジオテンシンII受容体拮抗薬（ARB）

血管内皮にあるAT_1受容体に結合することで、アンジオテンシンIIがAT_1受容体に結合することによって起こる血管収縮を抑制するほか、体液貯留や交感神経興奮などを調整し血圧の上昇を抑えます。

- ●ブロプレス（武田）、ディオバン（ノバルティス）、ミカルディス（ベーリンガー）他

4．レニン阻害薬

アンジオテンシノーゲンがアンジオテンシンIに変化するのに必要なレニンを阻害することでアンジオテンシンIやIIが作られないようにします。結果、AT_1受容体への刺激が減り、血管の収縮が抑制されて血圧の上昇が抑えられます。

- ●ラジレス（ノバルティス）

5．β受容体遮断薬

心臓のβ受容体への刺激を遮断することで、心臓の心拍数や血液を送り出す量（心拍出量）を減らし、血管内の圧力を下げます。

- ●テノーミン（アストラゼネカ）、アセタノール（サノフィ）、インデラル（アストラゼネカ）他

6．$α_1$受容体遮断薬

交感神経の末端、血管平滑筋で命令を受ける$α_1$受容体への刺激を遮断することで、血管の収縮を抑えて、血圧の上昇を抑制します。

- ●カルデナリン（ファイザー）、デタントール（エーザイ）

7．$α_1$・$β_1$遮断薬

$α_1$受容体への刺激を遮断する働きと、心臓のβ受容体への刺激を遮断することで心臓の心拍数や血液を送り出す量（心拍出量）を減らす働きをもつお薬で、心拍出量を少なくし、血管を拡張させて、血管の抵抗を減らして血圧の上昇を抑えると同時に、心臓の負担を軽減します。

- ●アーチスト（第一三共）他

8．利尿剤

腎臓では血液がろ過され、一部が尿として排泄されますが、水分を含めて多くの成分は再吸収されて血液中に戻されます。利尿剤は、この再吸収を邪魔して血液の量を減らし、血管の抵抗を少なくすることで血圧の上昇を抑えます。また、血圧の上昇に関与する塩分（ナトリウム）やカリウムの再吸収を調整する働きをもつお薬もあります。

9．配合剤

近年では、上記の成分を2種類配合することで、血圧の上昇を抑え、安定した血圧を得ようとするお薬も発売されています。アンジオテンシンII受容体拮抗薬（ARB）と利尿剤の配合剤や、アンジオテンシンII受容体拮抗薬（ARB）とカルシウム拮抗薬の配合剤などがそれにあたります。

不整脈の治療薬

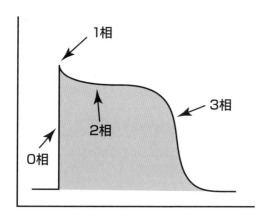

0相：①Naチャネルが開口しNa⁺が細胞内に流入する。（脱分極）

1相：②一定量を超えるNa⁺の流入停止する。

2相：Caチャネル、Kチャネルが開きCa²⁺が細胞内に流入、K⁺が細胞外へ流出する。そして、Caチャネルが閉じてCa²⁺の流入が止まる。（プラトー期）

3相：③K⁺が一定量以上に細胞外へ流出する。（再分極）

4相：Kチャネルが閉じて最初の状態に戻ると自動能によって再び同じサイクルがくりかえされる。

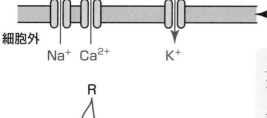

不整脈治療薬のクラス分類

Ⅰa：Naチャネル抑制・Kチャネル抑制
　　（活動電位持続時間延長）

Ⅰb：Naチャネル抑制・Kチャネル解放
　　（活動電位持続時間短縮）

Ⅰc：Naチャネル抑制
　　（活動電位持続時間不変）

Ⅱ：β₁受容体遮断

Ⅲ：Kチャネル遮断（活動電位持続時間延長）

Ⅳ：Caチャネル遮断

薬物療法から非薬物療法へ、治療薬はそれを助ける役割に移行しつつあります。

　近年、不整脈の治療は薬物療法から非薬物療法である「高周波カテーテルアブレーション」や「植込み型除細動器」「心臓再同期療法」「心臓ペースメーカー」などに比重が移行しつつあり、薬物療法はそれを助ける役目を担うのが中心となってきました。心拍数が増加する頻脈、心拍数が減少する徐脈、不規則な心拍が現れる期外収縮や粗動などを不整脈と呼びますが、不整脈治療薬は心筋細胞内外のナトリウムイオン・カルシウムイオン・カリウムイオンなどの濃度差によって生じる電気信号（活動電位）を調整することで効果を示します。

糖尿病の治療薬

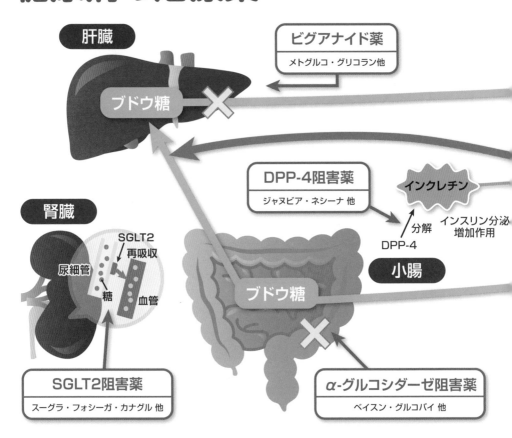

糖尿病の治療は生活習慣の改善が第一選択肢！
薬は、インスリンの働きを活性化や
糖の消費効率アップ、糖の排泄を促進などがあります。

インスリンは膵臓のβ細胞から分泌されますが、そのメカニズムは①消化管から吸収され膵臓のβ細胞に達したブドウ糖が細胞表面にあるグルコーストランスポーターから細胞内に取り込まれる、②細胞内のミトコンドリアがグルコースを代謝してATPを産生、ATPの濃度が上昇することでカリウムイオンチャネルが閉じて脱分極が起こる、③カルシウムイオンチャネルが開いてβ細胞内にカルシウムイオンが流入し、インスリン分泌顆粒からインスリンが血液中に分泌される、の順番です。糖尿病の治療薬は、インスリンの分泌を促すもの、インスリンを分解する酵素を邪魔するもの、筋肉などで糖の取り込みを促進するもの、腎臓での糖排泄を促進するものなどがありますが、どのお薬を利用していても、食生活を改善し運動を継続しなければ、満足な効果は得られず、糖尿病性網膜症のほか腎臓透析などが必要な状態に陥ります。治療薬はあくまで効果を高める手助けです。楽しい人生を続けていくために、生活習慣の改善を心がけましょう。

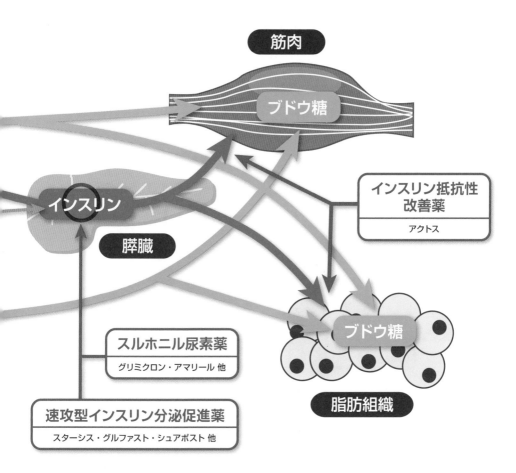

1．スルホニル尿素薬・速効型インスリン分泌促進薬
β細胞内のスルホニルウレア受容体（SU受容体）はATP
の濃度が上昇すると閉じるカリウムチャネルを閉鎖する
働きのある受容体で、SU薬はこの受容体と結合するこ
とでインスリンの分泌を促します。速効型インスリン分
泌促進薬にも同様の働きがありますが、効果が発現する
までの時間が短く作用の持続時間も短いので、空腹時血
糖と比較して食後の血糖値が高い人などに処方されます。
2．ビグアナイド薬
インスリンの分泌とは関係なく、肝臓で生成された糖の
放出を抑える作用、腸管からの糖吸収を抑える作用、筋
肉細胞や脂肪細胞でのブドウ糖取り込みを促進しインス
リン抵抗性を改善する作用があります。
3．α-グルコシダーゼ阻害薬
小腸で、二糖類分解酵素の働きを邪魔することで単糖（グ
ルコースなど）の発生を遅らせ、糖の消化吸収を遅らせ
る作用があります。空腹時の血糖値は正常に近く食後の
血糖値が高い人などに処方されます。
4．インスリン抵抗性改善薬
脂肪細胞や筋肉組織に働いて糖の取り込みを促進する作

用と同時に、糖の解糖・分解を進める作用、肝臓での糖
産生を抑える作用などからインスリン抵抗性のある糖尿
病において、血糖値を低下させます。
5．インクレチン関連薬
　　（DPP-4阻害薬＆GLP-1受容体作動薬）
GLP-1は小腸から分泌されるホルモンで①インスリンの
分泌を促進する、②肝臓の糖新生を促進するグルカゴン
の分泌を抑制する、③胃内容物排泄を抑制する、④満腹
感を与え食欲を抑制する、などの働きがあります。GLP-1
受容体作動薬（2016年4月現在、国内は注射薬のみ）は
GLP-1の分泌を促進することで体内のインスリンの分泌
を促進して血糖値を改善します。DPP-4阻害薬は、
GLP-1やGIPなどのインクレチンを分解する酵素の
DPP-4を邪魔することで、インクレチンの濃度を上昇さ
せてインスリンの分泌を促進します。
6．SGLT2阻害薬
腎臓の遠位尿細管での糖の再吸収を邪魔することで、血
液からろ過された糖を排泄する薬です。

脂質異常症の治療薬

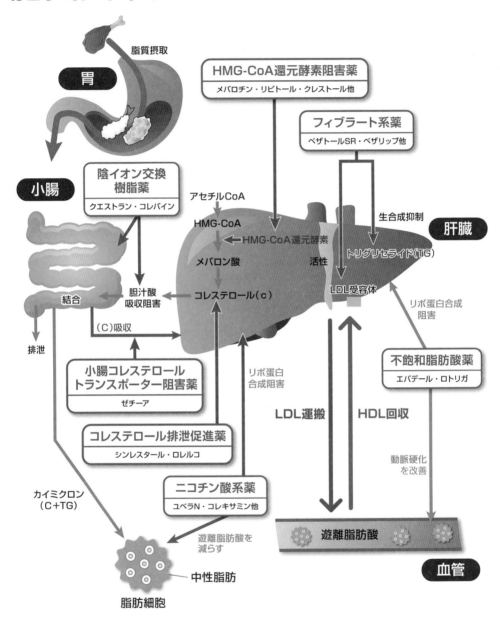

胃

脂質摂取

小腸

HMG-CoA還元酵素阻害薬
メバロチン・リピトール・クレストール他

フィブラート系薬
ベザトールSR・ベザリップ他

陰イオン交換樹脂薬
クエストラン・コレバイン

アセチルCoA

HMG-CoA

← HMG-CoA還元酵素

メバロン酸

活性

コレステロール（c）

胆汁酸吸収阻害

結合

（C）吸収

排泄

生合成抑制　肝臓

トリグリセライド(TG)

LDL受容体

リポ蛋白合成阻害

小腸コレステロールトランスポーター阻害薬
ゼチーア

リポ蛋白合成阻害

不飽和脂肪酸薬
エバデール・ロトリガ

コレステロール排泄促進薬
シンレスタール・ロレルコ

LDL運搬

HDL回収

カイミクロン（C+TG）

ニコチン酸系薬
ユベラN・コレキサミン他

遊離脂肪酸を減らす

動脈硬化を改善

中性脂肪

遊離脂肪酸

脂肪細胞

血管

コレステロールの吸収を減らし排泄を促すお薬と
コレステロールやリポ蛋白の産生を邪魔するお薬があります。

有酸素運動・筋肉トレーニングによる
基礎代謝アップが初めの1歩。
次は揚げ物と動物性脂質をカットし
野菜を多く食べる食生活に改善。
薬に頼るのではなく、
薬を利用して効率を上げましょう!

HMG-CoA還元酵素阻害薬（スタチン系）

●メバロチン・リピトール・クレストール他

肝臓内で消費されずに過剰になったアセチルCoAと呼ばれる酵素は、HMG-CoAに変化し、そこへHMG-CoA還元酵素が働くと「メバロン酸」と呼ばれるコレステロールの元ができあがります。このお薬は、HMG-CoA還元酵素阻害薬と呼ばれ、HMG-CoAをメバロン酸に変える酵素の働きを邪魔して、結果、コレステロールが作られないようにします。

フィブラート系薬

●ベザトールSR・ベザリップ・リポクリン・リピディル他

肝臓内で遊離脂肪酸（過剰に摂取した脂質）から中性脂肪（トリグリセリド）が合成されるのを抑える働きのほか、さらにトリグリセリドの加水分解を進めて血液中のトリグリセリド濃度を下げる働きや、LDL受容体を活性化させて、血液中のコレステロール回収を促進する働きなどがあります。

陰イオン交換樹脂薬

●クエストラン・コレバイン

腸管内で胆汁酸に結合して脂質の消化吸収を抑えると同時に小腸からの胆汁酸の再吸収を抑えることで、胆汁酸の排泄を促進します。結果、不足する胆汁酸を補うために肝臓内のLDLが消費されて減少し、血液中のLDL回収が促進されることで、血中コレステロールが低下します。

小腸コレステロールトランスポーター阻害薬

●ゼチーア

小腸細胞にあるコレステロールを吸収するのに必要なトランスポーターを阻害することで、食事や胆汁酸に含まれるコレステロールの吸収を選択的に阻害します。

コレステロール排泄促進薬

●シンレスタール、ロレルコ

肝臓内でLDLの胆汁酸への異化を進め、胆汁へ排泄することでLDLコレステロールを低下させます。

不飽和脂肪酸薬剤

●エパデール・ロトリガ

肝臓内でリポ蛋白の合成を抑えて排泄を促進すると同時に、血管細胞の弾力性を回復させます。

ニコチン酸系薬

●ユベラN・ペリシット・コレキサミン

ビタミンの一種で、リポ蛋白の合成を阻害し遊離脂肪酸の量を減らします。また、末梢循環を改善し血管を強化する働きもあります。

抗ウイルス薬

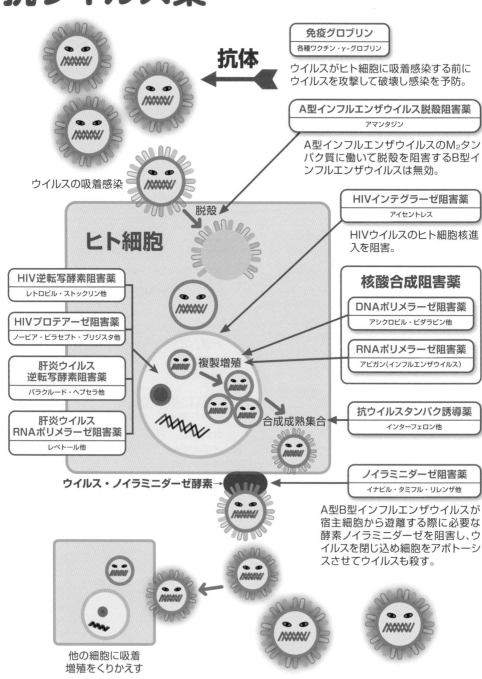

インフルエンザで熱が出るのは、ウイルス毒ではなく、私たち自身の免疫反応によるものです。

　ウイルス性の病気には、インフルエンザ・ヘルペスウイルス感染症・ウイルス性肝炎・水疱瘡（水痘）・麻疹・風疹・日本脳炎・帯状疱疹・手足口病・ノロウイルス・ロタウイルス・性感染症・HIVエイズなど様々な種類があります。

　対する治療方法は、いわゆる免疫療法にあたるワクチンを接種する、ヒト細胞内で増殖しようとする働きを抑える薬を使用する、増殖してしまったウイルスが細胞から出られないようにする薬を使用する、の以上3点がおもな治療方法です。

免疫療法（ワクチン）

ウイルスが体内に侵入すると、生体防御反応が起こってウイルスとの闘いが始まります。防御反応には、自然免疫系と獲得免疫系の2種類があります。前者は食細胞・好中球・マクロファージといった白血球の一種がウイルスを捕食する働きです。後者はワクチンなどで事前にそのウイルスを認識させておくことで、ヘルパーT細胞が抗体を造り、キラーT細胞は感染したヒト細胞を見つけだして殺していきます。後者は感染が拡がってしまう前に侵入したウイルスを抗体が殺し、ヒト細胞が感染してもキラーT細胞がその細胞を殺していくため、症状が軽くすんだり、ウイルスが侵入しても発症する前に殺してしまう、といったメリットがあります。

　自然免疫系の反応は私たちにとって重要なしくみですが、強毒性ウイルスが相手の場合、免疫系統が破壊されたりコントロールが効かなくなる「サイトカインストーム」と呼ばれる状態が起こることがあります。その場合、ウイルス自体ではなく、過剰な免疫反応によってけいれんや意識障害・血液障害・多臓器不全によって命を失うこともあるので注意が必要です。

ウイルス治療

ウイルスが細胞内に侵入すると、周りの殻を脱いで（脱殻）ヒト細胞の核に入り遺伝子情報を複製して増殖しようとします。A型インフルエンザ治療薬のアマンタジンは脱殻をさせないことでウイルスの増殖を抑えるお薬です。遺伝子情報は本来DNAからRNAという型に転写されて新たなDNAが造り出されま

すが、このときポリメラーゼと呼ばれる酵素が働くことで転写が完成します。インフルエンザウイルスの場合はDNAをもたずRNAの情報のみをもっていますが、RNAポリメラーゼ阻害薬のアビガンは、ヒト細胞核を利用して新たなRNAを造る際に必要なRNAポリメラーゼを邪魔して転写を完成させません。エボラウイルスもインフルエンザウイルスと同様にDNAをもたずRNAで複製されるウイルスのためRNAポリメラーゼ阻害薬が効果的であることが判っています。同様にDNAポリメラーゼ阻害薬やDNA逆転写酵素阻害薬も、遺伝子情報の複製を邪魔する作用のあるお薬です。

ノイラミニダーゼ阻害薬

ウイルスが宿主のヒト細胞から放出されて他の細胞に付着増殖するには、宿主の細胞内から切り離される必要があります。この時働くのがノイラミニダーゼと呼ばれる酵素で、インフルエンザウイルスの場合は、表面にあるウイルスノイラミニダーゼが働くことで宿主の細胞から離れることができます。ノイラミニダーゼ阻害薬は、酵素の邪魔をすることでウイルスが宿主の細胞から出られないようにします。やがて、宿主の細胞はキラーT細胞によって駆除されたり、自らの異常を悟ってアポトーシスしたりすることでウイルスの増殖拡散を抑えることができます。感染してから時間が経過しウイルスが増殖した後では効果が薄いという意見もありますが、さらなるウイルスの増殖を抑え、生体防御システムの手助けをする作用は期待できます。

抗生物質・抗菌薬の働き

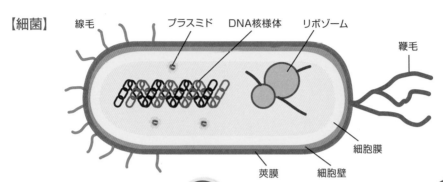

【細菌】

線毛　プラスミド　DNA核様体　リボゾーム　鞭毛　細胞膜　莢膜　細胞壁

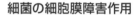

殺

βラクタム系他

細菌の細胞壁合成を阻害

・ペニシリン系：オーグメンチン・ユナシン・ビクシリン他
・セフェム系：ケフラール・オラセフ・フロモックス他
・カルバペネム系：チエナム(注射薬)・オラペネム他
・モノバクタム系・ペネム系：アザクタム・ファロム

・グリコペプチド系：塩酸バンコマイシン・タゴシッド
・ホスホマイシン系：ホスミシン・ホスミシンS他

静

ポリペプチド系

細菌の細胞膜障害作用

コリマイシン・硫酸ポリミキシンB他

リポペプチド系

細菌の細胞膜脱分極作用

キュビシン(注射薬)

細胞壁の合成を阻害
↓

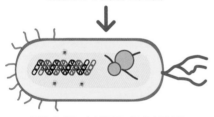

細菌内部に水が侵入、細菌が膨張
↓

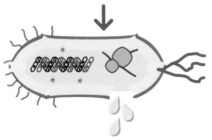

破裂して細菌が死滅する

細胞膜に障害を与える
↓

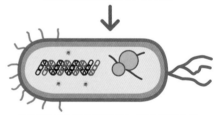

細菌膜が壊れ細菌細胞に障害が起こる
↓

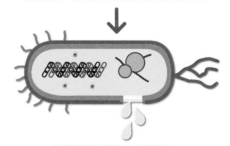

細菌細胞が壊れて死滅する

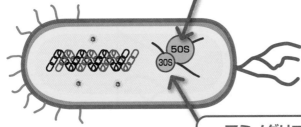

マクロライド系
タンパク質合成阻害作用
ジスロマック・クラリス・ジョサマイシン他

テトラサイクリン系 **静**
タンパク質合成阻害作用
ミノマイシン・ビブラマイシン・レダマイシン他

クロラムフェニコール系
タンパク質合成阻害作用
クロロマイセチン・クロマイ他

リンコマイシン系
タンパク質合成阻害作用
リンコシン・ダラシン他

タンパク質合成阻害作用でリボゾームの
働きを抑え、菌の増殖を邪魔する。

アミノグリコシド系 **殺**
タンパク質合成阻害作用
カナマイシン・ハベカシン(注射薬)他

マクロライド系
タンパク質合成阻害作用
ジスロマック・クラリス・ジョサマイシン他

テトラサイクリン系 **静**
タンパク質合成阻害作用
ミノマイシン・ビブラマイシン・レダマイシン他

クロラムフェニコール系
タンパク質合成阻害作用
クロロマイセチン・クロマイ他

リンコマイシン系
タンパク質合成阻害作用
リンコシン・ダラシン他

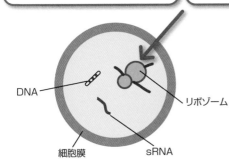

マイコプラズマ(細胞壁なし)
クラミジア・リッチケア(細胞壁あり)
にも効果を示す抗生物質

DNA

リボゾーム

細胞膜

sRNA

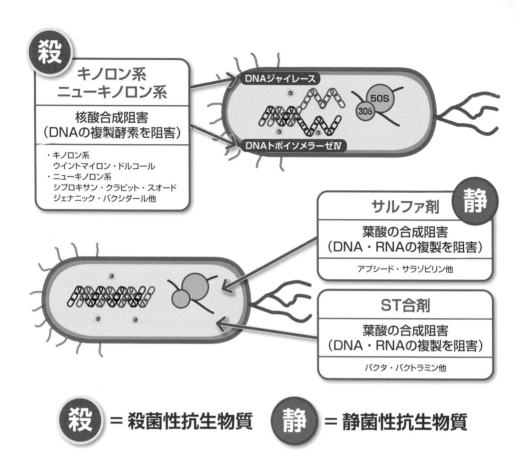

殺 キノロン系
ニューキノロン系

核酸合成阻害
（DNAの複製酵素を阻害）

・キノロン系
　ウイントマイロン・ドルコール
・ニューキノロン系
　シプロキサン・クラビット・スオード
　ジェナニック・バクシダール他

DNAジャイレース

DNAトポイソメラーゼIV

50S
30S

サルファ剤 **静**

葉酸の合成阻害
（DNA・RNAの複製を阻害）

アプシード・サラゾピリン他

ST合剤

葉酸の合成阻害
（DNA・RNAの複製を阻害）

バクタ・バクトラミン他

殺 ＝ 殺菌性抗生物質　　**静** ＝ 静菌性抗生物質

殺菌性抗生物質には細菌を死滅させる働きが、
静菌性抗生物質には細菌の増殖を抑える働きがあります。

　抗生物質は、病気の原因となっている細菌を壊して死滅させたり、増殖を抑えたりするお薬です。殺菌性抗生物質の働きには、細菌には存在して私たち人間には存在しない細胞壁を攻撃する、細菌のDNAやRNAを攻撃するなどがあり、静菌性抗生物質の働きには、私たちの細胞がもっているリボゾームとはタイプが違う、細菌の30S・50Sリボゾームを攻撃するなどがあります。

　少数の細菌が私たちの身体の中に侵入しても、多くの場合は免疫防御機能が働いて細菌を殺してくれるので病気にはなりません。しかし、体調を崩して身体の抵抗力が落ちていたり、免疫防御機能では殺しきれないほど細菌の侵入を許せば、病気になってしまいます。抗生物質のお世話になる前に私たちでもできる感染予防は以下の3つです。

①感染源になる細菌の巣を取り除いたり、接触を断つ（遮断）。

②細菌が多くなりすぎて免疫防御で対応できなくならないよう感染経路を遮断する（抗菌マスクの使用や手洗い、うがい、消毒も感染経路を遮断する方法のひとつです）。

③ワクチンの接種や抵抗力の回復に努める。

抗真菌薬

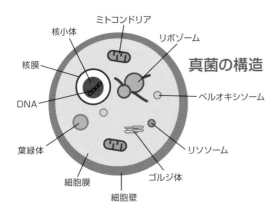

真菌の構造

- 核小体
- ミトコンドリア
- 核膜
- リボゾーム
- DNA
- ペルオキシソーム
- 葉緑体
- リソソーム
- 細胞膜
- ゴルジ体
- 細胞壁

　真菌＝カビに対する治療薬です。真菌の構造は私たちのヒト細胞構造に似ているため、薬が強すぎると副作用が現れる可能性が高いことから、種類や使用方法が限定されています。おもな治療薬は、ヒト細胞膜（コレステロール）と真菌細胞膜（エルゴステロール）の主成分の違いを利用して、真菌細胞膜を壊す働きを示すお薬です。

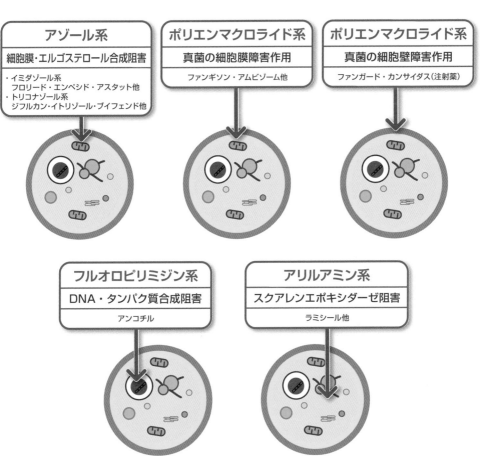

アゾール系	ポリエンマクロライド系	ポリエンマクロライド系
細胞膜・エルゴステロール合成阻害	真菌の細胞膜障害作用	真菌の細胞壁障害作用
・イミダゾール系　フロリード・エンペシド・アスタット他　・トリコナゾール系　ジフルカン・イトリゾール・ブイフェンド他	ファンギゾン・アムビゾーム他	ファンガード・カンサイダス（注射薬）

フルオロピリミジン系	アリルアミン系
DNA・タンパク質合成阻害	スクアレンエポキシダーゼ阻害
アンコチル	ラミシール他

抗不安薬・睡眠薬

ベンゾジアゼピンと類似薬。抗不安作用が強いお薬は「抗不安薬」、催眠作用が強いお薬は「睡眠薬」です。

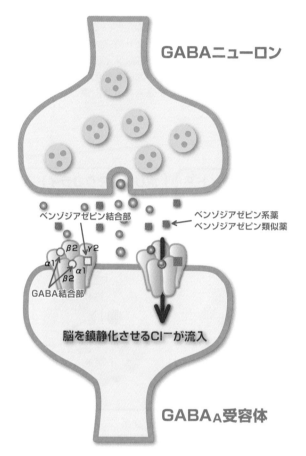

GABAニューロン

ベンゾジアゼピン結合部

ベンゾジアゼピン系薬
ベンゾジアゼピン類似薬

β2 γ2
α1
α1
β2

GABA結合部

脳を鎮静化させるClⁱが流入

GABA_A受容体

抗不安薬（ベンゾジアゼピン系）

作用時間	代表的お薬
短時間	コレミナール
	デパス
	リーゼ
中間	コンスタン
	レキソタン
	ワイパックス
長時間	エリスパン
	セパゾン
	セルシン
超長時間	メイラックス
	レスタス

睡眠薬（ベンゾジアゼピン系）

作用時間	代表的お薬
超短時間	ハルシオン
短時間	リスミー
	レンドルミン
中間	サイレース
	ベンザリン
	ユーロジン
長時間	ソメリン
	ドラール
	ベノジール

睡眠薬（非ベンゾジアゼピン系）

作用時間	代表的お薬
超短時間	マイスリー
	ルネスタ

ベンゾジアゼピン系のお薬

GABA_A受容体のGABA結合部にGABAが、ベンゾジアゼピン結合部にベンゾジアゼピンが同時に結合すると、Clⁱ（塩化物イオン）が流入します。これによって脳の働を鎮静化させて効果を示します。

メラトニン受容体作動薬

ベンゾジアゼピン系の睡眠誘発作用と異なり、脳を鎮静化させるのではなく、自然な眠りに導くお薬です。朝の光を浴びたり、また、夜間でも光によって視覚神経を刺激すると、メラトニンの分泌量が減り、脳が覚醒します。そこで、逆にメラトニンを補給して光の刺激を減らすと、自然な眠りが誘発されるのです。

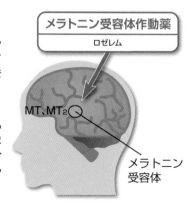

メラトニン受容体作動薬

ロゼレム

MT、MT₂

メラトニン受容体

抗うつ薬

抗うつ薬は脳の伝達が活発になるように、
神経伝達物質の量を増やす働きのお薬が中心。
なかには、神経伝達物質受容体を邪魔することで、
逆に反応をよくするタイプの薬もあります。

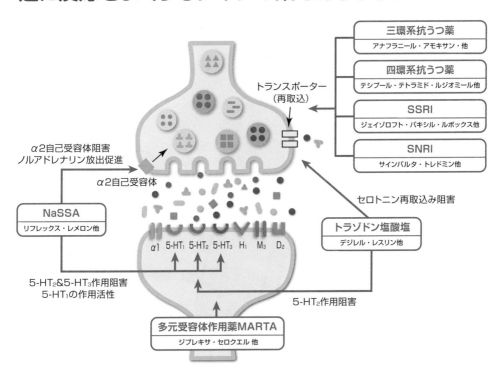

三環系抗うつ薬
アナフラニール・アモキサン・他

四環系抗うつ薬
テシプール・テトラミド・ルジオミール他

SSRI
ジェイゾロフト・パキシル・ルボックス他

SNRI
サインバルタ・トレドミン他

トランスポーター
（再取込）

α2自己受容体阻害
ノルアドレナリン放出促進

α2自己受容体

セロトニン再取込み阻害

NaSSA
リフレックス・レメロン他

トラゾドン塩酸塩
デジレル・レスリン他

α1　5-HT₁　5-HT₂　5-HT₃　H₁　M₃　D₂

5-HT₂&5-HT₃作用阻害
5-HT₁の作用活性

5-HT₂作用阻害

多元受容体作用薬MARTA
ジプレキサ・セロクエル 他

ノルアドレナリン
興奮性伝達物質、集中力・記憶力・意欲・不
安・恐怖に関与。カテコールアミンの一種。

アドレナリン
興奮性伝達物質、闘争・防衛・心拍・運動機
能などに関与。カテコールアミンの一種。

アセチルコリン
中枢神経では大脳皮質・大脳基底核・中脳な
どで働き学習能力に関与。

ヒスタミン
覚醒・睡眠・刺激調整・食欲抑制・抗けいれ
んなどに関与。

セロトニン
精神安定・食欲・運動・睡眠ほか様々な生体
活動に関与。

ドパミン
精神活動・快感・意欲・学習・覚醒・集中力
などに関与。カテコールアミンの一種。

消化不良・潰瘍の治療薬

防御を増強する！
粘膜保護や防御強化のお薬。

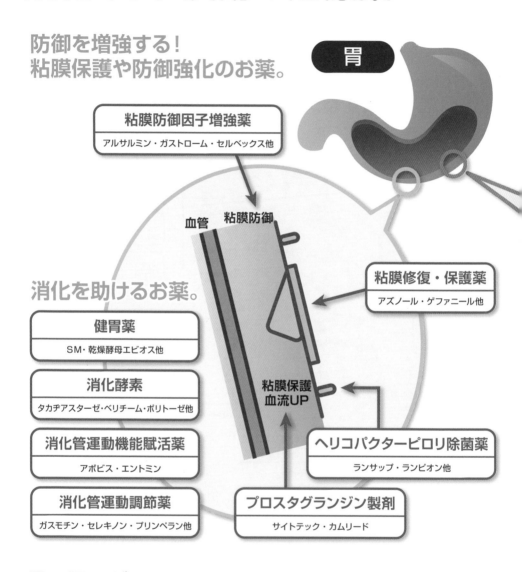

胃

粘膜防御因子増強薬
アルサルミン・ガストローム・セルベックス他

血管　粘膜防御

消化を助けるお薬。

健胃薬
SM・乾燥酵母エビオス他

消化酵素
タカヂアスターゼ・ベリチーム・ポリトーゼ他

消化管運動機能賦活薬
アボビス・エントミン

消化管運動調節薬
ガスモチン・セレキノン・プリンペラン他

粘膜修復・保護薬
アズノール・ゲファニール他

粘膜保護
血流UP

ヘリコパクターピロリ除菌薬
ランサップ・ランピオン他

プロスタグランジン製剤
サイトテック・カムリード

胃の調子が悪いのは、
胃酸が出過ぎて胃や腸の粘膜が荒れているから？
胃の消化活動が弱って
食べ物が上手に消化されないから？

攻撃を和らげる！
胃酸の分泌を減らしたり中和するタイプのお薬。

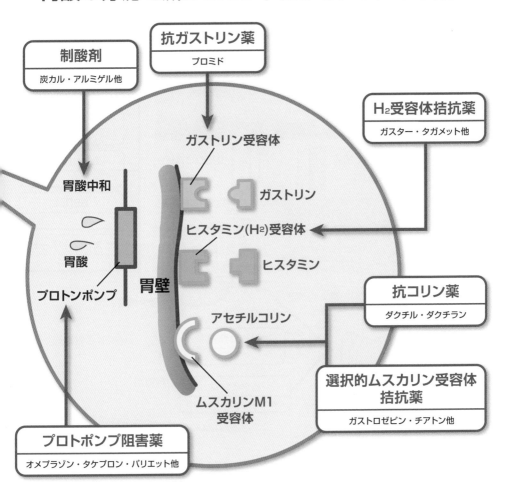

胃の調子が悪い、胸やけがする。胃腸の調子が悪いと感じる原因は何でしょうか？ 胃酸が多くなりすぎて胃や腸の粘膜に炎症や潰瘍が起きている場合もあれば、胃酸が少なくて食べ物が上手に消化できていない場合、暴飲暴食で胃腸の粘膜が荒れている場合など、胃腸の調子が悪いといっても原因や症状は異なります。胃酸が少ない人が胃酸を減らす薬を飲んでも逆効果ですし、胃酸が多く潰瘍ができている人が胃腸の運動を活発にする薬を飲めば、さらに胃酸が多く出て症状が悪化します。胃腸の調子が悪い方は、内視鏡検査を受けて胃や腸の粘膜の状態をしっかり把握した上で、適切なお薬を処方してもらいましょう。同時に、潰瘍や胃がんの原因ともいわれる「ヘリコバクターピロリ菌」の検査を行ない、除菌するのもよいでしょう。

骨粗鬆症の治療薬

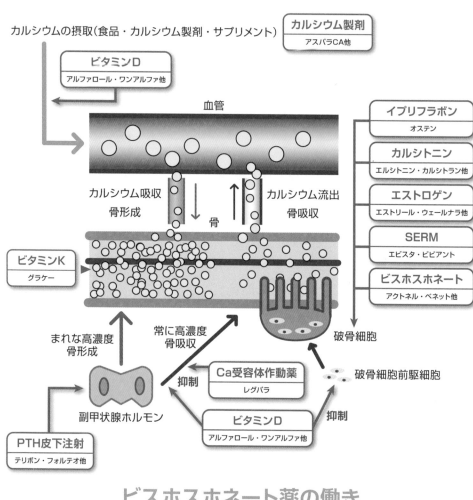

カルシウムの摂取（食品・カルシウム製剤・サプリメント）

カルシウム製剤
アスパラCA他

ビタミンD
アルファロール・ワンアルファ他

血管

イプリフラボン
オステン

カルシトニン
エルシトニン・カルシトラン他

エストロゲン
エストリール・ウェールナラ他

SERM
エビスタ・ビビアント

ビスホスホネート
アクトネル・ベネット他

カルシウム吸収
骨形成

カルシウム流出
骨吸収

骨

ビタミンK
グラケー

まれな高濃度
骨形成

常に高濃度
骨吸収

破骨細胞

抑制

Ca受容体作動薬
レグパラ

破骨細胞前駆細胞

副甲状腺ホルモン

抑制

PTH皮下注射
テリボン・フォルテオ他

ビタミンD
アルファロール・ワンアルファ他

ビスホスホネート薬の働き

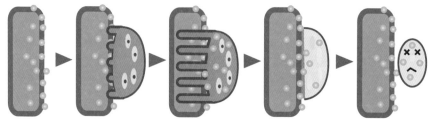

薬の成分が
骨表面に付着。

破骨細胞が
骨表面に付着。
骨吸収を開始。

波状線が延びる。
薬の成分が遊離。
破骨細胞に入る。

薬の成分が波状線
を消し破骨細胞も
不活性化する。

破骨細胞は死に
骨吸収が止まる。

骨吸収を抑えるには、
筋肉や骨を刺激する運動が効果的です。
なお、骨粗鬆症の治療薬には3つのタイプがあります。
①カルシウムの吸収を良くする
②骨形成を助ける
③骨吸収を邪魔する

カルシウム製剤
●アスパラCA他

小魚や牛乳などの食事からカルシウムを補給するのが一番ですが、量が食べられなかったりアレルギーがあったりする場合は、お薬やサプリメントでカルシウムの補給量を増やす必要があります。

ビタミンD
●アルファロール・エディロール・ロカルトロール・ワンアルファ他

ビタミンD受容体を刺激することで、腸管からのカルシウム吸収を活発にする働きがあります。このほか、筋力増加作用や運動能力改善作用、破骨細胞の前駆細胞や副甲状腺ホルモンの調整作用などもあります。

ビタミンK
●グラケー

ビタミンK_2製剤で、骨形成を促進し、副甲状腺ホルモンによる骨吸収作用を抑える働きのあるお薬です。

PTH皮下注射
●テリボン・フォルテオ他

副甲状腺ホルモンが持続的に高濃度の状態にあると、骨吸収が促進されてしまうのですが、間欠的（時々）に高濃度の状態になると、逆に骨形成が促進されます。このお薬は注射薬の発売のみですが、意図的に後者の状態をつくり骨形成を促進するお薬です。

Ca受容体作動薬
●レグパラ

副甲状腺のCa受容体に働いて副甲状腺ホルモンの分泌を持続的に抑えることで、骨吸収を起こりにくくするお薬です。

イプリフラボン
●オステン

植物性の成分で、骨吸収を抑える働きをするお薬です。

カルシトニン
●エルシトニン・カルシトラン

破骨細胞の働きを抑える作用と、中枢神経を介した鎮痛作用をもつお薬です。

SERM
●エビスタ・ビビアント

エストロゲン受容体に関係するお薬で、骨吸収を抑制します。脂質代謝改善作用や抗乳がん作用もあります。

ビスホスホネート
●アクトネル・ボナロン・ボノテオ・ベネット他

骨の表面のハイドロキシアパタイトに付着し、破骨細胞がやってくると骨の成分と一緒に破骨細胞に吸収され、やがて破骨細胞を不活性化してアポトーシス（自己死）を誘導するお薬です。飲み薬では吸収率が悪く、吸収を少しでもよくするため朝の空腹時に服用するなど制限の多いお薬ですが、一度骨に付着すると効果が持続するので、週1回、月1回と服用間隔をあけることが可能です。また、最近では注射製剤も発売されています。

アレルギー反応

アレルギーには**免疫反応の違いからⅠ型～Ⅳ型の種類**があります。下記の図はⅠ型（即時型：気管支喘息・花粉症・アトピー他）の感作から治療までを解説します。

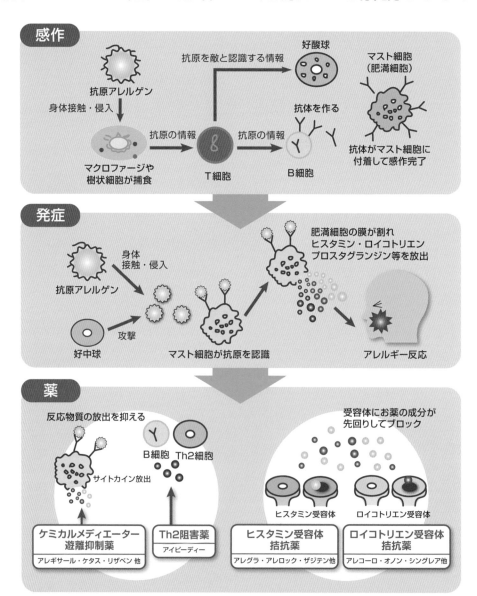

感作

抗原アレルゲン

身体接触・侵入

マクロファージや樹状細胞が捕食

抗原の情報

T細胞

抗原を敵と認識する情報

好酸球

抗原の情報

抗体を作る

B細胞

マスト細胞（肥満細胞）

抗体がマスト細胞に付着して感作完了

発症

抗原アレルゲン

身体接触・侵入

好中球

攻撃

マスト細胞が抗原を認識

肥満細胞の膜が割れヒスタミン・ロイコトリエンプロスタグランジン等を放出

アレルギー反応

薬

反応物質の放出を抑える

B細胞　Th2細胞

サイトカイン放出

ケミカルメディエーター遊離抑制薬
アレギサール・ケタス・リザベン 他

Th2阻害薬
アイピーディー

受容体にお薬の成分が先回りしてブロック

ヒスタミン受容体　ロイコトリエン受容体

ヒスタミン受容体拮抗薬
アレグラ・アレロック・ザジテン他

ロイコトリエン受容体拮抗薬
アレコーロ・オノン・シングレア他

コラム：新型コロナウイルス感染症が5類感染症に

　2019年12月中国において確認され、翌2020年3月にWHOによりパンデミック（世界流行）が表明された「新型コロナウイルス感染症（COVID-19）」の流行も丸3年が経過し、2023年5月8日以降、同感染症は感染症法上の分類は季節性インフルエンザと同等の「5類」に変更される見通しで、通常の生活が取り戻されつつあります。マスクの着用義務はそれに先駆けてなくなり（自己判断）、外出に関する規制も見直されています。

　それに伴い、新型コロナウイルス感染症の医療体制も通常の疾患に対する医療と同等に変わっていきます。これまでは、まず発熱外来を受診し、自宅で療養するか、または指定の医療機関等に入院するか、という流れでしたが、2023年5月以降は通常の病院での受診となります（受け入れ可否の判断は病院により異なるので、事前に確認が必要です）。入院調整もこれまでは保健所が行なっていましたが、今後は「病院間での調整」に変わります。診療・治療にかかる費用についても、一部政府支給の処方薬を除き、通常の診療・治療同様に健康保険の対象となり、一部自己負担が求められるようになります。

新型コロナウイルス感染のメカニズム

　人体には、情報伝達物質がやり取りされることで「血圧が一定に保たれる」しくみが備わっています。このしくみ（メカニズム）は、やり取りされる物質の名称から、「レニン・アンジオテンシン・アルドステロン系」と呼ばれています。

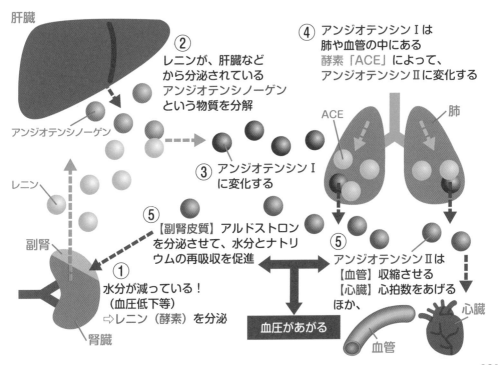

肝臓

② レニンが、肝臓などから分泌されているアンジオテンシノーゲンという物質を分解

④ アンジオテンシンⅠは肺や血管の中にある酵素「ACE」によって、アンジオテンシンⅡに変化する

アンジオテンシノーゲン

ACE　　　肺

③ アンジオテンシンⅠに変化する

レニン

副腎

⑤ 【副腎皮質】アルドストロンを分泌させて、水分とナトリウムの再吸収を促進

⑤ アンジオテンシンⅡは【血管】収縮させる【心臓】心拍数をあげるほか、

① 水分が減っている！（血圧低下等）⇒レニン（酵素）を分泌

腎臓

血圧があがる

心臓

血管

◆承認済の新型コロナウイルス治療薬（令和5年4月1日現在）抜粋

成分名	商品名	分類	対象者
レムデシビル	ベクルリー点滴静注用	抗ウイルス薬 （RNAポリメラーゼ 阻害薬）	軽症～重症
デキサメタゾン	デカドロン錠 等	抗炎症薬（ステロイド薬）	重症感染症
バリシチニブ	オルミエント錠	抗炎症薬	中等症Ⅱ～重症
カシリビマブ・イムデビマブ	ロナプリーブ注射液セット	中和抗体薬	軽症～中等症Ⅰ ※重症化リスク因子有り 濃厚接触者の発症抑制
ソトロビマブ	ゼビュディ点滴静注液	中和抗体薬	軽症～中等症Ⅰ ※重症化リスク因子有り
モルヌピラビル	ラゲブリオカプセル	抗ウイルス薬 （RNAポリメラーゼ 阻害薬）	軽症～中等症Ⅰ ※重症化リスク因子有り
トシリズマブ	アクテムラ点滴静注	抗炎症薬	中等症Ⅱ～重症
ニルマトレルビル・リトナビル	パキロビッドパック	抗ウイルス薬 （プロテアーゼ阻害薬）	軽症～中等症Ⅰ ※重症化リスク因子有り
エンシトレルビルフマル酸	ゾコーバ錠	抗ウイルス薬	軽症～中等症Ⅰ
チキサゲビマブ・シルガビマブ	エバシェルド筋注セット	抗ウイルス薬	軽症～中等症Ⅰ ※重症化リスク因子有り 免疫抑制患者等の曝露前発症抑制

出典：厚生労働省

　新型コロナウイルスは、血圧の維持に重要な役割を果たすアンジオテンシンⅡの受容体を入り口にして、細胞内に侵入するのが確認されています。**アンジオテンシンⅡ受容体は高齢者ほど多い（＝血圧が高い）**傾向にあるため、新型コロナウイルスにとっての入り口が多い分、高齢者は感染する可能性が高い、と推定されます。

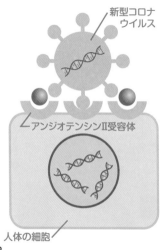

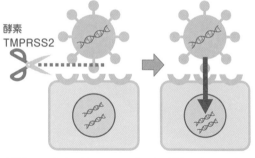

　新型コロナウイルスのスパイク（脚）がアンジオテンシンⅡの受容体に接すると、細胞膜上にある**酵素TMPRSS2がスパイクを切断し、結果ウイルスが細胞内に侵入できる**ようになります。

　侵入したコロナウイルスは、自分の遺伝情報（RNA）を核に注入し、**RNAポリメラーゼに転写させて自分の「型」をつくら**せます。その型をもとに自分のコピーを大量につくらせて増殖し、発熱や咳、肺炎などの症状を発症させます。

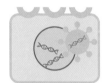

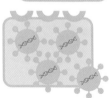

巻頭特集②

新しく採用になった お薬（新薬）

コララン

●慢性心不全治療薬

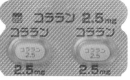

コララン錠2.5mg
82.90円/1錠
小野薬品

効能効果

洞調律かつ投与開始時の安静時心拍数が75回／分以上の慢性心不全。ただし、β遮断薬を含む慢性心不全の標準的な治療を受けている患者に限る。

成分名：イバブラジン塩酸塩

何のお薬？ 心不全は、何らかの原因で心臓の動きが弱まって血液を全身に送り出す力が低下した状態です。慢性期にはいると、交感神経の興奮により、心臓を無理矢理動かそうとするため、さらに心臓にダメージが溜まり症状が悪化していきます。心臓の動き（心拍数）は心臓内の洞結節が興奮鎮静することで調整されていると考えられています。このお薬は、この興奮鎮静の働きに関与する過分極活性化環状ヌクレオチド依存性チャネル（HCN）の働きを邪魔し、洞結節の過剰な興奮を抑えることで、心拍数を減少させ、心臓の負担を減らします。慢性心不全の治療薬は、β遮断薬が第一選択肢ですが、服用しても心拍数が一定の目標数（医師が患者さんに合わせて考える治療成果）より減少しない場合に、処方されるお薬です。

標準薬

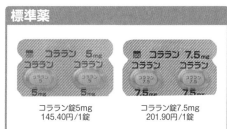

コララン錠5mg
145.40円/1錠

コララン錠7.5mg
201.90円/1錠

ゾコーバ

●COVID-19治療薬

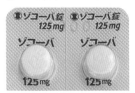

ゾコーバ錠125mg
R5.4.1現在薬価基準未収載
塩野義製薬

効能効果

SARS-CoV-2による感染症。

成分名：エンシトレルビルフマル酸

何のお薬？ 2019年12月に出現した新型コロナウイルス感染症。みなさんはCOVID-19という名前をお聞きになっていると思います。本剤の効能はSARS-CoV-2感染症の治療薬で、間違っているのでは？と感じられる方がいらっしゃるかもしれませんが、新型コロナウイルス感染症のウイルス名はSARS-CoV-2で、病名がCOVID-19感染症なので、間違いではありません。このお薬は、厚生労働省の審査を受けて登録された医療機関で処方され、登録されていない医療機関では処方できません。登録されている医療機関は、都道府県などが公開していますので「新型コロナウイルス感染症経口抗ウイルス薬「ゾコーバ」の処方可能医療機関」として検索することが可能です。SARS-CoV-2ウイルスが複製されて増殖するには、ウイルスの遺伝子であるRNAの情報がポリタンパク質にコピーされますが、これは暗号が羅列したままの状態で、そのままでは遺伝子を複製することが出来ません。そこに、RNA依存性RNAポリメラーゼやSARS-CoV-2 3CLプロテアーゼと呼ばれる酵素が働くと、暗号が解析され順番に並べ直され、遺伝子の複製が可能になり、完成したウイルスが体内で増殖していきます。このお薬は、暗号解析に必須のSARS-CoV-2 3CLプロテアーゼ酵素の働きを邪魔して、ウイルスの複製を阻害することで、効果を示します。軽症や中等症への治療薬で、重症の場合は処方できず、他の治療方法が選択されます。

併用してはいけないお薬が多くあるので、登録医療機関を受診する際は、服用中の医療用医薬品、市販薬、サプリメントも含めて、医師に伝えてください。

リバゼブ

●高コレステロール血症治療薬

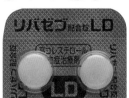

リバゼブ配合錠LD
87.80円/1錠
興和

効能効果

高コレステロール血症、家族性高コレステロール血症。

成分名：ピタバスタチンカルシウム水和物エゼチミブ

何のお薬？ HMG-CoA還元酵素阻害剤と小腸コレステロールトランスポーター阻害剤を配合したお薬で、細胞内でコレステロールを生成する際に必要なHMG-CoA還元酵素を邪魔することでコレステロールを作りにくくするスタチン系と呼ばれる成分と、小腸の上皮細胞内にあって、コレステロールを吸収する際に働く小腸コレステロールトランスポーター（NPC1L1）と呼ばれる物質を邪魔することで食事や胆汁由来のコレステロールの吸収を抑える成分が配合されています。生活習慣改善や運動療法を実施すると同時に、どちらか一方の成分を含むお薬を服用していても症状が改善しない場合に処方されるお薬で、治療開始時の第一選択薬ではありません。治療中は定期的に肝機能、腎機能の

標準薬

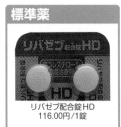

リバゼブ配合錠HD
116.00円/1錠

検査が行われます。また、両方のお薬の副作用が現れる可能性があるので注意が必要です。寒気やふらつき、じんま疹やかゆみ、手足のしびれやこわばり、筋肉の痛みや脱力感（物を持ち上げられない、立ち上がるときに力が入らないなど）、倦怠感や鼻血、歯茎からの出血や眼球の出血など気になる症状がある場合は、すぐに主治医に相談してください。

内服薬

ATP腸溶錠

●生体活動代謝活性

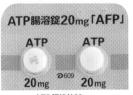

ATP腸溶錠20mg「AFP」
5.70円/1錠
アルフレッサファーマ

効能効果

頭部外傷後遺症に伴う諸症状の改善。心不全。調節性眼精疲労における調節機能の安定化。消化管機能低下のみられる慢性胃炎。

成分名：アデノシン三リン酸二ナトリウム水和物

何のお薬？ このお薬は、体内の酵素と反応して各種物質代謝に直接的または間接的に働きます。脳でのブドウ糖や酸素の消費量を増加させて脳の働きを活性化させる作用、筋肉の収縮を調整する作用、血管を拡張して血流量を増やす作用などを通じて、物質代謝を活発にします。

飲み忘れた時は

飲み忘れた時間（例：8時）と次に飲む時間（例：12時）の間（例：10時）より前であれば、服用します。後なら服用を1回飛ばします。2回分を1度に服用してはいけません。

PL配合顆粒

●総合感冒薬

PL配合顆粒
6.50円/1g
塩野義製薬

効能効果

感冒若しくは上気道炎に伴う鼻汁、鼻閉、咽・喉頭痛、頭痛、関節痛、筋肉痛、発熱等の改善および緩和。

成分名：サリチルアミド/アセトアミノフェン他配合薬

何のお薬？ 総合感冒剤です。非ピリン系の解熱鎮痛作用のあるサリチルアミド、アセトアミノフェンが体温調節中枢に働いて熱を下げる一方、抗ヒスタミン作用や鎮痛作用を強める働きのあるプロメタジンメチレンジサリチル酸塩、中枢神経を興奮させる作用のある無水カフェインなどの働きで、風邪に伴う発熱、のどの痛み、関節痛、鼻づまりなどの諸症状を和らげます。症状を抑える働きのお薬で、風邪の病原菌などを殺す働きはありません。

原則的に服用を避けるべき人

アスピリン喘息のある人、前立腺肥大症の人。

🏥 このような症状が出たら病院へ

じんましん、血管が浮き出てくる、全身が紅潮する、皮膚や白目が黄色くなる黄疸症状、眼や口の粘膜がただれる、服用以前よりも激しく咳き込むなど。

標準薬

幼児用PL配合顆粒
6.50円/1g

ジェネリック

トーワチーム配合顆粒
6.30円/1g

サラザック配合顆粒
6.30円/1g

セラピナ配合顆粒
6.30円/1g

SG配合顆粒

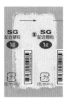

SG配合顆粒
8.90円/1g
シオノギファーマ

●解熱鎮痛剤

成分名：イソプロピルアンチピリン/アセトアミノフェン他配合薬

何のお薬？ ピリン系の成分を含む解熱鎮痛剤です。風邪の解熱や痛み止めとして処方されます。イソプロピルアンチピリンとアセトアミノフェンは体温調節中枢に働いて熱を下げます。アリルイソプロピルアセチル尿素は緩やかな鎮静作用をもつ成分です。無水カフェインには中枢神経を興奮させる作用があり、不快感などを和らげます。本剤成分のアセトアミノフェンは過剰に摂取すると肝臓を傷める可能性があるため、服用量を守りましょう。

🏥 このような症状が出たら病院へ

じんましん、血管が浮き出てくる、全身が紅潮する、皮膚や白目が黄色くなる黄疸症状、眼や口の粘膜がただれる、服用以前よりも激しく咳き込む、歯ぐきなどから出血がみられるなど。

効能効果

感冒の解熱、耳痛、咽喉痛、月経痛、頭痛、歯痛、症候性神経痛、外傷痛。

アーチスト

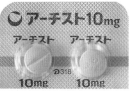

アーチスト錠10mg
22.60円/1錠
第一三共

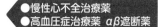
●慢性心不全治療薬
●高血圧症治療薬 αβ遮断薬

成分名：カルベジロール

何のお薬？ 高血圧とは、血管内の圧力が高まっている状態で、大別すると、①血液の量が通常より多く血管を圧迫しているか、②血管内を流れる血液への抵抗が高まっているか、のいずれかです。高血圧が起こる原因は、血管や肉体の老化のほか、塩分の摂りすぎで体内の水分が過剰になっている、肥満により皮下脂肪や筋肉中の脂肪が増えて血管を圧迫している、心臓の働きが強すぎて通常より多くの血液が心臓から送り出されている、中枢神経や交感神経が興奮して血管が収縮している、など様々です。このお薬は、交感神経の中で心臓を激しく動かす命令を受けるβ受容体を邪魔することで、心臓の動きを緩やかにし、送り出される血液の量や心拍数を調整します。この結果、血管の中を流れる血流が落ち着いて血管にかかる圧力も減ります。同時に、心臓の異常興奮を抑えて、拍動を整える働きもあります。また、血管を収縮させる命令を受けるα1受容体を遮断する働きによって、末梢血管を拡げ、血管の中を広くすることで、血管の抵抗性を減らし、血液の流れを穏やかにします。この、血圧が高い状態を改善する3つの働きによって、結果、血圧が下がります。虚血性心疾患、拡張型心筋症の治療で処方されている場合は、通常、年齢や症状に応じて服用量が段階的に変えられます。症状が改善したという感覚から自己判断で服用を勝手に中止したりせず、医師の指示を守って服用しましょう。

効能効果

効能効果：アーチスト錠1.25mg：虚血性心疾患または拡張型心筋症に基づく慢性心不全。
アーチスト錠2.5mg：虚血性心疾患または拡張型心筋症に基づく慢性心不全、頻脈性心房細動。
アーチスト錠10mg：本態性高血圧症（軽症～中等症）、腎実質性高血圧症、狭心症、虚血性心疾患または拡張型心筋症に基づく慢性心不全、頻脈性心房細動。
アーチスト錠20mg：本態性高血圧症（軽症～中等症）、腎実質性高血圧症、狭心症、頻脈性心房細動。

標準薬	ジェネリック		

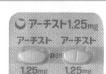

アーチスト錠1.25mg
10.10円/1錠

カルベジロール錠1.25mg
「サワイ」10.10円/1錠

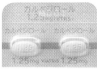

カルベジロール錠1.25mg
「VTRS」10.10円/1錠

カルベジロール錠1.25mg
「アメル」10.10円/1錠

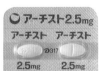

アーチスト錠2.5mg
14.80円/1錠

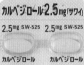

カルベジロール錠2.5mg
「サワイ」10.10円/1錠

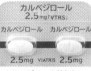

カルベジロール錠2.5mg
「VTRS」10.10円/1錠

カルベジロール錠2.5mg
「アメル」10.10円/1錠

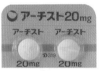

アーチスト錠20mg
42.50円/1錠

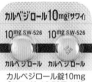

カルベジロール錠10mg
「サワイ」10.70円/1錠

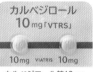

カルベジロール錠10mg
「VTRS」10.70円/1錠

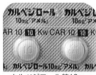

カルベジロール錠10mg
「アメル」10.70円/1錠

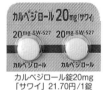

カルベジロール錠20mg
「サワイ」21.70円/1錠

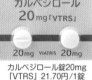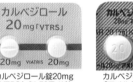

カルベジロール錠20mg
「VTRS」21.70円/1錠

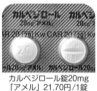

カルベジロール錠20mg
「アメル」21.70円/1錠

カルベジロール錠20mg
「トーワ」21.70円/1錠

お薬コラム　"ラーメンは人類の敵？"

　「ラーメンとアルコールは人類の敵。アルコールにはストレスの解消というよい面もあるが、ラーメンによい面などない！」とおっしゃったのは、九州在住のとあるお医者さんです。日本高血圧学会は1日6g未満に塩分の摂取を控えるように指導していますが、ラーメン1杯に含まれる塩分は、某チェーン店がネットに公開している栄養成分表によると7gから9.7g。1杯で1日の塩分摂取量の上限を超えてしまいます。高血圧症の人にとって塩分は大敵、どうしても食べたい方も、スープは絶対に飲んではいけません。

　塩分が過剰になってしまったときに、身体から塩分を排泄するのに必要な栄養素はカリウムです。血液に含まれるナトリウム（塩分）は腎臓でろ過されますが、多くのナトリウムは再吸収されて血液に戻されてしまいます。この時、カリウムが豊富にあると、ナトリウムの再吸収が邪魔されて、結果、ナトリウムの排泄量が増えるのです。カリウムを多く含む食品は、イモ類・豆類・バナナやアボカドなど。ラーメン好きの方は食生活の中心を、これらカリウムを多く含む食品にするとよいでしょう。

アイトロール

●狭心症治療薬

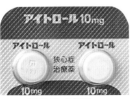

アイトロール錠10mg
10.10円/1錠
トーアエイヨー

効能効果

狭心症。

成分名：一硝酸イソソルビド

何のお薬？ このお薬は、心臓の周りにある冠状動脈を拡張させて血液の流れる量を増やすと同時に、身体全体の末梢血管の抵抗性を減らして、心臓の負担を軽くします。そのため、狭心症の発作の予防や治療の目的で処方されますが、急に発作が起こった場合は、他の薬によって発作を鎮静化させます。

原則的に服用を避けるべき人

閉塞隅角緑内障の人、貧血の人、頭部外傷や脳出血をした場合など。

飲み忘れた時は

通常朝と晩に服用するお薬です。飲み忘れに気づいた時、次に飲む時間まで6時間以上ある場合はすぐに服用してください。6時間未満の場合には服用を1回飛ばします。2回分を1度に服用してはいけません。

標準薬

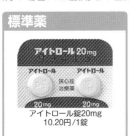

アイトロール錠20mg
10.20円/1錠

ジェネリック

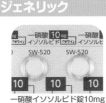

一硝酸イソソルビド錠10mg
「サワイ」
5.70円/1錠

一硝酸イソソルビド錠10mg
「トーワ」
5.70円/1錠

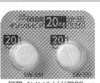

一硝酸イソソルビド錠20mg
「サワイ」
7.70円/1錠

アイピーディ

●アレルギー性疾患治療薬

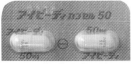

アイピーディカプセル50
18.60円/1カプセル
大鵬

効能効果

気管支喘息、アトピー性皮膚炎、アレルギー性鼻炎。

成分名：スプラタストトシル酸塩

何のお薬？ ヘルパーT細胞に薬の成分が作用することで、アレルギー反応の原因となる、好酸球の浸潤やIgE抗体の産生を抑制します。気管支拡張剤・ステロイド剤・抗ヒスタミン剤等とは違い、すでに起こっている発作や症状を軽くするための薬ではありません。

飲み忘れた時は

飲み忘れた時間（例：8時）と次に飲む時間（例：12時）の間（例：10時）より前であれば、できるだけ早く服用します。後なら服用を1回飛ばします。2回分を1度に服用してはいけません。

標準薬

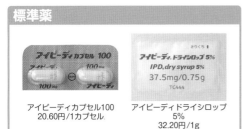

アイピーディカプセル100
20.60円/1カプセル

アイピーディドライシロップ
5%
32.20円/1g

ジェネリック

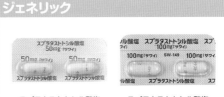

スプラタストトシル酸塩
カプセル50mg「サワイ」
16.80円/1カプセル

スプラタストトシル酸塩
カプセル100mg「サワイ」
16.40円/1カプセル

アイミクス配合錠

●高血圧症治療薬配合剤

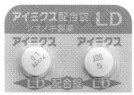

アイミクス配合錠LD
69.20円/1錠
塩野義製薬

効能効果

高血圧症。

成分名：イルベサルタン／アムロジピンベシル酸塩配合錠

何のお薬？ アンジオテンシンⅡと呼ばれる物質がその受容体と結合すると、様々な反応によって血圧を上昇させます。このお薬は、アンジオテンシンⅡが受容体と結びつくのを邪魔することで血圧の上昇を抑える成分「アンジオテンシンⅡ受容体拮抗薬（ARB）」と、血管平滑筋や心筋の細胞膜にあるカルシウムチャネルに結合して細胞の外にあるカルシウムイオンが細胞内へ流入するのを邪魔することで、血管平滑筋や心筋の収縮を穏やかにし、末梢血管を拡張し血圧を下げる「カルシウム拮抗薬」の配合薬です。このふたつの成分の働きによって血圧を下げます。

飲み忘れた時は

1日1回服用するお薬ですから、気づいた時にすぐに服用してください。ただし、次に飲む時間まで10時間未満であれば、服用を1回飛ばします。

標準薬

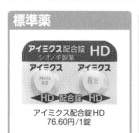

アイミクス配合錠HD
76.60円/1錠

ジェネリック

イルアミクス配合錠HD
「JG」
26.20円/1錠

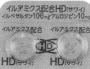

イルアミクス配合錠HD
「サワイ」
26.20円/1錠

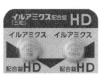

イルアミクス配合錠HD
「三和」
17.50円/1錠

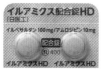

イルアミクス配合錠HD
「日医工」
17.50円/1錠

イルアミクス配合錠HD
「VTRS」
26.20円/1錠

イルアミクス配合錠HD
「オーハラ」
26.20円/1錠

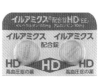

イルアミクス配合錠HD
「EE」
17.50円/1錠

イルアミクス配合錠LD
「JG」
22.70円/1錠

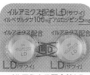

イルアミクス配合錠LD
「サワイ」
22.70円/1錠

イルアミクス配合錠LD
「VTRS」
16.10円/1錠

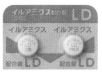

イルアミクス配合錠LD
「三和」
22.70円/1錠

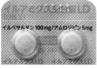

イルアミクス配合錠LD
「日医工」
16.10円/1錠

イルアミクス配合錠LD
「NIG」
22.70円/1錠

イルアミクス配合錠LD
「TCK」
22.70円/1錠

イルアミクス配合錠LD
「オーハラ」
22.70円/1錠

アキネトン

●抗パーキンソン剤

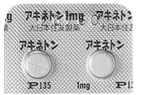

アキネトン錠1mg
5.70円/1錠
大日本住友

効能効果

特発性パーキンソニズム、その他のパーキンソニズム（脳炎後、動脈硬化性、中毒性）。

成分名：ビペリデン塩酸塩

何のお薬？ このお薬は、中枢神経に作用しパーキンソン症状を改善します。眠気、調節障害、注意力・集中力・反射機能の低下などが起こることがあるので、服用中は自動車の運転など危険を伴う機械の操作は避けましょう。

原則的に服用を避けるべき人

緑内障を治療中の人、重症筋無力症を治療中の人。

このような症状が出たら病院へ

急激な発熱、意識障害、筋肉のこわばり、手足のふるえ、頻脈、著しい発汗など。

ジェネリック

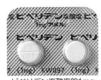

ビペリデン塩酸塩錠1mg
「アメル」
5.70円/1錠

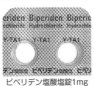

ビペリデン塩酸塩錠1mg
「ヨシトミ」
5.70円/1錠

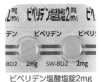

ビペリデン塩酸塩錠2mg
「サワイ」
5.70円/1錠

※上記以外の標準薬として、アキネトン細粒1%（24.10円/1g）があります。

アグリリン

●本態性血小板血症治療薬

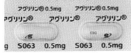

アグリリンカプセル0.5mg
788.70円/1カプセル
シャイアージャパン

効能効果

本態性血小板血症。

成分名：アナグレリド塩酸塩水和物

何のお薬？ お薬の成分の作用する仕組みについてすべてが明確にはなっていませんが、血小板を造る巨核球の形成や成熟に必要な転写因子GATA-1およびFOG-1の発現を抑える働きによって血小板数を減らす働きを示します。体調がよくなったと自己判断して服用を勝手に中止すると、病状が急激に悪化する場合があります。服用に際しては医師の指示を守ってください。

原則的に服用を避けるべき人

重い肝機能障害のある人。

飲み忘れた時は

飲み忘れた時間と次に飲む時間の真ん中より前の時間であれば服用します。後なら服用を1回飛ばします。2回分を1度に服用してはいけません。

このような症状が出たら病院へ

息苦しい、動くと息切れがする、胸がしめつけられる感じ・胸が押しつぶされるような感じ・急激に胸を強く押さえつけられた感じがする、胃や肩甲骨の辺りが痛い、冷や汗がでる、意識が薄れる、動悸がする、脈が速くなる、から咳、発熱、喉が痛む、全身倦怠感、めまい、鼻血、耳鳴り、歯ぐきの出血、青あざができやすいなど。

アクトス

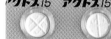

●糖尿病治療薬

アクトス錠15
35.90円/1錠
武田

効能効果

2型糖尿病治療薬。ただし、下記のいずれかの治療で十分な効果が得られずインスリン抵抗性が推定される場合に限る。
（1）
1）食事療法、運動療法のみ。
2）食事療法、運動療法に加えてスルホニルウレア剤を使用。
3）食事療法、運動療法に加えてα-グルコシダーゼ阻害剤を使用。
4）食事療法、運動療法に加えてビグアナイド系薬剤を使用。
（2）食事療法、運動療法に加えてインスリン製剤を使用。

成分名：ピオグリタゾン塩酸塩

何のお薬？ インスリンは膵臓で作られるペプチドホルモンの一種で、血液を介して細胞に届きます。インスリンが細胞をノックすると、細胞の扉が開いて血液中の糖が取り込まれ、エネルギーとして消費されますが、インスリンが少ないと細胞の扉が開かれなくなり、血液中に糖が残って、糖尿病を発症します。また、血糖値が高い状態が続いていて、細胞が常に糖を吸収していると、細胞が肥大してインスリンの働きを悪くする物質を出し、糖を取り込めないようにします。つまり、細胞が「もう食べられない」と悲鳴を上げている状態です。このように、インスリンへの抵抗性が高まると、やはり血液中に糖が残ってしまい、糖尿病を発症します。このほかにも、インスリンやインスリンが働きかける細胞が正常な状態でも、食事や飲み物から糖質を摂りすぎて、血液中の糖が増えると、細胞で消費される糖よりも供給される糖が多くなってしまい、ゆっくりと、しかし、確実に糖尿病になっていきます。このお薬は、高血糖の期間が長く、インスリンに抵抗して糖を取り込みにくくなっている細胞の糖取り込み量を増やす働き、末梢組織での糖の利用を高める働き、さらに肝臓での糖産生を抑える働きによって、血糖値を低下させます。糖尿病をなおすには、はじめに食生活を改善すること、次に継続的に運動を行なうことです。薬を服用したからといって、暴飲暴食を続けていたり、まったく運動をしない毎日を過ごしていると、病気が進行し、失明したり、透析治療が必要になる場合もあります。

原則的に服用を避けるべき人

心不全治療中または心不全の既往歴のある人、重症ケトーシス・糖尿病性昏睡または前昏睡・1型糖尿病の人、重い肝機能障害または腎機能障害のある人、重症感染症、手術前後、大きなけがをしている人。

飲み忘れた時は

通常朝食の前か朝食後に服用するお薬です。飲み忘れに気づいた時、お昼までであればできるだけ早く1回分を服用してください。お昼を過ぎていたら服用を1回飛ばします。

🏥 このような症状が出たら病院へ

むくみ、急激な体重増加、息切れ、動悸、全身倦怠感、皮膚や白目が黄色くなる黄疸症状、空腹感、頻回のあくび、思考能力の著しい低下、冷や汗、悪心、脱力感、筋肉痛、褐色の尿、手足や腰の脱力感や痛み、筋肉痛、しびれ、赤い色の尿など。

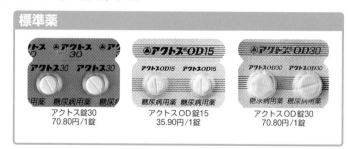

標準薬

アクトス錠30
70.80円/1錠

アクトスOD錠15
35.90円/1錠

アクトスOD錠30
70.80円/1錠

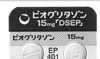

ピオグリタゾン15mg
「DSEP」
13.90円/1錠

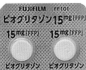

ピオグリタゾン15mg「FFP」
13.90円/1錠

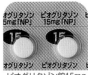

ピオグリタゾン錠15mg
「NP」
10.10円/1錠

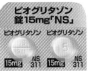

ピオグリタゾン錠15mg
「NS」
13.90円/1錠

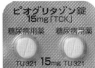

ピオグリタゾン錠15mg「TCK」
15.60円/1錠

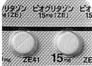

ピオグリタゾン錠15mg
「ZE」
13.90円/1錠

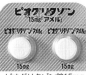

ピオグリタゾン錠15mg
「アメル」
15.60円/1錠

ピオグリタゾン錠15mg
「オーハラ」15.60円/1錠
R6.3.31まで

ピオグリタゾン錠15mg
「サワイ」
13.90円/1錠

ピオグリタゾン錠15mg
「サンド」
13.90円/1錠

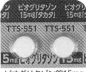

ピオグリタゾン錠15mg
「タカタ」
13.90円/1錠

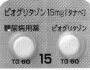

ピオグリタゾン錠15mg
「タナベ」
13.90円/1錠

ピオグリタゾン錠15mg
「トーワ」
13.90円/1錠

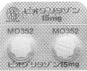

ピオグリタゾン錠15mg
「モチダ」
13.90円/1錠

ピオグリタゾン錠15mg
「EE」13.90円/1錠
R6.3.31まで

ピオグリタゾン錠15mg
「JG」
13.90円/1錠

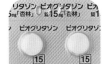

ピオグリタゾン錠15mg
「杏林」
13.90円/1錠

ピオグリタゾン錠15mg
「ケミファ」
13.90円/1錠

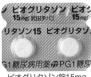

ピオグリタゾン錠15mg
「武田テバ」
10.10円/1錠

ピオグリタゾン錠30mg
「DSEP」
25.40円/1錠

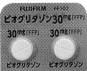

ピオグリタゾン錠30mg
「FFP」
25.40円/1錠

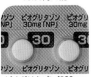

ピオグリタゾン錠30mg
「NP」
20.40円/1錠

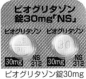

ピオグリタゾン錠30mg「NS」
25.40円/1錠

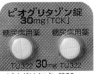

ピオグリタゾン錠30mg「TCK」
29.10円/1錠

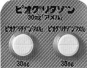

ピオグリタゾン錠30mg
「アメル」
25.40円/1錠

ピオグリタゾン錠30mg
「オーハラ」29.10円/1錠
R6.3.31まで

ピオグリタゾン錠30mg
「サワイ」
25.40円/1錠

ピオグリタゾン錠30mg
「サンド」
25.40円/1錠

043

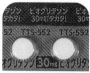
ピオグリタゾン錠30mg
「タカダ」
25.40円/1錠

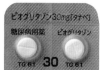
ピオグリタゾン錠30mg
「タナベ」
25.40円/1錠

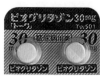
ピオグリタゾン錠30mg
「トーワ」
25.40円/1錠

ピオグリタゾン錠30mg
「モチダ」
25.40円/1錠

ピオグリタゾン錠30mg
「EE」25.40円/1錠
R6.3.31まで

ピオグリタゾン錠30mg
「JG」
25.40円/1錠

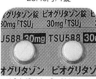
ピオグリタゾン錠30mg
「TSU」
25.40円/1錠

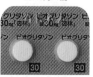
ピオグリタゾン錠30mg
「杏林」
25.40円/1錠

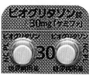
ピオグリタゾン錠30mg
「ケミファ」
25.40円/1錠

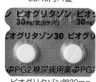
ピオグリタゾン錠30mg
「武田テバ」
25.40円/1錠

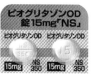
ピオグリタゾンOD錠15mg
「NS」
13.90円/1錠

ピオグリタゾンOD錠15mg
「日医工」
13.90円/1錠

ピオグリタゾンOD錠15mg
「DSEP」
13.90円/1錠

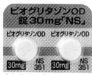
ピオグリタゾンOD錠30mg
「NS」
25.40円/1錠

ピオグリタゾンOD錠30mg
「DSEP」
25.40円/1錠

お薬コラム "薬局やドラッグストアで購入できる薬"

　薬局やドラッグストアで販売されている薬は、OTC（Over The Counter）薬と呼ばれます。薬剤師やそれに準じる知識のある人が「カウンターを挟んで」お客様に販売する、という意味です。2009年に改正された薬事法では、一般用医薬品の販売方法がその副作用などのリスクの程度に応じて、第1類医薬品、第2類医薬品、第3類医薬品の3つのグループに分類され、第1類医薬品は薬剤師が説明することが義務づけられていました。多くは医療用医薬品が一般医薬品としても販売される「スイッチOTC」と呼ばれるもので、ロキソニン、ガスターなどが代表的なお薬といえます。しかし、最近はインターネットでも、購入者の状態をチェックして回答→お薬の説明と確認→注文という流れで購入できるお薬もあり、「一般用医薬品」と「要指導医薬品」の分類もややあいまいになってきているようです。ともあれ、要指導、第1類から3類の分類にかかわらず、お薬であることに変わりはありません。食べ物でも人によってアレルギー反応が現れるように、薬も人によって副作用が現れる場合があります。安易な服用は控え、気になる症状が出たらもちろん、OTC薬を服用しても症状に改善が見られない場合には、早めに受診するよう心がけたいものです。

アクトネル

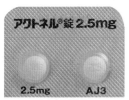

アクトネル錠2.5mg
60.10円/1錠
EAファーマ

効能効果

骨粗鬆症、骨ページェット病。

成分名：リセドロン酸ナトリウム水和物

【何のお薬？】 骨を形成する（＝骨形成）作用の速さを、骨が溶ける（＝骨吸収）作用の速さが上回っている状態にあると、骨粗鬆症は進行します。このお薬は、破骨細胞に働いて骨が解ける（骨吸収）作用を抑えることによって、骨を形成する速さが骨を溶かす速さを上回るようにすることで、骨密度と骨強度の低下を抑制します。朝の空腹時に服用するよう指示されるのが一般的ですが、制約が多く、生活に不便を感じる人も多いようです。最近では、直接血管内に薬の成分を注入できる注射薬も発売されています。

原則的に服用を避けるべき人

食道狭窄またはアカラシア（食道弛緩不能症）等の食道通過を遅延させる障害のある人、消化性潰瘍・重い腎臓機能障害のある人、低カルシウム血症の人、寝たきり、認知症等で薬の服用後に立位あるいは坐位を30分以上保てない人。

飲み忘れた時は

起床時に服用するお薬です。1週間に1回服用するタイプでは、飲み忘れた場合は翌日の起床時に服用し、その後はあらかじめ決められた曜日に服用します。

🏥 このような症状が出たら病院へ

胸痛や腹痛、飲食物がのどにつかえる、黒色便がでる、全身倦怠感、食欲不振、皮膚や白目が黄色くなる黄疸症状、歯・歯茎・顎の痛み、歯茎の腫脹・排膿、太ももや太ももの付け根（骨盤や腰に感じる場合もあります）の痛みなど。

標準薬

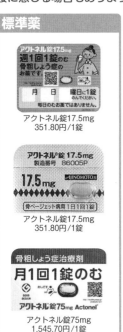

アクトネル錠17.5mg
351.80円/1錠

アクトネル錠17.5mg
351.80円/1錠

アクトネル錠75mg
1,545.70円/1錠

ジェネリック

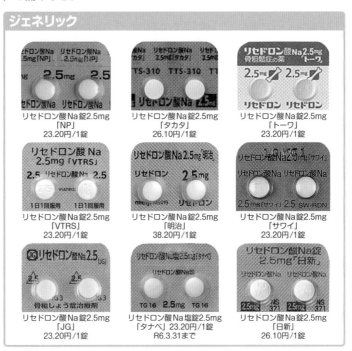

リセドロン酸Na錠2.5mg
「NP」
23.20円/1錠

リセドロン酸Na錠2.5mg
「タカタ」
26.10円/1錠

リセドロン酸Na錠2.5mg
「トーワ」
23.20円/1錠

リセドロン酸Na錠2.5mg
「VTRS」
23.20円/1錠

リセドロン酸Na錠2.5mg
「明治」
38.20円/1錠

リセドロン酸Na錠2.5mg
「サワイ」
23.20円/1錠

リセドロン酸Na錠2.5mg
「JG」
23.20円/1錠

リセドロン酸Na塩錠2.5mg
「タナベ」23.20円/1錠
R6.3.31まで

リセドロン酸Na錠2.5mg
「日新」
26.10円/1錠

ジェネリック

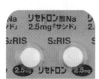

リセドロン酸Na錠2.5mg
「サンド」
23.20円/1錠

リセドロン酸Na錠17.5mg
「JG」
128.20円/1錠

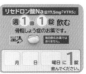

リセドロン酸Na錠17.5mg
「VTRS」
105.50円/1錠

リセドロン酸Na錠17.5mg
「VTRS」
105.50円/1錠

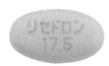

リセドロン酸Na錠17.5mg
「サンド」
105.50円/1錠

リセドロン酸Na錠17.5mg
「サワイ」
105.50円/1錠

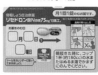

リセドロン酸Na錠75mg
「日医工」
415.90円/1錠

リセドロン酸Na錠75mg
「トーワ」
415.90円/1錠

アコファイド

●機能性ディスペプシア治療薬

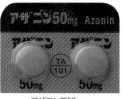

アコファイド錠100mg
34.40円/1錠
ゼリア

効能効果

機能性ディスペプシアにおける食後膨満感、上腹部膨満感、早期満腹感。

成分名：アコチアミド塩酸塩水和物

何のお薬？ 副交感神経を刺激するアセチルコリンは、アセチルコリンエステラーゼと呼ばれる酵素によって分解除去されますが、このお薬の成分には、その酵素の働きを阻害する作用があり、結果、血液中のアセチルコリンの濃度が高まり、胃の消化活動を促進します。アセチルコリンは、不足するとアルツハイマー病の原因となるとされ、逆に過剰だとパーキンソン病の原因となるとされています。このお薬はアセチルコリンを増やす働きがありますから、気になる症状があれば、主治医に相談してください。

飲み忘れた時は
飲み忘れた場合は、気づいた時間にかかわらず服用を1回飛ばします。2回分を1度に服用してはいけません。

アザニン

●臓器移植拒絶反応抑制
●潰瘍性大腸炎治療薬

アザニン錠50mg
94.80円/1錠
田辺三菱

成分名：アザチオプリン

何のお薬？ DNAや、DNAの情報からタンパク質を合成するRNA等、細胞の情報をもつ核酸の合成を阻害することで、情報が異なることによって生じる免疫反応を抑制し、臓器移植における拒否反応を抑える薬です。

🏥 このような症状が出たら病院へ
内出血、発熱、鼻や歯ぐきからの出血、寒気、ふるえ、めまい、全身倦怠感、食欲不振、黄疸症状、風邪症状、乾燥した咳、呼吸困難など。

効能効果

腎移植、肝移植、心移植、肺移植における拒絶反応の抑制。ステロイド依存性のクローン病の緩解導入および緩解維持ならびにステロイド依存性の潰瘍性大腸炎の緩解維持。治療抵抗性のリウマチ性疾患。

アザルフィジンEN

●関節リウマチ治療薬

成分名：サラゾスルファピリジン

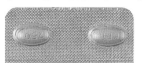

アザルフィジンEN錠250mg
22.50円/1錠
あゆみ

効能効果

関節リウマチ。

標準薬

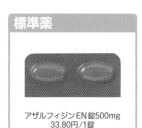

アザルフィジンEN錠500mg
33.80円/1錠

何のお薬？ 私たちの身体にはアレルギーの原因となる抗原を認識するマスト細胞（肥満細胞）があり、この細胞のスイッチが入ると、ヒスタミンをはじめとする炎症を引き起こす物質や、サイトカインと呼ばれる免疫・炎症に関する情報伝達物質、アレルギー反応・炎症反応を維持しようとする脂質成分など「ケミカルメディエーター」と呼ばれる物質が放出されてアレルギー症状が起こります。本来アレルギーは、体外から体内に侵入してきたり、接触したりした物質に対して起こる、私たちの身体の防衛反応の一部なのですが、膠原病やリウマチのように、私たちの身体を構成している細胞や組織を外部から侵入した異物と勘違いして攻撃してしまう場合があります。関節リウマチは、関節にある滑膜細胞が抗体の攻撃で炎症を起こし、痛みや硬直といった症状が発生します。症状が悪化すると関節の変性や破壊が生じ、日常生活が困難になる場合もあります。このお薬は、身体の中で免疫にかかわる細胞の中から、Ｔ細胞やマクロファージに働いて、サイトカインが作られるのを邪魔することで、免疫反応の情報が伝わりにくい状態を作り、関節リウマチの方の体内で異常な抗体が産生されるのを抑える働きをすると同時に、リウマチの起こっている関節における炎症を抑える働きもあります。

原則的に服用を避けるべき人

サルファ剤またはサリチル酸製剤に対し過敏症の既往歴のある人。

飲み忘れた時は

飲み忘れた時は服用を1回飛ばします。2回分を1度に服用してはいけません。

このような症状が出たら病院へ

発熱、咽頭痛、内出血、乾燥した咳、呼吸困難、全身倦怠感、食欲不振、皮膚や白目が黄色くなる黄疸症状、尿量の減少、全身のむくみ、紅斑、水疱のような皮膚症状など。

ジェネリック

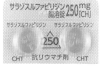

サラゾスルファピリジン腸溶錠
250mg「CH」
12.80円/1錠

サラゾスルファピリジン
腸溶錠250mg「日医工」
10.70円/1錠

サラゾスルファピリジン腸溶
錠500mg「CH」
16.10円/1錠

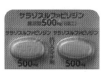

サラゾスルファピリジン
腸溶錠500mg「日医工」
16.10円/1錠

サラゾスルファピリジン錠
500mg「JG」
6.50円/1錠

サラゾスルファピリジン腸溶
錠250mg「NIG」
12.80円/1錠

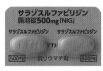

サラゾスルファピリジン腸溶
錠500mg「NIG」
16.10円/1錠

アシテアダニ舌下錠

●アレルゲン免疫療法薬

アシテアダニ舌下錠100単位(IR)
64.30円/1錠
塩野義製薬

成分名：ヤケヒョウヒダニエキス原末
／コナヒョウヒダニエキス原末

何のお薬？ 舌下から吸収された抗原が、抗原提示細胞に取り込まれ、免疫反応を起こすⅡ型ヘルパーT細胞（Th2）の働きを抑えることで、免疫細胞の反応を調整し、ハウスダスト抗原、ヤケヒョウヒダニ抗原、コナヒョウヒダニ抗原などから発症するアレルギー性鼻炎の症状を和らげます。服用を始める前にダニ抗原に対する抗体検査や皮膚反応検査を行ない、鼻炎の原因がダニによるものと確定する必要があります。

効能効果

ダニ抗原によるアレルギー性鼻炎に対する減感作療法。

原則的に服用を避けるべき人

重症気管支喘息、悪性腫瘍または免疫系に影響をおよぼす全身性疾患のある人。

🏥このような症状が出たら病院へ

じんましん、全身潮紅、血管浮腫、そう痒感、紅斑・皮膚の発赤、胃痛、悪心、嘔吐、下痢、視覚異常、視野狭窄、声のかすれ、鼻閉塞、くしゃみ、咽頭・喉頭のそう痒感、胸部の絞やく感、犬吠様咳嗽、呼吸困難、喘鳴、チアノーゼ、頻脈、不整脈、血圧低下、不安、恐怖感、意識の混濁。

標準薬

アシテアダニ舌下錠100単位
(IR)
64.30円/1錠

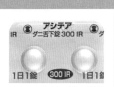

アシテアダニ舌下錠300単位
(IR)
200.20円/1錠

アシノン

●消化性潰瘍治療薬

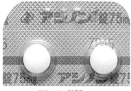

アシノン錠75mg
12.80円/1錠
ゼリア

成分名：ニザチジン

何のお薬？ 胃や十二指腸潰瘍の治療薬には、胃を攻撃する成分でもある胃酸の分泌量を減らす働きをするタイプと、胃粘膜を胃酸の攻撃から守るタイプの2種類があります。このお薬は、「H₂ブロッカー」と呼ばれるお薬で、胃壁の細胞に存在して胃酸分泌を促進する命令を受けるヒスタミンH₂受容体を邪魔することで、胃酸の分泌を抑えて胃壁への攻撃を減らす作用や、胃の内容物（食べ物）が小腸に運ばれるのを促進する作用、さらには唾液の分泌を促進する作用などがあります。また、胃粘膜を保護して潰瘍になりにくくする働きや、胃粘膜が傷つくのを抑える防御的な働きももっていて、消化性潰瘍の治療を促進します。

効能効果

75mg錠：胃潰瘍、十二指腸潰瘍、逆流性食道炎、急性胃炎、慢性胃炎の急性増悪期の際に生じる胃粘膜病変（びらん、出血、発赤、浮腫）の改善。
150mg錠：胃潰瘍、十二指腸潰瘍、逆流性食道炎の治療。

標準薬

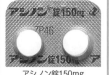

アシノン錠150mg
19.60円/1錠

ジェネリック

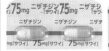

ニザチジンカプセル75mg
「サワイ」
10.10円/1カプセル

ニザチジンカプセル150mg
「サワイ」
10.10円/1カプセル

アジルバ

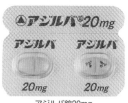

アジルバ錠20mg
140.10円/1錠
武田

効能効果

高血圧症。

成分名：アジルサルタン

何のお薬？ 「アンジオテンシンⅡ受容体拮抗薬（ARB）」と呼ばれるお薬です。アンジオテンシンⅡが受容体と結びつくのを邪魔することで、血圧の上昇を抑えます。

原則的に服用を避けるべき人

妊婦または妊娠している可能性のある婦人。

併用してはいけない薬

糖尿病を合併している高血圧症の方で、ラジレス（アリスキレンフマル酸塩）を服用している人は、この薬を併用すると腎機能障害、高カリウム血症および低血圧を起こすおそれがあります。

飲み忘れた時は

1日1回服用するお薬です。飲み忘れに気づいた時、次に飲む時間まで12時間以上ある場合はすぐに服用してください。12時間未満の場合には服用を1回飛ばします。

標準薬

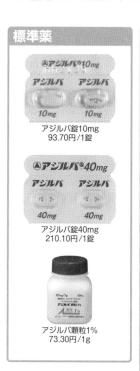

アジルバ錠10mg
93.70円/1錠

アジルバ錠40mg
210.10円/1錠

アジルバ顆粒1%
73.30円/1g

ジェネリック ※令和5年6月薬価基準収載予定

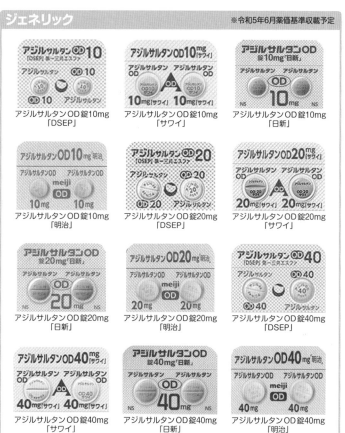

アジルサルタンOD錠10mg「DSEP」

アジルサルタンOD錠10mg「サワイ」

アジルサルタンOD錠10mg「日新」

アジルサルタンOD錠10mg「明治」

アジルサルタンOD錠20mg「DSEP」

アジルサルタンOD錠20mg「サワイ」

アジルサルタンOD錠20mg「日新」

アジルサルタンOD錠20mg「明治」

アジルサルタンOD錠40mg「DSEP」

アジルサルタンOD錠40mg「サワイ」

アジルサルタンOD錠40mg「日新」

アジルサルタンOD錠40mg「明治」

ジェネリック

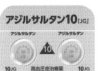

アジルサルタン錠10mg
「JG」

アジルサルタン錠10mg
「サワイ」

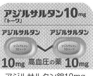

アジルサルタン錠10mg
「トーワ」

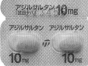

アジルサルタン錠10mg
「武田テバ」

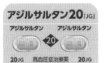

アジルサルタン錠20mg
「JG」

アジルサルタン錠20mg
「サワイ」

アジルサルタン錠20mg
「トーワ」

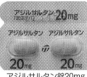

アジルサルタン錠20mg
「武田テバ」

アジルサルタン錠40mg
「JG」

アジルサルタン錠40mg
「サワイ」

アジルサルタン錠40mg
「トーワ」

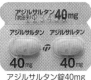

アジルサルタン錠40mg
「武田テバ」

アストミン

●鎮咳剤

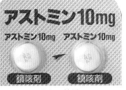

アストミン錠10mg
5.70円/1錠
オーファンパシフィック

効能効果

上気道炎、肺炎、急性気管
支炎、肺結核、珪肺および
珪肺結核、肺癌、慢性気管
支炎に伴う鎮咳。

成分名：ジメモルファンリン酸塩

何のお薬？ このお薬は、延髄の咳中枢に直接作用して咳を鎮めます。上気道炎や肺炎、喘息の方などに処方されますが、咳の原因疾患を治療するお薬ではないため、並行して、原因となっている病気の治療薬も服用するのが一般的です。中枢神経に作用しますが、身体依存性および精神依存性はない、非麻薬性のお薬です。

飲み忘れた時は

飲み忘れた時は服用を1回飛ばします。2回分を1度に服用してはいけません。服用しても咳が止まらない場合は、主治医に相談してください。

ジェネリック

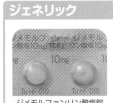

ジメモルファンリン酸塩錠
10mg「TCK」
5.70円/1錠

アズノール

●胃炎・胃潰瘍治療薬
●表在性炎症疾患治療薬

成分名：アズレンスルホン酸ナトリウム水和物

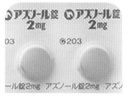

アズノール錠2mg
5.90円/1錠　日本新薬
R6.3.31まで

何のお薬? マスト細胞（肥満細胞）から、ヒスタミンが放出されるのを抑えることで、炎症や潰瘍を起こしている粘膜の細胞の炎症を抑えると同時に、炎症自体も和らげます。また、アスピリン潰瘍などで、治療促進効果が認められています。

効能効果

胃炎、胃潰瘍における自覚症状および他覚所見の改善。

アスピリン

●解熱鎮痛消炎剤

成分名：アスピリン

アスピリン「日医工」
34.50円/10g
日医工

何のお薬? このお薬は、視床下部の体温調節中枢に作用して解熱・鎮痛作用をもたらします。痛覚刺激によるインパルス発生の抑制、発痛物質の活性抑制のほか、痛みや炎症を起こす生理活性物質であるプロスタグラジンの合成抑制により、鎮痛・消炎作用を示します。

効能効果

急性上気道炎の解熱・鎮痛。関節リウマチ、リウマチ熱、変形性関節症、強直性脊椎炎、関節周囲炎、結合織炎、術後疼痛、歯痛、症候性神経痛、関節痛、腰痛症、筋肉痛、捻挫痛、打撲痛、痛風による痛み、頭痛、月経痛の消炎・鎮痛。

アスペノン

●不整脈治療薬

成分名：アプリンジン塩酸塩

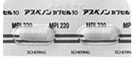

アスペノンカプセル10
26.60円/1カプセル
バイエル

何のお薬? 心臓は、心筋細胞内外のナトリウムイオン・カルシウムイオン・カリウムイオンなどの濃度差によって生じる「活動電位」が信号として統合され規則的に伝わることで、心臓の筋肉が規則的に収縮します。このお薬は、クラスⅠaに分類される不整脈治療薬で、心臓の拍動がスタートする時のスピードを調整するナトリウムイオンチャネルを抑え規則正しくスタートさせる作用と、活動電位が伝わっている時間を長くする作用があります。

効能効果

頻脈性不整脈。

標準薬	ジェネリック
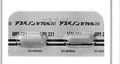	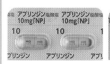 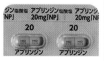
アスペノンカプセル20 41.20円/1カプセル	アプリンジン塩酸塩カプセル 10mg「NP」 13.40円/1カプセル　　アプリンジン塩酸塩カプセル 20mg「NP」 20.60円/1カプセル

アズロキサ

● 胃潰瘍治療薬

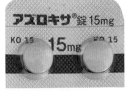

アズロキサ錠15mg
35.40円/1錠
寿製薬

効能効果

胃潰瘍におけるH_2受容体拮抗薬との併用療法。

成分名：エグアレンナトリウム水和物

何のお薬？ 血管新生促進作用、胃粘膜血管の損傷保護作用のほか、酸分泌抑制剤併用時のように胃の中のpHが上昇しているときでも損なわれない粘膜被覆保護作用をもつお薬です。胃酸やペプシンなど、胃の粘膜を攻撃する因子を抑える働きのあるH_2受容体拮抗薬（シメチジン【製品名：タガメット】、ファモチジン【製品名：ガスター】、ラニチジン【製品名：ザンタック】ほか）と併用した場合、相乗効果により、高い治癒率と再発予防効果を示します。

🏥 このような症状が出たら病院へ

じんましん、血管が浮き出てくる、発熱、全身が紅潮する、全身倦怠感、脱力、吐き気、悪寒、青あざができやすい、頻回に起こる鼻血、手足に点状の出血、血尿、高熱、目の充血、めやに、唇や陰部のただれ、皮膚の広い範囲が赤くなる、皮膚や白目が黄色くなる黄疸症状、筋肉痛、力が入らない、赤褐色の尿が出る、尿量減少、手足や顔のむくみ、から咳、呼吸困難、胸や肩甲骨付近の違和感や痛み、脈が飛ぶ、意識障害、痙攣、自分の意志とは無関係な身体の動きなど。

標準薬

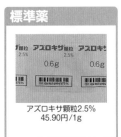

アズロキサ顆粒2.5%
45.90円/1g

アセチルスピラマイシン

● マクロライド系抗生物質

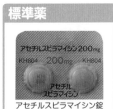

アセチルスピラマイシン錠100
28.70円/1錠
アスペンジャパン

効能効果

＜適応症＞表在性皮膚感染症、深在性皮膚感染症、リンパ管・リンパ節炎、慢性膿皮症、外傷・熱傷および手術創等の二次感染、乳腺炎、骨髄炎、咽頭・喉頭炎、扁桃炎、急性気管支炎、肺炎、肺膿瘍、慢性呼吸器病変の二次感染、梅毒、子宮付属器炎、涙のう炎、麦粒腫、中耳炎、猩紅熱。

成分名：スピラマイシン酢酸エステル

何のお薬？ このお薬は、マクロライド系静菌性抗生物質のひとつです。細菌にもヒトの細胞にも、遺伝子（DNAやRNA）を読み取ってたんぱく質を合成する構造体「リボソーム」が存在します。細胞が分裂して新たな細胞を作るには、たんぱく質が必要ですが、このたんぱく質を作るには、リボソームの働きが不可欠です。このお薬は、ヒトとある種の細菌のリボソームの種類が違うことに着目し、ブドウ球菌属、レンサ球菌族、肺炎球菌、梅毒トレポネーマ等のいわゆる「グラム陽性菌」などの細菌に対して、これら細菌のリボソームの働きだけを邪魔することで、細菌のたんぱく質合成ができないようにして細菌の増殖を抑えます。治療の際は、適応菌種や患者の年齢や症状などから、静菌性抗生物質と殺菌性抗生物質を組み合わせて処方される場合もあります。抗生物質は途中で勝手に服用を止めてしまったり、必要以上に服用を続けた場合、耐性菌と呼ばれる抗生物質の効かない細菌により症状の悪化、もしくは別の症状を発症するおそれがあります。服用に際しては医師の指示を守ってください。

標準薬

アセチルスピラマイシン錠200
49.50円/1錠

アゼプチン

●アレルギー性疾患治療薬

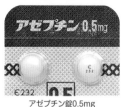

アゼプチン錠0.5mg
10.90円/1錠
エーザイ

効能効果

気管支喘息、アレルギー性鼻炎、蕁麻疹、湿疹・皮膚炎、アトピー性皮膚炎、皮膚そう痒症、痒疹。

成分名：アゼラスチン塩酸塩

何のお薬？ 私たちの身体にはアレルギーの原因となる抗原を認識するマスト細胞（肥満細胞）があり、この細胞のスイッチが入ると、ヒスタミンをはじめとする炎症を引き起こす物質や、サイトカインと呼ばれる免疫・炎症に関する情報伝達物質、アレルギー反応・炎症反応を維持しようとする脂質成分など「ケミカルメディエーター」と呼ばれる物質が放出されてアレルギー症状が起こります。このお薬は、ケミカルメディエーターの放出を抑えると同時に、これら物質が引き起こす症状を軽くします。

飲み忘れた時は

飲み忘れに気づいた時間が、飲み忘れた時間（例：8時）と次に飲む時間（例：12時）の間（例：10時）より前であれば服用します。後なら服用を1回飛ばします。2回分を1度に服用してはいけません。

標準薬

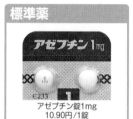

アゼプチン錠1mg
10.90円/1錠

ジェネリック

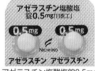

アゼラスチン塩酸塩錠0.5mg
「日医工」5.70円/1錠

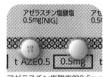

アゼラスチン塩酸塩錠0.5mg
「NIG」5.70円/1錠

アゼラスチン塩酸塩錠1mg
「日医工」5.90円/1錠

アダプチノール

●暗順応改善剤

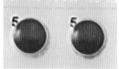

アダプチノール錠5mg
33.10円/1錠
バイエル

効能効果

網膜色素変性症における一時的な視野・暗順応の改善。

成分名：ヘレニエン

何のお薬？ このお薬は、網膜の表面で働く酵素を助けることで、網膜の代謝に直接作用して、網膜自体の働きも助けます。結果、ものが見える範囲を拡げたり、ものが見える範囲が狭くなってしまう症状の進行を遅らせたり、暗いところで早くものが見えるようにする（暗順応の改善）働きもあります。お薬を服用し始めてから4日程度の時間をおいて、暗順応の効果が出始め、服用を止めても2か月程度は効果が持続します。

飲み忘れた時は

飲み忘れた時間（例：8時）と次に飲む時間（例：12時）の間（例：10時）より前であれば服用します。後なら服用を1回飛ばします。2回分を1度に服用してはいけません。

お薬を服用する時の注意

副作用の少ないお薬ですが、まれに、直射日光や明るい照明などの光が目に入った際に、不快感や眼の痛みなどを感じる「羞明（しゅうめい）」と呼ばれる症状や、光が当たっていないにもかかわらず、光を感じる「光視症（こうししょう）」と呼ばれる症状が副作用として生じる場合があります。気になる症状があれば、主治医に相談してください。

アダラートCR

●高血圧症治療薬
Ca拮抗薬

成分名：ニフェジピン

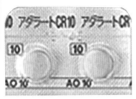

アダラートCR錠10mg
9.80円/1錠
バイエル

効能効果

高血圧症、腎実質性高血圧症、腎血管性高血圧症。狭心症、異型狭心症。

何のお薬？ 高血圧とは、血管内の圧力が高まっている状態で、大別すると、①血液の量が通常より多く血管を圧迫しているか、②血管内を流れる血液への抵抗が高まっているか、のいずれかです。高血圧が起こる原因は、血管や肉体の老化のほか、塩分の摂りすぎで体内の水分が過剰になっている、肥満により皮下脂肪や筋肉中の脂肪が増えて血管を圧迫している、心臓の働きが強すぎて通常より多くの血液が心臓から送り出されている、中枢神経や交感神経が興奮して血管が収縮している、など様々です。ところで、血管平滑筋や心筋の細胞膜にあるカルシウムチャネルからカルシウムイオンが平滑筋の中に入り込むと、血管平滑筋や心臓の筋肉が収縮します。このしくみを利用して、カルシウムチャネルに結合して細胞の外にあるカルシウムイオンが細胞内へ流入するのを邪魔することで、血管平滑筋や心筋の収縮を穏やかにし、末梢血管を拡張させ血圧を下げるお薬を「カルシウム拮抗薬」と呼びますが、本剤もそのひとつで、ジヒドロピリジン系に属しています。カルシウム拮抗薬と聞くと、骨のカルシウムにも影響を与えるような印象がありますが、骨とは関係のない場所で効果を示すお薬です。糖尿病や脂質異常症などの合併症に影響しない点、血管を拡張させる作用が強い点などから、高齢な高血圧症の方にとって、カルシウム拮抗薬が最初に処方される降圧治療薬となるケースも多いようです。

このような症状が出たら病院へ

皮膚の発赤・皮膚のはがれ、発熱、全身倦怠感、寒気、突然の高熱、意識もうろうとして反応できない、思考能力が著しく低下する、皮膚や白目が黄色くなる黄疸症状など。

標準薬

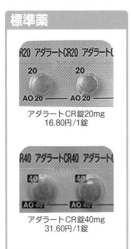

アダラートCR錠20mg
16.80円/1錠

アダラートCR錠40mg
31.60円/1錠

ジェネリック

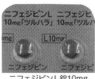

ニフェジピンL錠10mg
「ツルハラ」
5.70円/1錠

ニフェジピンL錠10mg
「三和」5.70円/1錠

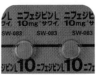

ニフェジピンL錠10mg
「サワイ」5.70円/1錠

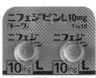

ニフェジピンL錠10mg
「トーワ」5.70円/1錠

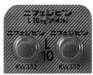

ニフェジピンL錠10mg
「アメル」
5.70円/1錠

ニフェジピンL錠10mg
「日医工」5.70円/1錠

ニフェジピンL錠10mg
「サワイ」5.70円/1錠

ニフェジピンL錠10mg
「杏林」5.70円/1錠

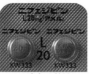

ニフェジピンL錠20mg
「アメル」
5.90円/1錠

ニフェジピンL錠20mg
「ツルハラ」6.50円/1錠

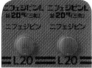

ニフェジピンL錠20mg
「三和」5.90円/1錠

ニフェジピンL錠20mg
「トーワ」5.90円/1錠

ニフェジピンL錠20mg
「日医工」6.50円/1錠

ニフェジピンL錠20mg
「サワイ」5.90円/1錠

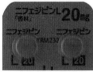

ニフェジピンL錠20mg
「杏林」5.90円/1錠

ニフェジピンCR錠10mg
「サワイ」5.90円/1錠

ニフェジピンCR錠10mg
「NP」6.50円/1錠

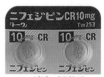

ニフェジピンCR錠10mg
「トーワ」5.90円/1錠

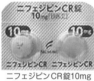

ニフェジピンCR錠10mg
「日医工」6.50円/1錠

ニフェジピンCR錠10mg
「三和」6.50円/1錠

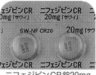

ニフェジピンCR錠20mg
「サワイ」7.40円/1錠

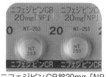

ニフェジピンCR錠20mg「NP」
7.40円/1錠

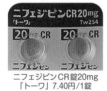

ニフェジピンCR錠20mg
「トーワ」7.40円/1錠

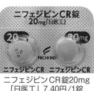

ニフェジピンCR錠20mg
「日医工」7.40円/1錠

ニフェジピンCR錠20mg
「三和」7.40円/1錠

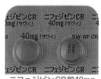

ニフェジピンCR錠40mg
「サワイ」14.20円/1錠

ニフェジピンCR錠40mg
「NP」14.20円/1錠

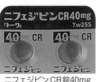

ニフェジピンCR錠40mg
「トーワ」14.20円/1錠

ニフェジピンCR錠40mg
「日医工」14.20円/1錠

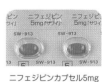

ニフェジピンカプセル5mg
「サワイ」5.70円/1カプセル

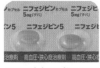

ニフェジピンカプセル5mg
「テバ」5.70円/1カプセル

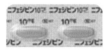

ニフェジピンカプセル10mg
「TC」
5.70円/1カプセル

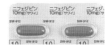

ニフェジピンカプセル10mg
「サワイ」5.70円/1カプセル

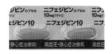

ニフェジピンカプセル10mg
「テバ」5.70円/1カプセル

アタラックス、アタラックスP

●アレルギー症状緩和剤
●精神安定剤

成分名：ヒドロキシジン塩酸塩

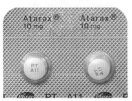

アタラックス錠10mg
5.90円/1錠
ファイザー

効能効果

蕁麻疹、皮膚疾患に伴うそう痒（湿疹・皮膚炎、皮膚そう痒症）。
神経症における不安・緊張・抑うつ。

何のお薬? 私たちの身体にはアレルギーの原因となる抗原を認識するマスト細胞（肥満細胞）があり、この細胞のスイッチが入ると、ヒスタミンをはじめとする炎症を引き起こす物質や、サイト・カインと呼ばれる免疫・炎症に関する情報伝達物質、アレルギー反応・炎症反応を維持しようとする脂質成分など「ケミカルメディエーター」と呼ばれる物質が放出されてアレルギー症状が起こります。このお薬は、視床・視床下部・大脳辺縁系などの中枢神経が、放出されたケミカルメディエーターに対して異常に興奮する状態を抑えて、反応を穏やかにすることで、うつ症状や不安・緊張等を和らげます。また、アレルギーの原因となるヒスタミンを抑え込む働きのあるお薬なので、じんましんや皮膚のかゆみ、炎症などを和らげれる目的でも処方されます。この薬を服用している時にお酒を飲むと、お薬の働きも、お酒に酔う状態もお互いに強くなる場合がありますから、お薬を服用している間は飲酒を控えましょう。眠気、めまい、注意力・集中力・反射機能の低下などが起こることがあるので、服用中は自動車の運転など危険を伴う機械の操作、高所作業、登山などは避けましょう。

飲み忘れた時は

飲み忘れに気づいた時間が、飲み忘れた時間（例：8時）と次に飲む時間（例：12時）の間（例：10時）より前であれば、できるだけ早く服用します。後なら服用を1回飛ばします。2回分を1度に服用してはいけません。

🏥 このような症状が出たら病院へ

じんましん、血管が浮き出てくる、顔面蒼白、全身が紅潮する、息苦しい、皮膚や白目が黄色くなる黄疸症状など。

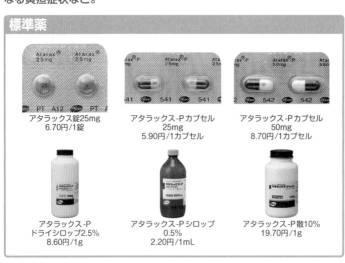

標準薬

アタラックス錠25mg
6.70円/1錠

アタラックス-Pカプセル
25mg
5.90円/1カプセル

アタラックス-Pカプセル
50mg
8.70円/1カプセル

アタラックス-P
ドライシロップ2.5%
8.60円/1g

アタラックス-Pシロップ
0.5%
2.20円/1mL

アタラックス-P散10%
19.70円/1g

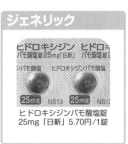

ジェネリック

ヒドロキシジンパモ酸塩錠
25mg「日新」5.70円/1錠

アデカット

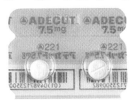

アデカット7.5mg錠
15.30円/1錠
武田テバ

効能効果

本態性高血圧症、腎性高血圧症、腎血管性高血圧症。

成分名：デラプリル塩酸塩

何のお薬？ アンジオテンシンⅡと呼ばれる物質がその受容体と結合すると血圧を上昇させます。このお薬は、アンジオテンシンⅠ変換酵素の活性を阻害しアンジオテンシンⅡの生成を抑えることで血管を拡張し血圧の上昇を抑える「アンジオテンシン変換酵素阻害剤（ACE）」のひとつです。

飲み忘れた時は

飲み忘れに気づいた時、次に飲む時間まで6時間以上ある場合はすぐに服用してください。6時間未満の場合には服用を1回飛ばします。2回分を1度に服用してはいけません。

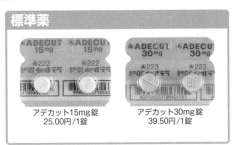

標準薬

アデカット15mg錠
25.00円/1錠

アデカット30mg錠
39.50円/1錠

アデホスコーワ腸溶錠

●生体活動・代謝活性

アデホスコーワ腸溶錠20
5.70円/1錠
興和

効能効果

頭部外傷後遺症に伴う諸症状の改善。心不全。調節性眼精疲労における調節機能の安定化。消化管機能低下のみられる慢性胃炎。

成分名：アデノシン三リン酸二ナトリウム水和物

何のお薬？ このお薬は、体内の酵素と反応して各種物質代謝に直接的または間接的に働きます。脳でのブドウ糖や酸素の消費量を増加させて脳の働きを活性化させる作用、筋肉の収縮を調整する作用、血管を拡張させて血流量を増やす作用があります。

飲み忘れた時は

飲み忘れた時間（例：8時）と次に飲む時間（例：12時）の間（例：10時）より前であれば服用します。後なら服用を1回飛ばします。2回分を1度に服用してはいけません。

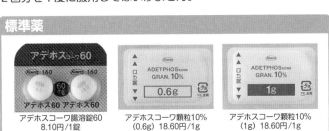

標準薬

アデホスコーワ腸溶錠60
8.10円/1錠

アデホスコーワ顆粒10%
(0.6g) 18.60円/1g

アデホスコーワ顆粒10%
(1g) 18.60円/1g

アデムパス

●可溶性グアニル酸シクラーゼ(sGC)刺激剤

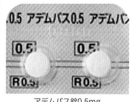

アデムパス錠0.5mg
685.90円/1錠
バイエル

成分名：リオシグアト

何のお薬？ 血管を拡げて血圧を下げる作用を示すサクリックジーエムピー（cGMP）は、グアノシン三リン酸（GTP）が可溶性グアニル酸シクラーゼ（sGC）によって変化することで作られます。このお薬は、sGCの感受性を高める作用とsGCを直接刺激する作用によって、GTPからcGMPが産生されやすくします。結果、cGMPの濃度が高まり、血管が拡張し血圧が下がる効果を示します。

原則的に服用を避けるべき人
妊婦または妊娠している可能性のある婦人、重度の肝機能障害や腎機能障害のある人。

効能効果
外科的治療不適応または外科的治療後に残存・再発した慢性血栓塞栓性肺高血圧症。

併用してはいけない薬
硝酸剤または一酸化窒素供与剤（ニトログリセリン、亜硝酸アミル、硝酸イソソルビド等）、ホスホジエステラーゼ（PDE)-5阻害剤（バイアグラ、レバチオ、レビトラ、シリアス等）、アゾール系抗真菌剤（イトラコナゾール、ボリコナゾール）、HIVプロテアーゼ阻害剤。

標準薬

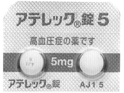

アデムパス錠1.0mg
1,371.70円/1錠

アデムパス錠2.5mg
3,429.30円/1錠

アテレック

●高血圧症治療薬
Ca拮抗薬

アテレック錠5
18.60円/1錠
EAファーマ

成分名：シルニジピン

何のお薬？ このお薬は、血管平滑筋や心筋の細胞膜にあるカルシウムチャネルに結合して細胞の外にあるカルシウムイオンが細胞内へ流入するのを邪魔することで、血管平滑筋や心筋の収縮を穏やかにし、末梢血管を拡張させ血圧を下げる「カルシウム拮抗薬」と呼ばれるお薬です。ジヒドロピリジン系に属しています。

🏥 このような症状が出たら病院へ
皮膚の発赤・皮膚のはがれ、発熱、全身倦怠感、寒気、突然の高熱、意識もうろうとして反応できない、皮膚や白目が黄色くなる黄疸症状など。

効能効果
高血圧症。

標準薬

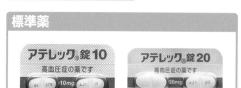

アテレック錠10
31.40円/1錠

アテレック錠20
49.80円/1錠

ジェネリック

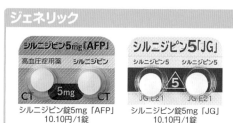

シルニジピン錠5mg「AFP」
10.10円/1錠

シルニジピン錠5mg「JG」
10.10円/1錠

アトーゼット配合錠

●脂質異常症治療薬
小腸コレステロールトランスポーター阻害剤／HMG-CoA還元酵素阻害剤配合剤

成分名：エゼチミブ／アトルバスタチンカルシウム水和物

何のお薬？ 配合錠

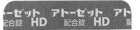
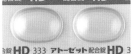

アトーゼット配合錠HD
134.20円／1錠
MSD

効能効果

高コレステロール血症、家族性高コレステロール血症

体内のコレステロールは、食事から吸収されるものが半分、残りは肝臓で合成されています。小腸で吸収された食事由来のコレステロールも、肝臓で合成されたコレステロールも、一部は胆汁酸へと変換されて排泄されますが、大半は血液中へ放出されるため、コレステロールの摂取量が多いと、血中のコレステロール値は上昇します。肝臓でコレステロールが合成される仕組みは、肝臓内で消費されずに過剰になったアセチルCoAと呼ばれる酵素がHMG-CoAに変化し、そこへHMG-CoA還元酵素が働くと「メバロン酸」と呼ばれるコレステロールの元ができあがり、さらに何段階もの生合成を経てコレステロールが合成される、という順序で行われます。このお薬は、小腸でのコレステロールの吸収を邪魔することで、血中のコレステロール値を低下させる効果がある成分と、HMG-CoAをメバロン酸に変える酵素の働きを邪魔して、結果、コレステロールが作られないようにすることで、コレステロール値を下げる成分の配合剤です。

標準薬

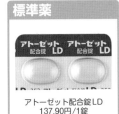

アトーゼット配合錠LD
137.90円／1錠

ジェネリック ※令和5年6月薬価基準収載予定

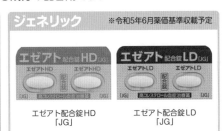

エゼアト配合錠HD「JG」　　エゼアト配合錠LD「JG」

アドシルカ

●肺動脈性肺高血圧症治療薬

成分名：タダラフィル

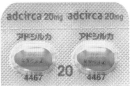

アドシルカ錠20mg
1,158.60円／1錠
日本新薬

効能効果

肺動脈性肺高血圧症。

何のお薬？

肺の中にある肺動脈平滑筋が収縮すると血圧が上昇します。これに対して肺動脈平滑筋の中にあるサイクリックジーエムピー（cGMP）は平滑筋を緩める働きをしています。しかし、このcGMPはホスホジエステラーゼ-5（PDE-5）が働くと分解されてしまいます。このお薬は、PDE-5の働きを邪魔することで、平滑筋を緩ませる作用をもつcGMPを増加させます。この結果、cGMPが一定の量を超えてシグナルを送り、肺の中の血管が拡がって、肺動脈の圧力を下げると同時に、血管の中の抵抗を減らして血圧を下げる作用があります。なお、狭心症治療薬の硝酸薬（ニトログリセリン）を併用すると、血圧が下がりすぎる場合がありますから注意してください。

ジェネリック

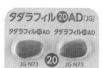

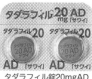

タダラフィル錠20mgAD
「JG」
581.50円/1錠

タダラフィル錠20mgAD
「TE」
474.00円/1錠

タダラフィル錠20mgAD
「サワイ」
474.00円/1錠

タダラフィル錠20mgAD
「杏林」
474.00円/1錠

アドナ

●毛細血管出血治療薬

成分名：カルバゾクロムスルホン酸ナトリウム水和物

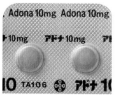

アドナ錠10mg
5.90円/1錠
ニプロESファーマ

効能効果

毛細血管抵抗性の減弱および透過性の亢進によると考えられる出血傾向（例えば紫斑病等）。
毛細血管抵抗性の減弱による皮膚あるいは粘膜および内膜からの出血、眼底出血・腎出血・子宮出血。
毛細血管抵抗性の減弱による手術中・術後の異常出血。

何のお薬？ 血管は、コラーゲンなどの成分を元にして、外膜、中膜（平滑筋）、内膜からできています。高血圧やそれに伴う動脈硬化、糖尿病、外膜や内膜が加齢や不規則な生活習慣によってはがれやすくなる、薬剤や化学物質の影響のほかに、遺伝的要因などから、血管の壁が弱くなるなど、血管がいわゆる「もろい状態」になって、血管の中からたんぱく質や赤血球などが漏れやすくなることを「血管透過性が亢進している状態」と呼びます。このお薬は、このように血管透過性が亢進して、血液が漏れ出てしまうことを邪魔する働きや、血管壁の抵抗を減らして血の流れをよくする働きなどによって、毛細血管からの出血を抑えます。血管が弱く出血しやすい人や、皮膚や粘膜から出血している人、外科手術中や術後に異常な出血が生じた場合などに処方されます。また前述のように、高血圧症や糖尿病などによって血管がもろくなっている場合には、血管を保護して出血を抑える働きをします。止血剤ですが、血小板や血液を固める（血液凝固）作用に影響しないため、本剤の服用による血栓の発生などの心配は、原則しなくてもよいお薬です。

飲み忘れた時は

飲み忘れた時間（例：8時）と次に飲む時間（例：12時）の間（例：10時）より前であれば服用します。後なら服用を1回飛ばします。2回分を1度に服用してはいけません。他の止血薬と併用する場合もあります。服用に際しては、医師や薬剤師の指示を守ってください。まれに、発疹や皮膚のかゆみといったアレルギー症状、食欲不振や胃の不快感といった副作用が現れる場合があります。気になる症状があれば、主治医に相談してください。

標準薬

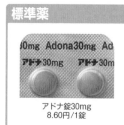

アドナ錠30mg
8.60円/1錠

ジェネリック

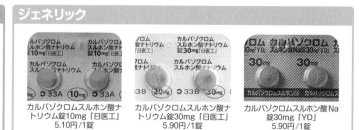

カルバゾクロムスルホン酸ナトリウム錠10mg「日医工」
5.10円/1錠

カルバゾクロムスルホン酸ナトリウム錠30mg「日医工」
5.90円/1錠

カルバゾクロムスルホン酸Na錠30mg「YD」
5.90円/1錠

ジェネリック

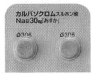

カルバゾクロムスルホン酸Na
錠30mg「あすか」
5.90円/1錠

カルバゾクロムスルホン酸Na
錠30mg「ツルハラ」
5.90円/1錠

カルバゾクロムスルホン酸ナ
トリウム散10%「日医工」
8.40円/1g

※上記以外の標準薬として、アドナ散10％（36.80円/1g）があります。

アドビオール

●狭心症・不整脈治療薬

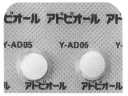

アドビオール錠5mg
11.20円/1錠
田辺三菱

効能効果

狭心症、洞性頻脈。

成分名：ブフェトロール塩酸塩

何のお薬？ 交感神経の中で、交感神経を興奮させたり、心臓を激しく動かす命令を伝えたりする物質に「アドレナリン」があります。このアドレナリンの命令に反応するのがβ受容体で、アドレナリンのβ受容体に対する反応を抑えれば、興奮や心臓の激しい動き（心拍数、心係数、心仕事量の増加）は起こりにくくなります。このお薬は、β受容体がアドレナリンに反応するのを邪魔をすることで、心臓の働きを穏やかにして、狭心症などの症状を和らげます。

原則的に服用を避けるべき人

気管支喘息・気管支痙攣のおそれのある人、糖尿病性ケトアシドーシスの人、代謝性アシドーシスの人、高度の徐脈や房室ブロック・洞房ブロック・心原性ショックのある人、肺高血圧による右心不全の人、未治療のうっ血性心不全の人、褐色細胞腫のある人、妊婦または妊娠している可能性がある婦人。

このような症状が出たら病院へ

身のむくみ、血管が浮き出てくる、横になっている時よりも座っている時のほうが呼吸が楽であるような呼吸困難などの症状が出た時など。

ア

アナフラニール

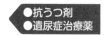
●抗うつ剤
●遺尿症治療薬

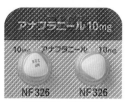

アナフラニール錠10mg
9.60円/1錠
アルフレッサ

効能効果

精神科領域におけるうつ病・うつ状態。遺尿症。

標準薬

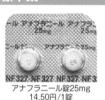

アナフラニール錠25mg
14.50円/1錠

成分名：クロミプラミン塩酸塩

何のお薬？ 「三環系抗うつ剤」と呼ばれるお薬のひとつです。脳内の神経伝達物質（ノルアドレナリン・セロトニンなど）が神経細胞に吸収されてしまうのを妨げることで、脳内の神経伝達をよくし、うつやうつ症状を改善します。服用し始めると脳内の神経伝達物質の濃度が徐々に高まり、効果が現れるタイプのお薬なので、服用し始めてすぐには効果が現れないことがあります。効果が出るまでに一般的に1週間から2週間かかります。体調がよくなったと自己判断して服用を勝手に中止したり、量を減らしたりすると、吐き気、頭痛、倦怠感などの症状が現れることがあります。

原則的に服用を避けるべき人

緑内障の人、前立腺肥大症の人、本剤の成分または三環系抗うつ剤に対し過敏症の既往歴のある人、心筋梗塞の回復初期の人、QT延長症候群の人。

このような症状が出たら病院へ

強度の筋強剛、食べ物が飲み込めない、頻脈、異常な発汗、不安、焦燥、せん妄、興奮、小刻みな震え、筋肉痛、力が入らない、赤褐色の尿が出る、食欲不振、吐き気、嘔吐、2・3日以上続く便秘、腹部の膨満など。

お薬コラム　"ビタミン"

　ビタミンは私たちの身体が活動するのに必要な栄養素のうち、炭水化物・たんぱく質・脂質以外の有機化合物で、酵素反応の補助、細胞の分化や増殖などにかかわる働きをしています。基本は正しい食生活から必要なビタミンを摂取することですが、十分な食事が摂れない・病気によって吸収力が低下している・他の薬剤との相互作用で欠乏しやすいといった場合などは、点滴や錠剤によって不足分を補います。ビタミンのなかには光にあたるとその能力が弱くなってしまうものがあり、錠剤の場合は遮光ビン、点滴などをする時は遮光カバーをかけたりして保護します。市販されている2類・3類医薬品や指定医薬部外品などのビタミン補給ドリンク剤のボトルが「遮光ビン」になっているのもこのためです。

　ビタミンは身体に必要な成分ですが、食事や薬と同じで、過剰に摂りすぎると副作用やアレルギー反応が現れる場合があります。例えば、果物や野菜から摂ることのできる身近なビタミンCも、一度に3,000～5,000mg摂取すると下痢症状になりやすい、という報告があります。また、通常では考えられない量（50g以上）を摂取すれば、ショック症状に陥り死亡することもあります。普通に消費・排泄できる量を超えて摂取すると、かえって悪影響が現れるのは、薬に限ったことではないのです。ビタミンやミネラルを含むお薬やサプリメントの利用は、病気や激しい運動、通常の食事が摂れないなどといったときに限り、バランスのよい食事が摂れているときは利用を休む、といった工夫も大切です。

アバプロ

●高血圧症治療薬
AⅡ受容体拮抗薬（ARB）

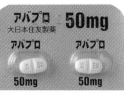

アバプロ錠50mg
35.50円/1錠
大日本住友

効能効果

高血圧症。

成分名：イルベサルタン

何のお薬？ 「アンジオテンシンⅡ受容体拮抗薬（ARB）」と呼ばれるお薬です。アンジオテンシンⅡと呼ばれる物質がその受容体と結合すると、血圧を上昇させるホルモンであるアルドステロンが放出されたり、血管を収縮させたり、腎臓で排泄されるはずだったナトリウム（塩分）や水分を再吸収させたりし、結果、血圧を上昇させます。このお薬は、アンジオテンシンⅡ受容体に先に働いて邪魔をすることでアンジオテンシンⅡが結合できない状態を作り、血圧の上昇を抑え、腎臓や心臓を保護します。一世代前のアンジオテンシン変換酵素阻害薬（ACE）のように、アンジオテンシンⅡ自体をなくしてしまうわけではないため、ACE剤によく見られる副作用の「から咳」などが起こりにくいお薬です。糖尿病を合併している高血圧症の方で、ラジレス（アリスキレンフマル酸塩）を服用している人は、この薬を併用すると腎機能障害、高カリウム血症および低血圧を起こすおそれがあります。あらかじめ主治医に相談しましょう。

標準薬

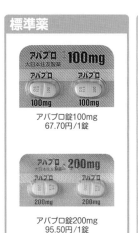

アバプロ錠100mg
67.70円/1錠

アバプロ錠200mg
95.50円/1錠

ジェネリック

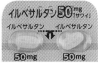

イルベサルタン錠50mg
「サワイ」
11.50円/1錠

イルベサルタン錠50mg
「日医工」
11.50円/1錠

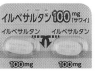

イルベサルタン錠100mg
「サワイ」
22.60円/1錠

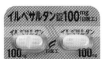

イルベサルタン錠100mg
「日医工」
13.80円/1錠

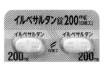

イルベサルタン錠200mg
「日医工」
19.70円/1錠

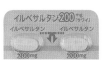

イルベサルタン錠200mg
「サワイ」
34.80円/1錠

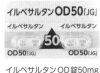

イルベサルタンOD錠50mg
「JG」
26.70円/1錠

イルベサルタンOD錠100mg
「JG」
50.70円/1錠

イルベサルタンOD錠200mg
「トーワ」
34.80円/1錠

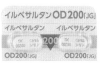

イルベサルタンOD錠200mg
「JG」
73.70円/1錠

アプレース

●胃炎・胃潰瘍治療薬

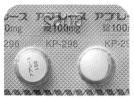

アプレース錠100mg
10.10円/1錠
杏林

効能効果

胃潰瘍、急性胃炎、慢性胃炎の急性増悪期疾患の胃粘膜病変（びらん、出血、発赤、浮腫）の改善。

成分名：トロキシピド

何のお薬？ 胃や十二指腸潰瘍は、胃を攻撃する成分でもある胃酸やペプチン（消化酵素）が、私たち自身の身体にも攻撃的に作用してしまうことと、胃粘膜で血流が悪かったり、抵抗力が弱まっていたりすることが重なって発症します。このお薬は、胃粘膜の血流をよくすることで、胃酸やペプチンに対して本来もっている防御能力を回復させ、胃潰瘍の発症を抑えます。

🏥 このような症状が出たら病院へ

じんましん、血管が浮き出てくる、発熱、全身が紅潮する、皮膚や白目が黄色くなる黄疸症状など。

標準薬	ジェネリック	
アプレース細粒20% 17.20円/1g	トロキシピド細粒20% 「オーハラ」 10.30円/1g	トロキシピド錠100mg 「オーハラ」 6.20円/1錠

アベロックス

●ニューキノロン系抗菌剤

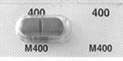

アベロックス錠400mg
267.20円/1錠
バイエル

効能効果

＜適応症＞表在性皮膚感染症、深在性皮膚感染症、外傷・熱傷および手術創等の二次感染、咽頭・喉頭炎、扁桃炎、急性気管支炎、肺炎、慢性呼吸器病変の二次感染、副鼻腔炎。

成分名：モキシフロキサシン塩酸塩

何のお薬？ 薬が細菌の増殖を抑えている間に、服薬している患者自身の免疫力によって細菌を殺し、病気からの回復を図るタイプの抗生物質を「静菌性抗生物質」といいます。これに対して、細菌を直接殺すタイプの抗生物質を「殺菌性抗生物質」といいます。ヒトや動物、植物のように数多くの細胞でできている生物も、細菌やカビの仲間のように1個の細胞からできている生物も、新たな細胞を作る時に必要な情報を網羅した設計図であるDNA（デオキシリボ核酸）をもっています。DNAは二本鎖のらせん構造をとっていて、新たなDNAを作る時は、Ⅱ型トポイソメラーゼ（DNAジャイレース）と呼ばれる酵素によって二本鎖の一部を切断し、らせん構造をほどく必要があります。このお薬は、DNAジャイレースやトポイソメラーゼⅣと呼ばれる酵素の働きを邪魔することで、DNAの複製をさせないようにして細菌の増殖を抑える、ニューキノロン系抗菌薬です。

🏥 このような症状が出たら病院へ

じんましん、血管が浮き出てくる、発熱、全身が紅潮する、高熱、目の充血、めやに、唇や陰部のただれ、皮膚の広い範囲が赤くなる、動悸、息切れ、胸の違和感など。

アボルブ

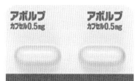

アボルブカプセル0.5mg
102.80円/1カプセル
グラクソ

効能効果

前立腺肥大症。

成分名：デュタステリド

何のお薬？ 前立腺は、「ジヒドロテストステロン」と呼ばれる男性ホルモン（強力な男性ホルモンで、抜け毛の原因ともいわれています）によって肥大します。前立腺には「テストステロン」と呼ばれる、ジヒドロテストステロンよりも作用の弱い男性ホルモンも存在しますが、このテストステロンが「5_a還元酵素」という酵素によってジヒドロテストステロンに変換されることで、前立腺内のジヒドロテストステロン濃度が高まり、前立腺の肥大は促進されます。このお薬は、5_a還元酵素の働きを邪魔することで、テストステロンがジヒドロテストステロンに変化できないようにする作用によって、前立腺の肥大化を抑制します。男性ホルモンの働きを弱めるため、勃起不全、性欲減退、乳房障害（女性化乳房、乳頭痛、乳房不快感）などの副作用が現れることがあります。

飲み忘れた時は

飲み忘れた時間（例：8時）と次に飲む時間（例：12時）の間（例：10時）より前であれば服用します。後なら服用を1回飛ばします。2回分を1度に服用してはいけません。

お薬を服用する時の注意

このお薬の成分は水溶性で、皮膚から吸収されます。服用していない人に影響を与えないように、カプセルを落としてつぶしたり、破けたりしないように注意してください。

アマージ

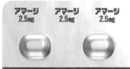

アマージ錠2.5mg
407.00円/1錠
グラクソ・スミスクライン

効能効果

片頭痛。

成分名：ナラトリプタン塩酸塩

何のお薬？ 大脳皮質への痛みの伝わりをブロックするほか、拡がりすぎて脳組織を圧迫している頭蓋内血管を収縮させる作用や、三叉神経支配の血管周囲で炎症を起こす物質（CGRPなど）が遊離するのを抑える作用などにより、片頭痛を和らげます。片頭痛が発症した時に症状を軽くするお薬で、発生を予防するためのお薬ではありません。

原則的に服用を避けるべき人

心筋梗塞の既往歴や虚血性心疾患またはその症状・兆候のある人、脳血管障害や一過性脳虚血性発作の既往歴のある人、重度の肝機能障害または重度の腎機能障害のある人、末梢血管障害のある人（以上の人は医師の診断時に必ず伝えましょう）。

服用しても効果がない場合

薬を服用しても効果がまったくない場合は、その頭痛に対して本剤の服用を中止するなどの検討が必要です（片頭痛ではない可能性があり、他の病気が原因で生じている頭痛の場合、治療が遅れる可能性があります）。すぐ主治医に相談しましょう。

🏥 このような症状が出たら病院へ

胸や肩甲骨中心部の痛み、心臓や胃のあたりの圧迫感や違和感、冷汗、じんましん、血管が浮き出てくる、発熱、全身が紅潮するなど。

アマリール

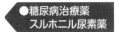
●糖尿病治療薬
スルホニル尿素薬

成分名：グリメピリド

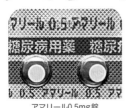

アマリール0.5mg錠
10.10円/1錠
サノフィ

効能効果

2型糖尿病（ただし、食事療法・運動療法のみで十分な効果が得られない場合に限る。）。

何のお薬？ インスリンは膵臓で作られるペプチドホルモンの一種で、血液を介して細胞に届きます。インスリンが細胞をノックすると、細胞の扉が開いて血液中の糖が取り込まれ、エネルギーとして消費されますが、インスリンが少ないと細胞の扉が開かれなくなり、血液中に糖が残って、糖尿病を発症します。また、インスリンやインスリンが働きかける細胞が正常な状態でも、食事や飲み物から糖質を摂りすぎて、血液中の糖が増えると、細胞で消費される糖よりも供給される糖が多くなってしまい、ゆっくりと、しかし、確実に糖尿病になっていきます。このお薬は膵臓に作用してインスリンの分泌量を増加させて、細胞内に糖が吸収されやすくすることで、血糖値を低下させます。糖尿病をなおすには、はじめに食生活を改善すること、次に継続的に運動を行なうことです。薬を服用したからといって、暴飲暴食を続けていたり、まったく運動をしない毎日を過ごしていると、病気が進行し、失明したり、透析治療が必要になる場合もあります。

原則的に服用を避けるべき人

重症ケトーシス・糖尿病性昏睡または前昏睡・インスリン依存型糖尿の人、重度の肝機能障害または重度の腎機能障害のある人、重症感染症・手術前後・大きな外傷のある人、下痢・嘔吐等の胃腸障害のある人、妊婦または妊娠している可能性のある婦人（動物実験では、催奇形性作用が報告されています）。

🏥 このような症状が出たら病院へ

強い異常な空腹感、冷汗、ふるえ、意識障害、寒気、突然の高熱、皮膚や白目が黄色くなる黄疸症状、倦怠感、発熱、めまい、赤褐色の尿など。

標準薬

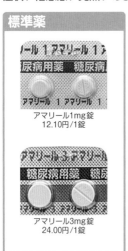

アマリール1mg錠
12.10円/1錠

アマリール3mg錠
24.00円/1錠

ジェネリック

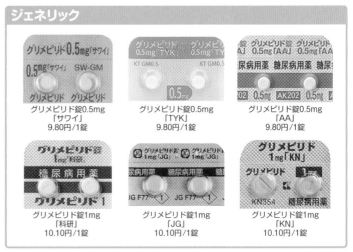

グリメピリド錠0.5mg
「サワイ」
9.80円/1錠

グリメピリド錠0.5mg
「TYK」
9.80円/1錠

グリメピリド錠0.5mg
「AA」
9.80円/1錠

グリメピリド錠1mg
「科研」
10.10円/1錠

グリメピリド錠1mg
「JG」
10.10円/1錠

グリメピリド錠1mg
「KN」
10.10円/1錠

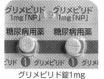

グリメピリド錠1mg
「NP」
10.10円/1錠

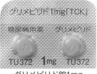

グリメピリド錠1mg
「TCK」
10.10円/1錠

グリメピリド錠1mg
「ZE」
10.10円/1錠

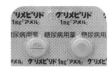

グリメピリド錠1mg
「アメル」
10.10円/1錠

グリメピリド錠1mg
「オーハラ」
10.10円/1錠

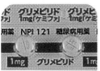

グリメピリド錠1mg
「ケミファ」
10.10円/1錠

グリメピリド錠1mg
「サワイ」
10.10円/1錠

グリメピリド錠1mg
「三和」
10.10円/1錠

グリメピリド錠1mg
「タナベ」
10.10円/1錠

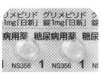

グリメピリド錠1mg
「日新」
10.10円/1錠

グリメピリドOD錠0.5mg
「テバ」
9.80円/1錠

グリメピリドOD錠0.5mg
「EMEC」
9.80円/1錠

グリメピリドOD錠1mg
「テバ」
10.10円/1錠

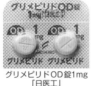

グリメピリドOD錠1mg
「日医工」
10.10円/1錠

グリメピリドOD錠3mg
「ケミファ」
15.80円/1錠

グリメピリドOD錠1mg
「EMEC」
10.10円/1錠

グリメピリドOD錠3mg
「テバ」
10.10円/1錠

グリメピリドOD錠3mg
「日医工」
10.10円/1錠

グリメピリドOD錠3mg
「EMEC」
10.10円/1錠

グリメピリドOD錠3mg
「KN」
10.10円/1錠

お薬コラム "細胞のサイクルとダイエット"

　短期間に過度な食事制限やトレーニングを行ない、見た目の結果＝ダイエットの成功、と満足する人も多いのですが、人間の「細胞サイクル」は、それほど単純ではありません。脂肪を貯めこみやすく、糖質を消費しにくくなっている細胞が入れ替わって正常化するには、概ね60〜120日かかります。ダイエットは「細胞サイクル」を考慮して、最低でも3カ月は継続できる運動と食生活を設計して臨みましょう。

アミティーザ

ア

●便秘症治療薬

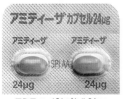

アミティーザカプセル24μg
105.00円/1カプセル
マイランEPD

効能効果

慢性便秘症（器質的疾患による便秘を除く）。

成分名：ルビプロストン

【何のお薬？】 便は、大腸で水分を吸収されて固まりますが、残った水分が少ないと硬くなりすぎて、腸の中で動きにくくなります。このお薬は、小腸の水分分泌を促進することで、消化中の食物に水分を与え、大腸で水分を吸収されても硬くなりすぎないように調整することで、便を排泄しやすくします。

原則的に服用を避けるべき人

腫瘍やヘルニア・手術後などで腸閉塞のある人、または疑われる人。

飲み忘れた時は

飲み忘れた時は服用を1回飛ばします。2回分を1度に服用してはいけません。

標準薬

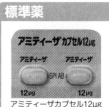

アミティーザカプセル12μg
52.60円/1カプセル

アムロジン

●高血圧症治療薬　Ca拮抗薬
●狭心症治療薬

アムロジン錠2.5mg
15.10円/1錠
住友ファーマ

効能効果

高血圧症、狭心症。

成分名：アムロジピンベシル酸塩

【何のお薬？】 血管平滑筋や心筋の細胞膜にあるカルシウムチャネルからカルシウムイオンが平滑筋の中に入り込むと、血管平滑筋や心臓の筋肉が収縮します。このしくみを利用して、カルシウムチャネルに結合して細胞の外にあるカルシウムイオンが細胞内へ流入するのを邪魔することで、血管平滑筋や心筋の収縮を穏やかにし、末梢血管を拡張させ血圧を下げるお薬を「カルシウム拮抗薬」と呼びますが、本剤もそのひとつで、ジヒドロピリジン系に属しています。カルシウム拮抗薬と聞くと、骨のカルシウムにも影響を与えるような印象がありますが、骨とは関係のない場所で効果を示すお薬です。糖尿病や脂質異常症などの合併症に影響しない点、血管を拡張させる作用が強い点、作用時間が長く、時々飲み忘れてしまうような方にも処方しやすい点などから、高齢な高血圧症の方にとって、カルシウム拮抗薬が最初に処方される降圧治療薬となるケースも多いようです。

飲み忘れた時は

通常は1日1回服用するお薬です。飲み忘れに気づいた時、次に飲む時間まで12時間以上ある場合はすぐに服用してください。12時間未満の場合には服用を1回飛ばします。2回分を1度に服用してはいけません。グレープフルーツを食べたりグレープフルーツジュースを飲んだりすると、薬の作用が強く出すぎるおそれがあるため、本剤服薬の前後4時間は、グレープフルーツを摂ってはいけません。H$_2$ブロッカーと一緒に服用すると作用が強く現れて、血圧が下がりすぎることがあるので注意が必要です。

🏥 このような症状が出たら病院へ

皮膚や白目が黄色くなる黄疸症状、青あざができやすい、頻回に起こる鼻血、発熱、徐脈、失神、めまいなど。

標準薬

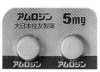
アムロジン錠5mg
18.90円/1錠

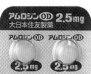
アムロジンOD錠2.5mg
15.10円/1錠

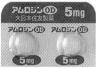
アムロジンOD錠5mg
18.90円/1錠

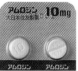
アムロジン錠10mg
29.30円/1錠

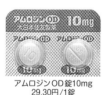
アムロジンOD錠10mg
29.30円/1錠

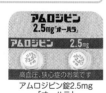
アムロジピン錠2.5mg
「オーハラ」
10.10円/1錠

ジェネリック

アムロジピン錠2.5mg
「CH」
10.10円/1錠

アムロジピン錠2.5mg
「NS」
10.10円/1錠

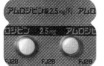
アムロジピン錠2.5mg
「F」
10.10円/1錠

アムロジピンOD錠5mg
「サワイ」
10.10円/1錠

アムロジピンOD錠2.5mg
「トーワ」
10.10円/1錠

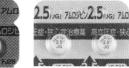
アムロジピン錠2.5mg
「JG」
10.10円/1錠

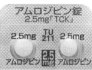
アムロジピン錠2.5mg
「TCK」
10.10円/1錠

アムロジピン錠2.5mg
「あすか」
10.10円/1錠

アムロジピン2.5mg「TYK」
アムロジピン錠2.5mg
「TYK」
10.10円/1錠

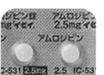
アムロジピン錠2.5mg
「アメル」
10.10円/1錠

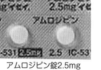
アムロジピン錠2.5mg
「イセイ」
10.10円/1錠

アムロジピン錠5mg
「トーワ」
10.10円/1錠

アムロジピンOD錠5mg
「日医工」
10.10円/1錠

アムロジピンOD錠5mg
「アメル」
10.10円/1錠

アムロジピンOD錠5mg
「武田テバ」
10.10円/1錠

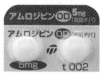
アムロジピンOD錠2.5mg
「武田テバ」
10.10円/1錠

アムロジピン錠2.5mg
「ケミファ」
10.10円/1錠

アムロジピン錠10mg
「トーワ」
16.20円/1錠

ジェネリック

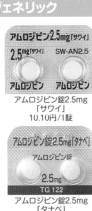

アムロジピン錠2.5mg
「サワイ」
10.10円/1錠

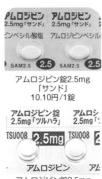

アムロジピン錠2.5mg
「サンド」
10.10円/1錠

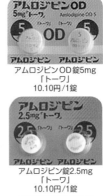

アムロジピンOD錠5mg
「トーワ」
10.10円/1錠

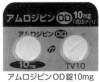

アムロジピンOD錠10mg
「武田テバ」
10.10円/1錠

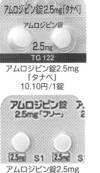

アムロジピン錠2.5mg
「タナベ」
10.10円/1錠

アムロジピン錠2.5mg
「ツルハラ」
10.10円/1錠

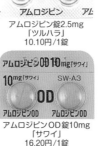

アムロジピン錠2.5mg
「トーワ」
10.10円/1錠

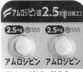

アムロジピン錠2.5mg
「日医工」
10.10円/1錠

アムロジピン錠2.5mg
「フソー」
10.10円/1錠

アムロジピンOD錠10mg
「サワイ」
16.20円/1錠

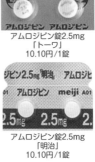

アムロジピン錠2.5mg
「明治」
10.10円/1錠

アムロジピンOD錠10mg
「トーワ」
16.20円/1錠

アメナリーフ

●帯状疱疹治療薬

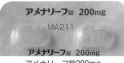

アメナリーフ錠200mg
1,215.30円/1錠
マルホ

効能効果

帯状疱疹。

成分名：アメナメビル

何のお薬？ このお薬は、帯状疱疹の原因となっているヘルペスウイルスが、DNAを複製して増殖する時に働くヘリカーゼ・プライマーゼ複合体の働きをを邪魔することで、ウイルスの増殖を抑え、症状を改善します。

飲み忘れた時は

通常、成人は1回2錠（主成分として400mg）を1日1回食後に服用します。飲み忘れに気づいた時、通常の服用時間の12時間以内ならすぐに1回分を飲んでください（毎朝食後に服用している場合、飲み忘れに気づいたのが夜ぐらいまでなら、その日の分を服用します。深夜や日をまたいでから気がづいた時は、1回飛ばします）。次の服用時間が近い場合は1回飛ばして、次の服用時間に決められた量を服用します。決して2回分を1度に飲まないでください。

お薬を服用する時の注意

グレープフルーツの成分は、このお薬の血中濃度を上げ薬の効果を強くするため、副作用を発症する可能性が高くなります。また、セイヨウオトギリソウを含む健康食品は、このお薬の血中濃度を下げ薬の効果を弱くします。このお薬を服用している間は、グレープフルーツ（ジュース）、セイヨウオトギリソウを含む健康食品を摂るのを避けましょう。

アモキサン

●抗うつ剤

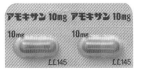

アモキサンカプセル10mg
5.90円/1カプセル
ファイザー

効能効果

うつ病・うつ状態。

成分名：アモキサピン

何のお薬？ 「三環系抗うつ剤」と呼ばれるお薬のひとつです。脳内の神経伝達物質（ノルアドレナリン・セロトニンなど）が神経細胞に吸収されてしまうのを妨げることで、脳内の神経伝達をよくし、うつやうつ症状を改善します。服用を始めると脳内の神経伝達物質の濃度が徐々に高まり、効果が現れるタイプのお薬なので、服用を始めてすぐには効果が現れないことがあります。効果が出るまでに一般的に1週間から2週間かかります。体調がよくなったと自己判断して服用を勝手に中止したり、量を減らしたりすると、吐き気、頭痛、倦怠感などの症状が現れることがあります。

🏥 このような症状が出たら病院へ

強い筋肉の硬直、食べ物を飲み込むのが困難、異常な発汗、発熱、けいれん、錯乱、幻覚、寒気、突然の高熱、目の充血、めやに、唇や陰部のただれ、皮膚の広い範囲が赤くなる、皮膚や白目が黄色くなる黄疸症状、食欲不振、嘔吐、2・3日以上続く便秘、腹痛など。

標準薬

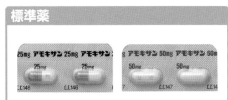

アモキサンカプセル25mg
9.40円/1カプセル

アモキサンカプセル50mg
14.70円/1カプセル

アモキシシリン

●ペニシリン系抗生物質

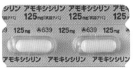

アモキシシリンカプセル125mg
10.10円/1カプセル
武田テバ

成分名：アモキシシリン水和物

何のお薬？ 薬が細菌の増殖を抑えている間に、服薬している患者自身の免疫力によって細菌を殺し、病気からの回復を図るタイプの抗生物質を「静菌性抗生物質」といいます。これに対して、細菌を直接殺すタイプの抗生物質を「殺菌性抗生物質」といいます。このお薬は、ある種の細菌には存在してヒトの細胞には存在しない「細胞壁」に的をしぼり、その細菌の細胞壁の合成を邪魔することで、細菌のみ死滅させる（＝殺菌）作用を示す、ペニシリン系殺菌性抗生物質です。

効能効果

<適応症>表在性皮膚感染症、深在性皮膚感染症、リンパ管・リンパ節炎、慢性膿皮症、外傷・熱傷および手術創等の二次感染、びらん・潰瘍の二次感染、乳腺炎、骨髄炎、咽頭・喉頭炎、扁桃炎、急性気管支炎、肺炎、慢性呼吸器病変の二次感染、膀胱炎、腎盂腎炎、前立腺炎（急性症、慢性症）、精巣上体炎（副睾丸炎）、淋菌感染症、梅毒、子宮内感染、子宮付属器炎、子宮旁結合織炎、涙嚢炎、麦粒腫、中耳炎、歯周組織炎、歯冠周囲炎、顎炎、猩紅熱、胃潰瘍・十二指腸潰瘍・胃MALTリンパ腫・特発性血小板減少性紫斑病・早期胃癌に対する内視鏡的治療後胃におけるヘリコバクター・ピロリ感染症、ヘリコバクター・ピロリ感染胃炎。

ジェネリック

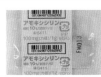

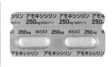

アモキシシリン細粒10%
「武田テバ」
6.50円/1g

アモキシシリンカプセル
250mg「武田テバ」
10.10円/1カプセル

アモバン

●睡眠導入薬

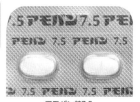

アモバン錠7.5
13.10円/1錠
日医工・サノフィ

成分名：ゾピクロン

何のお薬？ 中枢神経において、抑制性神経伝達物質GABAを受け取るGABA$_A$受容体に作用して、脳内の興奮を抑えることで脳波を眠りのパターンに導いたり、刺激による脳波覚醒反応を抑えたりします。寝つきをよくしたり、熟睡している時間や睡眠自体の時間を長くするお薬です。

🏥 このような症状が出たら病院へ

依存症、息苦しい、呼吸が浅く遅くなる、皮膚や白目が黄色くなる黄疸症状、じんましん、血管が浮き出てくる、発熱、全身が紅潮する、判断や行動力の低下、もうろうとする、一時的に記憶を失うなど。

効能効果

不眠症、麻酔前投薬。

標準薬

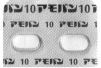

アモバン錠10
14.50円/1錠

ジェネリック

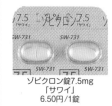

ゾピクロン錠7.5mg
「サワイ」
6.50円/1錠

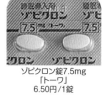

ゾピクロン錠7.5mg
「トーワ」
6.50円/1錠

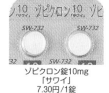

ゾピクロン錠10mg
「サワイ」
7.30円/1錠

アラバ

●関節リウマチ治療薬

アラバ錠10mg
108.00円/1錠
サノフィ

成分名：レフルノミド

何のお薬？ 本来アレルギーは、体外から体内に侵入してきたり、接触したりした物質に対して起こる、私たちの身体の防衛反応の一部なのですが、膠原病やリウマチのように、身体の中の物質を異物と勘違いして攻撃をしてしまう場合があります。関節リウマチは、これら免疫の異常により、関節にある滑膜細胞が炎症を起こすことよって、痛みや硬直といった症状が発生します。症状が悪化すると関節の変性や破壊が生じ日常生活が困難になる場合もあります。このお薬は異常な免疫反応を示している活性化リンパ球の増殖を抑えることで、免疫反応を正常に近づけ、関節リウマチの関節の腫れや痛み、炎症を和らげると同時に、関節で起きている骨の破壊の進行を遅らせます。

効能効果

関節リウマチ。

🏥 このような症状が出たら病院へ

じんましん、血管が浮き出てくる、発熱、全身が紅潮する、高熱、目の充血、めやに、唇や陰部のただれ、皮膚の広い範囲が赤くなる、発熱、から咳、呼吸困難、皮膚や白目が黄色くなる黄疸症状、倦怠感、風邪に似た症状、発熱など。

標準薬

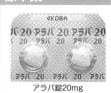

アラバ錠20mg
185.40円/1錠

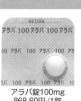

アラバ錠100mg
868.60円/1錠

アリセプト

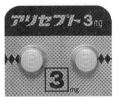

アリセプト錠3mg
86.50円/1錠
エーザイ

効能効果

アルツハイマー型認知症およびレビー小体型認知症における認知症症状の進行抑制。

成分名：ドネペジル塩酸塩

何のお薬？ 認知症には、脳梗塞や脳出血の後遺症などによって発症する「脳血管性認知症」や、パーキンソン病と併発することもある「レビー小体型認知症」、さらに、「アルツハイマー型認知症」などがあります。アルツハイマー型認知症では、脳萎縮が認められるほか、脳内の神経細胞の周辺や外部に形が異常なタンパク質「アミロイドβ」が蓄積し、それがこの病気特有の「アミロイド斑」を形成することがわかっています。また、アルツハイマー型認知症の患者では、アセチルコリンのほか、セロトニンなどの神経伝達物質の量が低下します。このお薬は、脳内の神経伝達物質アセチルコリンを分解する酵素「アセチルコリンエステラーゼ」の働きを邪魔することで、アセチルコリンの濃度を高め、アセチルコリンの減少に起因する記憶障害、判断力の低下、同じことくりかえすといったアルツハイマー型認知症の症状の進行を遅らせる効果があります。

飲み忘れた時は

病気の性質上、家族等による服薬管理が重要です。飲み忘れに気づいた時、次に飲む時間まで12時間以上ある場合はすぐに服用させてください。12時間未満の場合には服用を1回飛ばします。2回分を1度に服用させてはいけません。（※アルツハイマー型認知症治療薬は貼り薬のタイプのものも発売されています。服用させるのが困難な場合などは主治医に相談してください。）

標準薬

アリセプトドライシロップ1%
303.00円/1g

アリセプトドライシロップ1%
303.00円/1g

アリセプトドライシロップ1%
303.00円/1g

アリセプト細粒0.5%
123.40円/1g

アリセプト細粒0.5%
123.40円/1g

アリセプト錠5mg
125.40円/1錠

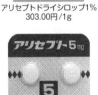

アリセプトD錠3mg
86.50円/1錠

アリセプトD錠5mg
125.40円/1錠

アリセプトD錠10mg
215.20円/1錠

アリセプト内服ゼリー3mg
117.70円/1個

アリセプト内服ゼリー5mg
171.40円/1個

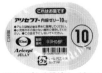

アリセプト内服ゼリー10mg
295.00円/1個

※上記以外の標準薬として、アリセプト錠10mg（215.20円/1錠）があります。

ア

ドネペジル塩酸塩錠3mg
「DSEP」
35.90円/1錠

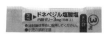
ドネペジル塩酸塩内服ゼリー
3mg「日医工」
89.00円/1個

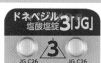
ドネペジル塩酸塩錠3mg
「JG」
35.90円/1錠

ドネペジル塩酸塩錠3mg
「NP」
35.90円/1錠

ドネペジル塩酸塩錠3mg
「TCK」
17.10円/1錠

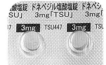
ドネペジル塩酸塩錠3mg
「TSU」
41.50円/1錠

ドネペジル塩酸塩錠3mg
「YD」
35.90円/1錠

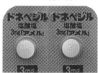
ドネペジル塩酸塩錠3mg
「アメル」
35.90円/1錠

ドネペジル塩酸塩錠3mg
「オーハラ」
35.90円/1錠

ドネペジル塩酸塩細粒0.5%
「サワイ」
50.80円/1g

ドネペジル塩酸塩細粒0.5%
「日医工」
50.80円/1g

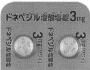
ドネペジル塩酸塩錠3mg
「サワイ」
35.90円/1錠

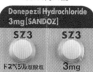
ドネペジル塩酸塩錠3mg
「サンド」
35.90円/1錠

ドネペジル塩酸塩錠3mg
「タカタ」
41.50円/1錠

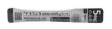
ドネペジル塩酸塩内用液5mg
「トーワ」
124.60円/1包

ドネペジル塩酸塩錠3mg
「タナベ」
35.90円/1錠

ドネペジル塩酸塩錠3mg
「トーワ」
35.90円/1錠

ドネペジル塩酸塩錠3mg
「日医工」
35.90円/1錠

ドネペジル塩酸塩OD錠5mg
「日医工」
30.40円/1錠

ドネペジル塩酸塩OD錠
10mg「サワイ」
91.70円/1錠

ドネペジル塩酸塩ODフィル
ム3mg「EE」
35.90円/1錠

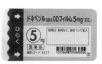
ドネペジル塩酸塩ODフィル
ム5mg「EE」
88.90円/1錠

ドネペジル塩酸塩ODフィル
ム10mg「EE」
91.70円/1錠

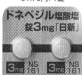
ドネペジル塩酸塩錠3mg
「日新」
35.90円/1錠

ドネペジル塩酸塩錠3mg
「明治」
35.90円/1錠

ドネペジル塩酸塩OD錠3mg
「サワイ」
35.90円/1錠

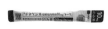
ドネペジル塩酸塩内用液10mg
「トーワ」
124.40円/1包

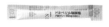
ドネペジル塩酸塩内服ゼリー
10mg「日医工」
261.10円/1個

アリメジン

●抗ヒスタミン剤

アリメジンシロップ0.05%
18.40円/10mL
ニプロファーマ

効能効果

皮膚疾患に伴うそう痒（湿疹、皮膚そう痒症、小児ストロフルス、中毒疹、咬刺症）、じん麻疹、感冒等上気道炎に伴うくしゃみ・鼻汁・咳嗽、アレルギー性鼻炎。

成分名：アリメマジン酒石酸塩

何のお薬？ 私たちの身体にはアレルギーの原因となる抗原を認識するマスト細胞（肥満細胞）があり、この細胞のスイッチが入ると、ヒスタミンをはじめとする炎症を引き起こす物質や、サイトカインと呼ばれる免疫・炎症に関する情報伝達物質、アレルギー反応・炎症反応を維持しようとする脂質成分など「ケミカルメディエーター」と呼ばれる物質が放出されてアレルギー症状が起こります。抗ヒスタミン剤は、アレルギー症状の原因となる物質のロイコトリエンやヒスタミンが活発になるのを抑えると同時に、これらの物質が引き起こす症状を軽くする作用があります。このお薬は、フェノチアジン系の抗ヒスタミン剤です。眠気、注意力・集中力・反射機能の低下などが起こることがあるので、服用中は自動車の運転など危険を伴う機械の操作などは極力避けましょう。

原則的に服用を避けるべき人

緑内障の人、前立腺肥大など下部尿路に閉塞性疾患のある人、肝障害のある人。

飲み忘れた時は

飲み忘れた時間（例：8時）と次に飲む時間（例：12時）の間（例：10時）より前であれば服用します。後なら服用を1回飛ばします。2回分を1度に服用してはいけません。

アルサルミン

●消化性潰瘍治療薬

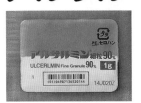

アルサルミン細粒90%
6.50円/1g
富士化学工業

効能効果

胃潰瘍、十二指腸潰瘍、急性胃炎、慢性胃炎の急性増悪期の胃粘膜病変（びらん、出血、発赤、浮腫）の改善。

成分名：スクラルファート水和物

何のお薬？ このお薬の成分には、潰瘍を起こしている胃や十二指腸の粘膜を選んで結合する性質があります。傷ついた粘膜を保護する層を形成することによって胃酸などから粘膜を保護し、正常に戻るのを助ける作用があります。

飲み忘れた時は

通常1日3回服用するお薬です。次に飲む時間まで1時間以上ある場合はすぐに服用し、次回から決められた時間に服用します。

🏥 このような症状が出たら病院へ

じんましん、血管が浮き出てくる、発熱、全身が紅潮するなど。

標準薬	ジェネリック
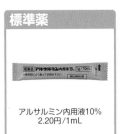	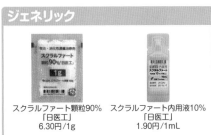
アルサルミン内用液10% 2.20円/1mL	スクラルファート顆粒90% 「日医工」 6.30円/1g　スクラルファート内用液10% 「日医工」 1.90円/1mL

アルジオキサ

ア

●消化性潰瘍治療薬

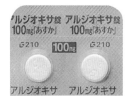

アルジオキサ錠100mg
5.70円/1錠
あすか

成分名：アルジオキサ

何のお薬? 胃や十二指腸潰瘍の治療薬には、胃酸の分泌量を減らす働きをするタイプと、胃粘膜を守るタイプの2種類があります。このお薬は、アラントイン系の胃粘膜防御因子増強薬で、胃や十二指腸組織の粘膜を守る働き（抗ペプシン・制酸作用）と、胃の粘膜を被覆する働き、粘膜組織の修復を助ける働きがあり、胃潰瘍・十二指腸潰瘍・胃炎の症状を改善します。テトラサイクリン系・ニューキノロン系の抗生物質と併用した場合、吸収が抑制され効果が弱まることがあるので注意が必要です。

飲み忘れた時は
飲み忘れた時間（例：8時）と次に飲む時間（例：12時）の間（例：10時）より前であれば服用します。後なら服用を1回飛ばします。2回分を1度に服用してはいけません。

効能効果

胃潰瘍、十二指腸潰瘍、胃炎における自覚症状および他覚所見の改善。

アルダクトンA

●高血圧症治療薬 利尿薬
●心不全治療薬

Aldactone®-A
25mg
25mg   25mg
pfizer
アルダクトンA   アルダクトンA

アルダクトンA錠25mg
15.70円/1錠
ファイザー

成分名：スピロノラクトン

何のお薬? 高血圧とは、血管内の圧力が高まっている状態で、大別すると、①血液の量が通常より多く血管を圧迫しているか、②血管内を流れる血液への抵抗が高まっているか、のいずれかです。高血圧が起こる原因は、血管や肉体の老化のほか、塩分の摂りすぎで体内の水分が過剰になっている、肥満により皮下脂肪や筋肉中の脂肪が増えて血管を圧迫している、心臓の働きが強すぎて通常より多くの血液が心臓から送り出されている、中枢神経や交感神経が興奮して血管が収縮している、など様々です。このお薬は、「抗アルドステロン性利尿剤」と呼ばれるお薬のひとつです。腎臓でナトリウムと水の排泄を促進し、カリウムの排泄は抑えて、体の水分を尿として排泄することで血圧を下げる働きがあります。通常の利尿剤はカリウムの排泄も促進しますが、このお薬は、ナトリウムの排泄のみ促進するのが特徴です。

効能効果

高血圧症（本態性、腎性等）心性浮腫（うっ血性心不全）、腎性浮腫、肝性浮腫、特発性浮腫、悪性腫瘍に伴う浮腫および腹水、栄養失調性浮腫。原発性アルドステロン症の診断および症状の改善。

標準薬

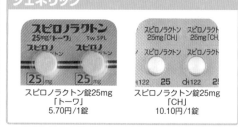

アルダクトンA細粒10%
63.40円/1g

アルダクトンA錠50mg
34.60円/1錠

ジェネリック

スピロノラクトン錠25mg
「トーワ」
5.70円/1錠

スピロノラクトン錠25mg
「CH」
10.10円/1錠

アルタット

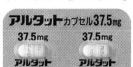

●消化性潰瘍治療薬
●Zollinger-Ellison症候群

成分名：ロキサチジン酢酸エステル塩酸塩

何のお薬？ 消化性潰瘍は、胃や十二指腸の粘膜に深い傷ができて出血や炎症を起こしている状態です。これらの傷は、食べ物を消化するために分泌される胃酸にさらされていると、なおりが遅くなります。胃や十二指腸潰瘍の治療薬には、胃を攻撃する成分でもある胃酸の分泌量を減らす働きをするタイプと、胃粘膜を胃酸の攻撃から守るタイプの２種類があります。このお薬は、「H_2ブロッカー」と呼ばれるお薬で、胃壁の細胞に存在して胃酸分泌を促進する命令を受けるヒスタミンH_2受容体を邪魔することで、胃酸の分泌を抑えて胃壁への攻撃を減らす作用や、胃の内容物（食べ物）が小腸に運ばれるのを促進する作用、さらには唾液の分泌を促進する作用などがあります。また、胃粘膜を保護して潰瘍になりにくくする働きや、胃粘膜が傷つくのを抑える防御的な働きももっていて、消化性潰瘍の治療を促進します。抗生物質の働きに影響する場合がありますから、このお薬を服用している人は、病院で感染症の治療を受け抗生物質を処方してもらう時には、このお薬を服用していることを必ず医師に伝えて、適切な指示を受けてください。なお、消化性潰瘍がなかなか治癒せず、さらに、腰痛、下痢、下血といった症状も見られる場合には、ゾリンジャーエリソン症候群（ガストリノーマ）が疑われる場合もあります。消化管に穿孔ができるなど重症化する前に、気になる症状があれば、主治医に相談してください。

アルタットカプセル37.5mg

アルタットカプセル37.5mg
16.50円/1カプセル
あすか

効能効果

胃潰瘍、十二指腸潰瘍、吻合部潰瘍、逆流性食道炎、Zollinger-Ellison症候群、急性胃炎、慢性胃炎の急性増悪期の胃粘膜病変（びらん、出血、発赤、浮腫）の改善、麻酔前投薬。

飲み忘れた時は

飲み忘れた時間（例：8時）と次に飲む時間（例：12時）の間（例：10時）より前であれば服用します。後なら服用を1回飛ばします。2回分を1度に服用してはいけません。

標準薬

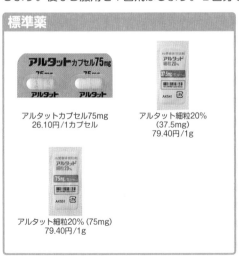

アルタットカプセル75mg
26.10円/1カプセル

アルタット細粒20%
（37.5mg）
79.40円/1g

アルタット細粒20%（75mg）
79.40円/1g

ジェネリック

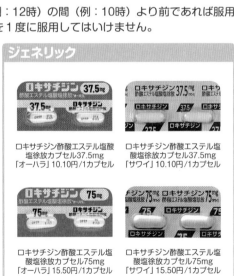

ロキサチジン酢酸エステル塩酸塩徐放カプセル37.5mg
「オーハラ」10.10円/1カプセル

ロキサチジン酢酸エステル塩酸塩徐放カプセル37.5mg
「サワイ」10.10円/1カプセル

ロキサチジン酢酸エステル塩酸塩徐放カプセル75mg
「オーハラ」15.50円/1カプセル

ロキサチジン酢酸エステル塩酸塩徐放カプセル75mg
「サワイ」15.50円/1カプセル

アルドメット

●高血圧症治療薬
中枢性交感神経抑制薬

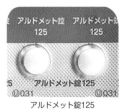

アルドメット錠125
9.80円/1錠
ミノファーゲン

効能効果

高血圧症（本態性、腎性
等）、悪性高血圧。

標準薬

アルドメット錠250
11.20円/1錠

成分名：メチルドパ

何のお薬？ 高血圧とは、血管内の圧力が高まっている状態で、大別すると、①血液の量が通常より多く血管を圧迫しているか、②血管内を流れる血液への抵抗が高まっているか、のいずれかです。高血圧が起こる原因は、血管や肉体の老化のほか、塩分の摂りすぎで体内の水分が過剰になっている、肥満により皮下脂肪や筋肉中の脂肪が増えて血管を圧迫している、心臓の働きが強すぎて通常より多くの血液が心臓から送り出されている、中枢神経や交感神経が興奮して血管が収縮している、など様々です。このお薬は、中枢神経のα_2受容体を刺激することで、交感神経の反応を抑制し、血管を拡げて血液の流れを穏やかにする作用によって血圧を下げます。

原則的に服用を避けるべき人

急性肝炎または慢性肝炎・肝硬変の活動期の人、非選択的モノアミン酸化酵素阻害剤（パーキンソン病治療薬）を服用している人。

飲み忘れた時は

飲み忘れた時間（例：8時）と次に飲む時間（例：12時）の間（例：10時）より前であれば服用します。後なら服用を1回飛ばします。2回分を1度に服用してはいけません。

🏥 このような症状が出たら病院へ

全身倦怠感、皮膚や白目が黄色くなる黄疸症状、青あざができやすい、粘膜から出血しやすい、発熱、出血が止まりにくい、息苦しい、全身のむくみ、胸や肩甲骨付近の痛みや違和感、冷や汗、吐き気・嘔吐、手足や顔が勝手に動くなど。

お薬コラム 〝高血圧症の基準〟

　血圧は心臓の拍出量と血管の抵抗で決まります。血管が硬くなったり、中を流れる血液に脂質や障害物が増えたりすると、血圧が上昇するのです。1987年に旧厚生省が高血圧としたのは〈収縮期血圧180mmHg以上、もしくは拡張期血圧100mmHg以上〉でした。日本高血圧学会発行の「高血圧治療ガイドライン2019」によれば、家庭で測定する場合は〈収縮期血圧135mmHg以上かつ／または拡張期血圧85mmHg以上〉、病院で測定する場合には〈収縮期血圧140mmHg以上かつ／または拡張期血圧90mmHg以上〉が高血圧として治療の対象になります。血圧がコントロールされていることは重要です。しかし、180mmHgから130mmHgへ収縮期血圧が下がることで、心臓病や高血圧症による脳出血がどれだけ減少したのか、むしろ血圧を下げていることによる弊害はないのか、健康な生活を何歳まで送ったのか、遺伝的要因は考慮されているのか、などの長期臨床研究は未だに不十分です。降圧剤の服用は重要です。しかし、それよりも重要なのは、高血圧症の加齢以外の要因、すなわち、生活習慣の改善です。若い頃より運動量は減っている・太った、野菜や果物・海藻などの摂取量が減っている、塩分の摂取量が増えている…。これら血圧を上げる生活習慣因子を少し改善することで、降圧薬の効果も高まります。

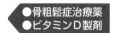

アルファロール

●骨粗鬆症治療薬
●ビタミンD製剤

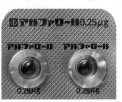

アルファロールカプセル0.25μg
9.20円/1カプセル
中外

効能効果

慢性腎不全、副甲状腺機能低下症、ビタミンD抵抗性クル病・骨軟化症におけるビタミンD代謝異常に伴う諸症状（低カルシウム血症、テタニー、骨痛、骨病変等）の改善、骨粗鬆症。

成分名：アルファカルシドール

何のお薬？ 骨を形成する（＝骨形成）作用の速さを、骨が溶ける（＝骨吸収）作用の速さが上回っている状態にあると、骨粗鬆症は進行します。また、カルシウムの摂取が不足し、吸収率も下がってくると、さらに病気が進行します。ホルモンの関係から、男性よりも女性に多い病気で、このお薬のほかに、女性ホルモンの薬が処方される場合もあります。このお薬は、身体の中に入ると、肝臓で代謝されて、$1\alpha,25$ジヒドロキシビタミンD_3と呼ばれる活性型ビタミンDとなり、小腸や腎臓でのカルシウム吸収を促進すると同時に、骨を壊してしまう破骨細胞の骨吸収を抑えることで骨密度を保ちます。骨が血液からカルシウムを取り込むには時間がかかるため、このお薬を飲みながらカルシウムやビタミンDを含む市販の薬や食品を摂りすぎると、骨に吸収される前に血液中のカルシウム濃度が高くなりすぎて、高カルシウム血症となり、多飲多尿、嘔吐、便秘、食欲不振、意識障害などの症状が現れる場合があります。服用中は定期的な血液検査が必要です。また、炭酸飲料の酸味料としてよく添加されているリン酸を摂りすぎると、リン酸がカルシウムの吸収を邪魔するほか、骨中のカルシウムを血液中に流出させる作用により、骨密度が下がる、という研究報告があります。そのため、骨粗鬆症の人はとくに、炭酸飲料の飲みすぎには注意が必要です。

飲み忘れた時は

飲み忘れた時間（例：8時）と次に飲む時間（例：12時）の間（例：10時）より前であれば服用します。後なら服用を1回飛ばします。2回分を1度に服用してはいけません。

このような症状が出たら病院へ

全身倦怠感、尿量減少、手足や顔のむくみ、皮膚や白目が黄色くなる黄疸症状など。

標準薬

アルファロール散1μg
(0.25g)
49.10円/1g

アルファロール散1μg
(0.5g)
49.10円/1g

アルファロール散1μg
(1g)
49.10円/1g

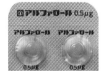

アルファロールカプセル
0.5μg　9.40円/1カプセル

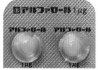

アルファロールカプセル1μg
24.50円/1カプセル

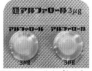

アルファロールカプセル3μg
59.00円/1カプセル

アルファロール内用液
0.5μg/mL　39.50円/1mL

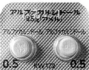

アルファカルシドール錠
0.5μg「アメル」
5.90円/1錠

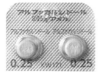

アルファカルシドール錠
0.25μg「アメル」
5.90円/1錠

アルファカルシドール錠
1.0μg「アメル」
6.10円/1錠

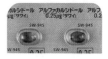

アルファカルシドールカプセ
ル0.25μg「サワイ」
5.90円/1カプセル

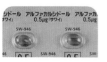

アルファカルシドールカプセ
ル0.5μg「サワイ」
5.90円/1カプセル

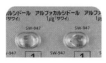

アルファカルシドールカプセ
ル1μg「サワイ」
6.10円/1カプセル

アルファカルシドールカプセ
ル3μg「サワイ」
15.90円/1カプセル

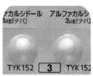

アルファカルシドールカプセ
ル3μg「テバ」
15.90円/1カプセル

アルファカルシドール
カプセル0.25μg「テバ」
5.90円/1カプセル

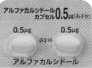

アルファカルシドール
カプセル0.5μg「あすか」
5.90円/1カプセル

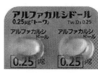

アルファカルシドール
カプセル0.25μg「トーワ」
5.90円/1カプセル

アルファカルシドール
カプセル0.5μg「トーワ」
5.90円/1カプセル

アルファカルシドール
カプセル1μg「トーワ」
6.10円/1カプセル

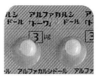

アルファカルシドール
カプセル3μg「トーワ」
15.90円/1カプセル

アルファカルシドール
カプセル0.25μg「日医工」
5.90円/1カプセル

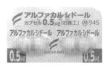

アルファカルシドール
カプセル0.5μg「日医工」
5.90円/1カプセル

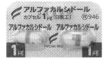

アルファカルシドール
カプセル1μg「日医工」
6.10円/1カプセル

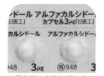

アルファカルシドール
カプセル3μg「日医工」
15.90円/1カプセル

お薬コラム　"カルシウムの吸収率を上げる"

　骨粗鬆症の研究で「レモンなどの柑橘類の摂取が多い地域では骨密度が高い人が多い」という報告があります。これは、食事で摂取したカルシウムが柑橘類に含まれるクエン酸や酢酸によって多く溶け出し、骨に吸収されやすくなるからだ、と考えられています。一般にカルシウムは牛乳や小魚に多く含まれますが、牛乳や魚は苦手、という人も少なくありません。その場合には、豆腐などの豆類、小松菜やモロヘイヤなどの葉物野菜にレモンのしぼり汁や酢を使ったドレッシングをたっぷりかけて食べても効果が期待できます。

アルボ

●消炎鎮痛剤

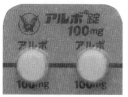

アルボ錠100mg
17.80円/1錠
大正富山

効能効果

関節リウマチ、変形性関節症、腰痛症、変形性脊椎症、頸肩腕症候群、肩関節周囲炎、痛風発作ならびに症状の消炎・鎮痛。外傷後および手術後の消炎・鎮痛。

成分名：オキサプロジン

何のお薬？ 体内で炎症が起こると、プロスタグランジンが放出されて、発熱や痛みが生じますが、このプロスタグランジンは、シクロオキシゲナーゼ（COX）と呼ばれる物質によって体内で合成されます。このお薬は、非ステロイド性抗炎症薬（NSAIDs）のひとつで、プロスタグランジンを合成するのに必要なシクロオキシゲナーゼ（COX）の働きを邪魔することで、体内のプロスタグランジンを減らし、結果、熱を下げ、炎症や痛みを和らげます。

原則的に服用を避けるべき人

消化性潰瘍のある人、重い肝機能障害・腎機能障害のある人、アスピリン喘息のある人。妊婦または妊娠している可能性のある婦人。

🏥 このような症状が出たら病院へ

じんましん、血管が浮き出てくる、発熱、全身が紅潮する、胃痛、嘔吐、吐血・下血、紫や黒い色の便を伴う胃腸の出血、全身倦怠感、尿量減少、手足や顔のむくみ、高熱、目の充血、めやに、唇や陰部のただれ、皮膚の広い範囲が赤くなるなど。

標準薬

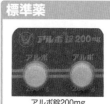

アルボ錠200mg
22.30円/1錠

アルロイドG

●消化性潰瘍治療薬

アルロイドG顆粒溶解用67% 3.0g
17.50円/1g
カイゲンファーマ

効能効果

胃・十二指腸潰瘍、びらん性胃炎における止血および自覚症状の改善。逆流性食道炎における自覚症状の改善。胃生検の出血時の止血。

成分名：アルギン酸ナトリウム

何のお薬？ 消化性潰瘍の治療薬には、胃酸の分泌量を減らす働きをするタイプと、胃粘膜を胃酸から守るタイプの2種類があります。このお薬は、食道・胃・十二指腸などの消化管で粘膜を作ります。それにより、胃液の消化力から胃粘膜を保護する働きと、潰瘍からの出血を止める働きがあります。

飲み忘れた時は

食事前の空腹時に服用することで効果を発揮するお薬なので、飲み忘れて食事をしてしまった場合には、服用を1回飛ばし、次回から食事前の決められた時間に服用します。2回分を1度に服用してはいけません。

標準薬

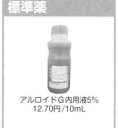

アルロイドG内用液5%
12.70円/10mL

アレギサール

●アレルギー性疾患治療薬
●気管支喘息治療薬

成分名：ペミロラストカリウム

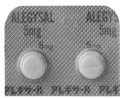

アレギサール錠5mg
27.20円/1錠
ニプロESファーマ

効能効果

気管支喘息。アレルギー性鼻炎。

何のお薬？ 私たちの身体にはアレルギーの原因となる抗原を認識するマスト細胞（肥満細胞）があり、この細胞のスイッチが入ると、ヒスタミンをはじめとする炎症を引き起こす物質や、サイトカインと呼ばれる免疫・炎症に関する情報伝達物質、アレルギー反応・炎症反応を維持しようとする脂質成分など「ケミカルメディエーター」と呼ばれる物質が放出されてアレルギー症状が起こります。このお薬は、マスト細胞の「イノシトールリン脂質代謝」と呼ばれる働きを邪魔することで、ケミカルメディエーターを放出するようにサインを出すカルシウムイオンの流入を防ぎ、結果的に、ケミカルメディエーターが細胞から放出されるのを抑える働きがあります。スギ花粉症などの季節性のアレルギー疾患で服用する時は、花粉症シーズンが始まる直前から服用し始めて、シーズンが終わるまで継続して服用すると効果が高まります。もし効果が現れなかった場合は、お薬のタイプが合わないか、症状が他の原因によるとも考えられますので、漫然と服用し続けるのではなく、主治医に相談してください。気管支拡張剤・ステロイド剤・抗ヒスタミン剤などとは違い、すでに起こっている発作や症状を軽くする即効性のあるお薬ではないので、発作が起こった時は、発作を止める別のお薬を併用します。

原則的に服用を避けるべき人

妊婦または妊娠している可能性のある婦人（動物実験では、大量に投与すると胎児発育遅延が起こることが確認されています）。

飲み忘れた時は

飲み忘れた時間（例：8時）と次に飲む時間（例：12時）の間（例：10時）より前であれば服用します。後なら服用を1回飛ばします。2回分を1度に服用してはいけません。

標準薬

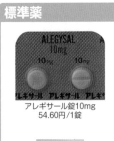

アレギサール錠10mg
54.60円/1錠

アレギサールドライ
シロップ0.5%
49.60円/1g

ジェネリック

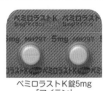

ペミロラストK錠5mg
「マイラン」
12.20円/1錠

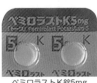

ペミロラストK錠5mg
「トーワ」
12.20円/1錠

ペミロラストK錠5mg
「武田テバ」
12.20円/1錠

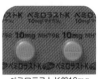

ペミロラストK錠10mg
「マイラン」
26.90円/1錠

ペミロラストK錠10mg
「トーワ」
26.90円/1錠

ペミロラストK錠10mg
「武田テバ」
26.90円/1錠

アレグラ

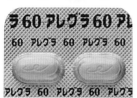

アレグラ錠60mg
36.30円/1錠
サノフィ

効能効果

アレルギー性鼻炎、蕁麻疹、皮膚疾患（湿疹・皮膚炎、皮膚そう痒症、アトピー性皮膚炎）に伴うそう痒。

成分名：フェキソフェナジン塩酸塩

何のお薬？ 私たちの身体にはアレルギーの原因となる抗原を認識するマスト細胞（肥満細胞）があり、この細胞のスイッチが入ると、ヒスタミンをはじめとする炎症を引き起こす物質や、サイトカインと呼ばれる免疫・炎症に関する情報伝達物質、アレルギー反応・炎症反応を維持しようとする脂質成分など「ケミカルメディエーター」と呼ばれる物質が放出されてアレルギー症状が起こります。このお薬は、ヒスタミンH_1を受け取って炎症を引き起こす受容体を邪魔する働きと、マスト細胞からケミカルメディエーターが放出されるのを抑える働き、炎症性のサイトカインが細胞内で作られるのを抑える働きなどによって、スギ花粉症などの季節性のアレルギー性疾患や、ダニ・ハウスダストで起こる通年性アレルギー性疾患の症状を改善します。眠気などの副作用が少ないお薬です。スギ花粉症などの季節性のアレルギー性疾患で服用する時は、花粉症シーズンが始まる直前から服用し始めて、シーズンが終わるまで継続して服用すると効果が高まります。もし効果が現れなかった場合は、お薬のタイプが合わないか、症状が他の原因によるとも考えられますので、漫然と服用し続けるのではなく、主治医に相談してください。

このような症状が出たら病院へ

血管が浮き出てくる、発熱、全身が紅潮する、呼吸困難、血圧低下、意識消失、胸の痛み、皮膚や白目が黄色くなる黄疸症状、寒気、突然の高熱、のどの痛み、頭痛、咳など。

標準薬

アレグラ錠30mg
28.50円/1錠

アレグラ ドライシロップ5%
(0.3g) 79.00円/1g

アレグラ ドライシロップ5%
(0.6g) 79.00円/1g

ジェネリック

フェキソフェナジン塩酸塩錠
30mg「EE」10.10円/1錠

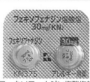

フェキソフェナジン塩酸塩錠
30mg「KN」10.10円/1錠

フェキソフェナジン塩酸塩錠
30mg「ZE」16.80円/1錠

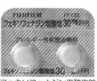

フェキソフェナジン塩酸塩錠
30mg「FFP」10.90円/1錠

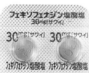

フェキソフェナジン塩酸塩錠
30mg「サワイ」
10.10円/1錠

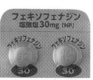

フェキソフェナジン塩酸塩錠
30mg「NP」18.70円/1錠

ジェネリック

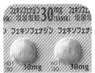
フェキソフェナジン塩酸塩錠
30mg「SANIK」18.70円/1錠

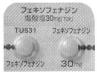
フェキソフェナジン塩酸塩錠
30mg「TCK」16.80円/1錠

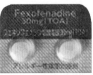
フェキソフェナジン塩酸塩錠
30mg「TOA」10.10円/1錠

フェキソフェナジン塩酸塩錠
30mg「YD」10.10円/1錠

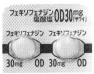
フェキソフェナジン塩酸塩
OD錠30mg「サワイ」
10.10円/1錠

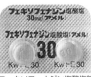
フェキソフェナジン塩酸塩錠
30mg「アメル」16.80円/1錠

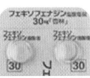
フェキソフェナジン塩酸塩錠
30mg「杏林」10.10円/1錠

フェキソフェナジン塩酸塩錠
30mg「ケミファ」
18.70円/1錠

フェキソフェナジン塩酸塩錠
30mg「三和」18.70円/1錠

フェキソフェナジン塩酸塩錠
30mg「ダイト」16.80円/1錠

フェキソフェナジン塩酸塩錠
30mg「トーワ」18.70円/1錠

フェキソフェナジン塩酸塩錠
30mg「日新」10.90円/1錠

フェキソフェナジン塩酸塩錠
60mg「サワイ」
12.10円/1錠

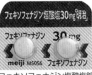
フェキソフェナジン塩酸塩錠
30mg「明治」18.70円/1錠

フェキソフェナジン塩酸塩
DS5%「トーワ」(15mg)
31.10円/1g

フェキソフェナジン塩酸塩
DS5%「トーワ」(30mg)
31.10円/1g

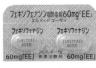
フェキソフェナジン塩酸塩錠
60mg「EE」10.30円/1錠

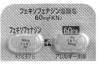
フェキソフェナジン塩酸塩錠
60mg「KN」10.30円/1錠

フェキソフェナジン塩酸塩錠
60mg「YD」10.30円/1錠

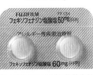
フェキソフェナジン塩酸塩錠
60mg「FFP」12.10円/1錠

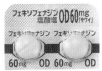
フェキソフェナジン塩酸塩
OD錠60mg「サワイ」
12.10円/1錠

フェキソフェナジン塩酸塩錠
60mg「NP」23.50円/1錠

フェキソフェナジン塩酸塩
OD錠30mg「トーワ」
18.70円/1錠

フェキソフェナジン塩酸塩
OD錠60mg「トーワ」
23.50円/1錠

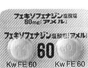
フェキソフェナジン塩酸塩錠
60mg「アメル」13.60円/1錠

フェキソフェナジン塩酸塩錠
60mg「ケミファ」
23.50円/1錠

フェキソフェナジン塩酸塩錠
60mg「トーワ」23.50円/1錠

フェキソフェナジン塩酸塩錠
60mg「杏林」10.30円/1錠

ア

アレジオン

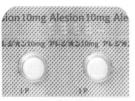

アレジオン錠10
29.40円/1錠
ベーリンガー

効能効果

気管支喘息、アレルギー性鼻炎、蕁麻疹、湿疹・皮膚炎、皮膚そう痒症、痒疹、そう痒を伴う尋常性乾癬。

成分名：エピナスチン塩酸塩

何のお薬？ 私たちの身体にはアレルギーの原因となる抗原を認識するマスト細胞（肥満細胞）があり、この細胞のスイッチが入ると、ヒスタミンをはじめとする炎症を引き起こす物質や、サイトカインと呼ばれる免疫・炎症に関する情報伝達物質、アレルギー反応・炎症反応を維持しようとする脂質成分など「ケミカルメディエーター」と呼ばれる物質が放出されてアレルギー症状が起こります。このお薬は、ヒスタミンH_1を受け取って炎症を引き起こす受容体を邪魔する働きと、マスト細胞からケミカルメディエーターが放出されるのを抑える働き、炎症性のサイトカインが細胞内で作られるのを抑える働きなどによって、スギ花粉症などの季節性のアレルギー性疾患や、ダニ・ハウスダストで起こる通年性アレルギー性疾患の症状を改善します。眠気などの副作用が少ないお薬です。

スギ花粉症などの季節性のアレルギー性疾患で服用する時は、花粉症シーズンが始まる直前から服用し始めて、シーズンが終わるまで継続して服用すると効果が高まります。もし効果が現れなかった場合は、お薬のタイプが合わないか、症状が他の原因によるとも考えられますので、漫然と服用し続けるのではなく、主治医に相談してください。

飲み忘れた時は

飲み忘れた時間（例：8時）と次に飲む時間（例：12時）の間（例：10時）より前であれば服用します。後なら服用を1回飛ばします。2回分を1度に服用してはいけません。

標準薬

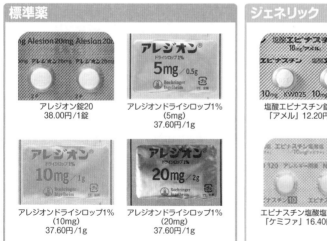

アレジオン錠20
38.00円/1錠

アレジオンドライシロップ1%
（5mg）
37.60円/1g

アレジオンドライシロップ1%
（10mg）
37.60円/1g

アレジオンドライシロップ1%
（20mg）
37.60円/1g

ジェネリック

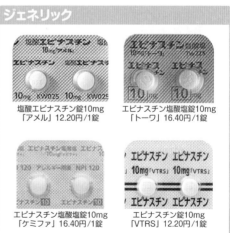

塩酸エピナスチン錠10mg
「アメル」12.20円/1錠

エピナスチン塩酸塩錠10mg
「トーワ」16.40円/1錠

エピナスチン塩酸塩錠10mg
「ケミファ」16.40円/1錠

エピナスチン錠10mg
「VTRS」12.20円/1錠

ジェネリック

エピナスチン塩酸塩錠10mg
「日医工」16.40円/1錠
R6.3.31まで

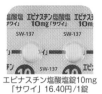
エピナスチン塩酸塩錠10mg
「サワイ」16.40円/1錠

エピナスチン塩酸塩錠20mg
「サワイ」21.30円/1錠

エピナスチン塩酸塩錠20mg
「日医工」24.10円/1錠
R6.3.31まで

エピナスチン塩酸塩錠20mg
「ケミファ」21.30円/1錠

エピナスチン塩酸塩錠20mg
「トーワ」21.30円/1錠

エピナスチン塩酸塩DS1%
小児用「日医工」15.00円/1g

エピナスチン塩酸塩DS 小児
用1%「サワイ」15.00円/1g

エピナスチン塩酸塩DS 小児
用1%「トーワ」24.30円/1g

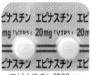
エピナスチン錠20mg
「VTRS」17.10円/1錠

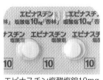
エピナスチン塩酸塩錠10mg
「杏林」12.20円/1錠

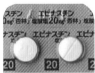
エピナスチン塩酸塩錠20mg
「杏林」21.30円/1錠

お薬コラム "アレルギー治療の市販薬"

　以前は病院で処方されていたお薬が、薬局やドラッグストアなどで購入できるようになったお薬を「OTC薬」といいます。アレグラ（フェキソフェナジン）、アレジオン（エピナスチン）、クラリチン（ロラタジン）、ザジテン（ケトチフェン）、エバステル（エバスチン）といった「抗ヒスタミン薬」が、受診しなくても購入できるようになっていますが、この抗ヒスタミン薬とは、ヒスタミンに反応して血管を拡げ炎症を引き起こす受容体をあらかじめふさぐことで、アレルギーの諸症状を和らげる働きをします。

　これら抗アレルギー薬がさかんに市販化されている背景には、経済的な事情も挙げられます。病院で処方された抗アレルギー薬は、2017年度で抗ヒスタミン剤だけでも1,550億円あまり、アレルギー用の目薬や点鼻薬などもそれぞれ350億円以上と莫大です（厚生労働省保険局調査課「抗アレルギー薬の薬剤料の推移等について（2019）」）。これら病院で処方してもらうお薬を使う場合、〈診療費＋処方代＋薬代〉の７割が健康保険から支払われますので、抗ヒスタミン剤やアレルギー用の目薬・点鼻薬に限っても約1,600億円が健康保険の負担になります。国がOTC薬への転換に積極的なのは、国民皆保険制度の維持のため、という側面もあるのです。

　とはいえ、薬局でのお薬代も決して馬鹿になりません。そこで、花粉症といった季節性アレルギーの症状を緩和できる簡単な方法をご紹介しましょう。用意するのは、蒸留水、白色ワセリンと綿棒です。まず、まぶたの周辺に白色ワセリンを薄く塗ります。次に、蒸留水を浸した綿棒を静かに鼻に入れ、鼻の中を清潔にします。鼻の粘膜がきれいになったら、綿棒に白色ワセリンをつけて鼻の穴から中に入れ、奥へとゆっくり塗っていきます。これで対策は終了です。是非試してみてください。

アレロック

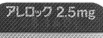

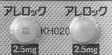

アレロック錠2.5
22.70円/1錠
協和キリン

効能効果

成人：アレルギー性鼻炎、蕁麻疹、皮膚疾患に伴うそう痒（湿疹・皮膚炎、痒疹、皮膚そう痒症、尋常性乾癬、多形滲出性紅斑）。
小児：アレルギー性鼻炎、蕁麻疹、皮膚疾患（湿疹・皮膚炎、皮膚そう痒症）に伴うそう痒。

成分名：オロパタジン塩酸塩

何のお薬？ 私たちの身体にはアレルギーの原因となる抗原を認識するマスト細胞（肥満細胞）があり、この細胞のスイッチが入ると、ヒスタミンをはじめとする炎症を引き起こす物質や、サイトカインと呼ばれる免疫・炎症に関する情報伝達物質、アレルギー反応・炎症反応を維持しようとする脂質成分など「ケミカルメディエーター」と呼ばれる物質が放出されてアレルギー症状が起こります。このお薬は、ヒスタミンH_1を受け取って炎症を引き起こす受容体を邪魔する働きと、マスト細胞からケミカルメディエーターが放出されるのを抑える働き、炎症性のサイトカインが細胞内で作られるのを抑える働きなどによって、スギ花粉症などの季節性のアレルギー性疾患や、ダニ・ハウスダストで起こる通年性アレルギー性疾患の症状を改善します。スギ花粉症などの季節性のアレルギー性疾患で服用する時は、花粉症シーズンが始まる直前から服用し始め、花粉が多く飛んで症状が現れた日には他のお薬を併用する方法もあります。眠気、めまい、注意力・集中力・反射機能の低下などが起こることがあるので、服用中は自動車の運転など危険を伴う機械の操作、高所作業、登山などは避けましょう。眠気が強く出すぎる場合は、比較的眠気が出にくい同種のお薬に処方を替えてもらうよう、主治医に相談してください。

標準薬

アレロック顆粒0.5%
38.90円/1g

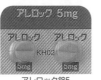

アレロック錠5
28.60円/1錠

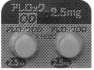

アレロックOD錠2.5
22.70円/1錠

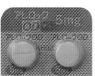

アレロックOD錠5
28.60円/1錠

ジェネリック

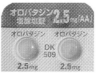

オロパタジン塩酸塩錠2.5mg
「AA」 10.10円/1錠

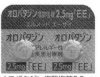

オロパタジン塩酸塩錠2.5mg
「EE」 10.10円/1錠

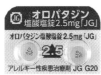

オロパタジン塩酸塩錠2.5mg
「JG」 10.10円/1錠

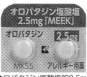

オロパタジン塩酸塩錠2.5mg
「MEEK」 10.10円/1錠

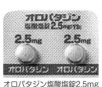

オロパタジン塩酸塩錠2.5mg
「YD」 10.10円/1錠

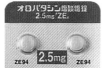

オロパタジン塩酸塩錠2.5mg
「ZE」 10.10円/1錠

オロパタジン塩酸塩錠2.5mg
「アメル」 10.10円/1錠

オロパタジン塩酸塩錠2.5mg
「オーハラ」 10.10円/1錠

オロパタジン塩酸塩錠2.5mg
「杏林」10.10円/1錠

オロパタジン塩酸塩錠2.5mg
「ケミファ」12.30円/1錠

オロパタジン塩酸塩OD錠
5mg「トーワ」
10.10円/1錠

オロパタジン塩酸塩錠2.5mg
「サワイ」10.10円/1錠

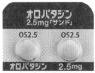

オロパタジン塩酸塩錠2.5mg
「サンド」10.10円/1錠

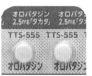

オロパタジン塩酸塩錠2.5mg
「タカタ」10.10円/1錠

オロパタジン塩酸塩錠2.5mg
「トーワ」10.10円/1錠

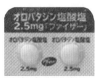

オロパタジン塩酸塩錠2.5mg
「ファイザー」10.10円/1錠

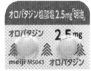

オロパタジン塩酸塩錠2.5mg
「明治」10.10円/1錠

オロパタジン塩酸塩OD錠
2.5mg「テバ」10.10円/1錠

オロパタジン塩酸塩錠2.5mg
「NPI」10.10円/1錠

オロパタジン塩酸塩OD錠
2.5mg「JG」
10.10円/1錠

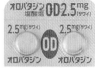

オロパタジン塩酸塩OD錠
2.5mg「サワイ」
10.10円/1錠

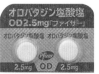

オロパタジン塩酸塩OD錠
2.5mg「ファイザー」
10.10円/1錠

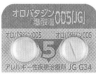

オロパタジン塩酸塩OD錠
5mg「JG」
10.10円/1錠

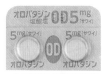

オロパタジン塩酸塩OD錠
5mg「サワイ」
10.10円/1錠

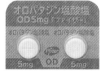

オロパタジン塩酸塩OD錠
5mg「ファイザー」
10.10円/1錠

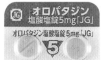

オロパタジン塩酸塩錠5mg
「JG」
10.10円/1錠

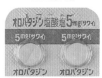

オロパタジン塩酸塩錠5mg
「サワイ」
10.10円/1錠

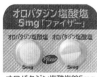

オロパタジン塩酸塩錠5mg
「ファイザー」
10.10円/1錠

お薬コラム　　“お薬と時代の流れ”

　近年、病院で処方される「処方薬」と成分は同じながら、ドラッグストアやネット通販などで購入できるお薬が増えてきました。たとえば85ページのアレジオンについても「エピナスチン塩酸塩20mg/1錠（処方薬）」と同成分のものが「アレジオン20」という名前の市販薬として売られています。重大な副作用が少なく、長期に多くの人に処方されてきたお薬が、処方薬からドラッグストアなどで購入できる市販薬に移行する傾向は、国が医療費削減を掲げる昨今、ますます強まるでしょう。お薬も社会の情勢と無関係ではないのです。

アロチノロール塩酸塩錠

● 高血圧症治療薬　αβ遮断薬
● 振戦治療薬

成分名：アロチノロール塩酸塩

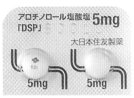

アロチノロール塩酸塩5mg「DSP」
11.20円/1錠
大日本住友

効能効果

本態性高血圧症（軽症～中等症）、狭心症、頻脈性不整脈。
本態性振戦。

何のお薬？

高血圧とは、血管内の圧力が高まっている状態で、大別すると、①血液の量が通常より多く血管を圧迫しているか、②血管内を流れる血液への抵抗が高まっているか、のいずれかです。心臓の拍動数が多く、血管により多くの血液が送られると、血管内の圧力が上昇します。つまり、血圧が上がります。この、心臓の拍動数を増やす命令を受ける場所を「β受容体」と呼びます。一方、血管が収縮して細くなった場合にも、血管の中の圧力が上昇し、血圧が上がります。この、血管を収縮させる命令を受ける場所を「α受容体」と呼びます。このお薬は、拍動数増加に関係するβ受容体と、血管収縮に関係するα受容体の双方で命令の受け取りを邪魔し、心臓の拍動数を落ち着かせると同時に血管を拡げることで、血圧を下げるお薬です。心臓の動きを整えるので不整脈の治療にも処方されます。また骨格筋にあるβ受容体の邪魔もするので、手などの震えを抑える目的でも処方されます。

このような症状が出たら病院へ

息苦しい、息切れ、呼吸困難、めまい、意識が飛ぶ、胸や胃の辺りに違和感や痛みなど。

標準薬

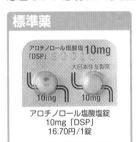

アロチノロール塩酸塩錠
10mg「DSP」
16.70円/1錠

ジェネリック

アロチノロール塩酸塩錠5mg
「サワイ」5.90円/1錠

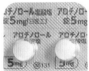

アロチノロール塩酸塩錠5mg
「日医工」5.90円/1錠

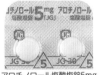

アロチノロール塩酸塩錠5mg
「JG」5.90円/1錠

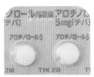

アロチノロール塩酸塩錠5mg
「テバ」
5.90円/1錠

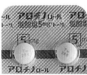

アロチノロール塩酸塩錠5mg
「トーワ」
5.90円/1錠

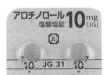

アロチノロール塩酸塩錠
10mg「JG」
8.10円/1錠

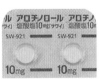

アロチノロール塩酸塩錠
10mg「サワイ」
8.10円/1錠

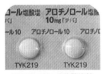

アロチノロール塩酸塩錠
10mg「テバ」
8.10円/1錠

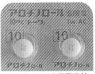

アロチノロール塩酸塩錠
10mg「トーワ」
8.10円/1錠

アロチノロール塩酸塩錠
10mg「日医工」
8.10円/1錠

アロフト

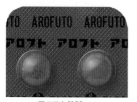

アロフト錠20mg
12.60円/1錠
ニプロESファーマ

●筋緊張性疾患治療薬

成分名：アフロクアロン

何のお薬？ 脊髄の神経反射に働いて、筋肉が硬くなるのを抑え、腰や肩の筋肉の緊張を和らげるほか、手足のこわばり・はり・しびれ感などを改善する「中枢神経弛緩薬」と呼ばれるお薬のひとつです。眠気、注意力・集中力・反射機能の低下などが起こることがあるので、服用中は自動車の運転など危険を伴う機械の操作、高所作業、登山などは避けましょう。

飲み忘れた時は

飲み忘れた時間（例：8時）と次に飲む時間（例：12時）の間（例：10時）より前であれば服用します。後なら服用を1回飛ばします。2回分を1度に服用してはいけません。

効能効果

頸肩腕症候群、腰痛症における筋緊張状態の改善。脳血管障害、脳性麻痺、痙性脊髄麻痺、脊髄血管障害、頸部脊椎症、後縦靱帯骨化症、多発性硬化症、筋萎縮性側索硬化症、脊髄小脳変性症、外傷後遺症（脊髄損傷、頭部外傷）、術後後遺症（脳・脊髄腫瘍を含む）、その他の脳脊髄疾患による痙性麻痺の改善。

ジェネリック

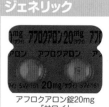

アフロクアロン錠20mg
「サワイ」
6.00円/1錠

アンカロン

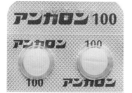

アンカロン錠100
139.00円/1錠
サノフィ

効能効果

生命に危険のある心室細動、心室性頻拍、心不全（低心機能）または肥大型心筋症に伴う心房細動の再発性不整脈で他の抗不整脈薬が無効か、または使用できない場合。

●不整脈治療薬

成分名：アミオダロン塩酸塩

何のお薬？ 心臓の異常な興奮を抑え、不整脈を規則的に戻すお薬です。副作用の発現頻度が比較的高く、致死的な副作用が現れる場合もあるため、一般的に、不整脈治療について十分な経験のある医師の管理の下で、入院して服用するお薬です。

このような症状が出たら病院へ

発熱、から咳、呼吸困難、息苦しい、動悸、胸の違和感、全身倦怠感、皮膚や白目が黄色くなる黄疸症状、けいれん、意識障害、甲状腺機能亢進（まったく眠くならない、興奮している）など。

ジェネリック

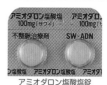

アミオダロン塩酸塩錠
100mg「サワイ」
86.50円/1錠

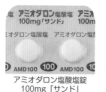

アミオダロン塩酸塩錠
100mg「サンド」
86.50円/1錠

アミオダロン塩酸塩錠
100mg「トーワ」
86.50円/1錠

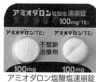

アミオダロン塩酸塩速崩錠
100mg「TE」
86.50円/1錠

ア

アンプラーグ

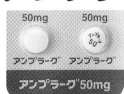

アンプラーグ錠50mg
43.50円/1錠
田辺三菱

効能効果

慢性動脈閉塞症に伴う潰瘍、疼痛および冷感等の虚血性諸症状の改善。

成分名：サルポグレラート塩酸塩

何のお薬？ 手足の動脈や毛細血管が細くなったり、高血圧症の合併症で動脈硬化を発症したりすると、血管の内側で抵抗が大きくなると同時に、血管全体の弾力が失われ、血小板が集まって固まる「血栓」ができやすくなります。その一部は、狭くなった血管に引っかかって、血液の流れを邪魔するようになり、いわゆる血流が悪い状態になります。このような状態では、血液によって運ばれるべき酸素や栄養が血流の悪いところで不足するようになり、しびれや冷えなどを感じるようになります。このお薬は、血小板が集まってより大きな塊になる命令を受け取る受容体と、血管を収縮させる命令を受け取る受容体である「セロトニン受容体」の両方を邪魔することで、抗血小板作用と血管収縮抑制作用の両方を示します。これにより、血栓ができにくくなるのと同時に、血液の流れもよくなり、末梢循環障害による手足の痛みや冷えといった症状が和らぎます。

原則的に服用を避けるべき人

出血している人（血友病・消化管潰瘍・尿路出血・硝子体出血など）、妊婦または妊娠している可能性のある婦人。

飲み忘れた時は

飲み忘れた時間（例：8時）と次に飲む時間（例：12時）の間（例：10時）より前であれば服用します。後なら服用を1回飛ばします。2回分を1度に服用してはいけません。

🏥 このような症状が出たら病院へ

頭痛、吐き気、嘔吐、めまい、全身倦怠感、脱力、発熱、吐き気、悪寒、青あざができやすい、頻回に起こる鼻血、手足に点状の出血、血尿、紫や黒い色の便、腹痛、胸やけ、吐血、寒気、突然の高熱、のどの痛み、咳、皮膚や白目が黄色くなる黄疸症状など。

標準薬	ジェネリック

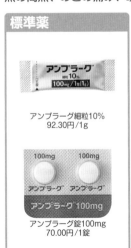

アンプラーグ細粒10%
92.30円/1g

アンプラーグ錠100mg
70.00円/1錠

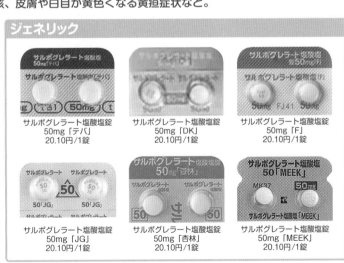

サルポグレラート塩酸塩錠
50mg「テバ」
20.10円/1錠

サルポグレラート塩酸塩錠
50mg「DK」
20.10円/1錠

サルポグレラート塩酸塩錠
50mg「F」
20.10円/1錠

サルポグレラート塩酸塩錠
50mg「JG」
20.10円/1錠

サルポグレラート塩酸塩錠
50mg「杏林」
20.10円/1錠

サルポグレラート塩酸塩錠
50mg「MEEK」
20.10円/1錠

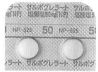

サルポグレラート塩酸塩錠
50mg「NP」
20.10円/1錠

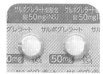

サルポグレラート塩酸塩錠
50mg「NS」
20.10円/1錠

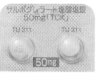

サルポグレラート塩酸塩錠
50mg「TCK」
20.10円/1錠

サルポグレラート塩酸塩錠
50mg「TSU」
20.10円/1錠

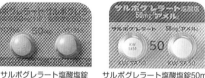

サルポグレラート塩酸塩錠
50mg「YD」
20.10円/1錠

サルポグレラート塩酸塩錠50mg
「アメル」
20.10円/1錠

サルポグレラート塩酸塩錠
50mg「オーハラ」
20.10円/1錠

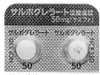

サルポグレラート塩酸塩錠
50mg「ケミファ」
20.10円/1錠

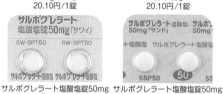

サルポグレラート塩酸塩錠50mg
「サワイ」
20.10円/1錠

サルポグレラート塩酸塩錠50mg
「サンド」
20.10円/1錠

サルポグレラート塩酸塩錠
50mg「三和」
20.10円/1錠

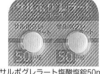

サルポグレラート塩酸塩錠50mg
「トーワ」
20.10円/1錠

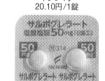

サルポグレラート塩酸塩錠50mg
「日医工」
20.10円/1錠

サルポグレラート塩酸塩錠
100mg「テバ」
32.80円/1錠

サルポグレラート塩酸塩錠
100mg「杏林」
32.80円/1錠

サルポグレラート塩酸塩錠50mg
「タカタ」
20.10円/1錠

サルポグレラート塩酸塩錠
50mg「ファイザー」
20.10円/1錠

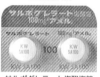

サルポグレラート塩酸塩錠
100mg「アメル」
32.80円/1錠

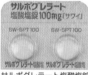

サルポグレラート塩酸塩錠
100mg「サワイ」
32.80円/1錠

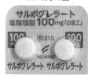

サルポグレラート塩酸塩錠
100mg「日医工」
32.80円/1錠

サルポグレラート塩酸塩錠
100mg「トーワ」
32.80円/1錠

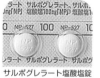

サルポグレラート塩酸塩錠
100mg「NP」
32.80円/1錠

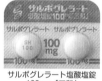

サルポグレラート塩酸塩錠
100mg「三和」
32.80円/1錠

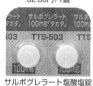

サルポグレラート塩酸塩錠
100mg「タカタ」
32.80円/1錠

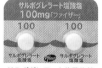

サルポグレラート塩酸塩錠
100mg「ファイザー」
32.80円/1錠

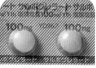

サルポグレラート塩酸塩錠
100mg「YD」
32.80円/1錠

アンプリット

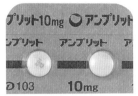

アンプリット錠10mg
5.90円/1錠
第一三共

成分名：ロフェプラミン塩酸塩

何のお薬？ 「三環系抗うつ薬」と呼ばれるお薬のひとつです。脳内の神経伝達物質が神経細胞に吸収されてしまうのを妨げることで、脳内の神経伝達をよくし、うつやうつ症状を改善します。服用し始めてすぐに効果が現れないことがあるお薬で、効果が出るまでに1週間から2週間かかることがあります。体調がよくなったと自己判断して服用を勝手に中止したり、量を減らしたりすると、吐き気、頭痛、倦怠感などの症状が現れることがあります。

原則的に服用を避けるべき人
緑内障の人、心筋梗塞の回復初期の人。

効能効果
うつ病・うつ状態。

飲み忘れた時は
飲み忘れた時間（例：8時）と次に飲む時間（例：12時）の間（例：10時）より前であれば服用します。後なら服用を1回飛ばします。2回分を1度に服用してはいけません。

🏥 このような症状が出たら病院へ
強度の筋強剛、食べ物が飲み込めない、頻脈、異常な発汗、食欲不振、吐き気、嘔吐、2・3日以上続く便秘、腹部の膨満、けいれん、意識が飛ぶなど。

標準薬
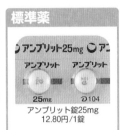

アンプリット錠25mg
12.80円/1錠

イソバイド

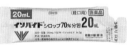

イソバイドシロップ70%分包20mL
66.30円/1包
興和

成分名：イソソルビド

何のお薬？ 腎臓で血液から尿をろ過する尿細管内の浸透圧を高めて水分の再吸収を抑制し尿量を増やす利尿作用と、血しょうの浸透圧を高めて組織中の水分を血管の中に集める働きとで、むくみを減らすお薬です。

効能効果
脳腫瘍時の脳圧降下、頭部外傷に起因する脳圧亢進時の脳圧降下、腎・尿管結石時の利尿、緑内障の眼圧降下、メニエール病。

飲み忘れた時は
飲み忘れた時間（例：8時）と次に飲む時間（例：12時）の間（例：10時）より前であれば服用します。後なら服用を1回飛ばします。2回分を1度に服用してはいけません。

🏥 このような症状が出たら病院へ
じんましん、血管が浮き出てくる、発熱、全身が紅潮するなど。

標準薬
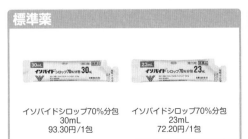

イソバイドシロップ70%分包
30mL
93.30円/1包

イソバイドシロップ70%分包
23mL
72.20円/1包

ジェネリック
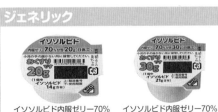

イソソルビド内服ゼリー70%
分包 20g「日医工」
80.20円/1個

イソソルビド内服ゼリー70%
分包 30g「日医工」
112.70円/1個

イソメニール

●めまい治療薬

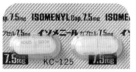

イソメニールカプセル7.5mg
9.50円/1カプセル
科研

成分名：dl-イソプレナリン塩酸塩

何のお薬？ 脳の血管を拡張する働きと、心臓から送られる血流量を増加させる働きによって、脳循環改善作用があるお薬です。また、内耳の血流を改善する働きと、内耳液の産生・吸収のしくみを正常化する働きもあります。過度に服用を続けた場合（いったん服用を止めた薬を保存しておいて、新たにもらった薬と一緒に服用する、決められた量より多く服用するなど）、心停止などを引き起こす不整脈が出現するおそれがあるので、服用に際しては必ず医師の指示に従ってください。

効能効果

内耳障害に基づくめまい。

原則的に服用を避けるべき人

重症の冠動脈疾患のある人、頭部および頸部外傷直後の人、カテコールアミン製剤・エフェドリン・メチルエフェドリンを投与されている人。

飲み忘れた時は

次に飲む時間まで4～5時間程度ある場合はすぐに服用してください。2～3時間程度の場合は服用を1回飛ばします。2回分を1度に服用してはいけません。

🏥 このような症状が出たら病院へ

脱力感、手足に力が入らない、筋力の低下、息苦しい、呼吸困難など。

お薬コラム　"再吸収も腎臓の仕事"

　腎臓の重要な役割は、血液中の水分や、タンパク質の代謝によって生じた老廃物・塩分などを尿として体外に排泄することです。この、老廃物などをろ過しているのは「糸球体」と呼ばれる、細い血管の集合体です。糸球体でろ過される原尿は、成人で1日150リットルにもなります。しかし、尿として排泄されるのは1.5リットルから2リットル程度ですから、原尿のほとんどは、再吸収されて血液の中に戻されていることになります。

　再吸収はなぜ必要なのでしょうか？それは、それ自体が体中の水分量を一定に保ったり、ナトリウムとカリウムのバランスを調整したりするためです。私たちの身体に必要な水分量は、男性で体重の55～65％ぐらい、女性は45～60％ぐらいで、少なすぎても多すぎても変調をきたします。もし、再吸収が行われず、水分がどんどん排泄されてしまったら、脱水をおこして命を落としかねません。逆に、再吸収が過剰になると、身体を害する成分が体内に戻されすぎて、体調が悪くなったり、他の病気を発症したりします。

　さらに、糸球体でろ過された原尿には、アミノ酸、ブドウ糖、ナトリウム、カリウム、マグネシウムといった栄養素やミネラルなども含まれています。これら栄養素も、水分と同様腎臓で再吸収されます（糖尿病や高血圧症のお薬のなかには、原尿からブドウ糖やナトリウムを再吸収させなくすることで、治療効果をあげる、というものもあります）。

　重要なはたらきをする糸球体。その実態は「血管の集合体」で、加齢、高血圧症や動脈硬化症、糖尿病や高尿酸血症などによって傷つくと、はたらきが悪くなります。症状がさらに進んで、糸球体が壊れてしまうと「慢性腎臓病」となり、透析治療が必要になります。糖質や塩分、過食を控えて、糸球体をいたわる食生活を心がけましょう。

イトリゾール

●真菌症治療薬

イ

イトリゾールカプセル50
163.80円/1カプセル
ヤンセン

効能効果

<適応症>内臓真菌症（深在性真菌症）、真菌血症、呼吸器真菌症、消化器真菌症、尿路真菌症、真菌髄膜炎、深在性皮膚真菌症、スポロトリコーシス、クロモミコーシス、表在性皮膚真菌症（爪白癬以外）。白癬、体部白癬、股部白癬、手白癬、足白癬、頭部白癬、ケルスス禿瘡、白癬性毛瘡、カンジダ症口腔カンジダ症、皮膚カンジダ症、爪カンジダ症、カンジダ性爪囲爪炎、カンジダ性毛瘡、慢性皮膚粘膜カンジダ症癜風、マラセチア毛包炎、爪白癬。

成分名：イトラコナゾール

何のお薬？ ヒトの細胞膜は、おもにコレステロールによって形成されています。一方、真菌の細胞膜は、おもにエルゴステロールと呼ばれる物質で形成されています。このお薬は、エルゴステロールが真菌内で合成されるのを邪魔することで、真菌が増殖するのを抑えます。白癬菌（水虫）などの治療に外用薬と併用して処方されることが多いようです。併用に注意が必要な薬が多いので、他のお薬を服用している場合は医師に伝えましょう。

原則的に服用を避けるべき人

ピモジド・キニジン・ベプリジル・トリアゾラム・シンバスタチン・アゼルニジピン・ニソルジピン・エルゴタミン・ジヒドロエルゴタミン・エルゴメトリン・メチルエルゴメトリン・バルデナフィル・エプレレノン・ブロナンセリン・シルデナフィル（レバチオ）・タダラフィル（アドシルカ）・アリスキレン・ダビガトラン・リバーロキサバンを投与されている人。腎臓障害・肝臓障害のある人でコルヒチンを投与されている人、重い肝臓障害のある人、妊婦または妊娠している可能性のある婦人。

飲み忘れた時は

飲み忘れた時間（例：8時）と次に飲む時間（例：12時）の間（例：10時）より前であれば服用します。後なら服用を1回飛ばします。2回分を1度に服用してはいけません。

🏥 このような症状が出たら病院へ

身体がだるい、吐き気、動く時の息切れ、全身のむくみ、息苦しい、横になるより座っている時のほうが呼吸が楽、全身倦怠感、皮膚や白目が黄色くなる黄疸症状、じんましん、血管が浮き出てくる、発熱、全身が紅潮する、高熱、目の充血、めやに、唇や陰部のただれ、皮膚の広い範囲が赤くなるなど。

標準薬

イトリゾール内用液1%
46.00円/1mL

ジェネリック

イトラコナゾール錠50
「MEEK」78.90円/1錠

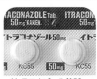

イトラコナゾール錠50mg
「科研」78.90円/1錠

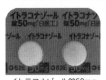

イトラコナゾール錠50mg
「日医工」99.10円/1錠

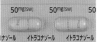

イトラコナゾールカプセル
50mg「SW」
78.90円/1カプセル

イトラコナゾール内用液1%
「VTRS」
41.30円/1mL

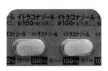

イトラコナゾール錠100mg
「日医工」162.00円/1錠

イニシンク配合錠

●2型糖尿病治療薬配合剤

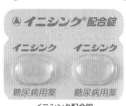

イニシンク配合錠
141.60円/1錠
武田

効能効果

2型糖尿病。

成分名：アログリプチン安息香酸塩／メトホルミン塩酸塩配合錠

何のお薬？ インスリンが細胞をノックすると、細胞の扉が開いて血液中の糖が取り込まれ、エネルギーとして消費されますが、インスリンが少ないと細胞の扉が開かれなくなり、血液中に糖が残って、糖尿病を発症します。また、血糖値が高い状態が続いていて、細胞が常に糖を吸収していると、インスリンへの抵抗性が高まり、やはり血液中に糖が残ってしまい、糖尿病を発症します。さて、食事を摂ると、糖が吸収されて血糖値が上昇しますが、この時、膵臓にインスリンの分泌を促すホルモンが「インクレチン」です。消化管でインクレチンが分泌されると、膵臓からインスリンの分泌が始まりますが、分泌されたインクレチンは、最終的にDPP-4と呼ばれる酵素で分解されます。このお薬は、このDPP-4の働きを邪魔してインクレチンの濃度を上げ、結果、インスリンの分泌を活発にする働きのほか、インスリンに抵抗して糖を取り込みにくくなっている細胞の取り込み量を増やす働き、肝臓での糖生産を抑える働きなどにより血糖値を低下させます。

飲み忘れた時は
通常1日1回食前または食後に服用するお薬です。飲み忘れに気がついた時が決められた食事から1時間程度であればすぐに服用します。時間が経過していて次の食事時間が近い場合には、次の食事に合わせて服用します。2回分を1度に服用してはいけません。

イノリン

●気道閉塞性障害治療薬

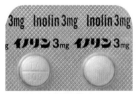

イノリン錠3mg
11.60円/1錠　ニプロESファーマ
R6.3.31まで

効能効果

錠・散：気管支喘息、慢性気管支炎、塵肺症の気道閉塞性障害に基づく諸症状の緩解。シロップ：気管支炎、喘息様気管支炎、気管支喘息の気道閉塞性障害に基づく諸症状の緩解。

成分名：トリメトキノール塩酸塩水和物

何のお薬？ 気管支にある「β_2受容体」を刺激することで気管支を拡げる働きや、アレルギー反応を引き起こすヒスタミンが放出されるのを抑える働きのあるお薬です。狭くなっていた気道を拡げることで、呼吸を楽にします。

飲み忘れた時は
1日2回の服用か3回の服用かによって異なります。1日2回服用するよう指示されている場合は、次に服用する時間まで5時間以上あればすぐに服用してください。5時間未満の場合には服用を1回飛ばします。1日3回服用の場合は服用を1回飛ばします。

標準薬

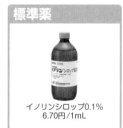

イノリンシロップ0.1%
6.70円/1mL

※上記以外の標準薬として、イノリン散1%（23.10円/1g）があります。

イフェクサーSR

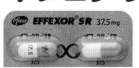

●セロトニン・ノルアドレナリン再取り込み阻害剤（SNRI）

成分名：ベンラファキシン塩酸塩

イフェクサーSRカプセル37.5mg
114.50円/1カプセル
ヴィアトリス

何のお薬？ このお薬は、SNRI（選択的セロトニン・ノルアドレナリン再取り込み阻害薬）のひとつです。SNRIは、神経終末のシナプスにおいて、脳内のセロトニンおよび視床下部のノルアドレナリンといった神経伝達物質の取り込みを邪魔することで、これら物質の濃度を高め、脳内での情報伝達を良好にします。三環系抗うつ薬、四環系抗うつ薬、SSRIよりも副作用が少なく、効果が早く現れやすいという特徴があります。眠気、注意力・集中力・反射機能の低下などが起こることがあるので、服用中は自動車の運転など危険を伴う機械の操作、高所作業は避けましょう。

効能効果

うつ病・うつ状態。

飲み忘れた時は

通常1日1回食後に服用するお薬です。飲み忘れに気がついた時が当日の服用時間と翌日の服用時間の真ん中より前であればすぐに服用してください。それ以降であれば服用を1回飛ばします。

🏥 このような症状が出たら病院へ

不安、錯乱、異常な発汗、じっとして黙り込む、筋肉のこわばり、飲み込みにくい、意識の低下、頭痛、吐き気、嘔吐、食欲不振、けいれん、発熱、から咳、呼吸困難、動悸、気を失う、息切れ、じんましん、鼻血、歯ぐきの出血、青あざができる、皮下出血、出血が止まりにくいなど。

標準薬

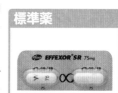

イフェクサーSRカプセル
75mg
189.90円/1カプセル

イミグラン

●片頭痛治療薬

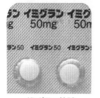

イミグラン錠50
417.10円/1錠
グラクソ・スミスクライン

成分名：スマトリプタンコハク酸塩

何のお薬？ 大脳皮質への痛みの伝わりをブロックするほか、拡がりすぎて脳組織を圧迫している頭蓋内血管を収縮させる作用や、三叉神経支配の血管周囲で炎症を起こす物質（CGRPなど）が遊離するのを抑える作用などにより、片頭痛を和らげます。片頭痛が発症した時に症状を軽くするお薬で、発生を予防するためのお薬ではありません。

🏥 このような症状が出たら病院へ

じんましん、血管が浮き出てくる、発熱、全身が紅潮する、息苦しい、胸または肩甲骨付近の痛みや違和感など。

効能効果

片頭痛。

ジェネリック

スマトリプタン錠50mg
「日医工」
156.80円/1錠

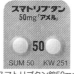

スマトリプタン錠50mg
「アメル」
156.80円/1錠

スマトリプタン錠50mg
「JG」
156.80円/1錠

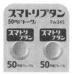

スマトリプタン錠50mg
「トーワ」
156.80円/1錠

イムラン

●免疫抑制剤

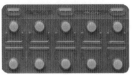

イムラン錠50mg
88.20円/1錠
サンド

成分名：アザチオプリン

何のお薬？ このお薬の成分は、体内に吸収されると6-MPと呼ばれる物質に分解され、細胞内に取り込まれた6-MPは、細胞の遺伝子に働いて、抗体が作られるのを抑えます。このお薬により、骨髄機能の低下や肝機能障害などの重い副作用が現れることがあります。服用し始めは原則として1～2週間に1度、その後も血液検査や肝臓・腎臓機能検査が頻回に行なわれます。決められた受診日は守りましょう。

飲み忘れた時は
飲み忘れた時間（例：8時）と次に飲む時間（例：12時）の間（例：10時）より前であれば服用します。後なら服用を1回飛ばします。2回分を1度に服用してはいけません。

🏥 このような症状が出たら病院へ
息切れ、階段や坂をのぼる時の動悸や息切れ、全身倦怠感、脱力、発熱、吐き気、悪寒、青あざができやすい、頻回に起こる鼻血、手足に点状の出血、血尿、皮膚や白目が黄色くなる黄疸症状、意識が薄れる、めまい、冷や汗、考えがまとまらない、判断ができなくなる、から咳、呼吸困難など。

効能効果
腎移植、肝移植、心移植、肺移植の臓器移植における拒絶反応の抑制。ステロイド依存性のクローン病の緩解導入および緩解維持ならびにステロイド依存性の潰瘍性大腸炎の緩解維持。治療抵抗性の全身性血管炎（顕微鏡的多発血管炎、ヴェゲナ肉芽腫症、結節性多発動脈炎、Churg-Strauss症候群、大動脈炎症候群等）、全身性エリテマトーデス（SLE）、多発性筋炎、皮膚筋炎、強皮症、混合性結合組織病、および難治性リウマチ性疾患。

イルトラ配合錠HD/LD

●高血圧症治療薬配合剤

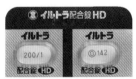

イルトラ配合錠HD
117.20円/1錠
塩野義製薬

効能効果
高血圧症。

標準薬

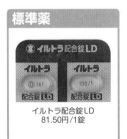

イルトラ配合錠LD
81.50円/1錠

成分名：イルベサルタン／トリクロルメチアジド配合錠

何のお薬？ アンジオテンシンⅡと呼ばれる物質がその受容体と結合すると、様々な反応によって血圧を上昇させます。このお薬は、アンジオテンシンⅡが受容体と結びつくのを邪魔することで血圧の上昇を抑える成分「アンジオテンシンⅡ受容体拮抗薬（ARB）」と、腎臓の尿細管で、ナトリウム（塩分）やクロールの再吸収を邪魔し、水分と一緒に排泄させることで、血管内の血流量を減らして血管からの抵抗を少なくする成分「利尿降圧剤」の配合剤です。このふたつの成分の働きによって血圧を下げます。一過性の急激な血圧低下により、めまいやふらつきが現れることがあるので、高所作業、自動車の運転などには注意が必要です。

🏥 このような症状が出たら病院へ
全身倦怠感、食欲不振、悪心、皮膚や白目が黄色くなる黄疸症状、筋肉痛、力が入らない、赤褐色の尿が出る、息苦しい、顔・舌・のどが腫れる、顔面蒼白、意識が薄れる、手足のしびれ、吐き気、脈が飛ぶ、頻脈、発熱、から咳、呼吸困難、考えが混乱する、筋肉のけいれん、高度の空腹感、発汗、手足の震え、意識障害、尿量減少、手足や顔のむくみ、青あざができやすい、粘膜から出血しやすい、血尿、息切れなど。

イルベタン

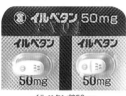

イルベタン錠50mg
35.00円/1錠
シオノギファーマ

効能効果

高血圧症。

成分名：イルベサルタン

何のお薬？ 「アンジオテンシンⅡ受容体拮抗薬（ARB）」と呼ばれるお薬です。アンジオテンシンⅡと呼ばれる物質がその受容体と結合すると、血圧を上昇させるホルモンであるアルドステロンが放出されたり、血管を収縮させたり、腎臓で排泄されるはずだったナトリウム（塩分）や水分を再吸収させたりし、結果、血圧を上昇させます。このお薬は、アンジオテンシンⅡが受容体と結びつくのを邪魔することで、血圧の上昇を抑えます。

原則的に服用を避けるべき人

アリスキレンを投与されている人、妊婦または妊娠している可能性のある婦人。

標準薬

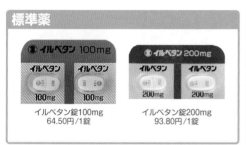

イルベタン錠100mg
64.50円/1錠

イルベタン錠200mg
93.80円/1錠

ジェネリック

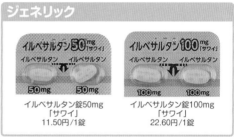

イルベサルタン錠50mg
「サワイ」
11.50円/1錠

イルベサルタン錠100mg
「サワイ」
22.60円/1錠

お薬コラム　"高血圧治療薬の選択肢"

　日本高血圧学会は2014年4月、高血圧治療ガイドライン2014（JSH2014）の改訂において、β遮断薬を高血圧治療薬の第一選択薬から外し、第一選択薬をカルシウム拮抗薬・アンジオテンシンⅡ受容体拮抗薬（ARB）・アンジオテンシンⅡ変換酵素阻害薬（ACE）・利尿剤の4種類としました。2019年のガイドライン改訂（JSH2019）においても、この方針は踏襲されています。なお、同ガイドラインにおいて正常血圧は上が120未満、下が80未満（家庭測定値はそれぞれさらに−5）で、130以上は「血圧高め」、140以上は「高血圧」として医師の指導・処方の対象となります。

　高血圧症の治療では、年齢・血圧の数値・血圧の変動・合併症・家族歴・脳心血管リスクなどが考慮されて、お薬が処方されます。糖尿病を合併している場合は、血管への影響を考慮して、カルシウム拮抗薬よりもアンジオテンシンⅡ受容体拮抗薬や、アンジオテンシンⅡ変換酵素阻害薬が第一選択薬となります。同様に、心疾患・不整脈・狭心症・脳血管障害・腎不全・高尿酸血症・妊娠・年齢など様々な併発疾患や性的条件によっても、第一選択薬は変わります。2018年には、これらのレニン−アンジオテンシン系に作用するお薬とはまったく異なるしくみで塩分の排泄を促進する高血圧症治療薬も発売されました。さらに近年では、アンジオテンシンⅡ変換酵素阻害薬と利尿剤の配合剤や、アンジオテンシンⅡ受容体拮抗薬とカルシウム拮抗薬の配合剤など、強力な降圧剤も発売されています。ただし、添付文書の注意書きに「本剤は高血圧治療の第一選択薬として用いない」とあり、服用には注意が必要です。どのお薬が自分に最も合うのか、服用中は血圧だけでなく身体全体の状態もチェックし、医師と相談しながら探しましょう。

インデラル

●高血圧症治療薬 β遮断薬
●狭心症・不整脈治療薬

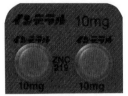

インデラル錠10mg
10.10円/1錠
太陽ファルマ

成分名：プロプラノロール塩酸塩

何のお薬？ 心臓の拍動数が多く、血管により多くの血液が送られると、血管内の圧力が上昇します。つまり、血圧が上がります。心臓の拍動数を増やす命令を受ける場所を「β受容体」と呼びますが、このお薬は、このβ受容体を邪魔することで、心臓の動きを緩やかにし、送り出される血液の量や心拍数を調整して、血圧の上昇を抑え、狭心症の発作を予防します。また、不整脈や片頭痛の治療目的で処方されることもあります。糖尿病治療のお薬を服用している人は、お薬の作用が強く出すぎる場合があるので、あらかじめ主治医に相談しましょう。

効能効果

本態性高血圧症（軽症～中等症）。狭心症。期外収縮（上室性、心室性）、発作性頻拍の予防、頻拍性心房細動（徐脈効果）、洞性頻脈、新鮮心房細動、発作性心房細動の予防。褐色細胞腫手術時。片頭痛発作の発症抑制。

ジェネリック

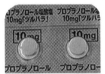

プロプラノロール塩酸塩錠
10mg「ツルハラ」
6.40円/1錠

プロプラノロール塩酸塩錠
10mg「日医工」
6.40円/1錠

インフリー

●消炎鎮痛剤

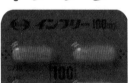

インフリーカプセル100mg
13.60円/1カプセル
エーザイ

成分名：インドメタシン ファルネシル

何のお薬？ 体内で炎症が起こると、プロスタグランジンが放出されて、発熱や痛みが生じますが、このプロスタグランジンは、シクロオキシゲナーゼ（COX）と呼ばれる物質によって体内で合成されます（プロスタグランジン自体は痛みを生じさせるのではなく、痛みを感じやすくさせる物質です）。このお薬は、非ステロイド性抗炎症薬（NSAIDs）のひとつで、プロスタグランジンを合成するのに必要なシクロオキシゲナーゼ（COX）の働きを邪魔することで、体内のプロスタグランジンを減らし、結果、熱を下げ、炎症や痛みを和らげます。

効能効果

関節リウマチ、変形性関節症、腰痛症、肩関節周囲炎、頸肩腕症候群ならびに症状の消炎・鎮痛。

🏥 このような症状が出たら病院へ

じんましん、血管が浮き出てくる、発熱、全身が紅潮する、紫や黒い色の便、腹痛、胸やけ、吐血、青あざができやすい、粘膜から出血しやすい、血尿、息切れ、全身倦怠感、尿量減少、手足や顔のむくみ、高熱、目の充血、めやに、唇や陰部のただれ、皮膚の広い範囲が赤くなる、皮膚や白目が黄色くなる黄疸症状など。

標準薬

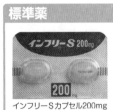

インフリーSカプセル200mg
22.60円/1カプセル

ウェールナラ配合錠

●骨粗鬆症治療薬

成分名：エストラジオール・レボノルゲストレル

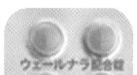

ウェールナラ配合錠
130.90円/1錠
バイエル

効能効果

閉経後骨粗鬆症。

何のお薬？ 骨を形成する（＝骨形成）作用の速さを、骨が溶ける（＝骨吸収）作用の速さが上回っている状態にあると、骨粗鬆症は進行します。原因は、閉経後、女性ホルモン（エストロゲン）の減少により、骨吸収スピードが速くなるなどがあります。このお薬は、卵胞ホルモンのエストラジオールを補充することでホルモンバランスを整える一方、卵胞ホルモンが増えることで子宮内膜に悪影響がでるのを防ぐために、黄体ホルモンの一種（レボノルゲストレル）も補う、卵胞ホルモンと黄体ホルモンの配合剤です。

原則的に服用を避けるべき人

未治療の子宮内膜増殖症のある人、乳がんの既往歴のある人、動脈性の血栓塞栓疾患の既往歴のある人、重い肝障害のある人。

飲み忘れた時は

通常は１日１回服用するお薬です。飲み忘れに気づいた時、次に飲む時間まで６時間以上ある場合はすぐに服用してください。６時間未満の場合には服用を１回飛ばします。２回分を１度に服用してはいけません。

🏥 このような症状が出たら病院へ

局所の痛み、むくみ、うずき、突然の息切れ、息苦しい、胸の痛み、急激な視力低下、意識障害、めまい（以上の場合には救急車を要請）。じんましん、血管が浮き出てくる、発熱、全身が紅潮するなど。

ヴォリブリス

●肺動脈性肺高血圧症治療薬

成分名：アンブリセンタン

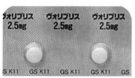

ヴォリブリス錠2.5mg
3,496.50円/1錠
グラクソ・スミスクライン

効能効果

肺動脈性肺高血圧症。

何のお薬？ 肺の静脈を収縮させるペプチドホルモンであるエンドセリンを受け取るET$_A$受容体を選択的に邪魔して、肺血管平滑筋の収縮を抑えることにより、肺の血管の抵抗を下げて肺動脈性肺高血圧症の症状を抑えます。また、そのことにより、血管内の抵抗が高いために肺の血管平滑筋細胞が増えすぎ、結果、血管が厚みを増して、内腔が狭くなる、という負の連鎖も防ぎます。服用し始めて１か月目と、その後も定期的に血液検査が必要です。決められた受診日は守りましょう。

原則的に服用を避けるべき人

重度の肝臓障害のある人、妊婦または妊娠している可能性のある婦人。

飲み忘れた時は

１日１回の服用を指導されることの多いお薬です。飲み忘れに気づいた時、次に飲む時間まで12時間以上ある場合はすぐに服用してください。12時間未満の場合には服用を１回飛ばします。２回分を１度に服用してはいけません。

🏥 このような症状が出たら病院へ

めまい、立ちくらみ、貧血、むくみ、心臓がドキドキ激しく動く、息苦しい、発熱、から咳、呼吸困難など。

ウテメリン

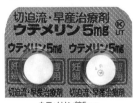

切迫流・早産治療剤
ウテメリン5mg
ウテメリン5mg　ウテメリン5mg

ウテメリン錠5mg
50.30円/1錠
キッセイ

効能効果

切迫流・早産。

成分名：リトドリン塩酸塩

何のお薬？ 神経伝達物質アドレナリンを受け取ることで子宮平滑筋を弛緩させる「β受容体」を刺激するお薬です。子宮の筋肉を緩めることで、子宮運動を抑えると同時に、子宮の異常な収縮も抑え、下腹部の張りや痛みを和らげます。

このような症状が出たら病院へ

筋肉痛、力が入らない、赤褐色の尿が出る、激しいのどの渇き、多飲、多尿、青あざができやすい、粘膜から出血しやすい、歯ぐきからの出血、全身倦怠感など。

ジェネリック

リトドリン塩酸塩錠5mg
「日医工」
12.10円/1錠

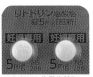

リトドリン塩酸塩錠5mg
「日新」
12.10円/1錠

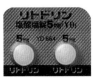

リトドリン塩酸塩錠5mg
「YD」
12.10円/1錠

ウプトラビ

ウプトラビ錠0.2mg

ウプトラビ錠0.2mg
1,460.30円/1錠
日本新薬

効能効果

肺動脈性肺高血圧症。

成分名：セレキシパグ

何のお薬？ このお薬は、プロスタサイクリン受容体（IP受容体）に働いて、肺動脈平滑筋細胞の中にあるcAMPを増加させることで、平滑筋弛緩および肺動脈平滑筋細胞を弛緩させます。肺動脈の抵抗が減り血管が拡がることで血圧が下がると同時に、肺動脈へ流れる血液の量が増加することで、息切れや息苦しさ、疲労感を改善します。

飲み忘れた時は

通常1日2回食後服用に服用するお薬です。飲み忘れに気がついた時が次の服用時間の真ん中より前であればすぐに服用してください。それ以降であれば1回飛ばします。決して2回分を一度に飲まないでください。

このような症状が出たら病院へ

脱力感、からだがだるい、ふらつき、立ちくらみ、めまい、鼻出血、網膜出血、視力低下、むくみ、汗をかきやすい、運動や食事制限をしていないのに体重が減るなど。

標準薬

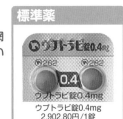

ウプトラビ錠0.4mg
2,902.80円/1錠

ウラリット配合

●尿アルカリ化薬

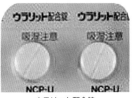

ウラリット配合錠
7.70円/1錠
ケミファ

効能効果

痛風ならびに高尿酸血症における酸性尿の改善。

成分名：クエン酸カリウム・クエン酸ナトリウム水和物配合

何のお薬？ 血液中の尿酸値が高い（高尿酸値血症）と尿酸結石を発症するリスクが高く、さらに尿の酸性度が高いと、尿路結石を発症するリスクが高まります。このお薬は、尿をアルカリ化することで、酸性尿を改善し、尿路結石を予防します。

併用してはいけない薬

マンデル酸ヘキサミン（ウロナミン腸溶錠）。

飲み忘れた時は

飲み忘れに気がついた時、次に飲む時間まで4時間以上ある場合はすぐに服用してください。4時間未満の場合には服用を1回飛ばし、次回から決められた時間に服用します。

標準薬

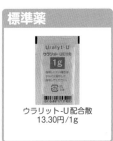

ウラリット-U配合散
13.30円/1g

ジェネリック

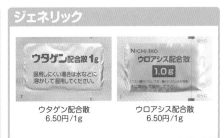

ウタゲン配合散　　　　　ウロアシス配合散
6.50円/1g　　　　　　　6.50円/1g

ウリアデック

●痛風、高尿酸血症治療薬

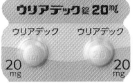

ウリアデック錠20mg
16.70円/1錠
三和化学

効能効果

痛風、高尿酸血症。

成分名：トピロキソスタット

何のお薬？ 尿酸は、体内に吸収されたプリン体と、体内で合成されたプリン体が、様々な代謝を経て作られる、プリン体を排泄するための最終産物です。尿酸は、尿と一緒に排泄されているのですが、腎臓などの障害により、排泄される量が少なかったり、プリン体の摂取量や合成量が多くなり尿酸の量が過剰になると、痛風や腎不全を発症します。このお薬は、尿酸が過剰に作られるのを抑えて、血液中の尿酸値を下げる、選択的キサンチンオキシダーゼ（XO）阻害剤です。尿酸は、キサンチンオキシダーゼ（XO）と呼ばれる酵素の働きよって、プリン体から合成されますが、このお薬の成分は、このキサンチンオキシダーゼの働きを阻害し、尿酸が作られるのを抑えます。結果、キサンチンはそのまま尿中へ排泄され、血液中の尿酸値が下がります。

標準薬

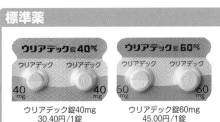

ウリアデック錠40mg　　　ウリアデック錠60mg
30.40円/1錠　　　　　　　45.00円/1錠

併用してはいけない薬

メルカプトプリン水和物（ロイケリン）、アザチオプリン（イムラン、アザニン）。

ウリトス

●過活動膀胱治療薬

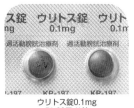

ウリトス錠0.1mg
51.80円/1錠
杏林

効能効果

過活動膀胱における尿意切迫感、頻尿および切迫性尿失禁。

成分名：イミダフェナシン

何のお薬？ 膀胱平滑筋にあるムスカリン性アセチルコリン受容体は、神経伝達物質（アセチルコリン）を受け取ると膀胱を収縮させますが、このお薬は、そのムスカリン性アセチルコリン受容体がアセチルコリンを受け取るのを邪魔することで、膀胱が必要以上に収縮するのを抑え、適切な量の尿がたまるようにします。

原則的に服用を避けるべき人

閉塞隅角緑内障の人、重い心疾患のある人、前立腺肥大などの尿閉のある人。

飲み忘れた時は

飲み忘れた場合は、その回の服用を飛ばして、次回から決められた時間に服用します。2回分を1度に服用してはいけません。

🏥 このような症状が出たら病院へ

吐き気、頭痛を伴う眼の痛み、視力低下、尿が出にくい、尿が排出できない、脈が飛ぶ、胸のあたりに違和感がある、食欲不振、吐き気、嘔吐、2・3日以上続く便秘、腹部の膨満など。

標準薬

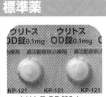

ウリトスOD錠0.1mg
51.80円/1錠

ウルグートカプセル

●胃炎・胃潰瘍治療薬

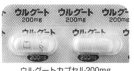

ウルグートカプセル200mg
12.90円/1カプセル
共和薬品工業

効能効果

急性胃炎、慢性胃炎の急性増悪期の胃粘膜病変（びらん、出血、発赤、浮腫）の改善。胃潰瘍。

成分名：ベネキサート塩酸塩・ベータデクス

何のお薬？ 胃や十二指腸潰瘍の治療薬には、胃を攻撃する成分でもある胃酸の分泌量を減らす働きをするタイプと、胃粘膜を胃酸の攻撃から守るタイプの2種類があります。このお薬は、後者のタイプのお薬で、胃粘膜に直接作用し、胃粘膜の血流量を増加させたり、胃粘膜を形成するたんぱく質が作られるのを助ける、あるいは、たんぱく質が減るのを抑えたり、胃粘膜を守る粘液を多く出させたりすることで、胃粘膜の防御機能を高め、潰瘍や出血、腫れなどを抑えます。長期間服用していても、出血（紫や黒色の便が出るなど）や胸やけなどの症状が改善されず、あまり効果が感じられない場合には、主治医に相談してください。

原則的に服用を避けるべき人

妊婦または妊娠している可能性のある婦人（動物実験では、大量に投与した場合、胎児に催奇形が現れた例が報告されています）。

飲み忘れた時は

飲み忘れた時間と次に飲む時間の真ん中より前の時間であれば服用します。後なら服用を1回飛ばします。2回分を1度に服用してはいけません。

ウルソ

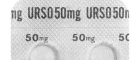

ウルソ錠50mg
9.00円/1錠
田辺三菱

効能効果

胆道（胆管・胆のう）系疾患および胆汁うっ滞を伴う肝疾患における利胆。慢性肝疾患における肝機能の改善。小腸切除後遺症、炎症性小腸疾患における消化不良。外殻石灰化を認めないコレステロール系胆石の溶解。原発性胆汁性肝硬変、C型慢性肝疾患における肝機能の改善。

成分名：ウルソデオキシコール酸

何のお薬？ このお薬には、胆汁の分泌を促進したり、肝臓の細胞に障害を与える疎水性胆汁酸と置き換わることで肝細胞が傷つけられるのを防いだり、肝臓に炎症物質が入り込み拡がっていくのを抑えたりする働きがあります。また、消化吸収を活発にしたり、膵液の分泌を促す働きもあります。発売開始が1962年と、約半世紀前から存在する古典的なお薬ですが、効果が得られる確率が高いため、肝臓や胆のうの治療薬として、現在もよく処方されます。脂質の多い食事や、アルコールの多飲、さらに運動不足といった不摂生な生活習慣を続けていると、肝機能が急激に低下する場合があります。治療を開始したら、服薬と並行して、寝る前の食事や揚げ物中心の食生活は改め、お酒は一般的に週に1度程度に控え、さらに、2日に1度は30分以上の有酸素運動をするように心がけましょう。

原則的に服用を避けるべき人

完全胆道閉塞のある人、劇症肝炎の人。

飲み忘れた時は

飲み忘れた時間と次に飲む時間の真ん中より前の時間であれば服用します。後なら服用を1回飛ばします。2回分を1度に服用してはいけません。

標準薬

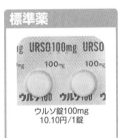

ウルソ錠100mg
10.10円/1錠

このような症状が出たら病院へ

発熱、から咳、呼吸困難など。

ジェネリック

ウルソデオキシコール酸錠
50mg「JG」
6.10円/1錠

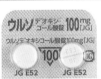

ウルソデオキシコール酸錠
100mg「JG」
7.30円/1錠

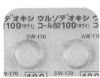

ウルソデオキシコール酸錠
100mg「サワイ」
6.60円/1錠

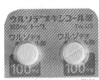

ウルソデオキシコール酸錠
100mg「トーワ」
7.30円/1錠

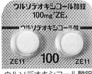

ウルソデオキシコール酸錠
100mg「ZE」
7.30円/1錠

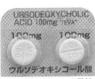

ウルソデオキシコール酸錠
100mg「テバ」
7.30円/1錠

ウルソデオキシコール酸錠
50mg「テバ」
6.10円/1錠

ウルソデオキシコール酸錠
50mg「トーワ」
6.10円/1錠

ウロカルン

●結石排出薬

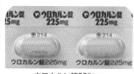

ウロカルン錠225mg
6.50円/1錠
日本新薬

成分名：ウラジロガシエキス

何のお薬？ 腎臓から膀胱につながる管の中で結石すると「尿管結石」といい、腎臓の出口付近に結石するものを「腎結石」と呼びます。どちらも、石が動くと激しい痛みを生じる場合が多く、大きいものは、尿管鏡を用いてレーザーで結石を破砕したり、体外衝撃波で結石を破砕したりして治療を行ないます。このお薬は、結石が大きくなるのを抑えたり、結石を溶解したりするほか、結石による炎症を抑えたり、結石を排泄しやすくするために尿量を増加させるといった働きもあります。レーザーや体外衝撃波などで粉砕できないような小さな結石の排泄にも有効です。血液中の尿酸値が高い（高尿酸値血症）と尿酸結石を発症するリスクが高く、さらに尿の酸性度が高いと、尿路結石を発症するリスクが高まります。尿酸値の増加に関係している「シュウ酸」や「プリン体」を多く含む食品を控えるほか、酸性尿を改善するために、普段から水分を多めに補給するよう心がけましょう。

効能効果

腎結石・尿管結石の排出促進。

飲み忘れた時は
飲み忘れた時間と次に飲む時間の真ん中より前の時間であれば服用します。後なら服用を1回飛ばします。2回分を1度に服用してはいけません。

お薬コラム "背中の痛み"

　背中の痛みや違和感には、いわゆる肩コリや眼精疲労によるはりなどのほかに、様々な病気のサインが隠れている場合もあります。尿路結石や腎結石は、肩コリや筋肉痛などといった痛みとは異なる「激しい痛み」の場合が多く、多くの人は受診しそびれません。しかし、命にかかわる重大疾患でも、痛みが徐々に強くなっていくなどの場合、初期の段階では受診せずに、痛み止めなどを服用して我慢してしまい、痛みが強くなって受診した時にはすでに手遅れ、といったケースも少なくありません。そこで、背中の痛みがサインになる疾患をご紹介します。

●大動脈解離
　大動脈解離は、大動脈の壁の層と層の間に血液が入り込み血管を割いてしまう病気です。外側の層が圧力に耐えられなくなると破裂し、体内で大量出血が生じます。一方、解離した部分が大動脈の血流を止めると、臓器や下肢に血液が流れなくなります。兆候としては、まず胸や背中に痛みが生じ、徐々にその痛みが強くなっていきます。また、下肢のしびれ感を伴う場合もあります。

●心筋梗塞・狭心症
　左の肩甲骨周辺に痛みを感じることの多い疾患で、対応が遅れると危険です。もともと肩コリのある方は特に気づきにくく、心臓から来る痛みと肩コリを見分けるのは難しいとされます。肩コリは肩だけではなく腰や腕にもはりや痛みが出やすい一方、心臓の場合は肩甲骨周辺にはりが集中し腰や腕には異常が出にくい傾向があります。

エースコール

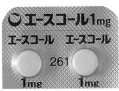

エースコール錠1mg
23.30円/1錠
アルフレッサ

高血圧症、腎実質性高血圧症、腎血管性高血圧症。

成分名：テモカプリル塩酸塩

何のお薬？ アンジオテンシンⅡと呼ばれる物質がその受容体と結合すると、血圧を上昇させるホルモンのアルドステロンが放出されたり、血管を収縮させたり、腎臓で排泄されるはずだったナトリウム（塩分）や水分を再吸収させたりして、血圧を上昇させます。このお薬は、このように血圧を上昇させる働きのあるアンジオテンシンⅡの量を減らして血圧を上げさせない「アンジオテンシン変換酵素阻害剤（ACE）」のひとつです。アンジオテンシンⅡは、変換酵素の働きによりアンジオテンシンⅠから生成されますが、このお薬は、この変換酵素の働きを邪魔します。

このような症状が出たら病院へ

息苦しい、顔・舌・のどが腫れる、全身倦怠感、皮膚や白目が黄色くなる黄疸症状、脱力、発熱、吐き気、悪寒、青あざができやすい、頻回に起こる鼻血、手足に点状の出血、血尿、寒気、突然の高熱、のどの痛み、頭痛、咳、じんましん、血管が浮き出てくる、全身が紅潮する、手足や唇がしびれる、筋肉に力が入らない、粘膜に水ぶくれができる、体中の激しいかゆみなど。

標準薬

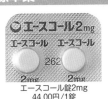

エースコール錠2mg
44.00円/1錠

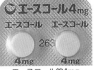

エースコール錠4mg
88.20円/1錠

ジェネリック

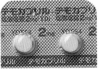

テモカプリル塩酸塩錠2mg
「YD」19.50円/1錠

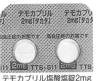

テモカプリル塩酸塩錠2mg
「タカタ」19.50円/1錠

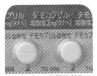

テモカプリル塩酸塩錠2mg
「タナベ」19.50円/1錠

テモカプリル塩酸塩錠2mg
「トーワ」19.50円/1錠

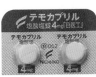

テモカプリル塩酸塩錠4mg
「日医工」39.50円/1錠

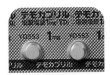

テモカプリル塩酸塩錠1mg
「YD」10.10円/1錠

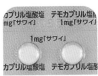

テモカプリル塩酸塩錠1mg
「サワイ」10.10円/1錠

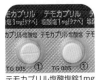

テモカプリル塩酸塩錠1mg
「タナベ」10.10円/1錠

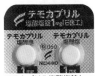

テモカプリル塩酸塩錠1mg
「日医工」10.10円/1錠

ジェネリック

テモカプリル塩酸塩錠1mg
「トーワ」 13.80円/1錠

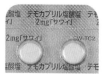

テモカプリル塩酸塩錠2mg
「サワイ」 19.50円/1錠

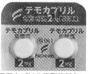

テモカプリル塩酸塩錠2mg
「日医工」 19.50円/1錠

テモカプリル塩酸塩錠4mg
「NP」 39.50円/1錠

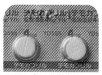

テモカプリル塩酸塩錠4mg
「YD」 39.50円/1錠

テモカプリル塩酸塩錠4mg
「サワイ」 39.50円/1錠

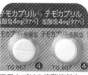

テモカプリル塩酸塩錠4mg
「タナベ」 39.50円/1錠

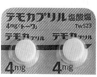

テモカプリル塩酸塩錠4mg
「トーワ」 39.50円/1錠

エカード配合錠

●高血圧症治療薬
配合剤

**成分名：カンデサルタン シレキセチル /
ヒドロクロロチアジド配合**

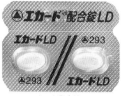

エカード配合錠LD
39.40円/1錠
武田

何のお薬？ アンジオテンシンⅡと呼ばれる物質がその受容体と結合すると、血圧を上昇させるホルモンであるアルドステロンが放出されたり、血管を収縮させたり、腎臓で排泄されるはずだったナトリウム（塩分）や水分を再吸収させたりし、結果、血圧を上昇させます。このお薬は、アンジオテンシンⅡが受容体と結びつくのを邪魔することで、血圧の上昇を抑える「アンジオテンシンⅡ受容体拮抗薬（ARB）」と、腎臓でナトリウム（塩分）や水分が再吸収されるのを抑えて尿の量を増やす「降圧利尿剤」の配合剤です。

効能効果

高血圧症。

標準薬

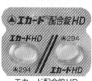

エカード配合錠HD
71.70円/1錠

ジェネリック

カデチア配合錠HD「テバ」
29.30円/1錠

カデチア配合錠LD「あすか」
15.90円/1錠

カデチア配合錠LD「テバ」
15.90円/1錠

エクア

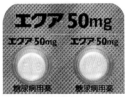

エクア錠50mg
65.30円/1錠
ノバルティス

成分名：ビルダグリプチン

何のお薬？ 膵臓からのインスリン分泌を促すホルモンであるインクレチンを分解する酵素「DPP-4」の働きを邪魔することで、インクレチンの濃度を高め、結果、インスリンの分泌を活発にする働きのほか、血糖値を上昇させるホルモンであるグルカゴンの分泌を抑えるなどの働きにより、血糖値を改善するお薬です。

原則的に服用を避けるべき人

糖尿病性ケトアシドーシス・糖尿病性昏睡・1型糖尿病の人、重い肝機能障害のある人、重症感染症・手術前後・大きな外傷のある人。

飲み忘れた時は

飲み忘れた時間（例：8時）と次に飲む時間（例：12時）の間（例：10時）より前であれば服用します。後なら服用を1回飛ばします。2回分を1度に服用してはいけません。

効能効果

2型糖尿病。

このような症状が出たら病院へ

息苦しい、顔・舌・のどが腫れる、筋肉痛、力が入らない、赤褐色の尿が出る、全身倦怠感、皮膚や白目が黄色くなる黄疸症状、食欲不振、吐き気、嘔吐、2・3日以上続く便秘、腹部の膨満、発熱、から咳、呼吸困難、激しい腹痛、腰や背中の痛みなど。

お薬コラム "ピン・シャン・コロリ"

　ピン・シャン・コロリは「年老いても元気で、心も行動もしっかりして、最期は長患いせず寿命を全うしたい」という願いが込められた言葉です。しかし、半世紀前と比較して、医療や検査技術が進歩した今日、「コロリ」は難しい望みになってきているようです。

　数十年前まで、長期入院せずコロリと亡くなる病気の代表格は脳卒中（脳出血・脳梗塞）か、心不全（急性心筋梗塞・致死性不整脈・心筋疾患）、そのほか、脳動脈瘤破裂や大動脈瘤破裂・解離などが中心でした。循環器系の病気は生活習慣との関連が深く、塩分の摂りすぎによる高血圧症のほか、食生活の急速な欧米化によるコレステロールの増加・脂質異常症などにより、症状が徐々に悪化し、気がついた時（または気がつく前）には発作や「突然死」にみまわれていたのです。

　現在ではその対策として、健康診断の受診が奨励され、平成20年からは特定検診・特定保健指導がスタート、40歳以上75歳未満の被保険者および扶養家族に、健康診断と保健指導が義務化されました。検査項目のターゲットはメタボリック・シンドロームや高血圧症で、異常が見つかれば突然死につながるほど悪化する前に治療が開始されます。その効果もあってか、平成23年の死因統計では、循環器系疾患は35万人弱と、がんの37万人弱を下回りました。戦後70年、がんによる死亡数は増え続けていますが、これは、ほかの疾患の治療が奏功し、結果、がんによる死が増加したからと推定されます。がんの場合、死期を突きつけられる精神的な苦痛はあります。しかし、あらかじめ準備や整理ができる分、何の準備もできずに迎える死よりむしろ「優しい死」だ、と私は考えています。みなさんはどう思いますか？

エクメット配合錠

●糖尿病治療薬配合剤

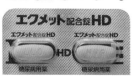

エクメット配合錠HD
55.00円/1錠
ノバルティス

成分名：ビルダグリプチン／メトホルミン塩酸塩

何のお薬？ このお薬は、肝臓で糖をつくるのを抑えたり、筋肉での糖の利用を促したり、腸管の糖吸収を抑える作用のあるビグアナイド系糖尿病治療薬と、血糖値を調節するホルモンであるインクレチンを分解する酵素のDPP-4の働きを邪魔することで、インクレチンの濃度を上昇させて、インスリンの分泌を促進するDPP-4阻害薬の合剤です。

標準薬

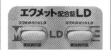

エクメット配合錠LD
55.70円/1錠

効能効果

2型糖尿病。ただし、ビルダグリプチンおよびメトホルミン塩酸塩の併用による治療が適切と判断される場合に限る。

エサンブトール

●抗結核薬

エサンブトール錠125mg
5.90円/1錠
サンド

成分名：エタンブトール塩酸塩

何のお薬？ 結核菌や非結核性抗酸菌の核酸合成経路を邪魔することで、これら細菌が細胞分裂して増殖するのを抑えるお薬です。

標準薬

エサンブトール錠250mg
12.70円/1錠

効能効果

＜適応症＞肺結核およびその他の結核症、マイコバクテリウム・アビウムコンプレックス（MAC）症を含む非結核性抗酸菌症。

エストリール

●更年期障害治療薬
●骨粗鬆症治療薬

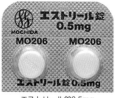

エストリール錠0.5mg
11.90円/1錠
持田

成分名：エストリオール

何のお薬？ このお薬は、このエストロゲンを補充してホルモンバランスを整え、更年期症状としての腟炎症を抑えるほか、老人性骨粗鬆症で乱れた骨形成と骨吸収のバランスを整え、骨密度を上昇させます。

標準薬

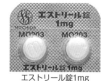

エストリール錠1mg
12.30円/1錠

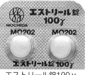

エストリール錠100γ
9.80円/1錠

効能効果

更年期障害、腟炎（老人、小児および非特異性）、子宮頸管炎ならびに子宮腟部びらん（エストリール錠100γ、0.5mg、1mg）。老人性骨粗鬆症（エストリール錠0.5mg、1mg）。

エックスフォージ配合錠

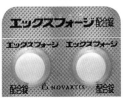

エックスフォージ配合錠
41.80円/1錠
ノバルティス

成分名：バルサルタン／アムロジピンベシル酸塩

何のお薬？ アンジオテンシンⅡと呼ばれる物質がその受容体と結合すると、血圧を上昇させるホルモンであるアルドステロンが放出されたり、血管を収縮させたり、腎臓で排泄されるはずだったナトリウム（塩分）や水分を再吸収させたりし、結果、血圧を上昇させます。このお薬は、アンジオテンシンⅡが受容体と結びつくのを邪魔することで血圧の上昇を抑える成分と、血管平滑筋や心筋の細胞膜にあるカルシウムチャネルに結合して細胞の外にあるカルシウムイオンが細胞内へ流入するのを邪魔することで、血管平滑筋や心筋の収縮を穏やかにし、末梢血管を拡張させ血圧を下げる「カルシウム拮抗薬」の配合薬です。このふたつの成分の働きによって強力に血圧を下げる作用があります。作用が強く出すぎる時があるため、一般的に、ほかのお薬で効果が明確に現れない場合に用いられるお薬です。

効能効果

高血圧症。

標準薬

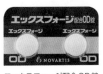

エックスフォージ配合 OD 錠
41.80円/1錠

ジェネリック

アムバロ配合錠
「JG」
13.60円/1錠

アムバロ配合錠
「サワイ」
19.00円/1錠

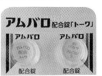

アムバロ配合錠
「トーワ」
19.00円/1錠

エディロール

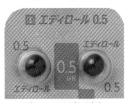

エディロールカプセル0.5μg
36.40円/1カプセル
中外

効能効果

骨粗鬆症。

成分名：エルデカルシトール

何のお薬？ このお薬は、活性型ビタミンD₃の誘導体で、小腸でのカルシウム吸収を促進すると同時に、骨を壊してしまう破骨細胞の骨吸収を抑えることで骨密度を保ちます。

飲み忘れた時は

飲み忘れた場合は、その回の服用は飛ばして、次回から決められた時間に服用します。

このような症状が出たら病院へ

口の渇き、水を多く飲む、吐き気、嘔吐、尿量が多い、注意力が散漫になる、激しい腰や背中の痛み、腹痛、血尿、からだがだるい、からだのむくみなど。

標準薬

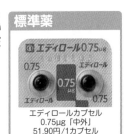

エディロールカプセル
0.75μg「中外」
51.90円/1カプセル

エナロイ

●腎性貧血治療薬

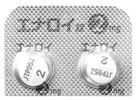

エナロイ錠2mg
263.40円/1錠
日本たばこ・鳥居

効能効果

腎性貧血。

成分名：エナロデュスタット

何のお薬？ 酸素の薄い環境下で赤血球を増やす働きをする「低酸素誘導因子（HIF）」は、平時は酵素に分解されて働きません。このお薬は、この酵素を邪魔（＝阻害）することで、体内の低酸素誘導因子の量を増やします。結果、通常の酸素濃度下でも低酸素誘導因子が作動し赤血球が増えて、貧血が和らぎます。「HIF-PH阻害剤」と呼ばれるお薬のひとつです。

飲み忘れた時は

通常１日１回服用するお薬です。飲み忘れに気づいた時はすぐに服用してください。次に服用する予定が近い（概ね８時間以内）の場合は１回飛ばします。２回分を１度に服用してはいけません。

このような症状が出たら病院へ

服用中に重篤な血栓塞栓症が現れる場合があります。めまい、吐き気、嘔吐、脱力、麻痺、物を落とす（上手くつかめない）、激しい頭痛、胸の痛み、押しつぶされるような胸の痛み、突然の息切れ、激しい腹痛、お腹が張る、足の激しい痛み）などが現れたら、速やかに受診してください。

標準薬

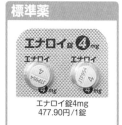

エナロイ錠4mg
477.90円/1錠

お薬コラム　"骨粗鬆症は女性だけの病気ではない"

そもそも骨粗鬆症が女性に多いのは、男性よりも骨量や骨密度が低い上に、出産で大量のカルシウムを使う、あるいは出産しなくても、閉経前後でホルモン量が変化し、骨吸収と骨形成の新陳代謝のバランスが崩れるから、といわれます。

しかし男性も油断はできません。骨粗鬆症の要因として「服用しているお薬の影響」も考えられるからです。ステロイド、プロトンポンプ阻害薬、抗けいれん薬、抗凝固薬、糖尿病治療薬などの副作用として、骨密度の低下が現れる場合があります。しかもこれは、服用量や服用期間が一定量を過ぎると必ず影響を受けやすくなる、という一律のものでもなく、影響の程度は遺伝や体質に拠るのです。

とはいえやはり、骨粗鬆症は女性に多く、統計的には50〜90歳という範囲で見たとき、女性は３人に１人が骨粗鬆症の状態で、そのうち４人に１人には、痛みや骨折など生活全体に大きな影響があって重症化に至っています。これに対して、男性では４〜５人に１人が骨粗鬆症の状態で、重症化する人は、その中の５人に１人程度と少なめです。しかし重症化した場合には、男性の方が女性よりも悪化の速度は速く、寝たきりになったり、認知症を発症したりすることが多い、という指摘もあります。

骨粗鬆症と診断されたら、服薬を継続し、少しでも症状の進行を抑えることが大切です。と同時に、カルシウムを含む食品を多く摂り、併せてコラーゲンやミネラルも補給します。食事ですべてを補給するのが困難であれば、サプリメントを併用してもよいでしょう。運動も必要ですが、過度に負荷がかかる運動をいきなり始めるのは危険です。体重が気になる人は、プール内でのウォーキングなどがおススメです。転倒や足腰の痛みといったリスクの低い運動から始めましょう。

エバステル

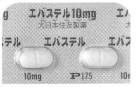

エバステル錠10mg
58.20円/1錠
大日本住友

効能効果

蕁麻疹。湿疹・皮膚炎、痒疹、皮膚そう痒症。アレルギー性鼻炎。

成分名：エバスチン

何のお薬？ 私たちの身体にはアレルギーの原因となる抗原を認識するマスト細胞（肥満細胞）があり、この細胞のスイッチが入ると、ヒスタミンをはじめとする炎症を引き起こす物質や、サイトカインと呼ばれる免疫・炎症に関する情報伝達物質、アレルギー反応・炎症反応を維持しようとする脂質成分など「ケミカルメディエーター」と呼ばれる物質が放出されてアレルギー症状が起こります。このお薬は、ヒスタミンH_1を受け取って炎症を引き起こす受容体を邪魔する働きと、マスト細胞からケミカルメディエーターが放出されるのを抑える働きをもっています。眠気、めまい、注意力・集中力・反射機能の低下などが起こることがあるので、服用中は自動車の運転など危険を伴う機械の操作、高所作業などは極力避けましょう。

飲み忘れた時は

飲み忘れた時間（例：8時）と次に飲む時間（例：12時）の間（例：10時）より前であれば服用します。後なら服用を1回飛ばします。2回分を1度に服用してはいけません。

このような症状が出たら病院へ

じんましん、血管が浮き出てくる、発熱、全身が紅潮する、全身倦怠感、皮膚や白目が黄色くなる黄疸症状など。

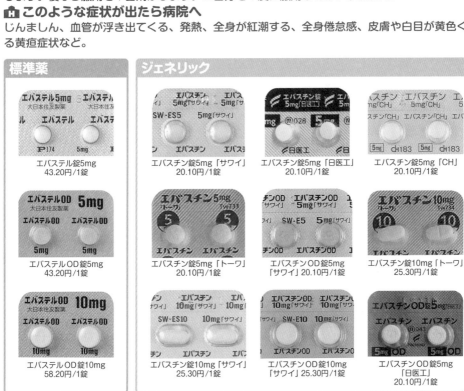

標準薬

エバステル錠5mg
43.20円/1錠

エバステルOD錠5mg
43.20円/1錠

エバステルOD錠10mg
58.20円/1錠

ジェネリック

エバスチン錠5mg「サワイ」
20.10円/1錠

エバスチン錠5mg「日医工」
20.10円/1錠

エバスチン錠5mg「CH」
20.10円/1錠

エバスチン錠5mg「トーワ」
20.10円/1錠

エバスチンOD錠5mg「サワイ」20.10円/1錠

エバスチン錠10mg「トーワ」
25.30円/1錠

エバスチン錠10mg「サワイ」
25.30円/1錠

エバスチンOD錠10mg「サワイ」25.30円/1錠

エバスチンOD錠5mg「日医工」
20.10円/1錠

エパデール

●脂質異常症治療薬　不飽和脂肪酸薬
●動脈硬化症治療薬

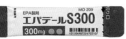

エパデールS300
24.70円/1包
持田

成分名：イコサペント酸エチル

何のお薬？ 青魚の油から抽出した「イコサペント酸エチル（EPA）」が主成分のお薬です。EPAは、α-リノレン酸（ALA）やドコサヘキサエン酸（DHA）とともに、ω-3に分類される脂肪酸の一種で、ヒトを含む多くの動物においては体内で合成されますが、その材料であるα-リノレン酸が、体内で合成できない栄養素（食物などで摂取する必要のある栄養素）であるため、EPAも、α-リノレン酸同様、必須脂肪酸（食物などで摂取する必要のある脂肪酸）のひとつに数えられています。血液中の脂肪分である中性脂肪（トリグリセリド）や、コレステロールの値を下げる働きのほか、血小板が集まって固まり（血栓）を作るのを抑える働きや、血栓が血管の壁に付着するのを抑える働きがあります。さらに、血管の弾力を保ち、動脈硬化が進行するのを抑える働きなどもあり、脂質異常症や動脈硬化症の予防、もしくは進行を遅らせる目的で処方されます。魚油食品や肝油のほか、ニシン・サバ・イワシといった「背の青い魚」に豊富に含まれますが、ここ数年、これら青魚の漁獲量が減少傾向にあり、それらから製造されるEPAも原料が不足しがちで、ジェネリック医薬品はとくに、安定供給が難しい状況が続いているようです。

効能効果

閉塞性動脈硬化症に伴う潰瘍、疼痛および冷感の改善。高脂血症。

お薬を服用する時の注意

空腹時に服用すると吸収が悪くなるので、食後すぐに服用しましょう。

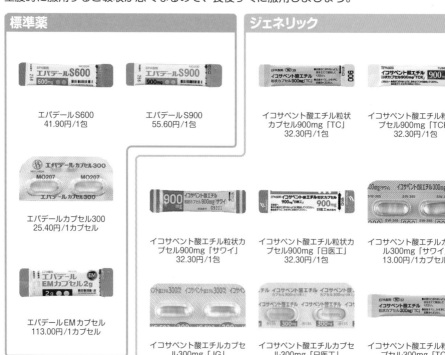

標準薬

エパデールS600
41.90円/1包

エパデールS900
55.60円/1包

エパデールカプセル300
25.40円/1カプセル

エパデールEMカプセル
113.00円/1カプセル

ジェネリック

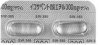

イコサペント酸エチル粒状カプセル900mg「TC」
32.30円/1包

イコサペント酸エチル粒状カプセル900mg「TCK」
32.30円/1包

イコサペント酸エチル粒状カプセル900mg「サワイ」
32.30円/1包

イコサペント酸エチル粒状カプセル900mg「日医工」
32.30円/1包

イコサペント酸エチルカプセル300mg「サワイ」
13.00円/1カプセル

イコサペント酸エチルカプセル300mg「JG」
13.00円/1カプセル

イコサペント酸エチルカプセル300mg「日医工」
13.00円/1カプセル

イコサペント酸エチル粒状カプセル300mg「TC」
12.00円/1包

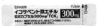

イコサペント酸エチル粒状カ
プセル300mg「TCK」
13.10円/1包

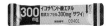

イコサペント酸エチル粒状カ
プセル300mg「サワイ」
12.00円/1包

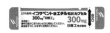

イコサペント酸エチル粒状カ
プセル300mg「日医工」
12.00円/1包

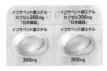

イコサペント酸エチルカプセ
ル 300mg「日本臓器」
13.00円/1カプセル

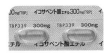

イコサペント酸エチルカプセ
ル300mg「TBP」
13.00円/1カプセル

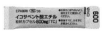

イコサペント酸エチル粒状カ
プセル600mg「TC」
23.20円/1包

イコサペント酸エチル粒状カ
プセル600mg「TCK」
23.20円/1包

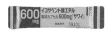

イコサペント酸エチル粒状カ
プセル600mg「サワイ」
23.20円/1包

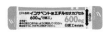

イコサペント酸エチル粒状カ
プセル600mg「日医工」
23.20円/1包

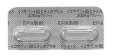

イコサペント酸エチルカプセ
ル300mg「フソー」
13.00円/1カプセル

エバミール

●睡眠導入剤

成分名：ロルメタゼパム

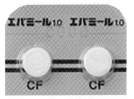

エバミール錠1.0
14.10円/1錠
バイエル

効能効果

不眠症。

何のお薬？ 中枢神経において、抑制性神経伝達物質GABAを受け取るGABA_A受容体のベンゾジアゼピン結合部に作用して、興奮したり不安になったりする信号の流れを抑えることで、これら感情を抑えるほか、催眠作用、筋弛緩作用なども示す、ベンゾジアゼピン系のお薬です。服用してから最高血中濃度に到達するまでの時間は1〜2時間、成分が血液中から消失半減する時間は10時間と、作用は比較的早く現れ、持続する時間も長めです。筋弛緩作用から、ふらつきなどで転倒しないよう、注意が必要です。

原則的に服用を避けるべき人

急性狭隅角緑内障の人、重症筋無力症の人、肺性心・肺気腫・気管支喘息および脳血管障害の急性期などで呼吸機能が著しく低下している人。

お薬を服用する時の注意

急激な眠気のほか、注意力・集中力・反射機能の低下などが起こることがあるので、服用中は自動車の運転など危険を伴う機械の操作のほか、火や刃物を用いる家事や喫煙、さらに外出などは避けましょう。

🏥 このような症状が出たら病院へ

服用しないと不安、服用を止められない、依存性、幻覚をみる、考えがまとまらない、興奮する、息苦しい、呼吸困難など。

エビスタ

●骨粗鬆症治療薬

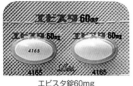

エビスタ錠60mg
66.40円/1錠
イーライリリー

成分名：ラロキシフェン塩酸塩

何のお薬？ 骨を形成する作用の速さを、骨が溶ける作用の速さが上回っている状態にあると、骨粗鬆症は進行します。原因は、閉経後の女性ホルモン（エストロゲン）の減少などがあります。このお薬は、このエストロゲンのような効果を発揮することで骨形成と骨吸収のバランスを整え、骨密度を上昇させます。

原則的に服用を避けるべき人

深部静脈血栓症・肺塞栓症・網膜静脈血栓症等の静脈血栓塞栓症のある人、またはその既往歴のある人、長期不動状態（術後回復期・長期安静期など）にある人、抗リン脂質抗体症候群の人。

効能効果

閉経後骨粗鬆症。

飲み忘れた時は

通常は1日1回服用するお薬です。飲み忘れに気づいた時、次に飲む時間まで8時間以上ある場合はすぐに服用してください。8時間未満の場合には服用を1回飛ばします。2回分を1度に服用してはいけません。

🏥 このような症状が出たら病院へ

足の局所的な痛みや浮腫、急激な視力低下、全身倦怠感、皮膚や白目が黄色くなる黄疸症状など。（以下の場合は救急車を要請）突然の呼吸困難、息切れ、胸や肩甲骨周辺の痛み。

ジェネリック

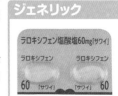

ラロキシフェン塩酸塩錠
60mg「サワイ」
26.40円/1錠

エビプロスタット配合錠

●前立腺肥大症治療薬

エビプロスタット配合錠DB
30.60円/1錠
日本新薬

成分名：オオウメガサソウエキス、スギナエキス他配合剤

何のお薬？ このお薬は、尿道内の抵抗を下げ、膀胱平滑筋の緊張を高めることによって、尿の排出を楽にするほか、前立腺部のむくみや膀胱粘膜の炎症を抑える効果があり、さらに、前立腺組織の肥大を改善する作用もあります。また、抗炎症作用や抗酸化作用があるため、尿路を殺菌する効果も示します。

飲み忘れた時は

飲み忘れた時間と次に飲む時間の真ん中より前の時間であれば服用します。後なら服用を1回飛ばします。

🏥 このような症状が出たら病院へ

全身倦怠感、皮膚や白目が黄色くなる黄疸症状など。

効能効果

前立腺肥大に伴う排尿困難、残尿および残尿感、頻尿。

ジェネリック

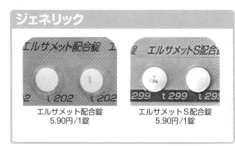

エルサメット配合錠
5.90円/1錠

エルサメットS配合錠
5.90円/1錠

エフィエント

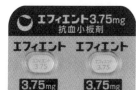

エフィエント錠3.75mg
260.60円/1錠
第一三共

効能効果

経皮的冠動脈形成術（PCI）が適用される下記の虚血性心疾患急性冠症候群（不安定狭心症、非ST上昇心筋梗塞、ST上昇心筋梗塞）。安定狭心症、陳旧性心筋梗塞。2.5mmg・3.75mgは前述に加えて、虚血性脳血管障害（大血管アテローム硬化又は小血管の閉塞に伴う）後の再発抑制。

成分名：プラスグレル塩酸塩

 血小板で、アデノシンニリン酸（ADP）が血小板膜上の受容体（P2Y12）に結合すると、アデニル酸シクラーゼ（AC）と呼ばれる物質の活動が抑えられ、結果、血小板膜糖たんぱく（GPⅡb/Ⅲa）が活性化し血小板が集まって固まる働きが強くなります。このお薬は、ADP受容体を選択的に邪魔することでACの活動を活発にし、結果、血小板が集まって固まる働きを抑えるチエノピリジン系抗血小板薬のプロドラッグです。出血傾向のある患者さんの場合は、服用を慎重に検討する必要があるお薬です。過去に脳梗塞や脳内出血の治療を受けたことのある人、過去に腎臓結石や尿路結石の治療を受けたことがある人、肝臓や腎臓に機能障害のある人、内出血しやすく治りにくいと感じている人は必ず医師に伝えてください。

原則的に服用を避けるべき人

血友病、頭蓋内出血、消化管出血、尿路出血、喀血、硝子体出血など出血のある人。

標準薬

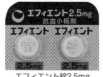

エフィエント錠2.5mg
186.00円/1錠

エフィエント錠5mg
333.60円/1錠

エフィエントOD錠20mg
1,056.20円/1錠

エフメノ

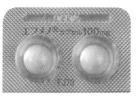

エフメノカプセル100mg
229.30円/1カプセル
富士製薬工業

効能効果

更年期障害及び卵巣欠落症状に対する卵胞ホルモン剤投与時の子宮内膜増殖症の発症抑制。

成分名：プロゲステロン

何のお薬？ 女性ホルモンには「妊娠の準備」に関わるエストロゲン（卵胞ホルモン）と、「妊娠の維持」に関わるプロゲステロン（黄体ホルモン）とがあります。エストロゲンとプロゲステロンは互いの作用を強めあったり、弱めあったりしますが、たとえば、エストロゲンが子宮内膜を厚くしようとするのに対し、プロゲステロンはこの働きを抑制します。このお薬は、後者のプロゲステロンと同じ成分で、更年期障害や卵巣摘出などでプロゲステロンが減少するほか、エストロゲンの投与などによって子宮内膜が過剰に厚くなる「子宮内膜増殖症」の発症を抑制します。

飲み忘れた時は

通常1日1回就寝前に服用するお薬です。飲み忘れに気づいた時はすぐに服用してください。翌日飲み忘れに気づいた時は、前日分は飛ばして、その日の就寝前に1回分を服用します。絶対に2回分を1度に服用してはいけません。

エブランチル

●高血圧症治療薬　α遮断薬
●排尿障害治療薬

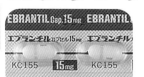

エブランチルカプセル15mg
15.80円/1カプセル
科研

効能効果

本態性高血圧症、腎性高血圧症、褐色細胞腫による高血圧症。前立腺肥大症に伴う排尿障害。神経因性膀胱に伴う排尿困難。

成分名：ウラピジル

何のお薬？ 血管平滑筋が収縮して細くなると、太く拡がっている時に比べて、血液が流れる時の血管の抵抗性が強くなり、結果として、血管の中の圧力が上昇して血圧が上がります。α₁受容体は、神経伝達物質（アドレナリン）を受け取ると血管を収縮させますが、このお薬は、α₁受容体が神経伝達物質を受け取るのを邪魔することで、血管の収縮を抑え、血液の流れをよくして血圧を下げる効果を示します。また、膀胱平滑筋のα₁受容体にも働いて、膀胱平滑筋を緩めて、尿をためやすくします。ただし、前立腺肥大症の治療でこのお薬を服用する場合は、対症療法で原因療法ではありません。

飲み忘れた時は

飲み忘れに気づいた時、次に飲む時間まで5時間以上ある場合はすぐに服用してください。5時間未満の場合には服用を1回飛ばし、次回から決められた時間に服用します。

📛 このような症状が出たら病院へ
全身倦怠感、皮膚や白目が黄色くなる黄疸症状など。

標準薬

エブランチルカプセル30mg
35.40円/1カプセル

エベレンゾ

●腎性貧血治療薬

エベレンゾ錠20mg
367.70円/1錠
アステラス

効能効果

腎性貧血。

成分名：ロキサデュスタット

何のお薬？ 私たちの身体には、低酸素の環境に一定以上いると〈酸素をより多く取り込むため〉に血液中で酸素を運ぶ赤血球の量が増える、というしくみがもともと備わっています。スポーツ選手の「高地トレーニング」などはまさにこのしくみを利用しているのですが、通常の酸素濃度下では、この「赤血球を増やすために働くたんぱく質（低酸素誘導因子／HIF）」は酵素（プロリン水酸化酵素酵素）に分解されて低値でバランスします。そのため平地などでは、赤血球が一定程度以上に増えることはありません。このお薬の成分は、この低酸素誘導因子（HIF）を分解する酵素を邪魔（＝阻害）することで、体内の低酸素誘導因子の量を増やします。結果、通常の酸素濃度下でも低酸素誘導因子が作動し、高地に適応するときと同様に赤血球が増えて、貧血が解消されます。「HIF-PH阻害剤」と呼ばれるお薬のひとつです。

標準薬

エベレンゾ錠50mg
758.70円/1錠

エベレンゾ錠100mg
1,370.50円/1錠

118

エボザック

●口腔乾燥症状改善薬

成分名：セビメリン塩酸塩水和物

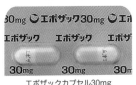

エボザックカプセル30mg
84.30円/1カプセル
第一三共

効能効果

シェーグレン症候群患者の
口腔乾燥症状の改善。

何のお薬？ このお薬は、唾液の分泌を促す神経伝達物質（アセチルコリン）を受け取るムスカリン性アセチルコリン受容体を刺激することで、唾液の分泌を促進します。シェーグレン症候群は免疫疾患の一種で、唾液腺が傷つくことで唾液が出にくくなる病気です。膠原病（関節リウマチ・全身性エリテマトーデス・強皮症・皮膚筋炎・混合性結合組織病など）と一緒に発症する場合と、単体で発症する場合がありますが、いずれも、治療方法が確立していない難病のひとつです。なお、シェーグレン症候群では、口腔内の渇きと一緒にドライアイを併発する場合があります。気になる症状があれば、主治医に相談してください。

原則的に服用を避けるべき人

重い虚血性心疾患（心筋梗塞、狭心症等）のある人、気管支喘息および慢性閉塞性肺疾患の人、消化管および膀胱頸部に閉塞のある人、てんかん・パーキンソニズムまたはパーキンソン病の人、虹彩炎のある人。

飲み忘れた時は

飲み忘れた時間と次に飲む時間の真ん中より前の時間であれば服用します。後なら服用を1回飛ばします。2回分を1度に服用してはいけません。

🏥 このような症状が出たら病院へ

発熱、から咳、呼吸困難など。

エラスチーム

●脂質異常症治療薬

成分名：エラスターゼ

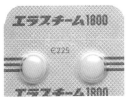

エラスチーム錠1800
10.60円/1錠
エーザイ

効能効果

高脂血症。

何のお薬？ コレステロールには悪玉コレステロール（LDL）と善玉コレステロール（HDL）があり、体内のコレステロールは、食事から吸収されるものが半分、残りは肝臓で合成されています。小腸で吸収された食事由来のコレステロールも、肝臓で合成されたコレステロールも、大半は血液中へ放出されますが、一部は胆汁酸へと変換されて排泄されます。このお薬は、超低比重リポ蛋白（VLDL）、低比重リポ蛋白（LDL＝悪玉コレステロール）、高比重リポ蛋白（HDL＝善玉コレステロール）の代謝を活性化すると同時に、コレステロールが胆汁酸へと変換（異化）される働きと排泄を促して、血液中のコレステロール値を低下させます。

　副作用は少ないお薬ですが、発疹、皮膚のかゆみ、食欲不振、胃腸障害、下痢、胃部の不快感、腹部の張った感じ、便秘などが報告されています。気になる症状があれば、主治医に相談してください。

飲み忘れた時は

飲み忘れた時間（例：8時）と次に飲む時間（例：12時）の間（例：10時）より前であれば服用します。後なら服用を1回飛ばします。2回分を1度に服用してはいけません。

エリキュース

●抗凝固薬

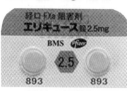

エリキュース錠2.5mg
121.10円/1錠
ブリストル

効能効果

非弁膜症性心房細動患者における虚血性脳卒中および全身性塞栓症の発症抑制。静脈血栓塞栓症（深部静脈血栓症および肺血栓塞栓症）の治療および再発抑制。

成分名：アピキサバン

何のお薬? 血液の凝固は、外因系と内因系とに区別されています。打撲などで血管が傷つき血液が漏れ出した時、できるだけ素早く血液を固まらせて血液が漏れ出すのを止めようとする反応を外因系といい、一方、血管の中で血液が固まってしまうのを内因系といいます。外因系・内因系とも、血液が固まるには、まず、①血液中の第Ｘ因子が活性化してプロトロンビンに働きかけ、②プロトロンビンはそれによってトロンビンに変換され、③さらにトロンビンがフィブリンを生成して凝固が完成する、という過程を経ています。このお薬は、第Ｘ因子が活性化するのを邪魔する働きによって、上記②のプロセス（プロトロンビンがトロンビンへと変換する）を止め、結果、血液が固まらないようにします。

原則的に服用を避けるべき人

出血症状のある人、血液凝固異常および出血リスクのある肝疾患の人、腎不全の人。

飲み忘れた時は

飲み忘れに気づいた時、次に飲む時間まで３時間以上ある場合はすぐに服用してください。３時間未満の場合には服用を１回飛ばします。２回分を１度に服用してはいけません。

🏥 このような症状が出たら病院へ

吐き気、めまい、頭痛、紫や黒い色の便、腹痛、胸やけ、吐血、目のかすみ、視力障害など（鼻出血、・皮下出血・歯肉出血・血尿・喀血・吐血・血便などがないか注意深く観察して、気になる症状があれば、すぐに主治医に相談してください）。

標準薬

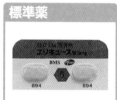

エリキュース錠5mg
219.20円/1錠

エリスパン

●精神安定剤
●睡眠障害治療薬

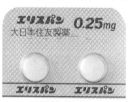

エリスパン錠0.25mg
7.10円/1錠　大日本住友
R6.3.31まで

効能効果

心身症（消化器疾患、高血圧症、心臓神経症、自律神経失調症）における身体症候ならびに不安・緊張・抑うつおよび焦躁、易疲労性、睡眠障害。

成分名：フルジアゼパム

何のお薬? 中枢神経において、抑制性神経伝達物質GABAを受け取るGABAₐ受容体のベンゾジアゼピン結合部に作用して、興奮したり不安になったりする信号の流れを抑えるお薬です。作用が強く、また長期間服用すると副作用が起こりやすいため、入院中などに処方されることが多いようです。

原則的に服用を避けるべき人

急性狭隅角緑内障の人、重症筋無力症の人。

飲み忘れた時は

飲み忘れに気づいた時、次に飲む時間まで４時間以上ある場合はすぐに服用してください。4時間未満の場合は服用を１回飛ばして、次回から決められた時間に服用します。

🏥 このような症状が出たら病院へ

考えがまとまらない、名前・場所・時間・目的などが判らない、服用しないと不安、薬が止められなくなってしまったなど。

エリスロシン

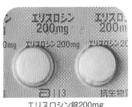

エリスロシン錠200mg
10.80円/1錠
マイラインEPD

効能効果

<適応症>表在性皮膚感染症、深在性皮膚感染症、リンパ管・リンパ節炎、乳腺炎、骨髄炎、扁桃炎、肺炎、肺膿瘍、膿胸、腎盂腎炎、尿道炎、淋菌感染症、軟性下疳、梅毒、子宮内感染、中耳炎、歯冠周囲炎、猩紅熱、ジフテリア、百日咳、破傷風。

成分名：エリスロマイシン

何のお薬？ 細菌にもヒトの細胞にも、遺伝子（DNAやRNA）を読み取ってたんぱく質を合成する構造体「リボソーム」が存在します。細胞が分裂して、新たな細胞を作るには、たんぱく質が必要ですが、このたんぱく質を作るには、リボソームの働きが不可欠です。

このお薬は、ヒトとある種の細菌のリボソームの種類が違うことに着目し、細菌のリボソームの働きだけを邪魔することで、細菌においてたんぱく質合成ができないようにして細菌の増殖を抑える、マクロライド系静菌性抗生物質のひとつです。

標準薬

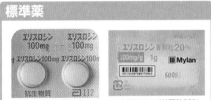

エリスロシン錠100mg
6.20円/1錠

エリスロシンW顆粒20%
32.20円/1g

ジェネリック

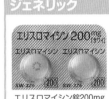

エリスロマイシン錠200mg
「サワイ」
12.30円/1錠

※上記以外の標準薬として、エリスロシンドライシロップW20%（21.30円/1g）があります。

エルカルチンFF

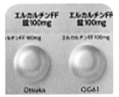

エルカルチンFF錠100mg
73.30円/1錠
大塚

効能効果

カルニチン欠乏症。

成分名：レボカルニチン塩化物

何のお薬？ カルニチンとは、細胞内で、脂肪をエネルギーに変えるためにミトコンドリアに脂肪酸を運搬する役割を担っている物質で、通常体内で合成されますが、カルニチン欠乏症のほか、重篤な肝臓疾患、または腎臓疾患などにより、体内のカルニチンが不足すると、筋肉のけいれん・筋力低下など、様々な症状が現れます。このお薬は、不足したカルニチンを補給することで、これら欠乏に由来する症状の改善を図ります。少ない量から服用を開始し、症状に合わせて増量します。回復が認められたら、徐々に服用量を減らします。そのため、服用中は定期的な診断が必要です。決められた受診日は守りましょう。

標準薬

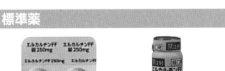

エルカルチンFF錠250mg
216.60円/1錠

エルカルチンFF内用液10%
56.70円/1mL

ジェネリック

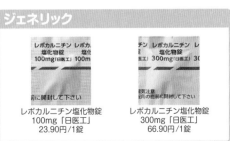

レボカルニチン塩化物錠
100mg「日医工」
23.90円/1錠

レボカルニチン塩化物錠
300mg「日医工」
66.90円/1錠

121

エンドキサン

●アルキル化剤

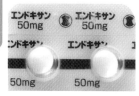

エンドキサン錠50mg
24.60円/1錠
塩野義製薬

成分名：シクロホスファミド水和物

何のお薬？ 細胞のDNAの合成を邪魔する働きにより、がん細胞を死滅させます。また、抗体を産生しているβリンパ球の増殖を妨げ、免疫抑制作用を示します。がんの治療のほか、治療抵抗性の膠原病や、難治性ネフローゼなどでも処方されます。致死性の副作用が現れる可能性があるため、通常、緊急時の対応が可能な病院等で、密な連絡のもと処方されます。

🏥 このような症状が出たら病院へ

※致死性の副作用が現れる可能性があります。服用を開始する前に医師や薬剤師の説明をよく聴き、気になる症状があれば、すぐに主治医に相談してください。※じんましん、血管が浮き出てくる、発熱、全身が紅潮する、息苦しい、高熱、目の充血、めやに、唇や陰部のただれ、皮膚の広い範囲が赤くなる、食欲不振、吐き気、嘔吐、全身倦怠感、脱力、悪寒、青あざができやすい、悪心、考えが混乱する、筋肉のけいれん、尿量減少、手足や顔のむくみなど。

効能効果

ネフローゼ症候群。全身性エリテマトーデス、全身性血管炎（顕微鏡的多発血管炎、ヴェゲナ肉芽腫症、結節性多発動脈炎、Churg-Strauss症候群、大動脈炎症候群等）、多発性筋炎/皮膚筋炎、強皮症、混合性結合組織病、および血管炎を伴う難治性リウマチ性疾患。多発性骨髄腫、悪性リンパ腫（ホジキン病、リンパ肉腫、細網肉腫）、乳癌。急性白血病、真性多血症、肺癌、神経腫瘍（神経芽腫、網膜芽腫）、骨腫瘍の自覚的ならびに他覚的症状の緩解。

標準薬

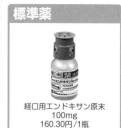

経口用エンドキサン原末
100mg
160.30円/1瓶

エンレスト

●慢性心不全治療薬

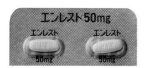

エンレスト錠50mg
65.20円/1錠
ノバルティス・大塚製薬

成分名：サクビトリルバルサルタンナトリウム水和物

何のお薬？ このお薬は、アンジオテンシンⅡ受容体拮抗薬とネプリライシン阻害薬（ARNI）と呼ばれるお薬の合剤で、血圧の上昇に関係しているアンジオテンシンⅡとナトリウム（塩分）排泄に関係しているネプリライシンを合剤にすることで、血圧を下げ、利尿作用によって身体に中に貯まる水分量を減らし、心臓への負荷を軽減し、心不全が悪化しないようにするお薬です。

原則的に服用を避けるべき人

腎動脈狭窄、高カリウム血症、脳血管障害、腎臓障害、肝臓障害がある人。

お薬を服用する時の注意

効能効果

慢性心不全。100mg・200mgは前述に加えて、高血圧症。

症候性低血圧により、めまい、ふらつきが現れることがあるので、高所作業、自動車の運転など危険を伴う機械の操作には注意してください。脱水（喉が渇く、体重が減る、手足がつる）などの症状が現れた場合は、ただちに医師に連絡してください。

標準薬

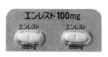

エンレスト錠100mg
114.40円/1錠

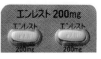

エンレスト錠200mg
201.30円/1錠

オイグルコン

●糖尿病治療薬
スルホニル尿素薬

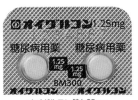

オイグルコン錠1.25mg
5.90円/1錠
太陽ファルマ

効能効果

インスリン非依存型糖尿病。

成分名：グリベンクラミド

何のお薬？ インスリンは膵臓で作られるペプチドホルモンの一種で、血液を介して細胞に届きます。インスリンが細胞をノックすると、細胞の扉が開いて血液中の糖が取り込まれ、エネルギーとして消費されますが、インスリンが少ないと細胞の扉が開かれなくなり、血液中に糖が残って、糖尿病を発症します。このお薬は膵臓のβ細胞に作用してインスリンの分泌量を増加させて、細胞内に糖が吸収されやすくすることで、血糖値を低下させます。糖尿病をなおすには、はじめに食生活を改善すること、次に継続的に運動を行なうことです。薬を服用したからといって、暴飲暴食を続けていると、病気が進行してしまいます。

標準薬

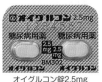

オイグルコン錠2.5mg
9.40円/1錠

ジェネリック

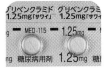

グリベンクラミド錠1.25mg
「サワイ」5.70円/1錠

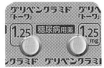

グリベンクラミド錠1.25mg
「トーワ」5.70円/1錠

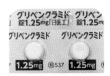

グリベンクラミド錠1.25mg
「日医工」5.70円/1錠

オーグメンチン配合錠

●複合抗生物質製剤

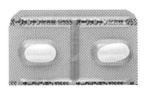

オーグメンチン配合錠125SS
31.80円/1錠
グラクソ・スミスクライン

効能効果

＜適応症＞表在性皮膚感染症、深在性皮膚感染症、リンパ管・リンパ節炎、慢性膿皮症、咽頭・喉頭炎、扁桃炎、急性気管支炎、慢性呼吸器病変の二次感染、膀胱炎、腎盂腎炎、淋菌感染症、子宮内感染、子宮付属器炎、中耳炎。

成分名：クラブラン酸カリウム／アモキシシリン水和物配合剤

何のお薬？ 薬が細菌の増殖を抑えている間に、服薬している患者自身の免疫力によって細菌を殺し、病気からの回復を図るタイプの抗生物質を「静菌性抗生物質」といいます。これに対して、細菌を直接殺すタイプの抗生物質を「殺菌性抗生物質」といいます。このお薬は、ある種の細菌には存在してヒトの細胞には存在しない「細胞壁」に的をしぼり、その合成を邪魔することで、細菌のみ死滅させる作用を示す成分を２種類配合し、より多くの種類の細菌に抗菌力をもつようにした殺菌性抗生物質です。

 このような症状が出たら病院へ

じんましん、血管が浮き出てくる、発熱、全身が紅潮する、高熱、目の充血、めやに、唇や陰部のただれ、皮膚の広い範囲が赤くなる、寒気、突然の高熱、のどの痛み、頭痛、咳、全身倦怠感、尿量減少、手足や顔のむくみ、腰痛、頻回の下痢、赤紫の便、全身倦怠感、皮膚や白目が黄色くなる黄疸症状、から咳、呼吸困難など。

標準薬

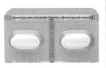

オーグメンチン配合錠250RS
45.70円/1錠

オークル

●抗リウマチ剤

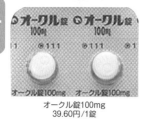

オークル錠100mg
39.60円/1錠
日本新薬

効能効果

関節リウマチ。

成分名：アクタリット

何のお薬？ ある種のアレルギー反応を抑える働きがあるほか、サイトカイン（免疫・炎症に関する情報伝達物質）と、たんぱく質分解酵素の産生を抑制します。一方で、関節リウマチの症状のひとつである血管新生や、細胞と細胞が貼りついて動きにくくなるのを抑えるなどの効果から、関節リウマチの炎症を抑えます。

原則的に服用を避けるべき人

妊婦または妊娠している可能性のある婦人。

🏥 このような症状が出たら病院へ

発熱、から咳、呼吸困難、全身倦怠感、尿量減少、手足や顔のむくみ、皮膚や白目が黄色くなる黄疸症状、紫や黒い色の便、腹痛、胸やけ、吐血、寒気、突然の高熱、のどの痛み、頭痛、咳など。

ジェネリック

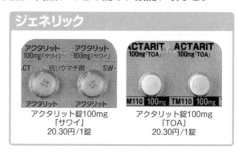

アクタリット錠100mg
「サワイ」
20.30円/1錠

アクタリット錠100mg
「TOA」
20.30円/1錠

お薬コラム　"ノンアルコールでカロリー0"

　糖尿病の場合、食事に含まれる糖質（炭水化物）の制限が治療の第一歩です。お酒に含まれるアルコールも、最終的には糖質同様「エネルギー」として代謝されるので、せっかく炭水化物を少なくしても、アルコールのエネルギーが補ってしまえば、摂取した炭水化物が消費されずに残り、減らした効果が現れにくくなります。日本酒や甘いお酒はもちろんですが、ノンアルコール飲料も油断できません。進化してアルコール入りとあまり変わらない味のノンアル・ビールなどもありますが、意外に糖質を含んでいてカロリーが高いものもあるので注意が必要です。ノンアル・ビールもノンアル・サワーも、糖尿病治療中の場合には、原則カロリー0をおすすめします。その分、料理や食材そのものの味を堪能しましょう。

オキサトミド

成分名：オキサトミド

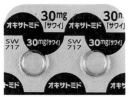

オキサトミド錠30mg「サワイ」
5.90円/1錠
沢井製薬

何のお薬？ 私たちの身体にはアレルギーの原因となる抗原を認識するマスト細胞（肥満細胞）があり、この細胞のスイッチが入ると、ヒスタミンをはじめとする炎症を引き起こす物質や、サイトカインと呼ばれる免疫・炎症に関する情報伝達物質、アレルギー反応・炎症反応を維持しようとする脂質成分など「ケミカルメディエーター」と呼ばれる物質が放出されてアレルギー症状が起こります。このお薬は、マスト細胞からケミカルメディエーターが放出されるのを抑えると同時に、ケミカルメディエーターの受容体を邪魔する働きにより、アレルギーの諸症状を和らげます。

効能効果

アレルギー性鼻炎、蕁麻疹、皮膚そう痒症、湿疹・皮膚炎、痒疹。

ジェネリック

オキサトミドDS小児用2%
「サワイ」
6.80円/1g

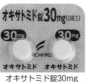

オキサトミド錠30mg
「CH」
5.90円/1錠

オキサトミド錠30mg
「日医工」
5.90円/1錠

オキサトミドシロップ小児用
0.2%「VTRS」
7.00円/1mL

オクソラレン

成分名：メトキサレン

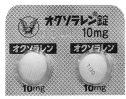

オクソラレン錠10mg
98.80円/1錠
大正富山

何のお薬？ このお薬には、皮膚の光線感受性を強くする働きがあります。服用してから紫外線を浴びると、皮膚の角質層が厚くなり、炎症を起こして「日焼け」と同様の状態になって、その後色素が沈着することで、白斑を小さくする効果が期待されます。上記治療の過程で皮膚がんを発症したという報告もあるので、治療中は皮膚の状態をよく観察し、違和感や異常を感じるなど、気になる症状があれば、すぐに主治医に相談してください。

原則的に服用を避けるべき人
皮膚がんまたはその既往歴のある人、ポルフィリン症・紅斑性狼瘡・色素性乾皮症・多形性日光皮膚炎等の光線過敏症を伴う疾患のある人、肝臓疾患のある人。

効能効果

尋常性白斑。

飲み忘れた時は
飲み忘れた場合は、医師の指示に従って、紫外線をあてる前に服用します。2回分を1度に服用したり、指定されていない時間に服用してはいけません。

お薬を服用する時の注意
この薬を服用している間は、紫外線に敏感になっています。医師の指示なしに日光浴をしたり、長時間屋外にいて日光を多く浴びることのないように、注意しましょう。

オステラック

●非ステロイド性鎮痛・抗炎症剤

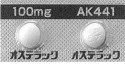

オステラック錠100
13.40円/1錠
あすか

効能効果

関節リウマチ、変形性関節症、腰痛症、肩関節周囲炎、頸腕症候群、腱鞘炎の疾患ならびに症状の消炎・鎮痛。手術後ならびに外傷後の消炎・鎮痛。

成分名：エトドラク

何のお薬？ 体内で炎症が起こると、プロスタグランジンが放出されて、発熱や痛みが生じますが、このプロスタグランジンは、シクロオキシゲナーゼ（COX）と呼ばれる物質によって体内で合成されます（プロスタグランジン自体は痛みを生じさせるのではなく、痛みを感じやすくさせる物質です）。このお薬は、非ステロイド性抗炎症薬（NSAIDs）のひとつで、プロスタグランジンを合成するのに必要なシクロオキシゲナーゼ（COX）の働きを邪魔することで、体内のプロスタグランジンを減らし、結果、熱を下げ、炎症や痛みを和らげます。

標準薬

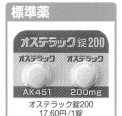

オステラック錠200
17.60円/1錠

ジェネリック

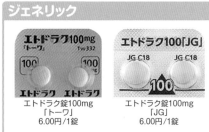

エトドラク錠100mg
「トーワ」
6.00円/1錠

エトドラク錠100mg
「JG」
6.00円/1錠

オゼックス

●ニューキノロン系経口抗菌製剤

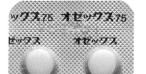

オゼックス錠75
47.90円/1錠
富山化学

成分名：トスフロキサシントシル酸塩水和物

何のお薬？ このお薬は、ある種の細菌のDNAの働きを邪魔することで、たんぱく質の合成をできないようにし、細菌の増殖を抑える、ニューキノロン系抗菌薬です。

効能効果

＜適応症＞表在性皮膚感染症、深在性皮膚感染症、リンパ管・リンパ節炎、慢性膿皮症、ざ瘡（化膿性炎症を伴うもの）、外傷・熱傷および手術創等の二次感染、乳腺炎、肛門周囲膿瘍、骨髄炎、関節炎、咽頭・喉頭炎、扁桃炎（扁桃周囲膿瘍を含む）、急性気管支炎、肺炎、慢性呼吸器病変の二次感染、膀胱炎、腎盂腎炎、前立腺炎（急性症、慢性症）、精巣上体炎（副睾丸炎）、尿道炎、胆嚢炎、胆管炎、感染性腸炎、腸チフス、パラチフス、コレラ、バルトリン腺炎、子宮内感染、子宮付属器炎、涙嚢炎、麦粒腫、瞼板腺炎、外耳炎、中耳炎、副鼻腔炎、化膿性唾液腺炎、歯周組織炎、歯冠周囲炎、顎炎、炭疽。

標準薬

オゼックス細粒小児用15%
330.40円/1g

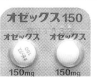

オゼックス錠150
56.70円/1錠

ジェネリック

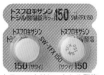

トスフロキサシントシル酸塩
錠150mg「サワイ」
25.80円/1錠

トスフロキサシントシル酸塩
細粒小児用15%「トーワ」
129.80円/1g

オテズラ

オテズラ錠30mg
989.60円/1錠
アムジェン

効能効果

局所療法で効果不十分な尋常性乾癬、関節症性乾癬。

成分名：アプレミラスト

何のお薬？ 私たちの身体の免疫や炎症にかかわる細胞にはPDE4（ホスホジエステラーゼ4）という酵素が存在します。この酵素は細胞の中で活発に働くと細胞内にあるcAMP（サイクリックエーエムピー）の濃度が低下し、IL-17、TNF-α、IL-23やサイトカインなどの炎症性物質が放出されて炎症反応が強くなります。このお薬は、PDE4の働きを邪魔することで、細胞内のcAMPの濃度を上昇させて炎症性物質の産生を減らし、過剰な炎症反応を抑制することで、乾癬の症状を改善させます。

飲み忘れた時は

通常スターターパックの用量漸増スケジュールにあわせて服用します。初日は朝服用、2日目から朝夕服用で、お薬の容量も10mgから20mg、20mgから30mgへと増えていきます。初日の朝服用を忘れた場合は次の日の朝から服用をスタートし、その後はスケジュールどおり服用してください。2日目以降、朝飲む分の飲み忘れに気がついた時は、次に飲む夕方まで6時間以上ある場合はすぐに服用します。6時間未満の場合は服用せずその回の分のお薬を破棄して、次に飲む夕方の分からスケジュール通りに服用します。夕方に飲む分の飲み忘れに気がついた場合も、次に飲む朝まで6時間以上ある場合はすぐに服用します。前日の飲み忘れに朝気がついた場合は夕方の分のお薬を破棄し、朝の服用分からスケジュール通りに服用します。2回分を1度に服用してはいけません。

※上記以外の標準薬として、オテズラ錠10mg（329.90円/1錠）、オテズラ錠20mg（659.70円/1錠）があります。

オドリック

●高血圧症治療薬
ACE阻害薬（ACE）

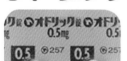

オドリック錠0.5mg
24.20円/1錠
日本新薬

効能効果

高血圧症。

成分名：トランドラプリル

何のお薬？ アンジオテンシンIIと呼ばれる物質がその受容体と結合すると、血圧を上昇させるホルモンのアルドステロンが放出されたり、血管を収縮させたり、腎臓で排泄されるはずだったナトリウム（塩分）や水分を再吸収させたりして、血圧を上昇させます。このお薬は、このように血圧を上昇させる働きのあるアンジオテンシンIIの量を減らして血圧を上げさせない「アンジオテンシン変換酵素阻害剤（ACE）」のひとつです。アンジオテンシンIIは、変換酵素の働きによりアンジオテンシンIから生成されますが、このお薬の成分は、この変換酵素を邪魔することで、アンジオテンシンIをアンジオテンシンIIに変化させないのです。

標準薬

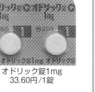

オドリック錠1mg
33.60円/1錠

ジェネリック

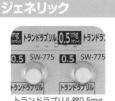

トランドラプリル錠0.5mg
「サワイ」
16.20円/1錠

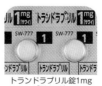

トランドラプリル錠1mg
「サワイ」
17.00円/1錠

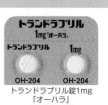

トランドラプリル錠1mg
「オーハラ」
17.00円/1錠

オノン

●気管支喘息治療薬
●アレルギー性鼻炎治療薬

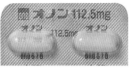

オノンカプセル112.5mg
31.30円/1カプセル
小野

効能効果

気管支喘息、アレルギー性鼻炎。

成分名：プランルカスト水和物

何のお薬？ アレルギー反応によって放出されるケミカルメディエーターのひとつに、気管支収縮作用に関係している「ロイコトリエン」という物質があります。このお薬は、このロイコトリエンを受け取る受容体を邪魔することで、気管支喘息やアレルギー性鼻炎の諸症状を和らげます。

飲み忘れた時は

飲み忘れに気づいた時、次に飲む時間まで5時間以上ある場合はすぐに服用してください。5時間未満の場合には服用を1回飛ばし、次回から決められた時間に服用します。

標準薬

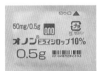

オノンドライシロップ10%
44.80円/1g

ジェネリック

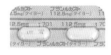

ブランルカストカプセル
112.5mg「タイヨー」
15.60円/1カプセル

ブランルカストカプセル
112.5mg「日医工」
15.60円/1カプセル

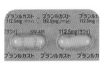

ブランルカストカプセル
112.5mg「サワイ」
15.60円/1カプセル

オパイリン

●非ステロイド性消炎・鎮痛・解熱剤

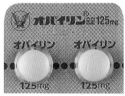

オパイリン錠125mg
7.60円/1錠
大正製薬

効能効果

関節リウマチ、変形性関節症、変形性脊椎症、腰痛症、肩胛関節周囲炎、関節炎、症候性神経痛の消炎、鎮痛、解熱。抜歯後、歯髄炎、歯根膜炎の消炎、鎮痛。膀胱炎、前立腺炎、帯状疱疹、湿疹・皮膚炎、紅斑症、各科領域の手術後ならびに外傷後の炎症性反応の消炎。

成分名：フルフェナム酸アルミニウム

何のお薬？ 体内で炎症が起こると、プロスタグランジンが放出されて、発熱や痛みが生じますが、このプロスタグランジンは、シクロオキシゲナーゼ（COX）と呼ばれる物質によって体内で合成されます（プロスタグランジン自体は痛みを生じさせるのではなく、痛みを感じやすくさせる物質です）。このお薬は、非ステロイド性抗炎症薬（NSAIDs）のひとつで、プロスタグランジンを合成するのに必要なシクロオキシゲナーゼ（COX）の働きを邪魔することで、体内のプロスタグランジンを減らし、結果、熱を下げ、炎症や痛みを和らげます。

飲み忘れた時は

飲み忘れた時間（例：8時）と次に飲む時間（例：12時）の間（例：10時）より前であれば服用します。後なら服用を1回飛ばします。2回分を1度に服用してはいけません。

🏥 このような症状が出たら病院へ

腹痛、下痢、血が混じった便、紫色をした便など。

標準薬

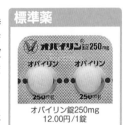

オパイリン錠250mg
12.00円/1錠

オパルモン

●プロスタグランジンE1誘導体製剤

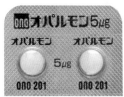

オパルモン錠5μg
28.90円/1錠
小野

効能効果

閉塞性血栓血管炎に伴う潰瘍、疼痛および冷感などの虚血性諸症状の改善。後天性の腰部脊柱管狭窄症に伴う自覚症状（下肢疼痛、下肢しびれ）および歩行能力の改善。

成分名：リマプロスト・アルファデクス

何のお薬？ 血管を拡張させるなどの命令を伝える情報伝達物質「プロスタグランジンE1」の働きをよくするお薬です。このお薬の成分により血管が拡張し、結果、血流が増加して、手足のしびれや痛み、冷感などを和らげます。また、頸椎疾患による神経症状の改善にも効果が期待されます。

飲み忘れた時は

飲み忘れた時間（例：8時）と次に飲む時間（例：12時）の間（例：10時）より前であれば服用します。後なら服用を1回飛ばします。2回分を1度に服用してはいけません。

🏥 このような症状が出たら病院へ

全身倦怠感、皮膚や白目が黄色くなる黄疸症状など。

ジェネリック

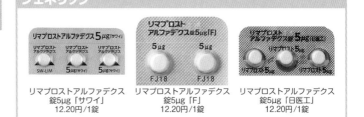

リマプロストアルファデクス
錠5μg「サワイ」
12.20円/1錠

リマプロストアルファデクス
錠5μg「F」
12.20円/1錠

リマプロストアルファデクス
錠5μg「日医工」
12.20円/1錠

オプスミット

●肺動脈性肺高血圧症治療薬

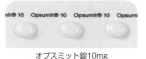

オプスミット錠10mg
13,374.60円/1錠
ヤンセン・日本新薬

効能効果

肺動脈性肺高血圧症。

成分名：マシテンタン

何のお薬？ 血管内皮細胞にある「エンドセリン」と呼ばれるたんぱく質（ペプチド）とその受容体（ETAおよびETB）が結合すると、持続的に血管が収縮し、血圧が上昇します。このお薬は、エンドセリン受容体拮抗薬と呼ばれるお薬です。エンドセリン受容体に先回りして結合し、受容体がエンドセリンに反応できなくすることで、血管の収縮を抑え、血圧を下げる作用を示します。同時に肺動脈を流れる血液の量を増やし、息切れや疲労感を改善します。

原則的に服用を避けるべき人

妊婦または妊娠している可能性のある婦人（動物実験（ラットおよびウサギ）で胎児に異常、出生児の低体重などが報告されています）、重度の肝障害のある人、強いCYP3A4誘導剤（リファンピシン、セイヨウオトギリソウ含有食品、カルバマゼピン、フェニトイン、フェノバルビタール、リファブチン）を服用中の人。

飲み忘れた時は

1日1回服用するお薬です。飲み忘れに気づいた時は、すぐに1回分服用します。毎朝服用している場合、朝飲み忘れ気づいたのが深夜の就寝前の場合には、服用を1回飛ばし、次回から決められた時間に服用します。2回分を1度に服用してはいけません。

オメプラール

●プロトンポンプ・インヒビター

オ

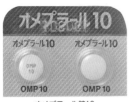

オメプラール錠10
34.20円/1錠
太陽ファルマ

効能効果

胃潰瘍、十二指腸潰瘍、吻合部潰瘍、逆流性食道炎、非びらん性胃食道逆流症、Zollinger-Ellison 症候群。胃潰瘍、十二指腸潰瘍、胃MALTリンパ腫、特発性血小板減少性紫斑病、早期胃癌に対する内視鏡的治療後胃におけるヘリコバクター・ピロリの除菌の補助。

成分名：オメプラゾール

何のお薬？ 胃酸の分泌は、胃壁の細胞膜にある受容体が神経伝達物質を受け取ることで始まり、最終段階において、プロトンポンプと呼ばれるしくみが機能することで完結します。このプロトンポンプは、特定の酵素によって作動しますが、このお薬は、その酵素を邪魔することで、胃酸の分泌を抑えます。

🏥 このような症状が出たら病院へ

じんましん、血管が浮き出てくる、発熱、全身が紅潮する、全身倦怠感、皮膚や白目が黄色くなる黄疸症状、寒気、突然の高熱、のどの痛み、頭痛、咳、高熱、目の充血、めやに、唇や陰部のただれ、皮膚の広い範囲が赤くなる、視力障害、筋肉痛、力が入らない、赤褐色の尿が出る、から咳、呼吸困難、尿量減少、手足や顔のむくみなど。

標準薬

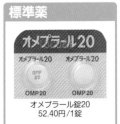

オメプラール錠20
52.40円/1錠

オメプラゾン

●プロトンポンプ・インヒビター

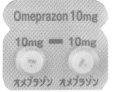

オメプラゾン錠10mg
34.30円/1錠
田辺三菱

効能効果

胃潰瘍、十二指腸潰瘍、吻合部潰瘍、逆流性食道炎、非びらん性胃食道逆流症、Zollinger-Ellison 症候群。胃潰瘍、十二指腸潰瘍、胃MALTリンパ腫、特発性血小板減少性紫斑病、早期胃がんに対する内視鏡的治療後胃におけるヘリコバクター・ピロリの除菌の補助。

成分名：オメプラゾール

何のお薬？ 胃酸の分泌は、胃壁の細胞膜にある受容体が神経伝達物質を受け取ることで始まり、最終段階において、プロトンポンプと呼ばれるしくみが機能することで完結します。このプロトンポンプは、特定の酵素によって作動しますが、このお薬は、その酵素を邪魔することで、胃酸の分泌を抑えます。

🏥 このような症状が出たら病院へ

じんましん、血管が浮き出てくる、発熱、全身が紅潮する、全身倦怠感、皮膚や白目が黄色くなる黄疸症状、寒気、突然の高熱、のどの痛み、頭痛、咳、高熱、目の充血、めやに、唇や陰部のただれ、皮膚の広い範囲が赤くなる、視力障害、筋肉痛、力が入らない、赤褐色の尿が出る、から咳、呼吸困難、尿量減少、手足や顔のむくみなど。

標準薬

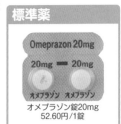

オメプラゾン錠20mg
52.60円/1錠

ジェネリック（オメプラール・オメプラゾン）

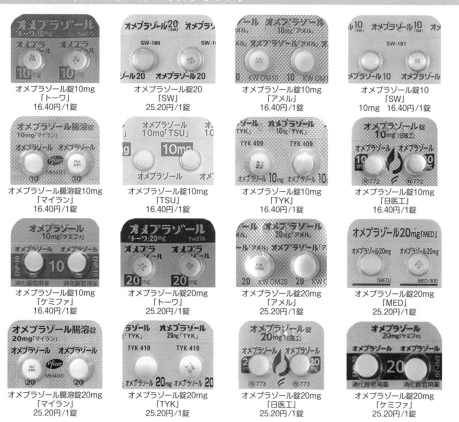

オメプラゾール錠10mg
「トーワ」
16.40円/1錠

オメプラゾール錠20
「SW」
25.20円/1錠

オメプラゾール錠10mg
「アメル」
16.40円/1錠

オメプラゾール錠10
「SW」
10mg　16.40円/1錠

オメプラゾール腸溶錠10mg
「マイラン」
16.40円/1錠

オメプラゾール錠10mg
「TSU」
16.40円/1錠

オメプラゾール錠10mg
「TYK」
16.40円/1錠

オメプラゾール錠10mg
「日医工」
16.40円/1錠

オメプラゾール錠10mg
「ケミファ」
16.40円/1錠

オメプラゾール錠20mg
「トーワ」
25.20円/1錠

オメプラゾール錠20mg
「アメル」
25.20円/1錠

オメプラゾール錠20mg
「MED」
25.20円/1錠

オメプラゾール腸溶錠20mg
「マイラン」
25.20円/1錠

オメプラゾール錠20mg
「TYK」
25.20円/1錠

オメプラゾール錠20mg
「日医工」
25.20円/1錠

オメプラゾール錠20mg
「ケミファ」
25.20円/1錠

お薬コラム　"抗生物質や抗菌剤の処方"

　抗生物質の処方は、耐性菌の発現を防ぐ意味からも、状況をみながら処方を変えていく方法が一般的です。また、抗生物質や抗菌剤には、増殖する悪い菌を殺す働きもありますが、同時に身体のために有用な菌なども殺してしまう場合もあります。結果、下痢やじん麻疹などの副作用が現れた場合、古典的な薬ほど、この副作用に対する対処法も確立されているといえます。さらに、処方された抗生物質や抗菌剤を服用する際は、耐性菌の発現を防ぐためにも「決められた量」を「決められた期間」に飲みきることが大切です。症状が軽くなったと服用を止めると、潜伏した菌が威力を増してかえって暴れだす可能性もあります。また、抗生物質や抗菌剤の一部は常温でも時間が経過すると成分が変異して、毒性を持つ場合もあります。万一飲み残した場合は破棄するようにしましょう。

オラセフ

●セフェム系抗生物質製剤

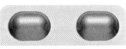

オラセフ錠250mg
62.00円/1錠
グラクソ・スミスクライン

成分名：セフロキシム・アキセチル

何のお薬？ このお薬は、ある種の細菌には存在してヒトの細胞には存在しない「細胞壁」に的をしぼり、その細菌の細胞壁の合成を邪魔することで、細菌のみ死滅させる（＝殺菌）作用を示す、セフェム系殺菌性抗生物質です。

効能効果

＜適応症＞表在性皮膚感染症、深在性皮膚感染症、リンパ管・リンパ節炎、慢性膿皮症、ざ瘡（化膿性炎症を伴うもの）、乳腺炎、肛門周囲膿瘍、咽頭・喉頭炎、扁桃炎（扁桃周囲炎、扁桃周囲膿瘍を含む）、急性気管支炎、慢性呼吸器病変の二次感染、膀胱炎（単純性に限る）、前立腺炎（急性症、慢性症）、精巣上体炎（副睾丸炎）、尿道炎、麦粒腫、瞼板腺炎、外耳炎、中耳炎、副鼻腔炎、化膿性唾液腺炎、歯周組織炎、歯冠周囲炎、顎炎。

飲み忘れた時は

飲み忘れた時間（例：8時）と次に飲む時間（例：12時）の間（例：10時）より前であれば服用します。後なら服用を1回飛ばします。2回分を1度に服用してはいけません。

🏥 このような症状が出たら病院へ

じんましん、血管が浮き出てくる、発熱、全身が紅潮する、全身倦怠感、尿量減少、手足や顔のむくみ、高熱、目の充血、めやに、唇や陰部のただれ、皮膚の広い範囲が赤くなる、腹痛、下痢、血が混じった便、紫色をした便、発熱、から咳、呼吸困難、寒気、突然の高熱、のどの痛み、頭痛、咳など。

オルミエント

●ヤヌスキナーゼ（JAK）阻害薬

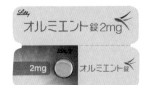

オルミエント錠2mg
2,705.90円/1錠
日本イーライリリー

効能効果

既存治療で効果不十分な下記疾患。
・関節リウマチ（関節の構造的損傷の防止を含む）
・アトピー性皮膚炎
SARS-CoV-2による肺炎。
円形脱毛症。

成分名：バリシチニブ

何のお薬？ 私たちの免疫細胞や血球系細胞の組織には、細胞の外側には存在せず、細胞の内側で細胞膜に結合し、細胞の受容体が反応した際に活性化するヤヌスキナーゼ（JAK）と呼ばれるリン酸化酵素があります。炎症性物質のサイトカインが免疫細胞の受容体に結合すると、細胞膜周辺でJAKの活性化が進み、細胞の中でサイトカインの複製が行なわれます。この複製されたサイトカインが細胞外へ放出されることで、リウマチなどの過剰な免疫反応がおこります。

このお薬は、JAKの働きを邪魔する「JAK阻害剤」と呼ばれるお薬で、JAKの活性化を抑制し、炎症や痛みの原因となっている複数の物質に作用することで、関節リウマチの症状を改善します。

お薬を服用する時の注意

このお薬は、免疫反応に関与するJAKの働きを阻害するので、感染症にかかりやすくなる可能性があります。発熱、倦怠感などが現れたらすぐに主治医に相談してください。

標準薬

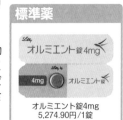

オルミエント錠4mg
5,274.90円/1錠

オルメテック

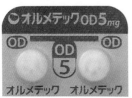

●高血圧症治療薬
AⅡ受容体拮抗薬（ARB）

成分名：オルメサルタン メドキソミル

何のお薬？ 「アンジオテンシンⅡ受容体拮抗薬（ARB）」と呼ばれるお薬です。アンジオテンシンⅡと呼ばれる物質がその受容体と結合すると、血圧を上昇させるホルモン（アルドステロン）が放出されたり、血管を収縮させたり、腎臓で排泄されるはずだったナトリウム（塩分）や水分を再吸収させたりし、結果、血圧を上昇させます。このお薬は、アンジオテンシンⅡ受容体に先に働いて邪魔をしてアンジオテンシンⅡが結合できない状態を作り、血圧の上昇を抑え、腎臓や心臓を保護します。アンジオテンシンⅡ自体を減少させないため、アンジオテンシン変換酵素阻害薬（ACE）より、副作用の「から咳」などが起こりにくいお薬です。

オルメテック OD錠5mg
18.40円/1錠
第一三共

効能効果

高血圧症。

標準薬

オルメテック OD錠10mg
28.50円/1錠

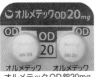

オルメテック OD錠20mg
52.30円/1錠

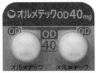

オルメテック OD錠40mg
72.40円/1錠

ジェネリック

オルメサルタン OD錠5mg
「サワイ」
10.10円/1錠

オルメサルタン OD錠10mg
「サワイ」
10.10円/1錠

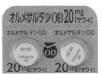

オルメサルタン OD錠20mg
「サワイ」
11.20円/1錠

オルメサルタン OD錠40mg
「サワイ」
15.70円/1錠

オルメサルタン錠5mg
「日医工」
10.10円/1錠

オルメサルタン OD錠10mg
「日医工」
10.10円/1錠

オルメサルタン OD錠20mg
「日医工」
11.20円/1錠

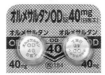

オルメサルタン OD錠40mg
「日医工」
15.70円/1錠

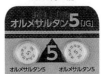

オルメサルタン錠5mg
「JG」
10.10円/1錠

オルメサルタン錠10mg
「JG」
13.60円/1錠

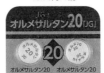

オルメサルタン錠20mg
「JG」
28.70円/1錠

オルメサルタン錠40mg
「JG」
37.50円/1錠

オ

オングリザ

●糖尿病治療薬
DPP-4阻害薬

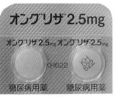

オングリザ錠2.5mg
59.80円/1錠
協和キリン

効能効果

2型糖尿病。

標準薬

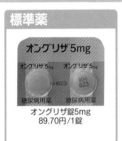

オングリザ錠5mg
89.70円/1錠

成分名：サキサグリプチン水和物

何のお薬？ インスリンは膵臓で作られるペプチドホルモンの一種で、血液を介して細胞に届きます。インスリンが細胞をノックすると、細胞の扉が開いて血液中の糖が取り込まれ、エネルギーとして消費されますが、インスリンが少ないと細胞の扉が開かれなくなり、血液中に糖が残って、糖尿病を発症します。また、血糖値が高い状態が続いていて、細胞が常に糖を吸収していると、細胞が肥大してインスリンの働きを悪くする物質を出し、糖を取り込めないようにします。つまり、細胞が「もう食べられない」と悲鳴を上げている状態です。このように、インスリンへの抵抗性が高まると、やはり血液中に糖が残ってしまい、糖尿病を発症します。このほかにも、インスリンやインスリンが働きかける細胞が正常な状態でも、食事や飲み物から糖質を摂りすぎて、血液中の糖が増えると、細胞で消費される糖よりも供給される糖が多くなってしまい、ゆっくりと、しかし確実に糖尿病になっていきます。

食事を摂ると、消化管で「インクレチン」と呼ばれる物質が分泌されて、膵臓からインスリンの分泌が始まります。分泌されたインクレチンは、最終的にDPP-4と呼ばれる酵素で分解されますが、このお薬は、DPP-4の働きを邪魔することで、インクレチンの濃度を上げ、結果、インスリンの分泌を活発にします。

ガスコン

●消化管内ガス駆除剤
●胃内有泡性粘液除去剤

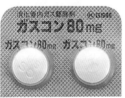

ガスコン錠80mg
5.90円/1錠
キッセイ

成分名：ジメチコン

何のお薬？ 胃腸管内の小さなガスを合体させて、大きくまとめ体外へ排泄させやすくする作用があります。腹部の膨満感改善のほか、胃や腸の検査の際に意図的に発生させたガスの排出などに用いるお薬です。

効能効果

胃腸管内のガスに起因する腹部症状の改善。胃内視鏡検査時における胃内有泡性粘液の除去。腹部X線検査時における腸内ガスの駆除。

ガスチーム

●胃内粘液溶解除去剤

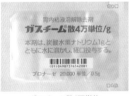

ガスチーム散4万単位
105.20円/1g
日医工

成分名：プロナーゼ

何のお薬？ 胃の内視鏡検査を行なう時、胃の内部に粘液が残っていると、胃粘膜の病変が内視鏡によく映らない場合があります。このお薬は、検査の15〜30分前に服用することで、胃の内部の粘液を除去し、検査の精度を高める手助けをします。

効能効果

胃内視鏡検査における胃内粘液の溶解除去。

ガスター

●H₂受容体拮抗薬

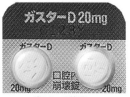

ガスターD錠20mg
18.20円/1錠
LTLファーマ

効能効果

胃潰瘍、十二指腸潰瘍、吻合部潰瘍、上部消化管出血（消化性潰瘍、急性ストレス潰瘍、出血性胃炎による）、逆流性食道炎、Zollinger-Ellison症候群。

成分名：ファモチジン

何のお薬？ 消化性潰瘍は、胃や十二指腸の粘膜に深い傷ができて出血や炎症を起こしている状態です。これらの傷は、食べ物を消化するために分泌される胃酸にさらされていると、なおりが遅くなります。胃や十二指腸潰瘍の治療薬には、胃を攻撃する成分でもある胃酸の分泌量を減らす働きをするタイプと、胃粘膜を胃酸の攻撃から守るタイプの2種類があります。このお薬は、「H₂ブロッカー」と呼ばれるお薬で、胃壁の細胞に存在して胃酸分泌を促進する命令を受けるヒスタミンH₂受容体を邪魔することで、胃酸の分泌を抑えて胃壁への攻撃を減らす、前者のタイプの消化性潰瘍治療薬です。腎臓の機能が低下している場合、服用量を調整する必要があります。透析を受けている人や、むくみ・尿に異常を感じている人、また、健康診断の血液検査で腎臓機能を表す数値に問題がある人などは、服用を開始する前に、主治医に相談してください。

飲み忘れた時は

飲み忘れた場合は、その回の服用は飛ばして、次回から決められた時間に服用します。2回分を1度に服用してはいけません。

🏥 このような症状が出たら病院へ

じんましん、血管が浮き出てくる、発熱、全身が紅潮する、全身倦怠感、脱力、吐き気、悪寒、青あざができやすい、頻回に起こる鼻血、手足に点状の出血、血尿、高熱、目の充血、めやに、唇や陰部のただれ、皮膚の広い範囲が赤くなる、皮膚や白目が黄色くなる黄疸症状、筋肉痛、力が入らない、赤褐色の尿が出る、尿量減少、手足や顔のむくみ、から咳、呼吸困難、胸や肩甲骨付近の違和感や痛み、脈が飛ぶ、意識障害、痙攣、自分の意志とは無関係な身体の動きなど。

標準薬

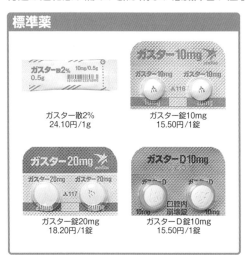

ガスター散2%
24.10円/1g

ガスター錠10mg
15.50円/1錠

ガスター錠20mg
18.20円/1錠

ガスターD錠10mg
15.50円/1錠

ジェネリック

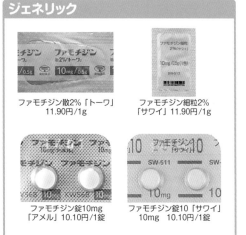

ファモチジン散2%「トーワ」
11.90円/1g

ファモチジン細粒2%
「サワイ」11.90円/1g

ファモチジン錠10mg
「アメル」10.10円/1錠

ファモチジン錠10「サワイ」
10mg 10.10円/1錠

※上記以外の標準薬として、ガスター散10%（101.20円/1g）があります。

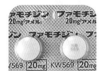

ファモチジン錠20mg
「アメル」10.10円/1錠

ファモチジン錠10mg「テバ」
10.10円/1錠

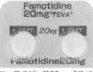

ファモチジン錠20mg「テバ」
10.10円/1錠

ファモチジン錠10mg「杏林」
10.10円/1錠

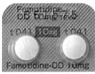

ファモチジン OD錠10mg
「テバ」10.10円/1錠

ファモチジン OD錠20mg
「トーワ」10.10円/1錠

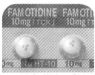

ファモチジン錠10mg「TCK」
10.10円/1錠

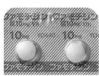

ファモチジン錠10mg「YD」
10.10円/1錠

ファモチジン錠10mg
「オーハラ」10.10円/1錠

ファモチジン錠10mg
「トーワ」10.10円/1錠

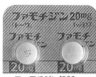

ファモチジン錠20mg
「トーワ」10.10円/1錠

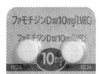

ファモチジン D錠10mg
「EMEC」10.10円/1錠

ファモチジン D錠20mg
「EMEC」10.10円/1錠

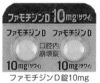

ファモチジン D錠10mg
「サワイ」10.10円/1錠

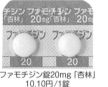

ファモチジン錠20mg「杏林」
10.10円/1錠

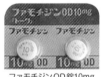

ファモチジン OD錠10mg
「トーワ」10.10円/1錠

ガストローム

●胃炎・胃潰瘍治療薬

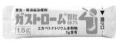

ガストローム顆粒66.7%
13.40円/1g
田辺三菱

成分名：エカベトナトリウム水和物

何のお薬？ 胃粘膜の傷と結合して胃酸の攻撃から傷を守ります。また、胃で働くたんぱく質分解酵素（ペプシン）に貼りついて、その働きを抑える作用もあります。

効能効果

胃潰瘍。急性胃炎、慢性胃炎の急性増悪期の胃粘膜病変（びらん、出血、発赤、浮腫）の改善。

ジェネリック

エカベト Na顆粒66.7%
「サワイ」
9.00円/1g

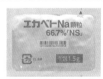

エカベト Na顆粒66.7%
「NS」
9.00円/1g

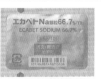

エカベト Na顆粒66.7%
「YD」
9.00円/1g

ガスモチン

●消化管運動機能改善剤

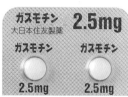

ガスモチン錠2.5mg
10.10円/1錠
大日本住友

効能効果

慢性胃炎に伴う消化器症状（胸やけ・悪心・嘔吐）。経口腸管洗浄剤によるバリウム注腸X線造影検査前処置の補助。

※上記以外の標準薬として、ガスモチン散1％（23.70円/1g）があります。

成分名：モサプリドクエン酸塩

何のお薬？ 消化管全体に存在する5-HT₄受容体を刺激することで、消化管の運動を活発にするお薬です。慢性胃炎の諸症状を和らげる目的で処方されるほか、バリウム注腸X線造影検査の際に消化管の内容物を排泄させる補助として処方されます。

飲み忘れた時は

飲み忘れた時間（例：8時）と次に飲む時間（例：12時）の間（例：10時）より前であれば服用します。後なら服用を1回飛ばします。2回分を1度に服用してはいけません。

🏥 このような症状が出たら病院へ

全身倦怠感、皮膚や白目が黄色くなる黄疸症状など。

カ

標準薬	ジェネリック

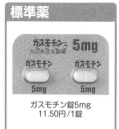

ガスモチン錠5mg
11.50円/1錠

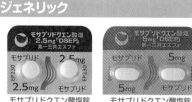

モサプリドクエン酸塩錠
2.5mg「DSEP」
9.80円/1錠

モサプリドクエン酸塩錠
5mg「DSEP」
10.10円/1錠

ガスロン

●粘膜防御性胃炎・胃潰瘍治療薬

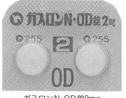

ガスロンN・OD錠2mg
15.10円/1錠
日本新薬

成分名：イルソグラジンマレイン酸塩

何のお薬？ 胃や十二指腸潰瘍の治療薬には、胃を攻撃する成分でもある胃酸の分泌量を減らす働きをするタイプと、胃粘膜を胃酸の攻撃から守るタイプの2種類があります。このお薬は、後者のタイプのお薬で、胃粘膜の血流量を増やして胃粘膜を強くする働きのほか、炎症を抑える働きもあります。

効能効果

急性胃炎、慢性胃炎の急性増悪期の胃粘膜病変（びらん、出血、発赤、浮腫）の改善。

標準薬			ジェネリック

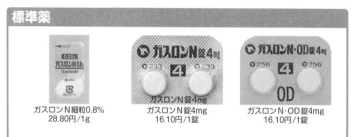

ガスロンN細粒0.8%
28.80円/1g

ガスロンN錠4mg
16.10円/1錠

ガスロンN・OD錠4mg
16.10円/1錠

イルソグラジンマレイン酸塩
錠2mg「サワイ」
9.90円/1錠

※上記以外の標準薬として、ガスロンN錠2mg（15.10円/1錠）があります。

カタプレス

●高血圧症治療薬
中枢性交感神経抑制薬

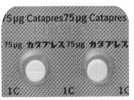

カタプレス錠75μg
5.90円/1錠
ベーリンガー

効能効果

各種高血圧症。

成分名：クロニジン塩酸塩

何のお薬？ このお薬は、中枢神経で神経伝達物質（アドレナリン）の命令を受け取る「α₂受容体」を刺激して交感神経の緊張を低下させる働きと、血管を拡張させて血流に対する血管の抵抗性を減らす働きとによって、血圧を下げるお薬です。めまい、眠気、集中力・反射機能の低下などが起こることがあるので、服用中は自動車の運転など危険を伴う機械の操作、高所作業などは極力避けましょう。

標準薬

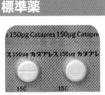

カタプレス錠150μg
6.00円/1錠

カデュエット配合錠

●持続性Ca拮抗薬
●スタンチン系治療薬

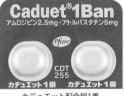

カデュエット配合錠1番
44.80円/1錠
ヴィアトリス

効能効果

高血圧症または狭心症と、高コレステロール血症または家族性高コレステロール血症を併発している人。

成分名：アムロジピン・アトルバスタチン配合剤

何のお薬？ このお薬は、カルシウムイオンが細胞内へ流入するのを邪魔することで、血管平滑筋や心筋の収縮を穏やかにする成分と、HMG-CoA還元酵素阻害薬（HMG-CoAをメバロン酸に変える酵素の働きを邪魔して、結果、コレステロールが作られないようにすることで、コレステロール値を下げる）の配合剤です。高血圧症と脂質異常症を合併して発症している方に処方されます。

標準薬

カデュエット配合錠2番
71.80円/1錠

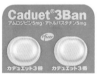

カデュエット配合錠3番
59.00円/1錠

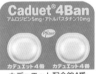

カデュエット配合錠4番
85.60円/1錠

ジェネリック

アマルエット配合錠1番
「サワイ」
14.20円/1錠

アマルエット配合錠2番
「サワイ」
21.40円/1錠

アマルエット配合錠3番
「サワイ」
17.10円/1錠

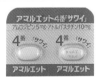

アマルエット配合錠4番
「サワイ」
24.80円/1錠

カナグル

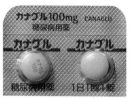

カナグル錠100mg
168.80円/1錠
田辺三菱

効能効果

2型糖尿病。2型糖尿病を
合併する慢性腎臓病。

成分名：カナグリフロジン水和物

何のお薬？ 選択的SGLT-2阻害薬と呼ばれるお薬です。血液中の糖（グルコース）は、血液循環にのって腎臓に達すると糸球体でろ過され尿細管に排泄されますが、その多くは、近位尿細管にあるナトリウム依存性グルコース輸送体（SGLT）によって再び細胞内に吸収され血液中に戻されます。糖尿病の方は、ここで再吸収しきれない糖が尿に排泄されるため、尿検査で糖が検出されるのですが、この時血液中には必要以上の糖が含まれています。このお薬は、腎臓の近位尿細管にあるSGLT-2の働きを邪魔することで糖の再吸収を抑制し、糖をより多く尿へ排泄させることで、結果として血液中の糖を減らす糖尿病の治療薬です。

原則的に服用を避けるべき人

重症ケトーシスの人、糖尿病性昏睡または前昏睡のある人、重い感染症のある人、手術前後の人、大きな外傷のある人。

お薬を服用する時の注意

尿中の糖度が高まるため、性感染症、膀胱炎などの尿路感染症になりやすいので陰部を清潔に保つようにしましょう。お薬の作用により尿量が増加するため、高齢者はとくに脱水や起立性低血圧、頻脈などに注意が必要です。寒気、ふるえ、発熱、わき腹の痛みなどがある場合は腎盂腎炎が疑われますから主治医に相談してください。

ガナトン

●消化管運動賦活剤

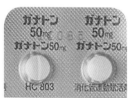

ガナトン錠50mg
11.40円/1錠
マイランEPD

効能効果

慢性胃炎における消化器症
状の改善。

成分名：イトプリド塩酸塩

何のお薬？ 自律神経のうち副交感神経を刺激する神経伝達物質であるアセチルコリンは、その受容体と結びつくことで、消化管運動を活発にします。体内では、アセチルコリンエステラーゼによって分解除去されます。このお薬の成分は、アセチルコリンの遊離を促す作用とアセチルコリンエステラーゼがアセチルコリンを分解除去する働きを邪魔する作用があります。その結果、アセチルコリンは分解されにくくなると同時に、血液中のアセチルコリンの濃度が上昇し、唾液の分泌量が多くなって、胃の活動も活発になります。これら効果から、消化管の活動を活発にする目的で処方されるお薬です。

ジェネリック

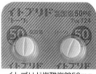

イトプリド塩酸塩錠50mg
「トーワ」
6.50円/1錠

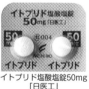

イトプリド塩酸塩錠50mg
「日医工」
6.50円/1錠

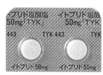

イトプリド塩酸塩錠50mg
「TYK」
6.50円/1錠

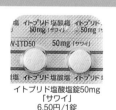

イトプリド塩酸塩錠50mg
「サワイ」
6.50円/1錠

カナマイシン

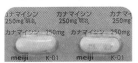

カナマイシンカプセル250mg「明治」
40.00円/1カプセル
MeijiSeika ファルマ

力

効能効果

<適応菌種>赤痢菌、腸内
ビブリオなど。
<適応症>感染性腸炎。

成分名：カナマイシン一硫酸塩

何のお薬？ 薬が細菌の増殖を抑えている間に、服薬している患者自身の免疫力によって細菌を殺し、病気からの回復を図るタイプの抗生物質を「静菌性抗生物質」といいます。マクロライド系・クロラムフェニコール系・テトラサイクリン系・リンコマイシン系などの抗生物質がそれにあたります。これに対して、細菌を直接殺すタイプの抗生物質を「殺菌性抗生物質」といいます。β-ラクタム系（ペニシリン系・セフェム系・カルバペネム系・モノバクタム系・ペネム系）やアミノグリコシド系・ホスホマイシン系の抗生物質や、ニューキノロン系抗菌薬がこれにあたります。このお薬は、後者の仲間で、アミノグリコシド系殺菌性抗生物質のひとつです。細胞が分裂したり、新たな細胞を作るには、たんぱく質が必要ですが、たんぱく質を作るには、細胞内に存在するリボソームの働きが不可欠です。このお薬の成分は、ヒトとある種の細菌のリボソームの種類が違うことに着目し、細菌のリボソームの働きだけを邪魔することで細菌の増殖を抑えます。

🏥 このような症状が出たら病院へ

耳鳴、耳閉感、難聴、けいれん、意識が薄れる、食欲不振、下痢、手足のむくみなど。

カナリア配合錠

カナリア配合錠
糖尿病用薬

カナリア配合錠
232.40円/1錠
田辺三菱

効能効果

2型糖尿病。

**成分名：テネリグリプチン臭化水素酸塩水和物 /
カナグリフロジン水和物**

何のお薬？ このお薬は、DPP-4の働きを邪魔することで、インクレチンの濃度を高め、結果、インスリンの分泌を活発にするDPP-4阻害薬と、腎臓の近位尿細管にあるSGLT-2の働きを邪魔することで糖の再吸収を抑制し、糖をより多く尿へ排泄させることで、結果として血液中の糖を減らす糖尿病の治療薬SGLT-2阻害薬の配合錠です。2型糖尿病の治療薬で、1型糖尿病の方には原則処方されません。また、このお薬が処方されるのは、糖尿病と診断されて、まず他の治療薬や運動療法などを試みて、それでも効果が現れにくい場合になります。低血糖などの発生リスクが高いため、診断後の第一選択薬とはされていないのです。

飲み忘れた時は

通常1日1回朝食前に服用するお薬です。飲み忘れに気がついた時は、その日は服用せず、次の日からいつも服用している食前のタイミングで1日分を服用してください。決して2回分を1度に服用してはいけません。

お薬を服用する時の注意

尿中の糖度が高まるため、性感染症、膀胱炎などの尿路感染症になりやすいので陰部を清潔に保つようにしましょう。お薬の作用により尿量が増加するため、高齢者はとくに脱水や起立性低血圧、頻脈などに注意が必要です。寒気、ふるえ、発熱、わき腹の痛みなどがある場合は腎盂腎炎が疑われますから主治医に相談してください。

カバサール

●ドパミン作動薬

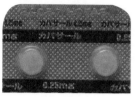

カバサール錠0.25mg
46.70円/1錠
ファイザー

効能効果

パーキンソン病。乳汁漏出症。高プロラクチン血性排卵障害。高プロラクチン血性下垂体腺腫。生殖補助医療に伴う卵巣過剰刺激症候群の発症抑制。

成分名：カベルゴリン

何のお薬？ 中枢神経の神経伝達物質であるドパミンは、運動調節やホルモン調節のほか、意欲などにも関係があり、老化の進行あるいは遺伝子異常などの原因からドパミンの量が減少すると、身体の動きが鈍くなります。このお薬は、ドパミンを受け取る受容体の働きを活発にすることで、緩慢な動作や歩行障害を改善するほか、排卵障害、乳汁分泌なども改善します。

原則的に服用を避けるべき人

心臓弁尖肥厚、心臓弁可動制限およびこれらに伴う狭窄等の心臓弁膜の病変が確認された人、妊娠中毒症の人、産褥期高血圧の人。

標準薬	ジェネリック
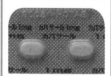カバサール錠1.0mg 148.20円/1錠	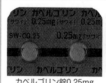カベルゴリン錠0.25mg 「サワイ」 29.40円/1錠　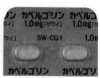カベルゴリン錠1.0mg 「サワイ」 94.60円/1錠

カフコデN配合錠

●鎮咳・鎮痛・解熱剤

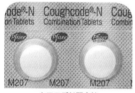

カフコデN配合錠
5.90円/1錠
ウィアトリス

効能効果

風邪症候群における鎮咳、鎮痛、解熱。気管支炎における鎮咳。

成分名：ジプロフィリン／ジヒドロコデイン酸塩／アセトアミノフェン／ブロムワレリル尿素／dl-メチルエフェドリン塩酸塩／ジフェンヒドラミンサリチル酸塩

何のお薬？ 気管支平滑筋を緩めて気管支を拡張する成分や、咳中枢に作用して咳を鎮める成分、さらにプロスタグランジンを合成するのに必要なシクロオキシゲナーゼ（COX）の働きを邪魔して、体内のプロスタグランジンを減らすことで、熱を下げ、炎症や痛みを和らげる成分などが配合された、総合感冒薬です。

原則的に服用を避けるべき人

重い呼吸の抑制・喘息の発作中・消化性潰瘍のある人、重い肝臓障害・腎臓障害のある人、緑内障の人、前立腺肥大症の人、心臓の機能に異常があり治療を受けている人。

🏥 このような症状が出たら病院へ

じんましん、血管が浮き出てくる、発熱、全身が紅潮する、皮膚や白目が黄色くなる黄疸症状、高熱、目の充血、めやに、唇や陰部のただれ、皮膚の広い範囲が赤くなる、全身倦怠感、脱力、吐き気、悪寒、青あざができやすい、頻回に起こる鼻血、手足に点状の出血、血尿、から咳、呼吸困難、尿量減少、手足や顔のむくみ、息苦しい、激しい咳など。

カプトリル

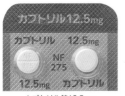

カプトリル錠12.5mg
10.50円/1錠
アルフレッサファーマ

成分名：カプトプリル

何のお薬？ アンジオテンシンIIと呼ばれる物質がその受容体と結合すると、血圧を上昇させるホルモンのアルドステロンが放出されたり、血管を収縮させたり、腎臓で排泄されるはずだったナトリウム（塩分）や水分を再吸収させたりして、血圧を上昇させます。このお薬は、このように血圧を上昇させる働きのあるアンジオテンシンIIの量を減らして血圧を上げさせない「アンジオテンシン変換酵素阻害剤（ACE）」のひとつです。アンジオテンシンIIは、変換酵素のによりアンジオテンシンIから生成されますが、このお薬は、この変換酵素の働きを邪魔します。

効能効果
本態性・腎性高血圧症。

標準薬

カプトリル錠25mg
11.60円/1錠

カプトリル細粒5%
20.00円/1g

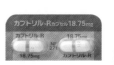

カプトリル-Rカプセル
18.75mg
25.60円/1カプセル

ジェネリック

カプトプリル錠25「SW」
25mg　5.90円/1錠

ガランターゼ

●乳糖分解酵素製剤

0.5g

ガランターゼ散50%（0.5g）
28.60円/1g
ニプロESファーマ

効能効果
乳児の乳糖不耐により生ずる消化不良の改善。経管栄養食、経口流動食など摂取時の乳糖不耐により生ずる下痢などの改善。

成分名：β-ガラクトシダーゼ

何のお薬？ 乳糖の分解を助けることで、消化吸収を整えるお薬です。腸内で乳糖を分解する力が弱く、下痢などを起こしやすい乳糖不耐の乳児に対しては、母乳の場合には乳頭の周りにお薬をつけて、授乳時に一緒に服用させるようにします。哺乳瓶を使用している場合には、中身にお薬を溶かして服用させるとよいでしょう。胃の部分切除などにより経管栄養や経口流動食を摂っている状態でこのお薬を処方されている場合には、食前、食事中、食後いずれかのタイミングで服用します。

服用上（服用させている時）の注意
乳児の場合、まれにアレルギー症状が出る場合があります。発疹や皮膚のかゆみによってむずがるといった症状がないか注意深く観察し、気になる症状があれば、主治医に相談してください。経管栄養・経口流動食の治療中に服用している場合、しばらく服用していて症状が改善しない時には、他の疾患も考えられるので、主治医に相談してください。

標準薬

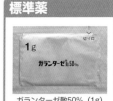

1g

ガランターゼ散50%（1g）
28.60円/1g

力

カリジノゲナーゼ

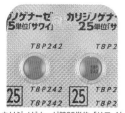

カリジノゲナーゼ錠25単位「サワイ」
5.90円/1錠
沢井製薬

効能効果

高血圧症、メニエール症候群、閉塞性血栓血管炎(ビュルガー病)における末梢循環障害の改善。更年期障害、網脈絡膜の循環障害。

成分名：カリジノゲナーゼ

何のお薬？ このお薬の成分のカリジノゲナーゼは酵素の一種で、体内でキニノーゲンと呼ばれる物質を分解します。分解によって生成したキニンと呼ばれる成分は、末梢血管を拡げる働きと、細い血管の血流をよくする働きがあり、循環器障害や高血圧症、メニエール症候群などの治療目的で処方されます。すでに高血圧治療薬を服用している人は、受診時に医師に伝えてください。また、妊娠している人は、妊娠後半期のこのお薬を服用し続けると、出産時に出血量が増える可能性があるので、服用に際しては主治医に相談してください。

力

ジェネリック

カリジノゲナーゼ錠25単位
「日医工」
5.90円/1錠

カリジノゲナーゼ錠50単位
「日医工」
7.80円/1錠

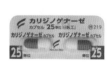

カリジノゲナーゼカプセル
25単位「日医工」
5.90円/1カプセル

カルグート

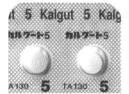

カルグート錠5
24.30円/1錠
田辺三菱

効能効果

慢性心不全。

成分名：デノパミン

何のお薬？ このお薬は、心臓の筋肉の収縮を強くして、心臓から送り出される血液の量を増加させます。血圧への影響や、不整脈の誘発などは比較的少ないお薬です。

飲み忘れた時は

通常1日3回服用するお薬です。飲み忘れに気づいた時、次に服用する時間まで3時間以上ある場合はすぐに服用してください。3時間未満の場合には服用を1回飛ばします。2回分を1度に服用してはいけません。

🏥 このような症状が出たら病院へ

脈がはやくなる、動悸、息切れ、胸や肩甲骨付近の違和感など。

※上記以外の標準薬として、カルグート細粒5%（228.30円/1g）があります。

標準薬

カルグート錠10
41.40円/1錠

ジェネリック

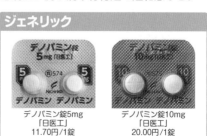

デノパミン錠5mg
「日医工」
11.70円/1錠

デノパミン錠10mg
「日医工」
20.00円/1錠

カルスロット

●高血圧症治療薬
Ca拮抗薬

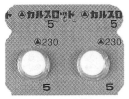

カルスロット錠5
15.10円/1錠
武田テバ

効能効果
高血圧症。

成分名：マニジピン塩酸塩

何のお薬？ 血管平滑筋や心筋の細胞膜にあるカルシウムチャネルからカルシウムイオンが平滑筋の中に入り込むと、血管平滑筋や心臓の筋肉が収縮します。このしくみを利用して、カルシウムチャネルに結合し細胞の外にあるカルシウムイオンが細胞内へ流入するのを邪魔することで、血管平滑筋や心筋の収縮を穏やかにし、末梢血管を拡張し血圧を下げるお薬を「カルシウム拮抗薬」と呼びますが、本剤もそのひとつです。糖尿病や脂質異常症などの合併症に影響しない点から、高齢の高血圧症の方にとって、カルシウム拮抗薬が最初に処方される降圧治療薬となるケースも多いようです。

標準薬

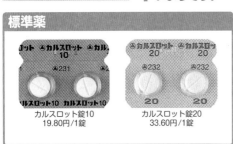

カルスロット錠10
19.80円/1錠

カルスロット錠20
33.60円/1錠

ジェネリック

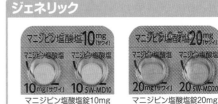

マニジピン塩酸塩錠10mg
「サワイ」
10.10円/1錠

マニジピン塩酸塩錠20mg
「サワイ」
15.10円/1錠

カルタン

●高リン血症治療薬

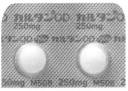

カルタンOD錠250mg
8.00円/1錠
マイラン

効能効果
保存期・透析中の慢性腎不全。

成分名：沈降炭酸カルシウム

何のお薬？ このお薬の成分は、消化管の中で食べ物に含まれるリン酸と結合してリン酸カルシウムになります。リン酸カルシウムは腸からは吸収されず、便として排出されます。このように、リンの吸収が抑えられることで、徐々に血中のリンが減少します。保存期および透析中の慢性腎不全の方の高リン血症を改善します。

原則的に服用を避けるべき人
甲状腺機能低下症の人、炭酸カルシウムに対し過敏症のある人。

飲み忘れた時は
食後30分以上経過している場合には、服用を1回飛ばします。

標準薬

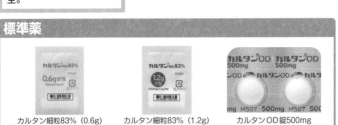

カルタン細粒83%（0.6g）
7.50円/1g
R6.3.31まで

カルタン細粒83%（1.2g）
7.50円/1g
R6.3.31まで

カルタンOD錠500mg
6.40円/1錠

ジェネリック

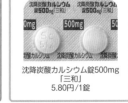

沈降炭酸カルシウム錠500mg
「三和」
5.80円/1錠

※上記以外の標準薬として、カルタン錠500（6.40円/1錠）、カルタン錠250（8.00円/1錠）があります。

カルデナリン

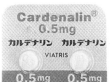

カルデナリン錠0.5mg
12.10円/1錠
ヴィアトリス

成分名：ドキサゾシン

何のお薬？ α₁受容体は、神経伝達物質（アドレナリン）を受け取ると血管を収縮させますが、このお薬は、α₁受容体が神経伝達物質を受け取るのを邪魔することで、血管の収縮を抑え、血圧を下げます。心臓から送り出される血液量を減らさず、糖・脂質代謝にも影響が少ないため、若年・中高年の高血圧治療に選択されやすく、褐色細胞腫による高血圧症治療にも処方されます。

🏥 このような症状が出たら病院へ

めまい、手足に力が入らない、胸や肩甲骨または胃の付近の違和感や激しい痛み、手足の冷感、頭痛、吐き気、意識が飛ぶなど。

効能効果

高血圧症。

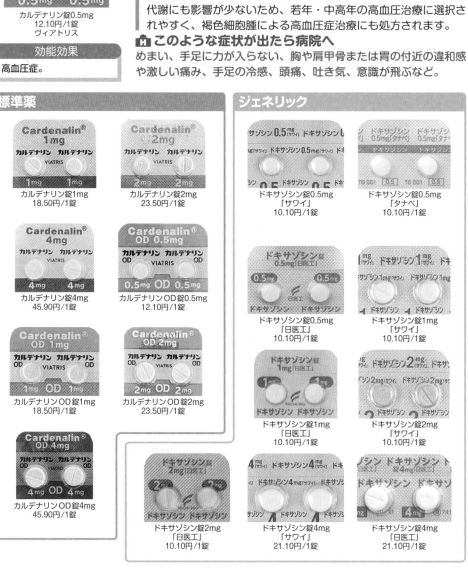

標準薬

カルデナリン錠1mg
18.50円/1錠

カルデナリン錠2mg
23.50円/1錠

カルデナリン錠4mg
45.90円/1錠

カルデナリンOD錠0.5mg
12.10円/1錠

カルデナリンOD錠1mg
18.50円/1錠

カルデナリンOD錠2mg
23.50円/1錠

カルデナリンOD錠4mg
45.90円/1錠

ジェネリック

ドキサゾシン錠0.5mg
「サワイ」
10.10円/1錠

ドキサゾシン錠0.5mg
「タナベ」
10.10円/1錠

ドキサゾシン錠0.5mg「日医工」
10.10円/1錠

ドキサゾシン錠1mg
「サワイ」
10.10円/1錠

ドキサゾシン錠1mg
「日医工」
10.10円/1錠

ドキサゾシン錠2mg
「サワイ」
10.10円/1錠

ドキサゾシン錠2mg
「日医工」
10.10円/1錠

ドキサゾシン錠4mg
「サワイ」
21.10円/1錠

ドキサゾシン錠4mg
「日医工」
21.10円/1錠

カルナクリン

●循環障害改善剤

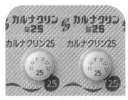

カルナクリン錠25
9.60円/1錠
三和化学

効能効果

高血圧症、メニエール症候群、閉塞性血栓血管炎(ビュルガー病)における末梢循環障害の改善。更年期障害、網脈絡膜の循環障害。

成分名：カリジノゲナーゼ

何のお薬？ このお薬の成分のカリジノゲナーゼは酵素の一種で、体内でキニノーゲンと呼ばれる物質を分解します。分解によって生成したキニンと呼ばれる成分は、末梢血管を拡げる働きと、細い血管の血流をよくする働きがあり、循環器障害や高血圧症、メニエール症候群などの治療目的で処方されます。すでに高血圧治療薬を服用している人は、受診時に医師に伝えてください。

原則的に服用を避けるべき人

重い呼吸の抑制・喘息の発作中・消化性潰瘍のある人、重い肝臓障害・腎臓障害のある人、緑内障の人、前立腺肥大症の人。脳出血直後・胃潰瘍や十二指腸潰瘍などの消化性潰瘍から出血のある人・外傷性出血のある人など出血が起こってから間もない人。

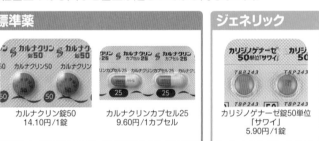

標準薬		ジェネリック
カルナクリン錠50 14.10円/1錠	カルナクリンカプセル25 9.60円/1カプセル	カリジノゲナーゼ錠50単位「サワイ」 5.90円/1錠

カルバン

●高血圧症治療薬 αβ遮断薬

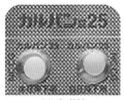

カルバン錠25
18.70円/1錠
ケミファ

効能効果

高血圧症。

成分名：ベバントロール塩酸塩

何のお薬？ 血管平滑筋が収縮して細くなると、太く拡がっている時に比べて、血液が流れる時の血管の抵抗性が強くなり、結果として、血管の中の圧力が上昇して血圧が上がります。このお薬は、血管収縮に関係するα_1受容体と、拍動数増加に関係するβ_1受容体の両方で命令の受け取りを邪魔し、血管を拡げると同時に心臓の拍動数を落ち着かせることで、血圧を下げます。

原則的に服用を避けるべき人

糖尿病性ケトアシドーシスの人、代謝性アシドーシスの人、不整脈・心原性ショックなどの心不全・肺高血圧症・未治療の褐色細胞腫・気管支喘息・肝機能障害・腎機能障害などがある人。

標準薬

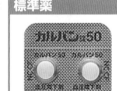
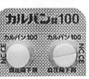

カルバン錠50	カルバン錠100
33.70円/1錠	51.30円/1錠

カルビスケン

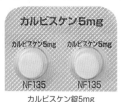

カルビスケン錠5mg
10.80円/1錠
アルフレッサ

効能効果

本態性高血圧症（軽症〜中等症）狭心症。洞性頻脈。

成分名：ピンドロール

何のお薬？ このお薬は、交感神経の中で心臓を激しく動かす命令を受けるβ受容体を邪魔することで、心臓の動きを緩やかにし、送り出される血液の量や心拍数を調整します。この結果、血圧が下がり、同時に、心臓の異常興奮が収まり、拍動が整います。高血圧症と虚血性心疾患（冠動脈の閉塞や狭窄による狭心症や心筋梗塞）を合併して発症している方に有用です。

🏥 このような症状が出たら病院へ

息苦しい、咳込む、呼吸がヒューヒューという音をたてる、手足や全身がむくむ、胸や腹部の違和感など。

ジェネリック

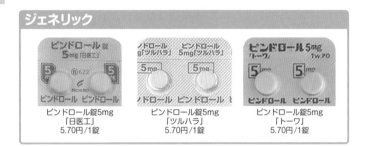

ピンドロール錠5mg
「日医工」
5.70円/1錠

ピンドロール錠5mg
「ツルハラ」
5.70円/1錠

ピンドロール錠5mg
「トーワ」
5.70円/1錠

お薬コラム　"血圧のコントロール"

　高血圧症の場合、安静時の血圧を定期的に計測し、その数値の変化に応じて、血圧を下げるお薬や血管の弾力を回復させるお薬を服用するほか、有酸素運動などによって数値を安定させます。中でも1週間に3日以上の有酸素運動を継続することは、高血圧症の根本的な改善に有用で、1日30分の有酸素運動を約3か月、90日間継続すれば、多くの場合血圧は確実に下がります。

　さて、この有酸素運動を行なうとき、留意すべき点がひとつあります。それは、急に無理な運動をしないということ。ハーハーと息が上がる状態になると、心臓は酸素を全身に送ろうとして激しく鼓動し、心拍数が多くなります。心拍数が多くなるということは、心臓から送り出される血液の量が増える、つまり、血圧が急激に上昇するということです。これではかえって逆効果、血管にも当然負担がかかります。運動などで血圧を低めに安定させるには、副交感神経を優位にし、全身の毛細血管を拡げるような運動を選択しなくてはなりません。そのためにちょうどいい運動の強さとしては、人によって違いがあるものの、1分間に70回から100回ぐらいの心拍数、目安としては「ちょっとドキドキする」くらいの運動が効果的といわれています。運動は一定のリズムで行ない、運動中の心拍数を市販の機器で時々計りながら、心拍数が多くなり過ぎない程度のジョギングやウォーキングを行なうと、血管にも身体にも負担をかけることなく効果が得られます。それを概ね3か月続けること。前述のように、ハーハーと息が苦しくなる運動では、運動自体が苦痛になって、継続も難しくなります。はじめはゆっくりとスタートし、身体が慣れてきたら少しレベルアップして達成感も得ていくのがよいでしょう。

カルブロック

●高血圧症治療薬 Ca拮抗薬

力

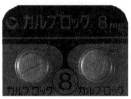

カルブロック錠8mg
18.80円/1錠
第一三共

効能効果
高血圧症。

成分名：アゼルニジピン

何のお薬？ 血管平滑筋や心筋の細胞膜にあるカルシウムチャネルからカルシウムイオンが平滑筋の中に入り込むと、血管平滑筋や心臓の筋肉が収縮します。このしくみを利用して、カルシウムチャネルに結合し、細胞の外にあるカルシウムイオンが細胞内へ流入するのを邪魔することで、血管平滑筋や心筋の収縮を穏やかにし、末梢血管を拡張して血圧を下げるお薬を「カルシウム拮抗薬」と呼びますが、本剤もそのひとつです。

お薬を服用する時の注意
グレープフルーツを食べたりグレープフルーツジュースは本剤服薬の前後4時間は摂ってはいけません。

標準薬

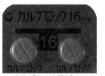

カルブロック錠16mg
34.90円/1錠

ジェネリック

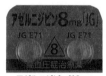

アゼルニジピン錠8mg
「JG」
10.10円/1錠

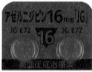

アゼルニジピン錠16mg
「JG」
13.30円/1錠

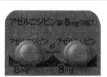

アゼルニジピン錠8mg
「日医工」
10.10円/1錠

カロナール

●解熱鎮痛剤

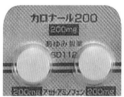

カロナール錠200
5.90円/1錠
あゆみ製薬

効能効果
頭痛、耳痛、症候性神経痛、腰痛症、筋肉痛、打撲痛、捻挫痛、月経痛、分娩後痛、がんによる疼痛、歯痛、歯科治療後の疼痛、変形性関節症の疾患ならびに症状の鎮痛。急性上気道炎の解熱・鎮痛。小児科領域における解熱・鎮痛。

成分名：アセトアミノフェン

何のお薬？ 脳の視床下部にある体温を調節している中枢に働いて解熱作用を示すほか、視床および大脳皮質に作用して鎮痛作用を示します。プロスタグランジンの合成を邪魔して、体内のプロスタグランジンを減らす作用はありますが弱く、痛みを抑える働きは中程度、炎症を抑える働きはほとんどありません。しかし、胃障害の副作用がほとんどないため、消化性潰瘍などでアスピリンを服用できない方の解熱にはとても有効なお薬です。

🏥 このような症状が出たら病院へ
全身倦怠感、皮膚や白目が黄色くなる黄疸症状、じんましん、血管が浮き出てくる、発熱、全身が紅潮するなど。

ジェネリック

カロナール錠300
6.30円/1錠

カロナール細粒20%
9.90円/1g

カロナール錠500
7.00円/1錠

ガンマロン

●脳代謝促進剤

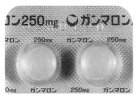

ガンマロン錠250mg
5.90円/1錠
アルフレッサファーマ

効能効果
頭部外傷後遺症に伴う諸症状の改善。

成分名：ガンマーアミノ酪酸

何のお薬？ 脳のエネルギー源である糖（グルコース）は、細胞内のミトコンドリアにおいてエネルギーに変換されますが、その変換回路を「TCAサイクル（クエン酸回路）」といいます。このお薬は、このTCAサイクルを動かす際に必要となるヘキソゲナーゼという酵素を活性化することで、グルコースの代謝を促進し、結果、脳の血流量や酸素供給量を改善します。

飲み忘れた時は
飲み忘れに気づいた時間が、飲み忘れた時間（例：8時）と次に飲む時間（例：12時）の間（例：10時）より前であれば、できるだけ早く服用します。後なら服用を1回飛ばします。2回分を1度に服用してはいけません。

キックリン

●高リン血症治療薬

キックリン 250mg

キックリンカプセル250mg
22.40円/1カプセル
アステラス

効能効果
透析中、および慢性腎不全患者における高リン血症の改善。

成分名：ビキサロマー

何のお薬？ このお薬は、消化管中で食べ物に含まれるリン酸と結合して、腸で吸収されないリン酸カルシウムに変化することで、リンを便に排出させます。結果、血中のリンを減少させます。

飲み忘れた時は
飲み忘れた場合は、その回の服用は飛ばして、次回から決められた時間に服用します。2回分を1度に服用してはいけません。

🏥 このような症状が出たら病院へ
食欲不振、吐き気、嘔吐、2・3日以上続く便秘、紫や黒い色の便、腹痛、胸やけ、吐血など。

お薬コラム "痛みや熱は身体を守る反応でもある"

　痛みや熱はつらいものですが、その反応自体は、私たちの身体に備わっている「免疫システムの一部」ともいえます。痛みは、組織に障害が起きていることを知らせるサインで、それ以上過度な負荷をかけさせないための「抑止」になります。たとえば、走っていて足を痛めたとき、「痛み」で走り続けられなくなります。結果、痛めた箇所のさらなる悪化は、とりあえず回避されるわけです。一方炎症は、患部に血液や組織を修復する成分を集めたり、侵入した外敵を倒すためのはたらきでもあります。たとえば、インフルエンザで熱が出るのは、インフルエンザウイルスを熱で殺すための反応で、「免疫機能がきちんとはたらいている証拠」といえます。こういった身体の自然な防衛反応を「不都合な症状」としてのみ捉え、お薬で抑えることにあまり慣れてしまうと、徐々に免疫システムが崩れて、内外の障害や侵入した菌・ウイルスに対する抵抗力が弱まってしまいます。痛み止めや解熱剤の乱用や安易な使用は避け、医師・薬剤師などの専門家の指示の下、適切に使用するよう心掛けましょう。

キネダック

●アルドース還元酵素阻害剤

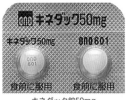

キネダック錠50mg
45.20円/1錠
アルフレッサファーマ

効能効果

糖尿病性末梢神経障害に伴う自覚症状（しびれ感、疼痛）、振動覚異常、心拍変動異常の改善。

成分名：エパルレスタット

何のお薬？ 高血糖の状態が続いていると、細胞内部の糖質（グルコース）の濃度も上昇しています。結果、細胞内で分解されるグルコースの量も増え、その代謝物である「ソルビトール」の量も増加します。ソルビトールは細胞内の浸透圧を上昇させて、細胞内に取り込まれる水分の量を増大させます。そのために細胞が膨張し、神経組織の働きに異常が生じた状態を「糖尿病性神経障害」と呼びます。このお薬は、細胞内でグルコースを分解する酵素（アルドース還元酵素）を邪魔することで、神経細胞内のソルビトールの蓄積を抑え、糖尿病性神経障害による手足のしびれや痛みなどを和らげます。糖尿病をなおすには、はじめに食生活を改善すること、次に継続的に運動を行なうことです。お薬を服用したからといって、暴飲暴食を続けていると、病気が進行してしまいます。

飲み忘れた時は

1日3回食前に服用するお薬ですが、飲み忘れに気づいた場合は、食事中でも食後でもかまわないので、できるだけ早く服用します。ただし、気づいたのが次の食事の直前であった場合は、服用を1回飛ばします。2回分を1度に服用してはいけません。

🏥 このような症状が出たら病院へ

全身倦怠感、食欲不振、悪心、皮膚や白目が黄色くなる黄疸症状、脱力、発熱、吐き気、悪寒、青あざができやすい、頻回に起こる鼻血、手足に点状の出血、血尿など。

ジェネリック

エパルレスタット錠50
「EK」50mg
17.20円/1錠

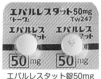

エパルレスタット錠50mg
「トーワ」
24.50円/1錠

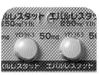

エパルレスタット錠50mg
「YD」
24.50円/1錠

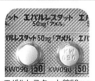

エパルレスタット錠50mg
「アメル」
24.50円/1錠

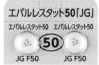

エパルレスタット錠50mg
「JG」
24.50円/1錠

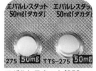

エパルレスタット錠50mg
「タカタ」
24.50円/1錠

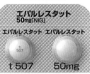

エパルレスタット錠50mg
「NIG」
24.50円/1錠

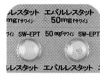

エパルレスタット錠50mg
「サワイ」
24.50円/1錠

エパルレスタット錠50mg
「日医工」
24.50円/1錠

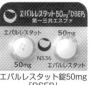

エパルレスタット錠50mg
「DSEP」
24.50円/1錠

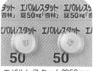

エパルレスタット錠50mg
「杏林」
24.50円/1錠

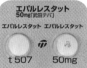

エパルレスタット錠50mg
「武田テバ」24.50円/1錠
R5.9.30まで

キプレス

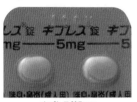

キプレス錠5mg
81.30円/1錠
杏林

効能効果

気管支喘息、アレルギー性鼻炎。

成分名：モンテルカストナトリウム

何のお薬？ 私たちの身体にはアレルギーの原因となる抗原を認識するマスト細胞（肥満細胞）があり、この細胞のスイッチが入ると、ヒスタミン、ロイコトリエンをはじめとする炎症を引き起こす物質や、サイトカインと呼ばれる免疫・炎症に関する情報伝達物質、アレルギー反応・炎症反応を維持しようとする脂質成分など「ケミカルメディエーター」と呼ばれる物質が放出されてアレルギー症状が起こります。このお薬は、放出されたロイコトリエンの働きを抑えることで、気管支の収縮を抑制する作用のほか、鼻腔内が腫れて狭くなり空気が通りにくいといった症状を和らげる作用を示します。

標準薬

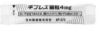

キプレス細粒4mg
106.40円/1包

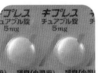

キプレスチュアブル錠5mg
103.70円/1錠

キプレス錠10mg
97.10円/1錠

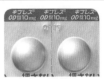

キプレスOD錠10mg
97.10円/1錠

ジェネリック

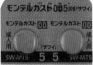

モンテルカストOD錠5mg
「サワイ」
36.30円/1錠

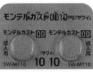

モンテルカストOD錠10mg
「サワイ」
45.50円/1錠

モンテルカストチュアブル錠
5mg「サワイ」
21.80円/1錠

モンテルカスト細粒4mg
「サワイ」
21.70円/1包

モンテルカストOD錠5mg
「明治」
36.30円/1錠

モンテルカスト錠5mg
「TCK」
36.30円/1錠

モンテルカスト錠5mg
「サワイ」
14.20円/1錠

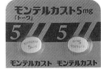

モンテルカスト錠5mg
「トーワ」
36.30円/1錠

モンテルカスト錠10mg
「TCK」
45.50円/1錠

モンテルカスト錠10mg
「サワイ」
17.60円/1錠

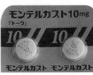

モンテルカスト錠10mg
「トーワ」
45.50円/1錠

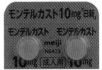

モンテルカスト錠10mg
「日新」
17.60円/1錠

ギャバロン

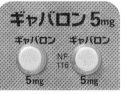

ギャバロン錠5mg
12.10円/1錠
アルフレッサファーマ

効能効果

脳血管障害、脳性（小児）麻痺、痙性脊髄麻痺、脊髄血管障害、頸部脊椎症、後縦靭帯骨化症、多発性硬化症、筋萎縮性側索硬化症、脊髄小脳変性症、外傷後遺症（脊髄損傷、頭部外傷）、術後後遺症（脳・脊髄腫瘍を含む）、その他の脳性疾患、その他のミエロパチーによる痙性麻痺。

成分名：バクロフェン

何のお薬？ このお薬の成分は、抑制性神経伝達物質GABAを集めて誘導し、脊髄の神経に作用して、過剰な反射を抑える働きのほか、骨格筋をコントロールしている神経細胞（運動ニューロン）が活発になるのを抑える働きなどによって、筋肉の硬直を緩めます。神経の過剰な反射運動を落ち着かせることで、筋肉の緊張を和らげ、けいれんや麻痺を鎮めるお薬です。

お薬を服用する時の注意

長期間服用している場合、急に服薬を中止すると、幻覚・せん妄・錯乱・興奮状態・けいれん発作といった症状が現れる場合があります。自己判断で服用を勝手に中止したりせず、必ず医師の指示に従って、徐々に減量するなどしてください。

🏥 このような症状が出たら病院へ

服用しないと不安、服用を止められない、依存性、幻覚をみる、考えがまとまらない、興奮する、息苦しい、呼吸困難など。

標準薬

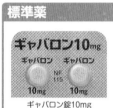

ギャバロン錠10mg
20.60円/1錠

キャブピリン配合錠

キャブピリン配合錠
102.00円/1錠
武田・大塚製薬

効能効果

狭心症（慢性安定狭心症、不安定狭心症）、心筋梗塞、虚血性脳血管障害（一過性脳虚血発作（TIA）、脳梗塞）、冠動脈バイパス術（CABG）あるいは経皮経管冠動脈形成術（PTCA）施行後又は術後における血栓・塞栓形成の抑制（胃潰瘍又は十二指腸潰瘍の既往がある患者に限る）。

成分名：アスピリン／ボノプラザンフマル酸塩

何のお薬？ このお薬に含まれるアスピリンは、血小板シクロオキシゲナーゼの活性を阻害することにより、血小板が集まる作用を邪魔し、血液を固まりにくくする働きがあり、血栓・塞栓形成を抑制します。しかし、アスピリン服用の副作用により胃や十二指腸潰瘍が発症しやすくなります。そこで、胃の粘膜のプロトンポンプを阻害して胃酸の生成を抑える働きのある成分のボノプラザンを配合することで胃や十二指腸潰瘍の発症を抑えるお薬です。

飲み忘れた時は

通常1日1回服用するお薬です。飲み忘れに気づいた時はすぐに服用してください。次に服用する予定が近い（概ね8時間以内）の場合は1回飛ばします。2回分を1度に服用してはいけません。

お薬を服用する時の注意

出血しやすくなっていますので、他の医療機関を受診する場合、特に手術などの治療を受けるとき、歯科医を受診するときには、このお薬を服用していることを必ず伝えてください。また、アルコール飲料（お酒、アルコールを含む健康飲料）などで服用してはいけません。長期間服用する場合は、胃や十二指腸の状態を確認するため内視鏡検査が必要になります。

キョーリンAP2配合

●鎮痛剤

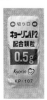

キョーリンAP2配合顆粒
10.70円/1g
杏林

成分名：シメトリド/無水カフェイン配合剤

| **何のお薬？** 間脳視床下部に働いて、痛みを抑えるお薬です。熱を下げる働きはありません。

効能効果

腰痛症、症候性神経痛、頭痛、月経痛、炎症による咽頭痛・耳痛、歯痛、術後疼痛の改善。

ク

クエストラン

●コレスチラミン製剤

クエストラン粉末44.4%
10.00円/1g
サノフィ

成分名：コレスチラミン無水物

| **何のお薬？** 消化管で胆汁酸と結合し、便としての排泄を促進する働きにより、血中のコレステロール値を下げるお薬です。

🏥 このような症状が出たら病院へ

食欲不振、吐き気、嘔吐、2・3日以上続く便秘、腹部の膨満など。

効能効果

高コレステロール血症。レフルノミドの活性代謝物の体内からの除去。

グーフィス

●慢性便秘治療薬

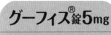

グーフィス錠5mg
89.20円/1錠
EAファーマ

効能効果

器質的疾患による便秘を除く慢性便秘症。

成分名：エロビキシバット

| **何のお薬？** 胆汁は脂肪の消化吸収を助ける成分で、肝臓でコレステロールから合成されて、毛細胆管から分泌され、小腸下部や回腸で再吸収されて肝臓に戻ります。この、再吸収の際に働いているのが「胆汁酸トランスポーター（IBAT）」と呼ばれるたんぱく質です。このお薬は、胆汁酸トランスポーター（IBAT）の働きを邪魔することで、胆汁の再吸収を抑えます。再吸収されなかった胆汁は大腸に流れ込み、大腸を刺激して大腸の中に水分を分泌させると同時に、消化管運動を活発にします。これによって便の水分が増加し、大腸の中を運ばれやすくなると同時に、運ぶための運動も活発になることで、慢性の便秘症を解消します。ただし、大腸に狭くなっている部分があったり変形しているなど、器質的な便秘や腫瘍、腸閉塞が疑われる場合、他の薬剤の副作用による便秘症の場合には服用できません。

飲み忘れた時は

通常1日1回食前に服用するお薬です。食中、食後に飲み忘れに気づいた時はすぐに服用してください。次の食事時間が近い場合は、食前に服用し、次回から元の服用時間に服用します。2回分を1度に服用してはいけません。

お薬を服用する時の注意

服用中に腹痛や下痢が生じることがあります。症状が現れたら服薬を中止して、主治医に相談しましょう。

グラクティブ

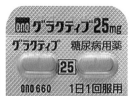

グラクティブ錠25mg
64.90円/1錠
小野薬品工業

効能効果

2型糖尿病。

成分名：シタグリプチンリン酸塩水和物

 何のお薬？ 食事を摂ると、消化管で「インクレチン」と呼ばれる物質が分泌されて、膵臓からインスリンの分泌が始まります。分泌されたインクレチンは、最終的にDPP-4と呼ばれる酵素によって分解されます。このお薬は、このDPP-4の働きを邪魔することで、インクレチンの濃度を高め、結果、インスリンの分泌を活発にします。インスリンの分泌が活発になると、体内の糖が消費されやすくなり、血糖値も徐々に下がっていきます。糖尿病治療薬として、血糖値を下げる目的で処方されるお薬です。

標準薬

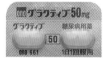
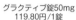

グラクティブ錠50mg　　　　グラクティブ錠100mg
119.80円/1錠　　　　　　　176.30円/1錠

🏥 このような症状が出たら病院へ

じんましん、血管が浮き出てくる、発熱、全身が紅潮する、高熱、目の充血、めやに、唇や陰部のただれ、皮膚の広い範囲が赤くなるなど。

グラケー

●骨粗鬆症治療用ビタミンK₂剤

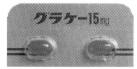

グラケーカプセル15mg
19.40円/1カプセル
エーザイ

効能効果

骨粗鬆症における骨量・疼痛の改善。

成分名：メナテトレノン

何のお薬？ 骨を形成する（＝骨形成）作用の速さを、骨が溶ける（＝骨吸収）作用の速さが上回っている状態にあると、骨粗鬆症は進行します。このお薬は、骨芽細胞に作用して骨形成を促進する働きと、破骨細胞に作用して骨吸収作用を抑える働きにより、骨形成と骨吸収の速度を調節し、骨密度を改善します。

　骨粗鬆治療薬には、空腹時に服用することで効果を得るお薬が多いのですが、このお薬は、食後に服用することで、より効果を発揮するタイプです。食後の飲み忘れを防ぐために、食事の際にお薬をあらかじめテーブルに用意しておくなどの工夫をするとよいでしょう。

　なお、副作用として現れやすい症状に、皮膚の発疹・発赤・かゆみなどがあります。気になる症状があれば、すぐに主治医に相談してください。

ジェネリック

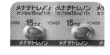
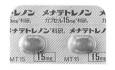
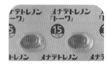
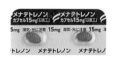

メナテトレノンカプセル　メナテトレノンカプセル　メナテトレノンカプセル　メナテトレノンカプセル
15mg「YD」　　　　　　15mg「科研」　　　　　15mg「トーワ」　　　　15mg「日医工」
12.10円/1カプセル　　　12.10円/1カプセル　　　12.10円/1カプセル　　　12.10円/1カプセル

グラセプター

●免疫抑制剤

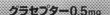

グラセプターカプセル0.5mg
409.30円/1カプセル
アステラス

効能効果

臓器移植における拒絶反応
の抑制。

成分名：タクロリムス水和物

何のお薬？ 免疫反応は、私たちの身体を細菌やウイルスなどの外敵から守る大切な働きですが、臓器移植を行なう場合は、移植される臓器に対して免疫反応（拒否反応）が起こると、移植が失敗に終わる、あるいは最悪死に至る場合もあります。このお薬は、T細胞に働いて、サイトカインや炎症性サイトカインが作られるのを邪魔することで、臓器移植時の拒否反応を抑制します。

併用してはいけない薬

高カリウム血症のおそれから、高血圧の治療などでカリウム保持性利尿剤（スピロノラクトン・カンレノ酸カリウム・トリアムテレンなど）を服用している人は、原則、利尿剤の服用を中止します。

標準薬

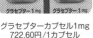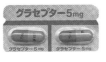

グラセプターカプセル1mg
722.60円/1カプセル

グラセプターカプセル5mg
2,708.90円/1カプセル

ジェネリック

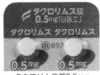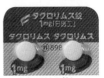

タクロリムス錠0.5mg
「日医工」
148.00円/1錠

タクロリムス錠1mg
「日医工」
269.40円/1錠

クラバモックス

●ペニシリン系抗生物質製剤

クラバモックス小児用配合ドライシロッ
プ（0.505g）120.00円/1g
グラクソ・スミスクライン

効能効果

＜適応症＞表在性皮膚感染症、深在性皮膚感染症、リンパ管・リンパ節炎、慢性膿皮症、咽頭・喉頭炎、扁桃炎、急性気管支炎、膀胱炎、腎盂腎炎、中耳炎、副鼻腔炎。

成分名：クラブラン酸カリウム／
　　　　アモキシシリン水和物配合剤

何のお薬？ 薬が細菌の増殖を抑えている間に、服薬している患者自身の免疫力によって細菌を殺し、病気からの回復を図るタイプの抗生物質を「静菌性抗生物質」といいます。これに対して、細菌を直接殺すタイプの抗生物質を「殺菌性抗生物質」といいます。このお薬は、ある種の細菌には存在してヒトの細胞には存在しない「細胞壁」に的をしぼり、その細菌の細胞壁の合成を邪魔することで、細菌のみ死滅させる（＝殺菌）作用を示す、ペニシリン系殺菌性抗生物質です。

🏥 このような症状が出たら病院へ

じんましん、血管が浮き出てくる、発熱、全身が紅潮する、全身倦怠感、尿量減少、手足や顔のむくみ、高熱、目の充血、めやに、唇や陰部のただれ、皮膚の広い範囲が赤くなる、腹痛、下痢、血が混じった便、紫色をした便など。

標準薬

クラバモックス小児用配合ド
ライシロップ（1.01g）
120.00円/1g

クラビット

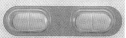

成分名：レボフロキサシン水和物

クラビット錠250mg
96.70円/1錠
第一三共

効能効果

<適応症>表在性皮膚感染症、深在性皮膚感染症、リンパ管・リンパ節炎、慢性膿皮症、ざ瘡（化膿性炎症を伴うもの）、外傷・熱傷および手術創等の二次感染、乳腺炎、肛門周囲膿瘍、咽頭・喉頭炎、扁桃炎（扁桃周囲炎、扁桃周囲膿瘍を含む）、急性気管支炎、肺炎、慢性呼吸器病変の二次感染、膀胱炎、腎盂腎炎、前立腺炎（急性症、慢性症）、精巣上体炎（副睾丸炎）、尿道炎、子宮頸管炎、胆嚢炎、胆管炎、感染性腸炎、腸チフス、パラチフス、コレラ、バルトリン腺炎、子宮内感染、子宮付属器炎、涙嚢炎、麦粒腫、瞼板腺炎、外耳炎、中耳炎、副鼻腔炎、化膿性唾液腺炎、歯周組織炎、歯冠周囲炎、顎炎、炭疽、ブルセラ症、ペスト、野兎病、肺結核およびその他の結核症、Q熱。

何のお薬？

薬が細菌の増殖を抑えている間に、服薬している患者自身の免疫力によって細菌を殺し、病気からの回復を図るタイプの抗生物質を「静菌性抗生物質」といいます。マクロライド系・クロラムフェニコール系・テトラサイクリン系・リンコマイシン系などの抗生物質がそれにあたります。これに対して、細菌を直接殺すタイプの抗生物質を「殺菌性抗生物質」といいます。β-ラクタム系（ペニシリン系・セフェム系・カルバペネム系・モノバクタム系・ペネム系）やアミノグリコシド系・ホスホマイシン系の抗生物質や、ニューキノロン系抗菌薬がこれにあたります。このお薬は、後者のニューキノロン系抗菌薬のひとつです。

新たな細胞を作る時に必要な情報を網羅した設計図であるDNA（デオキシリボ核酸）は二本鎖のらせん構造をとっていて、新たなDNAを作る時は、酵素（DNAジャイレース）によって二本鎖の一部は切断され、らせん構造がほどかれます。このお薬は、この酵素の働きを邪魔することで、DNAの複製をさせないようにして細菌の増殖を抑えます。

治療の際は、適応菌種や患者の年齢や症状などから、静菌性抗生物質と殺菌性抗生物質を組み合わせて処方される場合もあります。抗生物質や抗菌薬は、途中で勝手に服用を止めてしまったり、必要以上に服用を続けた場合、耐性菌と呼ばれる抗生物質の効かない細菌により症状の悪化、もしくは別の症状を発症するおそれがあります。服用に際しては医師の指示を守ってください。

このような症状が出たら病院へ

じんましん、血管が浮き出てくる、発熱、全身が紅潮する、高熱、目の充血、めやに、唇や陰部のただれ、皮膚の広い範囲が赤くなる、全身倦怠感、食欲不振、悪心、皮膚や白目が黄色くなる黄疸症状、尿量減少、手足や顔のむくみ、脱力、吐き気、悪寒、青あざができやすい、頻回に起こる鼻血、手足に点状の出血、血尿、幻覚や幻聴、上手にものが考えられない、名前・場所・時間などが判らない、錯乱、腱周辺の痛みやむくみ、動悸、胸や肩甲骨周辺の痛みや違和感、脈が飛ぶ、筋肉痛、力が入らない、赤褐色の尿が出る、から咳、呼吸困難、手足に力が入らない、転倒するなど。

標準薬

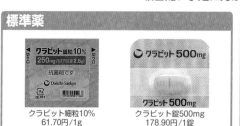

クラビット細粒10%
61.70円/1g

クラビット錠500mg
178.90円/1錠

ジェネリック

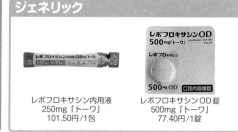

レボフロキサシン内用液
250mg「トーワ」
101.50円/1包

レボフロキサシンOD錠
500mg「トーワ」
77.40円/1錠

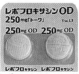

レボフロキサシンOD錠
250mg「トーワ」
40.20円/1錠

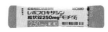

レボフロキサシン粒状錠
250mg「モチダ」
40.20円/1包

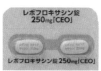

レボフロキサシン錠250mg
「CEO」
54.20円/1錠

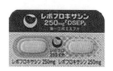

レボフロキサシン錠250mg
「DSEP」
40.20円/1錠

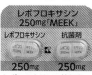

レボフロキサシン錠250mg
「MEEK」
28.40円/1錠

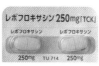

レボフロキサシン錠250mg
「TCK」
28.40円/1錠

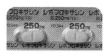

レボフロキサシン錠250mg
「YD」
28.40円/1錠

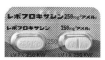

レボフロキサシン錠250mg
「アメル」
28.40円/1錠

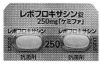

レボフロキサシン錠250mg
「ケミファ」
51.10円/1錠

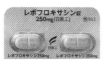

レボフロキサシン錠250mg
「日医工」
42.90円/1錠

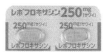

レボフロキサシン錠250mg
「サワイ」
40.20円/1錠

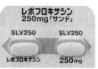

レボフロキサシン錠250mg
「サンド」
28.40円/1錠

レボフロキサシン錠250mg
「タカタ」
28.40円/1錠

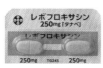

レボフロキサシン錠250mg
「タナベ」
28.40円/1錠

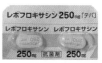

レボフロキサシン錠250mg
「テバ」
28.40円/1錠

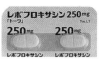

レボフロキサシン錠250mg
「トーワ」
40.20円/1錠

レボフロキサシン錠250mg
「ニプロ」
28.40円/1錠

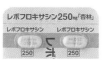

レボフロキサシン錠250mg
「杏林」
28.40円/1錠

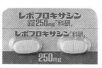

レボフロキサシン錠250mg
「科研」
51.10円/1錠

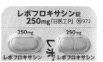

レボフロキサシン錠250mg
「日医工P」
28.40円/1錠

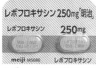

レボフロキサシン錠250mg
「明治」
28.40円/1錠

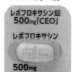

レボフロキサシン錠500mg
「CEO」
77.40円/1錠

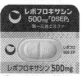

レボフロキサシン錠500mg
「DSEP」
77.40円/1錠

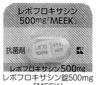

レボフロキサシン錠500mg
「MEEK」
50.00円/1錠

レボフロキサシン錠500mg
「TCK」
77.40円/1錠

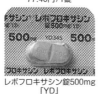

レボフロキサシン錠500mg
「YD」
50.00円/1錠

レボフロキサシン錠500mg
「アメル」
50.00円/1錠

レボフロキサシン錠500mg
「ケミファ」
77.40円/1錠

ク

ジェネリック

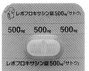

レボフロキサシン錠500mg
「サトウ」
50.00円/1錠

レボフロキサシン錠500mg
「サワイ」
77.40円/1錠

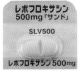

レボフロキサシン錠500mg
「サンド」
50.00円/1錠

レボフロキサシン錠500mg
「タカタ」
50.00円/1錠

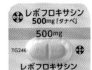

レボフロキサシン錠500mg
「タナベ」
50.00円/1錠

レボフロキサシン錠500mg
「テバ」
50.00円/1錠

レボフロキサシン錠500mg
「トーワ」
77.40円/1錠

レボフロキサシン錠500mg
「ニプロ」
50.00円/1錠

レボフロキサシン錠500mg
「杏林」
50.00円/1錠

レボフロキサシン錠500mg
「科研」
77.40円/1錠

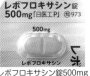

レボフロキサシン錠500mg
「日医工P」
77.40円/1錠

レボフロキサシン錠500mg
「明治」
50.00円/1錠

グラマリール

●抗精神薬

成分名：チアプリド塩酸塩

何のお薬？ 中枢神経の神経伝達物質であるドパミンは、運動調節やホルモン調節のほか、意欲などにも関係があると考えられています。このお薬は、ドパミンを受け取る受容体を邪魔することで、過剰な興奮や動作を抑える働きのほか、意図しない動作を抑える働きがあります。

このような症状が出たら病院へ

強度の筋強剛、食べ物が飲み込めない、頻脈、異常な発汗、意識が薄れていて反応が鈍い、眠り続ける、動悸、胸や肩甲骨周辺の痛みや違和感など。

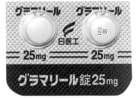

グラマリール錠25mg
14.60円/1錠
日医工

効能効果

脳梗塞後遺症に伴う攻撃的行為、精神興奮、徘徊、せん妄の改善。ジスキネジア。

標準薬

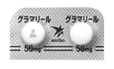

グラマリール錠50mg
18.70円/1錠

ジェネリック

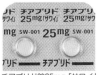

チアプリド錠25mg「サワイ」
7.90円/1錠

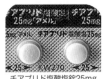

チアプリド塩酸塩錠25mg
「アメル」7.90円/1錠

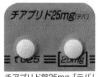

チアプリド錠25mg「テバ」
7.90円/1錠

クラリシッド

クラリシッド錠200mg
39.70円/1錠
日本ケミファ

効能効果

<適応症>表在性皮膚感染症、深在性皮膚感染症、リンパ管・リンパ節炎、慢性膿皮症、外傷・熱傷および手術創等の二次感染、肛門周囲膿瘍。咽頭・喉頭炎、扁桃炎、急性気管支炎、肺炎、肺膿瘍、慢性呼吸器病変の二次感染、尿道炎、子宮頸管炎、感染性腸炎、中耳炎、副鼻腔炎、歯周組織炎、歯冠周囲炎、顎炎。

■非結核性抗酸菌症。マイコバクテリウム・アビウムコンプレックス（MAC）症を含む非結核性抗酸菌症。

■ヘリコバクター・ピロリ感染症。胃潰瘍・十二指腸潰瘍、胃MALTリンパ腫、特発性血小板減少性紫斑病、早期胃がんに対する内視鏡的治療後胃におけるヘリコバクター・ピロリ感染症、ヘリコバクター・ピロリ感染胃炎。

成分名：クラリスロマイシン

何のお薬？ 薬が細菌の増殖を抑えている間に、服薬している患者自身の免疫力によって細菌を殺し、病気からの回復を図るタイプの抗生物質を「静菌性抗生物質」といいます。マクロライド系・クロラムフェニコール系・テトラサイクリン系・リンコマイシン系などの抗生物質がそれにあたります。これに対して、細菌を直接殺すタイプの抗生物質を「殺菌性抗生物質」といいます。β-ラクタム系（ペニシリン系・セフェム系・カルバペネム系・モノバクタム系・ペネム系）やアミノグリコシド系・ホスホマイシン系の抗生物質や、ニューキノロン系抗菌薬がこれにあたります。このお薬は、前者のマクロライド系静菌性抗生物質のひとつです。

細菌にもヒトの細胞にも、遺伝子（DNAやRNA）を読み取ってたんぱく質を合成する構造体「リボソーム」が存在します。細胞が分裂して新たな細胞を作るには、たんぱく質が必要ですが、このたんぱく質を作るには、リボソームの働きが不可欠です。このお薬は、ヒトとある種の細菌のリボソームの種類が違うことに着目し、細菌のリボソームの働きだけを邪魔することで、細菌がたんぱく質を合成できないようにし、細菌の増殖を抑えます。

🏥 このような症状が出たら病院へ

動悸、胸や肩甲骨周辺の痛みや違和感、脈が飛ぶ、じんましん、血管が浮き出てくる、発熱、全身が紅潮する、全身倦怠感、食欲不振、悪心、皮膚や白目が黄色くなる黄疸症状、高熱、目の充血、めやに、唇や陰部のただれ、皮膚の広い範囲が赤くなる、寒気、突然の高熱、のどの痛み、頭痛、咳など。

標準薬

クラリシッド錠50mg小児用
27.10円/1錠

クラリス

クラリス錠200
39.30円/1錠
大正富山

成分名：クラリスロマイシン

何のお薬？ 薬が細菌の増殖を抑えている間に、服薬している患者自身の免疫力によって細菌を殺し、病気からの回復を図るタイプの抗生物質を「静菌性抗生物質」といいます。マクロライド系・クロラムフェニコール系・テトラサイクリン系・リンコマイシン系などの抗生物質がそれにあたります。これに対して、細菌を直接殺すタイプの抗生物質を「殺菌性抗生物質」といいます。β-ラクタム系（ペニシリン系・セフェム系・カルバペネム系・モノバクタム系・ペネム系）やアミノグリコシド系・ホスホマイシン系の抗生物質や、ニューキノロン系抗菌薬がこれにあたります。このお薬は、前者のマクロライド系静菌性抗生物質のひとつです。

細菌にもヒトの細胞にも、遺伝子（DNAやRNA）を読み取ってたんぱく質を合成する構造体「リボソーム」が存在します。細胞が分裂して新たな細胞を作るには、たんぱく質が必要ですが、このたんぱく質を作るには、リボソームの働きが不可欠です。このお薬は、ヒトとある種の細菌のリボソームの種類が違うことに着目し、細菌のリボソームの働きだけを邪魔することで、細菌がたんぱく質を合成できないようにし、細菌の増殖を抑えます。

併用してはいけない薬

エルゴタミン酒石酸塩・ジヒドロエルゴタミンメシル酸塩含有製剤（クリアミン、ジヒデルゴット、パンエルゴット）、ピモジド（オーラップ）、タダラフィル（アドシルカ）。

このような症状が出たら病院へ

動悸、胸や肩甲骨周辺の痛みや違和感、脈が飛ぶ、じんましん、血管が浮き出てくる、発熱、全身が紅潮する、全身倦怠感、食欲不振、悪心、皮膚や白目が黄色くなる黄疸症状、高熱、目の充血、めやに、唇や陰部のただれ、皮膚の広い範囲が赤くなる、寒気、突然の高熱、のどの痛み、頭痛、咳など。

効能効果

＜適応症＞表在性皮膚感染症、深在性皮膚感染症、リンパ管・リンパ節炎、慢性膿皮症、外傷・熱傷および手術創等の二次感染、肛門周囲膿瘍。咽頭・喉頭炎、扁桃炎、急性気管支炎、肺炎、肺膿瘍、慢性呼吸器病変の二次感染、尿道炎、子宮頸管炎、感染性腸炎、中耳炎、副鼻腔炎、歯周組織炎、歯冠周囲炎、顎炎。
■非結核性抗酸菌症。マイコバクテリウム・アビウムコンプレックス（MAC）症を含む非結核性抗酸菌症。
■ヘリコバクター・ピロリ感染症。胃潰瘍・十二指腸潰瘍、胃MALTリンパ腫、特発性血小板減少性紫斑病、早期胃がんに対する内視鏡的治療後胃におけるヘリコバクター・ピロリ感染症、ヘリコバクター・ピロリ感染胃炎。

標準薬

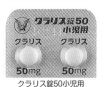

クラリス錠50小児用
26.70円/1錠

クラリスドライシロップ10%
小児用
57.90円/1g

ジェネリック

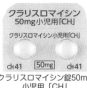

クラリスロマイシン錠50mg
小児用「CH」
12.90円/1錠

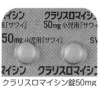

クラリスロマイシン錠50mg
小児用「サワイ」
12.90円/1錠

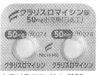

クラリスロマイシン錠50mg
小児用「日医工」
12.90円/1錠

クラリスロマイシン錠小児用
50mg「トーワ」
12.90円/1錠

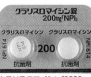

クラリスロマイシン錠200mg
「NPI」
22.80円/1錠

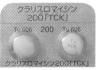

クラリスロマイシン錠200mg
「TCK」
22.80円/1錠

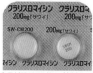

クラリスロマイシン錠200mg
「サワイ」
19.20円/1錠

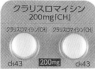

クラリスロマイシン錠200mg
「CH」
19.20円/1錠

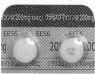

クラリスロマイシン錠200mg
「EMEC」
19.20円/1錠

クラリスロマイシン錠50mg
小児用「杏林」
12.90円/1錠

クラリスロマイシン錠200mg
「サンド」
19.20円/1錠

クラリスロマイシン錠200mg
「タイヨー」
22.80円/1錠

クラリスロマイシン錠200mg
「タカタ」
19.20円/1錠

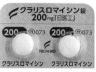

クラリスロマイシン錠200mg
「日医工」
19.20円/1錠

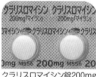

クラリスロマイシン錠200mg
「マイラン」
19.20円/1錠

クラリスロマイシン錠200mg
「タナベ」
19.20円/1錠

クラリスロマイシン錠200mg
「NP」
19.20円/1錠

クラリスロマイシン錠200mg
「杏林」
19.20円/1錠

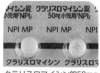

クラリスロマイシン錠50mg
小児用「NPI」
12.90円/1錠

クラリスロマイシン錠200mg
「トーワ」
22.80円/1錠

クラリスロマイシン DS
小児用10%「トーワ」
30.90円/1g

お薬コラム "抗生物質は適度に強力なものを"

　抗生物質は、同じ疾患でも、感染の疑われる菌種や症状によって、近年発売された「効くしくみが異なる抗生物質」に変更される場合があります。これは、同じ抗生物質を使い続けることで、その抗生物質が効かない菌（＝耐性菌）が発生してしまうのを抑えるためであると同時に、普段から効き目が強力な抗生物質ばかり使い続けて、いざその抗生物質でなくては戦えないような感染症にかかったときに、効きが悪くなるのを避けるためでもあります。同じ抗生物質を使い続けないためにも、以前に服用した抗生物質がどのタイプで、診断された疾患名は何だったのか、お薬手帳などに記録しておくのも重要です。

クラリチン

●アレルギー性疾患治療薬

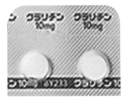

クラリチン錠10mg
44.60円/1錠
バイエル

効能効果

アレルギー性鼻炎、蕁麻疹、皮膚疾患（湿疹・皮膚炎、皮膚そう痒症）に伴うそう痒。

成分名：ロラタジン

何のお薬? 私たちの身体にはアレルギーの原因となる抗原を認識するマスト細胞（肥満細胞）があり、この細胞のスイッチが入ると、ヒスタミンをはじめとする炎症を引き起こす物質や、サイトカインと呼ばれる免疫・炎症に関する情報伝達物質、アレルギー反応・炎症反応を維持しようとする脂質成分など「ケミカルメディエーター」と呼ばれる物質が放出されてアレルギー症状が起こります。このお薬は、ヒスタミンH$_1$を受け取って炎症を引き起こす受容体を邪魔する働きと、マスト細胞からケミカルメディエーターが放出されるのを抑える働きにより、アレルギーの諸症状を和らげます。

標準薬

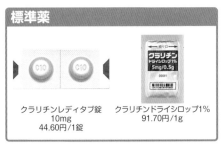

クラリチンレディタブ錠
10mg
44.60円/1錠

クラリチンドライシロップ1%
91.70円/1g

ジェネリック

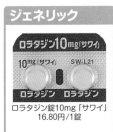

ロラタジン錠10mg「サワイ」
16.80円/1錠

グランダキシン

●自律神経調整剤

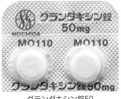

グランダキシン錠50
10.30円/1錠
持田

効能効果

自律神経失調症、頭部・頸部損傷、更年期障害・卵巣欠落症状における頭痛・頭重、倦怠感、心悸亢進、発汗等の自律神経症状。

成分名：トフィソパム

何のお薬? このお薬は、脳の視床下部に作用して、交感神経の興奮を抑えることで、交感神経と副交感神経のバランスを整えます。眠気、めまい、注意力・集中力・反射機能の低下などが起こることがあるので、服用中は自動車の運転など危険を伴う機械の操作などは避けましょう。

飲み忘れた時は

飲み忘れに気づいた時間が、飲み忘れた時間（例：8時）と次に飲む時間（例：12時）の間（例：10時）より前であれば、できるだけ早く服用します。後なら服用を1回飛ばします。2回分を1度に服用してはいけません。

ジェネリック

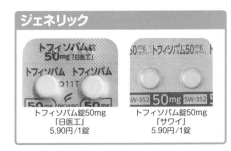

トフィソパム錠50mg
「日医工」
5.90円/1錠

トフィソパム錠50mg
「サワイ」
5.90円/1錠

クリアナール

●気道分泌細胞正常化剤

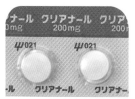

クリアナール錠200mg
10.10円/1錠
田辺三菱

効能効果

気管支喘息、慢性気管支炎、気管支拡張症、肺結核、塵肺症、肺気腫、非定型抗酸菌症、びまん性汎細気管支炎の慢性呼吸器疾患における去痰。

成分名：フドステイン

何のお薬？ 痰は、気道内に入り込もうとする異物や細胞などに貼りついて外に出す、という大切な役割をしています。しかし、のどの炎症がひどかったり、痰の量が多すぎると、吐き出すことが困難になりかえって息苦しくなったり、痰が肺に流れ込んで感染症の原因となったりします。

このお薬は、痰（気道粘液）の主成分であるムチンを分泌する細胞に作用して、痰が多く出すぎるのを抑える働きのほか、気道粘膜を修復する働きや気道内の炎症を抑える働きがあります。痰が多かったり、粘りが強かったり、のどが腫れて痰を吐き出しにくい状態などを和らげます。

飲み忘れた時は

飲み忘れに気づいた時間が、飲み忘れた時間（例：8時）と次に飲む時間（例：12時）の間（例：10時）より前であれば、できるだけ早く服用します。後なら服用を1回飛ばします。2回分を1度に服用してはいけません。

🏥 このような症状が出たら病院へ

全身倦怠感、食欲不振、悪心、皮膚や白目が黄色くなる黄疸症状、高熱、目の充血、めやに、唇や陰部のただれ、皮膚の広い範囲が赤くなるなど。

クリアミン配合錠

●片頭痛治療薬

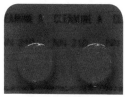

クリアミン配合錠A1.0
12.90円/1錠
日医工

効能効果

血管性頭痛、片頭痛、緊張性頭痛。

標準薬

クリアミン配合錠S0.5
9.50円/1錠

成分名：エルゴタミン酒石酸塩/無水カフェイン/イソプロピルアンチピリン配合剤

何のお薬？ 片頭痛は、血小板異常が原因で起こる場合もあります。血小板がセロトニンを異常に放出して脳の血管を収縮させることで、脳内の血流量が減り、脳細胞が低酸素や虚血状態に陥ります。それを解消しようと通常以上の血液が一気に脳に運ばれると脳内の血管が拡張し、脳組織を圧迫して片頭痛を発症します。このお薬は、血管を収縮させて側頭動脈および後頭動脈の拍動を穏やかにすることで、血管周辺の炎症を抑え、頭痛を和らげます。

原則的に服用を避けるべき人

末梢血管障害・閉塞性血管障害のある人、狭心症の人、冠動脈硬化症の人、肝臓・腎臓に障害のある人、HIVプロテアーゼ阻害剤・マクロライド系抗生物質・アゾール系抗真菌薬・麦角アルカロイドなどのお薬を服用している人。

🏥 このような症状が出たら病院へ

じんましん、血管が浮き出てくる、発熱、全身が紅潮する、全身倦怠感、食欲不振、悪心、皮膚や白目が黄色くなる黄疸症状、高熱、目の充血、めやに、唇や陰部のただれ、皮膚の広い範囲が赤くなるなど。

グリコラン

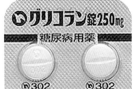

グリコラン錠250mg
9.80円/1錠
日本新薬

成分名：メトホルミン塩酸塩

何のお薬？ 肝臓での糖生産を抑える働きや、細胞での糖質消費を活発にする働き、さらに、腸管からの食べ物由来の糖質吸収を抑える働きなどにより、血液中の糖の消費を促進しつつ、血液中に供給される糖の量を減らすことで血糖値を低下させる、糖尿病治療薬です。

🏥 このような症状が出たら病院へ

全身倦怠感、食欲不振、悪心、皮膚や白目が黄色くなる黄疸症状、筋肉痛、力が入らない、赤褐色の尿が出る、吐き気、嘔吐、深い呼吸、意識が薄れる、手足の震えなど。

効能効果

2型糖尿病。

ジェネリック

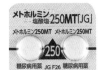

メトホルミン塩酸塩錠
250mg MT「JG」
10.10円/1錠

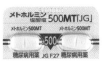

メトホルミン塩酸塩錠
500mg MT「JG」
10.10円/1錠

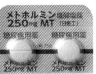

メトホルミン塩酸塩錠
250mg「日医工」
10.10円/1錠

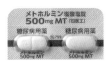

メトホルミン塩酸塩錠
500mg MT「日医工」
10.10円/1錠

グリチロン配合錠

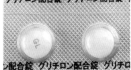

グリチロン配合錠
5.70円/1錠
ミノファーゲン

成分名：グリチルリチン酸ーアンモニウム・グリシン・DL-メチオニン配合剤

何のお薬？ 肝臓細胞障害を抑制する働き、肝臓の細胞が新たに作られるのを助ける働きのほか、炎症やアレルギーを抑える働きなどがあるお薬です。漢方薬や、一般薬局で購入できる市販の風邪薬などで「甘草」の成分が含まれているものと併用すると、このお薬の成分と重なってしまい、副作用として偽アルドステロン症（高血圧・筋肉の委縮・不整脈などの心臓疾患）が現れる場合があるので、注意が必要です。

原則的に服用を避けるべき人

アルドステロン症の人、ミオパシーのある人、低カリウム血症の人、血清アンモニウム値の上昇傾向にある末期肝硬変症の人。

飲み忘れた時は

飲み忘れに気づいた時間が、飲み忘れた時間（例：8時）と次に飲む時間（例：12時）の間（例：10時）より前であれば、できるだけ早く服用します。後なら服用を1回飛ばします。2回分を1度に服用してはいけません。

効能効果

慢性肝疾患における肝機能異常の改善。湿疹・皮膚炎、小児ストロフルス、円形脱毛症、口内炎。

🏥 このような症状が出たら病院へ

めまい、手足のしびれ、血圧上昇、むくみ、尿量減少、胸や肩甲骨周辺の違和感、手足の痙攣、筋肉痛、力が入らない、赤褐色の尿が出るなど。

クリノリル

●非ステロイド性消炎・鎮痛剤

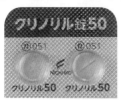

クリノリル錠50
8.90円/1錠
日医工

効能効果

関節リウマチ、変形性関節症、腰痛症、肩関節周囲炎、頸肩腕症候群、腱・腱鞘炎ならびに症状の消炎・鎮痛。

成分名：スリンダク

何のお薬？ 体内で炎症が起こると、プロスタグランジンが放出されて、発熱や痛みが生じますが、このプロスタグランジンは、シクロオキシゲナーゼ（COX）と呼ばれる物質によって体内で合成されます。このお薬は、非ステロイド性抗炎症薬（NSAIDs）のひとつで、プロスタグランジンを合成するのに必要なシクロオキシゲナーゼ（COX）の働きを邪魔することで、体内のプロスタグランジンを減らし、結果、熱を下げ、炎症や痛みを和らげます。体内で代謝されることで効能を発揮するしくみをもつお薬（プロドラッグ）で、とくに胃腸の弱い人でも、他のNSAIDsより服用しやすいよう工夫されています。

🏥 このような症状が出たら病院へ

じんましん、血管が浮き出てくる、発熱、全身が紅潮する、息苦しい、紫や黒い色の便、腹痛、胸やけ、吐血、息苦しい、顔・舌・のどが腫れる、全身倦怠感、食欲不振、悪心、皮膚や白目が黄色くなる黄疸症状など。

標準薬

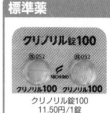

クリノリル錠100
11.50円/1錠

グリベンクラミド

●糖尿病治療薬
スルホニル尿素薬

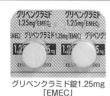

グリベンクラミド錠1.25mg
「武田テバ」5.70円/1錠
武田テバ

効能効果

インスリン非依存型糖尿病

成分名：グリベンクラミド

何のお薬？ インスリンは膵臓で作られるペプチドホルモンの一種で、血液を介して細胞に届きます。インスリンが細胞をノックすると、細胞の扉が開いて血液中の糖が取り込まれ、エネルギーとして消費されますが、インスリンが少ないと細胞の扉が開かれなくなり、血液中に糖が残って、糖尿病を発症します。このお薬は膵臓のβ細胞に作用してインスリンの分泌量を増加させて、細胞内に糖が吸収されやすくすることで、血糖値を低下させます。

🏥 このような症状が出たら病院へ

高度の空腹感、震え、異常な発汗、意識が飛ぶ、全身倦怠感、食欲不振、悪心、皮膚や白目が黄色くなる黄疸症状、寒気、突然の高熱、のどの痛み、頭痛、咳など。

ジェネリック

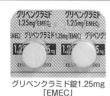

グリベンクラミド錠1.25mg
「EMEC」
5.70円/1錠

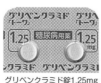

グリベンクラミド錠1.25mg
「トーワ」
5.70円/1錠

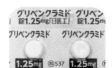

グリベンクラミド錠1.25mg
「日医工」
5.70円/1錠

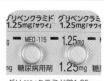

グリベンクラミド錠1.25mg
「サワイ」
5.70円/1錠

ジェネリック

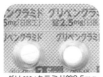

グリベンクラミド錠2.5mg
「武田テバ」
5.70円/1錠

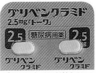

グリベンクラミド錠2.5mg
「日医工」
5.70円/1錠

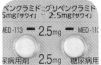

グリベンクラミド錠2.5mg
「トーワ」
5.70円/1錠

グリベンクラミド錠2.5mg
「サワイ」
5.70円/1錠

グリミクロン

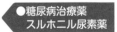
●糖尿病治療薬
スルホニル尿素薬

成分名：グリクラジド

何のお薬？ 膵臓で作られるインスリンが細胞をノックすると、細胞の扉が開いて血液中の糖が取り込まれ、エネルギーとして消費されます。このお薬の成分は、膵臓のβ細胞にあるスルホニル尿素受容体と結合することで、インスリンの分泌をよくする回路にスイッチを入れ、インスリンの分泌を促進します。

🏥 このような症状が出たら病院へ

高度の空腹感、発汗、手足の震え、意識障害、全身倦怠感、食欲不振、悪心、皮膚や白目が黄色くなる黄疸症状、寒気、突然の高熱、のどの痛み、頭痛、咳など。

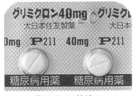

グリミクロン錠40mg
11.30円/1錠
大日本住友

効能効果

インスリン非依存型糖尿病。

標準薬

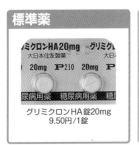

グリミクロンHA錠20mg
9.50円/1錠

ジェネリック

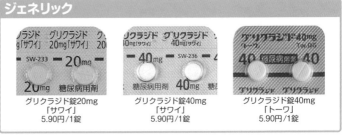

グリクラジド錠20mg
「サワイ」
5.90円/1錠

グリクラジド錠40mg
「サワイ」
5.90円/1錠

グリクラジド錠40mg
「トーワ」
5.90円/1錠

グルコバイ

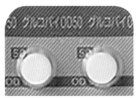

グルコバイ OD錠50mg
14.50円/1錠
富士フィルム・バイエル

効能効果

糖尿病の食後過血糖の改善。

成分名：アカルボース

何のお薬？ 炭水化物をオリゴ糖などに分解する「αアミラーゼ」や、それらオリゴ糖などから単糖（グルコース／ブドウ糖）を切り出すグルコアミラーゼ・スクラーゼ・マルターゼといった「αグルコシダーゼ」の作用を邪魔することで炭水化物の消化吸収を抑える働きと、スルホニル尿素受容体と結合してインスリンの分泌をよくする回路にスイッチを入れ、インスリンの分泌を促進する働きで、血糖値を下げるお薬です。糖尿病をなおすには、はじめに食生活を改善すること、次に継続的に運動を行なうことです。お薬を服用したからといって、暴飲暴食を続けていると、病気が進行してしまいます。

原則的に服用を避けるべき人

重症ケトーシス・糖尿病性昏睡または前昏睡のある人、重症感染症・手術前後・重篤な外傷のある人。

飲み忘れた時は

食前に服用するお薬ですが、食事中に飲み忘れに気づいた場合はすぐに服用します。食後に気づいた場合は、服用を1回飛ばします。2回分を1度に服用してはいけません。

このような症状が出たら病院へ

高度の空腹感、発汗、手足の震え、意識障害、全身倦怠感、食欲不振、悪心、皮膚や白目が黄色くなる黄疸症状、吐き気、嘔吐、2・3日以上続く便秘、腹部の膨満など。

標準薬	ジェネリック

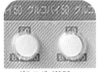

グルコバイ錠50mg
14.50円/1錠

アカルボース錠50mg
「テバ」8.40円/1錠

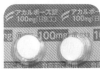

アカルボース錠100mg
「日医工」14.50円/1錠

アカルボース錠50mg「JG」
8.40円/1錠

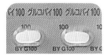

グルコバイ錠100mg
25.60円/1錠

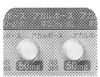

アカルボース錠50mg「NS」
8.40円/1錠

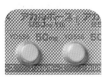

アカルボース錠50mg「YD」
8.40円/1錠

アカルボース錠50mg
「日医工」8.40円/1錠

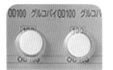

グルコバイ OD錠100mg
25.60円/1錠

アカルボース錠50mg
「サワイ」8.40円/1錠

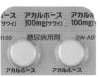

アカルボース錠100mg
「サワイ」14.50円/1錠

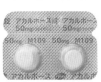

アカルボース錠50mg
「ファイザー」8.40円/1錠

グルファスト

●糖尿病治療薬
速効型インスリン分泌促進薬

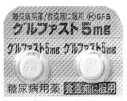

グルファスト錠5mg
15.50円/1錠
キッセイ

効能効果

2型糖尿病における食後血糖推移の改善。

成分名：ミチグリニドカルシウム水和物

何のお薬？ このお薬の成分は、膵臓のβ細胞にあるスルホニル尿素受容体と結合することで、インスリンの分泌をよくする回路にスイッチを入れ、インスリンの分泌を促進する、グリニド系の血糖降下薬です。インスリンが分泌される時間は、スルホニル尿素薬よりも短時間です。糖尿病治療は、食生活の改善と、継続的な運動が肝要です。お薬を服用しても暴飲暴食のままでは、病気が進行してしまいます。

お薬を服用する時の注意

食前に服用するお薬です。服用後5分程度で効果が現れるため、早く服用しすぎると低血糖を起こすおそれがあります。食事中に飲み忘れに気づいた場合はすぐに服用します。食後に気づいた場合は、服用を1回飛ばします。また、体調がよくなったと自己判断して服用を勝手に中止したり、量を調節したりすると、病状が急激に悪化する場合があります。服用に際しては医師の指示を守ってください。

このような症状が出たら病院へ

全身倦怠感、食欲不振、悪心、皮膚や白目が黄色くなる黄疸症状、高度の空腹感、発汗、手足の震え、意識障害、胸や肩甲骨周辺の痛みや違和感、冷や汗、息苦しいなど。

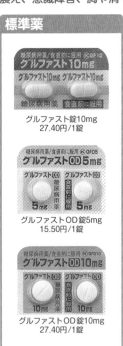

標準薬

グルファスト錠10mg
27.40円/1錠

グルファストOD錠5mg
15.50円/1錠

グルファストOD錠10mg
27.40円/1錠

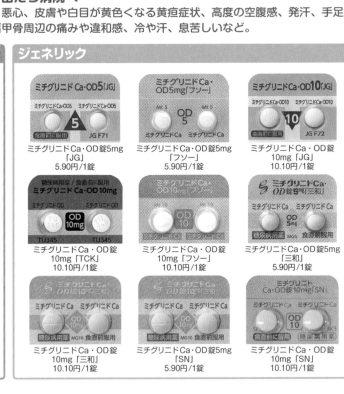

ジェネリック

ミチグリニドCa・OD錠5mg
「JG」
5.90円/1錠

ミチグリニドCa・OD錠5mg
「フソー」
5.90円/1錠

ミチグリニドCa・OD錠
10mg「JG」
10.10円/1錠

ミチグリニドCa・OD錠
10mg「TCK」
10.10円/1錠

ミチグリニドCa・OD錠
10mg「フソー」
10.10円/1錠

ミチグリニドCa・OD錠5mg
「三和」
5.90円/1錠

ミチグリニドCa・OD錠
10mg「三和」
10.10円/1錠

ミチグリニドCa・OD錠5mg
「SN」
5.90円/1錠

ミチグリニドCa・OD錠
10mg「SN」
10.10円/1錠

グルベス配合錠

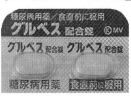

グルベス配合錠
31.90円/1錠
キッセイ

効能効果

2型糖尿病。ただし、ミチグリニドカルシウム水和物およびボグリボースの併用による治療が適切と判断される場合に限る。

成分名：ミチグリニドカルシウム水和物/ボグリボース

何のお薬？ オリゴ糖などから単糖（グルコース／ブドウ糖）を切り出すグルコアミラーゼ・スクラーゼ・マルターゼといった「αグルコシダーゼ」の作用を邪魔することで炭水化物の消化吸収を抑える成分と、膵臓のβ細胞にあるスルホニル尿素受容体と結合して、インスリンの分泌をよくする回路にスイッチを入れ、インスリンの分泌を促進するグリニド系血糖降下薬の配合剤です。糖尿病をなおすには、はじめに食生活を改善すること、次に継続的に運動を行なうことです。お薬を服用したからといって、暴飲暴食を続けていると、病気が進行してしまいます。

お薬を服用する時の注意

食前に服用するお薬です。服薬後5分程度で効果が現れるため、早く服用しすぎると低血糖を起こすおそれがあるので注意しましょう。食事中に飲み忘れに気づいた場合はすぐに服用します。食後に気づいた場合は、服用を1回飛ばします。

このような症状が出たら病院へ

全身倦怠感、食欲不振、悪心、皮膚や白目が黄色くなる黄疸症状、吐き気、嘔吐、2・3日以上続く便秘、腹部の膨満、胸や肩甲骨周辺の痛みや違和感、冷や汗、息苦しい、高度の空腹感、発汗、手足の震え、意識障害など。

※上記以外の標準薬として、グルベス配合OD錠（31.90円/1錠）があります。

お薬コラム　"肥満の原因は依存症？"

　太りすぎを気にしている人で、もう少し痩せたい！と思わない人はいらっしゃらないと思います。みなさんご存じのように、消費するカロリーより補給するカロリーが減れば時間がかかっても痩せていきます。食事の量を減らし、運動をすれば痩せるスピードは速くなります。簡単なことなのになぜ実行できないのか？　それは、単に意思が弱い＝精神的な弱さだけではなく、一種の依存症と言えるかもしれません。

　アルコールや薬に依存して止められない人がいます。それが悪いことだとわかっていても、その刺激を求め、頼ってしまう。この「止められない状態」が依存症です。痩せたいと思い、食事の量を減らしているのに、我慢しきれず「1回だけ」「今日だけ」と食事の量を増やしたり、甘い物やラーメンに手をのばしたり…。徐々にその間隔が短くなって、結局もとに戻ってしまう。これも「止められない状態」すなわち依存症といえるでしょう。

　多くの人にとって、食事を我慢するのは辛いし、運動を継続するのも辛い。辛いことばかりでは、継続できないのはある意味道理です。そこに注目してビジネス化したものが、昨今流行のジムでのマンツーマントレーニングです。辛いと思う運動を楽しいと思わせてくれ、食事の心配もしてくれて、「大丈夫、頑張ろう」と声までかけてくれる。結果として痩せられるわけです。マンツーマンは無理でも周囲のサポートがあれば、我慢も継続しやすくなります。ご家族の肥満が心配であれば、アルコールや薬の依存から抜け出すのと同じように、食事や運動を口うるさく注意するより、一緒に楽しみながらサポートしてみてはいかがでしょうか。

グレースビット

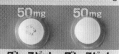

グレースビット錠50mg
115.40円/1錠
第一三共

効能効果

<適応症＞咽頭・喉頭炎、扁桃炎（扁桃周囲炎、扁桃周囲膿瘍を含む)、急性気管支炎、肺炎、慢性呼吸器病変の二次感染、膀胱炎、腎盂腎炎、尿道炎、子宮頸管炎、中耳炎、副鼻腔炎、歯周組織炎、歯冠周囲炎、顎炎。

標準薬

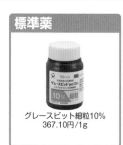

グレースビット細粒10%
367.10円/1g

成分名：シタフロキサシン水和物

何のお薬？ 薬が細菌の増殖を抑えている間に、服薬している患者自身の免疫力によって細菌を殺し、病気からの回復を図るタイプの抗生物質を「静菌性抗生物質」といいます。マクロライド系・クロラムフェニコール系・テトラサイクリン系・リンコマイシン系などの抗生物質がそれにあたります。これに対して、細菌を直接殺すタイプの抗生物質を「殺菌性抗生物質」といいます。β-ラクタム系（ペニシリン系・セフェム系・カルバペネム系・モノバクタム系・ペネム系）やアミノグリコシド系・ホスホマイシン系の抗生物質や、ニューキノロン系抗菌薬がこれにあたります。このお薬は、後者のニューキノロン系抗菌薬のひとつです。

新たな細胞を作る時に必要な情報を網羅した設計図であるDNA（デオキシリボ核酸）は二本鎖のらせん構造をとっていて、新たなDNAを作る時は、酵素（DNAジャイレース）によって二本鎖の一部は切断され、らせん構造がほどかれます。このお薬は、この酵素の働きを邪魔することで、DNAの複製をさせないようにして細菌の増殖を抑えます。

治療の際は、適応菌種や患者の年齢や症状などから、静菌性抗生物質と殺菌性抗生物質を組み合わせて処方される場合もあります。抗生物質や抗菌薬は、途中で勝手に服用を止めてしまったり、必要以上に服用し続けた場合、耐性菌と呼ばれる抗生物質の効かない細菌により症状の悪化、もしくは別の症状を発症するおそれがあります。服用に際しては医師の指示を守ってください。

原則的に服用を避けるべき人

他のキノロン系抗菌薬に対し過敏症の既往歴のある人、妊婦または妊娠している可能性のある婦人、小児。

お薬を服用する時の注意

副作用として下痢、軟便が高頻度に発症しているため、脱水などに注意が必要です。

飲み忘れた時は

飲み忘れに気づいた時間が、飲み忘れた時間（例：8時）と次に飲む時間（例：12時）の間（例：10時）より前であれば、できるだけ早く服用します。後なら服用を1回飛ばします。2回分を1度に服用してはいけません。

このような症状が出たら病院へ

じんましん、血管が浮き出てくる、発熱、全身が紅潮する、息苦しい、高熱、目の充血、めやに、唇や陰部のただれ、皮膚の広い範囲が赤くなる、全身倦怠感、尿量減少、手足や顔のむくみ、食欲不振、悪心、皮膚や白目が黄色くなる黄疸症状、高度の空腹感、震え、異常な発汗、意識が飛ぶ、腹痛、下痢、血が混じった便、紫色をした便、動悸、胸や肩甲骨周辺の痛みや違和感、脈が飛ぶ、けいれん、筋肉痛、力が入らない、赤褐色の尿が出る、アキレス腱や肘などの痛み、から咳、呼吸困難、脱力、発熱、吐き気、悪寒、青あざができやすい、頻回に起こる鼻血、手足に点状の出血、血尿、寒気、突然の高熱、のどの痛み、頭痛、咳、幻覚や幻聴、上手にものが考えられない、名前・場所・時間などが判らない、錯乱、重症筋無力症の悪化など。

クレストール

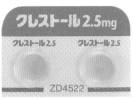

クレストール2.5mg

クレストール2.5 クレストール2.5

ZD4522

クレストール錠2.5mg
28.40円/1錠
塩野義製薬・アストラゼネカ

効能効果

高コレステロール血症、家族性高コレステロール血症。

成分名：ロスバスタチンカルシウム

何のお薬？ コレステロールには悪玉コレステロール（LDL）と善玉コレステロール（HDL）があり、体内のコレステロールは、食事から吸収されるものが半分、残りは肝臓で合成されています。小腸で吸収された食事由来のコレステロールも、肝臓で合成されたコレステロールも、大半は血液中へ放出されますが、一部は胆汁酸へと変換されて排泄されます。

　肝臓内でのコレステロール合成では、まず、肝臓内で消費されずに過剰になったアセチルCoAと呼ばれる酵素がHMG-CoAに変化し、そこへHMG-CoA還元酵素が働くと「メバロン酸」と呼ばれるコレステロールの元ができあがりますが、このお薬は、HMG-CoA還元酵素阻害薬と呼ばれ、HMG-CoAをメバロン酸に変える酵素の働きを邪魔して、結果、コレステロールが作られないようにすることで、コレステロール値を下げます。

　高コレステロール血症の治療にもっとも効果的なのは、食生活の改善です。肝臓でコレステロールが作られるのは、安静時、つまり、夜寝ている間なので、とくに夕食が大切です。脂質の多い肉や揚げ物をつまみに飲酒し、〆にラーメンなどを食べれば、コレステロールを作ろうとしているところへ燃料を入れるようなものです。コレステロールや中性脂肪が高い、脂質異常症（高脂肪血症）の人は、夕食はとくに意識して野菜中心の献立にし、脂質や炭水化物を避けるようにしましょう。また、週に2～3回以上、30分程度の有酸素運動や、基礎代謝を上げてエネルギーを消費しやすくするための筋力トレーニングを行なうと、食事療法と服薬療法の効果が高まり、回復が早まります。

お薬を服用する時の注意
服用期間中は、定期的に血中脂質値の検査が行われます。また、副作用の発症を早期に発見するため肝臓機能検査も行われますから、決められた受診日は守りましょう。

標準薬

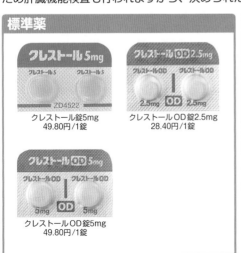

クレストール5mg

クレストール5 クレストール5

ZD4522

クレストール錠5mg
49.80円/1錠

クレストールOD2.5mg

クレストールOD クレストールOD

2.5mg OD 2.5mg

クレストールOD錠2.5mg
28.40円/1錠

クレストールOD5mg

クレストールOD クレストールOD

5mg OD 5mg

クレストールOD錠5mg
49.80円/1錠

ジェネリック

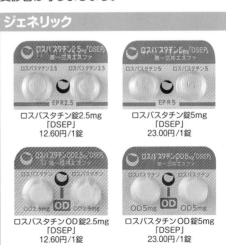

ロスバスタチン2.5mg「DSEP」
第一三共エスファ

ロスバスタチン2.5 ロスバスタチン2.5

EPR2.5

ロスバスタチン錠2.5mg
「DSEP」
12.60円/1錠

ロスバスタチン5mg「DSEP」
第一三共エスファ

ロスバスタチン5 ロスバスタチン5

EPR5

ロスバスタチン錠5mg
「DSEP」
23.00円/1錠

ロスバスタチンOD2.5mg「DSEP」
第一三共エスファ

ロスバスタチン ロスバスタチン

OD2.5mg OD OD2.5mg

ロスバスタチンOD錠2.5mg
「DSEP」
12.60円/1錠

ロスバスタチンOD5mg「DSEP」
第一三共エスファ

ロスバスタチン ロスバスタチン

OD5mg OD OD5mg

ロスバスタチンOD錠5mg
「DSEP」
23.00円/1錠

クレメジン

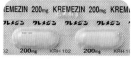

クレメジンカプセル200mg
12.30円/1カプセル
クレハ

効能効果

慢性腎不全（進行性）における尿毒症症状の改善および透析導入の遅延。

成分名：球形吸着炭

何のお薬？ 慢性腎不全で消化管中にも放出されている尿毒症の毒素を消化管の中で吸着し、便と一緒に排泄させるお薬です。結果、尿毒症症状が軽快し、透析治療の開始も遅らせられます。

原則的に服用を避けるべき人

消化管に通過障害を有する人（ポリープやがん、周辺臓器からの圧迫、老化による消化管筋力の低下、イレウスなど）。

飲み忘れた時は

飲み忘れに気づいた時間が、飲み忘れた時間（例：8時）と次に飲む時間（例：12時）の間（例：10時）より前であれば、できるだけ早く服用します。後なら服用を1回飛ばします。2回分を1度に服用してはいけません。

標準薬

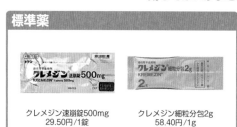

クレメジン速崩錠500mg
29.50円/1錠

クレメジン細粒分包2g
58.40円/1g

ジェネリック

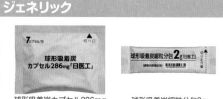

球形吸着炭カプセル286mg
「日医工」
15.70円/1カプセル

球形吸着炭細粒分包2g
「日医工」
58.40円/1g

クロフィブラート

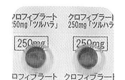

クロフィブラートカプセル250mg
「ツルハラ」8.70円/1カプセル
鶴原・東和

効能効果

高脂質血症。

成分名：クロフィブラート

何のお薬？ 肝臓でコレステロールが合成されるのを抑える働きのほか、遊離脂肪酸（過剰に摂取した脂質）から中性脂肪（トリグリセリド）が合成されるのを抑える働き、さらにトリグリセリドの加水分解を進めて血液中のトリグリセリド濃度を下げる働きなどから、脂質異常症（高脂質血症）を改善するお薬です。高コレステロール血症の治療にもっとも効果的なのは、食生活の改善です。肝臓でコレステロールが作られるのは、安静時、つまり、夜寝ている間なので、とくに夕食が大切です。脂質異常症（高脂肪血症）の人は、夕食はとくに意識して野菜中心の献立にし、脂質や炭水化物を避けるようにしましょう。また、週に2～3回以上、30分程度の有酸素運動や、基礎代謝を上げてエネルギーを消費しやすくするための筋力トレーニングを行なうと、食事療法と服薬療法の効果が高まり、回復が早まります。

🏥 このような症状が出たら病院へ

筋肉痛、力が入らない、赤褐色の尿が出る、寒気、突然の高熱、のどの痛み、頭痛、咳など。

クロミッド

●排卵誘発剤

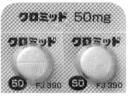

クロミッド錠50mg
93.90円/1錠
富士製薬

効能効果

排卵障害に基づく不妊症の排卵誘発。生殖補助医療における調節卵巣刺激。乏精子症における精子形成の誘導。

成分名：クロミフェンクエン酸塩

何のお薬？ このお薬の成分は、間脳に作用して、体内中の女性ホルモン（エストロゲン）と結合し、ゴナドトロピン放出ホルモン（GnRH）の分泌を促します。GnRHの刺激によって、脳下垂体から卵胞刺激ホルモン（FSH）と黄体形成ホルモン（LH）が分泌され、結果、排卵が誘発されます。

飲み忘れた時は

1日1回服用するお薬です。飲み忘れに気づいた時、次に飲む時間まで12時間以上ある場合はすぐに服用してください。12時間未満の場合には服用を1回飛ばします。2回分を1度に服用してはいけません。

🏥 このような症状が出たら病院へ

卵巣腫大・卵巣茎捻転（下腹部の痛みや腫れ）、腹水・胸水が溜まって息が苦しいなど。

クロロマイセチン

●抗生物質製剤

クロロマイセチン錠50
9.30円/1錠
アルフレッサファーマ

効能効果

＜適応症＞表在性皮膚感染症、深在性皮膚感染症、リンパ管・リンパ節炎、慢性膿皮症、外傷・熱傷および手術創等の二次感染、乳腺炎、骨髄炎、咽頭・喉頭炎、扁桃炎、急性気管支炎、肺炎、肺膿瘍、膿胸、慢性呼吸器病変の二次感染、膀胱炎、腎盂腎炎、尿道炎、淋菌感染症、軟性下疳、性病性（鼠径）リンパ肉芽腫、腹膜炎、感染性腸炎、腸チフス、パラチフス、子宮内感染、子宮付属器炎、涙嚢炎、角膜炎、中耳炎、副鼻腔炎、歯周組織炎、歯冠周囲炎、猩紅熱、百日咳、野兎病、ガス壊疽、発疹チフス、発疹熱、つつが虫病。

成分名：クロラムフェニコール

何のお薬？ 薬が細菌の増殖を抑えている間に、服薬している患者自身の免疫力によって細菌を殺し、病気からの回復を図るタイプの抗生物質を「静菌性抗生物質」といいます。マクロライド系・クロラムフェニコール系・テトラサイクリン系・リンコマイシン系などの抗生物質がそれにあたります。これに対して、細菌を直接殺すタイプの抗生物質を「殺菌性抗生物質」といいます。β-ラクタム系（ペニシリン系・セフェム系・カルバペネム系・モノバクタム系・ペネム系）やアミノグリコシド系・ホスホマイシン系の抗生物質や、ニューキノロン系抗菌薬がこれにあたります。このお薬は、前者のクロラムフェニコール系静菌性抗生物質のひとつです。細菌にもヒトの細胞にも、遺伝子（DNAやRNA）を読み取ってたんぱく質を合成する構造体「リボソーム」が存在します。細胞が分裂して新たな細胞を作るには、たんぱく質が必要ですが、このたんぱく質を作るには、リボソームの働きが不可欠です。このお薬は、ヒトとある種の細菌のリボソームの種類が違うことに着目し、細菌のリボソームだけを邪魔することで、細菌がたんぱく質を合成できないようにし、細菌の増殖を抑えます。

🏥 このような症状が出たら病院へ

青あざができやすい、粘膜から出血しやすい、血尿、息切れ、視覚の異常、手足のしびれや異常感など。【小児】腹部膨張、嘔吐、下痢、力が入らない、呼吸停止など。

標準薬

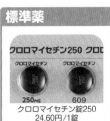

クロロマイセチン錠250
24.60円/1錠

ケアラム

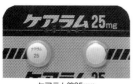

ケアラム錠25mg
111.40円/1錠
エーザイ

効能効果
関節リウマチ。

成分名：イグラチモド

何のお薬？ 体内の免疫細胞に働いて、関節リウマチの症状を和らげるお薬です。関節リウマチの症状は、身体の一部を「異物（抗原）」と誤認した「抗体」が攻撃することによって起こりますが、その時、他のアレルギー反応と同じように、ケミカルメディエーターが放出されます。このお薬は、炎症性サイトカインが作られるのを抑える働きのほか、免疫グロブリン（IgGおよびIgM）が作られるのを抑える働きや、関節の腫れを抑え、骨の悪い部分が拡がるのを抑える働きなどから、関節リウマチの腫れや痛みを和らげます。服用を始めてから効果が現れるまで2〜3か月の期間が必要なお薬です。

併用してはいけない薬
ワルファリンカリウム。

原則的に服用を避けるべき人
妊婦または妊娠している可能性のある婦人（動物実験では、胎児の死亡、胎児の動脈収縮が確認されています）、重い肝臓障害のある人、消化性潰瘍のある人。

🏥 このような症状が出たら病院へ
全身倦怠感、食欲不振、悪心、皮膚や白目が黄色くなる黄疸症状、紫や黒い色の便、腹痛、胸やけ、吐血、発熱、から咳、呼吸困難、息切れ、動悸、青あざができやすい、粘膜から出血しやすい、血尿など。

ケアロードLA

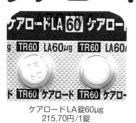

ケアロードLA錠60μg
215.70円/1錠
東レ

効能効果
肺動脈性肺高血圧症。

成分名：ベラプロストナトリウム

何のお薬？ このお薬は、血管平滑筋にあるプロスタグランジンI₂受容体に作用して、血管を拡げて血管の中の抵抗を減らし血圧を下げる働きと、血小板が集まって固まる（血栓）作用を妨げる働きなどから、血管内の血流を穏やかにし、血管内の障害物を減らすことで、肺動脈性肺高血圧を改善します。

原則的に服用を避けるべき人
血友病・毛細血管脆弱症・胃潰瘍・十二指腸潰瘍・尿路出血・下部消化下出血・眼底出血など出血傾向にある人。

飲み忘れた時は
1日2回、朝・夕食後に服用するお薬です。飲み忘れに気づいた時、次に飲む時間まで12時間以上ある場合はすぐに服用してください。12時間未満の場合には服用を1回飛ばします。2回分を1度に服用してはいけません。

🏥 このような症状が出たら病院へ
全身倦怠感、脱力、発熱、吐き気、悪寒、青あざができやすい、頻回に起こる鼻血、手足に点状の出血、血尿、じんましん、血管が浮き出てくる、全身が紅潮する、食欲不振、悪心、皮膚や白目が黄色くなる黄疸症状、から咳、呼吸困難、動悸、胸や肩甲骨周辺の痛みや違和感、脈が飛ぶなど。

経口用トロンビン

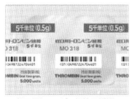

経口用トロンビン細粒5千単位
845.40円/1包
持田

効能効果

上部消化管出血。

成分名：トロンビン

何のお薬？ 止血のプロセスは、大きく２段階に分かれます。まず、傷などができた場所に血小板が集まって（凝集）、貼りつきます（一次止血）。次に、トロンビンによりフィブリノーゲンが血小板の集まっている場所でフィブリンに変換され、フィブリンが血小板や赤血球を接着することで傷にふたがされて、止血が完成します。このお薬は、フィブリノーゲンに直接作用することで、フィブリンを作り止血します。胃や十二指腸潰瘍の止血剤です。

このような症状が出たら病院へ

息苦しい、唇や手足が青紫になる、立ちくらみなど。

標準薬	ジェネリック
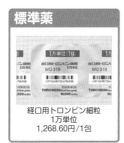	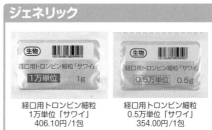
経口用トロンビン細粒 1万単位 1,268.60円/1包	経口用トロンビン細粒 1万単位「サワイ」 406.10円/1包 — 経口用トロンビン細粒 0.5万単位「サワイ」 354.00円/1包

お薬コラム **"本当にうつ病？①"**

　国立研究開発法人国立精神・神経医療研究センターの《こころの情報サイト》には「うつ病の症状」として、【自覚症状】憂うつ、気分が重い、気分が沈む、悲しい、不安である、イライラする、元気がない、集中力がない、好きなこともやりたくない、細かいことが気になる、悪いことをしたように感じて自分を責める、物事を悪い方へ考える、死にたくなる、眠れない、【身体症状】食欲がない、体がだるい、疲れやすい、性欲がない、頭痛、肩こり、動悸、胃の不快感、便秘がち、めまい、口が渇く、【周囲が感じる症状】表情が暗い、涙もろい、反応が遅い、落ち着かない、酒量が増える、などが挙げられています。一方、疾病の国際基準『ICD10国際疾病分類』には「うつ病」について、【A評価】①抑うつ気分、②興味や喜怒哀楽の消失、③活力の減退や疲労感、④不安や焦りが強く出る、【B評価】⑤注意力や集中力の減退、⑥自信喪失、⑦罪悪感や無価値感、⑧将来の悲観、⑨自傷行為や自殺願望、⑩睡眠障害、⑪食欲不振、【C評価】⑫喜びや関心が薄れる、⑬早朝覚醒、⑭午前中がつらい、⑮疲れきってなにもしない、⑯著しい体重減少、の症状のうち、A評価の症状の３つ以上に該当し、かつBまたはCの症状があれば「うつ病」と診断可能、とあります。うつ病が国民病といわれる昨今、これら診断基準に合えば、専門医院でなくてもうつ病と診断し、不安や緊張を抑える薬＋睡眠障害治療薬＋筋緊張改善薬をセットで処方するケースも少なくありません。しかし「症状が合うからうつ病」とは限りません。他の病気と同じように、別の病気や器質的障害がうつ的症状の裏に隠れていることもあるのです。隠れている病気が見過ごされ、効かない薬を飲み続けている『うつ病患者』も少なくない時代…。本当にうつ病かどうか、その見極めがとても重要です（p.284に続く）。

下剤・便秘治療薬

アローゼン顆粒（1.0g）
6.50円/1g
ポーラファルマ

成分名：生薬成分・酸化マグネシウム他

効能効果

便秘（ただし、痙攣性便秘は除く）。駆虫剤投与後の下剤。

何のお薬？ 便秘は排便の回数や量が減少した症状で、病気が原因の場合は、悪性腫瘍、低カリウム血症、高カルシウム血症、甲状腺機能低下症、副甲状腺機能亢進、褐色細胞腫、糖尿病、パーキンソン病、脳血管障害、脊髄損傷、神経疾患、うっ血性心不全、急性感染症、強皮症、中毒症、大腸ポリープ、腸閉塞などが疑われますから、単純に下剤を服用するのではなくその原因に注意する必要があります。また、服用している薬物の副作用が原因で便秘になる場合もあります。便秘の原因となる薬物は、鉄剤、制酸剤、抗コリン剤、抗ヒスタミン薬、鎮痛薬、鎮咳薬、抗うつ薬、抗不安薬、向精神薬、パーキンソン病治療薬、利尿薬、気管支拡張薬、筋弛緩薬のほか、高血圧治療薬でカルシウム拮抗薬の仲間などがあります。その他、妊娠によるホルモンの変化による便秘や、食事や運動などの生活習慣に起因する便秘もあります。

便秘の種類は、機能性便秘として、大腸の運動が低下したことで起こる弛緩性便秘、大腸が緊張して起こるけいれん性便秘、便の出口近くの直腸に便が溜まって排便できない直腸性便秘があります。これらに対して大腸の病気が原因の便秘が器質性便秘です。

便秘を治療するお薬は、便の水分を増やして柔らかくすることで排便をしやすくさせる「機械的下剤」、大腸の粘膜を刺激して大腸の運動を活発にすることで排便をしやすくさせる「刺激性下剤」、交感神経や副交感神経、消化管神経に働いて腸の運動を活発にしたり、緊張やけいれんを和らげて排便をしやすくさせる「自律神経作用系下剤」などがあります。

抗うつ剤による薬剤性便秘の治療薬として処方されることの多い酸化マグネシウムは、腸内で難吸収性の重炭酸塩や炭酸塩に変化し、浸透圧の関係で腸壁から水分を吸収します。結果、便が軟らかくなり便秘が解消します。水分が多ければより効果が高まるため、大量の水とともに服用するとさらに効果的です。このお薬を長期間服用すると、お薬に含まれるマグネシウムが過剰になり、高マグネシウム血症が起こる場合があります。喉の渇き、不整脈、筋力の低下、呼吸回数の減少、意識障害などの症状が現れたら、ただちに受診してください。

標準薬

アローゼン顆粒（0.5g）
6.50円/1g

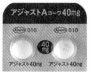

アジャストAコーワ錠40mg
5.90円/1錠

セチロ配合錠
5.70円/1錠

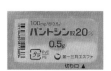

パントシン散20%
12.80円/1g

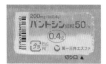

パントシン細粒50%
25.20円/1g

パントシン錠30
5.70円/1錠

パントシン錠60
5.90円/1錠

パントシン錠200
13.40円/1錠

酸化マグネシウム細粒 83%
「ヨシダ」(0.36g)
9.10円/1g

酸化マグネシウム細粒 83%
「ヨシダ」(0.4g)
9.10円/1g

酸化マグネシウム細粒 83%
「ヨシダ」(0.6g)
9.10円/1g

酸化マグネシウム細粒 83%
「ヨシダ」(1.2g)
9.10円/1g

酸化マグネシウム細粒83%
「ヨシダ」(0.24g)
83% 9.10円/1g

酸化マグネシウム錠200mg
「ヨシダ」
5.70円/1錠

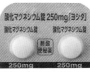
酸化マグネシウム錠250mg
「ヨシダ」
5.70円/1錠

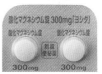
酸化マグネシウム錠300mg
「ヨシダ」
5.70円/1錠

酸化マグネシウム錠330mg
「ヨシダ」
5.70円/1錠

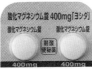
酸化マグネシウム錠400mg
「ヨシダ」
5.70円/1錠

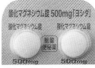
酸化マグネシウム錠500mg
「ヨシダ」
5.70円/1錠

マグミット細粒 83%
(0.4g)
9.10円/1g

マグミット細粒 83%
(0.6g)
9.10円/1g

マグミット細粒 83%
(0.8g)
9.10円/1g

マグミット細粒 83%
(1.2g)
9.10円/1g

お薬コラム "食物繊維"

　便秘の解消には食物繊維を含む食品を積極的に摂ることが有効です。食物繊維には水に溶けるタイプの「水溶性食物繊維」と、水に溶けないタイプの「不溶性食物繊維」があります。食物繊維を多く含む食材としては海藻類、豆類があげられます。トクホ製品によく含まれている難消化性デキストリンは、水溶性の食物繊維です。食物繊維を多くとると大腸がんのリスクが下がるという説は近年否定されていますが、糖尿病や脂質異常症に対する有益な効果（＝ダイエットの効果）は肯定されています。

ケタス

●脳血管障害治療薬
●気管支喘息改善剤

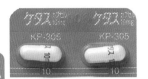

ケタスカプセル10mg
15.70円/1カプセル
杏林

効能効果

気管支喘息。脳梗塞後遺症に伴う慢性脳循環障害によるめまいの改善。

成分名：イブジラスト

何のお薬？ 非選択的ホスホジエステラーゼ（PDE）阻害薬のひとつです。気道平滑筋の中にあるサイクリックジーエムピー（cGMP）は平滑筋を緩める働きをしていますが、PDEによって分解されてしまます。このお薬は、PDEの働きを邪魔することでcGMPを増やします。結果、気道の筋肉が緩み、気道が拡がることで、呼吸が楽になります。また、PDE活性を抑えることで、脳血流が増加したり、血管が拡張したり、炎症を鎮めたり、血栓の形成を抑制するなどの作用が現れ、結果、脳梗塞後遺症に伴う諸症状を改善します。

飲み忘れた時は

飲み忘れに気づいた時、次に飲む時間まで4時間以上ある場合はすぐに服用してください。4時間未満の場合には服用を1回飛ばし、次回から決められた時間に服用します。

🏥 このような症状が出たら病院へ

全身倦怠感、食欲不振、悪心、皮膚や白目が黄色くなる黄疸症状、脱力、発熱、吐き気、悪寒、青あざができやすい、頻回に起こる鼻血、手足に点状の出血、血尿など。

ケフラール

●抗生物質製剤

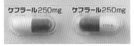

ケフラールカプセル250mg
54.70円/1カプセル
共和薬品工業

効能効果

＜適応症＞表在性皮膚感染症、深在性皮膚感染症、リンパ管・リンパ節炎、慢性膿皮症、外傷・熱傷および手術創等の二次感染、乳腺炎、咽頭・喉頭炎、扁桃炎、急性気管支炎、肺炎、慢性呼吸器病変の二次感染、膀胱炎、腎盂腎炎、麦粒腫、中耳炎、歯周組織炎、歯冠周囲炎、顎炎、猩紅熱。

成分名：セファクロル

何のお薬？ このお薬は、ヒトの細胞には存在しない、細菌の「細胞壁」に的をしぼり、その合成を邪魔することで、細菌のみ死滅させる、セフェム系殺菌性抗生物質です。

🏥 このような症状が出たら病院へ

じんましん、血管が浮き出てくる、発熱、全身が紅潮する、全身倦怠感、尿量減少、手足や顔のむくみ、高熱、目の充血、めやに、唇や陰部のただれ、皮膚の広い範囲が赤くなる、寒気、突然の高熱、のどの痛み、頭痛、咳、から咳、呼吸困難など。

標準薬

ケフラール細粒小児用100mg 44.30円/1g	L-ケフラール顆粒 105.40円/1包	セファクロル細粒10%「日医工」44.30円/1g

ケフレックス

成分名：セファレキシン

ケフレックスカプセル250mg
31.50円/1カプセル
共和薬品工業

何のお薬？ 薬が細菌の増殖を抑えている間に、服薬している患者自身の免疫力によって細菌を殺し、病気からの回復を図るタイプの抗生物質を「静菌性抗生物質」といいます。これに対して、細菌を直接殺すタイプの抗生物質を「殺菌性抗生物質」といいます。このお薬は、ヒトの細胞には存在しない、細菌の「細胞壁」に的をしぼり、その合成を邪魔することで、細菌のみ死滅させる、セフェム系殺菌性抗生物質です。抗生物質や抗菌薬は、途中で勝手に服用を止めたり、必要以上に続けた場合、耐性菌により症状の悪化、もしくは別の症状を発症する恐れがあります。医師の指示通り服用してください。

このような症状が出たら病院へ

じんましん、血管が浮き出てくる、発熱、全身が紅潮する、全身倦怠感、尿量減少、手足や顔のむくみ、高熱、目の充血、めやに、唇や陰部のただれ、皮膚の広い範囲が赤くなる、寒気、突然の高熱、のどの痛み、頭痛、咳、から咳、呼吸困難など。

効能効果

＜適応症＞表在性皮膚感染症、深在性皮膚感染症、リンパ管・リンパ節炎、慢性膿皮症、外傷・熱傷および手術創等の二次感染、乳腺炎、骨髄炎、筋炎、咽頭・喉頭炎、扁桃炎、急性気管支炎、肺炎、慢性呼吸器病変の二次感染、膀胱炎、腎盂腎炎、前立腺炎（急性症、慢性症）、精巣上体炎（副睾丸炎）、淋菌感染症、子宮頸管炎、バルトリン腺炎、子宮内感染、涙嚢炎、麦粒腫、角膜炎（角膜潰瘍を含む）、外耳炎、中耳炎、副鼻腔炎、化膿性唾液腺炎、歯周組織炎、歯冠周囲炎、上顎洞炎、顎炎、抜歯創・口腔手術創の二次感染。

標準薬

ケフレックスシロップ用細粒
200
38.10円/1g

ケフレックスシロップ用細粒
100
24.20円/1g

L-ケフレックス小児用顆粒
71.40円/1g

L-ケフレックス顆粒
80.90円/1g

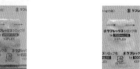

セファレキシン錠250
「日医工」
31.50円/1錠

セファレキシンカプセル
250mg「トーワ」
31.50円/1カプセル

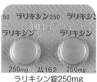

ラリキシン錠250mg
31.50円/1錠

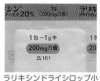

ラリキシンドライシロップ小
児用20%
38.10円/1g

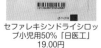

セファレキシンドライシロップ小児用50%「日医工」
19.00円

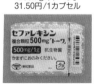

セファレキシン複合顆粒
500mg「トーワ」
80.90円/1g

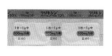

ラリキシンドライシロップ
小児用10%
24.20円/1g

ケルロング

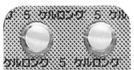

ケルロング錠5mg
31.30円/1錠
サノフィ

効能効果

本態性高血圧症（軽症～中等症）。腎実質性高血圧症。狭心症。

成分名：ベタキソロール塩酸塩

何のお薬? 心臓の拍動数が多く、血管により多くの血液が送られると、血管内の圧力が上昇します。つまり、血圧が上がります。心臓の拍動数を増やす命令を受ける場所を「β受容体」と呼びますが、このお薬は、このβ受容体を邪魔することで、心臓の拍動数を落ち着かせる働きがあります。また、末梢血管を拡げる働きもあります。

原則的に服用を避けるべき人

糖尿病性ケトアシドーシス・代謝性アシドーシスの人、高度の徐脈・房室／洞房ブロック・心原性ショックの人、肺高血圧による右心不全・うっ血性心不全の人、未治療の褐色細胞腫の人、妊婦。

標準薬

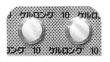

ケルロング錠10mg
54.80円/1錠

ジェネリック

ベタキソロール塩酸塩錠5mg
「トーワ」
13.50円/1錠

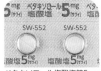

ベタキソロール塩酸塩錠5mg
「サワイ」
13.50円/1錠

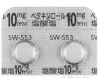

ベタキソロール塩酸塩錠
10mg「サワイ」
28.80円/1錠

ケレンディア

ケレンディア錠10mg
149.10円/1錠
バイエル

効能効果

2型糖尿病を合併する慢性腎臓病。ただし、末期腎不全又は透析施行中の患者を除く。

成分名：フィネレノン

何のお薬? MRA（非ステロイド型選択的ミネラルコルチコイド受容体拮抗薬と呼ばれるお薬です。MR（ミネラルコルチコイド受容体）は腎臓の尿細管や糸球体、心臓や血管など全身に存在します。MRは、高血圧の因子であるアルドステロンの刺激や食塩の過剰、慢性的な高血糖状態がつづくと過剰に活性化し、電解質の調節が上手くいかなくなったり、細胞組織の炎症や線維化が発生したりすることで、腎臓や心臓の働きを悪くします。このお薬は、MRの過剰活性を抑え込むことで、心臓血管障害や腎臓障害の発症、症状の進行を抑制します。

お薬を服用する時の注意

イトラコナゾールや抗生物質のクラリスロマイシンとの併用は出来ませんので、他の医療機関や歯科医などを受診する場合は、この薬を服薬していることを必ず医師に伝えてください。高カリウム血症があらわれることがあるので、血液検査を定期的に行います。体のしびれ、体に力が入らない、吐き気、嘔吐、下痢、腹部の膨満感や張りを感じたら、すぐに医療機関を受診してください。

標準薬

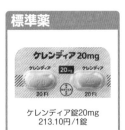

ケレンディア錠20mg
213.10円/1錠

健胃薬

S・M配合散
6.30円/1g
アルフレッサファーマ

効能効果

食欲不振、胃部不快感、胃もたれ、嘔気・嘔吐などの消化器症状の改善。

成分名：タカヂアスターゼ他健胃成分

何のお薬？ 消化酵素・制酸剤・生薬などを配合したお薬で、胃の不快感を改善して食欲を増進したり、消化不良や食後の膨満感を改善する働きがあります。

標準薬	ジェネリック
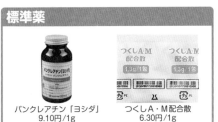	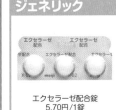
パンクレアチン「ヨシダ」 9.10円/1g　　つくしA・M配合散 6.30円/1g	エクセラーゼ配合錠 5.70円/1錠 R6.3.31まで

コートリル

コートリル錠10mg
7.40円/1錠
ファイザー

効能効果

内分泌疾患、リウマチ性疾患、膠原病、呼吸器疾患、アレルギー性疾患、血液疾患、消化器疾患、肝疾患、肺疾患、重症感染症、結核性疾患、神経疾患、悪性腫瘍・抗悪性腫瘍剤投与に伴う消化器症状、外科疾患、産婦人科疾患、泌尿器科疾患、皮膚科疾患、眼科疾患、耳鼻咽喉科疾患、歯科・口腔外科疾患。

成分名：ヒドロコルチゾン

何のお薬？ 副腎皮質ホルモン剤（ステロイド）のひとつです。炎症やアレルギー症状を改善するほか、免疫を抑制するなど多様な働きがあり、様々な疾患で処方されます。

原則的に服用を避けるべき人

有効な抗菌剤の存在しない感染症、全身性の真菌症の人、消化性潰瘍のある人、精神疾患の人、結核性疾患の人、単純疱疹性角膜炎の人、後嚢白内障の人、緑内障の人、高血圧症の人、血栓症の人、急性心筋梗塞の既往歴のある人。

飲み忘れた時は

飲み忘れに気づいた時間が、飲み忘れた時間（例：8時）と次に飲む時間（例：12時）の間（例：10時）より前であれば、できるだけ早く服用します。後なら服用を1回飛ばします。2回分を1度に服用してはいけません。

🏥 このような症状が出たら病院へ

多飲・多尿の高血糖、紫や黒い色の便、腹痛、胸やけ、吐血、緑内障など。（以下の場合には救急車を要請）局所の痛み、むくみ、うずき、突然の息切れ、息苦しい、胸の痛み、急激な視力低下、意識障害、めまい。

コスパノン

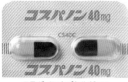

コスパノンカプセル40mg
9.20円/1カプセル
エーザイ

効能効果

胆道ジスキネジー、胆石症、胆のう炎、胆管炎、胆のう剔出後遺症、膵炎、尿路結石に伴う鎮痙効果。

成分名：フロプロピオン

何のお薬？ このお薬は、カテコール核をもつ物質を代謝する酵素（COMT）を邪魔することで消化管平滑筋や膵胆道平滑筋のけいれんを鎮めるほか、胆管・膵管の出口にあるオッディ括約筋を弛緩させる作用によって胆汁や膵液の分泌を促し、胆のうや膵臓などの疾患に伴う腹痛を和らげます。また、尿路系平滑筋を緩めることで尿管を拡げ、結石を排泄しやすくしたり痛みを和らげたりする働きもあります。

飲み忘れた時は

１日３回、食後に服用するお薬です。飲み忘れに気づいた時間が、飲み忘れた時間（例：8時）と次に飲む時間（例：12時）の間（例：10時）より前であれば、できるだけ早く服用します。後なら服用を１回飛ばします。２回分を１度に服用してはいけません。

標準薬

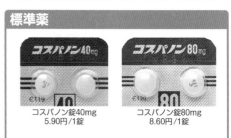

コスパノン錠40mg
5.90円/1錠

コスパノン錠80mg
8.60円/1錠

お薬コラム　"健康寿命①"

　2021年の人口統計調査では、男性の平均寿命は81.47歳、女性は87.57歳。あくまで平均なので、それ以前に亡くなられる方もありますし、平均を超えてますます元気な方もありますが、困るのは、思いがけず長生きした、あるいは介護を受けるようになったなどで「老後資金が足りない」といった事態に陥ることです。そこで「保険に入っておこう」という選択もありますが、たとえば積立式の年金タイプの保険で「70歳までに1,000万円積立てると、70歳と１ヶ月目から月５万円が支給され、受取総額が1,000万円を超えても生きている限り受給できる」という商品の場合、81歳で亡くなれば受給額は132ヶ月で660万円、87歳なら204ヶ月で1,020万円…。いざというとき困らないための保険なので損得は関係ないかもしれませんが、あえて言えばこの保険の場合、男性は平均寿命では損、女性で平均寿命まで生きてやっと元が取れるかどうかです。なにより70歳まで積み立てるには70歳まで、働き続けられるほど元気でなくてはなりません。

　ところで、平均寿命とは別に、健康寿命という指標もあります。厚生労働省の定義には「健康上の問題で日常生活が制限されずに生活出来る期間」とあります。つまり、大病などによって介護が必要になったら尽きる、というのが健康寿命の考え方です。健康寿命、男性は72.68歳、女性が75.38歳。平均寿命ほど男女差が大きくありません。何故か？介助や介護が必要になる疾患をみると、女性には骨粗鬆症などに起因する骨折が多いことがわかっています。つまり、骨粗鬆症による骨折が元で介助・介護を受けながら人生の終盤10年を生きる女性が多いのです。骨粗鬆症を避け、健康寿命も延ばす。そのために今からできることはないのでしょうか（p.193に続く）。

コディオ配合錠

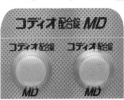

コディオ配合錠MD
41.70円/1錠
ノバルティス

効能効果

高血圧症。

標準薬

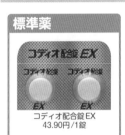

コディオ配合錠EX
43.90円/1錠

成分名：バルサルタン／ヒドロクロロチアジド配合剤

何のお薬？ 「アンジオテンシンⅡ受容体拮抗薬（ARB）」と呼ばれるお薬と利尿降圧剤が配合された高血圧症治療薬です。

アンジオテンシンⅡと呼ばれる物質がその受容体と結合すると、血圧を上昇させるホルモン（アルドステロン）が放出されたり、血管を収縮させたり、腎臓で排泄されるはずだったナトリウム（塩分）や水分を再吸収させたりし、結果、血圧を上昇させます。このお薬は、アンジオテンシンⅡ受容体に先に働いて邪魔をしてアンジオテンシンⅡが結合できない状態を作るARBと、腎臓でナトリウムや水分の排泄を高めて血流量を減らす利尿剤が配合されています。これら成分の働きで血圧を下げる効果を示します。服用により一過性の急激な血圧低下が起こり意識がはっきりしなくなることや、血圧の低下により、めまい、ふらつき、集中力・反射機能の低下などが起こることがあるので、服用後症状が安定するまでは、自動車の運転など危険を伴う機械の操作、高所作業、登山などは極力避けましょう。

🅷 このような症状が出たら病院へ

じんましん、血管が浮き出てくる、発熱、全身が紅潮する、全身倦怠感、尿量減少、手足や顔のむくみ、手足のしびれ、手足に力が入らない、唇・のど・舌が腫れる、息苦しいなど。

ジェネリック

バルヒディオ配合錠EX
「JG」
25.50円/1錠

バルヒディオ配合錠EX
「サワイ」
25.50円/1錠

バルヒディオ配合錠EX
「ツルハラ」
29.40円/1錠

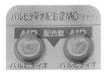

バルヒディオ配合錠MD
「タナベ」
25.00円/1錠

バルヒディオ配合錠EX
「トーワ」
25.50円/1錠

バルヒディオ配合錠EX
「日医工」25.50円/1錠
R6.3.31まで

バルヒディオ配合錠MD
「JG」
25.00円/1錠

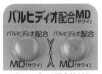

バルヒディオ配合錠MD
「サワイ」
25.00円/1錠

バルヒディオ配合錠MD「ツルハラ」
25.00円/1錠

バルヒディオ配合錠EX
「タナベ」
25.50円/1錠

バルヒディオ配合錠MD
「トーワ」
25.00円/1錠

バルヒディオ配合錠MD
「日医工」25.00円/1錠
R6.3.31まで

コデインリン酸塩

●鎮咳・鎮静薬

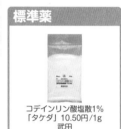

コデインリン酸塩散1%「第一三共」
7.50円/1g
第一三共

成分名：コデインリン酸塩水和物

何のお薬？ 脳の咳中枢の反応を抑える作用によって、咳を鎮める働きを示すほか、中枢神経に作用して、痛みを軽くしたり、下痢を止めたりする働きもあります。

眠気、調節障害、注意力・集中力・反射機能の低下などが起こることがあるので、服用中は自動車の運転など危険を伴う機械の操作は避けましょう。

飲み忘れた時は

飲み忘れに気づいた時、次に飲む時間まで4時間以上ある場合はすぐに服用してください。4時間未満の場合には服用を1回飛ばし、次回から決められた時間に服用します。

効能効果

各種呼吸器疾患における鎮咳・鎮静。疼痛時における鎮痛。激しい下痢症状の改善。

標準薬

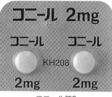

コデインリン酸塩散1%
「タケダ」10.50円/1g
武田

コニール

●高血圧症治療薬　Ca拮抗薬
●狭心症治療薬

コニール錠2
16.00円/1錠
協和キリン

成分名：ベニジピン塩酸塩

何のお薬？ 血管平滑筋や心筋の細胞膜にあるカルシウムチャネルからカルシウムイオンが平滑筋の中に入り込むと、血管平滑筋や心臓の筋肉が収縮します。このしくみを利用して、カルシウムチャネルに結合して細胞の外にあるカルシウムイオンが細胞内へ流入するのを邪魔することで、血管平滑筋や心筋の収縮を穏やかにし、末梢血管を拡張し血圧を下げる「カルシウム拮抗薬」のひとつです。

効能効果

高血圧症、腎実質性高血圧症。狭心症。

標準薬

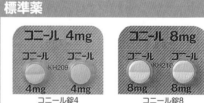

コニール錠4
23.90円/1錠

コニール錠8
47.10円/1錠

ジェネリック

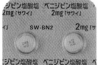

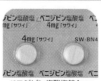

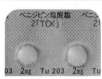

ベニジピン塩酸塩錠2mg
「サワイ」
10.10円/1錠

ベニジピン塩酸塩錠4mg
「サワイ」
11.10円/1錠

ベニジピン塩酸塩錠8mg
「サワイ」
22.50円/1錠

ベニジピン塩酸塩錠2mg
「TCK」
10.10円/1錠

コバシル

●高血圧症治療薬
ACE阻害薬（ACE）

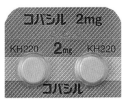

コバシル錠2mg
38.10円/1錠
協和キリン

効能効果
高血圧症。

成分名：ペリンドプリルエルブミン

何のお薬？ アンジオテンシンⅡと呼ばれる物質がその受容体と結合すると、血圧を上昇させるホルモンのアルドステロンが放出されたり、血管を収縮させたり、腎臓で排泄されるはずだったナトリウム（塩分）や水分を再吸収させたりして、血圧を上昇させます。このお薬は、このように血圧を上昇させる働きのあるアンジオテンシンⅡの量を減らして血圧を上げさせない「アンジオテンシン変換酵素阻害剤（ACE）」のひとつです。アンジオテンシンⅡは、変換酵素の働きによりアンジオテンシンⅠから生成されますが、このお薬の成分は、この変換酵素を邪魔することで、アンジオテンシンⅠをアンジオテンシンⅡに変化させないのです。

標準薬

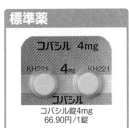

コバシル錠4mg
66.90円/1錠

ジェネリック

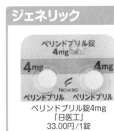 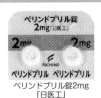 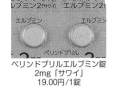

ペリンドプリル錠4mg
「日医工」
33.00円/1錠

ペリンドプリル錠2mg
「日医工」
19.00円/1錠

ペリンドプリルエルブミン錠
2mg「サワイ」
19.00円/1錠

コメリアンコーワ

●心・腎疾患治療薬

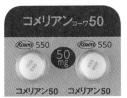

コメリアンコーワ錠50
7.10円/1錠
興和

効能効果
狭心症、その他の虚血性心疾患。腎機能障害軽度〜中等度のIgA腎症における尿たんぱく減少。

成分名：ジラゼプ塩酸塩水和物

何のお薬？ 冠動脈や腎動脈の血流量を増やす働きや、血小板が粘着したり集まって固まるのを抑える働き、心臓の筋肉を保護する働き、腎臓の機能を回復させる働きなどをもつお薬です。服用中は、定期的に検査を行ない、腎臓の状態やお薬の効果などをチェックして、状態にあわせた治療方法がつど検討されます。

飲み忘れた時は
飲み忘れに気づいた時間が、飲み忘れた時間（例：8時）と次に飲む時間（例：12時）の間（例：10時）より前であれば、できるだけ早く服用します。後なら服用を1回飛ばします。2回分を1度に服用してはいけません。

標準薬

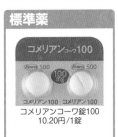

コメリアンコーワ錠100
10.20円/1錠

ジェネリック

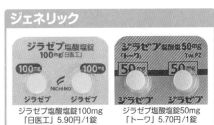

ジラゼプ塩酸塩錠100mg
「日医工」5.90円/1錠

ジラゼプ塩酸塩錠50mg
「トーワ」5.70円/1錠

コランチル配合

コランチル配合顆粒
6.30円/1g
共和薬品工業

効能効果
胃潰瘍、十二指腸潰瘍、胃炎における自覚症状および他覚所見の改善。

成分名：ジサイクロミン塩酸塩/乾燥水酸化アルミニウムゲル/酸化マグネシウム配合剤

何のお薬？ 胃や十二指腸で、神経伝達物質（アセチルコリン）がその命令を受けるアセチルコリン受容体と結びつくのを邪魔することで、副交感神経への刺激を遮断すると同時に、平滑筋を直接緩め、胃酸の分泌を抑える働き（抗コリン作用）をする成分と、胃酸を中和して胃粘膜を保護する成分（制酸剤）の配合薬です。

レスポリックス配合顆粒
6.00円/1g

コリオパン

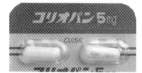

コリオパンカプセル5mg
7.20円/1カプセル
エーザイ　R6.3.31まで

効能効果
胃炎、腸炎、胃潰瘍、十二指腸潰瘍、胆石症、胆のう症における疼痛の緩解。

成分名：ブトロピウム臭化物

何のお薬？ 胃や十二指腸で、神経伝達物質（アセチルコリン）がその受容体と結びつくのを邪魔し、副交感神経への刺激を遮断すると同時に、平滑筋を直接緩めて内臓平滑筋のけいれんを抑えたり、胃酸の分泌を抑える働き（抗コリン作用）をするお薬です。

原則的に服用を避けるべき人
緑内障の人、前立腺肥大による排尿障害のある人、重い心臓疾患のある人、麻痺性イレウスのある人、透析療法を受けている人。

飲み忘れた時は
飲み忘れた時間（例：8時）と次に飲む時間（例：12時）の間（例：10時）より前であれば服用します。後なら服用を1回飛ばします。2回分を1度に服用してはいけません。

コルドリン

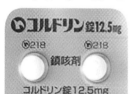

コルドリン錠12.5mg
6.30円/1錠
日本新薬

効能効果
急性気管支炎、急性上気道炎に伴う咳嗽。

成分名：クロフェダノール塩酸塩

何のお薬？ このお薬は、延髄の咳中枢に直接作用して、咳をしようとする反応（咳反射）を抑える働きのほか、気管のけいれんを抑える働きなどによって咳を鎮める非麻薬性鎮咳薬です。

飲み忘れた時は
飲み忘れに気づいた時間が、飲み忘れた時間（例：8時）と次に飲む時間（例：12時）の間（例：10時）より前であれば、できるだけ早く服用します。後なら服用を1回飛ばします。2回分を1度に服用してはいけません。

🏥 このような症状が出たら病院へ
じんましん、血管が浮き出てくる、発熱、全身が紅潮する、高熱、目の充血、めやに、唇や陰部のただれ、皮膚の広い範囲が赤くなる、関節の痛み、痛みを伴った発疹や水ぶくれなど。

コルヒチン

●痛風治療薬

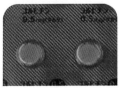

コルヒチン錠0.5mg「タカタ」
6.80円/1錠
高田

効能効果

痛風発作の緩解および予防。

成分名：コルヒチン

何のお薬？ 白血球（好中球）は、尿酸の結晶を取り込むと炎症を引き起こす物質を放出し、激痛を伴う痛風発作を起こします。このお薬は、この白血球の反応を抑えることで、痛風発作の予防ならびに発作症状を和らげます。

原則的に服用を避けるべき人

肝臓または腎臓に障害がある人で、肝代謝酵素CYP3A4を阻害する薬剤（アタザナビル・クラリスロマイシン・インジナビル・イトラコナゾール・ネルフィナビル・リトナビル・サキナビル・テリスロマイシン・アンプレナビル・アプレピタント・ジルチアゼム・エリスロマイシン・フルコナゾール・ホスアンプレナビル・ベラパミル）または、P糖たんぱくを阻害する薬剤（シクロスポリン）を服用している人。

コレアジン

●不随意運動治療薬

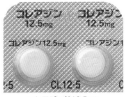

コレアジン錠12.5mg
402.10円/1錠
アルフレッサ

効能効果

ハンチントン病に伴う舞踏運動。

成分名：テトラベナジン

何のお薬？ 中枢神経では、シナプスが刺激を受けて神経伝達物質の（ドパミン、セロトニン、ノルアドレナリンなど）を放出し、その物質に受け側のシナプスが反応して働くことで、命令と作業実行の流れが完結します。この時、神経伝達物質が過剰になりすぎると、命令が出されていないのに作業が始まってしまう、不随意な状況が生じます。このお薬は、神経伝達物質が合成されると、放出される前に、モノアミン小胞トランスポーターと呼ばれるたんぱく質によって、シナプスの中に運ばれ貯蔵されるしくみを利用し、モノアミン小胞トランスポーターが働かないようにすることで、結果として、放出される神経伝達物質を減らして、神経の刺激伝達を抑えて、不随意運動を改善します。

コレキサミン

●脂質代謝・末梢血行改善剤

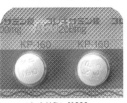

コレキサミン錠200mg
9.30円/1錠
杏林

成分名：ニコモール

何のお薬？ コレステロールや中性脂肪の消化管からの吸収を抑える働きにより、食べ物由来の脂質の吸収量を減らします。また、血管細胞内でプロスタグランジンI_2が合成されるのを促進することで、血管を拡げ、血栓ができるのを防ぎ、結果、血行をよくする働きもあるお薬です。

効能効果

高脂血症による凍瘡、四肢動脈閉塞症、レイノー症候群に伴う末梢血行障害の改善。

コレバイン

●高コレステロール血症治療薬

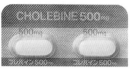

コレバイン錠500mg
21.10円/1錠
田辺三菱

効能効果

高コレステロール血症、家族性高コレステロール血症。

成分名：コレスチミド

何のお薬？ 体内のコレステロールは、食事から吸収されるものが半分、残りは肝臓で合成されています。どちらも大半は血液中へ放出されますが、一部は胆汁酸へと変換されて排泄されます。この排泄された胆汁酸が再び消化管で吸収されてしまうと、コレステロール値は下がりません。このお薬は、消化管で胆汁酸と結合し、便としての排泄を促進する働きにより、血中のコレステロール値を下げる作用があります。

標準薬

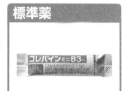

コレバインミニ83%
35.70円/1g

コロネル

●過敏性腸症候群治療薬

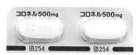

コロネル錠500mg
10.70円/1錠
アステラス

効能効果

過敏性腸症候群における便通異常（下痢、便秘）および消化器症状。

成分名：ポリカルボフィルカルシウム

何のお薬？ 過敏性腸症候群の直接的な原因は、大腸の運動および分泌・吸収の調節不良です。このお薬の成分は、胃でポリカルボフィルと呼ばれる物質に変化し、小腸や大腸で水分を吸収しゲル化することで腸内の水分量を適切にするほか、消化中の食べ物の輸送を調節する作用により、下痢を抑え、便秘を改善します。

標準薬

  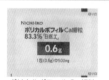

コロネル細粒83.3%（0.6g）
16.30円/1g

コロネル細粒83.3%（1.2g）
16.30円/1g

ポリカルボフィルCa細粒
83.3%「日医工」
17.80円/1g

コレミナール

●抗不安薬

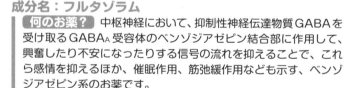

コレミナール錠4mg
7.00円/1錠
沢井製薬

※上記以外の標準薬として、コレミナール細粒1%（11.50円/1g）があります。

成分名：フルタゾラム

何のお薬？ 中枢神経において、抑制性神経伝達物質GABAを受け取るGABA$_A$受容体のベンゾジアゼピン結合部に作用して、興奮したり不安になったりする信号の流れを抑えることで、これら感情を抑えるほか、催眠作用、筋弛緩作用なども示す、ベンゾジアゼピン系のお薬です。

効能効果

心身症（過敏性腸症候群、慢性胃炎、胃・十二指腸潰瘍）における身体症候ならびに不安・緊張・抑うつの改善。

コンスタン

●抗不安薬

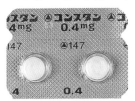

コンスタン錠0.4mg
5.90円/1錠
武田テバ

成分名：アルプラゾラム

何のお薬？ 中枢神経において、抑制性神経伝達物質GABAを受け取るGABA_A受容体のベンゾジアゼピン結合部に作用して、興奮したり不安になったりする信号の流れを抑えることで、これら感情を抑えるほか、催眠作用、筋弛緩作用なども示す、ベンゾジアゼピン系のお薬です。服用してから最高血中濃度に到達するまでの時間は2時間、成分が血液中から消失半減する時間は14時間の「中時間型」です。眠気、めまい、注意力・集中力・反射機能の低下などが起こることがあるので、服用中は自動車の運転など危険を伴う機械の操作、高所作業などは避けましょう。また、効果が感じられない等の理由で、指示された服用量を無視して過量に服用した場合、錯乱・運動障害・昏睡などが現れることがあります。必ず医師に指示された服用量を守りましょう。

効能効果

心身症（胃・十二指腸潰瘍、過敏性腸症候群、自律神経失調症）における身体症候ならびに不安・緊張・抑うつ・睡眠障害。

標準薬

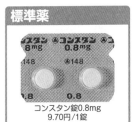

コンスタン錠0.8mg
9.70円/1錠

ジェネリック

アルプラゾラム錠0.4mg
「サワイ」
5.70円/1錠

アルプラゾラム錠0.8mg
「サワイ」
5.90円/1錠

アルプラゾラム錠0.4mg
「アメル」
5.70円/1錠

コントール

●抗不安薬

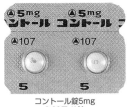

コントール錠5mg
9.80円/1錠
武田テバ

成分名：クロルジアゼポキシド

何のお薬？ 中枢神経において、抑制性神経伝達物質GABAを受け取るGABA_A受容体のベンゾジアゼピン結合部に作用して、興奮したり不安になったりする信号の流れを抑えることで、これら感情を抑えるほか、催眠作用、筋弛緩作用なども示す、ベンゾジアゼピン系のお薬です。発売開始は1961年で、世界で初めて販売されたベンゾジアゼピン系薬剤です。服用してから最高血中濃度に到達するまでの時間は2時間、成分が血液中から消失半減する時間は20〜60時間の「長時間型」で、作用は穏やかです。

効能効果

神経症における不安・緊張・抑うつ。うつ病における不安・緊張、心身症（胃・十二指腸潰瘍、高血圧症）における身体症候ならびに不安・緊張・抑うつ。

🏥 このような症状が出たら病院へ

服用しないと不安になる、けいれん、依存、大量服用、幻覚や幻聴、上手にものが考えられない、名前・場所・時間などが判らない、錯乱、胸を押さえつけられるような感覚、息苦しいなど。

標準薬

コントール錠10mg
9.80円/1錠

※上記以外の標準薬として、コントール散1%（7.50円/1g）、10%（34.60円/1g）があります。

サーティカン

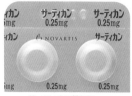

サーティカン錠0.25mg
375.60円/1錠
ノバルティス

成分名：エベロリムス

何のお薬？ 免疫は、私たちの身体にとって必要不可欠な働きですが、臓器移植を行なう場合は、免疫反応によって移植された臓器の組織を壊されてしまうことがあります。このお薬は、免疫反応を抑えることで、臓器移植の成功率を高めます。

効能効果
心移植、腎移植における拒絶反応の抑制。

※上記以外の標準薬として、サーティカン錠0.5mg（699.60円/1錠）、サーティカン錠0.75mg（1,063.80円/1錠）があります。

サ

お薬コラム "前向きに"

　大きな病気をしたこともなく、順調に生活していた人が、ある日突然倒れ、臓器移植が必要な病気だと宣告されたら…。ここで、ある臓器移植を受けた方の例をご紹介します。

　その人は、妻と二人の子どもに恵まれ、充実した日々を過ごしていました。しかし、ある日突然職場で意識を失い、救急車で病院に運ばれました。診断の結果は「重度の不整脈を伴う拡張心筋症」、失神したのは、不整脈により血液が脳へ送られなくなったためでした。その後の処置で、彼は体外補助心臓を装着、心臓移植のドナーを待つことになりました。待機の間は、不整脈や弁の異常で入退院をくりかえす日々。クリスマスには、はしゃぐ子どもたちを前に涙があふれ、かえって落ち込んだそうです。

　そして彼にもついに、ドナーが見つかりました。移植希望者とドナーのマッチングがスムースになったのは、現代の遺伝子分析の技術が進むと同時に、データベースが整備され、正確かつ迅速な判断が可能になったからです。彼の場合、遺伝子の適合性から、当該ドナーからの移植可能順位2位と判断されました。最終的に移植が彼に決まったのは、ドナーの心臓のサイズが、1位の方には合わなかったからです。遺伝子の適合性で1位だった方は身体が大きく、当該ドナーの心臓では十分に機能しない、と判断されたようでした。

　待ちに待った移植手術でしたが、適合性が高いとはいえ拒絶反応が大きければ、移植した心臓が機能しない可能性もあります。また、手術にはつねにリスクが伴います。術中に人生が終わってしまう恐怖も、手術を目前にして湧きあがってきたようでした。彼に相談された私は、こう声を掛けました。「人はもちろん、植物、動物、鉄やコンクリートだって、生まれたからには必ず死ぬ。お金持ちかどうかとか、肌の色がどうかとか、一切関係なく平等に〈死〉は必ずやってくる。それが今なのか、明日なのか、5年後なのか、何十年も先なのか、誰にもわからない。手術も成功するか失敗するかもわからない。でも、生きるためには、わからない中でも決断しなくてはいけないんじゃないかな」と。幸運なことに移植は成功し、彼は免疫抑制剤の服用を継続しながら、「臓器移植後の患者とは思えないぐらい元気に生活している」そうです。

　風邪で死ぬ人もあれば、重い病気から奇跡の回復をする人もいます。大切なのは「病気と闘い絶対治る」という強い気持ちをもてるかどうか、かもしれません。迷ったときは、是非「前向き」に治療を受ける選択をしてください。それが、自分のためでもあり、支えてくれる周囲の人のためでもある、と私は思います。

サアミオン

●脳循環・代謝改善剤

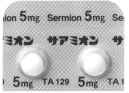

サアミオン錠5mg
18.10円/1錠
田辺三菱

効能効果

脳梗塞後遺症に伴う慢性脳循環障害による意欲低下の改善。

成分名：ニセルゴリン

何のお薬？ 副交感神経を刺激する神経伝達物質アセチルコリンは、その受容体と結びついて血管を拡げるなどの作用を示しますが、酵素によって分解除去されます。このお薬の成分は、この酵素の働きを抑えてアセチルコリン濃度を高めるほか、内頸・脊椎動脈の血流量を増やすなどの作用で、血液の循環をよくします。

飲み忘れた時は

飲み忘れに気づいた時間が、飲み忘れた時間（例：8時）と次に飲む時間（例：12時）の間（例：10時）より前であれば、できるだけ早く服用します。後なら服用を1回飛ばします。2回分を1度に服用してはいけません。

標準薬	ジェネリック
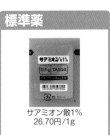 サアミオン散1% 26.70円/1g	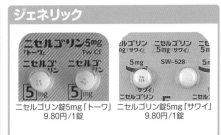 ニセルゴリン錠5mg「トーワ」 9.80円/1錠　ニセルゴリン錠5mg「サワイ」 9.80円/1錠

ザイザル

●アレルギー性疾患治療薬

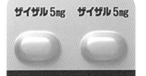

ザイザル錠5mg
57.20円/1錠
グラクソ・スミスクライン

効能効果

〔成人〕アレルギー性鼻炎。蕁麻疹、湿疹・皮膚炎、痒疹、皮膚そう痒症。〔小児〕アレルギー性鼻炎。蕁麻疹、皮膚疾患（湿疹・皮膚炎、皮膚そう痒症）に伴うそう痒。

成分名：レボセチリジン塩酸塩

何のお薬？ 私たちの身体にはアレルギーの原因となる抗原を認識するマスト細胞（肥満細胞）があり、この細胞のスイッチが入ると、ヒスタミンをはじめとする炎症を引き起こす物質や、サイトカインと呼ばれる免疫・炎症に関する情報伝達物質、アレルギー反応・炎症反応を維持しようとする脂質成分などの「ケミカルメディエーター」が放出されてアレルギー症状が起こります。このお薬は、ヒスタミンH_1を受け取る受容体を邪魔する働きにより、アレルギー症状を和らげます。眠気、調節障害、注意力・集中力・反射機能の低下などが起こることがあるので、服用中は自動車の運転など危険を伴う機械の操作は避けましょう。

飲み忘れた時は

飲み忘れに気づいた時間が、飲み忘れた時間（例：8時）と次に飲む時間（例：12時）の間（例：10時）より前であれば、できるだけ早く服用します。後なら服用を1回飛ばします。2回分を1度に服用してはいけません。

🏥 このような症状が出たら病院へ

じんましん、血管が浮き出てくる、発熱、全身が紅潮する、全身倦怠感、食欲不振、悪心、皮膚や白目が黄色くなる黄疸症状、悪寒、青あざができやすい、頻回に起こる鼻血、手足に点状の出血、血尿、けいれんなど。

サイトテック

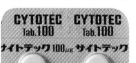

サイトテック錠100
14.30円/1錠
ファイザー

効能効果

非ステロイド性消炎鎮痛剤の長期投与時にみられる胃潰瘍および十二指腸潰瘍。

成分名：ミソプロストール

何のお薬？ 非ステロイド性消炎鎮痛剤（NSAIDs）を3か月以上の長期に渡って服用しなくてはならない関節炎・変形性関節リウマチなどの人に処方されるお薬です。胃粘膜壁細胞のプロスタグランジン受容体と結合してサイクリックエーエムピー（cAMP）の増加を抑制し酸分泌を減らす作用と、粘膜血管に働いて粘膜防御因子を強化する作用により、NSAIDsの副作用である胃潰瘍および十二指腸潰瘍を発生しにくくする働きがあります。また、すでに消化性潰瘍などがある人はNSAIDsを原則服用できないとされていますが、このお薬と併用する場合にはNSAIDsの服用が許されています。ただし、このお薬の効果がなく、吐血・腹痛・貧血・紫や黒色の便などの症状が見られる場合には、服用を中止する必要がありますので、すぐに主治医に相談してください。

標準薬

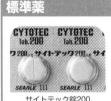

サイトテック錠200
23.80円/1錠

原則的に服用を避けるべき人

妊婦または妊娠している可能性のある婦人（子宮収縮作用があるため、流産および子宮出血が報告されています）、プロスタグランジン製剤過敏症の人。

サイバインコ

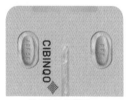

サイバインコ錠50mg
2,587.40円/1錠
ファイザー

効能効果

既存治療で効果不十分なアトピー性皮膚炎

成分名：アブロシチニブ

何のお薬？ 免疫細胞や血球系細胞などの表面にある受容体に伝達物質であるサイトカインが結合すると、細胞内ではヤヌスキナーゼ（JAK）がATPと結合してリン酸化し、結果として細胞内で大量のサイトカインが産生し放出されることで、免疫反応などが体内で加速します。この伝達のしくみは免疫のほか、細胞の分化等さまざまな局面で有意に働いていますが、一方で、リウマチやアトピー性皮膚炎などは、このサイトカインが過剰なために発症すると考えられています。このお薬は、特定のJAKがATPと結合するのを阻止することで、サイトカインの産生を抑え、結果アトピー性皮膚炎の症状を和らげます。

お薬を服用する時の注意

免疫反応の初期段階をブロックするというお薬の構造上、服用中には、感染症にかかりやすくなる、肺炎や血液の異常などが生ずるといった副作用の可能性があります。服用中は自身をよく観察し、異常を感じたらすぐ医師に連絡しましょう。

標準薬

サイバインコ錠100mg
5,044.00円/1錠

サイバインコ錠200mg
7,566.10円/1錠

ザイボックス

●オキサゾリジノン系合成抗菌剤

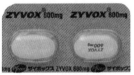

ザイボックス錠600mg
7,358.60円/1錠
ファイザー

効能効果

＜適応症＞敗血症、深在性
皮膚感染症、慢性膿皮症、
外傷・熱傷および手術創等
の二次感染、肺炎、他各種
感染症。

成分名：リネゾリド

何のお薬？ 薬が細菌の増殖を抑えている間に、服薬している患者自身の免疫力によって細菌を殺し、病気からの回復を図るタイプの抗生物質を「静菌性抗生物質」といいます。これに対して、細菌を直接殺すタイプの抗生物質を「殺菌性抗生物質」といいます。このお薬は、前者の静菌性抗生物質のひとつです。細菌にもヒトの細胞にも、遺伝子（DNAやRNA）を読み取ってたんぱく質を合成する構造体「リボソーム」が存在します。細胞が分裂して新たな細胞を作るには、たんぱく質が必要ですが、このたんぱく質を作るには、リボソームの働きが不可欠です。このお薬は、ヒトとある種の細菌のリボソームの種類が違うことに着目し、細菌のリボソームだけを邪魔することで、細菌がたんぱく質を合成できないようにし、細菌の増殖を抑えます。比較的新しいお薬で、同じ「細菌のたんぱく質合成を邪魔する」しくみをもつ従来の抗生物質とは、成分が作用する場所や仕方が異なります。

ジェネリック

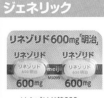

リネゾリド錠600mg
「明治」
4,722.00円/1錠

お薬コラム "健康寿命②"

骨粗鬆症が骨折につながりやすく、それが原因で介助や介護が必要になり健康寿命を終える人が多い…。ならば、骨粗鬆症を避けて健康寿命を延ばすにはどうしたらよいのでしょうか。骨粗鬆症の予防、さらには、転倒などによる骨折の予防には、そもそも「骨」を強くすることと、加えて骨を動かす「筋肉」を強くすることが重要です。

まず、骨の強さですが、それを示す数値には「yam値」と「Tスコア（SD評価）」の2通りがあります。Yam値とは、骨量が最大となる20～44歳の若年成人の平均値（Young Adult Mean／若年成人平均値）に比べて、自分の骨量はその何%かを表す数値で、80%以上なら正常、70～80%未満なら「骨量減少」で黄色信号、80%未満で「骨粗鬆症」と診断されます。一方Tスコア（SD評価）は、成年平均値からどのくらい隔たっているかを示す偏差値で、－1なら正常、－1.5だと積極対策が必要（要注意）、－2.5以下だと「骨粗鬆症」と診断されます。yam値もTスコアも基本的には病院で検査して計ってもらうものなので、手間もお金もかかります。しかし、定期的に自身の骨の強さを客観的な数値で把握し、食生活の改善や、必要であれば早く治療に取り掛かることの重要性を鑑みれば、必要な労力とコストかもしれません。その上で、普段から【カルシウムを多く含む】小魚や牛乳・大豆製品、【ビタミンDを多く含む】鮭・しいたけ・卵、【ビタミンKを多く】含む納豆・ほうれん草・ブロッコリーなどを積極的に食べるように心がけましょう。なお、骨の芯の材料である【コラーゲン】も重要ですが、これは筋肉などと同様にタンパク質なので、コラーゲンを摂ったからからといって、それがそのまま骨の芯になるわけではなく、一旦体内でアミノ酸に分解されてから、筋肉などと同様合成されるので、偏りのない食生活を心がけることが肝心です（p.211に続く）。

サイレース

●睡眠導入薬

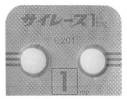

サイレース錠1mg
9.50円/1錠
エーザイ

成分名：フルニトラゼパム

何のお薬？ 中枢神経において、抑制性神経伝達物質GABAを受け取るGABA$_A$受容体のベンゾジアゼピン結合部に作用して、興奮したり不安になったりする信号の流れを抑えることで、これら感情を抑えるほか、催眠作用、筋弛緩作用なども示す、ベンゾジアゼピン系のお薬です。服用してから最高血中濃度に到達するまでの時間は1～2時間、成分が血液中から消失半減する時間は7時間の「中時間型」です。アスピリンやお酒と一緒に飲むと、このお薬の中枢神経を抑制する作用が強く出すぎる場合があるので、注意が必要です。

効能効果

不眠症・麻酔前投薬。

標準薬

サイレース錠2mg
10.90円/1錠

ジェネリック

フルニトラゼパム錠1mg
「TCK」
5.70円/1錠

フルニトラゼパム錠2mg
「JG」
5.90円/1錠

フルニトラゼパム錠1mg「JG」
5.70円/1錠

ザイロリック

●高尿酸血症治療薬

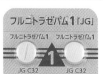

ザイロリック錠50
10.10円/1錠
グラクソ・スミスクライン

成分名：アロプリノール

何のお薬？ 尿酸は、キサンチンオキシダーゼ（XO）と呼ばれる酵素の働きによって、プリン体からヒポキサンチン、キサンチンを経て合成されます。このお薬は、このキサンチンオキシダーゼの働きを阻害することで、尿酸が作られるのを抑える作用があります。また、このお薬の成分の、キサンチンオキシダーゼによる代謝物（オキシプリノール）にも、キサンチンオキシダーゼの働きを邪魔する作用があります。結果、血液中の尿酸値が下がります。

🏥 このような症状が出たら病院へ

発熱、発疹、全身が紅潮する、全身倦怠感、手足や顔のむくみなど。

効能効果

痛風、高尿酸血症を伴う高血圧症の場合における高尿酸血症の是正。

標準薬

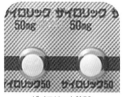

ザイロリック錠100
14.50円/1錠

ジェネリック

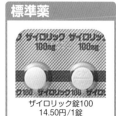

アロプリノール錠50mg
「DSP」10.10円/1錠

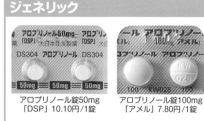

アロプリノール錠100mg
「アメル」7.80円/1錠

アロプリノール錠50mg
「タナベ」10.10円/1錠

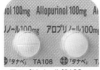
アロプリノール錠100mg
「タナベ」10.10円/1錠

アロプリノール錠50mg
「あゆみ」10.10円/1錠

アロプリノール錠100mg
「DSP」10.10円/1錠

アロプリノール錠100mg
「あゆみ」7.80円/1錠

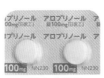
アロプリノール錠100mg
「日医工」7.80円/1錠

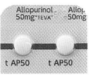
アロプリノール錠50mg
「テバ」10.10円/1錠

アロプリノール錠100mg
「ケミファ」7.80円/1錠

アロプリノール錠100mg
「杏林」7.80円/1錠

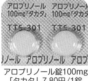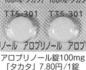
アロプリノール錠100mg
「タカタ」7.80円/1錠

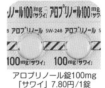
アロプリノール錠100mg
「サワイ」7.80円/1錠

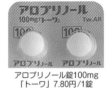
アロプリノール錠100mg
「トーワ」7.80円/1錠

アロプリノール錠100mg
「テバ」
7.80円/1錠

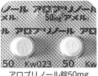
アロプリノール錠50mg
「アメル」10.10円/1錠

アロプリノール錠50mg
「杏林」10.10円/1錠

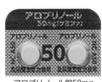
アロプリノール錠50mg
「ケミファ」10.10円/1錠

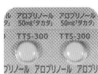
アロプリノール錠50mg
「タカタ」10.10円/1錠

アロプリノール錠50mg
「サワイ」6.10円/1錠

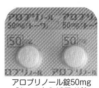
アロプリノール錠50mg
「トーワ」6.10円/1錠

アロプリノール錠50mg
「日医工」6.10円/1錠

アロプリノール錠50mg
「TCK」6.10円/1錠

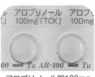
アロプリノール錠100mg
「TCK」7.80円/1錠

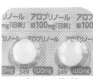
アロプリノール錠100mg
「日新」7.80円/1錠

サ

サインバルタ

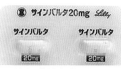

サインバルタカプセル20mg
95.90円/1カプセル
塩野義製薬

効能効果

うつ病・うつ状態。糖尿病性神経障害に伴う疼痛。線維筋痛症、慢性腰痛症に伴う疼痛。

成分名：デュロキセチン塩酸塩

何のお薬？ このお薬は、SNRI（選択的セロトニン・ノルアドレナリン再取り込み阻害薬）のひとつです。SNRIは、神経終末のシナプスにおいて、脳内のセロトニンおよび視床下部のノルアドレナリンといった神経伝達物質の取り込みを邪魔することで、これら物質の濃度を高め、脳内での情報伝達を良好にします。三環系抗うつ薬、四環系抗うつ薬、SSRIよりも副作用が少なく、効果が早く現れやすいという特徴があります。眠気、注意力・集中力・反射機能の低下などが起こることがあるので、服用中は自動車の運転など危険を伴う機械の操作、高所作業は避けましょう。

飲み忘れた時は

飲み忘れに気づいた時間が、飲み忘れた時間（例：8時）と次に飲む時間（例：12時）の間（例：10時）より前であれば、できるだけ早く服用します。後なら服用を1回飛ばします。2回分を1度に服用してはいけません。

🏥 このような症状が出たら病院へ

呼吸困難、けいれん、興奮、錯乱、幻覚、せん妄、発熱、寒気、意識低下、異常な発汗、頻脈、悪心、皮膚や白目が黄色くなる黄疸症状など。

標準薬

サインバルタカプセル30mg
125.60円/1カプセル

ジェネリック

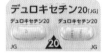

デュロキセチンカプセル
20mg「JG」
33.50円/1カプセル

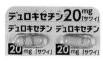

デュロキセチンカプセル
20mg「サワイ」
33.50円/1カプセル

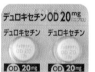

デュロキセチンOD錠20mg
「ニプロ」
33.50円/1錠

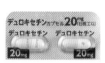

デュロキセチンカプセル
20mg「日医工G」
24.20円/1カプセル

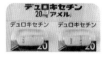

デュロキセチンカプセル
20mg「アメル」
33.50円/1カプセル

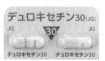

デュロキセチンカプセル
30mg「JG」
45.20円/1カプセル

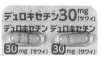

デュロキセチンカプセル
30mg「サワイ」
45.20円/1カプセル

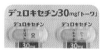

デュロキセチンカプセル
30mg「トーワ」
45.20円/1カプセル

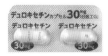

デュロキセチンカプセル
30mg「日医工G」
31.00円/1カプセル

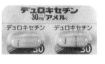

デュロキセチンカプセル
30mg「アメル」
45.20円/1カプセル

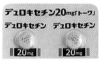

デュロキセチン錠20mg
「トーワ」
33.50円/1錠

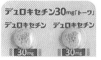

デュロキセチン錠30mg
「トーワ」
45.20円/1錠

ザクラス配合錠HD/LD

●高血圧症治療薬 配合剤

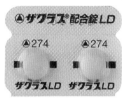

▲ザクラス®配合錠LD
▲274　▲274
ザクラスLD　ザクラスLD

ザクラス配合錠LD
94.40円/1錠
武田

効能効果

高血圧症。

成分名：アジルサルタン/アムロジピンベシル酸塩

何のお薬？ アンジオテンシンⅡと呼ばれる物質がその受容体と結合すると、血圧を上昇させるホルモンであるアルドステロンが放出されたり、血管を収縮させたり、腎臓で排泄されるはずだったナトリウム（塩分）や水分を再吸収させたりし、結果、血圧を上昇させます。このお薬は、アンジオテンシンⅡが受容体と結びつくのを邪魔することで血圧の上昇を抑える成分と、血管平滑筋や心筋の細胞膜にあるカルシウムチャネルに結合して細胞の外にあるカルシウムイオンが細胞内へ流入するのを邪魔することで、血管平滑筋や心筋の収縮を穏やかにし、末梢血管を拡張し血圧を下げる「カルシウム拮抗薬」の配合薬です。このふたつの成分の働きによって強力に血圧を下げる作用があります。

原則的に服用を避けるべき人

妊婦または妊娠している可能性のある婦人、アリスキレンフマル酸塩（ラジレス）を服用中の糖尿病の人。

飲み忘れた時は

飲み忘れた時間と次に飲む時間の真ん中より前の時間であれば服用します。後なら服用を1回飛ばします。2回分を1度に服用してはいけません。

標準薬

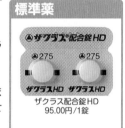

▲ザクラス®配合錠HD
▲275　▲275
ザクラスHD　ザクラスHD

ザクラス配合錠HD
95.00円/1錠

ジェネリック

ジルムロ配合OD錠HD
「トーワ」
36.20円/1錠

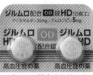

ジルムロ配合OD錠HD
「日医工」
36.20円/1錠

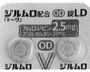

ジルムロ配合OD錠LD
「トーワ」
35.70円/1錠

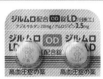

ジルムロ配合OD錠LD
「日医工」
35.70円/1錠

ジルムロ配合錠HD
「JG」
36.20円/1錠

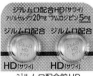

ジルムロ配合錠HD
「サワイ」
36.20円/1錠

ジルムロ配合錠HD
「トーワ」
36.20円/1錠

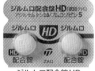

ジルムロ配合錠HD
「武田テバ」
36.20円/1錠

ジルムロ配合錠LD
「JG」
35.70円/1錠

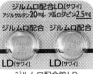

ジルムロ配合錠LD
「サワイ」
35.70円/1錠

ジルムロ配合錠LD
「トーワ」
35.70円/1錠

ジルムロ配合錠LD
「武田テバ」
35.70円/1錠

サ

ザジテン

成分名：ケトチフェンフマル酸塩

ザジテン 1mg
ザジテン カプセル1mg
10.60円/1カプセル
田辺三菱

効能効果

気管支喘息　アレルギー性鼻炎。蕁麻疹、湿疹・皮膚炎、皮膚そう痒症。

何のお薬？ 私たちの身体にはアレルギーの原因となる抗原を認識するマスト細胞（肥満細胞）があり、この細胞のスイッチが入ると、ヒスタミンをはじめとする炎症を引き起こす物質や、サイトカインと呼ばれる免疫・炎症に関する情報伝達物質、アレルギー反応・炎症反応を維持しようとする脂質成分などの「ケミカルメディエーター」が放出されてアレルギー症状が起こります。このお薬は、ケミカルエディエーターの放出を抑えると同時に、気道や鼻粘膜などの組織が過敏になるのを抑える働きがあります。気管支喘息の治療で服用する場合は、すでに起こっている発作や症状を軽くする即効性のあるお薬ではないので、発作が起こった時は、発作を止める別のお薬を併用します。

サ

標準薬

ザジテンシロップ0.02%
13.80円/1mL

ザジテンドライシロップ0.1%
(0.4g)
12.40円/1g

ザジテンドライシロップ0.1%
(0.6g)
12.40円/1g

ザジテンドライシロップ0.1%
(1g)
12.40円/1g

ジェネリック

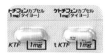
ケトチフェンカプセル1mg
「タイヨー」
5.90円/1カプセル

ケトチフェンドライシロップ
0.1%「タイヨー」
6.50円/1g

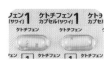
ケトチフェンカプセル1mg
「サワイ」
5.90円/1カプセル

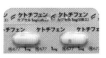
ケトチフェンカプセル1mg
「日医工」
5.90円/1カプセル

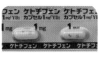
ケトチフェンカプセル1mg
「YD」
5.90円/1カプセル

ケトチフェンDS小児用0.1%
「サワイ」
6.50円/1g

ケトチフェンドライシロップ
小児用0.1%「日医工」
6.50円/1g

ケトチフェンシロップ0.02%
「タイヨー」
6.50円/1mL

ケトチフェン1mg「トーワ」
ケトチフェンカプセル1mg
「トーワ」
5.90円/1カプセル

ケトチフェンDS小児用0.1%
「トーワ」
6.50円/1g

ケトチフェンシロップ小児用
0.02%「トーワ」
6.50円/1mL

サノレックス

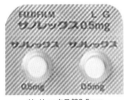

サノレックス錠0.5mg
179.60円/1錠
富士フイルムファーマ

効能効果

あらかじめ適用した食事療法および運動療法の効果が不十分な高度肥満症（肥満度が＋70％以上またはBMIが35以上）における食事療法および運動療法の補助。

成分名：マジンドール

何のお薬？ 満腹感や空腹感の調整は、中枢神経系の満腹中枢や摂食中枢（空腹中枢）によって調整されます。このお薬の成分は、モノアミン（ノルアドレナリン・ドパミン・セロトニン）と呼ばれる物質の再取り込みを邪魔し、モノアミンの濃度を高めることで、満腹中枢が刺激されて食欲が抑制されるほか、消化吸収も抑え、同時に糖質（グルコース）の消費や身体の代謝を活発にします。注意力・集中力・反射機能の低下などが起こることがあるので、服用中は自動車の運転など危険を伴う機械の操作や高所作業などは避けましょう。

原則的に服用を避けるべき人
緑内障の人、重い腎臓障害・肝臓障害・膵臓障害・心臓障害のある人、高血圧症の人、妊婦または妊娠している可能性のある婦人。

飲み忘れた時は
1日1回服用するよう指示されている人は、飲み忘れに気づいた時、次に飲む時間まで8時間以上ある場合はすぐに服用してください。8時間未満の場合には服用を1回飛ばします。2回分を1度に服用してはいけません。

🏥 このような症状が出たら病院へ

動悸、胸の痛み、服用しないと不安になる、けいれん、依存、大量服用、運動をすると異常に呼吸が苦しくなる、胸や肩甲骨周辺が痛む、頭痛がする、めまい、息苦しい、意識が飛ぶなど。

ザファテック

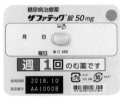

ザファテック錠50mg
464.10円/1錠
武田

効能効果

2型糖尿病。

成分名：トレラグリプチンコハク酸塩

何のお薬？ 食事を摂ると、糖が吸収されて血糖値が上昇しますが、この時、膵臓にインスリンの分泌を促すホルモンが「インクレチン」です。消化管でインクレチンが分泌されると、膵臓からインスリンの分泌が始まりますが、分泌されたインクレチンは、最終的にDPP-4と呼ばれる酵素で分解されます。このお薬は、このDPP-4の働きを邪魔してインクレチンの濃度を上げ、結果、インスリンの分泌を活発にする働きのほか、血糖値を上昇させるホルモンであるグルカゴンの分泌を抑える働き、さらにインスリンの分泌を促進する働きなどにより、血糖値を改善するお薬です。従来のお薬は毎日服用する必要がありましたが、このお薬は、週に1回の服用で同様の効果を示す、世界初の週1回投与タイプの経口2型糖尿病治療薬です。

標準薬

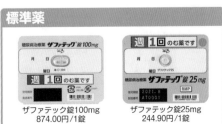

ザファテック錠100mg
874.00円/1錠

ザファテック錠25mg
244.90円/1錠

サムスカ

サムスカOD錠7.5mg
1,019.70円/1錠
大塚

成分名：トルバプタン

何のお薬？ 腎尿細管細胞で、水分の再吸収を進めるよう伝達する物質に、バソプレッシンと呼ばれるホルモンがあります。このお薬は、バソプレッシンを受け取るバソプレシンV_2受容体を邪魔することで、水分の排泄量（尿量）を増やし、身体の中の余分な水分を減らして、むくみをとる働きがあります。急激に効果が現れて、かえって脱水症状や高ナトリウム血症を起こしてしまう場合があるため、通常は医師の管理の下、入院している時に処方されるお薬です。

効能効果

ループ利尿薬等の他の利尿薬で効果不十分な心不全や肝硬変における体液貯留。腎容積が既に増大しており、かつ、腎容積の増大速度が速い常染色体優性多発性のう胞腎の進行抑制。

標準薬

サムスカOD錠15mg
1,583.80円/1錠

サムスカOD錠30mg
2,505.10円/1錠

サムスカ顆粒
1,542.10円/1g

ジェネリック

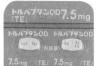

トルバプタンOD錠7.5mg
「TE」
429.50円/1錠

トルバプタンOD錠15mg
「TE」
747.80円/1錠

トルバプタンOD錠7.5mg
「ニプロ」
429.50円/1錠

トルバプタンOD錠15mg
「ニプロ」
747.80円/1錠

トルバプタンOD錠7.5mg
「DSEP」
429.50円/1錠

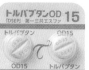

トルバプタンOD錠15mg
「DSEP」
747.80円/1錠

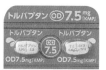

トルバプタンOD錠7.5mg
「KMP」
429.50円/1錠

トルバプタンOD錠15mg
「KMP」
747.80円/1錠

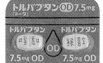

トルバプタンOD錠7.5mg
「トーワ」
429.50円/1錠

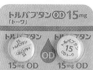

トルバプタンOD錠15mg
「トーワ」
747.80円/1錠

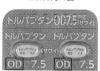

トルバプタンOD錠7.5mg
「サワイ」
429.50円/1錠

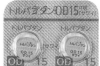

トルバプタンOD錠15mg
「サワイ」
747.80円/1錠

サラジェン

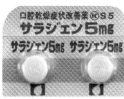

サラジェン錠5mg
77.60円/1錠
キッセイ

効能効果

頭頸部の放射線治療に伴う口腔乾燥症状の改善。シェーグレン症候群患者の口腔乾燥症状の改善。

成分名：ピロカルピン塩酸塩

何のお薬？ このお薬は、唾液の分泌を促す神経伝達物質（アセチルコリン）を受け取るムスカリン性アセチルコリン受容体を刺激することで、唾液の分泌を促進します。シェーグレン症候群は免疫疾患の一種で、唾液腺が傷つくことで唾液が出にくくなる病気です。膠原病（関節リウマチ・全身性エリテマトーデス・強皮症・皮膚筋炎・混合性結合組織病など）と一緒に発症する場合と、単体で発症する場合がありますが、いずれも、治療方法が確立していない難病のひとつです。なお、シェーグレン症候群では、口腔内の渇きと一緒にドライアイを併発する場合があります。気になる症状があれば、主治医に相談してください。

原則的に服用を避けるべき人

重い虚血性心疾患のある人、気管支喘息および慢性閉塞性肺疾患の人、消化管および膀胱頸部に閉塞のある人、てんかんのある人、パーキンソニズムまたはパーキンソン病の人、虹彩炎の人。

飲み忘れた時は

1日3回食後30分以内に服用します。飲み忘れに気づいた時に食後30分を過ぎていたらその回の服用は飛ばし、次回から決められた時間に服用します。2回分を1度に服用してはいけません。

🏥 このような症状が出たら病院へ

発熱、から咳、呼吸困難、失神、意識喪失、記憶喪失など。

サラゾピリン

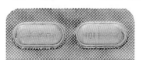

サラゾピリン錠500mg
11.20円/1錠
ファイザー

効能効果

潰瘍性大腸炎、限局性腸炎、非特異性大腸炎。

成分名：サラゾスルファピリジン

何のお薬？ 潰瘍性大腸炎は、その病因が明確ではなく、このお薬が効果を示すしくみも解明されていません。このお薬の成分は、大腸で腸内細菌によって5-アミノサリチル酸とスルファピリジンに分解され、このうち5-アミノサリチル酸が腸粘膜の炎症を抑えることで、潰瘍性大腸炎が改善すると推測されています。

🏥 このような症状が出たら病院へ

立ちくらみ、頭痛、発熱、青あざができやすい、頻回に起こる鼻血、高熱、目の充血、めやに、唇や陰部のただれ、皮膚の広い範囲が赤くなる、から咳、呼吸困難、尿量減少、手足や顔のむくみなど。

ジェネリック

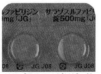

サラゾスルファピリジン錠
500mg「JG」
6.50円/1錠

サラゾスルファピリジン腸溶
錠250mg「日医工」
10.70円/1錠

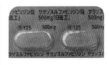

サラゾスルファピリジン錠
500mg「日医工」
10.30円/1錠

ザルティア

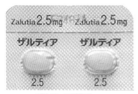

●前立腺肥大症に伴う排尿障害改善剤

ザルティア錠2.5mg
69.60円/1錠
日本新薬

効能効果

前立腺肥大症に伴う排尿障害。

成分名：タダラフィル

何のお薬？ ホスホジエステラーゼ-5阻害剤と呼ばれるお薬です。血管平滑筋や膀胱・前立腺・尿道平滑筋の中にあるサイクリックジーエムピー（cGMP）は平滑筋を緩める働きをしています。しかし、このcGMPはホスホジエステラーゼ-5（PDE-5）により分解されてしまいます。このお薬は、PDE-5の働きを邪魔することで、血管平滑筋や膀胱・前立腺・尿道平滑筋を緩ませる作用をもつcGMPを増加させます。この結果、尿道の抵抗が弱まると同時に膀胱に尿が溜まりやすくなり、前立腺肥大に伴う排尿障害が改善されます。

原則的に服用を避けるべき人

硝酸剤または一酸化窒素（NO）供与剤（ニトログリセリン・亜硝酸アミル・硝酸イソソルビド等）を服用している人、重度の肝機能障害や腎機能障害のある人、不安定や狭心症・心不全・コントロール不良の不整脈や低血圧のある人、心筋梗塞の既往歴が最近3ヵ月以内にある人、脳梗塞・脳出血の既往歴が最近6ヵ月以内にある人。

標準薬

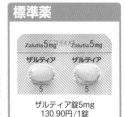

ザルティア錠5mg
130.90円/1錠

サワシリン

●ペニシリン系抗生物質

サワシリン錠250
10.50円/1錠
LTLファーマ

成分名：アモキシシリン水和物

何のお薬？ このお薬は、ヒトの細胞には存在しない、細菌の「細胞壁」に的をしぼり、その合成を邪魔することで、細菌のみ死滅させる、ペニシリン系殺菌性抗生物質です。

効能効果

＜適応症＞表在性皮膚感染症、深在性皮膚感染症、リンパ管・リンパ節炎、慢性膿皮症、外傷・熱傷および手術創等の二次感染、びらん・潰瘍の二次感染、乳腺炎、骨髄炎、咽頭・喉頭炎、扁桃炎、急性気管支炎、肺炎、慢性呼吸器病変の二次感染、膀胱炎、腎盂腎炎、前立腺炎（急性症、慢性症）、精巣上体炎（副睾丸炎）、淋菌感染症、梅毒、子宮内感染、子宮付属器炎、子宮旁結合織炎、涙嚢炎、麦粒腫、中耳炎、歯周組織炎、歯冠周囲炎、顎炎、猩紅熱、胃潰瘍・十二指腸潰瘍・胃MALTリンパ腫・特発性血小板減少性紫斑病・早期胃がんに対する内視鏡的治療後胃におけるヘリコバクター・ピロリ感染症、ヘリコバクター・ピロリ感染胃炎。

標準薬

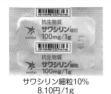

サワシリン細粒10%
8.10円/1g

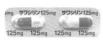

サワシリンカプセル125
10.80円/1カプセル

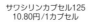

サワシリンカプセル250
10.20円/1カプセル

ジェネリック

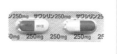

アモキシシリンカプセル
125mg「トーワ」
10.10円/1カプセル

サ

サンディミュン

●免疫抑制剤

サンディミュン内用液10%
747.40円/1mL
ノバルティス

成分名：シクロスポリン

何のお薬？ 免疫反応は、私たちの身体を細菌やウイルスなどの外敵から守る大切な働きですが、反面、臓器移植時の拒絶反応や、免疫疾患につながります。このお薬は、免疫反応に関する細胞（ヘルパーT細胞）に作用して、T細胞を活性化させる情報を伝達しているカルシニューリンに結合し、カルシニューリンの働きを邪魔する（カルシニューリンインヒビター）ことで、IL-2などのサイトカインが作られるのを抑制し、拒絶反応や免疫疾患の症状を抑えます。

効能効果

1. 腎移植、肝移植、心移植、肺移植、膵移植における拒絶反応の抑制。2. 骨髄移植における拒絶反応および移植片対宿主病の抑制。3. ベーチェット病（眼症状のある場合）。4. 尋常性乾癬（皮疹が全身の30％以上におよぶものあるいは難治性の場合）、膿疱性乾癬、乾癬性紅皮症、関節症性乾癬。5. 再生不良性貧血（重症）、赤芽球癆。6. ネフローゼ症候群。

ジェネリック

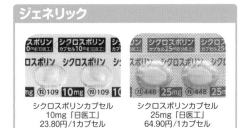

シクロスポリンカプセル
10mg「日医工」
23.80円/1カプセル

シクロスポリンカプセル
25mg「日医工」
64.90円/1カプセル

サンリズム

●不整脈治療薬

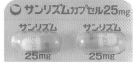

サンリズムカプセル25mg
29.10円/1カプセル
第一三共

成分名：ピルシカイニド塩酸塩水和物

何のお薬？ 心臓は、心筋細胞内外のナトリウムイオン・カルシウムイオン・カリウムイオンなどの濃度差によって生じる電気信号（活動電位）によって動いています。この活動電位が規則的に伝わることで、心臓の筋肉が正しいリズムで収縮拡張をくりかえします。このお薬は、クラスⅠcに分類される不整脈治療薬です。拍動がスタートする時のスピードを調整するナトリウムイオンチャネルを抑える作用があります。

🏥 このような症状が出たら病院へ

全身倦怠感、尿量減少、手足や顔のむくみ、食欲不振、悪心、皮膚や白目が黄色くなる黄疸症状など。

効能効果

頻脈性不整脈の状態で他の抗不整脈薬が使用できないか、または無効の場合。

標準薬

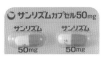

サンリズムカプセル50mg
48.30円/1カプセル

ジェネリック

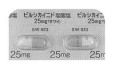

ピルシカイニド塩酸塩
カプセル25mg「サワイ」
13.90円/1カプセル

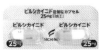

ピルシカイニド塩酸塩
カプセル25mg「日医工」
13.90円/1カプセル

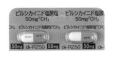

ピルシカイニド塩酸塩
カプセル50mg「CH」
23.60円/1カプセル

シアナマイド

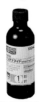

シアナマイド内用液1%「タナベ」
6.00円/1mL
田辺三菱

効能効果

慢性アルコール中毒および過飲酒者に対する抗酒療法。

成分名：シアナミド

何のお薬？ 飲酒などで摂取したアルコールは、肝臓でアセトアルデヒドに変わったのち、無害の酢酸に分解されます。一般に「二日酔い」と呼ばれる症状（頭痛・嘔吐・悪心など）は、この過程で産生されるアセトアルデヒドがこの原因だとされていますが、このお薬は、肝臓でアセトアルデヒド脱水素酵素の働きを邪魔することで、アセトアルデヒドが酢酸に変化するのを妨げ、わずかな酒量でも強い二日酔いの状態を作り出し、お酒を飲みたくなくなる状態を作り出す働きがあります。注意力・集中力・反射機能の低下などが起こることがあるので、服用中は自動車の運転など危険を伴う機械の操作は避けましょう。

お薬を服用する時の注意
アルコールを含む外用薬や化粧品などでも、急性アルコール中毒に似た症状が現れる場合があるので、これらの使用は控えましょう。

🏥 このような症状が出たら病院へ
全身倦怠感、食欲不振、悪心、皮膚や白目が黄色くなる黄疸症状、高熱、目の充血、めやに、唇や陰部のただれ、皮膚の広い範囲が赤くなる、脱力、発熱、発疹、吐き気、悪寒、青あざができやすい、頻回に起こる鼻血、手足に点状の出血、血尿、寒気、突然の高熱、のどの痛み、頭痛、咳など。

シアリス

シアリス錠5mg
1,153.70円/1錠
日本新薬

効能効果

勃起不全（満足な性行為を行なうに十分な勃起とその維持ができない患者）。

成分名：タダラフィル

何のお薬？ 陰茎動脈および海綿体で、サイクリックジーエムピー（cGMP）は平滑筋を緩め、血流を増加させる働きをしています。しかし、このcGMPはホスホジエステラーゼ-5（PDE-5）により分解されてしまいます。このお薬は、PDE-5の働きを邪魔することで、血管平滑筋を緩ませる作用をもつcGMPを増加させます。この結果、cGMPが一定の量を超えてシグナルを送り、血管が拡がって、陰茎海綿体組織への血流が増加し、勃起が達成されます。なお、狭心症治療薬の硝酸薬（ニトログリセリン）を併用すると、血圧が下がりすぎる場合がありますから注意してください。また、心臓疾患や高血圧症の人、脳梗塞や脳出血の既往歴がある人がこのお薬を服用した場合、作用が強く現れたり、逆に弱く現れたりする場合もあり、最悪死に至る場合もあります。医師の指示通りに服用しましょう。

標準薬

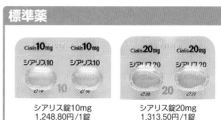

シアリス錠10mg	シアリス錠20mg
1,248.80円/1錠	1,313.50円/1錠

タダラフィルOD錠
2.5mgZA「トーワ」
36.00円/1錠

タダラフィルOD錠5mgZA
「トーワ」
48.00円/1錠

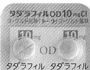

タダラフィルOD錠10mgCl
「トーワ」ヨーグルト風味
薬価基準未収載

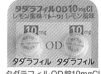

タダラフィルOD錠10mgCl
「トーワ」レモン風味
薬価基準未収載

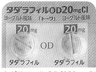

タダラフィルOD錠20mgCl
「トーワ」ヨーグルト風味
薬価基準未収載

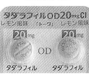

タダラフィルOD錠20mgCl
「トーワ」レモン風味
薬価基準未収載

タダラフィル錠2.5mgZA
「サワイ」
23.30円/1錠

タダラフィル錠5mgZA
「サワイ」
48.00円/1錠

タダラフィル錠10mgCl
「サワイ」
薬価基準未収載

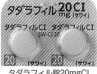

タダラフィル錠20mgCl
「サワイ」
薬価基準未収載

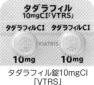

タダラフィル錠10mgCl
「VTRS」
薬価基準未収載

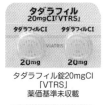

タダラフィル錠20mgCl
「VTRS」
薬価基準未収載

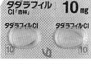

タダラフィル錠10mgCl
「杏林」
薬価基準未収載

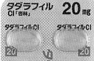

タダラフィル錠20mgCl
「杏林」
薬価基準未収載

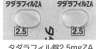

タダラフィル錠2.5mgZA
「杏林」
23.30円/1錠

タダラフィル錠5mgZA
「杏林」
48.00円/1錠

シ

お薬コラム "虫歯や歯周病は血糖値上昇のサインかも"

　糖尿病は静かに進行し、血液検査や尿検査によって発覚するときにはだいぶ進行していることが多い病気のひとつです。しかし、その予備軍や初期でも自覚できる症状がいくつかあります。まずは、口の中や喉の渇きです。唾液が出にくいため、話をする際に舌や唇が動かしにくくなったり、喉の渇きから水分を摂る回数が増えたりします。この唾液が減った口の中というのは、実は虫歯ができやすい環境といえます。というのも、歯の周辺の汚れや細菌をきれいに流すのが唾液の役割だからです。一方で、血糖値が高くなると毛細血管が傷つきますが、歯茎周辺の毛細血管が傷つくと、歯茎の腫れや出血を起こしやすくなります。歯医者さんの中には、歯茎の色が赤味を帯びていると「血糖値は高くないですか？」と確認する方もあるそうです。もし、虫歯が増えている、歯茎に赤い斑のような部分がいくつかある、あるいは出血が続いているような場合には、歯医者さんで治療を続けながら、血糖値についても検査を受けてみるといいかもしれません。なお、歯と歯茎の境目がはっきりしない状態の場合は、赤くなくても歯茎が腫れている可能性があるので、同様に注意が必要です。

ジェイゾロフト

●選択的セロトニン再取り込み阻害剤（SSRI）

成分名：塩酸セルトラリン

何のお薬？ このお薬は、「選択的セロトニン再取り込み阻害薬（SSRI）」と呼ばれるお薬です。神経終末のシナプスにおいて、脳内の神経伝達物質であるセロトニンの取り込みを邪魔することで、これら物質の濃度を高めて、脳内での情報伝達を良好にする働きがあります。三環系抗うつ薬や四環系抗うつ薬で多く見られる副作用のひとつである抗コリン作用（便秘・口の渇き・眼圧の上昇・前立腺肥大など）が、発生しにくいのが特徴です。眠気、めまい、注意力・集中力・反射機能の低下などが起こることがあるので、服用中は自動車の運転など危険を伴う機械の操作などは極力避けましょう。

シ

効能効果

うつ病・うつ状態、パニック障害。

標準薬

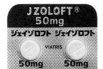

ジェイゾロフト錠50mg
97.70円/1錠

ジェイゾロフト錠100mg
158.80円/1錠

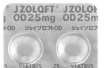

ジェイゾロフトOD錠25mg
57.70円/1錠

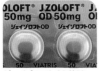

ジェイゾロフトOD錠50mg
97.70円/1錠

ジェイゾロフトOD錠100mg
158.80円/1錠

ジェネリック

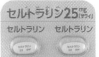

セルトラリン錠25mg
「サワイ」
11.40円/1錠

セルトラリン錠50mg
「サワイ」
17.90円/1錠

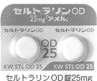

セルトラリンOD錠25mg
「アメル」
11.40円/1錠

セルトラリンOD錠50mg
「アメル」
17.90円/1錠

セルトラリン錠25mg
「アメル」
11.40円/1錠

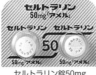

セルトラリン錠50mg
「アメル」
17.90円/1錠

セルトラリン錠100mg
「アメル」
28.90円/1錠

セルトラリン錠25mg
「JG」
11.40円/1錠

セルトラリン錠50mg
「JG」
17.90円/1錠

セルトラリン錠25mg
「ニプロ」
11.40円/1錠

セルトラリン錠50mg
「ニプロ」
17.90円/1錠

ジェイゾロフト錠25mg
57.70円/1錠
ヴィアトリス

ジェニナック

●キノロン系抗生物質

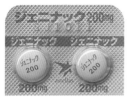

ジェニナック錠200mg
194.00円/1錠
アステラス

効能効果

＜適応症＞咽頭・喉頭炎、扁桃炎（扁桃周囲炎、扁桃周囲膿瘍を含む）、急性気管支炎、肺炎、慢性呼吸器病変の二次感染、中耳炎、副鼻腔炎。

成分名：メシル酸ガレノキサシン水和物

何のお薬？ 薬が細菌の増殖を抑えている間に、服薬している患者自身の免疫力によって細菌を殺し、病気からの回復を図るタイプの抗生物質を「静菌性抗生物質」といいます。マクロライド系・クロラムフェニコール系・テトラサイクリン系・リンコマイシン系などの抗生物質がそれにあたります。これに対して、細菌を直接殺すタイプの抗生物質を「殺菌性抗生物質」といいます。β-ラクタム系（ペニシリン系・セフェム系・カルバペネム系・モノバクタム系・ペネム系）やアミノグリコシド系・ホスホマイシン系の抗生物質や、ニューキノロン系抗菌薬がこれにあたります。このお薬は、自身のDNAの複製をさせないようにして細菌の増殖を抑える、キノロン系抗菌薬です。

お薬を服用する時の注意

抗生物質や抗菌薬は、途中で勝手に服用を止めたり、必要以上に続けた場合、耐性菌により症状の悪化、もしくは別の症状を発症するおそれがあります。医師の指示通り服用してください。

🏥 このような症状が出たら病院へ

じんましん、血管が浮き出てくる、発熱、全身が紅潮する、高熱、目の充血、めやに、唇や陰部のただれ、皮膚の広い範囲が赤くなる、全身倦怠感、食欲不振、悪心、皮膚や白目が黄色くなる黄疸症状、動悸、脈が飛ぶ、めまい、高度の空腹感、震え、異常な発汗など。

ジェミーナ配合錠

●月経困難症治療薬

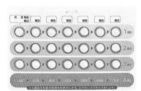

ジェミーナ配合錠
281.60円/1錠
ノーベルファーマ

効能効果

月経困難症。

成分名：レボノルゲストレル・エチニルエストラジオール

何のお薬？ 月経困難症では、プロスタグランジンが多く作られることと、プロスタグランジンによる子宮収縮、虚血、痛覚過敏が、痛みの発現の原因となっています。このお薬は、合成黄体ホルモンと合成卵胞ホルモンの配合薬で、視床下部、脳下垂体に働いて排卵を抑制し、同時に内因性の性ホルモンの周期的な変動を抑えて子宮内膜の増殖を制御する働きのほか、子宮内膜組織を萎縮させることにより、子宮内膜の増殖を制御する働きをします。また、子宮内膜の増殖を抑えることで、プロスタグランジンの作られる量を減らし、子宮平滑筋収縮および神経末端刺激を抑える働きなどによって、下腹部痛、腰痛などの月経痛を改善します。

飲み忘れた時は

飲み方は、①1日1錠を毎日一定の時刻に21日間連続して服用し、その後7日間は服用を休みます。出血が終わっていても続いていても29日目から同様の方法で、くりかえし服用します。②1日1錠を毎日一定の時刻に77日間連続して服用し、その後7日間は服用を休みます。出血が終わっていても続いていても85日目から同様の方法で、くりかえし服用します。①②いずれかは、医師が状態をみて決定します。通常夕食後または就寝前に服用するお薬です。夕食後の服用を指示されている場合、飲み忘れに気づいた時点で前日分の1錠を服用し、当日の錠剤も通常の時刻に服用します。2日以上飲み忘れた場合は、気づいた時点で前日分の1錠を服用し、当日の錠剤も通常の時刻に服用し、その後は当初の服薬スケジュール通り継続して服用します。

シ

シグマート

●狭心症治療薬

シグマート錠2.5mg
9.40円/1錠
中外

シ

効能効果

狭心症。

成分名：ニコランジル

何のお薬？ 心臓の筋肉に酸素や栄養を運ぶ重要なルートが冠血管です。このお薬は、冠血管平滑筋の中にある「サイクリックエーエムピー（cAMP）」という物質の濃度を高め、結果、冠血管平滑筋を緩めて冠血管を拡げ、血管内の抵抗を減らし、冠血管内の血流量を増加させます。また、血管がけいれんし、一時的に血管の内側が狭くなる「安静時狭心症」の症状も抑えます。服用開始時に血管拡張作用による拍動性頭痛を発症することがあります。

併用してはいけない薬

ホスホジエステラーゼ-5阻害剤（シルデナフィルクエン酸塩、バルデナフィル塩酸塩水和物、タダラフィル）。

標準薬	ジェネリック
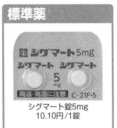シグマート錠5mg 10.10円/1錠	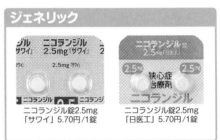ニコランジル錠2.5mg「サワイ」5.70円/1錠　ニコランジル錠2.5mg「日医工」5.70円/1錠

ジゴキシン

●強心配糖体製剤

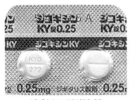
ジゴキシンKY錠0.25
9.80円/1錠
京都薬品・トーアエイヨー

成分名：ジゴキシン

何のお薬？ 心臓の筋肉に直接作用して、収縮する力を高め、送り出す血液の量（心拍出量）を増やすお薬です。また、迷走神経や交感神経に働いて早くなりすぎた脈を整えたり、心臓の筋肉の刺激の伝わり方を整えて不整脈の出現を減らす働きもあります。相互作用に注意すべき薬剤が多いため、他の病気の治療などでお薬を服用していたり、市販薬やサプリメントを服用している人は、受診時に必ず医師に伝えてください。

飲み忘れた時は

飲み忘れた場合は、その回の服用は飛ばして、次回から決められた時間に服用します。2回分を1度に服用してはいけません。

🏥 このような症状が出たら病院へ

食欲不振、悪心・嘔吐、下痢、めまい、頭痛、錯乱、視覚異常など。

標準薬

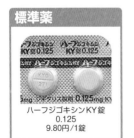
ハーフジゴキシンKY錠
0.125
9.80円/1錠

効能効果
先天性心疾患、弁膜疾患、高血圧症虚血性心疾患（心筋梗塞、狭心症など）、肺性心（肺血栓・塞栓症、肺気腫、肺線維症などによるもの）、その他の心疾患（心膜炎、心筋疾患など）、腎疾患、甲状腺機能亢進症ならびに低下症などの疾患に基づくうっ血性心不全（肺水腫、心臓喘息などを含む）。心房細動・粗動による頻脈。発作性上室性頻拍。手術、急性熱性疾患、出産、ショック、急性中毒の際における心不全および各種頻脈の予防と治療。

※上記以外の標準薬として、ジゴキシン錠0.0625「KYO」（9.80円/1錠）があります。

ジゴシン

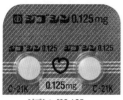

ジゴシン錠0.125mg
9.80円/1錠
太陽ファルマ

成分名：ジゴキシン

何のお薬？ 心臓の筋肉に直接作用して、収縮する力を高め、送り出す血液の量（心拍出量）を増やすお薬です。また、迷走神経や交感神経に働いて早くなりすぎた脈を整えたり、心臓の筋肉の刺激の伝わり方を整えて不整脈の出現を減らす働きもあります。相互作用に注意すべき薬剤が多いため、他の病気の治療などでお薬を服用していたり、市販薬やサプリメントを服用している人は、受診時に必ず医師に伝えてください。

効能効果

先天性心疾患、弁膜疾患、高血圧症虚血性心疾患（心筋梗塞、狭心症など）、肺性心（肺血栓・塞栓症、肺気腫、肺線維症などによるもの）、その他の心疾患（心膜炎、心筋疾患など）、腎疾患、甲状腺機能亢進症ならびに低下症などの疾患に基づくうっ血性心不全（肺水腫、心臓喘息などを含む）。心房細動・粗動による頻脈。発作性上室性頻拍。手術、急性熱性疾患、出産、ショック、急性中毒の際における心不全および各種頻脈の予防と治療。

標準薬

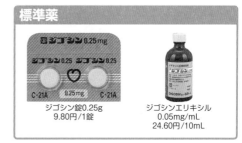

ジゴシン錠0.25g
9.80円/1錠

ジゴシンエリキシル
0.05mg/mL
24.60円/10mL

※上記以外の標準薬として、ジゴシン散0.1%（12.20円/1g）があります。

お薬コラム **"普段の自分と違う生活"**

　都市部で生活している人は、大気中に漂う化学物質などが多い分、それらを原因とする病気に罹るリスクも高くなります。また、人が密集しているので、風邪やインフルエンザなどの菌やウイルスにも接触する機会が多く、感染しやすい傾向にあります。そんな日常から離れ、大自然を旅してリフレッシュ、と考える人も多いでしょう。ただし、都市部での生活に慣れている人が自然の中に入る場合には、普段とは違うリスクがあることを知っておく必要があります。日常触れているものには「免疫」という防御がはたらきますが、あまり触れていないものには免疫が備わっていない場合もあります。たとえば、手に触れた植物にかぶれたり、井戸水や生水でおなかを壊したり、動物や魚、虫などと接触したことで菌や寄生虫の被害にあったりする…。逆に、自然豊かな環境で生活している人が都市部へ行く場合も、菌やウイルスへの抵抗力が弱く、体調を崩してしまったり、アレルギーのような症状を発症したりすることもあります。その土地に住み、生活している地元の人にはなんでもないものでも、旅行者にとってはリスクになる場合もあるのです。また、時差が大きい国へ旅行する場合などは、自律神経のリズムが狂ってしまい、睡眠はもちろん、食事を消化・排泄する能力や、運動能力にも違いが出る場合もあります。睡眠のリズムの調整には10〜20日かかるともいわれていますので、敏感な方は注意が必要です。

　いずれにしても、環境が変わるということは、それまでにはなかったリスクに直面するということです。もし、国内旅行をするのであれば、健康保険証を必ず持っていきましょう。海外であれば、使い慣れた内服薬や外用薬を持参するとよいでしょう。

ジスロマック

●マクロライド系抗生物質

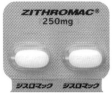

ジスロマック錠250mg
197.30円/1錠
ファイザー

成分名：アジスロマイシン水和物

何のお薬？ 薬が細菌の増殖を抑えている間に、服薬している患者自身の免疫力によって細菌を殺し、病気からの回復を図るタイプの抗生物質を「静菌性抗生物質」といいます。これに対して、細菌を直接殺すタイプの抗生物質を「殺菌性抗生物質」といいます。このお薬は、前者のマクロライド系静菌性抗生物質のひとつです。細胞が分裂したり、新たな細胞を作るには、たんぱく質が必要ですが、このたんぱく質を作るには、細胞内に存在するリボソームの働きが不可欠です。このお薬は、ヒトとある種の細菌のリボソームの種類が違うことに着目し、細菌のリボソームの働きだけを邪魔することで細菌の増殖を抑えます。

効能効果

＜適応症＞深在性皮膚感染症、リンパ管・リンパ節炎、咽頭・喉頭炎、扁桃炎（扁桃周囲炎、扁桃周囲膿瘍を含む）、急性気管支炎、肺炎、肺膿瘍、慢性呼吸器病変の二次感染、尿道炎、子宮頸管炎、骨盤内炎症性疾患、副鼻腔炎、歯周組織炎、歯冠周囲炎、顎炎。

標準薬

ジスロマック細粒
小児用10%
175.30円/1g

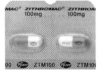

ジスロマックカプセル小児用
100mg
124.00円/1カプセル

※上記以外の標準薬として、ジスロマック錠600mg（531.70円/1錠）があります。

ジェネリック

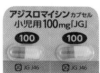

アジスロマイシンカプセル
小児用100mg「JG」
72.80円/1カプセル

アジスロマイシン細粒
小児用10%「トーワ」
68.60円/1g

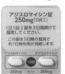

アジスロマイシン錠250mg
「日医工」
64.70円/1錠

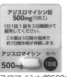

アジスロマイシン錠500mg
「日医工」
161.30円/1錠

アジスロマイシン細粒
小児用10%「JG」
97.80円/1g

アジスロマイシン錠250mg
「トーワ」
69.10円/1錠

アジスロマイシン錠250mg
「日医工」
64.70円/1錠

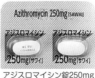

アジスロマイシン錠250mg
「サワイ」
64.70円/1錠

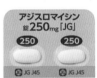

アジスロマイシン錠250mg「JG」
69.10円/1錠

アジスロマイシン錠500mg
「トーワ」
170.40円/1錠

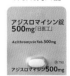

アジスロマイシン錠500mg
「日医工」
161.30円/1錠

アジスロマイシン小児用細粒
10%「タカタ」
68.60円/1g

シ

ジセレカ

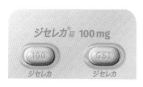

ジセレカ錠100mg
2,519.90円/1錠
ギリアド・エーザイ

成分名：フィルゴチニブマレイン酸塩

何のお薬？ このお薬は、細胞の免疫反応に関係する信号を外から細胞内に伝える働きをしているヤヌスキナーゼ（JAK）という酵素の働きを阻害することで、炎症や痛みの発現にかかわっている複数の種類のサイトカインが受容体と結合しても、その刺激がさらに細胞内で伝わらないようにして炎症や痛みを和らげるお薬です。この薬は関節リウマチを完治させるものではありません。痛みなどの症状を緩和するお薬です。

効能効果

既存治療で効果不十分な関節リウマチ。

飲み忘れた時は

通常1日1回服用するお薬です。飲み忘れに気づいた時はすぐに服用してください。次に服用する予定が近い（概ね8時間以内）の場合は1回飛ばします。2回分を1度に服用してはいけません。

標準薬

ジセレカ錠200mg
4,893.60円/1錠
ギリアド・エーザイ

お薬を服用する時の注意

免疫反応に関与する物質を阻害するため、ウイルスや細菌による様々な感染症にかかりやすくなる可能性があります。発熱、倦怠感、咳、など風邪のような症状が現れた場合には、速やかに主治医に相談してください。

お薬コラム "健康寿命③"

　先に、骨粗鬆症の予防、さらには、転倒などによる骨折の予防には、そもそも「骨」を強くすることと、加えて骨を動かす「筋肉」を強くすることが重要、とお話ししましたが、ここでは「骨」に続いて「骨を動かす筋肉」を強くする対策について説明します。

　散歩やジョギング、チューブや軽めのウエイトを持って行う筋トレ…。筋肉を大きく動かす運動は心拍数が上がりエネルギーの消費量も大きく、代謝を促進する効果も高いのですが、反面、天候によってできなかったりする、そもそも継続できない、あるいはがんばりすぎて関節や靱帯、筋肉を痛めてしまうなど、「いい習慣」にするまでのハードルが結構高めです。そこで、中・高齢者に適した運動として最近注目されているのが「アイソメトリクストレーニング（等尺性筋収縮運動）」です。筋肉を伸ばしたり縮めたりするのではなく、筋肉の長さを「キープ」する運動で、基本的に屋内でできて、ハーハーと息が切れるほど激しくないのが特徴です。たとえば、立った状態で片膝を腰の高さまで上げてキープ、次に、足の裏が空を向くように膝を後ろに90度曲げてキープ。グラつくようであれば柱や椅子の背につかまって実施します。また、椅子に座り、膝から足首を太ももからまっすぐに伸ばしてキープするのもよいでしょう。日常の動作のなかで「中腰」になったときにそのままキープしてみるのも立派な「アイソメトリクストレーニング」です。気負わず、できるところから、お部屋の中でちょこちょこ試してみるうちに、だんだん長くキープできるようになり、体を動かすのが楽になると実感できればしめたもの。「キープ運動」の刺激は腱を介して筋肉と繋がっている骨にも伝わり、骨の新陳代謝が促進されるので、自ずと「骨」自体も強くなる。「キープ運動」は一粒で2度おいしい運動なのです。

ジフルカン

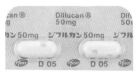

ジフルカンカプセル50mg
166.90円/1カプセル
ファイザー

効能効果

カンジダ属およびクリプトコッカス属による真菌血症、呼吸器真菌症、消化管真菌症、尿路真菌症、真菌髄膜炎。造血幹細胞移植患者における深在性真菌症の予防。

成分名：フルコナゾール

何のお薬？ 真菌が増殖する際、細胞膜を作るには「エルゴステロール」と呼ばれる物質が必要です。このお薬は、このエルゴステロールの生成を邪魔することで、真菌が増殖するのを抑えます。私たちヒトを含む動物において、細胞膜を作るのに必須なのはコレステロールで、エルゴステロールとは異なるステロールであるため、このお薬の成分は、真菌にのみ作用し、その増殖を抑えることができるのです。

併用してはいけない薬

トリアゾラム（ハルシオンなど）、エルゴタミン（クリアミン配合錠）、ジヒドロエルゴタミン（ジヒデルゴットなど）、キニジン、ピモジド（オーラップ）（硫酸キニジン）。

🏥 このような症状が出たら病院へ

じんましん、血管が浮き出てくる、発熱、全身が紅潮する、高熱、目の充血、めやに、唇や陰部のただれ、皮膚の広い範囲が赤くなる、全身倦怠感、食欲不振、悪心、皮膚や白目が黄色くなる黄疸症状、尿量減少、手足や顔のむくみ、脱力、吐き気、悪寒、青あざができやすい、頻回に起こる鼻血、手足に点状の出血、血尿、から咳、呼吸困難、腹痛、頻回の下痢など。

標準薬

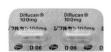

ジフルカンカプセル100mg
268.90円/1カプセル

ジフルカンドライシロップ
350mg　80.40円/1mL

ジフルカンドライシロップ
1400mg　376.20円/1mL

ジェネリック

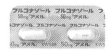

フルコナゾールカプセル
50mg「アメル」
110.50円/1カプセル

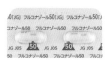

フルコナゾールカプセル50mg
「JG」
110.50円/1カプセル

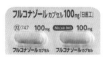

フルコナゾールカプセル100mg
「日医工」
173.60円/1カプセル

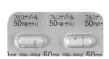

フルコナゾールカプセル
50mg「サワイ」
110.50円/1カプセル

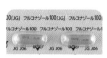

フルコナゾールカプセル
100mg「JG」
173.60円/1カプセル

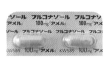

フルコナゾールカプセル100mg
「アメル」
173.60円/1カプセル

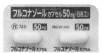

フルコナゾールカプセル
50mg「日医工」
110.50円/1カプセル

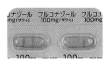

フルコナゾールカプセル
100mg「サワイ」
173.60円/1カプセル

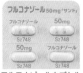

フルコナゾールカプセル
50mg「サンド」
110.50円/1カプセル

ジプレキサ

成分名：オランザピン

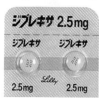

ジプレキサ錠2.5mg
61.20円/1錠
イーライリリー

何のお薬？ 脳内の神経伝達物質であるドパミン・セロトニン・アドレナリン・ヒスタミンH₁などの受容体を、刺激したり邪魔したりする働きによって、バランスを整えるお薬です。

🏥 このような症状が出たら病院へ

のどが渇く、多飲、多尿、頻尿、高度の空腹感、震え、異常な発汗、意識が飛ぶ、強度の筋強剛、食べ物が飲み込めない、頻脈、筋肉痛、力が入らない、赤褐色の尿が出る、口の周りが勝手に動く、けいれん、全身倦怠感、食欲不振、悪心、皮膚や白目が黄色くなる黄疸症状、吐き気、嘔吐、2・3日以上続く便秘、腹部の膨満など。

効能効果

双極性障害における躁症状およびうつ症状の改善。統合失調症。

標準薬

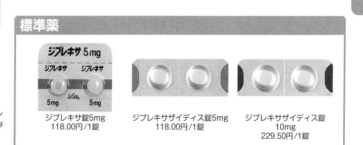

※上記以外の標準薬として、ジプレキサ細粒1%（221.00円/1g）があります。

ジプレキサ錠5mg
118.00円/1錠

ジプレキサザイディス錠5mg
118.00円/1錠

ジプレキサザイディス錠10mg
229.50円/1錠

ジェネリック

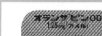

オランザピンOD錠1.25mg「アメル」
6.40円/1錠

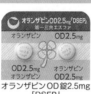

オランザピンOD錠2.5mg「DSEP」
10.40円/1錠

オランザピンOD錠2.5mg「JG」
10.40円/1錠

オランザピンOD錠2.5mg「アメル」
10.40円/1錠

オランザピンOD錠2.5mg「トーワ」
10.40円/1錠

オランザピンOD錠5mg「DSEP」
21.10円/1錠

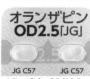

オランザピンOD錠5mg「JG」
21.10円/1錠

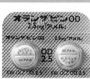

オランザピンOD錠5mg「アメル」
21.10円/1錠

オランザピンOD錠5mg「トーワ」
21.10円/1錠

オランザピンOD錠5mg「日医工」
21.10円/1錠

オランザピンOD錠10mg「DSEP」
37.10円/1錠

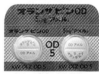

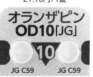

オランザピンOD錠10mg「JG」
37.10円/1錠

シ

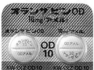

オランザピンOD錠10mg
「アメル」
37.10円/1錠

オランザピンOD錠10mg
「トーワ」
37.10円/1錠

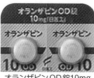

オランザピンOD錠10mg
「日医工」
37.10円/1錠

オランザピン細粒1%
「DSEP」
44.80円/1g

オランザピン細粒1%
「日医工」
44.80円/1g

オランザピン錠2.5mg
「DSEP」
10.40円/1錠

オランザピン錠2.5mg
「JG」
10.40円/1錠

オランザピン錠2.5mg
「アメル」
10.40円/1錠

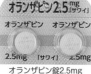

オランザピン錠2.5mg
「サワイ」
10.40円/1錠

オランザピン錠2.5mg
「トーワ」
10.40円/1錠

オランザピン錠2.5mg
「日医工」
10.40円/1錠

オランザピン錠5mg
「DSEP」
21.10円/1錠

オランザピン錠5mg
「JG」
21.10円/1錠

オランザピン錠5mg
「アメル」
21.10円/1錠

オランザピン錠5mg
「サワイ」
21.10円/1錠

オランザピン錠5mg
「トーワ」
21.10円/1錠

オランザピン錠5mg
「日医工」
21.10円/1錠

オランザピン錠10mg
「DSEP」
37.10円/1錠

オランザピン錠10mg
「JG」
37.10円/1錠

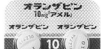

オランザピン錠10mg
「アメル」
37.10円/1錠

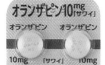

オランザピン錠10mg
「サワイ」
37.10円/1錠

オランザピン錠10mg
「トーワ」
37.10円/1錠

オランザピン錠10mg
「日医工」
37.10円/1錠

オランザピン錠20mg
「アメル」
54.10円/1錠

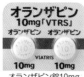

オランザピン錠10mg
「VTRS」
37.10円/1錠

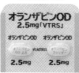

オランザピンOD錠2.5mg
「VTRS」
10.40円/1錠

オランザピンOD錠5mg
「VTRS」
21.10円/1錠

オランザピンOD錠10mg
「VTRS」
37.10円/1錠

シ

シプロキサン

●ニューキノロン系抗菌薬

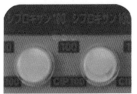

シプロキサン錠100mg
30.50円/1錠
バイエル

成分名：シプロフロキサシン

何のお薬？ 薬が細菌の増殖を抑えている間に、服薬している患者自身の免疫力によって細菌を殺し、病気からの回復を図るタイプの抗生物質を「静菌性抗生物質」といいます。これに対して、細菌を直接殺すタイプの抗生物質を「殺菌性抗生物質」といいます。このお薬は、後者のニューキノロン系抗菌薬のひとつです。新たな細胞を作る時に必要な情報を網羅した設計図であるDNA（デオキシリボ核酸）は二本鎖のらせん構造をとっていて、新たなDNAを作る時は、酵素によってらせん構造がほどかれます。このお薬は、この酵素の働きを邪魔することで、DNAの複製をさせないようにして細菌の増殖を抑えます。

効能効果

＜適応症＞表在性皮膚感染症、深在性皮膚感染症、リンパ管・リンパ節炎、慢性膿皮症、外傷・熱傷および手術創等の二次感染、乳腺炎、肛門周囲膿瘍、咽頭・喉頭炎、扁桃炎、急性気管支炎、肺炎、慢性呼吸器病変の二次感染、膀胱炎、腎盂腎炎、前立腺炎（急性症、慢性症）、精巣上体炎（副睾丸炎）、尿道炎、胆嚢炎、胆管炎、感染性腸炎、バルトリン腺炎、子宮内感染、子宮付属器炎、涙嚢炎、麦粒腫、瞼板腺炎、中耳炎、副鼻腔炎、炭疽。

標準薬

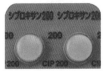

シプロキサン錠200mg
38.50円/1錠

ジェネリック

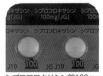

シプロフロキサシン錠100mg
「JG」10.00円/1錠
R6.3.31まで

シベノール

●不整脈治療薬

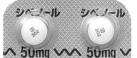

シベノール錠50mg
22.90円/1錠
トーアエイヨー

効能効果

頻脈性不整脈で他の抗不整脈薬が使用できないか、または無効の場合。

成分名：シベンゾリンコハク酸塩

何のお薬？ 心臓は、心筋細胞内外のナトリウムイオン・カルシウムイオン・カリウムイオンなどの濃度差によって生じる電気信号（活動電位）によって動いています。この活動電位が規則的に伝わることで、心臓の筋力が正しいリズムで収縮拡張をくりかえします。このお薬は、クラスⅠaに分類される不整脈治療薬です。拍動がスタートする時のスピードを調整するナトリウムイオンチャネルを抑える作用と、活動電位が伝わっている時間を長くする作用があります。

標準薬

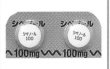

シベノール錠100mg
37.50円/1錠

ジェネリック

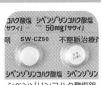

シベンゾリンコハク酸塩錠
50mg「サワイ」
11.20円/1錠

シベンゾリンコハク酸塩錠
50mg「トーワ」
11.20円/1錠

ジメリン

シ

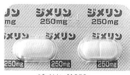

ジメリン錠250mg
18.30円/1錠
共和薬品工業

効能効果

インスリン非依存型糖尿病。

● 糖尿病治療薬
スルホニル尿素薬

成分名：アセトヘキサミド

何のお薬？ インスリンは膵臓で作られるペプチドホルモンの一種で、血液を介して細胞に届きます。インスリンが細胞をノックすると、細胞の扉が開いて血液中の糖が取り込まれ、エネルギーとして消費されますが、インスリンが少ないと細胞の扉が開かれなくなり、血液中に糖が残って、糖尿病を発症します。また、インスリンやインスリンが働きかける細胞が正常な状態でも、食べ物や飲み物から糖質を摂りすぎて、血液中の糖が増えると、細胞で消費される糖よりも供給される糖が多くなってしまい、ゆっくりと、しかし、確実に糖尿病になっていきます。このお薬は膵臓に作用してインスリンの分泌量を増加させて、細胞内に糖が吸収されやすくすることで、血糖値を低下させるスルホニル尿素薬です。糖尿病をなおすには、はじめに食生活を改善すること、次に継続的に運動を行なうことです。薬を服用したからといって、暴飲暴食を続けていたり、まったく運動をしない毎日を過ごしていると、病気が進行し、失明したり、透析治療が必要になる場合もあります。

🏥 このような症状が出たら病院へ

高度の空腹感、震え、異常な発汗、意識が飛ぶ、青あざができやすい、粘膜から出血しやすい、血尿、息切れ、突然の高熱、のどの痛み、頭痛、咳など。

ジャヌビア

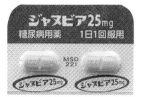

ジャヌビア錠25mg
63.60円/1錠
MSD

効能効果

2型糖尿病。

● 糖尿病治療薬
DPP-4阻害薬

成分名：シタグリプチンリン酸塩水和物

何のお薬？ このお薬は、膵臓からのインスリン分泌を促すホルモンであるインクレチンを分解する酵素「DPP-4」の働きを邪魔することで、インクレチンの濃度を高め、結果、インスリンの分泌を活発にする働きのほか、血糖値を上昇させるホルモンであるグルカゴンの分泌を抑えるなどの働きにより、血糖値を改善するDPP-4阻害型糖尿病治療薬です。糖尿病をなおすには、はじめに食生活を改善すること、次に継続的に運動を行なうことです。薬を服用したからといって、暴飲暴食を続けていたり、まったく運動をしない毎日を過ごしていると、病気が進行し、失明したり、透析治療が必要になる場合もあります。

標準薬

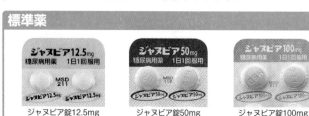

ジャヌビア錠12.5mg	ジャヌビア錠50mg	ジャヌビア錠100mg
52.90円/1錠	117.90円/1錠	174.60円/1錠

シュアポスト

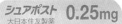
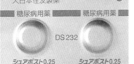

シュアポスト錠0.25mg
19.90円/1錠
大日本住友

効能効果

2型糖尿病における食後血糖推移の改善。

成分名：レパグリニド

何のお薬? 膵臓で作られるインスリンが細胞をノックすると、細胞の扉が開いて血液中の糖が取り込まれ、エネルギーとして消費されます。このお薬の成分は、膵臓のβ細胞にあるスルホニル尿素受容体と結合することで、インスリンの分泌をよくする回路にスイッチを入れ、インスリンの分泌を促進する速効型インスリン分泌促進薬です。

原則的に服用を避けるべき人

重症感染症・手術前後・大きな外傷のある人、妊婦または妊娠している可能性のある婦人（動物実験では、胎児に骨格異常、骨格変異、死亡例が報告されています）、重症ケトーシス・糖尿病性昏睡または前昏睡・1型糖尿病の人。

このような症状が出たら病院へ

高度の空腹感、発汗、手足の震え、意識障害、全身倦怠感、食欲不振、悪心、皮膚や白目が黄色くなる黄疸症状、息苦しい、胸や肩甲骨周辺の痛みや違和感など。

標準薬

シュアポスト錠0.5mg
34.50円/1錠

シ

ジュリナ

●エストラジオール製剤

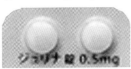

ジュリナ錠0.5mg
53.60円/1錠
バイエル

効能効果

更年期障害および卵巣欠落症状に伴う血管運動神経症状（Hot flush および発汗）、腟萎縮症状。閉経後骨粗鬆症。

成分名：エストラジオール

何のお薬? 骨を形成する（＝骨形成）作用の速さを、骨が溶ける（＝骨吸収）作用の速さが上回っている状態にあると、骨粗鬆症は進行します。このお薬は、破骨細胞に作用して骨吸収作用を抑え、骨量を増やす働きがあります。さらに、不足した女性ホルモンの一種（卵胞ホルモンエストラジオール）を補充することから、更年期障害の諸症状を和らげる働きもあります。

原則的に服用を避けるべき人

未治療の子宮内膜増殖症のある人、乳がんの既往歴のある人、動脈性の血栓塞栓疾患の既往歴のある人、重い肝障害のある人。

飲み忘れた時は

1日1回服用するお薬です。飲み忘れに気づいた時、次に飲む時間まで6時間以上ある場合は服用してください。6時間未満の場合には服用を1回飛ばします。2回分を1度に服用してはいけません。

このような症状が出たら病院へ

※以下の場合は救急車を要請※局所の痛み、うずき、突然の息切れ、息苦しい、胸の痛み、急激な視力低下、意識障害、めまいなど。

ジョサマイシン

成分名：ジョサマイシン

ジョサマイシン50mg
ジョサマイシン ジョサマイシン
50mg 205 50mg 205

ジョサマイシン錠50mg
10.10円/1錠　LTLファーマ
R6.3.31まで

効能効果

<適応症>表在性皮膚感染症、深在性皮膚感染症、リンパ管・リンパ節炎、慢性膿皮症、外傷・熱傷および手術創等の二次感染、乳腺炎、咽頭・喉頭炎、扁桃炎、急性気管支炎、肺炎、慢性呼吸器病変の二次感染、膀胱炎、精巣上体炎（副睾丸炎）、感染性腸炎、涙嚢炎、麦粒腫、中耳炎、副鼻腔炎、化膿性唾液腺炎、歯周組織炎、歯冠周囲炎、上顎洞炎、顎炎、猩紅熱。

何のお薬？ 薬が細菌の増殖を抑えている間に、服薬している患者自身の免疫力によって細菌を殺し、病気からの回復を図るタイプの抗生物質を「静菌性抗生物質」といいます。これに対して、細菌を直接殺すタイプの抗生物質を「殺菌性抗生物質」といいます。このお薬は、前者のマクロライド系静菌性抗生物質のひとつです。細胞が分裂したり、新たな細胞を作るには、たんぱく質が必要ですが、たんぱく質を作るには、細胞内に存在するリボソームの働きが不可欠です。このお薬の成分は、ヒトとある種の細菌のリボソームの種類が違うことに着目し、細菌のリボソームの働きだけを邪魔することで細菌の増殖を抑えます。

標準薬

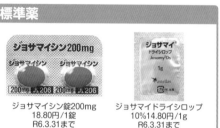

ジョサマイシン錠200mg
18.80円/1錠
R6.3.31まで

ジョサマイドライシロップ
10%14.80円/1g
R6.3.31まで

※上記以外の標準薬として、ジョサマイシロップ3%（6.70円/1mL）があります。（R6.3.31まで）

お薬コラム "痛み止め（鎮痛薬）の種類"

　痛みの感じ方は人によって様々です。ズキン！・ズキズキ・ジンジン・ジーン・ズーン・ピリピリ・チクチク・シクシク、グーッ…。痛みの表現には色々ありますが、痛みがなくなってほしいと思う気持ちは同じ。ここでは、簡単に鎮痛薬の種類についてお話しします。

　痛みを和らげる鎮痛薬には、①アセトアミノフェン系、②非ステロイド抗炎症薬（NSAIDs）、③オピオイド系（麻薬）、④神経障害性疼痛緩和薬、⑤その他（非オピオイド系など）等があります。

　アセトアミノフェン系は、1800年代末から使用されている歴史の古いお薬です。なぜ効果が現れるのか、実は明らかになっていませんが、おもに中枢神経に働いていると考えられています。鎮痛・解熱作用が強く、消炎作用はほとんどない、とても頼りになるお薬ですが、長期間飲み続けたり、あるいはアルコールと併用したりすると、肝機能障害などの副作用が現れやすくなります。

　非ステロイド抗炎症薬（NSAIDs）はシクロオキシゲナーゼ（COX）活性を可逆的に阻害し、プロスタグランジン（PG）などの合成を抑制して消炎・鎮痛・解熱作用を示します。胃腸障害、肝機能障害、腎機能障害、心血管障害などの副作用が現れることがあります。

　オピオイド系のお薬は、依存性や睡眠障害、服用を中止した時の不安、不眠、興奮などの禁断症状が現れる場合がありますから、通常は医師の管理の下で服用します。

　神経障害性疼痛緩和薬は比較的新しい鎮痛薬で、神経に分布するカルシウムイオンチャネルに結合して効果を表します。帯状疱疹、糖尿病性神経障害、脊柱管狭窄やヘルニアなどで、腰や首などの神経根に痛みがある場合などに処方されます。

シ

ジルテック

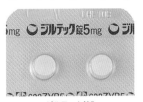

ジルテック錠5
28.10円/1錠
ユーシービージャパン

効能効果

〔成人〕アレルギー性鼻炎、蕁麻疹、湿疹・皮膚炎、痒疹、皮膚そう痒症。〔小児〕アレルギー性鼻炎、蕁麻疹、皮膚疾患（湿疹・皮膚炎、皮膚そう痒症）に伴うそう痒。

成分名：セチリジン塩酸塩

何のお薬？ 私たちの身体にはアレルギーの原因となる抗原を認識するマスト細胞（肥満細胞）があり、この細胞のスイッチが入ると、ヒスタミンをはじめとする炎症を引き起こす物質や、サイトカインと呼ばれる免疫・炎症に関する情報伝達物質、アレルギー反応・炎症反応を維持しようとする脂質成分など「ケミカルメディエーター」と呼ばれる物質が放出されてアレルギー症状が起こります。このお薬は、ヒスタミンH1を受け取って炎症を引き起こす受容体を邪魔する働きと、ケミカルメディエーターが放出されるのを抑える働きをもっています。眠気、調節障害、注意力・集中力・反射機能の低下などが起こることがあるので、服用中は自動車の運転など危険を伴う機械の操作は極力避けましょう。

飲み忘れた時は

1日1回服用するお薬です。飲み忘れに気づいた時、次に飲む時間まで8時間以上ある場合は服用してください。8時間未満の場合には服用を1回飛ばし、次回から決められた時間に服用します。

このような症状が出たら病院へ

全身倦怠感、食欲不振、悪心、皮膚や白目が黄色くなる黄疸症状、じんましん、血管が浮き出てくる、発熱、全身が紅潮する、けいれん、青あざができやすい、頻回に起こる鼻血など。

標準薬

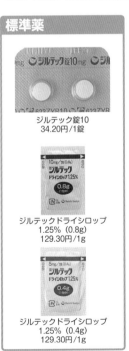

ジルテック錠10
34.20円/1錠

ジルテックドライシロップ
1.25%（0.8g）
129.30円/1g

ジルテックドライシロップ
1.25%（0.4g）
129.30円/1g

ジェネリック

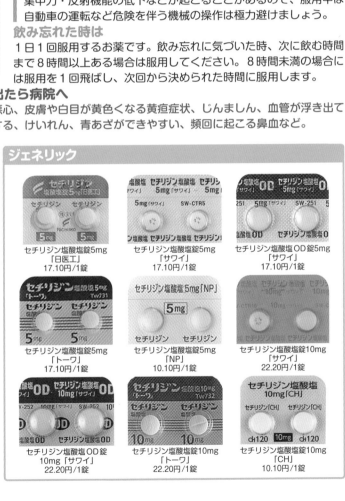

セチリジン塩酸塩錠5mg
「日医工」
17.10円/1錠

セチリジン塩酸塩錠5mg
「サワイ」
17.10円/1錠

セチリジン塩酸塩 OD錠5mg
「サワイ」
17.10円/1錠

セチリジン塩酸塩錠5mg
「トーワ」
17.10円/1錠

セチリジン塩酸塩錠5mg
「NP」
10.10円/1錠

セチリジン塩酸塩錠10mg
「サワイ」
22.20円/1錠

セチリジン塩酸塩 OD錠
10mg「サワイ」
22.20円/1錠

セチリジン塩酸塩錠10mg
「トーワ」
22.20円/1錠

セチリジン塩酸塩錠10mg
「CH」
10.10円/1錠

シングレア

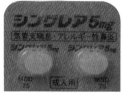

シングレア錠5mg
81.60円/1錠
オルガノン

成分名：モンテルカストナトリウム

何のお薬？ アレルギー反応によって放出されるケミカルメディエーターのひとつに、気管支収縮作用に関係している「ロイコトリエン」という物質があります。このお薬は、このロイコトリエンを受け取る受容体を邪魔することで、気管支喘息やアレルギー性鼻炎の諸症状を和らげます。

このような症状が出たら病院へ

じんましん、血管が浮き出てくる、発熱、呼吸困難、息苦しい、顔・舌・のどが腫れる、全身倦怠感、食欲不振、悪心、皮膚や白目が黄色くなる黄疸症状、高熱、目の充血、唇や陰部のただれ、皮膚の広い範囲が赤くなるなど。

効能効果

気管支喘息。

標準薬

シングレア錠10mg
97.20円/1錠

シングレアOD錠10mg
97.20円/1錠

シングレアチュアブル錠5mg
102.00円/1錠

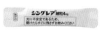

シングレア細粒4mg
106.70円/1包

ジェネリック

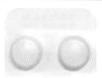

モンテルカストOD錠5mg
「武田テバ」
36.30円/1錠

モンテルカストOD錠10mg
「武田テバ」
45.50円/1錠

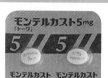

モンテルカスト錠5mg
「トーワ」
36.30円/1錠

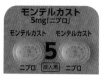

モンテルカスト錠5mg
「ニプロ」
14.20円/1錠

モンテルカストOD錠5mg
「サワイ」
36.30円/1錠

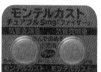

モンテルカストチュアブル錠
5mg「VTRS」
21.80円/1錠

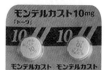

モンテルカスト錠10mg
「トーワ」
45.50円/1錠

モンテルカスト錠10mg
「ニプロ」
17.60円/1錠

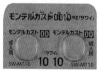

モンテルカストOD錠10mg
「サワイ」
45.50円/1錠

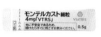

モンテルカスト細粒4mg
「VTRS」
21.70円/1包

モンテルカスト錠5mg
「VTRS」
14.20円/1錠

モンテルカスト錠10mg
「VTRS」
17.60円/1錠

シ

シンメトレル

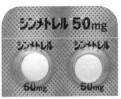

シンメトレル錠50mg
10.50円/1錠
ノバルティス

効能効果

パーキンソン症候群。脳梗塞後遺症に伴う意欲・自発性低下の改善。A型インフルエンザウイルス感染症。

成分名：アマンタジン塩酸塩

何のお薬？ 脳内の神経伝達物質であるドパミン・セロトニン・アドレナリンなどを活発にする作用に加え、ドパミンの放出を促進しつつ再取り込みを邪魔することで、ドパミンの濃度を高め、神経伝達を活発にし、また、パーキンソン症候群の症状を改善します。さらに、A型インフルエンザウイルスが宿主の細胞内に遺伝情報を送り込むのを邪魔することで、ウイルスの増殖を抑えます。

飲み忘れた時は

次に飲む時間まで4時間以上ある場合はすぐに服用してください。4時間未満の場合には服用を1回飛ばします。

標準薬

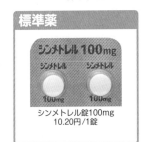

シンメトレル錠100mg
10.20円/1錠

ジェネリック

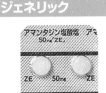

アマンタジン塩酸塩錠50mg
「ZE」
5.90円/1錠

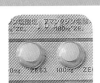

アマンタジン塩酸塩錠100mg「ZE」
5.90円/1錠

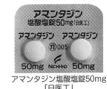

アマンタジン塩酸塩錠50mg「日医工」
5.90円/1錠

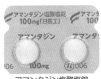

アマンタジン塩酸塩錠100mg「日医工」
5.90円/1錠

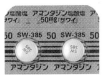

アマンタジン塩酸塩錠50mg「サワイ」
5.90円/1錠

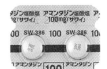

アマンタジン塩酸塩錠100mg「サワイ」
5.90円/1錠

アマンタジン塩酸塩錠50mg「杏林」
5.90円/1錠

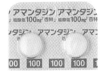

アマンタジン塩酸塩錠100mg「杏林」
5.90円/1錠

※上記以外の標準薬として、シンメトレル細粒10%（12.80円/1g）があります。

お薬コラム　"正しい手洗い"

　新型コロナ感染症の流行により、手洗いの重要性がこれまでになく叫ばれています。水が豊富な地域に暮らすためか、日本人は生活でもあるいは宗教的にも「洗い流す」のが好きな国民です。しかし感染対策として手を洗う場合、「水でコチョコチョ」では不十分です。石鹸やハンドソープをしっかり泡立て、指の間や付け根も念入りに洗いましょう。

シンレスタール

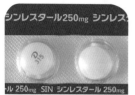

シンレスタール錠250mg
13.10円/1錠
アルフレッサファーマ

効能効果

高脂血症（家族性高コレステロール血症、黄色腫を含む）。

成分名：プロブコール

何のお薬？ コレステロールには悪玉コレステロール（LDL）と善玉コレステロール（HDL）があり、体内のコレステロールは、食事から吸収されるものが半分、残りは肝臓で合成されています。小腸で吸収された食事由来のコレステロールも、肝臓で合成されたコレステロールも、大半は血液中へ放出されますが、一部は胆汁酸へと変換されて排泄されます。このお薬は、コレステロールが胆汁酸へと変換（異化）される働きと排泄を促して、血液中のコレステロール値を低下させます。

飲み忘れた時は

飲み忘れに気づいた時間が、飲み忘れた時間（例：8時）と次に飲む時間（例：12時）の間（例：10時）より前であれば、できるだけ早く服用します。後なら服用を1回飛ばします。2回分を1度に服用してはいけません。

🏥 このような症状が出たら病院へ

紫や黒い色の便、腹痛、胸やけ、吐血、筋肉痛、力が入らない、赤褐色の尿が出る、動悸、胸や肩甲骨周辺の不快感、意識が飛ぶ、手足のしびれなど。

標準薬	ジェネリック

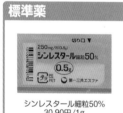

シンレスタール細粒50%
30.90円/1g

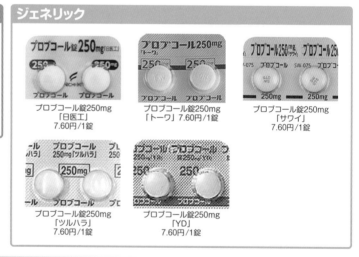

プロブコール錠250mg
「日医工」
7.60円/1錠

プロブコール錠250mg
「トーワ」7.60円/1錠

プロブコール錠250mg
「サワイ」
7.60円/1錠

プロブコール錠250mg
「ツルハラ」
7.60円/1錠

プロブコール錠250mg
「YD」
7.60円/1錠

お薬コラム　"マスクの威力"

　新型コロナ感染症が流行により、マスクもすっかり生活必需品となりました。もともと花粉症対策でマスクをする人が多いため、日本ではマスクの着用が進んでいますが、それでも、マスクの効果を疑問視する意見をときに耳にします。まことに残念なことです。「飛沫経由」で広がるインフルエンザが、2020年冬〜2022年春にはほとんど流行しませんでした。マスクには、正しい手洗い同様、飛沫経由の感染症を予防する威力があるのです。とくに人と話をするときには、きちんとマスクをしましょう。

スイニー

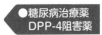

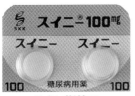

スイニー錠100mg
40.50円/1錠
三和化学

効能効果

2型糖尿病。

成分名：アナグリプチン

何のお薬？ インスリンは膵臓で作られるペプチドホルモンの一種で、血液を介して細胞に届きます。インスリンが細胞をノックすると、細胞の扉が開いて血液中の糖が取り込まれ、エネルギーとして消費されますが、インスリンが少ないと細胞の扉が開かれなくなり、血液中に糖が残って、糖尿病を発症します。また、インスリンやインスリンが働きかける細胞が正常な状態でも、食べ物や飲み物から糖質を摂りすぎて、血液中の糖が増えると、細胞で消費される糖よりも供給される糖が多くなってしまい、ゆっくりと、しかし、確実に糖尿病になっていきます。さて、食事を摂ると、糖が吸収されて血糖値が上昇します。この時、高くなった血糖値に反応して、膵臓にインスリンの分泌を促すホルモンが「インクレチン」です。消化管でインクレチンが分泌されると、膵臓からインスリンの分泌が始まりますが、分泌されたインクレチンは、最終的にDPP-4と呼ばれる酵素で分解されます。このお薬はこのDPP-4の働きを邪魔することで、インクレチンの濃度を高め、結果、インスリンの分泌を活発にするDPP-4阻害型糖尿病治療薬です。糖尿病をなおすには、はじめに食生活を改善することと、継続的に運動を行なうことです。炭水化物や脂質、清涼飲料水の摂りすぎを改め、野菜や海藻、キノコなど、食物繊維を多く含む食品を意識的に選択しましょう。運動は1日20〜30分の有酸素運動が理想的です。お薬を服用したからといって、暴飲暴食を続けていたり、まったく運動をしないでいると、病気が進行し、失明したり、透析治療が必要になる場合もあります。

原則的に服用を避けるべき人
重症ケトーシスの人、糖尿病性昏睡または前昏睡の人、1型糖尿病の人、重症感染症の人、手術前後の人、大きな外傷のある人。

飲み忘れた時は
飲み忘れに気づいた時間が、飲み忘れた時間（例：8時）と次に飲む時間（例：12時）の間（例：10時）より前であれば、できるだけ早く服用します。後なら服用を1回飛ばします。2回分を1度に服用してはいけません。

このような症状が出たら病院へ
高度の空腹感、発汗、手足の震え、意識障害、食欲不振、吐き気、嘔吐、2・3日以上続く便秘、腹部の膨満など。

お薬コラム "たくさん摂ってたくさん出す"

尿は腎臓で血液がろ過されることで作られますが、単に老廃物を血液中から漉しとるだけでなく、腎臓には体内の糖質やミネラルなどの濃度を一定に保つ働きもあります。糖質やミネラルが不足してくれば、水分を介して腎臓内で再吸収されるのです。筋肉や内臓の能力を正常に維持するためにも、水分は適切に摂取し、老廃物とともにしっかり排出する。「身体の中で水をしっかり循環させる」ことが大切なのです。

スオード

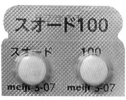

スオード錠100
73.50円/1錠
MeijiSeika ファルマ

効能効果

<適応症>表在性皮膚感染症、深在性皮膚感染症、慢性膿皮症、外傷・熱傷および手術創等の二次感染、肛門周囲膿瘍、咽頭・喉頭炎、扁桃炎、急性気管支炎、肺炎、慢性呼吸器病変の二次感染、膀胱炎、腎盂腎炎、前立腺炎(急性症、慢性症)、胆嚢炎、胆管炎、感染性腸炎、コレラ、子宮内感染、子宮付属器炎、麦粒腫、中耳炎、副鼻腔炎。

成分名：プルリフロキサシン

何のお薬？ 薬が細菌の増殖を抑えている間に、服薬している患者自身の免疫力によって細菌を殺し、病気からの回復を図るタイプの抗生物質を「静菌性抗生物質」といいます。マクロライド系・クロラムフェニコール系・テトラサイクリン系・リンコマイシン系などの抗生物質がそれにあたります。これに対して、細菌を直接殺すタイプの抗生物質を「殺菌性抗生物質」といいます。β-ラクタム系（ペニシリン系・セフェム系・カルバペネム系・モノバクタム系・ペネム系）やアミノグリコシド系・ホスホマイシン系の抗生物質や、ニューキノロン系抗菌薬がこれにあたります。このお薬は、後者のニューキノロン系抗菌薬のひとつです。新たな細胞を作る時に必要な情報（設計図）であるDNAは二本鎖のらせん構造をしていて、新たな DNAを作る時は、酵素によってらせん構造がほどかれます。このお薬は、この酵素の働きを邪魔し、DNAの複製をさせないようにして細菌の増殖を抑えます。

🏥 このような症状が出たら病院へ

じんましん、血管が浮き出てくる、発熱、全身が紅潮する、息苦しい、筋肉痛、力が入らない、赤褐色の尿が出る、高度の空腹感、震え、異常な発汗、意識が飛ぶなど。

スーグラ

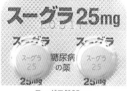

スーグラ錠25mg
120.80円/1錠
アステラス

効能効果

2型糖尿病。1型糖尿病。

成分名：イプラグリフロジン

何のお薬？ 選択的SGLT-2阻害薬と呼ばれるお薬です。血液中の糖（グルコース）は、血液循環にのって腎臓に達すると糸球体でろ過され尿細管に排泄されますが、その多くは、近位尿細管にあるナトリウム依存性グルコース輸送体（SGLT）によって再び細胞内に吸収され血液中に戻されます。糖尿病の方は、ここで再吸収しきれない糖が尿に排泄されるため、尿検査で糖が検出されるのですが、この時血液中には必要以上の糖が含まれています。このお薬は、腎臓の近位尿細管にあるSGLT-2の働きを邪魔することで糖の再吸収を抑制し、糖をより多く尿へ排泄させることで、結果として血液中の糖を減らす糖尿病の治療薬です。

原則的に服用を避けるべき人

重症ケトーシスの人、糖尿病性昏睡または前昏睡のある人、重い感染症のある人、手術前後の人、大きな外傷のある人。

お薬を服用する時の注意

尿中の糖度が高まるため、性感染症、膀胱炎などの尿路感染症になりやすいので陰部を清潔に保つようにしましょう。お薬の作用により尿量が増加するため、高齢者はとくに脱水や起立性低血圧、頻脈などに注意が必要です。寒気、ふるえ、発熱、わき腹の痛みなどがある場合は腎盂腎炎が疑われますから主治医に相談してください。

標準薬

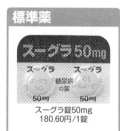

スーグラ錠50mg
180.60円/1錠

ス

スージャヌ配合錠

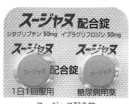

スージャヌ配合錠
204.40円/1錠
アステラス・MSD

効能効果

2型糖尿病。

**成分名：シタグリプチンリン酸塩水和物／
イプラグリフロジン L-プロリン**

何のお薬？ 膵臓からのインスリン分泌を促すホルモンである
インクレチンを分解する酵素「DPP-4」の働きを邪魔することで、
インクレチンの濃度を高め、結果、インスリンの分泌を活発にす
る働きのほか、血糖値を上昇させるホルモンであるグルカゴンの
分泌を抑えるなどの働きにより、血糖値を改善するDPP-4阻害型
糖尿病治療薬と、腎臓の近位尿細管にあるSGLT-2の働きを邪魔
することで糖の再吸収を抑制し、糖をより多く尿へ排泄させるこ
とで、結果として血液中の糖を減らす選択的SGLT-2阻害薬の配
合薬です。

原則的に服用を避けるべき人

重症ケトーシス、糖尿病性昏睡または前昏睡、1型糖尿病、重症感染症、手術前後、重篤な外傷
のある人。

飲み忘れた時は

通常、1日1回朝食前または朝食後に服用するお薬です。指示されている時間に飲み忘れて、昼
や午後に気づいた場合は、服用を1回飛ばして、次の日の朝、指示された時間に1回分を服用し
ます。2回分を1度に服用してはいけません。

スターシス

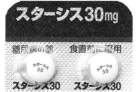

スターシス錠30mg
11.00円/1錠
アステラス

効能効果

食後血糖推移の改善。

成分名：ナテグリニド

何のお薬？ 膵臓で作られるインスリンが細胞をノックすると、
細胞の扉が開いて血液中の糖が取り込まれ、エネルギーとして消
費されます。このお薬の成分は、膵臓のβ細胞にあるスルホニル
尿素受容体と結合することで、インスリンの分泌をよくする回路
にスイッチを入れ、インスリンの分泌を促進する速効型インスリ
ン分泌促進薬です。

🏥 このような症状が出たら病院へ

高度の空腹感、震え、異常な発汗、意識が飛ぶ、全身倦怠感、食欲
不振、悪心、皮膚や白目が黄色くなる黄疸症状、動悸、胸や肩甲骨
周辺の痛みや違和感、脈が飛ぶなど。

標準薬

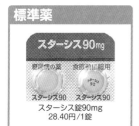

スターシス錠90mg
28.40円/1錠

ジェネリック

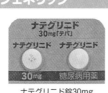

ナテグリニド錠30mg
「テバ」10.10円/1錠

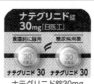

ナテグリニド錠30mg
「日医工」10.10円/1錠

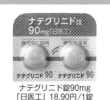

ナテグリニド錠90mg
「日医工」18.90円/1錠

ステーブラ

●過活動膀胱治療薬

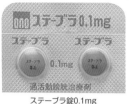

ステーブラ錠0.1mg
56.50円/1錠
小野

効能効果

過活動膀胱における尿意切迫感、頻尿および切迫性尿失禁。

成分名：イミダフェナシン

何のお薬？ 膀胱平滑筋にあるムスカリン性アセチルコリン受容体は、神経伝達物質（アセチルコリン）を受け取ると膀胱を収縮させますが、このお薬は、そのムスカリン性アセチルコリン受容体がアセチルコリンを受け取るのを邪魔することで、膀胱が必要以上に収縮するのを抑え、適切な量の尿がたまるようにします。眠気、調節障害、注意力・集中力・反射機能の低下などが起こることがあるので、服用中は自動車の運転など危険を伴う機械の操作は極力避けましょう。

原則的に服用を避けるべき人

閉塞隅角緑内障の人、重症筋無力症の人、重い心疾患のある人、消化管運動・緊張が低下している人、腸閉塞（イレウス）のある人。

標準薬

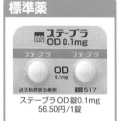

ステーブラ OD錠0.1mg
56.50円/1錠

飲み忘れた時は

飲み忘れた場合は、その回の服用は飛ばして、次回から決められた時間に服用します。2回分を1度に服用してはいけません。

🏥 このような症状が出たら病院へ

頭痛を伴う眼痛、視力低下、吐き気、尿が出にくい、尿が排出できないなど。

ストロカイン

●消化管粘膜局所麻酔薬

ストロカイン錠5mg
5.80円/1錠
サンノーバ

効能効果

食道炎、胃炎、胃・十二指腸潰瘍、過敏性大腸症（イリタブルコロン）に伴う疼痛・酸症状・あい気・悪心・嘔吐・胃部不快感・便意ひっ迫。

成分名：オキセサゼイン

何のお薬？ 胃や十二指腸潰瘍の治療薬には、胃を攻撃する成分でもある胃酸の分泌量を減らす働きをするタイプと、胃粘膜を胃酸の攻撃から守るタイプの2種類があります。このお薬は、胃粘膜に直接作用し潰瘍の痛みをとるのに加え、ガストリンを抑制することで胃酸の分泌を抑える働きがあり、さらに、胃・十二指腸の運動を穏やかにするなどから、吐き気や腹部の不快感、胸痛や腹痛、下痢を和らげます。お薬の成分上、口の中がしびれることがあるので、服用時には噛まずに速やかに飲み込みましょう。顆粒の場合は、口の中に長く含まず速やかに飲み流します。副作用は少ないお薬ですが、まれに、発疹、食欲不振、めまい、悪心などが現れる場合があります。気になる症状があれば、主治医に相談してください。

飲み忘れた時は

飲み忘れに気づいた時間が、飲み忘れた時間（例：8時）と次に飲む時間（例：12時）の間（例：10時）より前であれば、できるだけ早く服用します。後なら服用を1回飛ばします。2回分を1度に服用してはいけません。

スピロペント

●持続性気管支拡張剤
●腹圧性尿失禁治療薬

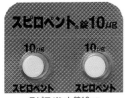

スピロペント錠10μg
9.50円/1錠
帝人

効能効果

気管支喘息、慢性気管支炎、肺気腫、急性気管支炎のの気道閉塞性障害に基づく呼吸困難など諸症状の緩解。腹圧性尿失禁に伴う尿失禁。

成分名：クレンブテロール塩酸塩

何のお薬？ 気管支平滑筋の緊張を緩める伝達物質を受け取るβ₂アドレナリン受容体を刺激して気管支を拡げたり、気道の線毛活動を活発にして痰を出しやすくする、ヒスタミンの放出を抑えて抗アレルギーの働きを示すなどから、呼吸を楽にする効果があります。また、β₂アドレナリンは膀胱平滑筋を緩め、膀胱括約筋を収縮させるため、くしゃみなどで尿が漏れる腹圧性尿失禁にも効果があります。

🏥 このような症状が出たら病院へ

倦怠感、筋力の低下、反応反射の低下、肌の乾燥、筋肉のけいれんなど。

ス

ズファジラン

●脳・末梢血行動態改善薬
●子宮鎮痙剤

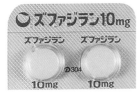

ズファジラン錠10mg
9.10円/1錠
アルフレッサファーマ

効能効果

頭部外傷後遺症に伴う随伴症状。ビュルガー病、閉塞性動脈硬化症、血栓性静脈炎、静脈血栓症、レイノー病およびレイノー症候群、凍瘡・凍傷、特発性脱疽、糖尿病による末梢血管障害に伴う末梢循環障害。子宮収縮の抑制（切迫流・早産）。月経困難症。

成分名：イソクスプリン塩酸塩

何のお薬？ 子宮や血管の平滑筋の緊張を緩める伝達物質を受け取るβ₂アドレナリン受容体を刺激するお薬です。子宮の筋肉を緩めることで、生理や妊娠中のおなかの張りや腹痛、出血などに効果を示します（原則、妊娠12週までは服用不可）。また、血液の粘度を低下させる作用や、血管を拡げる作用などから、末梢血管での血流を改善し、筋肉の痛みやこわばり、過度な収縮による疲労感などを和らげる効果があります。そのほか、頭部外傷の後遺症の治療を目的に処方される場合もありますが、完全に外傷部分の止血ができたと推定される日から、少なくとも10～14日以上経過してからの服用になります。副作用は少ないお薬ですが、まれに、胃痛・食欲不振・下痢・顔面紅潮・めまい・眠気・悪心・頭痛・発疹・発汗などの症状が現れる場合があります。気になる症状があれば、すぐに主治医に相談してください。

飲み忘れた時は

飲み忘れに気づいた時間が、飲み忘れた時間（例：8時）と次に飲む時間（例：12時）の間（例：10時）より前であれば、できるだけ早く服用します。後なら服用を1回飛ばします。2回分を1度に服用してはいけません。

スプレンジール

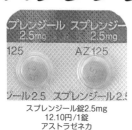

スプレンジール錠2.5mg
12.10円/1錠
アストラゼネカ

効能効果

高血圧症。

成分名：フェロジピン

何のお薬? 血管平滑筋や心筋の細胞膜にあるカルシウムチャネルからカルシウムイオンが平滑筋の中に入り込むと、血管平滑筋や心臓の筋肉が収縮します。このしくみを利用して、カルシウムチャネルに結合して細胞の外にあるカルシウムイオンが細胞内へ流入するのを邪魔することで、血管平滑筋や心筋の収縮を穏やかにし、末梢血管を拡張させ血圧を下げる「カルシウム拮抗薬」のひとつです。

標準薬

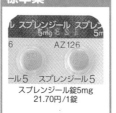

スプレンジール錠5mg
21.70円/1錠

ジェネリック

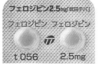

フェロジピン錠2.5mg
「武田テバ」
7.50円/1錠

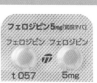

フェロジピン錠5mg
「武田テバ」
12.60円/1錠

スペリア

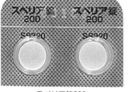

スペリア錠200
10.10円/1錠
久光

効能効果

気管支喘息、慢性気管支炎、気管支拡張症、肺結核、塵肺症、肺気腫、非定型抗酸菌症、びまん性汎細気管支炎の慢性呼吸器疾患における去痰。

成分名：フドステイン

何のお薬? 痰は、気道内に入り込もうとする異物や細胞などに貼りついて外に出す、という大切な役割をしています。しかし、のどの炎症がひどかったり、痰の量が多すぎると、吐き出すことが困難になりかえって息苦しくなったり、痰が肺に流れ込んで感染症の原因となったりします。このお薬は、痰（気道粘液）の主成分であるムチンを分泌する細胞に作用して、痰が多く出すぎるのを抑える働きのほか、気道内の炎症を抑える働きがあります。動物実験では、流産や出生時の発育不全が報告されているため、妊婦または妊娠の可能性がある婦人は、原則的にこのお薬は服用できません。ただし、激しく痰が絡んで呼吸が困難な場合など、治療の有益性が高いと判断される時には、処方されることもあります。

飲み忘れた時は

飲み忘れに気づいた時間が、飲み忘れた時間（例：8時）と次に飲む時間（例：12時）の間（例：10時）より前であれば、できるだけ早く服用します。後なら服用を1回飛ばします。2回分を1度に服用してはいけません。

🏥 このような症状が出たら病院へ

全身倦怠感、食欲不振、悪心、皮膚や白目が黄色くなる黄疸症状、高熱、目の充血、めやに、唇や陰部のただれ、皮膚の広い範囲が赤くなるなど。

※上記以外の標準薬として、スペリア内用液8%（9.00円/1mL）があります。

スルカイン

●消化管粘膜局所麻酔薬

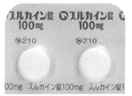

スルカイン錠100mg
5.70円/1錠　日本新薬
R6.3.31まで

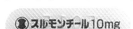
効能効果

胃炎に伴う胃痛・嘔気・胃部不快感。

成分名：ピペリジノアセチルアミノ安息香酸エチル

何のお薬？ 胃や十二指腸潰瘍の治療薬には、胃を攻撃する成分でもある胃酸の分泌量を減らす働きをするタイプと、胃粘膜を胃酸の攻撃から守るタイプの2種類があります。このお薬は、胃粘膜に直接作用し潰瘍の痛みをとるのに加え、胃酸の分泌を抑える働きがあり、さらに、胃・十二指腸の運動を穏やかにするなどから、吐き気や腹部の不快感、胸痛や腹痛、下痢を和らげます。お薬の成分上、口の中がしびれることがあるので、服用時には噛まずに速やかに飲み込みましょう。顆粒の場合は、口の中に長く含まず速やかに飲み流します。副作用は少ないお薬ですが、まれに、発疹、食欲不振、めまい、悪心などが現れる場合があります。気になる症状があれば、主治医に相談してください。

飲み忘れた時は

飲み忘れに気づいた時間が、飲み忘れた時間（例：8時）と次に飲む時間（例：12時）の間（例：10時）より前であれば、できるだけ早く服用します。後なら服用を1回飛ばします。2回分を1度に服用してはいけません。

スルモンチール

●抗うつ薬

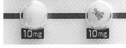

スルモンチール錠10mg
6.40円/1錠
共和薬品工業

効能効果

精神科領域におけるうつ病・うつ状態。

成分名：トリミプラミンマレイン酸塩

何のお薬？ 「三環系抗うつ薬」と呼ばれるお薬のひとつです。脳内の神経伝達物質（ノルアドレナリン・セロトニンなど）が神経細胞に吸収されてしまうのを妨げることで、脳内の神経伝達をよくし、うつやうつ症状を改善します。飲み始めてすぐには効果が現れないことがあるお薬で、効果が出るまでに1週間から2週間かかることがあります。体調がよくなったと自己判断して服用を勝手に中止したり、量を減らしたりすると、吐き気、頭痛、倦怠感などの症状が現れることがあります。

🏥 このような症状が出たら病院へ

強度の筋強剛、食べ物が飲み込めない、頻脈、異常な発汗、食欲不振、吐き気、嘔吐、2・3日以上続く便秘、腹部の膨満、寒気、突然の高熱、のどの痛み、頭痛、咳、幻覚や幻聴、上手にものが考えられないなど。

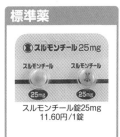

標準薬

スルモンチール錠25mg
11.60円/1錠

※上記以外の標準薬として、スルモンチール散10%（40.20円/1g）があります。

セイブル

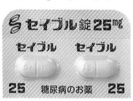

セイブル錠25mg
15.10円/1錠
三和化学

効能効果
糖尿病の食後過血糖の改善。

成分名：ミグリトール

何のお薬？ このお薬は、オリゴ糖などからブドウ糖（グルコース）を切り出すグルコアミラーゼや、果糖や麦芽糖からブドウ糖を生成するスクラーゼやマルターゼなど、小腸粘膜微絨毛膜に存在する「αグルコシダーゼ」の作用を邪魔することで炭水化物由来の糖の消化吸収を抑え、食後の過血糖状態を防ぐ、αグルコシダーゼ阻害薬です。糖尿病をなおすには、はじめに食生活を改善すること、次に継続的に運動を行なうことです。薬を服用したからといって、暴飲暴食を続けていたり、まったく運動をしない毎日を過ごしていると、病気が進行し、失明したり、透析治療が必要になる場合もあります。

標準薬

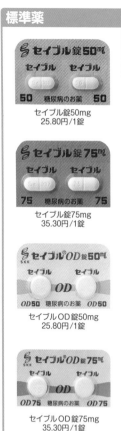

セイブル錠50mg
25.80円/1錠

セイブル錠75mg
35.30円/1錠

セイブルOD錠50mg
25.80円/1錠

セイブルOD錠75mg
35.30円/1錠

ジェネリック

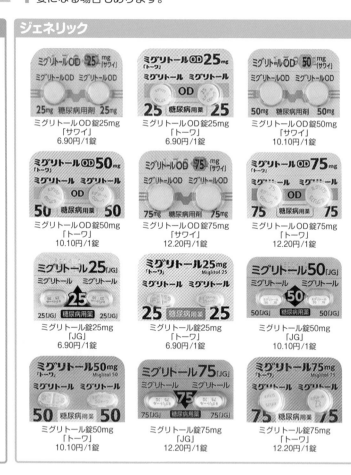

ミグリトールOD錠25mg
「サワイ」
6.90円/1錠

ミグリトールOD錠25mg
「トーワ」
6.90円/1錠

ミグリトールOD錠50mg
「サワイ」
10.10円/1錠

ミグリトールOD錠50mg
「トーワ」
10.10円/1錠

ミグリトールOD錠75mg
「サワイ」
12.20円/1錠

ミグリトールOD錠75mg
「トーワ」
12.20円/1錠

ミグリトール錠25mg
「JG」
6.90円/1錠

ミグリトール錠25mg
「トーワ」
6.90円/1錠

ミグリトール錠50mg
「JG」
10.10円/1錠

ミグリトール錠50mg
「トーワ」
10.10円/1錠

ミグリトール錠75mg
「JG」
12.20円/1錠

ミグリトール錠75mg
「トーワ」
12.20円/1錠

セスデン

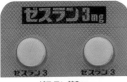

セスデンカプセル30mg
10.60円/1カプセル
ニプロESファーマ

効能効果

胃炎、胃・十二指腸潰瘍、腸炎、胆のう・胆道疾患、尿路結石における痙攣ならびに運動障害に伴う疼痛の緩解。膵炎に起因する疼痛の緩解。

成分名：チメピジウム臭化物水和物

何のお薬? 神経伝達物質（アセチルコリン）がその受容体と結びつくのを邪魔することで、副交感神経への刺激を弱め、胃酸の分泌を抑えたり、内臓平滑筋のけいれんを抑えて痛みを鎮めるほか、膀胱平滑筋にも作用することから尿路結石症にも効果を示します。

併用してはいけない薬

緑内障の人、前立腺肥大による排尿障害のある人、重い心疾患のある人、麻痺性イレウス（腸閉塞）のある人。

セ

ゼスラン

●持続性抗ヒスタミン剤

ゼスラン錠3mg
8.40円/1錠
旭化成ファーマ

効能効果

気管支喘息、アレルギー性鼻炎、じん麻疹、皮膚疾患に伴うそう痒（湿疹・皮膚炎、皮膚そう痒症）。

成分名：メキタジン

何のお薬? 私たちの身体にはアレルギーの原因となる抗原を認識するマスト細胞（肥満細胞）があり、この細胞のスイッチが入ると、ヒスタミンをはじめとする炎症を引き起こす物質や、サイトカインと呼ばれる免疫・炎症に関する情報伝達物質、アレルギー反応・炎症反応を維持しようとする脂質成分など「ケミカルメディエーター」と呼ばれる物質が放出されてアレルギー症状が起こります。このお薬は、ヒスタミンH_1を受け取って炎症を引き起こす受容体を邪魔する働きと、マスト細胞からケミカルメディエーターが放出されるのを抑える働きをもっています。眠気、めまい、注意力・集中力・反射機能の低下などが起こることがあるので、服用中は自動車の運転など危険を伴う機械の操作、高所作業などは極力避けましょう。

原則的に服用を避けるべき人

緑内障の人、前立腺肥大による排尿障害のある人。

🏥 このような症状が出たら病院へ

じんましん、血管が浮き出てくる、発熱、全身が紅潮する、息苦しい、全身倦怠感、食欲不振、悪心、皮膚や白目が黄色くなる黄疸症状、脱力、吐き気、悪寒、青あざができやすい、頻回に起こる鼻血、手足に点状の出血、血尿など。

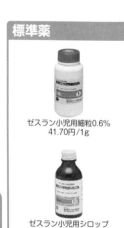

ゼスラン小児用細粒0.6%
41.70円/1g

ゼスラン小児用シロップ
0.03%
6.70円/1mL

セ

メキタジン錠3mg「トーワ」
5.70円/1錠

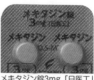

メキタジン錠3mg「日医工」
5.70円/1錠

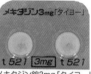

メキタジン錠3mg「タイヨー」
5.70円/1錠

メキタジン錠3mg「ツルハラ」
5.70円/1錠

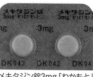

メキタジン錠3mg「わかもと」
5.70円/1錠

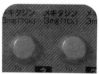

メキタジン錠3mg「TCK」
5.70円/1錠

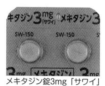

メキタジン錠3mg「サワイ」
5.70円/1錠

セタプリル

成分名：アラセプリル

何のお薬？ アンジオテンシンⅡと呼ばれる物質がその受容体と結合すると、血圧を上昇させるホルモンのアルドステロンが放出されたり、血管を収縮させたり、腎臓で排泄されるはずだったナトリウム（塩分）や水分を再吸収させたりして、血圧を上昇させます。このお薬は、このように血圧を上昇させる働きのあるアンジオテンシンⅡの量を減らして血圧を上げさせない「アンジオテンシン変換酵素阻害剤（ACE）」のひとつです。アンジオテンシンⅡは、変換酵素の働きによりアンジオテンシンⅠから生成されますが、このお薬の成分は、この変換酵素を邪魔することで、アンジオテンシンⅠをアンジオテンシンⅡに変化させないのです。

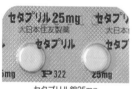

セタプリル錠25mg
18.80円/1錠
大日本住友

効能効果

本態性高血圧症、腎性高血圧症。

ジェネリック

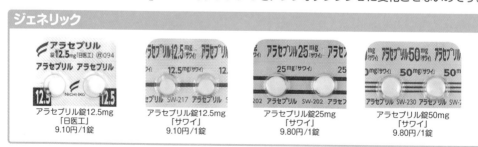

アラセプリル錠12.5mg
「日医工」
9.10円/1錠

アラセプリル錠12.5mg
「サワイ」
9.10円/1錠

アラセプリル錠25mg
「サワイ」
9.80円/1錠

アラセプリル錠50mg
「サワイ」
9.80円/1錠

ゼチーア

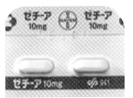

ゼチーア錠10mg
110.90円/1錠
MSD

効能効果

コレステロール血症、家族性高コレステロール血症、ホモ接合体性シトステロール血症。

成分名：エゼチミブ

何のお薬？ コレステロールには悪玉コレステロール（LDL）と善玉コレステロール（HDL）があり、体内のコレステロールは、食事から吸収されるものが半分、残りは肝臓で合成されています。小腸で吸収された食事由来のコレステロールも、肝臓で合成されたコレステロールも、一部は胆汁酸へと変換されて排泄されますが、大半は血液中へ放出されるため、コレステロールの摂取量が多いと、血中のコレステロール値は上昇します。食事由来のコレステロールは、小腸で吸収されますが、このお薬は、小腸でのコレステロールの吸収を邪魔することで、血中のコレステロール値を低下させる効果があります。高コレステロール血症の治療にもっとも効果的なのは、食生活の改善です。肝臓でコレステロールが作られるのは、安静時、つまり、夜寝ている間なので、とくに夕食が大切です。脂質の多い肉や揚げ物、ラーメンなど、脂質や炭水化物中心のメニューはやめましょう。

原則的に服用を避けるべき人
このお薬とHMG-CoA還元酵素阻害剤は、重い肝臓障害のある人は併用できません。
このような症状が出たら病院へ
じんましん、血管が浮き出てくる、発熱、全身が紅潮する、息苦しい、全身倦怠感、食欲不振、悪心、皮膚や白目が黄色くなる黄疸症状、筋肉痛、力が入らない、赤褐色の尿が出るなど。

セディール

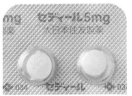

セディール錠5mg
11.10円/1錠
大日本住友

効能効果

心身症（自律神経失調症、本態性高血圧症、消化性潰瘍）における身体症候ならびに抑うつ、不安、焦躁、睡眠障害。神経症における抑うつ、恐怖。

成分名：タンドスピロンクエン酸塩

何のお薬？ 脳内の神経伝達物質であるセロトニンを受け取るセロトニン5-HT$_{1A}$受容体に選択的に作用し、抗不安薬作用のほか、心身症による不調の改善にも効果があります。眠気、注意力・集中力・反射機能の低下などが起こることがあるので、服用中は自動車の運転など危険を伴う機械の操作は避けましょう。

このような症状が出たら病院へ
全身倦怠感、食欲不振、悪心、皮膚や白目が黄色くなる黄疸症状、強度の筋強剛、食べ物が飲み込めない、頻脈、異常な発汗、細かい震え、興奮、発熱など。

標準薬 / **ジェネリック**

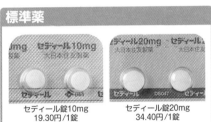

セディール錠10mg
19.30円/1錠

セディール錠20mg
34.40円/1錠

タンドスピロンクエン酸塩錠
5mg「サワイ」
6.30円/1錠

セパゾン

●抗不安薬

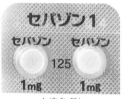

セパゾン錠1
5.70円/1錠
アルフレッサファーマ

効能効果

神経症における不安・緊張・抑うつ・強迫・恐怖・睡眠障害。心身症（消化器疾患、循環器疾患、更年期障害、自律神経失調症）における身体症候ならびに不安・緊張・抑うつ術前の不安除去。

成分名：クロキサゾラム

何のお薬？ 中枢神経において、抑制性神経伝達物質GABAを受け取るGABA_A受容体のベンゾジアゼピン結合部に作用して、興奮したり不安になったりする信号の流れを抑えることで、これら感情を抑えるほか、催眠作用、筋弛緩作用なども示す、ベンゾジアゼピン系のお薬です。最高血中濃度到達時間は2〜4時間、半減期は約24時間の「長時間型」です。眠気、めまい、注意力・集中力・反射機能の低下などが起こることがあるので、服用中は自動車の運転など危険を伴う機械の操作、高所作業などは極力避けましょう。

このような症状が出たら病院へ

服用しないと不安になる、けいれん、依存、大量服用など。

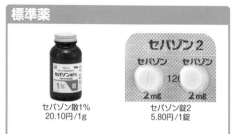

標準薬

セパゾン散1%
20.10円/1g

セパゾン錠2
5.80円/1錠

セパミット

●高血圧症治療薬 Ca拮抗薬
●狭心症治療薬

セパミット-Rカプセル10
10.60円/1カプセル
日本ジェネリック

効能効果

本態性高血圧症、腎性高血圧症。狭心症。

成分名：ニフェジピン

何のお薬？ 血管平滑筋や心筋の細胞膜にあるカルシウムチャネルからカルシウムイオンが平滑筋の中に入り込むと、血管平滑筋や心臓の筋肉が収縮します。このしくみを利用して、カルシウムチャネルに結合して細胞の外にあるカルシウムイオンが細胞内へ流入するのを邪魔することで、血管平滑筋や心筋の収縮を穏やかにし、末梢血管を拡張させ血圧を下げる「カルシウム拮抗薬」のひとつです。冠血管の血流量を増やし、夜間や早朝の狭心症発作を予防します。体調がよくなったと自己判断して服用を勝手に中止すると、病状が急激に悪化する場合があります。服用に際しては医師の指示を守ってください。また、血圧が下がったことによるめまいなどが現れることがあるので、血圧が安定しない服用初期は、自動車の運転など危険を伴う機械の操作、高所作業、登山などは極力避けましょう。

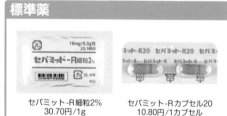

標準薬

セパミット-R細粒2%
30.70円/1g

セパミット-Rカプセル20
10.80円/1カプセル

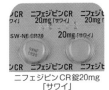

ニフェジピンCR錠20mg
「サワイ」
7.40円/1錠

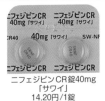

ニフェジピンCR錠40mg
「サワイ」
14.20円/1錠

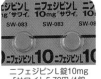

ニフェジピンL錠10mg
「サワイ」5.70円/1錠

ニフェジピンL錠10mg
「トーワ」5.70円/1錠

ニフェジピンL錠10mg
「日医工」5.70円/1錠

ニフェジピンL錠20mg
「トーワ」5.90円/1錠

ニフェジピンL錠20mg
「日医工」6.50円/1錠

ニフェジピンL錠20mg
「サワイ」6.50円/1錠

セ

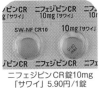

ニフェジピンCR錠10mg
「サワイ」 5.90円/1錠

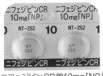

ニフェジピンCR錠10mg「NP」
6.50円/1錠

ニフェジピンCR錠10mg
「トーワ」 5.90円/1錠

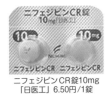

ニフェジピンCR錠10mg
「日医工」6.50円/1錠

ニフェジピンCR錠20mg
「NP」
7.40円/1錠

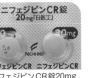

ニフェジピンCR錠20mg
「日医工」
7.40円/1錠

ニフェジピンカプセル5mg
「サワイ」5.70円/1カプセル

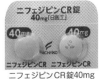

ニフェジピンCR錠40mg
「日医工」
14.20円/1錠

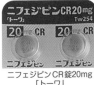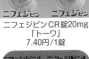

ニフェジピンCR錠20mg
「トーワ」
7.40円/1錠

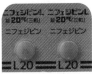

ニフェジピンCR錠40mg
「トーワ」
14.20円/1錠

セパミット細粒1%
13.50円/1g

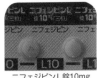

ニフェジピンL錠10mg
「三和」
5.70円/1錠

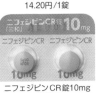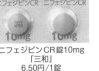

ニフェジピンL錠20mg
「三和」
5.90円/1錠

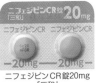

ニフェジピンCR錠10mg
「三和」
6.50円/1錠

ニフェジピンCR錠20mg
「三和」
7.40円/1錠

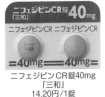

ニフェジピンCR錠40mg
「三和」
14.20円/1錠

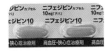

ニフェジピンカプセル10mg
「テバ」
5.70円/1カプセル

セファドール

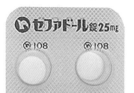

セファドール錠25mg
8.40円/1錠
日本新薬

効能効果

内耳障害にもとづくめまい。

成分名：ジフェニドール塩酸塩

何のお薬？ アンジオテンシンⅡの作用で収縮している椎骨動脈を緩め拡げる作用により、左右の耳の中の血流のバランスを回復させるほか、神経の異常な信号を遮断したり、眼球のふるえを抑える働きなどから、めまいの症状を和らげるお薬です。

原則的に服用を避けるべき人
重い腎臓障害のある人。

飲み忘れた時は
飲み忘れた時間（例：8時）と次に飲む時間（例：12時）の間（例：10時）より前であれば服用します。後なら服用を1回飛ばします。2回分を1度に服用してはいけません。

ジェネリック

ジフェニドール塩酸塩錠
25mg「CH」5.90円/1錠

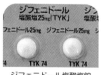

ジフェニドール塩酸塩錠
25mg「TYK」5.70円/1錠

ジフェニドール塩酸塩錠25mg
「タイヨー」5.70円/1錠

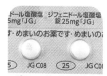

ジフェニドール塩酸塩錠
25mg「JG」5.70円/1錠

※上記以外の標準薬として、セファドール顆粒10%（34.60円/1g）があります。（R6.3.31まで）

セフスパン

セフスパンカプセル50mg
87.40円/1カプセル
日本ジェネリック

効能効果

＜適応症＞ 急性気管支炎、肺炎、慢性呼吸器病変の二次感染、膀胱炎、腎盂腎炎、尿道炎、胆嚢炎、胆管炎、中耳炎、副鼻腔炎、猩紅熱。

成分名：セフィキシム水和物

何のお薬？ このお薬は、ヒトの細胞には存在しない、細菌の「細胞壁」に的をしぼり、その合成を邪魔することで、細菌のみ死滅させる、セフェム系殺菌性抗生物質です。

このような症状が出たら病院へ

じんましん、血管が浮き出てくる、発熱、全身が紅潮する、息苦しい、高熱、目の充血、めやに、唇や陰部のただれ、皮膚の広い範囲が赤くなる、全身倦怠感、尿量減少、手足や顔のむくみ、腹痛、下痢、血が混じった便、寒気、突然の高熱、のどの痛み、頭痛、咳、吐き気、悪寒、青あざができやすい、頻回に起こる鼻血など。

標準薬

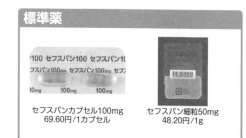

セフスパンカプセル100mg
69.60円/1カプセル

セフスパン細粒50mg
48.20円/1g

セフゾン

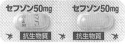

セフゾンカプセル50mg
52.00円/1カプセル
LTLファーマ

成分名：セフジニル

何のお薬？ 薬が細菌の増殖を抑えている間に、服薬している患者自身の免疫力によって細菌を殺し、病気からの回復を図るタイプの抗生物質を「静菌性抗生物質」といいます。これに対して、細菌を直接殺すタイプの抗生物質を「殺菌性抗生物質」といいます。このお薬は、ヒトの細胞には存在しない、細菌の「細胞壁」に的をしぼり、その合成を邪魔することで、細菌のみ死滅させる、セフェム系殺菌性抗生物質です。

標準薬

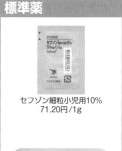

セフゾン細粒小児用10%
71.20円/1g

セフゾンカプセル100mg
59.70円/1カプセル

効能効果

＜適応症＞表在性皮膚感染症、深在性皮膚感染症、リンパ管・リンパ節炎、慢性膿皮症、外傷・熱傷および手術創等の二次感染、乳腺炎、肛門周囲膿瘍、咽頭・喉頭炎、扁桃炎、急性気管支炎、肺炎、膀胱炎、腎盂腎炎、尿道炎、バルトリン腺炎、子宮内感染、子宮付属器炎、麦粒腫、瞼板腺炎、外耳炎、中耳炎、副鼻腔炎、歯周組織炎、歯冠周囲炎、顎炎。

ジェネリック

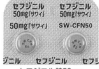

セフジニル錠50mg
「サワイ」
40.20円/1錠

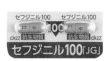

セフジニルカプセル100mg
「JG」
59.70円/1カプセル

セフジニル細粒小児用10%
「SW」
46.00円/1g

お薬コラム　"アレルギー反応"

　アレルギーとは、免疫の反応が過剰になったり、反応しなくてもよい物に反応したり、時には自分自身の細胞に反応するなどし、炎症など様々な症状が現れる病気です。アレルギーは反応の種類によって下表のように分類されます。一般的な抗アレルギー薬はI型アレルギーの治療薬で、免疫反応物質を減らしたり、物質に反応する受容体を遮断することで効果を示します（巻頭30ページ参照）。しかし、たとえば同じ気管支喘息でも、抗原に反応するアトピー型と、疲労やストレスなどで発症するためIgE抗体が検出されない非アトピー型とがあり、治療方法も異なります。

アレルギー反応の種類	抗体の種類	代表的な疾患
I型アレルギー 短時間発症型（アナフィラキシー型）	IgE	気管支喘息、じんましん、花粉症、アレルギー性鼻炎、アトピー性皮膚炎、食物アレルギー、PIE症候群ほか
II型アレルギー 細胞障害型	IgG、IgM	自己免疫性溶血性貧血、橋本病、紫斑病、重症筋無力症、バセドウ病、特発性血小板減少性紫斑病ほか
III型アレルギー 免疫複合型	IgG、IgM	SLE（全身エリテマトーデス）、関節リウマチ、急性糸球体腎炎、アレルギー性血管炎ほか
IV型アレルギー 細胞性免疫型（遅延型）	感作T細胞	接触性皮膚炎、薬剤アレルギー、金属アレルギー、アトピー性皮膚炎

セララ

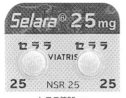

セララ錠25mg
34.70円/1錠
ヴィアトリス

効能効果

高血圧症。

成分名：エプレレノン

何のお薬？ このお薬は、「抗アルドステロン性利尿剤」と呼ばれるお薬のひとつです。腎臓の尿細管でナトリウムの再吸収を促すホルモンであるアルドステロンを邪魔することで、ナトリウムと水分を尿として排泄するのを促し、血管内の血流量を減らします。結果、血圧が下がります。

飲み忘れた時は

飲み忘れに気づいた時間が、飲み忘れた時間（例：8時）と次に飲む時間（例：12時）の間（例：10時）より前であれば、できるだけ早く服用します。後なら服用を1回飛ばします。2回分を1度に服用してはいけません。

標準薬

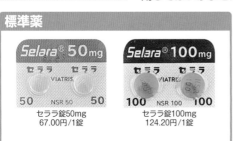

セララ錠50mg
67.00円/1錠

セララ錠100mg
124.20円/1錠

ジェネリック

※令和5年6月薬価基準収載予定

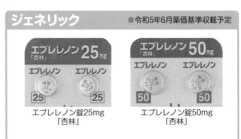

エプレレノン錠25mg
「杏林」

エプレレノン錠50mg
「杏林」

セリンクロ

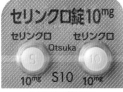

セリンクロ錠10mg
301.50円/1錠
大塚製薬

効能効果

アルコール依存症患者における飲酒量の低減。

成分名：ナルメフェン塩酸塩

何のお薬？ お酒を飲むと、脳内では「βエンドルフィン」と呼ばれる物質が放出され、それがオピオイド受容体と結合することで幸福な気分を催します。しかし、過剰に飲酒したり、慢性的に飲酒していると、βエンドルフィンの放出も過剰になり、オピオイド受容体の過度な反応によって、幸福な気分ではなく不安やうつ、体調不良や不快感、痛みなどを感じやすくなる場合があります。このため飲酒量がさらに増えたり、お酒を飲まずにはいられなくなります。このお薬は、オピオイド受容体の働きを邪魔することで、気分を調整し、結果、飲酒量の低減に導きます。お酒を飲む量を減らす意思のある人が、服薬遵守および飲酒量の低減を目的とした心理社会的治療も受けながら服用するお薬です。

飲み忘れた時は

通常、成人は1回1錠を、お酒を飲み始める1～2時間前に服用します。飲み忘れに気づいた時がお酒を飲んでいる途中であれば、すぐに服用します。お酒を飲み終わっている場合は服用しません。

お薬を服用する時の注意

別の病気で手術などをうける場合には、手術等で鎮痛または麻酔を目的としたオピオイド系薬剤を使用する可能性があるため、事前にこの薬を服用していることを医師に伝えましょう。

セルシン

●抗不安薬

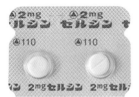

2mgセルシン錠
6.00円/1錠
武田

効能効果

神経症における不安・緊張・抑うつ。うつ病における不安・緊張。心身症（消化器疾患、循環器疾患、自律神経失調症、更年期障害、腰痛症、頸肩腕症候群）における身体症候ならびに不安・緊張・抑うつ。

※上記以外の標準薬として、セルシンシロップ0.1%（13.60円/1mL）、セルシン散1%（11.70円/1g）があります。

成分名：ジアゼパム

何のお薬？ 中枢神経において、抑制性神経伝達物質GABAを受け取るGABA$_A$受容体に作用して、興奮したり不安になったりする信号の流れを抑えることで、うつや緊張、不安感情を抑えるベンゾジアゼピン系のお薬です。また、脊髄反射を弱め筋肉を緩めたり、けいれんを鎮めたりする働きもあります。最高血中濃度到達時間は1.5時間、半減期は30時間の「長時間型」です。

このような症状が出たら病院へ

服用しないと不安になる、けいれん、依存、大量服用、刺激に対し異常に興奮する、意味不明な行動や話をする、幻覚、胸を押さえつけられるような感覚、息切れ、息苦しいなど。

標準薬

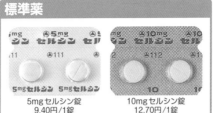

5mgセルシン錠
9.40円/1錠

10mgセルシン錠
12.70円/1錠

ジェネリック

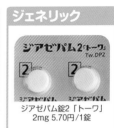

ジアゼパム錠2「トーワ」
2mg 5.70円/1錠

セルベックス

●胃炎・胃潰瘍治療薬

セルベックスカプセル50mg
9.60円/1カプセル
EAファーマ

効能効果

急性胃炎、慢性胃炎の急性増悪期の胃粘膜病変（びらん、出血、発赤、浮腫）の改善。胃潰瘍。

成分名：テプレノン

何のお薬？ 胃や十二指腸潰瘍の治療薬には、胃を攻撃する成分でもある胃酸の分泌量を減らす働きをするタイプと、胃粘膜を胃酸の攻撃から守るタイプの2種類があります。このお薬は、後者で、胃粘液の分泌を増やし傷んだ胃粘膜を修復・保護します。

飲み忘れた時は

飲み忘れた場合、その回の服用は飛ばして、次回から決められた時間に服用します。

このような症状が出たら病院へ

全身倦怠感、食欲不振、悪心、皮膚や白目が黄色くなる黄疸症状など。

標準薬

セルベックス細粒10%
11.70円/1g

ジェネリック

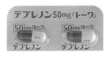

テプレノンカプセル50mg
「トーワ」6.30円/1カプセル

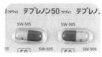

テプレノンカプセル50mg
「サワイ」6.30円/1カプセル

テプレノン細粒10%
「サワイ」10.00円/1g

ゼルヤンツ

●関節リウマチ治療薬

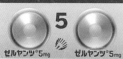

ゼルヤンツ錠5mg
2,659.90円/1錠
武田・ファイザー

成分名：トファシチニブクエン酸塩

何のお薬？ 免疫・炎症に関する情報伝達物質であるサイトカインが、関節に存在するその受容体に結合すると、細胞の中のヤヌスキナーゼと呼ばれる酵素が作動し、「炎症を起こせ！」という命令が細胞内に送り込まれます。このお薬は、このヤヌスキナーゼを邪魔することで、関節リウマチの原因である免疫反応を抑え、結果、炎症を鎮める働きがあります。

飲み忘れた時は

飲み忘れに気づいた時間が、飲み忘れた時間（例：8時）と次に飲む時間（例：12時）の間（例：10時）より前であれば、できるだけ早く服用します。2回分を1度に服用してはいけません。

🏥 このような症状が出たら病院へ

肺炎、帯状疱疹ほかの感染症にかかりやすくなる、全身倦怠感、食欲不振、悪心、皮膚や白目が黄色くなる黄疸症状、発熱、から咳、呼吸困難、吐き気、激しい腹痛、寒気、突然の高熱、のどの痛み、頭痛、咳など。

効能効果

既存治療で効果不十分な関節リウマチ。中等症から重症の潰瘍性大腸炎の寛解導入および維持療法（既存治療で効果不十分な場合に限る）。

セ

セレキノン

●消化管運動調律剤

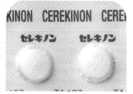

セレキノン錠100mg
10.70円/1錠　田辺三菱
R6.3.31まで

成分名：トリメブチンマレイン酸塩

何のお薬？ このお薬は、胃や腸の消化活動を連動させて、消化・吸収・排泄のリズムを整える働きがあります。また、消化管にある平滑筋が収縮し、食べ物が通りにくくなるのを防ぐ働きもあります。慢性胃炎や、頻繁に下痢をくりかえす過敏性腸症候群などに効果的です。食べ物を飲み込んでつかえるような感覚・げっぷ・お腹のはり・腹部膨満感・むかつき・腹痛などを解消しますが、このような症状には、消化器系のほかの病気（例えば、食道がん・胃がん・細菌性大腸炎など）が隠れている場合もありますから、しばらく服用しても効果がみられない時は、主治医に相談してください。

効能効果

慢性胃炎における消化器症状（腹部疼痛、悪心、あい気、腹部膨満感）。過敏性腸症候群。

ジェネリック

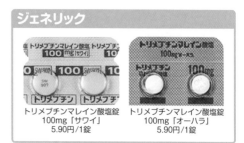

トリメブチンマレイン酸塩錠
100mg「サワイ」
5.90円/1錠

トリメブチンマレイン酸塩錠
100mg「オーハラ」
5.90円/1錠

セレクトール

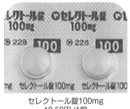

セレクトール錠100mg
19.50円/1錠
日本新薬

効能効果

本態性高血圧症（軽症〜中等症）、腎実質性高血圧症、狭心症。

成分名：セリプロロール塩酸塩

何のお薬？ 心臓の拍動数が多く、血管により多くの血液が送られると、血管内の圧力が上昇します。つまり、血圧が上がります。心臓の拍動数を増やす命令を受ける場所を「β受容体」と呼びますが、このお薬は、このβ受容体が神経伝達物質を受け取るのを邪魔することで、心拍数の増加や収縮期血圧を抑える働きを示すほか、心臓から送り出される血液の量を減らします。また、同時に末梢血管を拡げる働きなどにより、血管内の抵抗を減らして、血圧を下げます。

原則的に服用を避けるべき人

糖尿病性ケトアシドーシスの人、代謝性アシドーシスの人、心機能不全の人、未治療の褐色細胞腫の人、妊婦または妊娠している可能性のある婦人。

セ

飲み忘れた時は

飲み忘れた時間と次に飲む時間の真ん中より前の時間であれば服用します。後なら服用を1回飛ばします。2回分を1度に服用してはいけません。

🏥 このような症状が出たら病院へ

胸や肩甲骨周辺の違和感や痛み、めまい、脈が飛ぶ、息苦しい、全身のむくみ、横になるより座っている時のほうが呼吸が楽など。

標準薬

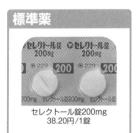

セレクトール錠200mg
38.20円/1錠

ジェネリック

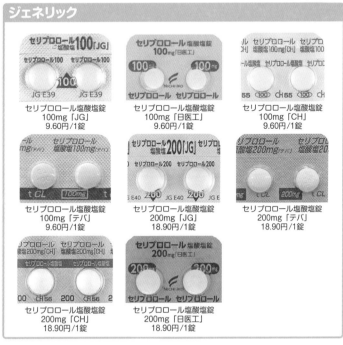

セリプロロール塩酸塩錠
100mg「JG」
9.60円/1錠

セリプロロール塩酸塩錠
100mg「日医工」
9.60円/1錠

セリプロロール塩酸塩錠
100mg「CH」
9.60円/1錠

セリプロロール塩酸塩錠
100mg「テバ」
9.60円/1錠

セリプロロール塩酸塩錠
200mg「JG」
18.90円/1錠

セリプロロール塩酸塩錠
200mg「テバ」
18.90円/1錠

セリプロロール塩酸塩錠
200mg「CH」
18.90円/1錠

セリプロロール塩酸塩錠
200mg「日医工」
18.90円/1錠

セレコックス

●非ステロイド性消炎・鎮痛剤

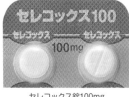

セレコックス錠100mg
35.20円/1錠
ヴィアトリス

効能効果

関節リウマチの消炎・鎮痛。

成分名：セレコキシブ

何のお薬？ 体内で炎症が起こると、プロスタグランジンが放出されて、発熱や痛みが生じますが、このプロスタグランジンは、シクロオキシゲナーゼ（COX）と呼ばれる物質によって体内で合成されます（プロスタグランジン自体は痛みを生じさせるのではなく、痛みを感じやすくさせる物質です）。このお薬は、非ステロイド性抗炎症薬（NSAIDs）のひとつで、プロスタグランジンを合成するのに必要なシクロオキシゲナーゼ（COX）の働きを邪魔することで、体内のプロスタグランジンを減らし、結果、熱を下げ、炎症や痛みを和らげます。長期に渡り連用した場合、心筋梗塞や脳卒中などの重い心血管系の血栓塞栓を発症する危険があるため、注意が必要です。

原則的に服用を避けるべき人

アスピリン喘息のある人、消化性潰瘍のある人、重い肝臓障害・腎臓障害・心機能不全のある人、冠動脈バイパス再建術の周術期（術前・術中・術後）の人、妊娠末期の人。

飲み忘れた時は

通常朝と晩に服用するお薬です。飲み忘れに気づいた時、次に飲む時間まで6時間以上ある場合はすぐに服用してください。6時間未満の場合には服用を1回飛ばします。2回分を1度に服用してはいけません。

標準薬

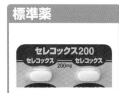

セレコックス錠200mg
50.70円/1錠

セレジスト

●脊髄小脳変性症治療薬

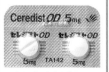

セレジスト錠5mg
762.30円/1錠
田辺三菱

効能効果

脊髄小脳変性症における運動失調の改善。

成分名：タルチレリン水和物

何のお薬？ 脳内の神経伝達物質の放出を促し、アセチルコリンやドパミンの濃度を高める作用のほか、神経伝達物質の合成や代謝を活発にする働きなどがあるお薬です。神経伝達物質の不足による運動失調などで処方されます。

🏥 このような症状が出たら病院へ

全身倦怠感、食欲不振、悪心、皮膚や白目が黄色くなる黄疸症状、強度の筋強剛、食べ物が飲み込めない、頻脈、異常な発汗、けいれん、発熱、吐き気、悪寒、青あざができやすい、頻回に起こる鼻血、手足に点状の出血、血尿など。

標準薬

セレジストOD錠5mg
762.30円/1錠

ジェネリック

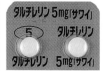

タルチレリン錠5mg「サワイ」
257.60円/1錠

タルチレリン錠5mg「アメル」
257.60円/1錠

セレスタミン配合

●アレルギー性疾患治療薬

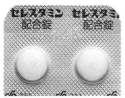

セレスタミン配合錠
8.10円/1錠
高田

効能効果

蕁麻疹（慢性例を除く）、湿疹・皮膚炎群の急性期および急性増悪期、薬疹、アレルギー性鼻炎。

成分名：ベタメタゾン/d-クロルフェニラミンマレイン酸塩配合剤

何のお薬？ ヒスタミンの刺激に反応するヒスタミン受容体を邪魔することでアレルギー反応を抑える成分と、炎症を抑える副腎皮質ホルモン（ステロイド）が配合されたお薬です。眠気、めまい、注意力・集中力・反射機能の低下などが起こることがあるので、服用中は自動車の運転など危険を伴う機械の操作などは避けましょう。重い副作用が現れる場合が多く、適応や症状から他の治療法でも効果が期待できる場合には、そちらが優先されます。本剤を服用する際には基礎疾患も含め主治医に相談してください。

セ

標準薬

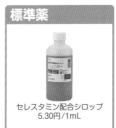

セレスタミン配合シロップ
5.30円/1mL

ジェネリック

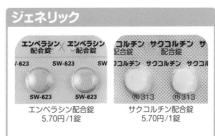

エンペラシン配合錠
5.70円/1錠

サクコルチン配合錠
5.70円/1錠

セレナール

●マイナートランキライザー

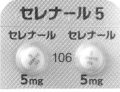

セレナール錠5
5.70円/1錠
アルフレッサファーマ

効能効果

神経症における不安・緊張・抑うつ・睡眠障害・心身症（消化器疾患、循環器疾患、内分泌系疾患、自律神経失調症）における身体症候ならびに不安・緊張・抑うつ。麻酔前投薬。

成分名：オキサゾラム

何のお薬？ 中枢神経において、抑制性神経伝達物質GABAを受け取る$GABA_A$受容体のベンゾジアゼピン結合部に作用して、興奮したり不安になったりする信号の流れを抑えることで、これら感情を抑えるほか、催眠作用、筋弛緩作用なども示す、ベンゾジアゼピン系のお薬です。服用してから最高血中濃度に到達するまでの時間は約8時間半、成分が血液中から消失半減する時間は約56時間の「超長時間型」です。

原則的に服用を避けるべき人
急性狭隅角緑内障の人、重症筋無力症の人。

🏥 このような症状が出たら病院へ
飲まないと不安になる、けいれん、依存、大量服用など。

標準薬

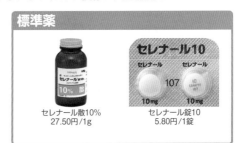

セレナール散10%
27.50円/1g

セレナール錠10
5.80円/1錠

セレニカR

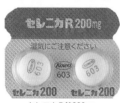

セレニカR錠200mg
12.90円/1錠
田辺三菱・興和

成分名：バルプロ酸ナトリウム

何のお薬？ 抑制性神経伝達物質GABAを分解する酵素であるGABAトランスアミナーゼを邪魔することで、脳内のGABAの量を増やし、脳の興奮を鎮め、てんかん発作を予防するほか、躁病における気分の高揚を鎮める作用があるお薬です。

原則的に服用を避けるべき人

重い肝臓障害のある人、尿素サイクル異常症のある人、妊婦または妊娠している可能性のある婦人。

効能効果

各種てんかん（小発作・焦点発作・精神運動発作ならびに混合発作）およびてんかんに伴う性格行動障害（不機嫌・易怒性等）の治療。躁病および躁うつ病の躁状態の治療。片頭痛発作の発症抑制。

併用してはいけない薬

カルバペネム系抗生物質（パニペネム・ベタミプロン・メロペネム水和物・イミペネム水和物・シラスタチン・ビアペネム・ドリペネム水和物・テビペネム ピボキシル）。

標準薬

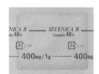

セレニカR顆粒40%
29.10円/1g

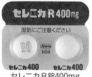

セレニカR錠400mg
21.10円/1錠

ジェネリック

バルプロ酸ナトリウム細粒20%
「EMEC」14.70円/1g

バルプロ酸ナトリウム細粒40%
「EMEC」20.60円/1g

バルプロ酸ナトリウム錠
100mg「DSP」
9.30円/1錠

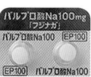

バルプロ酸Na錠100mg
「フジナガ」
10.10円/1錠

バルプロ酸ナトリウムSR錠
100mg「アメル」
9.70円/1錠

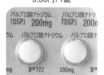

バルプロ酸ナトリウム錠
200mg「DSP」
10.10円/1錠

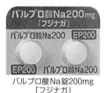

バルプロ酸Na錠200mg
「フジナガ」
11.70円/1錠

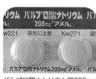

バルプロ酸ナトリウム錠200mg
「アメル」10.10円/1錠

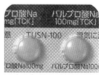

バルプロ酸Na錠100mg
「TCK」9.30円/1錠

バルプロ酸ナトリウムシロップ5%「DSP」
6.80円/1mL

バルプロ酸ナトリウムシロップ
5%「日医工」
6.80円/1mL

バルプロ酸Na徐放顆粒40%
「フジナガ」
29.10円/1g

バルプロ酸Naシロップ5%
「フジナガ」
6.80円/1mL

セ

セレネース

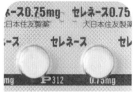

セレネース錠0.75mg
7.90円/1錠
大日本住友

効能効果
統合失調症、躁病。

成分名：ハロペリドール

何のお薬？ 中枢神経の神経伝達物質であるドパミンは、通常より少なすぎるとパーキンソン病に、多すぎると統合失調症になる原因とされています。このお薬は、ドパミンを受け取るD₂受容体を邪魔することで、ドパミンの作用を抑える働きをします。本来、ハイパーテンションの躁病、統合失調症の治療薬で、強い作用をもつお薬ですが、主治医の判断により、他の抗うつ剤による治療で効果が現れない場合や、強い不安感や緊張感、うつ・うつ症状、混乱・興奮状態を和らげるために処方されることもあります。

H このような症状が出たら病院へ
強度の筋強剛、食べ物が飲み込めない、頻脈、異常な発汗など。

セ

標準薬

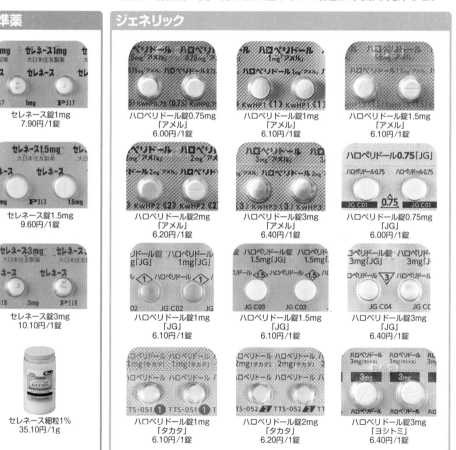

セレネース錠1mg
7.90円/1錠

セレネース錠1.5mg
9.60円/1錠

セレネース錠3mg
10.10円/1錠

セレネース細粒1%
35.10円/1g

ジェネリック

ハロペリドール錠0.75mg
「アメル」
6.00円/1錠

ハロペリドール錠1mg
「アメル」
6.10円/1錠

ハロペリドール錠1.5mg
「アメル」
6.10円/1錠

ハロペリドール錠2mg
「アメル」
6.20円/1錠

ハロペリドール錠3mg
「アメル」
6.40円/1錠

ハロペリドール錠0.75mg
「JG」
6.00円/1錠

ハロペリドール錠1mg
「JG」
6.10円/1錠

ハロペリドール錠1.5mg
「JG」
6.10円/1錠

ハロペリドール錠3mg
「JG」
6.40円/1錠

ハロペリドール錠1mg
「タカタ」
6.10円/1錠

ハロペリドール錠2mg
「タカタ」
6.20円/1錠

ハロペリドール錠3mg
「ヨシトミ」
6.40円/1錠

245

セロクラール

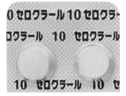

セロクラール錠10mg
8.70円/1錠
サノフィ

効能効果

脳梗塞後遺症、脳出血後遺症に伴うめまいの改善。

成分名：イフェンプロジル酒石酸塩

何のお薬？ α₁受容体は、神経伝達物質（アドレナリン）を受け取ると血管を収縮させますが、このお薬は、α₁受容体が神経伝達物質を受け取るのを邪魔することで、血管の収縮を抑える働きや、血小板が集まって固まる作用を妨げる働きなどから、脳血管内の抵抗を減らして血液の流れを改善します。また、脳細胞内のミトコンドリアの機能の低下も改善します。脳梗塞の後遺症により発症するめまいや頭痛の治療目的で処方されます。

原則的に服用を避けるべき人

頭蓋内出血発作後で、止血が完成していないと考えられる人。

標準薬

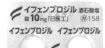

セロクラール錠20mg
10.10円/1錠

ジェネリック

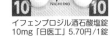

イフェンプロジル酒石酸塩錠
10mg「日医工」5.70円/1錠

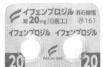

イフェンプロジル酒石酸塩錠
20mg「日医工」
5.90円/1錠

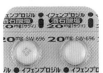

イフェンプロジル酒石酸塩錠
20mg「サワイ」5.90円/1錠

セロケン

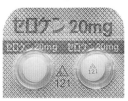

セロケン錠20mg
10.10円/1錠
太陽ファルマ

効能効果

本態性高血圧症（軽症～中等症）、狭心症、頻脈性不整脈。

成分名：メトプロロール酒石酸塩

何のお薬？ このお薬は、交感神経の中で心臓を動かす命令を受けるβ受容体を邪魔することで、心臓の動きを緩やかにし、送り出される血液の量や心拍数を調整します。この結果、血圧が下がり、同時に、心臓の異常興奮が収まり、拍動が整います。高血圧症のほか、狭心症や不整脈の治療に効果を現します。

このような症状が出たら病院へ

息苦しい、咳込む、呼吸がヒューヒューという音をたてる、全身倦怠感、食欲不振、悪心、皮膚や白目が黄色くなる黄疸症状、動悸、胸や肩甲骨周辺の痛みや違和感、脈が飛ぶなど。

標準薬

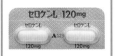

セロケンL錠120mg
80.80円/1錠

ジェネリック

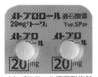

メトプロロール酒石酸塩錠
20mg「トーワ」7.40 円/1錠

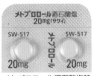

メトプロロール酒石酸塩錠
20mg「サワイ」7.40 円/1錠

セ

ソーティクツ

●皮膚疾患治療薬

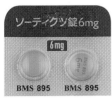

ソーティクツ錠6mg
2,770.90円/1錠
ブリストル

効能効果

既存治療で効果不十分な尋常性乾癬、膿疱性乾癬、乾癬性紅皮症。

成分名：デュークラバシチニブ

何のお薬？ 私たちの身体の中では、チロシンキナーゼ2(TYK2)と呼ばれる酵素が免疫反応細胞に情報を伝えることで、サイトカインの放出など炎症反応が発生します。このお薬は、TYK2に直接働くのでは無く、その機能を制御しているシュードキナーゼドメインに結合してTYK2酵素の働きを阻害することで、炎症を起こしている免疫反応細胞の働きを抑え、乾癬の症状を和らげます。

お薬を服用する時の注意

免疫反応に影響するお薬です。自己免疫によって、侵入したウイルスや細菌を退治する力が弱まることから、ウイルスや細菌などにより感染症を発症しやすくなります。また、感染症や隠れていたウイルスが活発化し、症状が悪化し入院治療を要する場合があります。ウイルス性肝炎の病歴のある人、ヘルペスウイルス感染症の病歴のある人などは、発熱、寒気、倦怠感、痛みなどを感じた場合は、すぐに医療機関を受診してください。

ゾーミッグ

●片頭痛治療薬

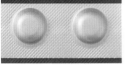

ゾーミッグ錠2.5mg
537.20円/1錠
沢井製薬

効能効果

片頭痛。

成分名：ゾルミトリプタン

何のお薬？ 片頭痛は、頭蓋内血管が拡張して脳組織を圧迫することにより生じると考えらえていますが、このお薬の成分がセロトニン5-HT$_{1B/1D}$受容体に作用すると、頭蓋内血管を収縮させます。また、三叉神経支配の血管周囲で炎症を起こすCGRPやサブスタンスPといった物質が遊離するのを抑えることで神経因性の炎症を沈めるほか、大脳皮質への痛みの伝わりをブロックするなどの効果も示します。「セロトニン5-HT$_{1B/1D}$受容体作動薬」と呼ばれるお薬で、片頭痛の症状を緩和します。なお、このお薬は片頭痛の発生を予防するわけではありませんので、症状が起こる前に予防的に服用するのは避けましょう。

標準薬

ゾーミッグRM錠2.5mg
537.20円/1錠

ジェネリック

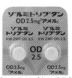

ゾルミトリプタンOD錠
2.5mg「アメル」
169.30円/1錠

ゾルミトリプタンOD錠
2.5mg「トーワ」
169.30円/1錠

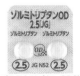

ゾルミトリプタンOD錠
2.5mg「JG」
169.30円/1錠

ソタコール

●不整脈治療薬

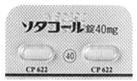

ソタコール錠40mg
114.20円/1錠
サンドファーマ

効能効果

心室頻拍、心室細動の再発性不整脈で他の抗不整脈薬が無効か使用できない場合。

成分名：ソタロール塩酸塩

何のお薬？ 心臓は、心筋細胞内外のナトリウムイオン・カルシウムイオン・カリウムイオンなどの濃度差によって生じる電気信号（活動電位）によって動いています。この活動電位が規則的に伝わることで、心臓の筋肉が正しいリズムで収縮拡張をくりかえします。このお薬は、クラスⅢに分類される不整脈治療薬です。平滑筋や心筋の収縮を促す命令を受け取るβ受容体を邪魔する働きに加え、カリウムイオンチャネルを阻害する作用で心筋細胞が不規則な刺激に反応しない期間を長くし、不整脈を整えます。

飲み忘れた時は

飲み忘れた時間と次に飲む時間の真ん中より前の時間であれば服用します。後であれば服用を1回飛ばします。2回分を1度に服用してはいけません。

🏥 このような症状が出たら病院へ

動悸、胸や肩甲骨周辺の痛みや違和感、脈が飛ぶ、めまい、意識が飛ぶ、息苦しい、全身のむくみ、横になるより座っているほうが呼吸が楽など。

標準薬

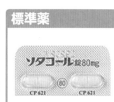

ソタコール錠80mg
209.80円/1錠

ソニアス配合錠

●糖尿病治療薬配合剤

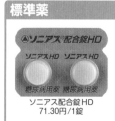

ソニアス配合錠LD
38.90円/1錠
武田

効能効果

2型糖尿病。

成分名：ピオグリタゾン/グリメピリド配合剤

何のお薬？ インスリンは膵臓で作られるペプチドホルモンの一種で、血液を介して細胞に届きます。膵臓で作られるインスリンが細胞をノックすると、細胞の扉が開いて血液中の糖が取り込まれ、エネルギーとして消費されます。このお薬は、インスリンの働きが弱まっている場合に、筋肉や脂肪組織での糖の消費を増大させ、肝臓で新しく糖が作られるのを邪魔する働きをする成分と、膵臓のβ細胞にあるスルホニル尿素受容体と結合することで、インスリンの分泌をよくする回路にスイッチを入れ、インスリンの分泌を促進する成分の配合剤です。インスリンの働きを高めるのと同時に、インスリンの分泌量を増やすことで、血糖値を下げます。低血糖や、全身のむくみといった副作用が現れるおそれがあるため、一般的に、2型糖尿病の方で、他の治療では効果が得られなかった場合に処方されるお薬です。

🏥 このような症状が出たら病院へ

高度の空腹感、震え、異常な発汗、意識が飛ぶ、息苦しい、全身のむくみ、胸や肩甲骨周辺の痛みや違和感、全身倦怠感、食欲不振、悪心、皮膚や白目が黄色くなる黄疸症状、寒気、突然の高熱、のどの痛み、頭痛、咳など。

標準薬

ソニアス配合錠HD
71.30円/1錠

ゾビラックス

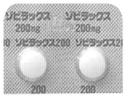

ゾビラックス錠200
31.90円/1錠
グラクソ

効能効果

[成人]
単純疱疹。造血幹細胞移植における単純ヘルペスウイルス感染症（単純疱疹）の発症抑制。帯状疱疹。
[小児]
単純疱疹。造血幹細胞移植における単純ヘルペスウイルス感染症（単純疱疹）の発症抑制。帯状疱疹。性器ヘルペスの再発抑制。

成分名：アシクロビル

何のお薬？ ウイルスは、宿主の細胞に自らのコピーをつくらせることで増殖します。このお薬の成分アシクロビルは、ヘルペスウイルスの作用により、体内でウイルスのDNAの部品に近い物質に変化し、ウイルスの増殖に必要な部品物質に置き換わることで増殖を止める、DNAポリメラーゼ阻害薬のひとつです。

このような症状が出たら病院へ

じんましん、血管が浮き出てくる、発熱、全身が紅潮する、息苦しい、全身倦怠感、尿量減少、手足や顔のむくみ、寒気、突然の高熱、のどの痛み、頭痛、咳、脱力、吐き気、悪寒、青あざができやすい、頻回に起こる鼻血、手足に点状の出血、血尿、食欲不振、悪心、皮膚や白目が黄色くなる黄疸症状、から咳、呼吸困難、高熱、目の充血、めやに、唇や陰部のただれ、皮膚の広い範囲が赤くなるなど。

標準薬

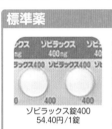

ゾビラックス錠400
54.40円/1錠

ジェネリック

アシクロビル顆粒40%
「日医工」(0.5g)
45.00円/1g

アシクロビル顆粒40%
「CH」
45.00円/1g

アシクロビル顆粒40%
「日医工」(2g)
45.00円/1g

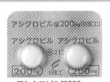

アシクロビル錠200mg
「日医工」
21.20円/1錠

アシクロビル錠200mg
「トーワ」
21.20円/1錠

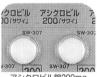

アシクロビル錠200mg
「サワイ」
21.20円/1錠

アシクロビル錠400mg
「トーワ」
36.70円/1錠

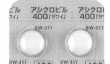

アシクロビル錠400mg
「サワイ」
36.70円/1錠

アシクロビルDS80%
「サワイ」
139.70円/1g

アシクロビルシロップ8%
「タカタ」
22.90円/1mL

アシクロビル顆粒40%
「タカタ」
97.00円/1g

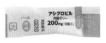

アシクロビル内服ゼリー
-200mg「日医工」
145.10円/1包

※上記以外の標準薬として、ゾビラックス顆粒40%（109.40円/1g）があります。

ソファルコン

ソファルコン錠50mg「TCK」
5.70円/1錠
辰巳化学

効能効果

急性胃炎、慢性胃炎の急性増悪期の胃粘膜病変（びらん、出血、発赤、浮腫）の改善、胃潰瘍。

成分名：ソファルコン

何のお薬？ 胃や十二指腸潰瘍の治療薬には、胃を攻撃する成分でもある胃酸の分泌量を減らす働きをするタイプと、胃粘膜を胃酸の攻撃から守るタイプの2種類があります。このお薬は後者で、胃粘膜のプロスタグランジン分解酵素を抑えることで、プロスタグランジンを増やして傷ついた粘膜を保護するほか、潰瘍部分の胃粘膜の修復を促進します。

🏥 このような症状が出たら病院へ

全身倦怠感、食欲不振、悪心、皮膚や白目が黄色くなる黄疸症状など。

ジェネリック

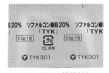

ソファルコン細粒20%
「TYK」
10.00円/1g

ソファルコン細粒10%
「サワイ」
7.80円/1g

ソファルコン細粒20%
「サワイ」
10.00円/1g

お薬コラム　"薬の飲み忘れとリスク①"

　本書では一部のお薬について、薬を飲み忘れてしまったときの対応方法を解説しています。最近は、「お薬手帳」や、薬の解説用紙を薬局で手渡されるようになり、朝・昼・晩・寝る前といった時間や、曜日で仕分けされている、便利なピルケースなども販売されています。にもかかわらず、お薬の飲み忘れはなかなか減りません。

　お薬を飲み忘れることが少ない人たちはいます。それは、痛みや不快感、生活に支障をきたす症状が現にある患者さんたちです。自分自身で明確にわかる症状がある場合、その症状を緩和したり、治したいという意識があるため、「薬を飲む時間ですよ」という脳からの命令もよく聞こえ、飲み忘れを防げます。それでも、薬の効果が現れて、症状や不快感がなくなり、病気であることを忘れてしまうような状態になると、飲み忘れが起こるようになります。症状が治ってくると「薬を飲む時間ですよ」という脳からの命令が聞こえにくくなるのです。

　もっと困るのは、そもそも痛みや不快感といった自覚症状がない病気や、重症にならないと症状が現れない病気の場合です。身体の器質的な問題などで服薬が必要な場合でも、お薬との相性がよく安定していて症状がない状況が続くと、きちんと服薬し続けるのが難しくなります。「薬を飲む時間ですよ」という脳の命令がはじめから聞こえにくく、服薬を開始した当初から飲み忘れが起こりがちなため、薬の効果の検証に支障をきたす、なんてこともしばしばです。

　こうしてみると、お薬の飲み忘れは特定の人だけに起こる特別なことではなく、誰にでも起こりうることだといえそうです（p.433に続く）。

ソ

ゾフルーザ

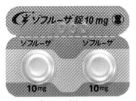

ゾフルーザ錠10mg
1,535.40円/1錠
塩野義製薬

効能効果

A型またはB型インフルエンザウイルス感染症。

成分名：バロキサビルマルボキシル

何のお薬？ このお薬は、A型やB型のインフルエンザウイルスが私たちの細胞内に入り込み増殖する際に、宿主のmRNAを切り離す時に働くキャップ依存性エンドヌクレアーゼの働きを邪魔することで、インフルエンザウイルスのmRNA合成を阻害しウイルスの増殖を抑えるお薬です。

お薬を服用する時の注意

抗インフルエンザウイルス薬の種類や服用の有無にかかわらず、インフルエンザと診断され治療が開始された後、少なくとも2日間は、幻覚やめまい、衝動行動などが起こる可能性があるため、保護者等は小児・未成年者が一人にならないよう配慮し、目を離したすきに転倒や転落などの事故が起こらないように、ベランダや窓は施錠してください。

インフルエンザウイルス感染症時には、気道粘膜の防御能力が低下しているため、ウイルス型肺炎、細菌混合型肺炎などにかかりやすくなっています。インフルエンザの症状があるうち、症状がかるくなってきた4日～1週間後に咳や呼吸異常音、呼吸困難、白色で粘りのある痰、黄色や緑色の痰などの症状がみられた場合には、肺炎の併発が強く疑われるため、ただちに主治医を再受診してください。

標準薬

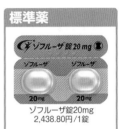

ゾフルーザ錠20mg
2,438.80円/1錠

ソメリン

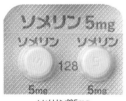

ソメリン錠5mg
14.40円/1錠
アルフレッサファーマ

効能効果

不眠症。

成分名：ハロキサゾラム

何のお薬？ 中枢神経において、抑制性神経伝達物質GABAを受け取るGABA_A受容体のベンゾジアゼピン結合部に作用して、興奮したり不安になったりする信号の流れを抑えるお薬です。筋肉の緊張を緩める働きや、脳を休める催眠作用などから、睡眠に導きます。服用してから最高血中濃度に到達するまでの時間は2～4時間、成分が血液中から消失半減する時間は42～123時間以上の「長時間型」です。

飲み忘れた時は

気がついたらすぐに服用します。ただし、就寝後目が覚めた時に飲み忘れに気がついた場合、このお薬は作用時間の長い長時間型で、翌朝に影響が残ることもあるので、服用を1回飛ばします。

🏥 このような症状が出たら病院へ

飲まないと不安になる、けいれん、胸を押さえつけられるような感覚、息切れなど。

標準薬

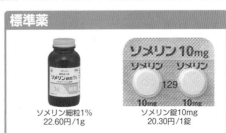

ソメリン細粒1%
22.60円/1g

ソメリン錠10mg
20.30円/1錠

ソラナックス

●抗不安薬

Solanax®0.4mg

ソラナックス　ソラナックス
VIATRIS
0.4mg　0.4mg

ソラナックス0.4mg錠
5.90円/1錠
ヴィアトリス

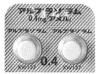

効能効果

心身症（胃・十二指腸潰瘍、過敏性腸症候群、自律神経失調症）における身体症候ならびに不安・緊張・抑うつ・睡眠障害。

成分名：アルプラゾラム

何のお薬？ 中枢神経において、抑制性神経伝達物質GABAを受け取るGABA$_A$受容体のベンゾジアゼピン結合部に作用して、興奮したり不安になったりする信号の流れを抑えることで、これら感情を抑えるほか、催眠作用、筋弛緩作用なども示す、ベンゾジアゼピン系のお薬です。服用してから最高血中濃度に到達するまでの時間は2時間、成分が血液中から消失半減する時間は14時間の「中時間型」です。

🏥 このような症状が出たら病院へ

飲まないと不安になる、けいれん、胸を押さえつけられるような感覚、息切れなど。

標準薬	ジェネリック
Solanax®0.8mg ソラナックス　ソラナックス VIATRIS 0.8mg　0.8mg ソラナックス0.8mg錠 9.80円/1錠	アルプラゾラム 0.4mg「アメル」 0.4 アルプラゾラム錠0.4mg 「アメル」 5.70円/1錠	アルプラゾラム 0.4mg「トーワ」 0.0　0.4 アルプラゾラム錠0.4mg 「トーワ」5.70円/1錠

ソランタール

●鎮痛・抗炎症剤

ソランタール50mg　ソランタール50mg

田351

ソランタール錠50mg
9.80円/1錠
LTLファーマ

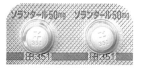

効能効果

各科領域の手術後ならびに外傷後の鎮痛・消炎。関節炎、腰痛症、頸肩腕症候群、骨盤内炎症、軟産道損傷、乳房うっ積、帯状疱疹、多形滲出性紅斑、膀胱炎、副睾丸炎、前眼部炎症、智歯周囲炎の鎮痛・消炎。抜歯後の鎮痛・消炎。急性上気道炎の鎮痛。

成分名：チアラミド塩酸塩

何のお薬？ このお薬は、非ピリン系塩基性鎮痛・抗炎症剤のひとつです。カラゲニン・セロトニン・ヒスタミン・卵白アルブミン・カオリンなどの物質が炎症を引き起こすのを抑える働きがあり、急性炎症の痛みや腫れに効果があります。ステロイド剤や非ステロイド性抗炎症薬（NSAIDs）と比較すると、作用は消炎・鎮痛作用ともに弱めですが、副作用は少ないお薬です。

原則的に服用を避けるべき人

消化性潰瘍のある人、重い血液障害・肝臓障害・腎臓障害のある人、アスピリン喘息（非ステロイド性消炎・鎮痛剤等による喘息発作の誘発）またはその既往歴のある人。

🏥 このような症状が出たら病院へ

顔面蒼白、立ちくらみ、冷や汗、じんましん、血管が浮き出てくる、発熱、全身が紅潮する、息苦しいなど。

標準薬
ソランタール100mg　ソランタール100mg 田311 ソランタール錠100mg 10.10円/1錠

ソレトン

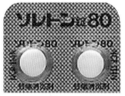

ソレトン錠80
13.30円/1錠
ケミファ

成分名：ザルトプロフェン

何のお薬？ このお薬は、非ステロイド性抗炎症薬（NSAIDs）のひとつで、プロスタグランジンを合成するのに必要なシクロオキシゲナーゼ（COX）の働きを邪魔することで、体内のプロスタグランジンを減らし、炎症や痛みを和らげます。薬効の強さは中程度で、消化器官の副作用発生が少なく、長期に服用するケースの多いリウマチ治療などで処方されることが多いお薬です。

効能効果

関節リウマチ、変形性関節症、腰痛症、肩関節周囲炎、頸肩腕症候群症状の消炎・鎮痛。手術後、外傷後ならびに抜歯後の消炎・鎮痛。

ジェネリック

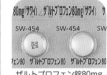

ザルトプロフェン錠80mg
「サワイ」
10.10円/1錠

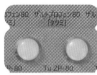

ザルトプロフェン錠80
「タツミ」80mg
10.10円/1錠

ザルトプロフェン錠80mg
「日医工」10.10円/1錠

ソ

お薬コラム "若年性高血圧"

　20代から30代前半の高血圧症を「若年性高血圧症」といいます。高齢者と同様、原因のはっきりしない「本態性」高血圧症のほか、この年代に多いのは腎機能異常による「腎血管性」高血圧症、ホルモンバランスの異常から発症する疾患（クッシング症候群、褐色細胞腫、原発性アルドステロン症など）を原因とする「内分泌性」高血圧症、そのほかには、まれに「肺動脈」高血圧症などがあります。

　若さゆえに高血圧であることに気がつかない場合も多く、健康診断を受けたことのない人は当然のことながら、定期的に健康診断を受けている人でも、受診のタイミングや環境によって症状が確認されない場合もあります。家族や友人に勧められて試しに血圧を測ってみたら、驚くような数値が出て、慌てて受診するといったケースもあるでしょう。

　一方で、30代に入ると不整脈や心臓疾患を発症する人も増えてきます。加齢も原因のひとつですが、食生活の乱れや飲酒、不規則な睡眠、仕事や人間関係のストレスからくる自律神経の乱れなどが、誘因となる場合もあります。これら心臓疾患に若年性高血圧症が加わり、さらに糖質や脂質、塩分の多い食生活を続けていると、突発性の心筋梗塞や脳出血、脳梗塞などを発症する確率がぐんと高まります。

　ちょっとした運動で息が切れたり、動悸がする、寝ているときに心臓の鼓動が大きく聞こえる、胸や肩甲骨周辺に違和感を感じる、といった自覚症状がある人は要注意です。若いからと過信することなく、受診することをおすすめします。また、たとえ自覚症状がなくても、25歳を過ぎたら3カ月に1度くらいは血圧を測定し、年に1度は健康診断を受けるとよいでしょう。

ダーブロック

●腎性貧血治療薬

成分名：ダプロデュスタット

何のお薬？ このお薬は、この酵素を邪魔（＝阻害）することで、体内の低酸素誘導因子の量を増やします。結果、通常の酸素濃度下でも低酸素誘導因子が作動し赤血球が増えて、貧血が和らぎます。「HIF-PH阻害剤」と呼ばれるお薬のひとつです。

🏥 このような症状が出たら病院へ

服用中に脳梗塞、心筋梗塞、肺塞栓などの重篤な血栓塞栓症が現れる場合があります。めまい、吐き気、嘔吐、脱力、麻痺、物を落とす（上手くつかめない）、激しい頭痛、胸の痛み、押しつぶされるような胸の痛み、突然の息切れ、激しい腹痛、お腹が張る、足の激しい痛み）が現れた場合には、速やかに医療機関を受診してください。

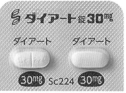

ダーブロック錠1mg
97.80円/1錠
グラクソ・協和キリン

効能効果

腎性貧血。

標準薬

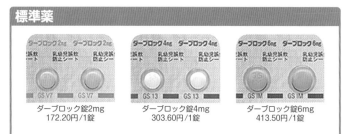

ダーブロック錠2mg
172.20円/1錠

ダーブロック錠4mg
303.60円/1錠

ダーブロック錠6mg
413.50円/1錠

ダイアート

●持続型ループ利尿剤

成分名：アゾセミド

何のお薬？ 腎臓でナトリウム（塩分）やクロールが再吸収されるのを邪魔して水分と一緒に排泄させることで、むくみを改善する効果があります。腎臓への悪影響が少ないため、むくみを解消したい場合の第一選択肢になるループ利尿薬のひとつです。

飲み忘れた時は

飲み忘れた時間と次に飲む時間の真ん中より前の時間であれば服用します。後なら服用を1回飛ばします。

ダイアート錠30mg
13.60円/1錠
三和化学

効能効果

心性浮腫（うっ血性心不全）、腎性浮腫、肝性浮腫。

標準薬

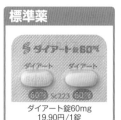

ダイアート錠60mg
19.90円/1錠

ジェネリック

アゾセミド錠30mg「JG」
10.10円/1錠

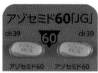

アゾセミド錠60mg「JG」
13.30円/1錠

タ

ダイアモックス

●炭酸脱水酵素抑制剤

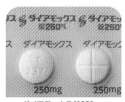

ダイアモックス錠250mg
19.70円/1錠
三和化学

成分名：成分名：アセタゾラミド

何のお薬？ 炭酸脱水酵素は、CO_2と水を炭酸に変換する触媒で、おもに血液や組織からCO_2を排出するしくみの中で作用しています。CO_2と水を炭酸に変換する時に余る水素イオンは尿中に排泄されますが、入れ替わりにナトリウムイオンと水分が尿中から吸収されます。このお薬は、炭酸脱水酵素の働きを邪魔して水分の再吸収を抑え、身体の様々なむくみを解消します。

お薬を服用する時の注意
長期連用する場合は、電解質異常が出やすいので、定期的な検査が必要です。受診日を守りましょう。

効能効果
緑内障、てんかん（他の抗てんかん薬で効果不十分な場合に付加）、肺気腫における呼吸性アシドーシスの改善、心性浮腫、肝性浮腫、月経前緊張症、メニエル病およびメニエル症候群、睡眠時無呼吸症候群。

ダイドロネル

●骨代謝改善剤

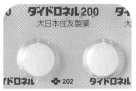

ダイドロネル錠200
286.00円/1錠
大日本住友

効能効果
骨粗鬆症。脊髄損傷後、股関節形成術後における初期および進行期の異所性骨化の抑制。骨ページェット病。

成分名：エチドロン酸二ナトリウム

何のお薬？ 骨を形成する（＝骨形成）作用の速さを、骨が溶ける（＝骨吸収）作用の速さが上回っている状態にあると、骨粗鬆症は進行します。このお薬は、破骨細胞の働きを抑えることで、骨吸収の速度を遅くし、骨量と骨強度の低下を抑えます。

飲み忘れた時は
1日1回服用するお薬です。飲み忘れに気づいた時は、その日のうちの空腹時に服用します。胃に消化中の食べ物があると、薬効成分の吸収が悪くなるので注意しましょう。服用が1日空いてしまった場合には、翌日の決められた時間に1回分を服用します。2回分を1度に服用してはいけません。

ダイピン

●消化器系　鎮痙・鎮痛剤

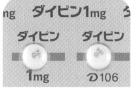

ダイピン錠1mg
6.30円/1錠
アルフレッサファーマ

効能効果
胃炎、胃潰瘍、十二指腸潰瘍の疾患時の痙攣性疼痛。

成分名：N-メチルスコポラミンメチル硫酸塩

何のお薬？ 胃や十二指腸で、神経伝達物質（アセチルコリン）がその受容体と結びつくのを邪魔し、副交感神経への刺激を遮断すると同時に、平滑筋を直接緩めて内臓平滑筋のけいれんを抑えたり、胃酸の分泌を抑える働き（抗コリン作用）をするお薬です。目の調節障害、めまい、反射機能の低下などが起こることがあるので、服用中は自動車の運転など危険を伴う機械の操作、高所作業などは避けましょう。

原則的に服用を避けるべき人
緑内障の人、前立腺肥大による排尿障害のある人、麻痺性イレウス（腸閉塞）のある人、重い心臓疾患のある人。

タウリン

タウリン散98%「大正」
14.80円/1g
大正製薬

成分名：タウリン

何のお薬？ 胆汁の分泌を促す作用や、肝臓の毒性障害を改善し、肝臓の細胞の再生を助ける作用のほか、心拍出量の増加・心筋の保護など、心臓の働きを助ける作用のあるお薬です。

飲み忘れた時は
通常1日3回食後に服用するお薬です。飲み忘れに気づいた時はすぐに服用してください。気づいたのが次に服用する直前の場合には服用を1回飛ばし、次回から決められた時間に服用します。

効能効果

高ビリルビン血症（閉塞性黄疸を除く）における肝機能の改善。うっ血性心不全。

タ

お薬コラム　"副作用はなぜ起こる?"

　お薬を服用する時に、みなさんが気になることは何でしょう。一番は、そのお薬がどのようなお薬で、自分の病気に効果があるかどうか、ということでしょう。そしてその次に気になるのが、そのお薬の「副作用」——お薬を服用することで現れる「望まれない作用」——だと思います。長年寄せられる読者からの質問も、たいていはお薬のしくみや効果、そして副作用についてです。

　副作用についてお答えする時、まずお伝えするのが「人間の身体に入るもので、副作用のないものはない」という事実です。生きていくために必要な日々の食事であっても、量が多ければ、糖尿病や脂質異常症という「副作用」が現れます。また、生きていくのに不可欠な水やビタミンであっても、多く摂りすぎれば、中毒やショック症状に陥ります。さらには、小麦粉や乳製品、玉子、魚介類、果物など、少量であっても体質によっては身体に反応が出ます（アレルギー反応）。食品など口から入るもの以外でも、装飾品、動物や虫などとの接触でも、アレルギーは発症しますが、接触する程度のほか、その日の体調によっても症状の程度は左右されます。お薬の場合もこれと同じで、摂取する量が多すぎたり、あるいは体質的に合わない場合には、望まない効果＝副作用が現れますし、その程度は服用する時の体調などに左右されるのです。

　では、お薬を服用していて副作用が現れたら、どのように対処すればよいのでしょうか。我慢して服用し続けるのではなく、すぐに主治医に相談しましょう。一部の特別な病気を除いて、たいていの病気には何種類かの薬があり、量も調整できます。投薬治療がメインで、毎日薬を飲んでいる人が多い高血圧症や糖尿病、脂質異常症の治療薬には特に、様々なタイプのものがあります。早く医師に相談し、別の薬を探してもらうのがよいでしょう。

　お薬を飲む目的は、病気の治療と、病気により生じている不都合な症状を抑えることです。そして、副作用も、病気の症状同様「不都合な症状」です。症状を抑えるために飲んだ薬のせいで、別の症状に苦しむのは本末転倒ですから、副作用が現れた場合、医師は、お薬の種類を変えたり、服用量を調整したりして、必要な作用だけを示す処方に変更しようと努力します。ただし、病気の治療のためにどうしてもそのお薬が必要な場合には、薬によって得られる効果と、生じる副作用とを秤にかけて、薬の効果を優先することもある、ということも知っておきましょう。

タガメット

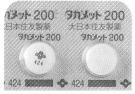

タガメット錠200mg
10.90円/1錠
大日本住友

効能効果

胃潰瘍、十二指腸潰瘍、吻合部潰瘍、Zollinger-Ellison症候群、逆流性食道炎、上部消化管出血（消化性潰瘍、急性ストレス潰瘍、出血性胃炎による）急性胃炎、慢性胃炎の急性増悪期の胃粘膜病変（びらん、出血、発赤、浮腫）の改善。

成分名：シメチジン

何のお薬？ H₂ブロッカーと呼ばれるお薬で、胃壁の細胞に存在して胃酸分泌を促進する命令を受けるヒスタミンH₂受容体を邪魔することで、平常時・食後ともに胃酸の分泌を抑える作用があります。また、胃の内容物の小腸への運搬や、唾液の分泌を促進する作用などもあります。さらに、抗潰瘍作用や胃粘膜損傷抑制作用もあり、消化性潰瘍の治癒を促進します。

飲み忘れた時は

飲み忘れた場合は、その回の服用は飛ばして、次回から決められた時間に服用します。2回分を1度に服用してはいけません。

🏥 このような症状が出たら病院へ

じんましん、血管が浮き出てくる、発熱、全身が紅潮する、全身倦怠感、脱力、発熱、吐き気、悪寒、青あざができやすい、頻回に起こる鼻血、手足に点状の出血、血尿、高熱、目の充血、めやに、唇や陰部のただれ、皮膚の広い範囲が赤くなる、皮膚や白目が黄色くなる黄疸症状、筋肉痛、力が入らない、赤褐色の尿が出る、尿量減少、手足や顔のむくみ、から咳、呼吸困難、胸や肩甲骨付近の違和感や痛み、脈が飛ぶ、意識障害、けいれん、自分の意志とは無関係な身体の動きなど。

標準薬

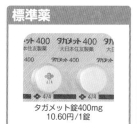

タガメット錠400mg
10.60円/1錠

ジェネリック

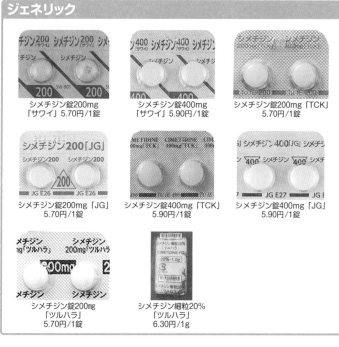

シメチジン錠200mg
「サワイ」5.70円/1錠

シメチジン錠400mg
「サワイ」5.90円/1錠

シメチジン錠200mg「TCK」
5.70円/1錠

シメチジン錠200mg「JG」
5.70円/1錠

シメチジン錠400mg「TCK」
5.90円/1錠

シメチジン錠400mg「JG」
5.90円/1錠

シメチジン錠200mg
「ツルハラ」
5.70円/1錠

シメチジン細粒20%
「ツルハラ」
6.30円/1g

タ

ダクチル

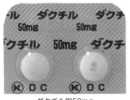

ダクチル錠50mg
6.40円/1錠
キッセイ

効能効果

胃・十二指腸潰瘍、胃炎、
腸炎、胆石症、胆のう炎、
胆道ジスキネジーにおける
痙攣性疼痛切迫流・早産に
おける諸症状の改善。

成分名：ピペリドレート塩酸塩

何のお薬？ 副交感神経の神経伝達物質（アセチルコリン）や、ヒスタミン、バリウムイオンなど、平滑筋を収縮させる命令を出す物質がそれら受容体と結びつくのを邪魔することで、胃や十二指腸の過剰な収縮やけいれんを抑える働きや、子宮の平滑筋が収縮することで早産に至るのを抑える働きを示すお薬です。目の調節障害、めまい、反射機能の低下などが起こることがあるので、服用中は自動車の運転など危険を伴う機械の操作は避けましょう。

原則的に服用を避けるべき人

緑内障の人、前立腺肥大による排尿障害のある人、重い心臓疾患のある人、麻痺性イレウスのある人。

飲み忘れた時は

飲み忘れた時間（例：8時）と次に飲む時間（例：12時）の間（例：10時）より前であれば服用します。後なら服用を1回飛ばします。2回分を1度に服用してはいけません。

🏥 このような症状が出たら病院へ

全身倦怠感、食欲不振、悪心、皮膚や白目が黄色くなる黄疸症状。

タケキャブ

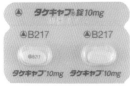

タケキャブ錠10mg
100.50円/1錠
武田

効能効果

胃潰瘍、十二指腸潰瘍、逆
流性食道炎、低用量アスピ
リン投与時における胃潰瘍
または十二指腸潰瘍の再発
抑制、非ステロイド性抗炎
症薬投与時における胃潰瘍
または十二指腸潰瘍の再発
抑制。胃潰瘍、十二指腸潰
瘍、胃MALTリンパ腫、特
発性血小板減少性紫斑病、
早期胃癌に対する内視鏡的
治療後胃、ヘリコバクター・
ピロリ感染胃炎におけるヘ
リコバクター・ピロリの除
菌の補助。

成分名：ボノプラザンフマル酸塩

何のお薬？ このお薬は、カリウムイオン競合型アシッドブロッカー（P-CAB）と呼ばれる種類のお薬です。胃酸の分泌は、胃壁の細胞膜にある受容体が神経伝達物質を受け取ることで始まり、最終段階において、プロトンポンプと呼ばれるしくみが機能することで完結します。プロトンポンプが働いて胃酸を分泌するためには、胃酸の分泌を命令する信号を受け取る必要がありますが、この信号としてカリウムイオンが働きます。このお薬には、プロトンポンプにカリウムイオンが結合することを邪魔することで、胃酸の分泌を抑える作用があります。多くのプロトンポンプ阻害薬は体内に吸収されたのち代謝されることでプロトンポンプ阻害薬としての能力を発揮しますが、効果が発揮されるまで数日かかるといわれています。それに対して、このお薬は、体内での代謝には関係なく直接カリウムイオンに作用して胃酸の分泌を抑えるため、飲み始めた初日から効果を実感できるというメリットがあります。ヘリコバクター・ピロリの除菌には、胃酸を抑え抗生物質の働きを助ける目的で使用されます。

標準薬

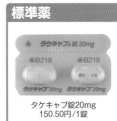

タケキャブ錠20mg
150.50円/1錠

タケプロン

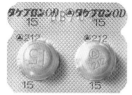

タケプロンOD錠15
33.10円/1錠
武田

効能効果

胃潰瘍、十二指腸潰瘍、吻合部潰瘍、逆流性食道炎、Zollinger-Ellison症候群、非びらん性胃食道逆流症、低用量アスピリン投与時・非ステロイド性抗炎症薬投与時における胃潰瘍または十二指腸潰瘍の再発抑制。胃潰瘍、十二指腸潰瘍、胃MALTリンパ腫、特発性血小板減少性紫斑病、早期胃癌に対する内視鏡的治療後胃、ヘリコバクター・ピロリ感染胃炎におけるヘリコバクター・ピロリの除菌の補助。

成分名：ランソプラゾール

 何のお薬？ 胃酸の分泌は、胃壁の細胞膜にある受容体が神経伝達物質を受け取ることで始まり、最終段階において、プロトンポンプと呼ばれるしくみが機能することで完結します。このプロトンポンプは、特定の酵素によって作動しますが、このお薬は、その酵素を邪魔することで、胃酸の分泌を抑えます。

飲み忘れた時は

飲み忘れに気づいた時、すぐに服用し、次回から決められた時間に服用します。2回分を1度に服用してはいけません。

このような症状が出たら病院へ

じんましん、血管が浮き出てくる、発熱、全身が紅潮する、息苦しい、高熱、目の充血、唇や陰部のただれ、皮膚の広い範囲が赤くなる、から咳、呼吸困難、食欲不振、悪心、黄疸症状など。

標準薬

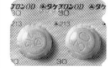

タケプロンOD錠30
56.50円/1錠

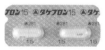

タケプロンカプセル15
33.10円/1カプセル

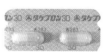

タケプロンカプセル30
56.50円/1カプセル

ジェネリック

ランソプラゾールOD錠
15mg「DK」
14.20円/1錠

ランソプラゾールOD錠
15mg「武田テバ」
14.20円/1錠

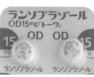

ランソプラゾールOD錠
15mg「トーワ」
14.20円/1錠

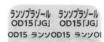

ランソプラゾールOD錠
15mg「JG」
14.20円/1錠

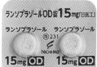

ランソプラゾールOD錠
15mg「日医工」
14.20円/1錠

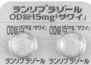

ランソプラゾールOD錠
15mg「サワイ」
14.20円/1錠

ランソプラゾールOD錠
15mg「ケミファ」
14.20円/1錠

ランソプラゾールOD錠
30mg「DK」
24.00円/1錠

ランソプラゾールOD錠
30mg「武田テバ」
24.00円/1錠

ランソプラゾールOD錠
30mg「トーワ」
24.00円/1錠

ランソプラゾールOD錠
30mg「JG」
24.00円/1錠

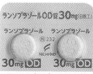

ランソプラゾールOD錠
30mg「日医工」
24.00円/1錠

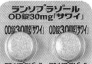

ランソプラゾールOD錠
30mg「サワイ」
24.00円/1錠

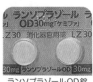

ランソプラゾールOD錠
30mg「ケミファ」
24.00円/1錠

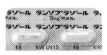

ランソプラゾールカプセル
15mg「アメル」
14.20円/1カプセル

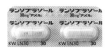

ランソプラゾールカプセル
30mg「アメル」
24.00円/1カプセル

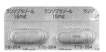

ランソプラゾールカプセル
15mg「タカタ」
14.20円/1カプセル

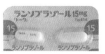

ランソプラゾールカプセル
15mg「トーワ」
14.20円/1カプセル

ランソプラゾールカプセル
15mg「JG」
14.20円/1カプセル

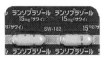

ランソプラゾールカプセル
15mg「サワイ」
14.20円/1カプセル

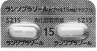

ランソプラゾールカプセル
15mg「ケミファ」
14.20円/1カプセル

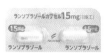

ランソプラゾールカプセル
15mg「日医工」
14.20円/1カプセル

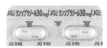

ランソプラゾールカプセル
30mg「JG」
24.00円/1カプセル

ランソプラゾールカプセル
30mg「サワイ」
24.00円/1カプセル

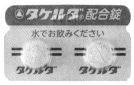

ランソプラゾールカプセル
30mg「日医工」
24.00円/1カプセル

タケルダ配合錠

●抗血栓・塞栓剤

タケルダ配合錠
33.40円/1錠
武田

成分名：アスピリン／ランソプラゾール

何のお薬？ このお薬は、血小板が集まって血液を固まりやすくする働きをする酵素（トロンボキサンA2（TXA2））が、シクロオキシゲナーゼ1（COX-1）によって作られることに着目し、このシクロオキシゲナーゼ1（COX-1）の働きを邪魔することで、血液の塊ができ難くする成分のアスピリンと、胃の細胞膜で働くプロトンポンプを活性化させ胃酸の分泌を増やす酵素を邪魔するランソプラゾールの配合剤です。低用量アスピリンの長期服用により血栓や塞栓の発生を抑える必要のある人で、過去に胃潰瘍または十二指腸潰瘍があった人の再発防止に服用します。

🏥 このような症状が出たら病院へ

冷や汗、めまい、意識が薄れる、考えがまとまらない、血の気が引く、からだがだるい、ふらつき、眼と口唇のまわりのはれ、息苦しい、息切れ、じんましん、鼻血、耳鳴り、歯ぐきの出血、青あざができやすい、発熱、のどの痛み、白目が黄色くなる、動く時の動悸や息切れ、皮膚が黄色くなる、尿が褐色になるなど。

効能効果

狭心症（慢性安定狭心症、不安定狭心症）、心筋梗塞、虚血性脳血管障害（一過性脳虚血発作（TIA）、脳梗塞）、冠動脈バイパス術（CABG）あるいは経皮経管冠動脈形成術（PTCA）施行後の血栓・塞栓形成の抑制（胃潰瘍または十二指腸潰瘍の既往がある患者に限る）。

タチオン

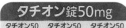

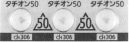

タチオン錠50mg
8.10円/1錠
日本ジェネリック

効能効果

薬物中毒、アセトン血性嘔吐症（自家中毒、周期性嘔吐症）、金属中毒、妊娠悪阻、妊娠高血圧症候群。

成分名：グルタチオン

何のお薬？ 身体の中で起こる酸化・還元反応と体内の酵素を助ける働きのほか、細胞内の成分を保護する働きや、細胞分裂・増殖の際に毒性を排除する働きなどによって、解毒をするお薬です。水銀や鉛などの重金属や、有機リン剤、ガスなどによる中毒症状を和らげます。

飲み忘れた時は

飲み忘れた場合は、その回の服用は飛ばして、次回から決められた時間に服用します。2回分を1度に服用してはいけません。

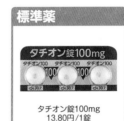

標準薬

タチオン錠100mg
13.80円/1錠

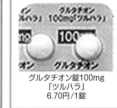

ジェネリック

グルタチオン錠100mg
「ツルハラ」
6.70円/1錠

※上記以外の標準薬として、タチオン散20%（27.70円/1g）があります。

タナドーパ

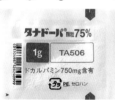

タナドーパ顆粒75%
311.80円/1g
田辺三菱

効能効果

塩酸ドパミン注射液、塩酸ドブタミン注射液等の少量静脈内持続点滴療法（5μg/kg/min未満）からの離脱が困難な循環不全で、少量静脈内持続点滴療法から経口剤への早期離脱を必要とする場合。

成分名：ドカルパミン

何のお薬？ 神経伝達物質（ドパミン）の命令を受け取るDA_1受容体や、心臓を収縮させる命令を受け取る心筋のβ_1受容体の反応を高めることで、心臓の血液を送り出す力を増大させる作用のほか、腎臓の糸球体でろ過される血液の量を増やして尿の量を増加させる作用や、末梢血管を拡張させて血流量を増やす作用などにより、弱った心臓の動きを助け、正常に戻す働きを示すお薬です。

原則的に服用を避けるべき人

褐色細胞腫のある人。

飲み忘れた時は

飲み忘れに気づいた時、次に飲む時間まで5時間以上ある場合はすぐに服用してください。5時間未満の場合には服用を1回飛ばし、次回から決められた時間に服用します。

🏥 このような症状が出たら病院へ

全身倦怠感、食欲不振、悪心、皮膚や白目が黄色くなる黄疸症状、動悸、脈が激しくなる、脈拍が不規則またはわかりにくい、胸や肩甲骨周辺の違和感など。

タナトリル

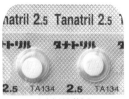

タナトリル錠2.5
22.20円/1錠
田辺三菱

効能効果

高血圧症、腎実質性高血圧症、1型糖尿病に伴う糖尿病性腎症。

成分名：イミダプリル塩酸塩

何のお薬？　アンジオテンシンⅡと呼ばれる物質がその受容体と結合すると、血圧を上昇させるホルモンのアルドステロンが放出されたり、血管を収縮させたり、腎臓で排泄されるはずだったナトリウム（塩分）や水分を再吸収させたりして、血圧を上昇させます。このお薬は、このように血圧を上昇させる働きのあるアンジオテンシンⅡの量を減らして血圧を上げさせない「アンジオテンシン変換酵素阻害剤（ACE）」のひとつです。アンジオテンシンⅡは、変換酵素の働きによりアンジオテンシンⅠから生成されますが、このお薬の成分は、この変換酵素を邪魔することで、アンジオテンシンⅠをアンジオテンシンⅡに変化させないのです。また、腎臓のACE活性阻害作用もあるため、糖尿病性腎症にも効果があります。

原則的に服用を避けるべき人

血管浮腫の既往歴のある人、妊婦または妊娠している可能性のある婦人（妊娠中期および末期にアンジオテンシン変換酵素阻害剤を服用した高血圧症の患者さんで、羊水過少症、胎児・新生児の死亡、新生児の低血圧、腎不全、高カリウム血症、頭蓋の形成不全および羊水過少症によると推測される四肢の拘縮、頭蓋顔面の変形等が現れた、との報告があります）。

このような症状が出たら病院へ

息苦しい、顔・舌・のどが腫れる、顔面蒼白、意識が薄れる、呼吸が浅く速くなる、胸や肩甲骨周辺の違和感や痛み、動悸、寒気、突然の高熱、のどの痛み、頭痛、咳、全身倦怠感、尿量減少、手足や顔のむくみ、高熱、目の充血、めやに、唇や陰部のただれ、皮膚の広い範囲が赤くなる、から咳、呼吸困難、食べ物や飲み物を摂った後の激しい腹痛、手足のしびれ、力が入らない、吐き気、脈が飛ぶ、頻脈、皮膚や粘膜の乾燥、食欲不振、けいれん、意識障害、食欲不振、悪心、皮膚や白目が黄色くなる黄疸症状など。

標準薬

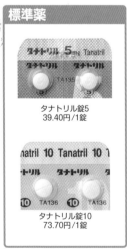

タナトリル錠5
39.40円/1錠

タナトリル錠10
73.70円/1錠

ジェネリック

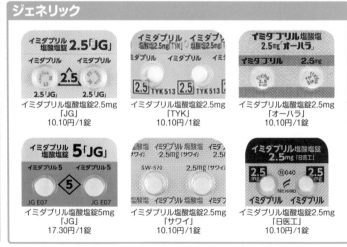

イミダプリル塩酸塩錠2.5mg「JG」
10.10円/1錠

イミダプリル塩酸塩錠2.5mg「TYK」
10.10円/1錠

イミダプリル塩酸塩錠2.5mg「オーハラ」
10.10円/1錠

イミダプリル塩酸塩錠5mg「JG」
17.30円/1錠

イミダプリル塩酸塩錠2.5mg「サワイ」
10.10円/1錠

イミダプリル塩酸塩錠2.5mg「日医工」
10.10円/1錠

タ

ダフクリア

●感染性腸炎治療薬

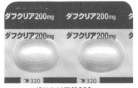

ダフクリア錠200mg
4,012.80円/1錠
アステラス

効能効果

感染性腸炎（偽膜性大腸炎
を含む）。

成分名：フィダキソマイシン

何のお薬？ 細菌が増殖するときには、元の細菌のRNAの情報を転写して新たな細菌がつくられます。転写にはRNA ポリメラーゼと呼ばれる酵素が働いています。このお薬は、RNA ポリメラーゼの働きを阻害することで、RNAの合成を阻害し細菌の増殖を抑える細菌RNAポリメラーゼ阻害薬で、クロストリジウム・ディフィシルによる感染性腸炎（偽膜性大腸炎を含む）の治療に用いられます。

お薬を服用する時の注意

投与期間は原則として10日間です。薬が効かなくなる耐性菌の発生を防ぐため、症状が回復しても決められた期間は服用を続けてください。

飲み忘れた時は

通常、成人は1回1錠を1日2回服用します。気がついたときが、飲み忘れた時間と次に飲む時間の真ん中より前の時間であればすぐに服用します。後なら服用を1回飛ばします。絶対に2回分を一度に飲んではいけません。

タ

タベジール

●持続性抗ヒスタミン剤

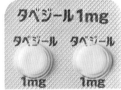

タベジール錠1mg
6.50円/1錠
日新製薬

効能効果

アレルギー性皮膚疾患（蕁麻疹、湿疹、皮膚炎、そう痒症）。アレルギー性鼻炎。

成分名：クレマスチンフマル酸塩

何のお薬？ アレルギーとは、身体に接触したり、体内に侵入したりする異物に対する必要な免疫反応が、特定の物質に対して過剰になることで現れる様々な症状の総称です。私たちの身体にはアレルギーの原因となる抗原を認識するマスト細胞（肥満細胞）があり、この細胞のスイッチが入ると、ヒスタミンをはじめとする炎症を引き起こす物質や、サイトカインと呼ばれる免疫・炎症に関する情報伝達物質、アレルギー反応・炎症反応を維持しようとする脂質成分など「ケミカルメディエーター」と呼ばれる物質が放出されてアレルギー症状が起こります。このお薬は、ヒスタミンH$_1$を受け取って血管を拡げ炎症を引き起こす受容体を邪魔することで、アレルギーの諸症状を和らげます。

標準薬

タベジールシロップ0.01%
23.60円/10mL

ジェネリック

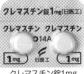

クレマスチン錠1mg
「日医工」
5.10円/1錠

クレマスチンシロップ0.01%
「日医工」
12.80円/10mL

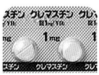

クレマスチン錠1mg「YD」
5.10円/1錠

263

タミフル

●抗インフルエンザウイルス剤

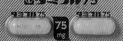

タミフルカプセル75
230.20円/1カプセル
中外

効能効果

A型またはB型インフルエンザウイルス感染症およびその予防。

標準薬

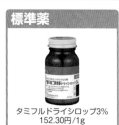

タミフルドライシロップ3%
152.30円/1g

成分名：オセルタミビルリン酸塩

何のお薬？ インフルエンザウイルスは、私たちの細胞内に侵入すると、自らの遺伝情報を放出して、細胞がもともともっている遺伝情報の中に組み込み、自らのコピーを大量に作らせます（感染）。細胞内で作られたコピーウイルスは、やがてその細胞から遊離し、新たな細胞に吸着して侵入、自らのコピーを作らせます。このくりかえしにより、ウイルスは体内で増殖しますが、このお薬は、コピーウイルスが細胞から離れる時にカッターの役割をする酵素（ノイラミニダーゼ）の働きを邪魔することで、コピーウイルスが感染した細胞の外に出るのを防ぎます。中に閉じ込められたコピーウイルスは、ウイルスに感染した細胞が細胞障害性T細胞の活性化により細胞死（アポトーシス）する時に一緒に破壊されます。感染が広がるのを抑える、感染の初期に有効な抗インフルエンザウイルス剤です。

お薬を服用する時の注意

インフルエンザに感染している時には、タミフルを服用しなくても、インフルエンザ脳症や発熱などにより異常行動が起こる場合があります。このお薬の服用の有無にかかわらず、インフルエンザに感染している人については、目を離さないようにしましょう。

ダラシン

●抗生物質製剤

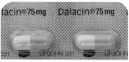

ダラシンカプセル75mg
17.60円/1カプセル
ファイザー

効能効果

<適応症>表在性皮膚感染症、深在性皮膚感染症、慢性膿皮症、咽頭・喉頭炎、扁桃炎、急性気管支炎、肺炎、慢性呼吸器病変の二次感染、涙嚢炎、麦粒腫、外耳炎、中耳炎、副鼻腔炎、顎骨周辺の蜂巣炎、顎炎、猩紅熱。

成分名：クリンダマイシン塩酸塩

何のお薬？ 薬が細菌の増殖を抑えている間に、服薬している患者自身の免疫力によって細菌を殺し、病気からの回復を図るタイプの抗生物質を「静菌性抗生物質」といいます。これに対して、細菌を直接殺すタイプの抗生物質を「殺菌性抗生物質」といいます。このお薬は、前者のリンコマイシン系静菌性抗生物質のひとつで、ヒトとある種の細菌のリボソームの種類が違うことに着目し、細菌のリボソームの働きだけを邪魔することで細菌の増殖を抑えます。

併用してはいけない薬

エリスロマイシン（エリスロシン・エリスロマイシン）。

🏥 このような症状が出たら病院へ

腹痛、下痢、血が混じった便、紫色をした便、じんましん、血管が浮き出てくる、発熱、全身が紅潮する、息苦しい、寒気、突然の高熱、のどの痛み、頭痛、咳、高熱、目の充血、めやに、唇や陰部のただれ、皮膚の広い範囲が赤くなるなど。

標準薬

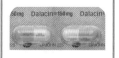

ダラシンカプセル150mg
23.80円/1カプセル

タリージェ

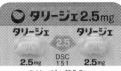

成分名：ミロガバリンベシル酸塩

何のお薬? 神経障害性の痛みは、神経組織のシナプスがカルシウムチャネルから流入したカルシウムイオンによって興奮した状態になり、神経伝達物質を過剰に放出していることによって生じています。このお薬は、カルシウムチャネルから流入するカルシウムイオンを邪魔することで、興奮性神経伝達物質の過剰放出を抑えて痛みを和らげます。

お薬を服用する時の注意

めまい、傾眠、意識消失等が起こることがあります。自動車などの運転、高所作業などに注意しましょう。特に高齢者の場合、これら症状が重大事故につながる場合があるため、原則避けましょう。

タリージェ錠2.5mg
70.60円/1錠
第一三共

効能効果

末梢性神経障害性疼痛。

標準薬

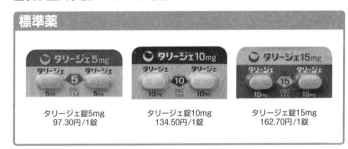

タリージェ錠5mg
97.30円/1錠

タリージェ錠10mg
134.50円/1錠

タリージェ錠15mg
162.70円/1錠

タ

お薬コラム　　"身体の声に耳を澄ます"

　私たちは、痛みや熱、不快感や違和感などわかりやすい症状が出ると「これは病気かもしれない…」と病院に行きます。そして病院では、痛みを感じている場所、その程度や種類、あるいは、不快な症状や違和感の内容を伝えます。医師は、患者の説明を聞きながら、病状を診察、原因を推察し、時には検査を行なって疾患の種類と原因を突きとめていきますが、検査結果がグレーゾーンで明確な疾患や原因を特定できない場合もしばしばあります。かかりつけ医で過去の検査データが蓄積されているような場合は、その変化に着目することも可能ですが、初めての来院だったり、先回の受診から間隔があきすぎて過去のデータが参考にならないなどの場合は、比較ができません。そもそも、痛みを感じている部分が病気の中心とは限らないので、「診断」は患者が思っているより難しいのです。とはいえ、医師が病気を見つける最大の武器はやはり「問診」です。発症するまでの生活習慣であったり、家族歴であったり、目立たない随伴症状なども順次探っていきます。「風邪気味で頭痛がする」という訴えで受診したものの、軽い頭痛だけではなく、随伴症状として「うまく字が書けない」状態が確認され、検査の結果、軽度の脳梗塞が確認された、などというケースもあります。大切なのは、患者自身も身体の声に耳を澄まして、変化や異常をなるべく正確に医師に伝えることでしょう。

タリオン

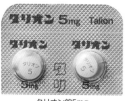

タリオン錠5mg
23.00円/1錠
田辺三菱

成分名：ベポタスチンベシル酸塩

何のお薬？ アレルギーとは、異物に対する必要な免疫反応が、特定の物質に対して過剰になることで現れる様々な症状の総称です。このお薬は、ヒスタミンH_1を受け取って血管を拡げ炎症を引き起こす受容体を邪魔することで、アレルギーの諸症状を和らげます。眠気、調節障害、注意力・集中力・反射機能の低下などが起こることがあるので、服用中は自動車の運転など危険を伴う機械の操作は避けましょう。

飲み忘れた時は

飲み忘れた時間と次に飲む時間の真ん中より前の時間であれば服用します。後なら服用を1回飛ばします。

効能効果

アレルギー性鼻炎。蕁麻疹、皮膚疾患に伴うそう痒（湿疹・皮膚炎、痒疹、皮膚そう痒症）。

標準薬

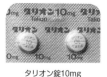

タリオン錠10mg
27.10円/1錠

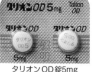

タリオンOD錠5mg
23.00円/1錠

タリオンOD錠10mg
27.10円/1錠

ジェネリック

ベポタスチンベシル酸塩OD
錠5mg「サワイ」
10.70円/1錠

ベポタスチンベシル酸塩OD
錠5mg「トーワ」
10.70円/1錠

ベポタスチンベシル酸塩OD
錠5mg「日医工」
10.70円/1錠

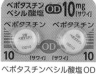

ベポタスチンベシル酸塩OD
錠10mg「サワイ」
12.50円/1錠

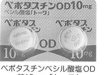

ベポタスチンベシル酸塩OD
錠10mg「トーワ」
12.50円/1錠

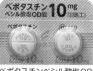

ベポタスチンベシル酸塩OD
錠10mg「日医工」
12.50円/1錠

ベポタスチンベシル酸塩錠
5mg「JG」
15.10円/1錠

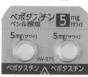

ベポタスチンベシル酸塩錠
5mg「サワイ」
10.70円/1錠

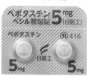

ベポタスチンベシル酸塩錠
5mg「日医工」
10.70円/1錠

ベポタスチンベシル酸塩錠
10mg「JG」
16.90円/1錠

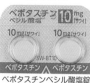

ベポタスチンベシル酸塩錠
10mg「サワイ」
12.50円/1錠

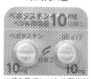

ベポタスチンベシル酸塩錠
10mg「日医工」
10.10円/1錠

タリビッド

●広範囲経口抗菌製剤

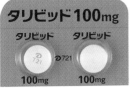

タリビッド錠100mg
82.80円/1錠
アルフレッサファーマ

成分名：オフロキサシン

何のお薬？ このお薬は、ニューキノロン系抗菌薬のひとつで、新たなDNAを作る時、らせん構造をほどく酵素の働きを邪魔することで、DNAの複製をさせないようにして細菌の増殖を抑えます。

効能効果

＜適応症＞表在性皮膚感染症、深在性皮膚感染症、リンパ管・リンパ節炎、慢性膿皮症、外傷・熱傷および手術創等の二次感染、乳腺炎、肛門周囲膿瘍、咽頭・喉頭炎、扁桃炎、急性気管支炎、肺炎、慢性呼吸器病変の二次感染、膀胱炎、腎盂腎炎、前立腺炎（急性症、慢性症）、精巣上体炎（副睾丸炎）、尿道炎、子宮頸管炎、胆嚢炎、胆管炎、感染性腸炎、腸チフス、パラチフス、バルトリン腺炎、子宮内感染、子宮付属器炎、涙嚢炎、麦粒腫、瞼板腺炎、角膜炎（角膜潰瘍を含む）、中耳炎、副鼻腔炎、歯周組織炎、歯冠周囲炎、顎炎、ハンセン病。

標準薬

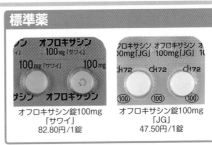

オフロキサシン錠100mg
「サワイ」
82.80円/1錠

オフロキサシン錠100mg
「JG」
47.50円/1錠

炭酸リチウム

●躁病・躁状態治療薬

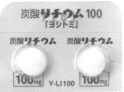

炭酸リチウム錠100「ヨシトミ」
100mg 5.90円/1錠
全星

成分名：炭酸リチウム

何のお薬？ ノルアドレナリンやセロトニンなどの神経伝達物質が細胞から放出されるのを抑え、再取り込みは促進する働きによって、躁病のハイパーテンションを安定させるお薬です。

原則的に服用を避けるべき人
妊婦または妊娠している可能性のある婦人、心疾患のある人、腎臓障害のある人。

🏥 **このような症状が出たら病院へ**
食欲低下、吐き気、下痢、ふるえ、意識がぼんやりする、錯乱、強度の筋強剛、食べ物が飲み込めない、頻脈、異常な発汗、全身倦怠感、尿量減少、手足や顔のむくみ、動悸、胸や肩甲骨周辺の痛みや違和感、脈拍が不規則またはわかりにくいなど。

効能効果

躁病および躁うつ病の躁状態。

ジェネリック

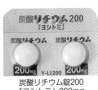

炭酸リチウム錠200
「ヨシトミ」200mg
5.90円/1錠

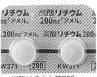

炭酸リチウム錠100mg
「アメル」
5.90円/1錠

炭酸リチウム錠200mg
「アメル」
5.90円/1錠

ダントリウム

●痙性麻痺緩解剤
●悪性症候群治療薬

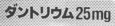
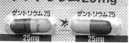

ダントリウムカプセル25mg
20.10円/1カプセル
オーファンパシフィック

効能効果

脳血管障害後遺症、脳性麻痺、外傷後遺症（頭部外傷、脊髄損傷）、頸部脊椎症、後縦靭帯骨化症、脊髄小脳変性症、痙性脊髄麻痺、脊髄炎、脊髄症、筋萎縮性側索硬化症、多発性硬化症、スモン（SMON）、潜水病に伴う痙性麻痺、全身こむら返り病、悪性症候群。

成分名：ダントロレンナトリウム水和物

何のお薬？ このお薬は、骨格筋の興奮や収縮に直接働きかけて筋肉を緩める作用（筋弛緩作用）を示します。また、脳内の神経伝達物質（ドパミンやセロトニンなど）の放出を引き起こす、カルシウムイオンの骨格筋からの遊離を抑えることで、悪性症候群の諸症状を和らげる働きもあります。眠気、めまい、注意力・集中力・反射機能の低下などが起こることがあるので、服用中は自動車の運転など危険を伴う機械の操作、高所作業、登山などは避けましょう。

🏥 このような症状が出たら病院へ

全身倦怠感、食欲不振、悪心、皮膚や白目が黄色くなる黄疸症状、発熱、咳嗽、呼吸困難、胸痛、食欲不振、吐き気、嘔吐、2・3日以上続く便秘、腹部の膨満、強度の筋強剛、食べ物が飲み込めない、頻脈、異常な発汗、胸を押さえつけられるような感覚、息切れ、息苦しい、じんましん、血管が浮き出てくる、全身が紅潮する、息苦しいなど。

タンボコール

●頻脈性不整脈治療薬

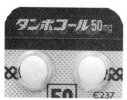

タンボコール錠50mg
54.10円/1錠
エーザイ

効能効果

頻脈性不整脈（発作性心房細動・粗動、発作性上室性、心室性）。

成分名：フレカイニド酢酸塩

何のお薬？ 心臓は、心筋細胞内外のナトリウムイオン・カルシウムイオン・カリウムイオンなどの濃度差によって生じる電気信号（活動電位）によって動いています。この活動電位が規則的に伝わることで、心臓の筋肉が正しいリズムで収縮拡張をくりかえします。このお薬は、クラスⅠcに分類される不整脈治療薬です。拍動がスタートする時のスピードを調整するナトリウムイオンチャネルを抑える作用があります。

飲み忘れた時は

飲み忘れた場合は、その回の服用は飛ばし、次回から決められた時間に服用します。2回分を1度に服用してはいけません。

🏥 このような症状が出たら病院へ

全身倦怠感、食欲不振、悪心、皮膚や白目が黄色くなる黄疸症状、めまい、動悸、息切れ、脈の異常など。

標準薬

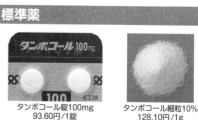

タンボコール錠100mg
93.60円/1錠

タンボコール細粒10%
128.10円/1g

チアトン

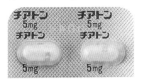

チアトンカプセル5mg
6.40円/1カプセル
マイランEPD

効能効果

胃炎、胃・十二指腸潰瘍、腸炎、過敏性大腸症候群、胆のう・胆道疾患、尿路結石症における痙攣ならびに運動機能亢進。

成分名：チキジウム臭化物

何のお薬？ 私たちの身体の器官は、身体の内外の刺激や情報を受け取ることで働きますが、その情報を伝える物質には、ホルモンのほか、神経伝達物質があり、多くのお薬は、この伝達物質の送受信を何らかの形で邪魔したり、促進したりすることで、症状の軽減を図ります。さて、副交感神経の神経伝達物質（アセチルコリン）や、ヒスタミン、バリウムイオンなどが、その受容体と結びつくと、平滑筋が収縮しますが、この受容体のひとつに「ムスカリン受容体」があります。ムスカリン受容体がアセチルコリンによって刺激を受けると、平滑筋が収縮するほか、心臓の機能が抑制されたり、消化管の運動が活発になるといった反応が起こります。このお薬は、アセチルコリンがムスカリン受容体と結びつくのを邪魔することで、平滑筋を緩め、消化管の運動を正常な状態に戻す働きを示します。目の調節障害（羞明：光などの刺激で目が痛くなる／霧視：霧がかかったようにものがはっきり見えない）、集中力・反射機能の低下などが起こることがあるので、服用中は自動車の運転など危険を伴う機械の操作は避けましょう。

原則的に服用を避けるべき人

緑内障の人、前立腺肥大による排尿障害のある人、重い心臓疾患のある人、麻痺性イレウスのある人。

飲み忘れた時は

飲み忘れた時間（例：8時）と次に飲む時間（例：12時）の間（例：10時）より前であれば服用します。後なら服用を1回飛ばします。2回分を1度に服用してはいけません。

🏥 このような症状が出たら病院へ

全身倦怠感、食欲不振、悪心、皮膚や白目が黄色くなる黄疸症状、じんましん、血管が浮き出てくる、発熱、全身が紅潮する、息苦しいなど。

標準薬	ジェネリック

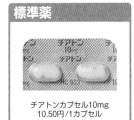

チアトンカプセル10mg
10.50円/1カプセル

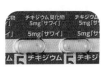

チキジウム臭化物カプセル
5mg「サワイ」
5.90円/1カプセル

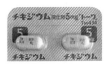

チキジウム臭化物カプセル
5mg「トーワ」
5.90円/1カプセル

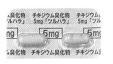

チキジウム臭化物カプセル
5mg「ツルハラ」
5.90円/1カプセル

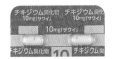

チキジウム臭化物カプセル
10mg「サワイ」
5.90円/1カプセル

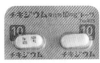

チキジウム臭化物カプセル
10mg「トーワ」
5.90円/1カプセル

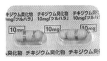

チキジウム臭化物カプセル
10mg「ツルハラ」
5.90円/1カプセル

チ

チウラジール

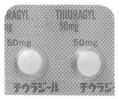

チウラジール錠50mg
9.80円/1錠
ニプロESファーマ

効能効果

甲状腺機能亢進症。

成分名：プロピルチオウラシル

何のお薬？ 甲状腺ホルモンの合成は、甲状腺ペルオキシダーゼという酵素がチログロブリンという物質に作用して、チログロブリンをヨウ素化させることで完成しますが、このお薬は、甲状腺ペルオキシダーゼの働きを邪魔することで、チログロブリンのヨウ素化を妨げ、結果、甲状腺ホルモンの過剰な産生を抑えます。肝機能障害のある人がこのお薬を長期間連用していると、障害が悪化するおそれがあるため、肝機能検査が定期的に行なわれます。決められた受診日は守りましょう。

飲み忘れた時は

飲み忘れに気づいた時間が、飲み忘れた時間（例：8時）と次に飲む時間（例：12時）の間（例：10時）より前であれば、できるだけ早く服用します。後なら服用を1回飛ばします。2回分を1度に服用してはいけません。

🏥 このような症状が出たら病院へ

寒気、突然の高熱、のどの痛み、頭痛、咳、全身倦怠感、食欲不振、悪心、皮膚や白目が黄色くなる黄疸症状、発熱、から咳、呼吸困難、脱力、吐き気、悪寒、青あざができやすい、頻回に起こる鼻血、手足に点状の出血、血尿、筋肉痛、関節痛、リンパ節腫脹など。

チガソン

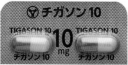

チガソンカプセル10
343.70円/1カプセル
太陽ファルマ

効能効果

諸治療が無効かつ重症な乾癬群（尋常性乾癬、膿疱性乾癬、乾癬性紅皮症、関節症性乾癬）、魚鱗癬群（尋常性魚鱗癬、水疱型先天性魚鱗癬様紅皮症、非水疱型先天性魚鱗癬様紅皮症）、掌蹠角化症、ダリエー病、掌蹠膿疱症、毛孔性紅色粃糠疹および紅斑性角化症、口腔白板症、口腔乳頭腫および口腔扁平苔癬。

成分名：エトレチナート

何のお薬？ このお薬は、乾癬のように皮膚や粘膜が異常に固くなったり、角質が剥がれ落ちたりする症状に対して、剥がれ落ちるサイクルを早めて、正常な皮膚や粘膜が再生するのを助ける働きを示します。劇症性肝炎などの重い副作用が報告されており、重い肝臓障害が現れる場合があります。服用前、ならびに服用中も、定期的な肝臓機能検査が必要です。決められた受診日は守りましょう。また、気になる症状があれば、受診日前でもすぐに主治医の診断を受けてください。

原則的に服用を避けるべき人

妊婦またはこれから妊娠する予定の婦人（胎児・新生児の頭蓋顔面欠損、脊椎欠損、四肢欠損、骨格異常などが報告されています）。肝臓・腎臓に機能障害のある人。

🏥 このような症状が出たら病院へ

高熱、目の充血、めやに、唇や陰部のただれ、皮膚の広い範囲が赤くなる、関節が痛む、水ぶくれができる、血管が浮き上がる、血管に沿って痛みが出る、紫色のあざができるなど。

標準薬

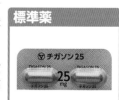

チガソンカプセル25
795.50円/1カプセル

チスタニン

●去痰剤

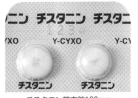

チスタニン糖衣錠100mg
7.00円/1錠
ニプロESファーマ

効能効果

急・慢性気管支炎、肺結核、
喀痰喀出困難の去痰。慢性
副鼻腔炎の排膿。

成分名：L-エチルシステイン塩酸塩

何のお薬？ 痰の量が多く、粘り気も強くて吐き出しにくい場合に、痰の粘り気を少なくする働きのほか、気道の異物を排泄する線毛運動を活発にする働きなどにより、痰を吐き出しやすくするお薬です。肝機能障害や心機能障害のある人は、障害が悪化するおそれがあります。気になる症状があれば、すぐに主治医に相談してください。

飲み忘れた時は

飲み忘れた時間（例：8時）と次に飲む時間（例：12時）の間（例：10時）より前であれば服用します。後なら服用を1回飛ばします。2回分を1度に服用してはいけません。

チバセン

●高血圧症治療薬
ACE阻害薬（ACE）

チ

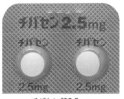

チバセン錠2.5mg
18.10円/1錠
田辺三菱

効能効果

高血圧症。

成分名：ベナゼプリル塩酸塩

何のお薬？ アンジオテンシンⅡと呼ばれる物質がその受容体と結合すると、血圧を上昇させるホルモンのアルドステロンが放出されたり、血管を収縮させたり、腎臓で排泄されるはずだったナトリウム（塩分）や水分を再吸収させたりして、血圧を上昇させます。このお薬は、このように血圧を上昇させる働きのあるアンジオテンシンⅡの量を減らして血圧を上げさせない「アンジオテンシン変換酵素阻害剤（ACE）」のひとつです。アンジオテンシンⅡは、変換酵素の働きによりアンジオテンシンⅠから生成されますが、このお薬の成分は、この変換酵素を邪魔することで、アンジオテンシンⅠをアンジオテンシンⅡに変化させないのです。

標準薬

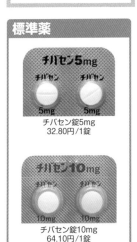

チバセン錠5mg
32.80円/1錠

チバセン錠10mg
64.10円/1錠

ジェネリック

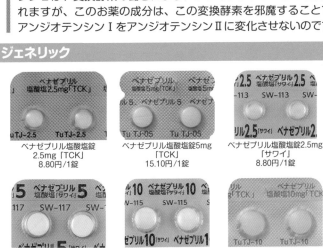

ベナゼプリル塩酸塩錠
2.5mg「TCK」
8.80円/1錠

ベナゼプリル塩酸塩錠5mg
「TCK」
15.10円/1錠

ベナゼプリル塩酸塩錠2.5mg
「サワイ」
8.80円/1錠

ベナゼプリル塩酸塩錠5mg
「サワイ」
15.10円/1錠

ベナゼプリル塩酸塩錠10mg
「サワイ」
29.30円/1錠

ベナゼプリル塩酸塩錠10mg
「TCK」
29.30円/1錠

チャンピックス

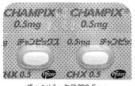

チャンピックス錠0.5mg
138.70円/1錠
ファイザー

成分名：バレニクリン酒石酸塩

何のお薬？ 喫煙によって血液中に吸収されたニコチンは、ニコチン受容体と脳内で結合することで、開放感や満足感など、人により様々な作用を現します。このお薬の成分は、ニコチンの代わりにこの受容体に結びつくことで、喫煙と同様の反応を起こさせ、これら反応に対して依存症状をもっている人の、ニコチンを欲する（タバコが吸いたくなる）欲求を抑え、禁煙を成功に導きます。喫煙の害というと肺がんなどを思い浮かべる人も多いと思いますが、動脈硬化の進行や高血圧症による脳出血の発症など、循環器系疾患のリスクも増大します。有用なお薬の力を借りて医師の指導の下、禁煙に取り組みましょう。なお、本剤服用中は絶対にタバコを吸ってはいけません。

効能効果

ニコチン依存症の喫煙者に対する禁煙の補助。

標準薬

CHAMPIX 1mg / CHAMPIX 1mg

チャンピックス錠1mg
248.00円/1錠

🏥 このような症状が出たら病院へ

息苦しい、顔・舌・のどが腫れる、じんましん、血管が浮き出てくる、発熱、全身が紅潮する、意識レベルの低下、ものが上手く考えられない、意識を失う、全身倦怠感、食欲不振、悪心、皮膚や白目が黄色くなる黄疸症状など。

腸内細菌系整腸剤

ビオスリー配合OD錠
6.30円/1錠
鳥居

成分名：ビフィズス菌製剤・酪酸菌配合剤・耐性乳酸菌

何のお薬？ お薬を服用することで、菌やウイルスを退治したり、様々な病気から回復することが出来ます。しかし、薬を飲んだことで、腸内や体内のバランスが崩れてしまい、便秘や下痢などの症状がでる場合があります。乳酸菌製剤や生菌製剤、酪酸菌製剤などと呼ばれるお薬は、腸内の善玉菌をふやしたり、抗生物質などの薬に負けずに善玉菌の量を保ったり、腸内環境を整える働きをします。このため便が固い便秘にも、柔らかく水のような下痢症 にも効果があります。

効能効果

腸内菌叢の異常による諸症状の改善（便秘症、急性・慢性腸炎、胃腸炎 下痢症、消化不良性下痢症、下痢便秘交代症、過敏性腸症候群他）。

ジェネリック

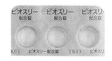

ビオスリー配合錠
6.30円/1錠

ビオフェルミンR散
6.30円/1g

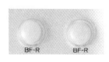

ビオフェルミンR錠
5.90円/1錠

ビオフェルミン配合散
6.30円/1g

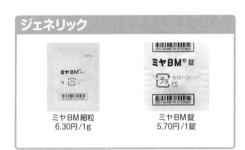

ミヤBM細粒
6.30円/1g

ミヤBM錠
5.70円/1錠

チョコラA

●ビタミンA剤

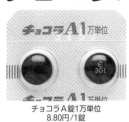

チョコラA錠1万単位
8.80円/1錠
サンノーバ

成分名：ビタミンA

何のお薬？ ビタミンAが不足すると、暗いところでものが見づらかったり、皮膚や粘膜が乾燥して硬く固まる（角化）が起こったりします。このお薬は、不足したビタミンAを補給して、これら症状を予防・改善する目的で処方されますが、角化症の治療薬エトレチナート（チガトン）とは併用できません。過量に服用すると、全身倦怠感・嘔吐・めまい・運動障害・意識障害などが現れることがあります。医師に指示された服用量を守りましょう。

原則的に服用を避けるべき人

妊娠3か月以内または妊娠を希望する婦人は、1日あたりビタミンA5,000IU以上の服用は避ける（頭蓋神経堤などを中心とする奇形発現の増加が推定される報告があります）。

併用してはいけない薬

エトレチナート（チガソン）、トレチノイン（ベサノイド）、タミバロテン（アムノレイク）。

効能効果

ビタミンA欠乏症の予防および治療（夜盲症、結膜乾燥症、角膜乾燥症、角膜軟化症）。ビタミンAの需要が増大し、食事からの摂取が、不十分な際の補給（妊産婦、授乳婦、乳幼児、消耗性疾患など）。角化性皮膚疾患。

標準薬

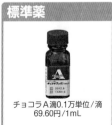

チョコラA滴0.1万単位/滴
69.60円/1mL

お薬コラム **"喫煙はガンの原因になるか?"**

　結論から言えば、喫煙はガンの原因となります。喫煙者は非喫煙者と比べてガンになるリスクが非常に高いのです。葉巻や噛みタバコなどを原因とする症例では、口腔ガン、特に舌ガンが通常の10倍以上の確率で発症するという報告もあります。熱や煙、タバコに含まれる様々なガン誘発物質が正常な細胞を刺激し、ガン細胞化させることで、発症リスクが高くなるのです。肺がんについては国立ガン研究センターが9万人を追跡した調査で、タバコを吸わない人の肺ガン発生率を1としたとき、タバコを吸っていて禁煙し止めた人の発生率が2.2倍、タバコが止められなかった人の発生率は4.5倍となっています。さらにタバコの影響が大きいとされる気管支に限れば12.7倍です。それでもタバコを吸いますか？

チラーヂン

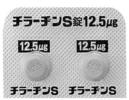

チラーヂンS錠12.5μg
9.80円/1錠
あすか

成分名：レボチロキシンナトリウム水和物

何のお薬？ 甲状腺の手術や障害で不足した甲状腺ホルモンを補うお薬です。

🏥 このような症状が出たら病院へ

胸や肩甲骨周辺の違和感や痛み、息苦しい、全身倦怠感、食欲不振、悪心、皮膚や白目が黄色くなる黄疸症状、血圧低下、尿量減少、呼吸困難、顔面蒼白、意識が飛ぶなど。

効能効果

粘液水腫、クレチン病、甲状腺機能低下症（原発性および下垂体性）、甲状腺腫。

標準薬

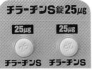

チラーヂンS錠25μg
9.80円/1錠

チラーヂンS錠50μg
9.80円/1錠

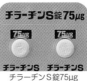

チラーヂンS錠75μg
9.80円/1錠

チラーヂンS錠100μg
11.60円/1錠

※上記以外の標準薬として、チラーヂンS散0.01％（59.10円/1g）があります。

チロナミン

25mcgチロナミン錠
10.10円/1錠
武田

効能効果

粘液水腫、クレチン症、甲状腺機能低下症（原発性および下垂体性）、慢性甲状腺炎、甲状腺腫。

成分名：リオチロニンナトリウム

何のお薬？ 甲状腺の病気や手術、障害などにより不足した甲状腺ホルモンを補うお薬です。

原則的に服用を避けるべき人

心筋梗塞の疑いや、心筋梗塞を起こして時間が経過していない人。

飲み忘れた時は

飲み忘れに気づいた時間が、飲み忘れた時間（例：8時）と次に飲む時間（例：12時）の間（例：10時）より前であれば、できるだけ早く服用します。後なら服用を1回飛ばします。2回分を1度に服用してはいけません。

🏥 このような症状が出たら病院へ

胸や肩甲骨周辺の違和感や痛み、息苦しい、全身のむくみ、横になるより座っているほうが呼吸が楽、全身倦怠感、食欲不振、悪心、皮膚や白目が黄色くなる黄疸症状、血圧低下、尿量減少、呼吸困難、顔面蒼白、意識が飛ぶ、嘔吐など。

標準薬

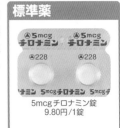

5mcgチロナミン錠
9.80円/1錠

ツートラム

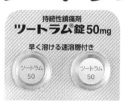

持続性鎮痛剤
ツートラム錠50mg
早く溶ける速溶層付き

ツートラム錠50mg
55.30円/1錠
日本臓器

効能効果

非オピオイド鎮痛剤で治療困難な慢性疼痛記における鎮痛。（変形性膝関節症、腰痛症、関節リウマチ、脊柱管狭窄症、帯状疱疹後神経痛、有痛性糖尿病性神経障害、複合性局所疼痛症候群、線維筋痛症等）。

成分名：トラマドール塩酸塩

何のお薬? このお薬は、μ-オピオイド受容体に対する働きと、セロトニンおよびノルアドレナリンの再取込み阻害による下行性疼痛抑制系の働きで痛みを抑えるお薬です。

飲み忘れた時は

通常1日2回決められた時間に服用するお薬です。飲み忘れに気がついた時が、次に飲む時間が4時間以内の場合は1回飛ばして、次の時間に1回分飲んでください、4時間以上ある場合はすぐに服用します。2回分を1度に飲まないでください。

お薬を服用する時の注意

眠気、めまい、意識喪失が現れることがあるので、高所作業、自動車の運転など危険を伴う機械の操作はしないでください。

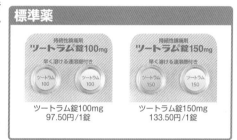

標準薬

持続性鎮痛剤
ツートラム錠100mg
早く溶ける速溶層付き

ツートラム錠100mg
97.50円/1錠

持続性鎮痛剤
ツートラム錠150mg
早く溶ける速溶層付き

ツートラム錠150mg
133.50円/1錠

※上記以外の標準薬として、ツートラム錠25mg（33.30円/1錠）があります。

ツイミーグ

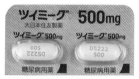

ツイミーグ 500mg
大日本住友製薬
ツイミーグ500mg ツイミーグ500mg
糖尿病用薬 糖尿病用薬

ツイミーグ錠500mg
34.40円/1錠
大日本住友

効能効果

2型糖尿病。

成分名：イメグリミン塩酸塩

何のお薬? このお薬は、膵臓に作用して血糖値に応じてインスリンの分泌を促進するほか、肝臓や骨格筋に作用して血液中に含まれる糖の代謝を促進させるなどにより、血糖値を下げる効果を示します。2型糖尿病は、加齢などにより細胞内にあるミトコンドリアに機能障害が生じることで、インスリンの分泌量が減少したり、筋肉細胞などでの糖代謝の低下などが起こることで発症する、と考えられていますが、本薬はそのミトコンドリアに作用する点で新しい糖尿病薬です。

飲み忘れた時は

通常1日2回、朝と晩に服用するお薬です。朝飲み忘れてお昼までに気づいた場合は、すぐに服用します。お昼以降気づいた場合には服用を1回飛ばし、晩の分から決められた時間に服用します。晩の分を飲み忘れて就寝前（当日）に気づいた場合はすぐに服用します。気づいたのが就寝後なら服用を1回飛ばし、翌朝の分から決められた時間に服用します。2回分を1度に服用してはいけません。

お薬を服用する時の注意

腎機能障害のある人は、服用中に定期的な検査が必要です。また、服用により低血糖症状（手足のふるえ、けいれん、血の気が引く、意識の低下、めまい等）が起こることがありますので、高所作業や自動車の運転、激しい運動等には注意が必要です。気になる症状がでたらすぐに受診しましょう。

ディオバン

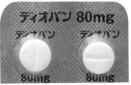

ディオバン錠80mg
40.60円/1錠
ノバルティス

効能効果

高血圧症。

成分名：バルサルタン

何のお薬？「アンジオテンシンII受容体拮抗薬（ARB）」と呼ばれるお薬です。アンジオテンシンIIと呼ばれる物質がその受容体と結合すると、血圧を上昇させるホルモンであるアルドステロンが放出されたり、血管を収縮させたり、腎臓で排泄されるはずだったナトリウム（塩分）や水分を再吸収させたりし、結果、血圧を上昇させます。このお薬は、アンジオテンシンII受容体に先に働いて邪魔をすることでアンジオテンシンIIが結合できない状態を作り、血圧の上昇を抑え、腎臓や心臓を保護します。アンジオテンシン変換酵素阻害薬（ACE）と比較して、副作用の「から咳」などが起こりにくいお薬です。

テ

標準薬

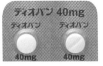

ディオバン錠40mg
22.60円/1錠

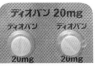

ディオバン錠20mg
17.60円/1錠

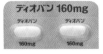

ディオバン錠160mg
57.40円/1錠

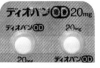

ディオバンOD錠20mg
17.60円/1錠

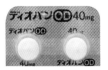

ディオバンOD錠40mg
22.60円/1錠

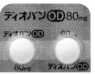

ディオバンOD錠80mg
40.60円/1錠

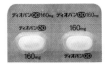

ディオバンOD錠160mg
57.40円/1錠

ジェネリック

バルサルタンOD錠20mg
「トーワ」
10.10円/1錠

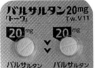

バルサルタン錠20mg
「トーワ」
10.10円/1錠

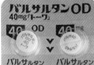

バルサルタンOD錠40mg
「トーワ」
10.10円/1錠

バルサルタン錠40mg
「トーワ」
10.10円/1錠

バルサルタン錠20mg
「サワイ」
10.10円/1錠

バルサルタン錠40mg
「サワイ」
10.10円/1錠

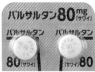

バルサルタン錠80mg
「サワイ」
15.70円/1錠

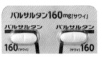

バルサルタン錠160mg
「サワイ」
22.50円/1錠

ディナゲスト

●子宮内膜症治療薬

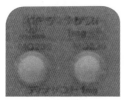

ディナゲスト錠1mg
185.70円/1錠
持田

効能効果

子宮内膜症。

成分名：ジエノゲスト

何のお薬？ このお薬の成分は、黄体ホルモン（プロゲステロン）を受け取る受容体に黄体ホルモンの代わりに結びついて、黄体ホルモンと同様の反応を起こさせます。卵巣機能を抑える働きや、子宮内膜細胞が増えるのを抑える働きがあるお薬です。

原則的に服用を避けるべき人

診断のつかない異常性器出血のある人、妊婦または妊娠している可能性のある婦人。

飲み忘れた時は

飲み忘れに気づいた時間が、飲み忘れた時間（例：8時）と次に飲む時間（例：20時）の間（例：14時）より前であれば、できるだけ早く服用します。後なら服用を1回飛ばします。2回分を1度に服用してはいけません。

標準薬

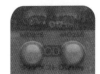

ディナゲストOD錠1mg
185.70円/1錠

🏥 このような症状が出たら病院へ

じんましん、血管が浮き出てくる、発熱、全身が紅潮する、息苦しい、不正出血（出血量が多く持続日数が長い場合や一度に大量の出血が認められた場合は必要に応じて検査が実施されます）、めまい、フラフラ感、顔面蒼白など。

ディレグラ配合錠

●アレルギー性疾患治療薬

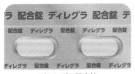

ディレグラ配合錠
34.70円/1錠
LTLファーマ

効能効果

アレルギー性鼻炎。

**成分名：フェキソフェナジン塩酸塩／
塩酸プソイドエフェドリン配合剤**

何のお薬？ アレルギーの原因となる抗原を認識する「マスト細胞（肥満細胞）」にスイッチが入ると、ヒスタミンなど炎症を引き起こす物質や、サイトカインと呼ばれる免疫・炎症に関する情報伝達物質、アレルギー・炎症反応を維持しようとする脂質成分など「ケミカルメディエーター」と呼ばれる物質が放出されます。このお薬は、ヒスタミンH_1を受け取って炎症を引き起こす受容体を邪魔する働き、マスト細胞からケミカルメディエーターが放出されるのを抑える働きのほか、α受容体を刺激して鼻粘膜の血管を収縮させる働きをもっています。

原則的に服用を避けるべき人

緑内障の人、前立腺肥大による排尿障害のある人、重い心臓疾患のある人、高血圧の人。

併用してはいけない薬

セレギリン（エフピー）。

🏥 このような症状が出たら病院へ

じんましん、血管が浮き出てくる、発熱、全身が紅潮する、息苦しい、全身倦怠感、食欲不振、悪心、皮膚や白目が黄色くなる黄疸症状、寒気、突然の高熱、のどの痛み、頭痛、咳、吐き気、悪寒、青あざができやすい、頻回に起こる鼻血、けいれんなど。

テ

テオドール

●キサンチン系気管支拡張剤

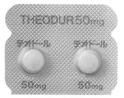

テオドール錠50mg
5.90円/1錠
田辺三菱

成分名：テオフィリン

> 何のお薬？ このお薬は、気管支や肺血管を拡げる働きのほか、呼吸を調整している中枢を刺激する働き、気道の線毛運動を活発にする働きなどにより、気管支喘息・喘息性（様）気管支炎・慢性気管支炎や肺気腫による咳・痰・息苦しさなどを和らげます。

🏥 このような症状が出たら病院へ

けいれん、混乱、意識が飛ぶ、筋肉痛、力が入らない、赤褐色の尿が出る、紫や黒い色の便、腹痛、胸やけ、吐血、じんましん、血管が浮き出てくる、発熱、全身が紅潮する、顔面蒼白・青色、動悸、めまい、貧血症状など。

効能効果

気管支喘息、気管支炎。

標準薬

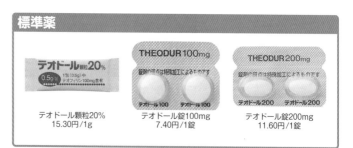

テオドール顆粒20%
15.30円/1g

テオドール錠100mg
7.40円/1錠

テオドール錠200mg
11.60円/1錠

テオロング

●テオフィリン徐放製剤

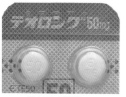

テオロング錠50mg
5.90円/1錠
エーザイ

成分名：テオフィリン

> 何のお薬？ 気道平滑筋の中にあるサイクリックエーエムピー（cAMP）は平滑筋を緩める働きをしています。cAMPは体内のホスホジエステラーゼ（PDE）という酵素に分解されてしまうため、cAMPが減少すると血管平滑筋や気道平滑筋が収縮しやすくなります。このお薬は、PDEの働きを邪魔することで、気管支平滑筋を緩める働きのあるcAMPを増加させ、気管支を拡げる作用を示します。また、細胞内のカルシウムチャネルに作用して、細胞の収縮を抑える作用や、平滑筋の運動を活発にする神経伝達物質（アデノシン）の受容体を邪魔することで、気管支平滑筋の動きを穏やかにします。結果、気道を拡げて呼吸を楽にする働きや、肺血管を拡げる働き、呼吸を調整している中枢を刺激する働き、気道の線毛運動を活発にする働きなどにより、気管支喘息・喘息性（様）気管支炎・慢性気管支炎や肺気腫による咳・痰・息苦しさなどを和らげます。

効能効果

気管支喘息、喘息性（様）気管支炎、慢性気管支炎、肺気腫。

標準薬

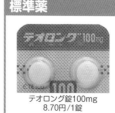

テオロング錠100mg
8.70円/1錠

テオロング錠200mg
12.90円/1錠

テオフィリン徐放U錠200mg
「トーワ」5.90円/1錠

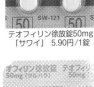

テオフィリン徐放錠50mg
「サワイ」5.90円/1錠

テオフィリン徐放U錠
100mg「トーワ」
5.70円/1錠

テオフィリン徐放錠200mg
「サワイ」5.90円/1錠

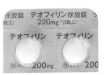

テオフィリン徐放錠200mg
「日医工」5.90円/1錠

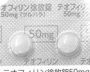

テオフィリン徐放錠50mg
「ツルハラ」
5.90円/1錠

テオフィリン徐放錠100mg
「ツルハラ」
5.70円/1錠

テオフィリン徐放錠200mg
「ツルハラ」
5.90円/1錠

テオフィリン徐放ドライ
シロップ小児用20%「サワイ」
33.40円/1g

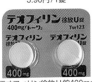

テオフィリン徐放U錠400mg
「トーワ」5.90円/1錠

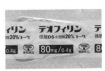

テオフィリン徐放DS小児用
20%「トーワ」
33.40円/1g

テオフィリン徐放錠100mg
「サワイ」5.70円/1錠

テオフィリン徐放錠100mg
「日医工」5.70円/1錠

テ

お薬コラム　"かかりつけ医を探す"

　日本の医療制度は、救急救命などの場合を除いて、健康診断なども含め、身近なクリニックや診療所、小規模病院など、いわゆる「かかりつけ医」をまず受診し、高度な治療が必要な場合は、紹介されて大学医学部付属病院や専門病院、大規模病院を受診する、というシステムです。傷病のときはもちろんですが、日々の健康管理も含めて、安心して相談できる「かかりつけ医」をもつことは重要です。

　「かかりつけ医」を探すには、まず、診療科目は何か、自宅からの距離や診療時間はどうか、そして医師の来歴はどうか、といった情報を、事前にインターネットなどで調べ、健康診断などから受診を開始するとよいでしょう。その病院の担当医師が、国家試験合格後、どのような病院の何科で研修を重ね、どのような治療経験を積んできたかを知ることで、得意な治療分野を知ることも可能です。また、その医師を「かかりつけ医」にするかどうかの判断基準に「風邪」の時どのような治療や投薬をするかも目安になります。すぐ抗生物質を処方する医師などは、個人的には選びません。風邪はウイルスが原因の場合が多いので、細菌に効果がある抗生物質では、直接的な効果が期待できないからです。

デカドロン

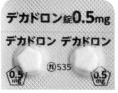

デカドロン錠0.5mg
5.70円/1錠
日医工

効能効果

内分泌疾患・リウマチ性疾患・膠原病・腎疾患・心疾患・アレルギー性疾患・血液疾患・消化器疾患・肝疾患・肺疾患・重症感染症・結核性疾患・神経疾患・悪性腫瘍・抗悪性腫瘍剤投与に伴う消化器症状・外科疾患・産婦人科疾患・泌尿器科疾患・皮膚科疾患・眼科疾患・耳鼻咽喉科疾患・歯科・口腔外科疾患。

※新型コロナウイルス治療薬（対象：中等症Ⅱ～重症）として承認されている（R5.4.1現在）

成分名：デキサメタゾン

何のお薬？ 炎症は、私たちの身体の内外で、有害と考えられる物質が働いた時に起こる防衛反応で、ヒスタミンやセロトニン、プロスタグランジン、TNF αなどのケミカルメディエーターが、マスト細胞や白血球、マクロファージなどから放出されることによって起こります。有害と考えられる物質は、細菌やウイルス、打撲や損傷によって傷ついてしまった細胞などですが、時には、私たち自身の正常な細胞を「有害」と勘違いする場合もあります。このお薬は、ステロイド（糖質コルチコイド）性抗炎症薬で、ケミカルメディエーターが合成される工程のスタートを担う「ホスホリパーゼA_2」と呼ばれる酵素の働きを邪魔することで、ケミカルメディエーターの合成や放出を抑えて、結果として炎症が起こらないようにする働きをもっています。ステロイドというと、怖い薬というイメージをもっている方もいますが、服用中も身体の声をよく聞き、使い方を誤らなければ、非常に有用なお薬です。服用中は血液検査や肝臓・腎臓機能検査が頻回に行なわれます。決められた受診日は守りましょう。また、この薬は、体調がよくなったと自己判断して服用を勝手に中止したり、量を調節したりすると、発熱・頭痛・食欲不振・脱力感・筋肉痛・関節痛・ショックなどの離脱症状が現れるほか、病状が急激に悪化する場合があります。必ず医師の指示に従って、徐々に減量するなどしてください。なお、このお薬を服用して免疫を抑制した結果、細菌やウイルスによる重い感染症を発症する場合があります。風邪のような症状が現れた場合や、気になる症状があれば、すぐに主治医に相談してください。

原則的に服用を避けるべき人

有効な抗菌剤の存在しない感染症や全身性の真菌症の人、消化性潰瘍のある人、精神疾患の人、結核性疾患の人、単純疱疹性角膜炎の人、後嚢白内障の人、緑内障の人、高血圧の人、血栓症の人、急性心筋梗塞の既往歴のある人。

飲み忘れた時は

飲み忘れに気づいた時間が、飲み忘れた時間（例：8時）と次に飲む時間（例：12時）の間（例：10時）より前であれば、できるだけ早く服用します。後なら服用を1回飛ばします。2回分を1度に服用してはいけません。

🏥 このような症状が出たら病院へ

多飲・多尿の高血糖、紫や黒い色の便、腹痛、胸やけ、吐血、眼の痛み、緑内障など。（以上の場合は救急車を要請）局所の痛み、むくみ、うずき、突然の息切れ、息苦しい、胸の痛み、急激な視力低下、意識障害、めまい。

標準薬

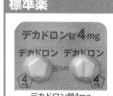

デカドロン錠4mg
27.30円/1錠

テグレトール

●てんかん治療薬
●躁状態治療薬

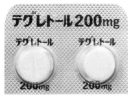

テグレトール錠200mg
8.40円/1錠
サンファーマ

効能効果

三叉神経痛。躁病、躁うつ病の躁状態、統合失調症の興奮状態。精神運動発作、てんかん性格およびてんかんに伴う精神障害、てんかんの痙攣発作。

成分名：カルバマゼピン

何のお薬？ 抑制性神経伝達物質GABAやノルアドレナリンの働きを高めて脳の興奮を鎮め、てんかん発作を予防するほか、躁病における気分の高揚を鎮める作用や顔面の三叉神経の異常な反応を抑える作用があるお薬です。

このような症状が出たら病院へ

脱力、発熱、吐き気、悪寒、青あざができやすい、頻回に起こる鼻血、手足に点状の出血、血尿、高熱、目の充血、めやに、唇や陰部のただれ、皮膚の広い範囲が赤くなる、全身倦怠感、食欲不振、悪心、皮膚や白目が黄色くなる黄疸症状、筋肉痛、関節痛、リンパ節腫脹など。

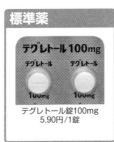

標準薬

テグレトール錠100mg
5.90円/1錠

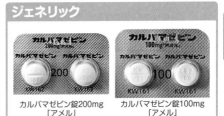

ジェネリック

カルバマゼピン錠200mg
「アメル」
8.40円/1錠

カルバマゼピン錠100mg
「アメル」
5.70円/1錠

※上記以外の標準薬として、テグレトール細粒50%（18.80円/1g）があります。

デザレックス

●アレルギー性疾患治療薬

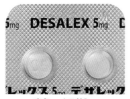

デザレックス錠5mg
47.00円/1錠
キョーリン

効能効果

アレルギー性鼻炎、蕁麻疹、皮膚疾患（湿疹・皮膚炎、皮膚そう痒症）に伴うそう痒。

成分名：デスロラタジン

何のお薬？ 私たちの身体にはアレルギーの原因となる抗原を認識するマスト細胞（肥満細胞）があり、この細胞のスイッチが入ると、ヒスタミンをはじめとする炎症を引き起こす物質や、サイトカインと呼ばれる免疫・炎症に関する情報伝達物質、アレルギー反応・炎症反応を維持しようとする脂質成分など「ケミカルメディエーター」と呼ばれる物質が放出されてアレルギー症状が起こります。このお薬は、ヒスタミンH_1を受け取って炎症を引き起こす受容体を邪魔する働きと、マスト細胞からケミカルメディエーターが放出されるのを抑える働き、炎症性のサイトカインが細胞内で作られるのを抑える働きなどによって、アレルギー疾患の症状を改善します。季節性のアレルギー疾患の場合は、好発季節の直前から飲み始め、好発季節終了時まで続けると効果的です。

飲み忘れた時は

通常1日1回服用するお薬です。飲み忘れに気づいた時、通常の服用時間の12時間以内なら、すぐに1回分を飲んでください（朝食前後に服用している場合、飲み忘れに気づいたのが夕方ぐらいまでなら、その日の分を服用します。夕食後や就寝前なら、服用を1回飛ばします）。次の服用時間が近い場合は、服用を1回飛ばして次の服用時間に決められた量を服用します。絶対に2回分を1度に飲んではいけません。

テシプール

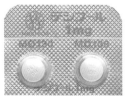

テシプール錠1mg
10.50円/1錠
持田

効能効果

うつ病・うつ状態。

🏥 このような症状が出たら病院へ

強度の筋強剛、食べ物が飲み込めない、頻脈、異常な発汗、寒気、突然の高熱、のどの痛み、頭痛、咳など。

成分名：セチプチリンマレイン酸塩

何のお薬？ このお薬は、「四環系抗うつ剤」と呼ばれるお薬のひとつです。交感神経の終末や副交感神経の終末にあるα₂アドレナリン受容体が刺激を受けるのを邪魔することで、覚醒や集中力のほか、活動に関係するノルアドレナリンの放出量を増やし、意欲を高めて、うつ状態を改善します。三環系抗うつ薬と比べると効果が現れるのが若干速く、持続する時間も長いお薬です。

飲み忘れた時は

飲み忘れに気づいた時間が、飲み忘れた時間（例：8時）と次に飲む時間（例：12時）の間（例：10時）より前であれば、できるだけ早く服用します。後なら服用を1回飛ばします。2回分を1度に服用してはいけません。

ジェネリック

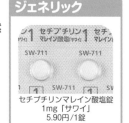

セチプチリンマレイン酸塩錠
1mg「サワイ」
5.90円/1錠

デジレル

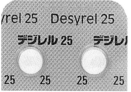

デジレル錠25
11.50円/1錠
ファイザー

効能効果

うつ病・うつ状態。

成分名：トラゾドン塩酸塩

何のお薬？ このお薬は、神経伝達物質であるセロトニンの再取り込みを阻害する作用と、セロトニンに対して神経興奮の反応を示す「セロトニン5-HT₂受容体」を邪魔する作用により、うつ病・うつ状態に伴う不安・イライラ・不眠などの症状を改善します。

🏥 このような症状が出たら病院へ

強度の筋強剛、食べ物が飲み込めない、頻脈、異常な発汗、胸や肩甲骨周辺の違和感や痛み、動悸、脈が飛ぶ、幻覚や幻聴、上手にものが考えられない、名前や場所・時間などが判らない、錯乱、食欲不振、吐き気、嘔吐、2・3日以上続く便秘、腹部の膨満、持続性勃起など。

標準薬

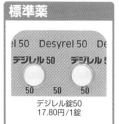

デジレル錠50
17.80円/1錠

ジェネリック

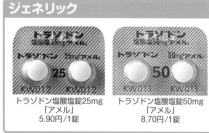

トラゾドン塩酸塩錠25mg
「アメル」
5.90円/1錠

トラゾドン塩酸塩錠50mg
「アメル」
8.70円/1錠

テ

デソパン

●副腎皮質ホルモン合成阻害剤

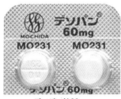

デソパン錠60mg
502.80円/1錠
持田

効能効果

特発性アルドステロン症。手術適応とならない原発性アルドステロン症およびクッシング症候群。

成分名：トリロスタン

何のお薬？ このお薬は、体内で副腎皮質ステロイドホルモンを生合成する過程で必要な「3β-hydroxysteroid 脱水素酵素」を邪魔することで、副腎皮質ホルモンの濃度を下げる働きを示します。肝機能障害や腎機能障害、副腎皮質機能障害などのある人がこのお薬を服用した場合、症状が悪化して、肝炎・黄疸・腎不全などを発症する場合があります。気になる症状があれば、すぐに主治医に相談してください。また、服用中は、血中のコルチコステロイドなどの濃度の検査が定期的に行なわれます。決められた受診日は守りましょう。

原則的に服用を避けるべき人

妊婦または妊娠している可能性のある婦人（動物実験では、胎児毒性および妊娠維持能の低下が報告されています）。

飲み忘れた時は

飲み忘れに気づいた時間が、飲み忘れた時間（例：8時）と次に飲む時間（例：12時）の間（例：10時）より前であれば、できるだけ早く服用します。後なら服用を1回飛ばします。2回分を1度に服用してはいけません。

デタントール

●高血圧症治療薬
α遮断薬

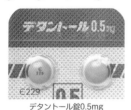

デタントール錠0.5mg
10.90円/1錠
エーザイ

効能効果

高血圧症。

成分名：ブナゾシン塩酸塩

何のお薬？ α₁受容体は、神経伝達物質（アドレナリン）を受け取ると血管を収縮させますが、このお薬は、α₁受容体が神経伝達物質を受け取るのを邪魔することで、血管の収縮を抑えて血管を拡げ、血圧を下げます。服用開始直後や服用量を増やした場合、起立性低血圧による立ちくらみやめまいなどが現れることがあります。血圧が安定するまでは、自動車の運転など危険を伴う機械の操作、高所作業などは極力避けましょう。

🏥 このような症状が出たら病院へ

意識が薄れる、失神など。

標準薬

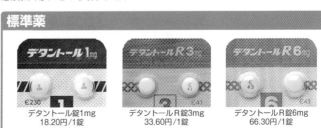

デタントール錠1mg
18.20円/1錠

デタントールR錠3mg
33.60円/1錠

デタントールR錠6mg
66.30円/1錠

テトラミド

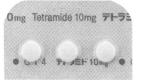

テトラミド錠10mg
11.30円/1錠
オルガノン

効能効果

うつ病・うつ状態。

成分名：ミアンセリン塩酸塩

何のお薬？ このお薬は、「四環系抗うつ剤」と呼ばれるお薬のひとつです。交感神経の終末や副交感神経の終末にあるα_2アドレナリン受容体が刺激を受けるのを邪魔することで、覚醒や集中力のほか、活動に関係するノルアドレナリンの放出量を増やし、意欲を高めて、うつ状態を改善します。三環系抗うつ薬と比べると効果が現れるのが若干速く、持続する時間も長いお薬です。

飲み忘れた時は

飲み忘れに気づいた時間が、飲み忘れた時間（例：8時）と次に飲む時間（例：12時）の間（例：10時）より前であれば、できるだけ早く服用します。後なら服用を1回飛ばします。2回分を1度に服用してはいけません。

標準薬

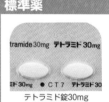

テトラミド錠30mg
31.10円/1錠

🏥 このような症状が出たら病院へ

強度の筋強剛、食べ物が飲み込めない、頻脈、異常な発汗、寒気、突然の高熱、のどの痛み、頭痛、咳など。

お薬コラム 　"本当にうつ病？②"

　「うつ病」と「症状は似ているがうつ病ではない」を見分けるポイントを、具体的にいくつか挙げてみましょう。

●**睡眠障害**…うつ病の特徴である睡眠障害。しかし同じ「眠れない」にも違いがあります。
・ベッドに入っても、なかなか眠りにつけない
・長時間眠れる日と、まったく眠れない日がある
・途中何回か目が覚めてしまい、熟睡した気がしない
といった症状は一般的にうつ病による睡眠障害ではありません。「うつ病」の睡眠障害は、
・眠りにはつけるが早く目が覚めてしまい、再びウトウトすることなくベッドの中で悶々と過ごす日が何日も続く、というものです。

●**食欲や性欲、購買意欲や名誉欲（評価や勝利、達成への意欲）の減退**…「うつ病」では、すべてに疲れ、身体も気持ちも動かなくなっているため、欲というものがほぼ失われます。そして、そんな自分を激しく責める気持ちに支配されます。一方「症状は似ているがうつ病ではない」場合、食欲の有無が極端だったり、抑うつ状態でもパートナーとの関係を求めたり、ゲームの勝利を喜んだりと、欲望の一部は活発な場合が多く、自分ではなく他人を責める点も「うつ病」と大きく異なります。

　「うつ病」を発症している人は、脳内の神経伝達物質が枯渇しているため、それらを増やす作用のあるうつ病の治療薬が効果を発揮します。しかし「症状は似ているがうつ病ではない」場合、脳内の神経伝達物質が枯渇しているわけではないので、それらを増やすお薬を飲んでも、さほど効果は期待できないのです（p.310に続く）。

デトルシトール

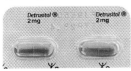

デトルシトールカプセル2mg
63.00円/1カプセル
ヴィアトリス

効能効果

過活動膀胱における尿意切迫感、頻尿および切迫性尿失禁。

成分名：酒石酸トルテロジン

何のお薬？ 膀胱平滑筋にあるムスカリン性アセチルコリン受容体は、神経伝達物質（アセチルコリン）を受け取ると膀胱を収縮させますが、この反応が強すぎると、尿があまりたまっていないのに頻回に排尿したくなったり、過剰な収縮によって尿失禁を起こしたりします。このお薬は、この受容体がアセチルコリンを受け取るのを邪魔することで膀胱平滑筋を緩めて、尿をたまりやすくすると同時に、過剰な収縮を抑えて、尿失禁を予防します。

原則的に服用を避けるべき人

緑内障の人、前立腺肥大による排尿障害のある人、重い心臓疾患のある人、麻痺性イレウスのある人、重症筋無力症の人、胃アトニーまたは腸アトニーのある人、尿閉（慢性尿閉に伴う尿失禁を含む）のある人。

🏥 このような症状が出たら病院へ

じんましん、血管が浮き出てくる、発熱、全身が紅潮する、息苦しい、排尿ができないなど。

標準薬

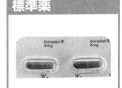

デトルシトールカプセル4mg
107.60円/1カプセル

テ

テナキシル

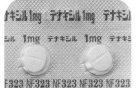

テナキシル錠1mg
10.60円/1錠
アルフレッサファーマ

効能効果

本態性高血圧症。

標準薬

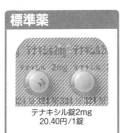

テナキシル錠2mg
20.40円/1錠

成分名：インダパミド

何のお薬？ このお薬は、腎尿細管でナトリウム（塩分）と水分の再吸収を抑え、尿中に排泄することで、血液の循環量を減らすと同時に、血管平滑筋の収縮を抑えることで、血管の抵抗を弱め、血圧を下げるお薬です。服用開始直後は、お薬の作用に身体が強く反応することで、血圧が下がりすぎてしまい、めまい、注意力・集中力・反射機能の低下などが起こることがあるので、服用中は自動車の運転など危険を伴う機械の操作、高所作業、登山などは極力避けましょう。

飲み忘れた時は

通常1日1回、朝食後に服用するお薬です。飲み忘れに気づいた時、次に飲む時間まで5時間以上ある場合は服用してください。5時間未満の場合には服用を1回飛ばし、次回から決められた時間に服用します。2回分を1度に服用してはいけません。

🏥 このような症状が出たら病院へ

全身倦怠感、脱力、発熱、吐き気、悪寒、青あざができやすい、頻回に起こる鼻血、手足に点状の出血、血尿、吐き気、考えが混乱する、筋肉のけいれん、食欲不振、意識が薄れるなど。

テネリア

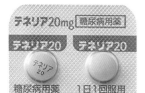

テネリア20mg [糖尿病用薬]
テネリア20　テネリア20
糖尿病用薬　1日1回服用
テネリア錠20mg
115.00円/1錠
第一三共・田辺三菱

効能効果
2型糖尿病。

成分名：テネリグリプチン臭化水素酸塩水和物

何のお薬？ 膵臓で作られ、血液を介して細胞に届くインスリンが細胞をノックすると、細胞の扉が開いて血液中の糖が取り込まれ、エネルギーとして消費されますが、インスリンが少ないと細胞の扉が開かれなくなり、血液中に糖が残って、糖尿病を発症します。このお薬は、インスリンの分泌を促すホルモン（インクレチン）を分解する酵素「DPP-4」の働きを邪魔することで、インクレチンの濃度を高め、結果、インスリンの分泌を活発にする働きのほか、血糖値を上昇させるホルモンであるグルカゴンの分泌を抑えるなどの働きにより、血糖値を改善するお薬です。

🏥 このような症状が出たら病院へ
高度の空腹感、発汗、手足の震え、意識障害、食欲不振、吐き気、嘔吐、2・3日以上続く便秘、腹部の膨満など。

標準薬

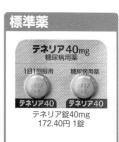

テネリア40mg
糖尿病用薬
1日1回服用　糖尿病用薬
テネリア40　テネリア40
テネリア錠40mg
172.40円 1錠

テノーミン

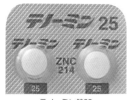

テノーミン錠25
10.90円/1錠
太陽ファルマ

成分名：アテノロール

何のお薬？ このお薬は、交感神経の中で心臓を激しく動かす命令を受けるβ受容体を邪魔することで、心臓の動きを緩やかにし、送り出される血液の量や心拍数を調整します。この結果、血管の中を流れる血流が落ち着いて血管にかかる圧力も減り、血圧が下がります。同時に、心臓の異常興奮を抑えて、拍動を整える働きもあります。

効能効果
本態性高血圧症（軽症〜中等症）。狭心症。頻脈性不整脈（洞性頻脈、期外収縮）。

標準薬

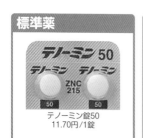

テノーミン錠50
11.70円/1錠

ジェネリック

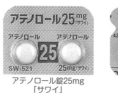

アテノロール錠25mg
「サワイ」
5.90円/1錠

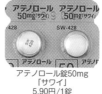

アテノロール錠50mg
「サワイ」
5.90円/1錠

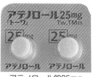

アテノロール錠25mg
「トーワ」
5.90円/1錠

テ

デパケン

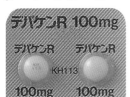

●片頭痛治療薬・抗てんかん剤
●躁病・躁状態治療薬

デパケンR錠100mg
9.70円/1錠
協和キリン

効能効果

片頭痛発作の発症抑制。躁病および躁うつ病の躁状態の治療。各種てんかん（小発作・焦点発作・精神運動発作ならびに混合発作）およびてんかんに伴う性格行動障害（不機嫌・易怒性等）の治療。

成分名：バルプロ酸ナトリウム

何のお薬？ 中枢神経において、抑制性神経伝達物質GABA（γ-アミノ酪酸）を分解する酵素であるGABAトランスアミナーゼを邪魔することで、脳内のGABAの量を増やし濃度を高めて、脳の興奮を鎮め、てんかん発作を予防するほか、異常な興奮やけいれんを抑える作用や、躁病における気分の高揚を鎮める作用も示すお薬です。眠気、注意力・集中力・反射機能の低下などが起こることがあるので、服用中は自動車の運転など危険を伴う機械の操作は避けましょう。また、このお薬には、片頭痛の発生を抑える作用もありますが、起こっている頭痛発作を穏やかにするお薬ではありません。そのため、このお薬の服用中に頭痛発作が起こった時は、必要に応じて服用するよう、別に頭痛発作治療薬が処方される場合があります。なお、片頭痛発作の抑制目的でこのお薬を長期間服用し続けることは、効果の有無にかかわらず、避けた方がよいとされています。加えて、このお薬の服用により、重い肝臓障害を発症する場合があります（服用開始後6か月以内に発症する場合が多い）。そのため、服用中は、肝機能検査が定期的に行なわれます。決められた受信日は守りましょう。

テ

原則的に服用を避けるべき人

重い肝臓障害のある人、尿素サイクル異常症のある人、妊婦または妊娠している可能性のある婦人（心室中隔欠損等の心奇形や多指症・口蓋裂・尿道下裂等の外表奇形・その他の奇形を有する児を出産した、との報告があります）。

飲み忘れた時は

飲み忘れた時間と次に飲む時間の真ん中より前の時間であれば服用します。後なら服用を1回飛ばします。

🏥 このような症状が出たら病院へ

全身倦怠感、食欲不振、悪心、皮膚や白目が黄色くなる黄疸症状、異常な眠気、ふらつき、脱力、発熱、吐き気、悪寒、青あざができやすい、頻回に起こる鼻血、手足に点状の出血、血尿、食べ物や飲み物を摂ってしばらくした後の激しい腹痛、発熱、から咳、呼吸困難、高熱、目の充血、めやに、唇や陰部のただれ、皮膚の広い範囲が赤くなる、物忘れがひどくなる、言語障害が出る、感情が現れない、筋肉痛、力が入らない、赤褐色の尿が出る、皮膚や粘膜の乾燥、食欲不振、けいれん、意識障害など。

標準薬

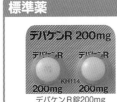

デパケンR錠200mg
11.90円/1錠

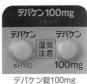

デパケン錠100mg
10.10円/1錠

デパケン錠200mg
10.10円/1錠

デパケン細粒20%
14.70円/1g

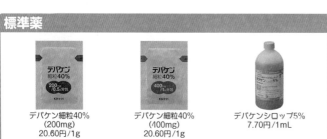

標準薬

デパケン細粒40%
（200mg）
20.60円/1g

デパケン細粒40%
（100mg）
20.60円/1g

デパケンシロップ5%
7.70円/1mL

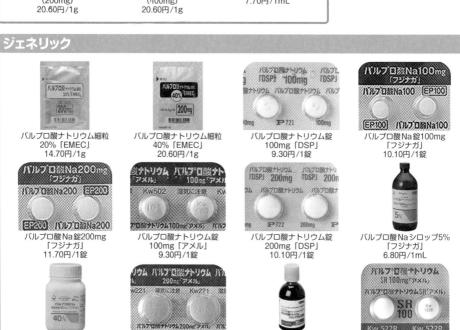

ジェネリック

バルプロ酸ナトリウム細粒
20%「EMEC」
14.70円/1g

バルプロ酸ナトリウム細粒
40%「EMEC」
20.60円/1g

バルプロ酸ナトリウム錠
100mg「DSP」
9.30円/1錠

バルプロ酸Na錠100mg
「フジナガ」
10.10円/1錠

バルプロ酸Na錠200mg
「フジナガ」
11.70円/1錠

バルプロ酸ナトリウム錠
100mg「アメル」
9.30円/1錠

バルプロ酸ナトリウム錠
200mg「DSP」
10.10円/1錠

バルプロ酸Naシロップ5%
「フジナガ」
6.80円/1mL

バルプロ酸Na徐放顆粒40%
「フジナガ」
29.10円/1g

バルプロ酸ナトリウム錠
200mg「アメル」
10.10円/1錠

バルプロ酸ナトリウムシロッ
プ5%「DSP」
6.80円/1mL

バルプロ酸ナトリウムSR錠
100mg「アメル」
9.70円/1錠

テ

お薬コラム　"有酸素運動に軽い「筋トレ」もプラスして"

　同じ運動でも、目的により適した運動の種類は変わります。ダイエット目的であれば、効率的にエネルギーを消費できる「有酸素運動」が効果的。息があがるほど激しくせず、ウォーキングくらいの多少脈が早くなる強度の運動を20〜30分行なうのが、もっとも効率がいいといわれます。ただし、私を含め中高年が年相応にお腹に肉がついたので運動を、という場合には、将来を見据えて有酸素運動に軽い「筋トレ」を加えるのがおすすめです。人生後半戦、どれだけ楽しく生きられるかは、どれだけ自由に動けるかがポイント。そのカギを握っているのは筋肉と関節です。にもかかわらず、中高年が意識せず生活していると、筋力（＝筋肉量）は徐々に低下します。運動量が減るのに加え、食べる量が減り、食の好みも変化して、タンパク質の摂取量が減るためです。そして筋力が衰えると、関節に負担がかかって痛めてしまう…悪循環です。「筋トレ」といってもダンベルは必要なく、椅子から立ち上がるといった簡単な動作をまずは3分。これも立派な「筋トレ」です。

デパス

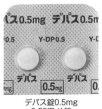

デパス錠0.5mg
9.20円/1錠
田辺三菱

効能効果

神経症における不安・緊張・抑うつ・神経衰弱症状・睡眠障害。うつ病における不安・緊張・睡眠障害。心身症（高血圧症、胃・十二指腸潰瘍）における身体症候ならびに不安・緊張・抑うつ・睡眠障害。統合失調症における睡眠障害・頸椎症、腰痛症、筋収縮性頭痛における不安・緊張・抑うつおよび筋緊張。

成分名：エチゾラム

何のお薬？ 中枢神経において、抑制性神経伝達物質GABAを受け取るGABA_A受容体のベンゾジアゼピン結合部に作用して、興奮したり不安になったりする信号の流れを抑えることで、これら感情を抑えるほか、催眠作用、筋弛緩作用なども示す、チエノジアゼピン系のお薬です。バルビツール酸系のお薬が、GABA_A受容体の反応する時間を長くして、GABAの働きを強くするのに対して、このお薬は、GABAが少量しかない（濃度が薄い）場合でもGABA_A受容体が反応しやすいようにするのが特徴です。睡眠障害にも効果のあるお薬ですが、他の睡眠障害治療薬や、筋肉の緊張を緩めるお薬（筋緊張弛緩剤）などと一緒に処方されることもよくあるようです。なお、効果が認められないまま長期間ダラダラと服用を続けるのは避けましょう。また、効果が強く現れすぎたり、過剰に服用したりすると、運動失調（身体が動かない）、低血圧（めまい・目の前が真っ暗になる）、呼吸抑制（呼吸が上手くできない・圧迫感・息苦しい）、意識障害（考えがまとまらない・意識が薄れる・興奮・混乱）といった症状が現れる場合があります。気になる症状があれば、主治医に相談してください。加えて、服用中は、眠気、めまい、注意力・集中力・反射機能の低下などが起こることがあるので、服用中は自動車の運転など危険を伴う機械の操作、高所作業、登山などは避けましょう。特に、このお薬の服用前後に飲酒をすると、お薬の作用が強く出すぎて、フラフラして立っていられない、めまい、吐き気、意識が薄れるなどの症状が現れることがあるので、注意が必要です。

原則的に服用を避けるべき人

急性狭隅角緑内障の人、重症筋無力症の人。

飲み忘れた時は

飲み忘れに気づいた時間が、飲み忘れた時間（例：8時）と次に飲む時間（例：12時）の間（例：10時）より前であれば、できるだけ早く服用します。後なら服用を1回飛ばします。2回分を1度に服用してはいけません。

このような症状が出たら病院へ

飲まないと不安になる、けいれん、依存、大量服用、胸を押さえつけられるような感覚、息切れ、息苦しい、強度の筋強剛、食べ物が飲み込めない、頻脈、異常な発汗、筋肉痛、力が入らない、赤褐色の尿が出る、発熱、から咳、呼吸困難、全身倦怠感、食欲不振、悪心、皮膚や白目が黄色くなる黄疸症状、けいれん、意識障害など。

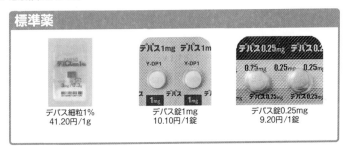

デパス細粒1% 41.20円/1g	デパス錠1mg 10.10円/1錠	デパス錠0.25mg 9.20円/1錠

標準薬

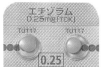

エチゾラム錠0.25mg「TCK」
5.90円/1錠

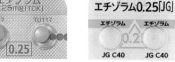

エチゾラム錠0.25mg「JG」
5.90円/1錠

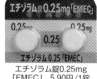

エチゾラム錠0.25mg
「EMEC」 5.90円/1錠

エチゾラム錠0.25mg「SW」
5.90円/1錠

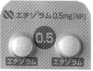

エチゾラム錠0.5mg「NP」
6.40円/1錠

エチゾラム錠0.5mg「SW」
6.40円/1錠

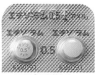

エチゾラム錠0.5mg
「アメル」6.40円/1錠

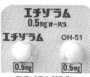

エチゾラム錠0.5mg
「オーハラ」6.40円/1錠

エチゾラム錠0.5mg
「日医工」6.40円/1錠

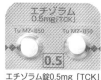

エチゾラム錠0.5mg「TCK」
6.40円/1錠

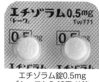

エチゾラム錠0.5mg
「トーワ」6.40円/1錠

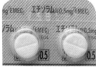

エチゾラム錠0.5mg
「EMEC」 6.40円/1錠

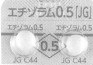

エチゾラム錠0.5mg「JG」
6.40円/1錠

エチゾラム錠1mg「JG」
9.80円/1錠

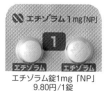

エチゾラム錠1mg「NP」
9.80円/1錠

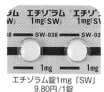

エチゾラム錠1mg「SW」
9.80円/1錠

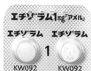

エチゾラム錠1mg「アメル」
9.80円/1錠

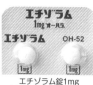

エチゾラム錠1mg
「オーハラ」9.80円/1錠

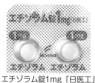

エチゾラム錠1mg「日医工」
9.80円/1錠

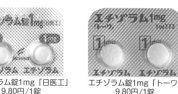

エチゾラム錠1mg「トーワ」
9.80円/1錠

エチゾラム錠1mg「TCK」
9.80円/1錠

エチゾラム錠0.5mg
「ツルハラ」6.40円/1錠

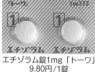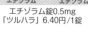

エチゾラム錠1mg
「ツルハラ」9.80円/1錠

エチゾラム錠1mg「EMEC」
9.80円/1錠

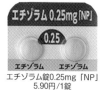

エチゾラム錠0.25mg「NP」
5.90円/1錠

エチゾラム錠0.25mg
「武田テバ」
5.90円/1錠

エチゾラム錠0.5mg
「武田テバ」
6.40円/1錠

エチゾラム錠1mg
「武田テバ」9.80円/1錠
R5.9.30まで

テ

デプロメール

●選択的セロトニン再取り込み阻害剤（SSRI）

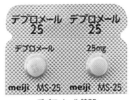

デプロメール錠25
22.30円/1錠
MeijiSeika ファルマ

効能効果

うつ病・うつ状態、強迫性障害、社会不安障害。

成分名：フルボキサミンマレイン酸塩

何のお薬？ このお薬は、「選択的セロトニン再取り込み阻害薬（SSRI）」と呼ばれるお薬です。神経終末のシナプスにおいて、脳内の神経伝達物質であるセロトニンの取り込みを邪魔することで、これら物質の濃度を高めて、脳内での情報伝達を良好にする働きがあります。三環系・四環系抗うつ薬で多い副作用のひとつである抗コリン作用（便秘・口の渇き・眼圧の上昇・前立腺肥大など）が、発生しにくいのが特徴です。眠気、めまい、注意力・集中力・反射機能の低下などが起こることがあるので、服用中は自動車の運転など危険を伴う機械の操作、高所作業、登山などは避けましょう。なお、自己判断で服用を勝手に中止したりせず、必ず医師の指示に従って、徐々に減量するなどしてください。

併用してはいけない薬

セレギリン塩酸塩（エフピー）、ピモジド（オーラップ）、チザニジン塩酸塩（テルネリン）、ラメルテオン（ロゼレム）。

飲み忘れた時は

飲み忘れに気づいた時間が、飲み忘れた時間（例：8時）と次に飲む時間（例：20時）の間（例：14時）より前であれば、できるだけ早く服用します。後なら服用を1回飛ばします。2回分を1度に服用してはいけません。

🏥 このような症状が出たら病院へ

けいれん、じんましん、血管が浮き出てくる、発熱、全身が紅潮する、息苦しい、幻覚や幻聴、上手にものが考えられない、名前・場所・時間などが判らない、錯乱、強度の筋強剛、食べ物が飲み込めない、頻脈、異常な発汗、脱力、吐き気、悪寒、青あざができやすい、頻回に起こる鼻血、手足に点状の出血、血尿、全身倦怠感、食欲不振、悪心、皮膚や白目が黄色くなる黄疸症状、皮膚や粘膜の乾燥、けいれん、意識障害、不安が強くなる、異常な発汗、興奮など。

標準薬

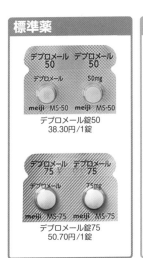

デプロメール錠50
38.30円/1錠

デプロメール錠75
50.70円/1錠

ジェネリック

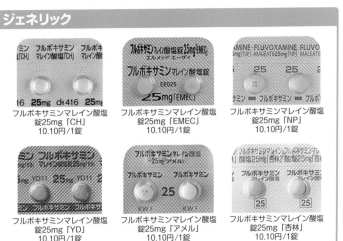

フルボキサミンマレイン酸
錠25mg「CH」
10.10円/1錠

フルボキサミンマレイン酸塩
錠25mg「EMEC」
10.10円/1錠

フルボキサミンマレイン酸塩
錠25mg「NP」
10.10円/1錠

フルボキサミンマレイン酸
錠25mg「YD」
10.10円/1錠

フルボキサミンマレイン酸塩
錠25mg「アメル」
10.10円/1錠

フルボキサミンマレイン酸塩
錠25mg「杏林」
10.10円/1錠

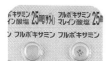
フルボキサミンマレイン酸塩
錠25mg「サワイ」
10.10円/1錠

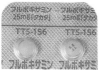
フルボキサミンマレイン酸塩
錠25mg「タカタ」
12.90円/1錠

フルボキサミンマレイン酸塩
錠25mg「日医工」
10.10円/1錠

フルボキサミンマレイン酸塩
錠25mg「トーワ」
12.90円/1錠

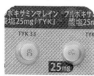
フルボキサミンマレイン酸塩
錠25mg「TYK」
10.10円/1錠

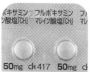
フルボキサミンマレイン酸塩
錠50mg「CH」
15.10円/1錠

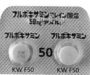
フルボキサミンマレイン酸塩
錠50mg「アメル」
15.10円/1錠

フルボキサミンマレイン酸塩
錠50mg「サワイ」
15.10円/1錠

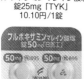
フルボキサミンマレイン酸塩
錠50mg「日医工」
15.10円/1錠

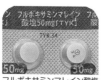
フルボキサミンマレイン酸塩
錠50mg「TYK」
15.10円/1錠　R6.3.31まで

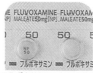
フルボキサミンマレイン酸塩
錠50mg「NP」
15.10円/1錠

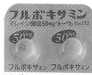
フルボキサミンマレイン酸塩
錠50mg「トーワ」
22.80円/1錠

フルボキサミンマレイン酸塩
錠75mg「アメル」
20.60円/1錠

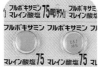
フルボキサミンマレイン酸塩
錠75mg「サワイ」
20.60円/1錠

フルボキサミンマレイン酸塩
錠75mg「日医工」
20.60円/1錠

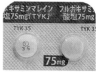
フルボキサミンマレイン酸塩
錠75mg「TYK」
33.70円/1錠　R6.3.31まで

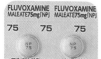
フルボキサミンマレイン酸塩
錠75mg「NP」
20.60円/1錠

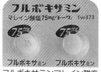
フルボキサミンマレイン酸塩
錠75mg「トーワ」
33.70円/1錠

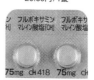
フルボキサミンマレイン酸塩
錠75mg「CH」
20.60円/1錠

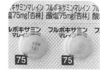
フルボキサミンマレイン酸塩
錠75mg「杏林」
20.60円/1錠

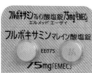
フルボキサミンマレイン酸塩
錠75mg「EMEC」
20.60円/1錠

テ

デベルザ

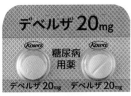

デベルザ錠20mg
176.10円/1錠
興和

効能効果

2型糖尿病。

成分名：トホグリフロジン水和物

　何のお薬？　選択的SGLT-2阻害薬と呼ばれるお薬です。血液中の糖（グルコース）は、血液循環にのって腎臓に達すると糸球体でろ過され尿細管に排泄されますが、その多くは、近位尿細管にあるナトリウム依存性グルコース輸送体（SGLT）によって再び細胞内に吸収され血液中に戻されます。糖尿病の方は、ここで再吸収しきれない糖が尿に排泄されるため、尿検査で糖が検出されるのですが、この時血液中には必要以上の糖が含まれています。このお薬は、腎臓の近位尿細管にあるSGLT-2の働きを邪魔することで糖の再吸収を抑制し、糖をより多く尿へ排泄させることで、結果として血液中の糖を減らす糖尿病の治療薬です。

原則的に服用を避けるべき人
重症ケトーシスの人、糖尿病性昏睡または前昏睡のある人、重い感染症のある人、手術前後の人、大きな外傷のある人。

お薬を服用する時の注意
尿中の糖度が高まるため、性感染症、膀胱炎などの尿路感染症になりやすいので陰部を清潔に保つようにしましょう。お薬の作用により尿量が増加するため、高齢者はとくに脱水や起立性低血圧、頻脈などに注意が必要です。寒気、ふるえ、発熱、わき腹の痛みなどがある場合は腎盂腎炎が疑われますから主治医に相談してください。

テ

デュファストン

●レトロ・プロゲステロン製剤

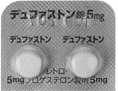

デュファストン錠5mg
29.00円/1錠
ヴィアトリス

効能効果

切迫流早産、習慣性流早産、無月経、月経周期異常（稀発月経、多発月経）、月経困難症、機能性子宮出血、黄体機能不全による不妊症、子宮内膜症。

成分名：ジドロゲステロン

　何のお薬？　このお薬は、合成黄体ホルモン剤です。黄体ホルモン（プロゲステロン）は、卵胞ホルモン（エストロゲン）によって増殖した子宮内膜を減らすことで、受精卵が着床しやすい状態をつくります。また、卵胞ホルモンと拮抗して子宮の運動を抑えることで、妊娠すれば、その状態を維持させるよう働きます。

原則的に服用を避けるべき人
重い肝臓障害のある人。

飲み忘れた時は
飲み忘れに気づいた時間が、飲み忘れた時間（例：8時）と次に飲む時間（例：12時）の間（例：10時）より前であれば、できるだけ早く服用します。後なら服用を1回飛ばします。2回分を1度に服用してはいけません。

デルティバ

●抗結核剤

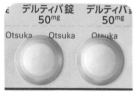

デルティバ錠50mg
5,999.20円/1錠
大塚

効能効果

多剤耐性肺結核。

成分名：デラマニド

何のお薬？ このお薬は、結核菌がもつF420関連酵素群で活性化され、結核菌が発育する時に必要なメトキシミコール酸およびケトミコール酸の合成を阻害することで、結核菌に対する初期殺菌効果を示します。

原則的に服用を避けるべき人

妊婦または妊娠している可能性のある婦人。

お薬を服用する時の注意

このお薬は自己判断で服用を止めたり、量を減らさないようにしましょう。指示通りに正しく服用を続けなかった場合、治療効果が低下するばかりでなく、原因菌がこの薬の効かない菌（耐性菌）に変化したり、他の抗菌薬も効かなくなったりする可能性があります。

テ

テルネリン

●筋緊張緩和剤

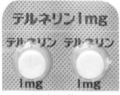

テルネリン錠1mg
10.20円/1錠
田辺三菱

効能効果

頸肩腕症候群、腰痛症による筋緊張状態の改善。脳血管障害、痙性脊髄麻痺、頸部脊椎症、脳性（小児）麻痺、外傷後遺症（脊髄損傷、頭部外傷）、脊髄小脳変性症、多発性硬化症、筋萎縮性側索硬化症による痙性麻痺改善。

成分名：チザニジン塩酸塩

何のお薬？ このお薬は、中枢神経で神経伝達物質（アドレナリン）の命令を受け取る「α_2受容体」を刺激して交感神経の緊張を低下させることで、脳が関与しない脊髄反射を抑えるほか、筋肉の緊張を緩めることで血流をよくし、結果、筋肉のこわばりや麻痺を和らげます。少量（低用量）では、痛みを和らげる働きもあります。

飲み忘れた時は

飲み忘れに気がついた時、次に飲む時間まで4時間以上ある場合はすぐに服用してください。4時間未満の場合は服用を1回飛ばし、次回から決められた時間に服用します。

🏥 このような症状が出たら病院へ

徐脈、顔面蒼白、冷汗、呼吸困難、意識消失、めまい、立ちくらみ、息苦しい、咳込む、呼吸がヒューヒューという音をたてる、全身倦怠感、食欲不振、悪心、皮膚や白目が黄色くなる黄疸症状、息苦しい、全身のむくみ、横になるより座っている方が呼吸が楽など。

ジェネリック

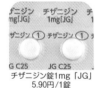

チザニジン錠1mg「JG」
5.90円/1錠

チザニジン錠1mg「アメル」
5.90円/1錠

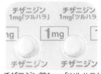

チザニジン錠1mg「ツルハラ」
5.90円/1錠

チザニジン錠1mg「日医工」
5.90円/1錠

※上記以外の標準薬として、テルネリン顆粒0.2%（21.00円/1g）があります。

ドグマチール

成分名：スルピリド

何のお薬？ このお薬は、用量によって処方される目的が違います。50mgは、胃の粘膜の血流をよくしたり、胃の運動を活発にすることで、胃潰瘍の症状を和らげる目的で処方されます。同じ薬ですが、150mg以上服用すると、脳内で様々な情報や命令を伝える神経伝達物質の働きを整え、うつ病やうつ状態を改善するほか、統合失調症の改善にも効果的です。ベンザミド系に分類されるお薬で、神神経伝達物質「ドパミンD_2」に反応する部分の邪魔をすることで、脳細胞や神経細胞の活動を活発にする、と考えられています。

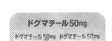

ドグマチール錠50mg
10.10円/1錠
日医工

効能効果

胃・十二指腸潰瘍。うつ病・うつ状態。統合失調症。

標準薬

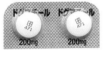

ドグマチールカプセル50mg
10.10円/1カプセル

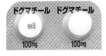

ドグマチール錠100mg
11.00円/1錠

ドグマチール錠200mg
14.30円/1錠

ドグマチール細粒10%
11.10円/1g

ドグマチール細粒50%
25.90円/1g

ジェネリック

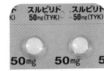

スルピリド錠50mg（TYK）
6.40円/1錠

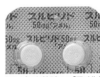

スルピリド錠50mg「アメル」
6.40円/1錠

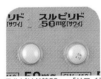

スルピリド錠50mg「サワイ」
6.40円/1錠

スルピリド錠50mg「CH」
6.40円/1錠

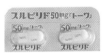

スルピリドカプセル50mg
「トーワ」
6.40円/1カプセル

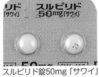

スルピリド錠100mg
「トーワ」
6.40円/1錠

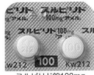

スルピリド錠100mg
「アメル」
6.40円/1錠

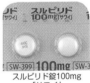

スルピリド錠100mg
「サワイ」
6.40円/1錠

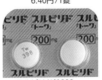

スルピリド錠200mg
「サワイ」
8.00円/1錠

スルピリド錠200mg
「トーワ」
8.00円/1錠

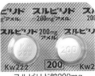

スルピリド錠200mg
「アメル」
8.00円/1錠

ト

トスキサシン

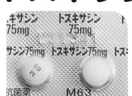

トスキサシン錠75mg
59.60円/1錠
マイランEPD

効能効果

<適応症>表在性皮膚感染症、深在性皮膚感染症、リンパ管・リンパ節炎、慢性膿皮症、ざ瘡、外傷・熱傷および手術創等の二次感染、乳腺炎、肛門周囲膿瘍、骨髄炎、関節炎、咽頭・喉頭炎、扁桃炎、急性気管支炎、肺炎、慢性呼吸器病変の二次感染、膀胱炎、腎盂腎炎、前立腺炎、精巣上体炎（副睾丸炎）、尿道炎、胆嚢炎、胆管炎、感染性腸炎、腸チフス、パラチフス、コレラ、バルトリン腺炎、子宮内感染、子宮付属器炎、涙嚢炎、麦粒腫、瞼板腺炎、外耳炎、中耳炎、副鼻腔炎、化膿性唾液腺炎、歯周組織炎、歯冠周囲炎、顎炎、炭疽。

成分名：トスフロキサシントシル酸塩水和物

何のお薬？ 薬が細菌の増殖を抑えている間に、服薬している患者自身の免疫力によって細菌を殺し、病気からの回復を図るタイプの抗生物質を「静菌性抗生物質」といいます。マクロライド系・クロラムフェニコール系・テトラサイクリン系・リンコマイシン系などの抗生物質がそれにあたります。これに対して、細菌を直接殺すタイプの抗生物質を「殺菌性抗生物質」といいます。β-ラクタム系やアミノグリコシド系・ホスホマイシン系の抗生物質や、ニューキノロン系抗菌薬がこれにあたります。このお薬は、後者のニューキノロン系抗菌薬のひとつです。新たな細胞を作る時に必要な情報を網羅した設計図であるDNA（デオキシリボ核酸）は二本鎖のらせん構造をとっていて、新たなDNAを作る時は、酵素（DNAジャイレース）によって二本鎖の一部は切断され、らせん構造がほどかれます。このお薬は、この酵素の働きを邪魔することで、DNAの複製をさせないようにして細菌の増殖を抑えます。

🏥 このような症状が出たら病院へ

じんましん、血管が浮き出てくる、発熱、全身が紅潮する、息苦しい、高熱、目の充血、めやに、唇や陰部のただれ、皮膚の広い範囲が赤くなる、全身倦怠感、尿量減少、手足や顔のむくみ、から咳、呼吸困難、脱力、吐き気、悪寒、青あざができやすい、頻回に起こる鼻血、手足に点状の出血、血尿、寒気、突然の高熱、のどの痛み、頭痛、咳、腹痛、下痢、血が混じった便、紫色をした便、食欲不振、悪心、皮膚や白目が黄色くなる黄疸症状、筋肉痛、力が入らない、赤褐色の尿が出る、高度の空腹感、発汗、手足の震え、意識障害など。

標準薬

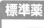

トスキサシン錠150mg
63.30円/1錠

ジェネリック

トスフロキサシントシル酸塩
錠75mg「NP」
25.20円/1錠

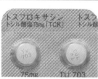

トスフロキサシントシル酸塩
錠75mg「TCK」
25.20円/1錠

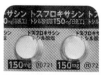

トスフロキサシントシル酸塩
錠150mg「日医工」
25.80円/1錠

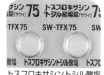

トスフロキサシントシル酸塩
錠75mg「サワイ」
25.20円/1錠

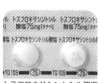

トスフロキサシントシル酸塩
錠75mg「タナベ」
25.20円/1錠

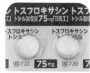

トスフロキサシントシル酸塩
錠75mg「日医工」
25.20円/1錠

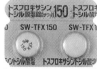

トスフロキサシントシル酸塩
錠150mg「サワイ」
25.80円/1錠

ドパゾール

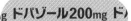
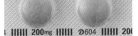

ドパゾール錠200mg
13.50円/1錠
アルフレッサファーマ

効能効果

パーキンソン病・パーキンソン症候群に伴う諸症状の治療および予防。

成分名：レボドパ

何のお薬? パーキンソン病は、脳内の神経伝達物質（ドパミン）が不足することにより、運動機能などへの神経伝達が正常に行なわれなくなる病気です。このお薬の主成分であるレボドパは、脳内で脱炭酸されてドパミンに変化し、不足したドパミンを補うことで、パーキンソン病の手のふるえやこわばり、不自由になった動作を改善します。

原則的に服用を避けるべき人

閉塞隅角緑内障の人。

飲み忘れた時は

飲み忘れに気づいた時間が、飲み忘れた時間（例：8時）と次に飲む時間（例：12時）の間（例：10時）より前であれば、できるだけ早く服用します。後なら服用を1回飛ばします。2回分を1度に服用してはいけません。

🏥 このような症状が出たら病院へ

強度の筋強剛、食べ物が飲み込めない、頻脈、異常な発汗、幻覚や幻聴、上手にものが考えられない、名前・場所・時間などが判らない、うつ症状、紫や黒い色の便、腹痛、胸やけ、吐血、全身倦怠感、脱力、発熱、吐き気、悪寒、青あざができやすい、頻回に起こる鼻血、手足に点状の出血、血尿、前兆のない突発的睡眠など。

トビエース

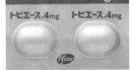

トビエース錠4mg
137.20円/1錠
ファイザー

効能効果

過活動膀胱における尿意切迫感、頻尿および切迫性尿失禁。神経因性膀胱における排尿管理。

成分名：フェソテロジンフマル酸塩

何のお薬? 膀胱平滑筋にあるムスカリン性アセチルコリン受容体は、神経伝達物質（アセチルコリン）を受け取ると膀胱を収縮させますが、このお薬は、そのムスカリン性アセチルコリン受容体がアセチルコリンを受け取るのを邪魔することで、膀胱が必要以上に収縮するのを抑え、適切な量の尿がたまるようにします。目の調節障害（羞明：光などの刺激で目が痛くなる／霧視：霧がかかったようにものがはっきり見えない）、めまい、眠気、集中力・反射機能の低下などが起こることがあるので、服用中は自動車の運転など危険を伴う機械の操作、高所作業、登山などは避けましょう。

原則的に服用を避けるべき人

尿閉のある人、眼圧が調節できない閉塞隅角緑内障の人、幽門・十二指腸または腸管が閉塞している人、麻痺性イレウスのある人、胃アトニーまたは腸アトニーのある人、重症筋無力症の人、重度の肝機能障害のある人、重い心疾患のある人。

🏥 このような症状が出たら病院へ

尿が出にくい、尿が排出できない、脈が飛ぶ、息苦しい、顔・舌・のどが腫れるなど。

標準薬

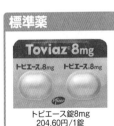

トビエース錠8mg
204.60円/1錠

ト

297

トピロリック

●痛風、高尿酸血症治療薬

成分名：トピロキソスタット

何のお薬？ 尿酸は尿と一緒に排泄されているのですが、腎臓などの障害により排泄される量が少なかったり、摂取量や合成量が多くなって過剰になると、痛風や腎不全を起こします。このお薬は、プリン体が代謝されキサンチンと呼ばれる物質から尿酸になる最終段階で働きます。キサンチンが尿酸に代謝されるには、キサンチン酸化還元酵素（XOR）が必要なのですが、お薬の成分がこの酵素の働きを抑えるため、キサンチンは尿酸に代謝されずに、そのまま、尿中へ排泄されます。尿酸が過剰に作られるのを抑えて、血液中の尿酸値を下げる、選択的キサンチン酸化還元酵素（XOR）阻害剤です。

トピロリック錠20mg
16.60円/1錠
富士薬品

効能効果
痛風、高尿酸血症。

標準薬

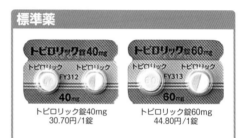

トピロリック錠40mg
30.70円/1錠

トピロリック錠60mg
44.80円/1錠

ドプス

●ノルアドレナリン作動性神経機能改善剤

成分名：ドロキシドパ

何のお薬？ このお薬の成分は、脳内で神経伝達物質ノルアドレナリンに変化し、その不足により生じる神経症状を改善します。

飲み忘れた時は
気がついた時、次に飲む時間まで4時間以上ある場合はすぐに服用してください。4時間未満の場合は服用を1回飛ばします。

このような症状が出たら病院へ
急激な発熱、筋肉のこわばり、手足のふるえ、悪寒、のどの痛み、頭痛、青あざができやすい、頻回に起こる鼻血、手足に点状の出血。

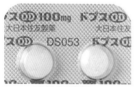

ドプスOD錠100mg
40.40円/1錠
大日本住友

効能効果
シャイドレーガー症候群、家族性アミロイドポリニューロパチーにおける起立性低血圧、失神、たちくらみの改善。起立性低血圧を伴う血液透析患者におけるめまい・ふらつき・たちくらみ、倦怠感、脱力感の改善。パーキンソン病（Yahr重症度ステージⅢ）におけるすくみ足、たちくらみの改善。

標準薬

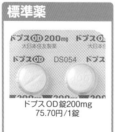

ドプスOD錠200mg
75.70円/1錠

ジェネリック

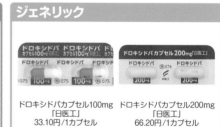

ドロキシドパカプセル100mg
「日医工」
33.10円/1カプセル

ドロキシドパカプセル200mg
「日医工」
66.20円/1カプセル

※上記以外の標準薬として、ドプス細粒20％（88.50円/1g）があります。

トフラニール

●うつ病・うつ状態治療薬
●遺尿症治療薬

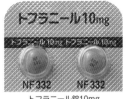

トフラニール錠10mg
9.80円/1錠
アルフレッサ

効能効果

精神科領域におけるうつ病・うつ状態。遺尿症（昼・夜）。

成分名：イミプラミン塩酸塩

何のお薬？ 「三環系抗うつ剤」と呼ばれるお薬のひとつです。脳内の神経伝達物質（ノルアドレナリン・セロトニンなど）が神経細胞に吸収されてしまうのを妨げることで、脳内の神経伝達をよくし、うつやうつ症状を改善します。服用を始めると脳内の神経伝達物質の濃度が徐々に高まり、効果が現れるタイプのお薬なので、服用を始めてすぐには効果が現れないことがあります。効果が出るまでに一般的に1週間から2週間かかります。体調がよくなったと自己判断して服用を勝手に中止したり、量を減らしたりすると、吐き気、頭痛、倦怠感などの症状が現れることがあります。また、神経伝達物質のアセチルコリンが受容体と結合するのを邪魔する抗コリン作用があり、膀胱筋を緊張させ、無意識に尿をもらす遺尿症（特に子供のおねしょ）を改善します。

標準薬

トフラニール錠25mg
10.10円/1錠

🏥 このような症状が出たら病院へ

強い筋肉の硬直、食べ物を飲み込むのが困難、異常な発汗、発熱、けいれん、錯乱、幻覚、寒気、突然の高熱、目の充血、めやに、唇や陰部のただれ、皮膚の広い範囲が赤くなる、皮膚や白目が黄色くなる黄疸症状、食欲不振、嘔吐、2・3日以上続く便秘、腹痛など。

トミロン

●セフェム系抗生物質製剤

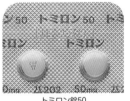

トミロン錠50
31.80円/1錠
富山化学

効能効果

＜適応症＞咽頭・喉頭炎、扁桃炎（扁桃周囲炎、扁桃周囲膿瘍を含む）、急性気管支炎、肺炎、慢性呼吸器病変の二次感染、膀胱炎、腎盂腎炎、尿道炎、バルトリン腺炎、子宮内感染、子宮付属器炎、中耳炎、副鼻腔炎、歯周組織炎、歯冠周囲炎、顎炎。

成分名：セフテラム ピボキシル

何のお薬？ 抗生物質には「静菌性抗生物質」と「殺菌性抗生物質」があります。このお薬は、ヒトの細胞には存在しない、細菌の「細胞壁」に的をしぼり、その合成を邪魔することで、細菌のみ死滅させる、セフェム系殺菌性抗生物質です。

🏥 このような症状が出たら病院へ

じんましん、血管が浮き出てくる、発熱、全身が紅潮する、息苦しい、高熱、目の充血、めやに、唇や陰部のただれ、皮膚の広い範囲が赤くなる、全身倦怠感、尿量減少、手足や顔のむくみ、腹痛、下痢、血が混じった便、紫色をした便、寒気、突然の高熱、のどの痛み、頭痛、咳など。

標準薬

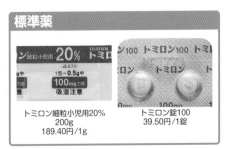

トミロン細粒小児用20%
200g
189.40円/1g

トミロン錠100
39.50円/1錠

299

ドメナン

●気管支喘息治療薬

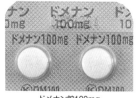

ドメナン錠100mg
35.60円/1錠
キッセイ

効能効果

気管支喘息。

成分名：オザグレル塩酸塩水和物

何のお薬？ このお薬は、血管壁の収縮や血小板が集まるサインとなる物質であるトロンボキサンの産生を抑える作用から、気道の過剰反応や、気道の収縮を抑える働きを示します。気管支拡張剤やステロイド剤などとは違い、すでに起こっている発作や症状を軽くする即効性のあるお薬ではないので、発作が起こった時は、発作を止める別のお薬を併用します。

飲み忘れた時は

飲み忘れた時間と次に飲む時間の真ん中より前の時間であれば服用します。後なら服用を1回飛ばします。2回分を1度に服用してはいけません。

標準薬

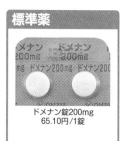

ドメナン錠200mg
65.10円/1錠

ドラール

●睡眠障害改善薬

ドラール錠15
57.50円/1錠
久光製薬

効能効果

不眠症。麻酔前投薬。

成分名：クアゼパム

何のお薬？ 中枢神経において、抑制性神経伝達物質GABAを受け取るGABA$_A$受容体のベンゾジアゼピン結合部に作用して、覚醒系の働きを抑えて催眠作用を示すお薬です。服用してから最高血中濃度に到達するまでの時間は3〜4時間、成分が血液中から消失半減する時間は36時間の「長時間型」です。食後すぐに服用すると、作用が強く現れる場合があります。最低でも、食後1時間以上経ってから服用しましょう。

原則的に服用を避けるべき人

急性閉塞隅角緑内障のある人、重症筋無力症のある人、睡眠時無呼吸症候群の人、肺性心・肺気腫・気管支喘息・脳血管障害の急性期などで呼吸機能が高度に低下している人。

🏥 このような症状が出たら病院へ

飲まないと不安になる、けいれん、依存、大量服用、胸を押さえつけられるような感覚、息切れ、息苦しい、幻覚や幻聴、上手にものが考えられない、名前・場所・時間などが判らない、錯乱、物忘れ、意識がもうろうとする、記憶喪失など。

標準薬

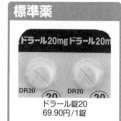

ドラール錠20
69.90円/1錠

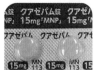

クアゼパム錠15mg「MNP」
32.80円/1錠

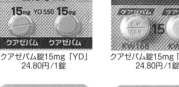

クアゼパム錠15mg「YD」
24.80円/1錠

クアゼパム錠15mg「アメル」
24.80円/1錠

クアゼパム錠15mg「トーワ」
32.80円/1錠

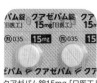

クアゼパム錠15mg「日医工」
32.80円/1錠

クアゼパム錠15mg「サワイ」
24.80円/1錠

クアゼパム錠20mg「サワイ」
30.90円/1錠

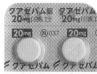

クアゼパム錠20mg「日医工」
38.80円/1錠

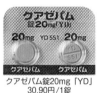

クアゼパム錠20mg「YD」
30.90円/1錠

クアゼパム錠20mg「MNP」
38.80円/1錠

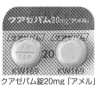

クアゼパム錠20mg「アメル」
30.90円/1錠

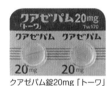

クアゼパム錠20mg「トーワ」
38.80円/1錠

ト

トライコア

●脂質異常症治療薬
フィブラート系治療薬

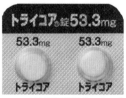

トライコア錠53.3mg
18.50円/1錠
帝人ファーマ

成分名：フェノフィブラート

何のお薬？ このお薬は、肝臓の細胞内でコレステロール合成に関与している核内受容体（PPARα）に結合して刺激を与えることで、善玉コレステロール（HDL）を増やす働きがあります。また、血液中の中性脂肪を分解する酵素であるリポ蛋白リパーゼ（LPL）を増やすことで、体内の中性脂肪を減らす働きもあります。さらに、尿酸値を低下させる働きも示します。

このような症状が出たら病院へ

全身倦怠感、食欲不振、悪心、皮膚や白目が黄色くなる黄疸症状、筋肉痛、力が入らない、赤褐色の尿が出るなど。

効能効果

高脂血症。

標準薬

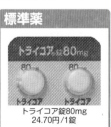

トライコア錠80mg
24.70円/1錠

ジェネリック

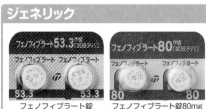

フェノフィブラート錠
53.3mg「武田テバ」
8.50円/1錠

フェノフィブラート錠80mg
「武田テバ」
10.10円/1錠

トラクリア

●肺動脈性高血圧症治療薬

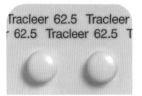

トラクリア錠62.5mg
3,396.20円／1錠
ヤンセンファーマ

成分名：ボセンタン水和物

何のお薬？ 肺の静脈を収縮させるペプチドホルモンであるエンドセリンを受け取るET$_A$・ET$_B$受容体を邪魔することで、肺の血流を増やし、結果、血圧を下げる作用を示すお薬です。副作用で肝臓障害を発症するリスクから、服用し始めの3か月間は2週間に1回、その後も1か月に1回は検査が必要です。

効能効果

肺動脈性肺高血圧症（WHO機能分類クラスII、IIIおよびIV）。

標準薬

トラクリア小児用分散錠
32mg
4,576.20円／1錠

ジェネリック

ボセンタン錠62.5mg
「モチダ」
602.50円／1錠

ボセンタン錠62.5mg
「サワイ」
602.50円／1錠

ボセンタン錠62.5mg
「ファイザー」
602.50円／1錠

トラゼンタ

●糖尿病治療薬
DPP-4阻害薬

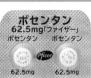

トラゼンタ錠5mg
126.20円／1錠
ベーリンガー

効能効果

2型糖尿病。

成分名：リナグリプチン

何のお薬？ インスリンは膵臓で作られるペプチドホルモンの一種で、血液を介して細胞に届きます。インスリンが細胞をノックすると、細胞の扉が開いて血液中の糖が取り込まれ、エネルギーとして消費されますが、インスリンが少ないと細胞の扉が開かれなくなり、血液中に糖が残って、糖尿病を発症します。また、血糖値が高い状態が続いていて、細胞が常に糖を吸収していると、インスリンへの抵抗性が高まり、やはり血液中に糖が残ってしまい、糖尿病を発症します。さて、食事を摂ると、糖が吸収されて血糖値が上昇しますが、この時、膵臓にインスリンの分泌を促すホルモンが「インクレチン」です。消化管でインクレチンが分泌されると、膵臓からインスリンの分泌が始まりますが、分泌されたインクレチンは、最終的にDPP-4と呼ばれる酵素で分解されます。このお薬は、このDPP-4の働きを邪魔してインクレチンの濃度を上げ、結果、インスリンの分泌を活発にする働きのほか、血糖値を上昇させるホルモンであるグルカゴンの分泌を抑える働き、さらにインスリンの分泌を促進する働きなどにより、血糖値を改善するお薬です。

原則的に服用を避けるべき人
糖尿病性ケトアシドーシス、糖尿病性昏睡または前昏睡、1型糖尿病、重症感染症、手術前後、重篤な外傷のある人。

トラディアンス配合錠

●糖尿病治療薬
DPP-4阻害薬＋SGLT2阻害薬

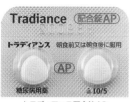

トラディアンス配合錠AP
248.50円/1錠
ベーリンガーインゲルハイム

効能効果

2型糖尿病。

標準薬

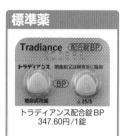

トラディアンス配合錠BP
347.60円/1錠

成分名：エンパグリフロジン・リナグリプチン

 何のお薬？ ①細胞内に糖を取り込ませてエネルギーとする際に必要なインスリンの膵臓からの分泌を促すホルモンであるインクレチンを分解する酵素「DPP-4」の働きを邪魔することで、インクレチンの濃度を高め、結果、インスリンの分泌を活発にする働きのほか、血糖値を上昇させるホルモンであるグルカゴンの分泌を抑えるなどの働きにより、血糖値を改善するDPP-4阻害型糖尿病治療薬と、②腎臓の近位尿細管にあるSGLT-2の働きを邪魔することで、血液から腎臓で濾過され排泄される糖の再吸収を抑制し、糖をより多く尿へ排泄させることで、結果として血液中の糖を減らす選択的SGLT-2阻害薬の配合薬です。

原則的に服用を避けるべき人

重症ケトーシス、糖尿病性昏睡または前昏睡、1型糖尿病、重症感染症、手術前後、重篤な外傷のある人。

飲み忘れた時は

通常、1日1回朝食前または朝食後に服用するお薬です。指示されている時間に飲み忘れて、昼や午後に気づいた場合は、服用を1回飛ばして、次の日の朝、指示された時間に1回分を服用してください。2回分を1度に服用してはいけません。

トラベルミン配合錠

●鎮暈剤

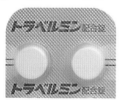

トラベルミン配合錠
5.90円/1錠
サンノーバ

**成分名：ジフェンヒドラミンサリチル酸塩/
ジプロフィリン配合剤**

 何のお薬？ このお薬は、吐き気などを調節している中枢神経の興奮を抑える働きのほか、内耳につながる血管を調節して、内耳の血流をよくする働きなどにより、めまいや吐き気、乗り物酔いなどの症状を和らげる作用を示します。

効能効果

動揺病、メニエール症候群の疾患または状態に伴う悪心・嘔吐・めまい。

 お薬コラム **"塩分を身体から追い出す"**

　塩分は、身体の中の水分を調整する成分ですが、摂りすぎは高血圧症の原因の一つになるばかりか、血液中の塩分濃度が高いと、細胞の内外の水分交換が弱まり、血液中の水分などが細胞内に取り込まれにくくなります。この状態では、飲んだお薬の成分も細胞内に吸収されにくく、効果が弱まることもあります。細胞内に成分が吸収されて作用する「抗がん剤」や「抗ウイルス薬」などを服用している場合はとくに、減塩に努めましょう。

トラムセット配合錠

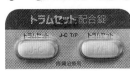

トラムセット配合錠
36.60円/1錠
ヤンセン

効能効果

非オピオイド鎮痛剤で治療
困難な非がん性慢性疼痛、
抜歯後の疼痛における鎮痛。

成分名：トラマドール塩酸塩/アセトアミノフェン配合剤

何のお薬？ 非ピリン系消炎鎮痛剤とオピオイド系鎮痛薬の配合剤です。オピオイド系鎮痛薬は、モルヒネ様物質（オピオイド）が結合することで反応する受容体に結合して刺激し、痛みを鎮めます。また本剤は、ノルアドレナリン・セロトニンの再取り込みも邪魔します。長期間連続して服用し続けると、お薬への耐性が高まるほか、お薬に対する身体的および精神的依存が生じやすいため、服用には注意が必要です。

原則的に服用を避けるべき人

アルコール・睡眠剤・鎮痛剤・オピオイド鎮痛剤または向精神薬による急性中毒のある人、治療により十分な管理がされていないてんかんのある人、本剤の成分に過敏症のある人、消化性潰瘍のある人、血液に重い異常のある人、重度の肝臓機能・腎臓機能障害のある人、重度の心機能障害のある人、アスピリン喘息のある人、または過去にアスピリン喘息になったことがある人、モノアミン酸化酵素阻害剤（セレギリン塩酸塩（エフピー））を服用している、または服用をやめてから14日以内の人。

お薬を服用する時の注意

服用したら、次に服用するまで最低4時間間隔をあけましょう。服用後効果がない・薄いなどと感じて追加して服用すると、ショック症状などの副作用を発症するリスクがあります。

ジェネリック

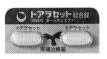

トアラセット配合錠
「DSEP」
8.60円/1錠

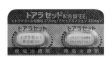

トアラセット配合錠
「EE」
8.60円/1錠

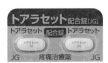

トアラセット配合錠
「JG」
13.00円/1錠

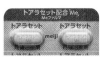

トアラセット配合錠
「Me」
8.60円/1錠

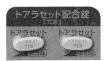

トアラセット配合錠
「TCK」
13.00円/1錠

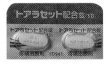

トアラセット配合錠
「YD」
8.60円/1錠

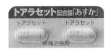

トアラセット配合錠
「あすか」
8.60円/1錠

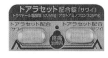

トアラセット配合錠
「サワイ」
13.00円/1錠

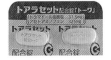

トアラセット配合錠
「トーワ」
13.00円/1錠

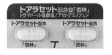

トアラセット配合錠
「杏林」
8.60円/1錠

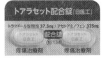

トアラセット配合錠
「日医工」
8.60円/1錠

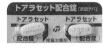

トアラセット配合錠
「武田テバ」
13.00円/1錠

トランコロン

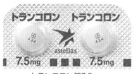

トランコロン錠7.5mg
5.70円/1錠　アステラス
R6.3.31まで

効能効果

過敏大腸症。

成分名：メペンゾラート臭化物

何のお薬？ このお薬は、消化管の自動運動やけいれんを抑える働きを示しますが、とくに、けいれんを鎮める作用は、下部消化管（大腸）に対してより強く現れます。眠気、集中力・反射機能の低下などが起こることがあるので、服用中は自動車の運転など危険を伴う機械の操作、高所作業などは極力避けましょう。

併用してはいけない薬

ボリコナゾール（ブイフェンド）、タダラフィル（アドシルカ）。

飲み忘れた時は

飲み忘れた時間と次に飲む時間の真ん中より前の時間であれば服用します。後なら服用を1回飛ばします。

標準薬

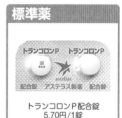

トランコロンP配合錠
5.70円/1錠
R6.3.31まで

🏥 このような症状が出たら病院へ

高熱、目の充血、めやに、唇や陰部のただれ、皮膚の広い範囲が赤くなる、飲まないと不安になる、けいれん、依存、大量服用、胸を押さえつけられるような感覚、息切れ、息苦しい、寒気、突然の高熱、のどの痛み、頭痛、咳、全身倦怠感、食欲不振、悪心、皮膚や白目が黄色くなる黄疸症状など。

お薬コラム　"水は身体によいけれど"

　飲料水には、水道水や水道水を沸かしたもの、水道水を浄水器でろ過したもの、ペットボトル入りの水、ウォーターサーバーの水など様々な種類があります。水は私たちの身体の約60％を占める成分で、吸収と排泄を媒介する大切な身体の調整役です。体重50kgの人で1日1.5〜2L、80〜100kgの人になると3〜4Lが必要だといわれています。みなさんは普段飲料水に何を利用されているでしょうか？水道水は危険！という情報も耳にしますが、少なくとも30〜40年前は、一部地域での井戸水や湧水の利用以外は「水道水」が飲料水でした。その頃、水道水で体調が悪くなったという話を聞くことはありませんでした。日本国内の水道水の基準は国際基準よりはるかに厳しく、マンションなどで貯水タンクの管理不良等がない限り、安全性の面で大きな問題はありません。ちなみに、ペットボトル入りの飲料水が販売店に並ぶようになったのはつい最近で、それまでの瓶に代わってペットボトルに詰めて飲料水が販売されるようになったのは1983年のこと。500mL以下の清涼飲料水が販売されるようになったのは1996年です。さらに、ウォーターサーバーの普及は、バブル経済の頃からになります。近年は、ペットボトルやウォーターサーバーの飲料水には健康を維持する効果や、ある種の疾患を改善する効果があるかのような広告もみうけられますが、「そういう研究結果もある」という程度のもので、大規模な治験が行なわれ、その効果が証明された製品はありません。医薬品にプラセボ効果があるように、飲料水や食品にもプラセボ効果はあるのです。とはいえ、水が身体によいのは事実です。水道水で十分なので、1日2〜3Lを5回以上に分けて飲む習慣を1ヶ月続けられれば、その効果を実感できることでしょう。

トランサミン

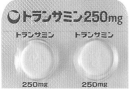

トランサミン錠250mg
10.10円/1錠
第一三共

効能効果

全身性線溶亢進が関与すると考えられる出血傾向（白血病、再生不良性貧血、紫斑病等、および手術中・術後の異常出血）。局所線溶亢進が関与すると考えられる異常出血（肺出血、鼻出血、性器出血、腎出血、前立腺手術中・術後の異常出血）。湿疹およびその類症、蕁麻疹、薬疹・中毒疹における紅斑・腫脹・そう痒等の症状。扁桃炎、咽喉頭炎における咽頭痛・発赤・充血・腫脹等の症状。口内炎における口内痛および口内粘膜アフター。

成分名：トラネキサム酸

何のお薬？ 血液が固まることについては、外因系と内因系とに区別されています。打撲などによって血管が傷つき血液が漏れ出した時、できるだけ素早く血液を固まらせて血液が漏れ出すのを止めようとする反応を外因系といい、一方、血管の中で血液が固まってしまうのを内因系といいます。外因系・内因系とも、血液が固まるには、まず、①血液中の第X因子が活性化してプロトロンビンに働きかけ、②プロトロンビンはそれによってトロンビンに変換され、③さらにトロンビンがフィブリンを生成して凝固が完成する、という過程を経ています。止血が完成し血管の傷がなおると、今度は凝固している塊（血栓）が邪魔になりますが、私たちの体中のプラスミンという物質が、邪魔な血栓を溶かす働きをします。このお薬は、プラスミンの働きを邪魔することで、血管から血液が漏れ出した場合、止血しやすい状態を作ります。

飲み忘れた時は

飲み忘れに気づいた時間が、飲み忘れた時間（例：8時）と次に飲む時間（例：12時）の間（例：10時）より前であれば、できるだけ早く服用します。後なら服用を1回飛ばします。2回分を1度に服用してはいけません。

このような症状が出たら病院へ

めまい、ふるえ、手足のしびれ、ふらつき、手足のぴくつき、一時的に気が遠のく、身体の一部または全身の筋肉が硬直したり、ガクガクとふるえる、けいれん。

標準薬

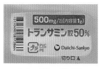

トランサミン散50%
12.70円/1g

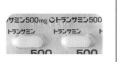

トランサミン錠500mg
14.40円/1錠

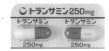

トランサミンカプセル250mg
10.10円/1カプセル

ジェネリック

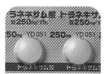

トラネキサム酸錠250mg
「YD」
10.10円/1錠

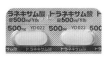

トラネキサム酸錠500mg
「YD」
9.50円/1錠

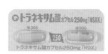

トラネキサム酸カプセル
250mg「NSKK」
10.10円/1カプセル

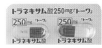

トラネキサム酸カプセル
250mg「トーワ」
10.10円/1カプセル

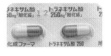

トラネキサム酸カプセル
250mg「旭化成」
10.10円/1カプセル

トランデート

●高血圧症治療薬
αβ遮断薬

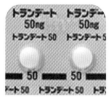

トランデート錠50mg
10.90円/1錠
サンド

効能効果

高血圧症。

成分名：ラベタロール塩酸塩

何のお薬？ 心臓の拍動数が多く、血管により多くの血液が送られると、血管内の圧力が上昇します。つまり、血圧が上がります。この、心臓の拍動数を増やす命令を受ける場所を「β受容体」と呼びます。一方、血管が収縮して細くなった場合にも、血管の中の圧力が上昇し、血圧が上がります。この、血管を収縮させる命令を受ける場所を「α受容体」と呼びます。このお薬は、拍動数増加に関係するβ受容体と、血管収縮に関係するα受容体の双方で命令の受け取りを邪魔し、心臓の拍動数を落ち着かせると同時に血管を拡げることで、血圧を下げるお薬です。

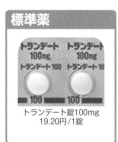

標準薬

トランデート錠100mg
19.20円/1錠

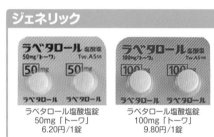

ジェネリック

ラベタロール塩酸塩錠
50mg「トーワ」
6.20円/1錠

ラベタロール塩酸塩錠
100mg「トーワ」
9.80円/1錠

ト

トランドラプリル

●高血圧症治療薬
ACE阻害薬（ACE）

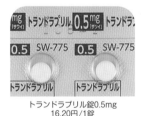

トランドラプリル錠0.5mg
16.20円/1錠
沢井製薬

効能効果

高血圧症。

成分名：トランドラプリル

何のお薬？ アンジオテンシンIIと呼ばれる物質がその受容体と結合すると、血圧を上昇させるホルモンのアルドステロンが放出されたり、血管を収縮させたり、腎臓で排泄されるはずだったナトリウム（塩分）や水分を再吸収させたりして、血圧を上昇させます。このお薬は、このように血圧を上昇させる働きのあるアンジオテンシンIIの量を減らして血圧を上げさせない「アンジオテンシン変換酵素阻害剤（ACE）」のひとつです。アンジオテンシンIIは、変換酵素の働きによりアンジオテンシンIから生成されますが、このお薬の成分は、この変換酵素を邪魔することで、アンジオテンシンIをアンジオテンシンIIに変化させないのです。

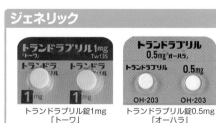

ジェネリック

トランドラプリル錠1mg
「トーワ」
17.00円/1錠

トランドラプリル錠0.5mg
「オーハラ」
13.10円/1錠

トランドラプリル錠1mg
「サワイ」
17.00円/1錠

トリテレン

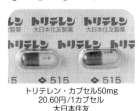

トリテレン・カプセル50mg
20.60円/1カプセル
大日本住友

効能効果

高血圧症（本態性、腎性等）、心性浮腫（うっ血性心不全）、腎性浮腫、肝性浮腫

成分名：トリアムテレン

何のお薬？ このお薬は、尿細管でナトリウム（塩分）の再吸収をすすめる成分（アルドステロン）の働きを邪魔することで、ナトリウムや水分を排泄させて身体の中の余分な水分を減らします。血圧を下げるほか、むくみをとる働きもあるお薬です。めまい、立ちくらみなどが起こることがあります。服用中は自動車の運転など危険を伴う機械の操作、高所作業などは極力避けましょう。このお薬を長期間連用する場合には、電解質異常（高カリウム血症：手足のしびれ・力が入らない・吐き気・脈が飛ぶ・頻脈など）や、低ナトリウム血症（全身倦怠感・吐き気・考えが混乱する・筋肉のけいれんなど）を発症する可能性があるため、検査が定期的に行なわれます。決められた受診日は守りましょう。

飲み忘れた時は
飲み忘れに気がついた時、次に飲む時間まで4時間以上ある場合はすぐに服用してください。4時間未満の場合には服用を1回飛ばし、次回から決められた時間に服用します。2回分を1度に服用してはいけません。

🏥 このような症状が出たら病院へ
全身倦怠感、尿量減少、手足や顔のむくみなど。

トリンテリックス

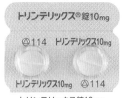

トリンテリックス錠10mg
161.70/1錠
武田

効能効果

うつ病・うつ状態。

標準薬

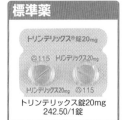

トリンテリックス錠20mg
242.50/1錠

成分名：ボルチオキセチン臭化水素酸塩

何のお薬？ 神経終末のシナプスで、脳内の神経伝達物質セロトニンの取り込みを邪魔し、セロトニンの濃度を高めて、脳内での情報伝達を良好にするセロトニン再取り込み阻害作用と、脳内の神経伝達物質であるドパミン・セロトニン・アドレナリン・ヒスタミンなどの受容体（5-HT3・5-HT7・5-HT1B他）を、刺激したり邪魔したりするセロトニン受容体調節作用によって、うつ症状を改善するお薬です。眠気、調節障害、注意力・集中力・反射機能の低下などが起こることがあるので、服用中は自動車の運転など危険を伴う機械の操作は極力避けましょう。

飲み忘れた時は
通常1日1回飲むお薬です。飲み忘れに気づいた時間が、次に飲む時間より12時間以上前であれば服用します。12時間以内の場合は服用を1回飛ばします。2回分を1度に服用してはいけません。

🏥 このような症状が出たら病院へ
不安、焦燥、興奮、パニック発作、不眠、易刺激性、敵意、攻撃性、衝動性、軽躁、躁病、錯乱、発汗、下痢、発熱、高血圧、固縮、頻脈、ミオクローヌス、痙攣など。また、尿の量が摂取した水分より異常に少なくなる、むくみ、頭痛など。

ドルナー

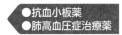

成分名：ベラプロストナトリウム

何のお薬？ このお薬は、血管平滑筋にあるプロスタグランジンI₂受容体に作用して、血管を拡げて血管の中の抵抗を減らし血圧を下げる働きと、血小板が集まって固まる（血栓）作用を妨げる働きなどから、血管内の血流を穏やかにすると同時に、血栓による血管の痛みを和らげるお薬です。

🏥 このような症状が出たら病院へ

悪寒、青あざができやすい、頻回に起こる鼻血、手足に点状の出血、血尿、発熱、から咳、呼吸困難、食欲不振、悪心、皮膚や白目が黄色くなる黄疸症状など。（以下の場合は救急車を要請）局所の痛み、むくみ、うずき、突然の息切れ、息苦しい、胸の痛み、急激な視力低下、意識障害、めまい。

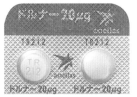

ドルナー錠20μg
28.10円/1錠
東レ

効能効果

慢性動脈閉塞症に伴う潰瘍、疼痛および冷感の改善、原発性肺高血圧症。

ジェネリック

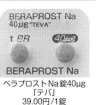
ベラプロストNa錠40μg
「テバ」
39.00円/1錠

ベラプロストNa錠20μg
「サワイ」
14.10円/1錠

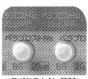
ベラプロストNa錠20μg
「AFP」
14.10円/1錠

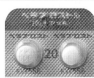
ベラプロストNa錠20μg
「アメル」
14.10円/1錠

ト

トレドミン

●セロトニン・ノルアドレナリン再取り込み阻害剤（SNRI）

成分名：ミルナシプラン塩酸塩

何のお薬？ このお薬は、SNRI（選択的セロトニン・ノルアドレナリン再取り込み阻害薬）のひとつです。SNRIは、神経終末のシナプスにおいて、脳内のセロトニンおよび視床下部のノルアドレナリンといった神経伝達物質の取り込みを邪魔することで、これら物質の濃度を高め、脳内での情報伝達を良好にします。三環系抗うつ薬、四環系抗うつ薬、SSRIよりも副作用が少なく、効果が早く現れやすいという特徴があります。眠気、注意力・集中力・反射機能の低下などが起こることがあるので、服用中は自動車の運転など危険を伴う機械の操作、高所作業は避けましょう。

トレドミン錠15mg
12.50円/1錠
旭化成ファーマ

効能効果

うつ病・うつ状態。

標準薬

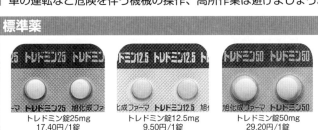

トレドミン錠25mg
17.40円/1錠

トレドミン錠12.5mg
9.50円/1錠

トレドミン錠50mg
29.20円/1錠

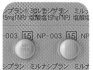

ミルナシプラン塩酸塩錠
15mg「NP」
8.60円/1錠

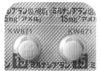

ミルナシプラン塩酸塩錠
15mg「アメル」
8.60円/1錠

ミルナシプラン塩酸塩錠
15mg「サワイ」
8.60円/1錠

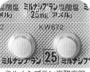

ミルナシプラン塩酸塩錠
25mg「アメル」
11.90円/1錠

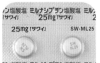

ミルナシプラン塩酸塩錠
25mg「サワイ」
11.90円/1錠

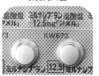

ミルナシプラン塩酸塩錠
12.5mg「アメル」
8.00円/1錠

ミルナシプラン塩酸塩錠
12.5mg「サワイ」
8.00円/1錠

ミルナシプラン塩酸塩錠
50mg「サワイ」
19.90円/1錠

ミルナシプラン塩酸塩錠
50mg「アメル」
19.90円/1錠

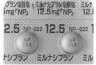

ミルナシプラン塩酸塩錠
12.5mg「NP」
8.00円/1錠

ミルナシプラン塩酸塩錠
25mg「NP」
8.40円/1錠

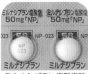

ミルナシプラン塩酸塩錠
50mg「NP」
19.90円/1錠

ト

お薬コラム　"本当にうつ病？③"

「症状は似ているがうつ病ではない」とはどういう状態なのでしょう。これにはヒトの成長と環境が大きく関係しています。①知識（知能）の発達、②身体（骨格や臓器・筋肉）の発達、③心理（人間関係）の発達は、生れた瞬間から始まります。しかし100人子どもが誕生すると、5人の子には、①②③のいずれかに器質的障害があり未発達が生じることがわかっています。さらに20人の子には、5人の子ほどではなくとも平均には届かない未発達が生じることもわかっています。「症状は似ているがうつ病ではない」状態とは、100人から先の25人を除いた、平均的またはそれ以上の「知識」や「身体」を持ちながら、何らかの理由で「心理」の発達が途中で止まってしまった場合を指します。

心理の発達が完成していてうつ病を発症した場合、自らを責めることが病気のスタートなのですが、心理発達が未完成の場合、責める対象は他者になりがちです。親が悪い、友達が悪い、上司が、同僚が、会社が、社会が…と他者を責め、結果、自暴自棄になって「うつ病の様な症状」を呈してしまう。心理的未発達には、親や家族、周辺社会と本人とのかかわりが大きく影響しているため、ただ薬を飲み続けるだけでは、なかなか症状は改善しません（p.330に続く）。

ナウゼリン

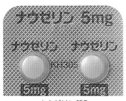

ナウゼリン錠5
7.00円/1錠
協和キリン

効能効果

成人：慢性胃炎、胃下垂症、胃切除後症候群、抗悪性腫瘍剤またはレボドパ製剤投与時の消化器症状（悪心、嘔吐、食欲不振、腹部膨満、上腹部不快感、腹痛、胸やけ、あい気）。
小児：周期性嘔吐症、上気道感染症、抗悪性腫瘍剤投与時の消化器症状（悪心、嘔吐、食欲不振、腹部膨満、上腹部不快感、腹痛、胸やけ、あい気）。

成分名：ドンペリドン

何のお薬？ セロトニン5-HTと呼ばれる神経伝達物質が多くなると、胃や十二指腸などで、アセチルコリンが多く放出され、消化管平滑筋にある受容体を刺激して、消化管の運動が活発になります。これに対して、ドパミンと呼ばれる神経伝達物質が、トパミンD₂受容体に結合すると、アセチルコリンの放出が抑えられて、消化管の運動が抑えられます。このお薬は、ドパミンがドパミンD₂受容体に結合するのを邪魔することにより、アセチルコリンの分泌量が増加し、結果、胃や小腸の運動が活発にして、消火活動を助ける働きをします。眠気、めまい、注意力・集中力・反射機能の低下などが起こることがあるので、自動車の運転など危険を伴う機械の操作、高所作業、登山などは極力避けましょう。

原則的に服用を避けるべき人

妊婦または妊娠している可能性のある婦人（動物実験では、骨格や内臓異常等の催奇形作用が報告されています）、消化管出血・機械的イレウス・消化管穿孔のある人、プロラクチン分泌性の下垂体腫瘍のある人。

飲み忘れた時は

飲み忘れた時間と次に飲む時間の真ん中より前の時間であれば服用します。後なら服用を1回飛ばします。

🏥 このような症状が出たら病院へ

じんましん、血管が浮き出てくる、発熱、全身が紅潮する、息苦しい、口周辺や舌の異常な運動、舌のもつれ、手足が勝手に動く、目の玉がクルクル回る、ふるえ、けいれん、意識が薄れる、全身倦怠感、食欲不振、悪心、皮膚や白目が黄色くなる黄疸症状など。

標準薬

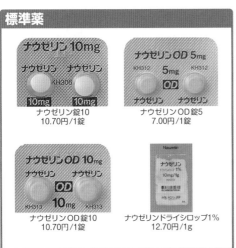

ナウゼリン錠10
10.70円/1錠

ナウゼリンOD錠5
7.00円/1錠

ナウゼリンOD錠10
10.70円/1錠

ナウゼリンドライシロップ1%
12.70円/1g

ジェネリック

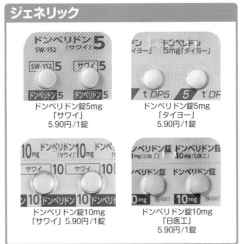

ドンペリドン錠5mg
「サワイ」
5.90円/1錠

ドンペリドン錠5mg
「タイヨー」
5.90円/1錠

ドンペリドン錠10mg
「サワイ」5.90円/1錠

ドンペリドン錠10mg
「日医工」
5.90円/1錠

ナディック

●高血圧症治療薬
β遮断薬

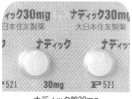

ナディック錠30mg
45.20円/1錠
大日本住友

効能効果

本態性高血圧症（軽症〜中等症）、狭心症、頻脈性不整脈。

成分名：ナドロール

何のお薬？ 高血圧とは、血管内の圧力が高まっている状態で、大別すると、①血液の量が通常より多く血管を圧迫しているか、②血管内を流れる血液への抵抗が高まっているか、のいずれかです。このお薬は、交感神経の中で心臓を激しく動かす命令を受けるβ受容体を邪魔することで、心臓の動きを緩やかにし、送り出される血液の量や心拍数を調整します。この結果、血管の中を流れる血流が落ち着いて血管にかかる圧力も減り、血圧が下がります。同時に、心臓の異常興奮を抑えて、拍動を整える働きもあります。

ナトリックス

●高血圧症治療薬
利尿薬

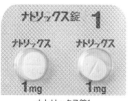

ナトリックス錠1
10.10円/1錠
住友ファーマ

効能効果

本態性高血圧症。

成分名：インダパミド

何のお薬？ ヒトの身体の60%を占める水分は、細胞内の水分、血管内を通る血液、そして細胞や血管の外にある水分（間質液）とに分けられますが、これら内外の水分量を調節しているのがナトリウム（塩分）です。このお薬は、腎臓からナトリウム（塩分）と水分の排泄を増やす働きと、血管平滑筋の収縮を抑えて血管を拡げる働きとによって、血管内の抵抗を減らし、結果、血圧を下げる効果を示します。

標準薬

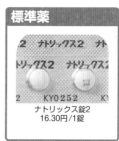

ナトリックス錠2
16.30円/1錠

ナボールSR

●持続性鎮痛・抗炎症剤

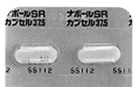

ナボールSRカプセル37.5
11.90円/1カプセル
久光

効能効果

関節リウマチ、変形性関節症、腰痛症、肩関節周囲炎、頸肩腕症候群の消炎鎮痛。

成分名：ジクロフェナクナトリウム

何のお薬？ 体内で炎症が起こると、プロスタグランジンが放出されて、発熱や痛みが生じますが、このプロスタグランジンは、シクロオキシゲナーゼ（COX）と呼ばれる物質によって体内で合成されます（プロスタグランジン自体は痛みを生じさせるのではなく、痛みを感じやすくさせる物質です）。このお薬は、非ステロイド性抗炎症薬（NSAIDs）のひとつで、プロスタグランジンを合成するのに必要なシクロオキシゲナーゼ（COX）の働きを邪魔することで、体内のプロスタグランジンを減らし、結果、炎症や痛みを和らげます。副作用として消化性潰瘍が発症する場合がありますから、気になる症状があれば主治医に相談してください。

ナルフラフィン

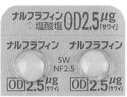

ナルフラフィン塩酸塩OD錠2.5μg
「サワイ」294.40円/1錠
沢井製薬

効能効果

血液透析患者、慢性肝疾患患者のそう痒症の改善。

成分名：ナルフラフィン塩酸塩

何のお薬？ 私たちの身体の中には、痛み、咳、呼吸、皮膚の掻痒感、幻覚やせん妄に関連する「オピオイド受容体」と呼ばれる組織があります。オピオイド受容体にはκ・μ・δなどがありますが、このお薬はκ受容体に働いてかゆみを抑えます。この薬は、体調がよくなったと自己判断して服用を中止したり、服用量を減らしたりすると症状が悪化することがあります。

お薬を服用する時の注意

眠気、めまい、注意力・集中力・反射機能の低下などが起こることがあるので、服用中は自動車の運転など危険を伴う機械の操作、高所作業などは極力避けましょう。グレープフルーツはこの薬の血中濃度を高め、作用を増強することがあります。服用の前後にグレープフルーツを摂ってはいけません。

飲み忘れた時は

通常、1日1回夕食後または就寝前に服用するお薬です。夕食後の服用を指示されている場合、飲み忘れに気がついたのがその日の就寝前ならば、1回分服用します。それ以外の場合は、飲み忘れた分の服用は飛ばして、翌日の決められた時間に服用してください。

🏥 このような症状が出たら病院へ

身体がだるい、食欲不振、白目が黄色くなる、動く時の動悸や息切れ、皮膚が黄色くなる、尿が褐色になるなど。

ナ

ジェネリック

ナルフラフィン塩酸塩カプセル2.5μg「BMD」
149.70円/1カプセル

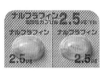

ナルフラフィン塩酸塩カプセル2.5μg「YD」
149.70円/1カプセル

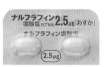

ナルフラフィン塩酸塩カプセル2.5μg「あすか」
294.40円/1カプセル

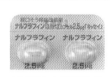

ナルフラフィン塩酸塩カプセル2.5μg「キッセイ」
294.40円/1カプセル

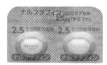

ナルフラフィン塩酸塩カプセル2.5μg「ケミファ」
294.40円/1カプセル

ナルフラフィン塩酸塩カプセル2.5μg「トーワ」
294.40円/1カプセル

ナルフラフィン塩酸塩カプセル2.5μg「ニプロ」
294.40円/1カプセル

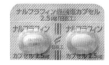

ナルフラフィン塩酸塩カプセル2.5μg「日医工」
294.40円/1カプセル

ナルフラフィン塩酸塩ODフィルム2.5μg「ニプロ」
294.40円/1錠

ナルフラフィン塩酸塩OD錠2.5μg「フソー」
294.40円/1錠

ニトロール

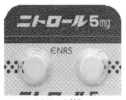

ニトロール錠5mg
9.80円/1錠
エーザイ

成分名：硝酸イソソルビド

何のお薬？ NO（一酸化窒素）を放出させて、血管平滑筋を緩め、血管を拡げる働きをするお薬です。心臓の冠動脈を拡げて酸素と栄養素の供給量を増やし、心臓の筋肉の酸欠状態を改善する働きのほか、静脈の抵抗を減らして血流を緩やかにし、心臓に戻る血液の量を調整することで、心臓の負担を軽くする働きなどもあります。

併用してはいけない薬

シルデナフィルクエン酸塩（バイアグラ）・バルデナフィル塩酸塩水和物（レビトラ）・タダラフィル（シアリス）。

効能効果

狭心症、心筋梗塞（急性期を除く）、その他の虚血性心疾患。

標準薬

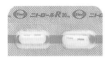

ニトロールRカプセル20mg
10.70円/1カプセル

ジェネリック

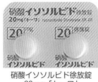

硝酸イソソルビド徐放錠
20mg「トーワ」
5.90円/1錠

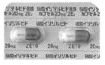

硝酸イソソルビド徐放
カプセル20mg「ZE」
5.90円/1カプセル

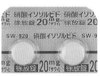

硝酸イソソルビド徐放錠
20mg「サワイ」
5.90円/1錠

ニトロペン舌下錠

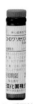

ニトロペン舌下錠0.3mg
10.90円/1錠
日本化薬

成分名：ニトログリセリン

何のお薬？ 心臓の冠動脈を拡げて酸素と栄養素の供給量を増やし、心臓の筋肉の酸欠状態を改善する働きのほか、静脈や細静脈の抵抗を減らして血流を穏やかにし、心臓に戻る血液の量を調節することで、心臓の負担を軽くする働きもあります。頭痛、めまい、注意力・集中力・反射機能の低下などが起こることがあるので、服用中は自動車の運転など危険を伴う機械の操作、高所作業、登山などは極力避けましょう。

併用してはいけない薬

シルデナフィルクエン酸塩（バイアグラ）・バルデナフィル塩酸塩水和物（レビトラ）・タダラフィル（シアリス）。

お薬を服用する時の注意

狭心症の発作の際、通常1錠服用して数分（2〜5分）で効果が現れますが、効果が現れない場合は、さらに1〜2錠、1錠ずつ追加します。3錠服用しても効果が現れないか、発作が15〜20分以上続く場合には、すぐ主治医に連絡するか、救急車を要請しましょう。また、2錠目または3錠目の服用で効果が強く出た場合、めまい、フラフラ感、意識が薄れるといった低血圧症状が現れるため、転倒しないように横になるなど、服用後の姿勢に注意しましょう。

効能効果

狭心症、心筋梗塞、心臓喘息、アカラジアの一時的緩解。

ニバジール

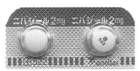

ニバジール錠2mg
10.40円/1錠
LTLファーマ

効能効果

本態性高血圧症。

成分名：ニルバジピン

何のお薬？ 血管平滑筋や心筋の細胞膜にあるカルシウムチャネルからカルシウムイオンが平滑筋の中に入り込むと、血管平滑筋や心臓の筋肉が収縮します。このお薬は、このしくみを利用して、カルシウムチャネルに結合して細胞の外にあるカルシウムイオンが細胞内へ流入するのを邪魔することで、血管平滑筋や心筋の収縮を穏やかにし、末梢血管を拡張させ血圧を下げる「カルシウム拮抗薬」のひとつです。

このような症状が出たら病院へ

全身倦怠感、食欲不振、悪心、皮膚や白目が黄色くなる黄疸症状など。

標準薬

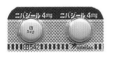

ニバジール錠4mg
19.70円/1錠

ジェネリック

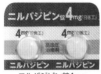

ニルバジピン錠4mg
「日医工」
10.10円/1錠

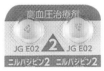

ニルバジピン錠2mg
「JG」
9.80円/1錠

ニルバジピン錠2mg
「日医工」
9.80円/1錠

ニフラン

●鎮痛・抗炎症・解熱剤

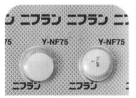

ニフラン錠75mg
10.10円/1錠
田辺三菱
R5.3.31まで

効能効果

関節リウマチ、変形性関節症、腰痛症、頸肩腕症候群、歯根膜炎、痛風発作の消炎・鎮痛、急性上気道炎（急性気管支炎を伴う急性上気道炎を含む）の解熱・鎮痛、外傷後、小手術後ならびに抜歯後の消炎・鎮痛。

成分名：プラノプロフェン

何のお薬？ 体内で炎症が起こると、プロスタグランジンが放出されて、発熱や痛みが生じますが、このプロスタグランジンは、シクロオキシゲナーゼ（COX）と呼ばれる物質によって体内で合成されます（プロスタグランジン自体は痛みを生じさせるのではなく、痛みを感じやすくさせる物質です）。このお薬は、非ステロイド性抗炎症薬（NSAIDs）のひとつで、プロスタグランジンを合成するのに必要なシクロオキシゲナーゼ（COX）の働きを邪魔することで、体内のプロスタグランジンを減らし、結果、熱を下げ、炎症や痛みを和らげます。

ジェネリック

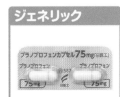

プラノプロフェンカプセル
75mg「日医工」
6.80円/1カプセル

ニポラジン

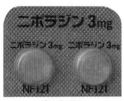

ニポラジン錠3mg
8.40円/1錠
アルフレッサファーマ

効能効果

気管支喘息、アレルギー性鼻炎、じん麻疹、皮膚疾患に伴うそう痒（湿疹・皮膚炎、皮膚そう痒症）。

成分名：メキタジン

何のお薬？ 私たちの身体にはアレルギーの原因となる抗原を認識するマスト細胞（肥満細胞）があり、この細胞のスイッチが入ると、ヒスタミンをはじめとする炎症を引き起こす物質や、サイトカインと呼ばれる免疫・炎症に関する情報伝達物質、アレルギー反応・炎症反応を維持しようとする脂質成分など「ケミカルメディエーター」と呼ばれる物質が放出されてアレルギー症状が起こります。このお薬は、ケミカルメディエーターを受け取って炎症などを引き起こす受容体を邪魔する働きと、マスト細胞からのケミカルメディエーターの放出を抑えることにより、アレルギーの諸症状を和らげます。眠気、注意力・集中力・反射機能の低下などが起こることがあるので、服用中は自動車の運転など危険を伴う機械の操作、高所作業は極力避けましょう。また、過量に服用した場合、軽度の症状で、眠気・悪心・吐き気などが起こることがあり、重度の症状で、意識の混濁・呼吸抑制・けいれんなどが起こることがあります。小児などが誤って過量を服用してしまった場合には、胃の内容物を吐かせてから、病院で受診させましょう。

原則的に服用を避けるべき人

緑内障の人、前立腺肥大等下部尿路に閉塞性疾患のある人。

飲み忘れた時は

飲み忘れに気づいた時間が、飲み忘れた時間（例：8時）と次に飲む時間（例：12時）の間（例：10時）より前であれば、できるだけ早く服用します。後なら服用を1回飛ばします。2回分を1度に服用してはいけません。

🏥 このような症状が出たら病院へ

顔面蒼白、意識が薄れる、じんましん、血管が浮き出てくる、発熱、全身が紅潮する、息苦しい、全身倦怠感、食欲不振、悪心、皮膚や白目が黄色くなる黄疸症状など。

標準薬

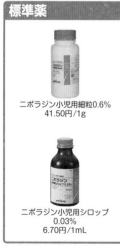

ニポラジン小児用細粒0.6%
41.50円/1g

ニポラジン小児用シロップ
0.03%
6.70円/1mL

ジェネリック

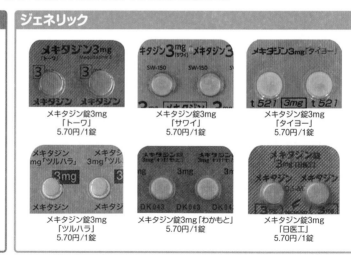

メキタジン錠3mg
「トーワ」
5.70円/1錠

メキタジン錠3mg
「サワイ」
5.70円/1錠

メキタジン錠3mg
「タイヨー」
5.70円/1錠

メキタジン錠3mg
「ツルハラ」
5.70円/1錠

メキタジン錠3mg
「わかもと」
5.70円/1錠

メキタジン錠3mg
「日医工」
5.70円/1錠

ニューロタン

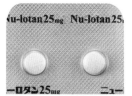

ニューロタン錠25mg
36.70円/1錠
MSD

効能効果

高血圧症、高血圧および蛋白尿を伴う2型糖尿病における糖尿病性腎症。

成分名：ロサルタンカリウム

何のお薬? 「アンジオテンシンⅡ受容体拮抗薬（ARB）」と呼ばれるお薬です。アンジオテンシンⅡと呼ばれる物質がその受容体と結合すると、血圧を上昇させるホルモンであるアルドステロンが放出されたり、血管を収縮させたり、腎臓で排泄されるはずだったナトリウム（塩分）や水分を再吸収させたりし、結果、血圧を上昇させます。このお薬は、アンジオテンシンⅡ受容体に先に働いて邪魔をすることでアンジオテンシンⅡが結合できない状態を作り、血圧の上昇を抑え、腎臓や心臓を保護します。一世代前のアンジオテンシン変換酵素阻害薬（ACE）のように、アンジオテンシンⅡ自体をなくしてしまうわけではないため、ACE剤によく見られる副作用の「から咳」などが起こりにくいお薬です。

原則的に服用を避けるべき人

妊婦または妊娠している可能性のある婦人（妊娠中期および末期に服用した人で、羊水過少症、胎児・新生児の死亡、新生児の低血圧、腎不全、多臓器不全、頭蓋の形成不全、四肢の奇形、頭蓋顔面の奇形、肺の発育不全等が現れた、などの報告があります）、重い肝臓障害のある人、アリスキレンを投与中の糖尿病の人。

飲み忘れた時は

飲み忘れに気づいた時間が、飲み忘れた時間（例：8時）と次に飲む時間（例：12時）の間（例：10時）より前であれば、できるだけ早く服用します。後なら服用を1回飛ばします。2回分を1度に服用してはいけません。

🏥 このような症状が出たら病院へ

じんましん、血管が浮き出てくる、発熱、全身が紅潮する、息苦しい、顔・舌・のどが腫れる、全身倦怠感、食欲不振、悪心、皮膚や白目が黄色くなる黄疸症状、尿量減少、手足や顔のむくみ、筋肉痛、力が入らない、赤褐色の尿が出る、手足のしびれ、力が入らない、吐き気、脈が飛ぶ、頻脈、吐き気、悪寒、青あざができやすい、頻回に起こる鼻血、手足に点状の出血、血尿など。

標準薬

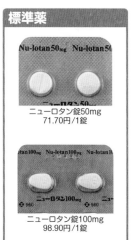

ニューロタン錠50mg
71.70円/1錠

ニューロタン錠100mg
98.90円/1錠

ジェネリック

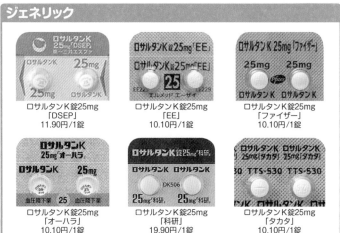

ロサルタンK錠25mg
「DSEP」
11.90円/1錠

ロサルタンK錠25mg
「EE」
10.10円/1錠

ロサルタンK錠25mg
「ファイザー」
10.10円/1錠

ロサルタンK錠25mg
「オーハラ」
10.10円/1錠

ロサルタンK錠25mg
「科研」
19.90円/1錠

ロサルタンK錠25mg
「タカタ」
10.10円/1錠

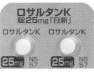

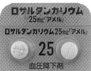

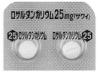

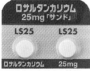

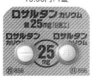

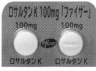

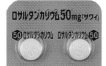

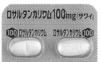

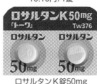

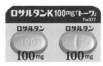

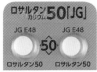

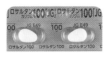

ロサルタンK錠25mg
「トーワ」
11.90円/1錠

ロサルタンK錠25mg
「日新」
10.10円/1錠

ロサルタンK錠50mg
「ファイザー」
16.60円/1錠

ロサルタンK錠25mg
「明治」
11.90円/1錠

ロサルタンカリウム錠25mg
「DK」
10.10円/1錠

ロサルタンカリウム錠25mg
「FFP」
13.40円/1錠

ロサルタンカリウム錠25mg
「JG」
13.40円/1錠

ロサルタンカリウム錠50mg
「日医工」
16.60円/1錠

ロサルタンカリウム錠25mg
「NP」
10.10円/1錠

ロサルタンカリウム錠25mg
「TCK」
11.90円/1錠

ロサルタンカリウム錠25mg
「YD」
10.10円/1錠

ロサルタンカリウム錠25mg
「ZE」
11.90円/1錠

ロサルタンカリウム錠25mg
「アメル」
10.10円/1錠

ロサルタンカリウム錠25mg
「杏林」
13.40円/1錠

ロサルタンカリウム錠25mg
「ケミファ」
19.90円/1錠

ロサルタンカリウム錠25mg
「サワイ」
11.90円/1錠

ロサルタンカリウム錠25mg
「サンド」
10.10円/1錠

ロサルタンカリウム錠25mg
「テバ」
10.10円/1錠

ロサルタンカリウム錠25mg
「日医工」
10.10円/1錠

ロサルタンK錠100mg
「ファイザー」
28.60円/1錠

ロサルタンカリウム錠50mg
「サワイ」
23.30円/1錠

ロサルタンカリウム錠100mg
「サワイ」
34.40円/1錠

ロサルタンK錠50mg
「トーワ」
23.30円/1錠

ロサルタンK錠100mg
「トーワ」
34.40円/1錠

ロサルタンカリウム錠50mg
「JG」
26.10円/1錠

ロサルタンカリウム錠100mg
「JG」
28.60円/1錠

ネイリンカプセル

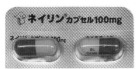

ネイリンカプセル100mg
814.80円/1カプセル
佐藤製薬

効能効果

爪白癬。

成分名：ホスラブコナゾール L-リシンエタノール付加物

何のお薬？ このお薬は「トリアゾール系抗真菌薬」と呼ばれるグループに属する薬で、真菌細胞の膜成分であるエルゴステロールの合成に必要な酵素の作用を阻害することにより、真菌の増殖を抑えます。

併用に注意する薬

ワルファリン（ワーファリン錠、ワルファリンカリウム錠等）と併用するとワルファリンの作用が増強する症例が報告されています。

ネオーラル

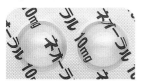

ネオーラル10mgカプセル
52.30円/1カプセル
ノバルティス

成分名：シクロスポリン

何のお薬？ 免疫反応は、私たちの身体を細菌やウイルスなどの外敵から守る大切な働きですが、臓器移植を行なう場合は、移植される臓器に対して免疫反応（拒否反応）が起こると、移植が失敗に終わる、あるいは最悪死に至る場合もあります。このお薬は、T細胞に働いて、サイトカインや炎症性サイトカインが作られるのを邪魔することで、臓器移植時の拒否反応を抑制します。アトピー性皮膚炎の治療で服用した場合、リンパ節の腫脹（腫れ）を合併することがあります。

効能効果

腎移植、肝移植、心移植、肺移植、膵移植、小腸移植における拒絶反応の抑制。骨髄移植における拒絶反応および移植片対宿主病の抑制。ベーチェット病。尋常性乾癬、膿疱性乾癬、乾癬性紅皮症、関節症性乾癬。再生不良性貧血（重症）、赤芽球癆。ネフローゼ症候群。全身型重症筋無力症。アトピー性皮膚炎。

標準薬

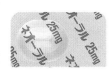
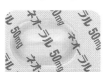
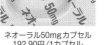

ネオーラル25mgカプセル
114.80円/1カプセル

ネオーラル50mgカプセル
192.90円/1カプセル

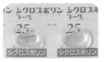

ネオーラル内用液10%
479.10円/1mL

ジェネリック

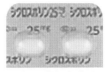
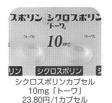

シクロスポリンカプセル
25mg「TC」
53.80円/1カプセル

シクロスポリンカプセル
10mg「トーワ」
23.80円/1カプセル

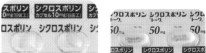

シクロスポリンカプセル
25mg「トーワ」
53.80円/1カプセル

シクロスポリンカプセル
10mg「日医工」
23.80円/1カプセル

シクロスポリンカプセル
50mg「トーワ」
83.80円/1カプセル

ネ

ネオドパストン配合錠

●パーキンソニズム治療薬

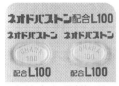

ネオドパストン配合錠L100
17.60円/1錠
大原薬品

成分名：レボドパ/カルビドパ水和物配合剤

何のお薬？ 中枢神経の神経伝達物質であるドパミンは、通常より少なすぎるとパーキンソン病を発症します。このお薬は、ドパミンの前駆物質レボドパと、レボドパを分解する酵素を邪魔するカルビドパの配合剤で、不足したドパミンの濃度を高めて、パーキンソン病の諸症状を改善します。

🏥 このような症状が出たら病院へ

高熱、意識障害、高度の筋硬直、口の周りの異常な動き、幻覚や幻聴、上手にものが考えられない、名前・場所・時間などが判らない、錯乱、紫や黒い色の便、腹痛、胸やけ、吐血、寒気、突然の高熱、のどの痛みなど。

効能効果

パーキンソン病。

標準薬

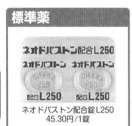

ネオドパストン配合錠L250
45.30円/1錠

ジェネリック

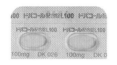
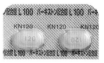
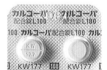

ドパコール配合錠L100
8.80円/1錠

パーキストン配合錠L100
8.80円/1錠

カルコーパ配合錠L100
8.80円/1錠

ネオファーゲンC配合錠

●抗アレルギー剤
●肝臓疾患用剤

ネオファーゲンC配合錠
5.70円/1錠
大鵬薬品

効能効果

湿疹・皮膚炎、小児ストロフルス、円形脱毛症、口内炎。慢性肝疾患における肝機能異常の改善。

成分名：グリチルリチン酸ーアンモニウム・グリシン・DL-メチオニン配合剤

何のお薬？ 生薬である「甘草」など解毒作用をもつ成分を混合し、解毒作用・抗アレルギー作用・抗炎症作用・肝障害回復作用などをもたせたお薬です。

原則的に服用を避けるべき人

血清アンモニウム値の上昇傾向にある末期肝硬変症の人、アルドステロン症・ミオパシー・低カリウム血症のある人、このお薬の成分に過敏症（発疹・かゆみ・下痢・アレルギー症状など）の既往歴のある人。

飲み忘れた時は

飲み忘れた時間と次に飲む時間の真ん中より前の時間であれば服用します。後なら服用を1回飛ばします。2回分を1度に服用してはいけません。

🏥 このような症状が出たら病院へ

血圧の上昇、全身や手足のむくみ、尿量減少、体重増加、便秘、乾燥肌、倦怠感、筋力の低下、筋肉痛、力が入らない、赤褐色の尿が出るなど。

ネオフィリン

●強心・喘息治療薬

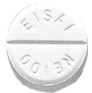

ネオフィリン錠100mg
5.90円/1錠
エーザイ

成分名：アミノフィリン水和物

何のお薬？「ホスホジエステラーゼ-Ⅲ（PDE-Ⅲ）阻害薬」のひとつです。肺や心臓の平滑筋の中にあるサイクリックジーエムピー（cGMP）は平滑筋を緩める働きをしていますが、ホスホジエステラーゼ-Ⅲ（PDE-Ⅲ）によって分解されてしまいます。このお薬には、PDE-Ⅲの働きを邪魔することでcGMPを増やして気道の筋肉を緩めて気道を拡げる働きと、心臓の収縮力を大きくして心機能をよくする働きがあります。重大な副作用として急性脳炎・けいれんがありますが、とくに小児や幼児の場合、自覚症状を正確に訴えることができないため、保護者等はよく観察し、発熱や意識レベルの変化など、異常が認められた場合は、すぐに主治医に相談してください。

このような症状が出たら病院へ

じんましん、血管が浮き出てくる、発熱、全身が紅潮する、息苦しい、けいれん、昏睡、意識障害、筋肉痛、力が入らない、赤褐色の尿が出る、紫や黒い色の便、腹痛、胸やけ、吐血、顔面蒼白・青色、動悸、めまい、貧血症状、頻呼吸、全身倦怠感、食欲不振、悪心、皮膚や白目が黄色くなる黄疸症状など。

効能効果

気管支喘息、喘息性（様）気管支炎、閉塞性肺疾患（肺気腫、慢性気管支炎など）における呼吸困難、肺性心、うっ血性心不全、心臓喘息（発作予防）。

ネ

ネキシウム

●プロトンポンプ・インヒビター

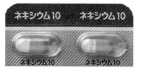

ネキシウムカプセル10mg
52.00円/1カプセル
第一三共・アストラゼネカ

成分名：エソメプラゾールマグネシウム水和物

何のお薬？胃酸の分泌は、胃壁の細胞膜にある受容体が神経伝達物質を受け取ることで始まり、最終段階において、プロトンポンプと呼ばれるしくみが機能することで完結します。このプロトンポンプは、特定の酵素によって作動しますが、このお薬は、その酵素を邪魔することで、胃酸の分泌を抑えます。

このような症状が出たら病院へ

じんましん、血管が浮き出てくる、発熱、全身が紅潮する、全身倦怠感、皮膚や白目が黄色くなる黄疸症状、寒気、突然の高熱、のどの痛み、頭痛、咳、高熱、目の充血、めやに、唇や陰部のただれ、皮膚の広い範囲が赤くなる、視力障害、筋肉痛、力が入らない、赤褐色の尿が出る、から咳、呼吸困難、尿量減少、手足や顔のむくみなど。

標準薬

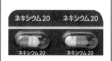

ネキシウムカプセル20mg
90.00円/1カプセル

効能効果

胃潰瘍、十二指腸潰瘍、吻合部潰瘍、逆流性食道炎、非びらん性胃食道逆流症、Zollinger-Ellison症候群、非ステロイド性抗炎症薬投与時における胃潰瘍または十二指腸潰瘍の再発抑制、低用量アスピリン投与時における胃潰瘍または十二指腸潰瘍の再発抑制。
胃潰瘍、十二指腸潰瘍、胃MALTリンパ腫、特発性血小板減少性紫斑病、早期胃癌に対する内視鏡的治療後胃、ヘリコバクター・ピロリ感染胃炎におけるヘリコバクター・ピロリの除菌の補助。

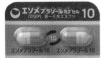

エソメプラゾールカプセル
10mg「DSEP」
26.80円/1カプセル

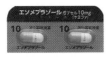

エソメプラゾールカプセル
10mg「ケミファ」
26.80円/1カプセル

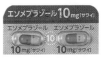

エソメプラゾールカプセル
10mg「サワイ」
26.80円/1カプセル

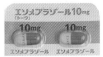

エソメプラゾールカプセル
10mg「トーワ」
26.80円/1カプセル

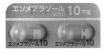

エソメプラゾールカプセル
10mg「ニプロ」
26.80円/1カプセル

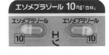

エソメプラゾールカプセル
10mg「杏林」
26.80円/1カプセル

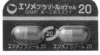

エソメプラゾールカプセル
20mg「DSEP」
46.60円/1カプセル

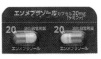

エソメプラゾールカプセル
20mg「ケミファ」
46.60円/1カプセル

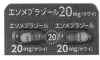

エソメプラゾールカプセル
20mg「サワイ」
46.60円/1カプセル

エソメプラゾールカプセル
20mg「トーワ」
46.60円/1カプセル

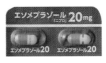

エソメプラゾールカプセル
20mg「ニプロ」
46.60円/1カプセル

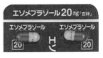

エソメプラゾールカプセル
20mg「杏林」
46.60円/1カプセル

ネシーナ

●糖尿病治療薬
DPP-4阻害薬

成分名：アログリプチン安息香酸塩

何のお薬？ インスリンは膵臓で作られるペプチドホルモンの一種で、血液を介して細胞に届きます。インスリンが細胞をノックすると、細胞の扉が開いて血液中の糖が取り込まれ、エネルギーとして消費されますが、インスリンが少ないと細胞の扉が開かれなくなり、血液中に糖が残って、糖尿病を発症します。また、血糖値が高い状態が続いていて、細胞が常に糖を吸収していると、インスリンへの抵抗性が高まり、やはり血液中に糖が残ってしまい、糖尿病を発症します。さて、食事を摂ると、糖が吸収されて血糖値が上昇しますが、この時、膵臓にインスリンの分泌を促すホルモンが「インクレチン」です。消化管でインクレチンが分泌されると、膵臓からインスリンの分泌が始まりますが、分泌されたインクレチンは、最終的にDPP-4と呼ばれる酵素で分解されます。このお薬は、このDPP-4の働きを邪魔してインクレチンの濃度を上げ、結果、インスリンの分泌を活発にする働きのほか、血糖値を上昇させるホルモンであるグルカゴンの分泌を抑える働き、さらにインスリンの分泌を促進する働きなどにより、血糖値を改善するお薬です。

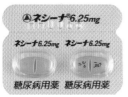

ネシーナ錠6.25mg
49.10円/1錠
武田

効能効果

2型糖尿病。

標準薬

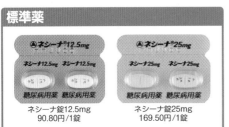

ネシーナ錠12.5mg
90.80円/1錠

ネシーナ錠25mg
169.50円/1錠

ネルボン

●睡眠導入薬

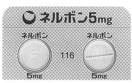

ネルボン錠5mg
8.30円/1錠
アルフレッサファーマ

効能効果

不眠症、麻酔前投薬。

成分名：ニトラゼパム

何のお薬? 中枢神経において、抑制性神経伝達物質GABAを受け取るGABA_A受容体のベンゾジアゼピン結合部に作用して、興奮したり不安になったりする信号の流れを抑えることで、これら感情を抑えるほか、催眠作用、抗不安作用、筋弛緩作用なども示す、ベンゾジアゼピン系のお薬です。服用してから最高血中濃度に到達するまでの時間は1～2時間、成分が血液中から消失半減する時間は約22時間の「中時間型」です。

飲み忘れた時は

不眠症の場合、寝る前以外は服用してはいけません。

標準薬

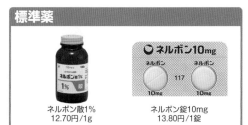

ネルボン散1%
12.70円/1g

ネルボン錠10mg
13.80円/1錠

ジェネリック

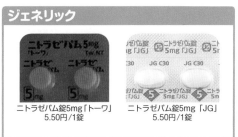

ニトラゼパム錠5mg「トーワ」
5.50円/1錠

ニトラゼパム錠5mg「JG」
5.50円/1錠

ノ

ノアルテン

●経口黄体ホルモン剤

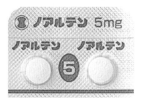

ノアルテン錠（5mg）
33.10円/1錠
富士製薬

効能効果

無月経、月経周期異常（稀発月経、多発月経）、月経量異常（過少月経、過多月経）、月経困難症、卵巣機能不全症、黄体機能不全による不妊症、機能性子宮出血、月経周期の変更（短縮および延長）。

成分名：ノルエチステロン

何のお薬? このお薬の成分は、黄体ホルモン（プロゲステロン）を受け取る受容体に黄体ホルモンの代わりに結びついて、黄体ホルモンと同様の反応を起こさせます。黄体ホルモンの不足やバランスの崩れで起こる諸症状を改善するほか、卵巣機能を抑える働きや、子宮内膜細胞が増えるのを抑える働きがあるお薬です。

原則的に服用を避けるべき人

重い肝臓障害のある人、妊婦または妊娠している可能性のある婦人（妊娠初期・中期に服用した場合、まれに新生女児の外性器の男性化が起こることがあります）。

飲み忘れた時は

飲み忘れた時間と次に飲む時間の真ん中より前の時間であれば服用します。後なら服用を1回飛ばします。2回分を1度に服用してはいけません。

🏥 このような症状が出たら病院へ

じんましん、血管が浮き出てくる、発熱、全身が紅潮する、息苦しいなど。

ノイエル

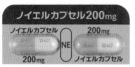

ノイエルカプセル200mg
9.50円/1カプセル
アルフレッサファーマ

効能効果

急性胃炎、慢性胃炎の急性増悪期の胃粘膜病変（びらん、出血、発赤、浮腫）の改善。胃潰瘍。

成分名：セトラキサート塩酸塩

何のお薬？ 胃や十二指腸潰瘍の治療薬には、胃を攻撃する成分でもある胃酸の分泌量を減らす働きをするタイプと、胃粘膜を胃酸の攻撃から守るタイプの2種類がありますが、このお薬は、その両方の作用をもつお薬です。脳血栓・心筋梗塞・血栓性静脈炎などの血栓症のある人は、血栓がより強固に安定するおそれがありますので、服用して気になる症状が出た場合には、すぐに主治医に相談してください。

飲み忘れた時は

飲み忘れに気づいた時間が、飲み忘れた時間（例：8時）と次に飲む時間（例：12時）の間（例：10時）より前であれば、できるだけ早く服用します。後なら服用を1回飛ばします。2回分を1度に服用してはいけません。

標準薬

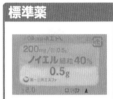

ノイエル細粒40%
17.50円/1g

ノイキノン

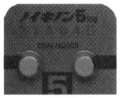

ノイキノン錠5mg
9.90円/1錠
エーザイ

効能効果

基礎治療施行中の軽度および中等度のうっ血性心不全症状。

成分名：ユビデカレノン

何のお薬？ 心臓の筋肉の酵素を利用する効率を向上させる働きや、心臓の筋肉の中にあるミトコンドリアに作用して、ATP（エネルギー源）の産生を活発にする働きなどにより、低下した心臓の働きを改善するお薬です。

飲み忘れた時は

飲み忘れに気づいた時間が、飲み忘れた時間（例：8時）と次に飲む時間（例：12時）の間（例：10時）より前であれば、できるだけ早く服用します。後なら服用を1回飛ばします。2回分を1度に服用してはいけません。

標準薬

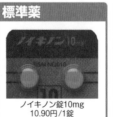

ノイキノン錠10mg
10.90円/1錠

ジェネリック

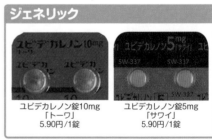

ユビデカレノン錠10mg
「トーワ」
5.90円/1錠

ユビデカレノン錠5mg
「サワイ」
5.90円/1錠

※上記以外の標準薬として、ノイキノン糖衣錠10mg（10.90円/1錠）があります。

ノイロトロピン

●疼痛治療薬

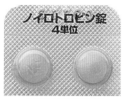

ノイロトロピン錠4単位
28.90円/1錠
日本臓器

効能効果

帯状疱疹後神経痛、腰痛症、頸肩腕症候群、肩関節周囲炎、変形性関節症の鎮痛。

成分名：ワクシニアウイルス接種家兎炎症皮膚抽出液含有製剤

> **何のお薬？** 非ステロイド性消炎鎮痛剤（NSAIDs）やオピオイドと異なり、せき髄などにある、下行性疼痛抑制系神経組織に作用して活性化させ、結果、痛みを抑えます。また、炎症を起こすブラジキニンなどの物質が放出されるのを抑える働きもあります。２週間から４週間服用を続けても効果が認められない場合は、服用を中止して他の治療方法やお薬を検討します。非ステロイド性消炎鎮痛剤と比較して、長期に服用しても胃や十二指腸の粘膜への影響が少なく、消化性潰瘍などが起こりにくいという特徴があります。

原則的に服用を避けるべき人

このお薬の成分に過敏症の既往歴のある人。

飲み忘れた時は

通常１日２回朝と晩に服用するお薬です。飲み忘れに気づいた時、次に飲む時間まで６時間以上ある場合はすぐに服用してください。６時間未満の場合には服用を１回飛ばします。２回分を１度に服用してはいけません。

🏥 このような症状が出たら病院へ

じんましん、血管が浮き出てくる、発熱、全身が紅潮する、息苦しい、高熱、全身倦怠感、食欲不振、悪心、皮膚や白目が黄色くなる黄疸症状など。

ノウリアスト

●パーキンソン病治療薬

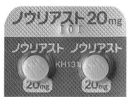

ノウリアスト錠20mg
796.90円/1錠
協和キリン

効能効果

レボドパ含有製剤で治療中のパーキンソン病におけるウェアリングオフ現象の改善。

成分名：イストラデフィリン

> **何のお薬？** パーキンソン病は、脳内の神経伝達物質のドパミンが不足し、一方アデノシンが過剰になることによって、抑制性神経伝達物質GABAの働きが強くなって諸症状を呈する病気です。このお薬は、ドパミンに対して過剰になっているアデノシンの命令を受けるアデノシンA_{2A}受容体の邪魔をすることで、ドパミンとアデノシンのバランスを調整し、GABAの働きを正常に戻す働きがあります。ドパミンの働きを強めるレボドパ製剤と併用することで、相互に効果を高めます。前兆のない突発的睡眠のほか、睡眠発作・起立性低血圧・傾眠・めまい・意識消失・失神などが現れることがあるので、服用中は自動車の運転など危険を伴う機械の操作、高所作業、登山などは避けましょう。

原則的に服用を避けるべき人

妊婦または妊娠している可能性のある婦人（動物実験では、着床率の低下のほか、胎児死亡・催奇形性が報告されています）。重い肝臓障害のある人。

🏥 このような症状が出たら病院へ

幻覚、幻視や幻聴、上手にものが考えられない、名前・場所・時間などが判らない、錯乱、過大妄想、衝動を抑えられないなど。

ノリトレン

●三環系抗うつ剤

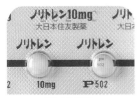

ノリトレン錠10mg
5.70円/1錠
大日本住友

効能効果

精神科領域におけるうつ病およびうつ状態（内因性うつ病、反応性うつ病、退行期うつ病、神経症性うつ状態、脳器質性精神障害のうつ状態）。

成分名：ノルトリプチリン塩酸塩

何のお薬？ 「三環系抗うつ剤」と呼ばれるお薬のひとつです。脳内の神経伝達物質（ノルアドレナリン・セロトニンなど）が神経細胞に吸収されてしまうのを妨げることで、脳内の神経伝達をよくし、うつやうつ症状を改善します。飲み始めると脳内の神経伝達物質の濃度が徐々に高まり、効果が現れるタイプのお薬なので、飲み始めてすぐには効果が現れないことがあります。効果が出るまでに一般的に1週間から2週間かかります。体調がよくなったと自己判断して服用を勝手に中止したり、量を減らしたりすると、吐き気、頭痛、倦怠感などの症状が現れることがあります。

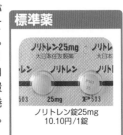

標準薬

ノリトレン錠25mg
10.10円/1錠

ノルバスク

●高血圧症治療薬 Ca拮抗薬
●狭心症治療薬

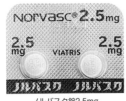

ノルバスク錠2.5mg
17.00円/1錠
ヴィアトリス

効能効果

高血圧症、狭心症。

成分名：アムロジピンベシル酸塩

何のお薬？ 血管平滑筋や心筋の細胞膜にあるカルシウムチャネルからカルシウムイオンが平滑筋の中に入り込むと、血管平滑筋や心臓の筋肉が収縮します。このしくみを利用して、カルシウムチャネルに結合して細胞の外にあるカルシウムイオンが細胞内へ流入するのを邪魔することで、血管平滑筋や心筋の収縮を穏やかにし、末梢血管を拡張し血圧を下げるお薬を「カルシウム拮抗薬」と呼びますが、本剤もそのひとつです。カルシウム拮抗薬と聞くと、骨のカルシウムにも影響を与えるような印象がありますが、骨とは関係のない場所で効果を示すお薬です。糖尿病や脂質異常症などの合併症に影響しない点、血管を拡張させる作用が強い点などから、高齢な高血圧症の方にとって、カルシウム拮抗薬が最初に処方される降圧治療薬となるケースも多いようです。

お薬を服用する時の注意
グレープフルーツを食べたりグレープフルーツジュースを飲んだりすると、薬の作用が強く出すぎるおそれがあるため、本剤服薬の前後4時間は、グレープフルーツを摂ってはいけません。著しい血圧低下（脱力感、立ちくらみ、めまい）や反射性頻脈（動悸など）が現れることがあります。これらの症状が現れたらすぐに医師に相談してください。血圧の低下により集中力の低下や軽いめまいが起きることがありますから高所作業や自動車の運転などには注意が必要です。
飲み忘れた時は
1日1回服用するお薬です。飲み忘れに気づいた時、次に飲む時間まで8時間以上ある場合はすぐに服用してください。8時間未満の場合は服用を1回飛ばします。2回分を1度に服用してはいけません。

標準薬

Norvasc® 5mg
5mg VIATRIS 5mg
ノルバスク ノルバスク
ノルバスク錠5mg
20.30円/1錠

Norvasc® 10mg
10mg VIATRIS 10mg
ノルバスク ノルバスク
ノルバスク錠10mg
32.20円/1錠

Norvasc® OD 2.5mg
2.5mg VIATRIS 2.5mg
OD OD
ノルバスク OD ノルバスク OD
ノルバスク OD錠2.5mg
17.00円/1錠

Norvasc® OD 5mg
5mg VIATRIS 5mg
OD OD
ノルバスク OD ノルバスク OD
ノルバスク OD錠5mg
20.30円/1錠

Norvasc® OD 10mg
10mg VIATRIS 10mg
OD OD
ノルバスク OD ノルバスク OD
ノルバスク OD錠10mg
32.20円/1錠

ジェネリック

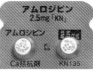

アムロジピン 2.5mg「KN」
アムロジピン
Ca拮抗剤 KN135
アムロジピン錠2.5mg
「KN」
10.10円/1錠

アムロジピン2.5mg「NP」
2.5mg 2.5mg
2.5
アムロジピン アムロジピン
アムロジピン錠2.5mg
「NP」
10.10円/1錠

アムロジピン錠2.5mg「NS」
アムロジピン アムロジピン
2.5mg NS 534 2.5mg NS 534
アムロジピン錠2.5mg
「NS」
10.10円/1錠

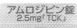

アムロジピン錠 2.5mg「TCK」
2.5mg TU 211 2.5mg
アムロジピン 2.5mg アムロジピン
アムロジピン錠2.5mg
「TCK」
10.10円/1錠

アムロジピン2.5mg「TYK」
アムロジピン2.5mg アムロジピン2.5mg
2.5
TYK453 TYK453
アムロジピン錠2.5mg
「TYK」
10.10円/1錠

アムロジピン10mg「サワイ」
10mg「サワイ」 SW-AN10
アムロジピン アムロジピン
アムロジピン錠10mg
「サワイ」
16.20円/1錠

アムロジピン 2.5mg「オーハラ」
アムロジピン 2.5mg
高血圧、狭心症のお薬です
アムロジピン錠2.5mg
「オーハラ」
10.10円/1錠

アムロジピンOD 10mg「サワイ」
10mg「サワイ」 SW-A3
OD
アムロジピンOD アムロジピンOD
アムロジピン錠OD10mg
「サワイ」
16.20円/1錠

アムロジピン2.5mg「サワイ」
2.5mg「サワイ」 SW-AN2.5
アムロジピン アムロジピン
アムロジピン錠2.5mg
「サワイ」
10.10円/1錠

アムロジピンOD 錠2.5mg「NS」
アムロジピンOD アムロジピンOD
2.5mg NS 541 2.5mg NS 541
アムロジピン OD錠2.5mg
「NS」
10.10円/1錠

アムロジピン2.5「タカタ」
アムロジピン アムロジピン
TTS 372
2.5mg 2.5mg
アムロジピン OD錠2.5mg
「タカタ」
10.10円/1錠

アムロジピン錠2.5mg「タナベ」
アムロジピン
2.5mg
TG 122
アムロジピン錠2.5mg
「タナベ」
10.10円/1錠

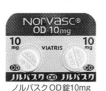

アムロジピン錠 2.5mg「ツルハラ」 アムロジ 2.5mg
TSU008 2.5mg TSU008 2
アムロジピン アム
アムロジピン錠2.5mg
「ツルハラ」
10.10円/1錠

アムロジピン 2.5mg「トーワ」 Tw735
2.5 「トーワ」 「トーワ」 2.5
アムロジピン アムロジピン
アムロジピン錠2.5mg
「トーワ」
10.10円/1錠

アムロジピン錠2.5mg「日医工」
2.5mg 555 2.5mg 555
アムロジピン アムロジピン
アムロジピン錠2.5mg
「日医工」
10.10円/1錠

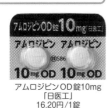

アムロジピンOD錠10mg「日医工」
アムロジピン アムロジピン
586
10mg OD 10mg OD
アムロジピン OD錠10mg
「日医工」
16.20円/1錠

ジピン2.5mg「明治」 アムロジ
A01 アムロジピン meiji A01
2.5mg 2.5mg 2.
アムロジピン錠2.5mg
「明治」
10.10円/1錠

アムロジピン 5mg「トーワ」
5 「トーワ」 「トーワ」 5
アムロジピン アムロジピン
アムロジピン錠5mg
「トーワ」
10.10円/1錠

アムロジピンOD 2.5mg「トーワ」 Amlodipine OD 2.5
2 OD 2.5
アムロジピン アムロジピン
アムロジピン OD錠2.5mg
「トーワ」
10.10円/1錠

アムロジピンOD錠5mg
「トーワ」
10.10円/1錠

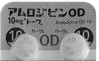

アムロジピンOD錠10mg
「トーワ」
16.20円/1錠

アムロジピン錠10mg
「トーワ」
16.20円/1錠

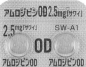

アムロジピンOD錠2.5mg
「サワイ」
10.10円/1錠

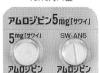

アムロジピン錠5mg
「サワイ」
10.10円/1錠

アムロジピンOD錠5mg
「サワイ」
10.10円/1錠

アムロジピン錠2.5mg
「EMEC」
10.10円/1錠

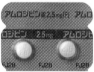

アムロジピン錠2.5mg
「F」
10.10円/1錠

アムロジピンOD錠2.5mg
「NP」
10.10円/1錠

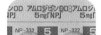

アムロジピンOD錠5mg
「NP」
10.10円/1錠

アムロジピンOD錠10mg
「NP」
16.20円/1錠

ノルモナール

●高血圧症治療薬
利尿薬

ノルモナール錠15mg
13.30円/1錠　エーザイ
R6.3.31まで

効能効果

本態性高血圧症。

成分名：トリパミド

何のお薬？ このお薬は、ナトリウム・カリウム・クロール・水分の排泄を促進するサイアザイド系類似降圧利尿剤のひとつです。ヒトの身体の60%を占める水分は、細胞内の水分、血管内を通る血液、そして細胞や血管の外にある水分（間質液）とに分けられますが、これら内外の水分量を調節しているのがナトリウムです。このお薬は、腎臓におけるナトリウム・水分の再吸収を抑え、尿中への排泄量を増やす働きと、血管平滑筋の収縮を抑えて血管を拡げる働きによって、血管内の血流量を減少させ、血管内を流れる血液への抵抗を減らして血圧を下げます。

原則的に服用を避けるべき人

無尿の人、急性腎不全の人、体液中のナトリウム・カリウムが明らかに減少している人、サイアザイド系薬剤またはその類似化合物に対し過敏症の既往歴のある人。

パーロデル

●持続性ドパミン作動薬

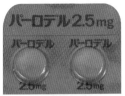

パーロデル錠2.5mg
38.10円/1錠
サンファーマ

効能効果

末端肥大症、下垂体性巨人症、乳汁漏出症、産褥性乳汁分泌抑制、高プロラクチン血性排卵障害、高プロラクチン血性下垂体腺腫（外科的処置を必要としない場合に限る）、パーキンソン症候群。

成分名：ブロモクリプチンメシル酸塩

何のお薬？ このお薬は、神経伝達物質（ドパミン）に反応するドパミン受容体を刺激することで、内分泌系では「プロラクチン」と呼ばれるホルモンの過剰な放出を抑える働きをする一方、中枢神経系では、不足しているドパミンの代わりにその受容体に刺激を与え、パーキンソン病の諸症状（手のふるえ・筋肉のこわばり・動作が遅い・姿勢を保持できない）を改善します。

原則的に服用を避けるべき人

麦角製剤過敏症の人、妊娠中毒症の人、産褥期高血圧の人、心エコー検査により心臓弁尖肥厚・心臓弁可動制限およびこれらに伴う狭窄等の心臓弁膜の病変が確認された人、それら既往歴のある人。

ジェネリック

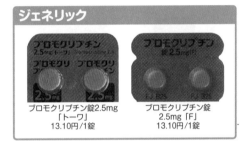

ブロモクリプチン2.5mg
「トーワ」
13.10円/1錠

ブロモクリプチン錠
2.5mg「F」
13.10円/1錠

バイアグラ

●勃起不全治療薬

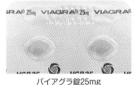

バイアグラ錠25mg
959.60円/1錠
ヴィアトリス

効能効果

勃起不全（満足な性行為を行なうに十分な勃起とその維持ができない患者）。

成分名：シルデナフィルクエン酸塩

何のお薬？ 陰茎動脈および海綿体で、サイクリックジーエムピー（cGMP）は平滑筋を緩め、血流を増加させる働きをしています。しかし、このcGMPはホスホジエステラーゼ-5（PDE-5）により分解されてしまいます。このお薬は、PDE-5の働きを邪魔することで、血管平滑筋を緩ませる作用をもつcGMPを増加させ、その結果、cGMPが一定の量を超えてシグナルを送り、血管が拡がって、陰茎海綿体組織への血流が増加し、勃起が達成されます。陰茎以外の血管平滑筋にも影響が及ぶため、服薬に際しては注意が必要です。

原則的に服用を避けるべき人

心血管系障害があるなど性行為が不適当と考えられる人、重い肝臓機能障害のある人、低血圧の人、治療による改善がされていない高血圧症・低血圧症の人、脳梗塞・脳出血や心筋梗塞の既往歴が最近6ヵ月以内にある人、網膜色素変性症の人。

併用してはいけない薬

硝酸剤およびNO供与剤（ニトログリセリン・亜硝酸アミル・硝酸イソソルビドなど）、アミオダロン塩酸塩（アンカロン）など。

標準薬	ジェネリック

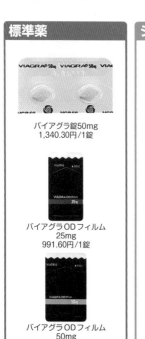

バイアグラ錠50mg
1,340.30円/1錠

バイアグラODフィルム
25mg
991.60円/1錠

バイアグラODフィルム
50mg
1,424.10円/1錠

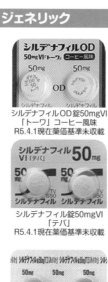

シルデナフィルOD錠50mgVI
「トーワ」コーヒー風味
R5.4.1現在薬価基準未収載

シルデナフィルOD錠50mgVI
「トーワ」レモン風味
R5.4.1現在薬価基準未収載

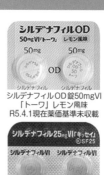

シルデナフィル錠25mgVI
「テバ」
R5.4.1現在薬価基準未収載

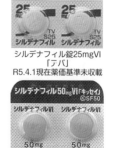

シルデナフィル錠50mgVI
「テバ」
R5.4.1現在薬価基準未収載

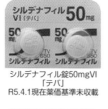

シルデナフィル錠25mgVI
「キッセイ」
R5.4.1現在薬価基準未収載

シルデナフィル錠50mgVI
「キッセイ」
R5.4.1現在薬価基準未収載

シルデナフィル錠50mgVI
「あすか」
R5.4.1現在薬価基準未収載

シルデナフィル錠50mgVI
「YD」
R5.4.1現在薬価基準未収載

お薬コラム　"本当にうつ病？④"

　目的や生きることに対してがんばり続け、それでも達成できない事や失敗について自分を責め、ついにがんばることがツラくなって発症する。これが「うつ病」です。同じように、暗く、悲しく、憂鬱な気分になったとしても、その原因が、家族や親しい人との死別や悲惨な事故・事件の体験であったり、他者からの誹謗中傷・ネットへの書き込みなどの場合、憂鬱な気分を引き起こす脳内のプロセスが異なるため、うつ病の薬は効かないばかりか、誤れば自殺念慮を高める恐れすらあります。同様に、心理発達が何らかの理由で停滞し、自己愛と他責の念が強くなって心のバランスが崩れてしまい、うつ病の様な症状を発症している「症状は似ているがうつ病ではない」人にも、多くの場合、薬はさほど効きません。では、どうしたらよいのでしょう？

　子どもの頃はそこそこ勉強ができて、クラスでは優秀な方だった。しかし、親の庇護の下、充分な社会経験が積めなかった…。経験不足などから生じる他者との軋轢の原因を、自らに求め、修正するのは、簡単なことではありません。自らの成長を見つめなおし、停滞していた心理発達を再び動かす。自己愛と他責の念から転換し、他者を赦せるようになる。今、生きている世界、生きている奇跡に気づき、人を責める苦しみから自分を解放する…。それにはまず、カウンセリングなどを中心とする精神療法（心理療法）を、薬物療法と並行して試みるとよいでしょう。自身の成長を生い立ちから整理し、つまずいてしまった段階や原因を探し、現在身を置いている社会に適応するためのヒントを得る。サポーターの手を借りて、自らを見つめなおしチェックすることは、うつ病の様な症状ばかりでなく、うつ病の場合にも、回復に向かう有効な手がかりになりえます。

バイアスピリン

●抗血小板剤

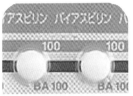

バイアスピリン錠100mg
5.70円/1錠
バイエル

効能効果

狭心症（慢性安定狭心症、不安定狭心症）、心筋梗塞、虚血性脳血管障害（TIA、脳梗塞）における血栓・塞栓形成の抑制。

成分名：アスピリン

何のお薬？ 高血圧症や脂質異常症の人は、血管が狭くなっていたり、血管の弾力がなくなっていたりすることで、血液の流れが速くなっています。また、動脈硬化を発症している人は、血管の内面が傷つきやすくなっています。このような状態にあると、傷ついた血管を修復するために血小板が集まり（凝集）、固まり（血栓）ができやすくなります。通常、血栓は時間が経つと分解されるのですが、動脈硬化で血液の流れが速いと、血栓は分解される前に剥がれ、血液と一緒に血管内を流れていき、血管が狭くなっている場所に詰まって梗塞を起こしやすくなります。このお薬は、血小板が集まって血液を固まりやすくする働きをする酵素（トロンボキサンA_2／TXA_2）が、シクロオキシゲナーゼ1（COX-1）によって作られることに着目し、このCOX-1の働きを邪魔することで、TXA_2を減少させ、結果、血栓ができにくい状態にします。

原則的に服用を避けるべき人

消化性潰瘍のある人、出血傾向のある人、アスピリン喘息またはその既往歴のある人、出産予定日12週以内の妊婦。

飲み忘れた時は

飲み忘れた時間と次に飲む時間の真ん中より前の時間であれば服用します。後なら服用を1回飛ばします。2回分を1度に服用してはいけません。

🏥 このような症状が出たら病院へ

じんましん、血管が浮き出てくる、発熱、全身が紅潮する、息苦しい、高熱、目の充血、めやに、唇や陰部のただれ、皮膚の広い範囲が赤くなる、全身倦怠感、脱力、吐き気、悪寒、青あざができやすい、頻回に起こる鼻血、手足に点状の出血、血尿、咳込む、呼吸がヒューヒューという音をたてる、紫や黒い色の便、腹痛、胸やけ、吐血、食欲不振、悪心、皮膚や白目が黄色くなる黄疸症状など。

ハ

ジェネリック

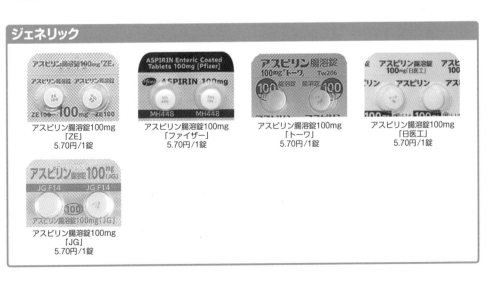

アスピリン腸溶錠100mg
「ZE」
5.70円/1錠

アスピリン腸溶錠100mg
「ファイザー」
5.70円/1錠

アスピリン腸溶錠100mg
「トーワ」
5.70円/1錠

アスピリン腸溶錠100mg
「日医工」
5.70円/1錠

アスピリン腸溶錠100mg
「JG」
5.70円/1錠

バイカロン

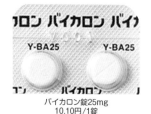

バイカロン錠25mg
10.10円/1錠
田辺三菱

効能効果

高血圧症（本態性、腎性）、心性浮腫、腎性浮腫、肝性浮腫の慢性浮腫における利尿。

成分名：メフルシド

何のお薬？ このお薬は、ナトリウム（塩分）・クロール・水分の排泄を促進するサイアザイド系類似降圧利尿剤のひとつです。ヒトの身体の60%を占める水分は、細胞内の水分、血管内を通る血液、そして細胞や血管の外にある水分（間質液）とに分けられますが、これら内外の水分量を調節しているのがナトリウムです。このお薬は、腎臓におけるナトリウム・水分の再吸収を抑え、尿中への排泄量を増やす働きと、血管平滑筋の収縮を抑えて血管を拡げる働きによって、血管内の血流量を減少させ、血管内を流れる血液への抵抗を減らして血圧を下げます。

飲み忘れた時は

飲み忘れに気づいた時間が、飲み忘れた時間（例：8時）と次に飲む時間（例：12時）の間（例：10時）より前であれば、できるだけ早く服用します。後なら服用を1回飛ばします。2回分を1度に服用してはいけません。

原則的に服用を避けるべき人

無尿の人、急性腎不全の人、体液中のナトリウム・カリウムが明らかに減少している人、サイアザイド系薬剤またはその類似化合物に対して過敏症の既往歴のある人、肝性昏睡の人。

ハ ハイゼット

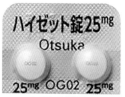

ハイゼット錠25mg
7.40円/1錠
大塚

効能効果

高脂質血症、心身症（更年期障害、過敏性腸症候群）における身体症候ならびに不安・緊張・抑うつ。

成分名：ガンマオリザノール

何のお薬？ このお薬の成分は、米ぬかに含まれる成分のひとつで、消化管からのコレステロール吸収を抑える働きや、コレステロールが産生されるのを抑える働きから、脂質異常症の治療で処方されるほか、脳内でのノルアドレナリン代謝を邪魔する作用から、自律神経やホルモンの分泌を安定させる効果も示します。

飲み忘れた時は

飲み忘れに気づいた時間が、飲み忘れた時間（例：8時）と次に飲む時間（例：12時）の間（例：10時）より前であれば、できるだけ早く服用します。後なら服用を1回飛ばします。2回分を1度に服用してはいけません。

標準薬	ジェネリック

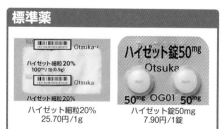

ハイゼット細粒20%
25.70円/1g

ハイゼット錠50mg
7.90円/1錠

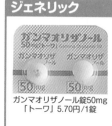

ガンマオリザノール錠50mg
「トーワ」5.70円/1錠

ハイパジール

●高血圧症治療薬　β遮断薬
●狭心症治療薬

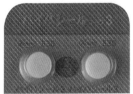

ハイパジールコーワ錠3
27.40円/1錠
興和

効能効果

本態性高血圧症（軽症〜中等症）、狭心症。

成分名：ニプラジロール

何のお薬？ このお薬は、交感神経の中で心臓を激しく動かす命令を受けるβ受容体を邪魔する働きや、血管を拡げる働きにより、血圧を下げると同時に、心臓の動きを穏やかにします。めまい、ふらつきなどが起こることがあるので、服用中は自動車の運転など危険を伴う機械の操作、高所作業などは極力避けましょう。

原則的に服用を避けるべき人

徐脈・房室ブロック・洞房ブロックのある人、糖尿病性ケトアシドーシス・代謝性ケトアシドーシスのある人、気管支喘息・気管支けいれんのおそれのある人、心原性ショック・肺高血圧による右心不全・うっ血性心不全・未治療の褐色細胞腫のある人。

飲み忘れた時は

飲み忘れに気づいた時間が、飲み忘れた時間（例：8時）と次に飲む時間（例：12時）の間（例：10時）より前であれば、できるだけ早く服用します。後なら服用を1回飛ばします。2回分を1度に服用してはいけません。

🏥 このような症状が出たら病院へ

息苦しい、脈拍が不規則または判りにくい、脈が飛ぶ、めまいがする、頭痛、ふらつきなど。

標準薬

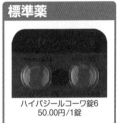

ハイパジールコーワ錠6
50.00円/1錠

ハイペン

●非ステロイド性鎮痛・抗炎症剤

ハイペン錠100mg
11.40円/1錠
日本新薬

効能効果

関節リウマチ、変形性関節症、腰痛症、肩関節周囲炎、頸腕症候群、腱鞘炎の消炎・鎮痛。手術後ならびに外傷後の消炎・鎮痛。

成分名：エトドラク

何のお薬？ 体内で炎症が起こると、プロスタグランジンが放出されて、発熱や痛みが生じますが、このプロスタグランジンは、シクロオキシゲナーゼ（COX）と呼ばれる物質によって体内で合成されます（プロスタグランジン自体は、痛みを感じやすくさせる物質です）。このお薬は、非ステロイド性抗炎症薬（NSAIDs）のひとつで、プロスタグランジンを合成するのに必要なシクロオキシゲナーゼ（COX）の働きを邪魔することで、体内のプロスタグランジンを減らし、結果、炎症や痛みを和らげます。長期間連用すると、胃や十二指腸の粘膜症状や、消化性潰瘍などの副作用が生じやすいため、注意が必要です。

標準薬

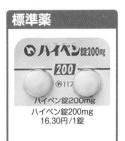

ハイペン錠200mg
16.30円/1錠

ジェネリック

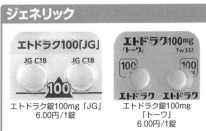

エトドラク錠100mg「JG」
6.00円/1錠

エトドラク錠100mg
「トーワ」
6.00円/1錠

ハイボン

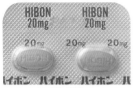

ハイボン錠20mg
5.70円/1錠
ニプロESファーマ

効能効果

高コレステロール血症、ビタミンB2欠乏症の予防および治療、口角炎、口唇炎、舌炎、脂漏性湿疹、結膜炎、びまん性表層角膜炎、のうち、ビタミンB2の欠乏または代謝障害が関与すると推定される場合、ビタミンB2の需要が増大し、食事からの摂取が不十分な際の補給。

成分名：リボフラビン酪酸エステル

何のお薬？ このお薬の成分であるビタミンB2は、水溶性のビタミンで、コレステロールの産生を抑え、排泄を促進する働きから、体内のコレステロールの量を減らす作用を示します。また、皮膚や粘膜を保護する働きや、成長を促進する働きもあります。

飲み忘れた時は

飲み忘れに気づいた時間が、飲み忘れた時間（例：8時）と次に飲む時間（例：12時）の間（例：10時）より前であれば、できるだけ早く服用します。後なら服用を1回飛ばします。2回分を1度に服用してはいけません。

標準薬

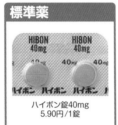

ハイボン錠40mg
5.90円/1錠

ジェネリック

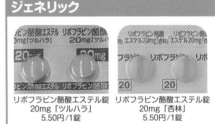

リボフラビン酪酸エステル錠
20mg「ツルハラ」
5.50円/1錠

リボフラビン酪酸エステル錠
20mg「杏林」
5.50円/1錠

※上記以外の標準薬として、ハイボン細粒10％（10.50円/1g）、ハイボン細粒20％（13.80円/1g）があります。

ハ

お薬コラム "血圧の正しい計り方"

　高血圧症の治療を始めると、家庭用血圧計が必要になります。家庭用血圧計には、布を腕に巻くタイプ、計測器の中に腕を通すタイプ、手首に巻いて計るタイプなどがあります。どのタイプにもそれぞれ特長がありますが、腕や手首の動きによって誤差が出ることが少ないのは、布を腕に巻くタイプです。

　服薬を始めて血圧の記録をつける場合は、原則朝・晩に測定します。朝は起床して1時間以内、朝食や服薬の前がベストです。夜は寝る前、家事や仕事や趣味などすべて終わって一息ついてから計測します。計測は少なくとも1ヶ月は継続するのがよいでしょう。

　せっかく計るのですから、正しい計測方法で計りましょう。まず、測定前にはトイレをすませます。そして、椅子等に座って1～2分安静にしてから計ります。立ち上がった状態で計ったり、椅子に座ったと同時に計ったりすると、誤差が大きくなります。必ず座って、しばらくしてから計りましょう。肘は机の上に置いて手のひらを開いて上に向けた状態にし、足も前方へ伸ばしてリラックスした状態で計測します。もし、手助けしてくれる人がある場合には、床に横になって測定すると、より安定した数字が得られます。できれば、左右両方で計るのが望ましいです。どちらの腕で計測しても数値に大きな違いは出ないはずなのですが、左右で計測数値が大きく異なる場合、血管に何かしらの異常がある可能性があるので、医師に相談してください。

　なお、手を握っていたり、お腹に力をいれてピンとして座っていたり、猫背のように前に屈んでいたりすると、測定値が実際より高く出る傾向にあります。これは、力を入れたり、体勢が整わないことで毛細血管が圧縮され、太い血管に血液が集まるためです。

バイロテンシン

●高血圧症治療薬 Ca拮抗薬
●狭心症治療薬

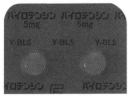

バイロテンシン錠5mg
18.60円/1錠
田辺三菱

効能効果

高血圧症、腎実質性高血圧症、狭心症。

成分名：ニトレンジピン

何のお薬？ 血管平滑筋や心筋の細胞膜にあるカルシウムチャネルからカルシウムイオンが平滑筋の中に入り込むと、血管平滑筋や心臓の筋肉が収縮します。このしくみを利用して、カルシウムチャネルに結合して細胞の外にあるカルシウムイオンが細胞内へ流入するのを邪魔することで、血管平滑筋や心筋の収縮を穏やかにし、末梢血管を拡張させ血圧を下げるお薬を「カルシウム拮抗薬」と呼びますが、本剤もそのひとつです。糖尿病や脂質異常症などの合併症に影響しない点から、高齢な高血圧症の方にとって、カルシウム拮抗薬が最初に処方される降圧治療薬となるケースも多いようです。

お薬を服用する時の注意

グレープフルーツを食べたりグレープフルーツジュースを飲んだりすると、薬の作用が強く出すぎるおそれがあるため、本剤服薬の前後4時間は、グレープフルーツを摂ってはいけません。

このような症状が出たら病院へ

顔面蒼白、呼吸困難、意識が薄れる、全身倦怠感、食欲不振、悪心、皮膚や白目が黄色くなる黄疸症状など。

標準薬

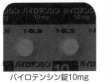

バイロテンシン錠10mg
19.20円/1錠

ジェネリック

ニトレンジピン錠5mg
「オーハラ」
9.80円/1錠

ニトレンジピン錠5mg
「日医工」
9.80円/1錠

ニトレンジピン錠10mg
「オーハラ」
10.10円/1錠

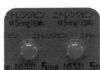

ニトレンジピン錠5mg
「日新」
9.80円/1錠

ニトレンジピン錠5mg
「サワイ」
9.80円/1錠

ニトレンジピン錠5mg
「NP」
9.80円/1錠

ニトレンジピン錠10mg
「日新」
10.10円/1錠

ニトレンジピン錠10mg
「日医工」
10.10円/1錠

ニトレンジピン錠10mg
「サワイ」
10.10円/1錠

ハ

パキシル

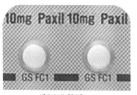

●選択的セロトニン再取り込み阻害剤（SSRI）

パキシル錠10mg
51.60円/1錠
グラクソ

効能効果
うつ病・うつ状態。

成分名：パロキセチン塩酸塩水和物

何のお薬? 「選択的セロトニン再取り込み阻害薬（SSRI）」と呼ばれるお薬です。神経終末のシナプスで、脳内の神経伝達物質セロトニンの取り込みを邪魔し、セロトニンの濃度を高めて、脳内での情報伝達を良好にする働きがあります。三環系・四環系抗うつ薬で多い副作用である抗コリン作用（便秘・口の渇き・眼圧の上昇・前立腺肥大など）が、発生しにくいのが特徴です。

飲み忘れた時は
飲み忘れに気づいた時間が、飲み忘れた時間（例：8時）と次に飲む時間（例：12時）の間（例：10時）より前であれば、できるだけ早く服用します。後なら服用を1回飛ばします。2回分を1度に服用してはいけません。

🏥 このような症状が出たら病院へ
不安、焦燥、せん妄、興奮、小刻みな震え、強度の筋強剛、食べ物が飲み込めない、頻脈、異常な発汗、幻覚や幻聴、上手にものが考えられない、名前・場所・時間などが判らない、錯乱、皮膚や粘膜の乾燥、食欲不振、けいれん、意識障害、全身倦怠感、悪心、皮膚や白目が黄色くなる黄疸症状など。

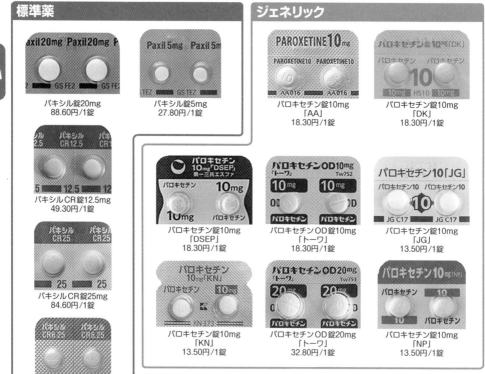

標準薬

パキシル錠20mg
88.60円/1錠

パキシル錠5mg
27.80円/1錠

パキシルCR錠12.5mg
49.30円/1錠

パキシルCR錠25mg
84.60円/1錠

パキシルCR錠6.25mg
27.30円/1錠

ジェネリック

パロキセチン錠10mg
「AA」
18.30円/1錠

パロキセチン錠10mg
「DK」
18.30円/1錠

パロキセチン錠10mg
「DSEP」
18.30円/1錠

パロキセチンOD錠10mg
「トーワ」
18.30円/1錠

パロキセチン錠10mg
「JG」
13.50円/1錠

パロキセチン錠10mg
「KN」
13.50円/1錠

パロキセチンOD錠20mg
「トーワ」
32.80円/1錠

パロキセチン錠10mg
「NP」
13.50円/1錠

ハ

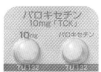

パロキセチン錠10mg
「TCK」
18.30円/1錠

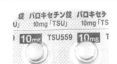

パロキセチン錠10mg
「TSU」
13.50円/1錠

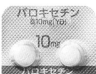

パロキセチン錠10mg
「YD」
13.50円/1錠

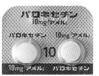

パロキセチン錠10mg
「アメル」
13.50円/1錠

パロキセチン錠10mg
「オーハラ」
18.30円/1錠

パロキセチン錠10mg
「科研」
18.30円/1錠

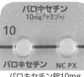

パロキセチン錠10mg
「ケミファ」
31.10円/1錠

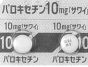

パロキセチン錠10mg
「サワイ」
18.30円/1錠

パロキセチン錠10mg
「サンド」
18.30円/1錠

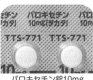

パロキセチン錠10mg
「タカタ」
20.20円/1錠

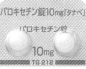

パロキセチン錠10mg
「タナベ」
13.50円/1錠

パロキセチン錠10mg
「トーワ」
18.30円/1錠

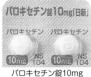

パロキセチン錠10mg
「日新」
13.50円/1錠

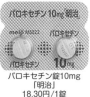

パロキセチン錠10mg
「明治」
18.30円/1錠

パロキセチン錠20mg
「アメル」
22.30円/1錠

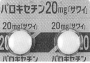

パロキセチン錠20mg
「サワイ」
32.80円/1錠

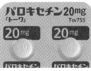

パロキセチン錠20mg
「トーワ」
32.80円/1錠

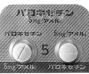

パロキセチン錠5mg
「アメル」
11.20円/1錠

パロキセチン錠5mg
「サワイ」
11.20円/1錠

パロキセチン OD錠5mg
「トーワ」
11.20円/1錠

ハ

バキソ

●持続性抗炎症・鎮痛剤

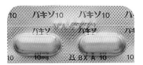

バキソカプセル10
7.50円/1カプセル
富山化学

効能効果

関節リウマチ、変形性関節症、腰痛症、肩関節周囲炎、頸肩腕症候群。

成分名：ピロキシカム

何のお薬？ 体内で炎症が起こると、プロスタグランジンが放出されて、発熱や痛みが生じますが、このプロスタグランジンは、シクロオキシゲナーゼ（COX）と呼ばれる物質によって体内で合成されます（プロスタグランジン自体は痛みを生じさせるのではなく、痛みを感じやすくさせる物質です）。このお薬は、非ステロイド性抗炎症薬（NSAIDs）のひとつで、プロスタグランジンを合成するのに必要なシクロオキシゲナーゼ（COX）の働きを邪魔することで、体内のプロスタグランジンを減らし、結果、炎症や痛みを和らげます。持続性があり、作用も強いため、1日1回の服用が基本のお薬です。

標準薬

バキソカプセル20
11.30円/1カプセル

ジェネリック

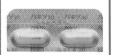 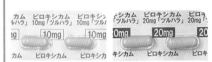

ピロキシカムカプセル10mg
「ツルハラ」5.70円/1カプセル
R6.3.31まで

ピロキシカムカプセル20mg
「ツルハラ」5.70円/1カプセル
R6.3.31まで

パキロビッドパック

●新型コロナウイルス感染症治療薬

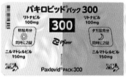

パキロビッドパック300
12,538.60円/1シート
ファイザー

効能効果

SARS-CoV-2による感染症。

成分名：ニルマトレルビル/リトナビル

何のお薬？ コロナウイルスは、ヒトの細胞（宿主）に入り込むと、自分と同じ遺伝情報を宿主に作らせる過程でいったん大きなリポタンパクをつくり、それを適切な部品（ポリペプチドなど）に切断してから組み立てますが、この切断役を担うのが「プロテアーゼ」という酵素です。このお薬の「ニルマトレルビル」はコロナウイルスのメインプロテアーゼ（*nsp5*）を邪魔することで、宿主内でコロナウイルスが増殖するのを抑制します。また、「リトナビル」は、身体にとっての異物を代謝し排出させる働きをする酵素（CYP3A）を邪魔することで、「ニルマトレルビル」が体外に排出されるスピードを遅らせます。

標準薬

パキロビッドパック600
19,805.50円/1シート

バクシダール

●広範囲経口抗菌剤

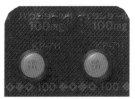

バクシダール錠100mg
40.90円/1錠
杏林

効能効果

<適応症>表在性皮膚感染症、深在性皮膚感染症、慢性膿皮症、咽頭・喉頭炎、扁桃炎、急性気管支炎、膀胱炎、腎盂腎炎、前立腺炎（急性症、慢性症）、尿道炎、胆嚢炎、胆管炎、感染性腸炎、腸チフス、パラチフス、コレラ、中耳炎、副鼻腔炎、炭疽、野兎病。

成分名：ノルフロキサシン

 薬が細菌の増殖を抑えている間に、服薬している患者自身の免疫力によって細菌を殺し、病気からの回復を図るタイプの抗生物質を「静菌性抗生物質」といいます。これに対して、細菌を直接殺すタイプの抗生物質を「殺菌性抗生物質」といいます。このお薬は、後者のニューキノロン系抗菌薬のひとつです。新たな細胞を作る時に必要な情報を網羅した設計図であるDNA（デオキシリボ核酸）は二本鎖のらせん構造をとっていて、新たなDNAを作る時は、酵素によってらせん構造がほどかれます。このお薬は、この酵素の働きを邪魔することで、DNAの複製をさせないようにして細菌の増殖を抑えます。

標準薬

バクシダール錠200mg
64.20円/1錠

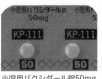

小児用バクシダール錠50mg
67.10円/1錠

ジェネリック

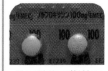

ノルフロキサシン錠100mg
「EMEC」
23.70円/1錠

バクタ配合

●合成抗菌剤

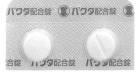

バクタ配合錠
69.20円/1錠
シオノギファーマ

効能効果

<適応症>肺炎、慢性呼吸器病変の二次感染、複雑性膀胱炎、腎盂腎炎、感染性腸炎、腸チフス、パラチフス。

成分名：スルファメトキサゾール／トリメトプリム配合剤

何のお薬？ このお薬の成分のうち、スルファメトキサゾールには、細菌の体内で葉酸の生合成を邪魔する働きがあり、トリメトプリムには、葉酸が活発に働くのを抑える働きがあります。これら二重の働きによって、体内での細菌の増殖を抑えます。

飲み忘れた時は

飲み忘れに気づいた時間が、飲み忘れた時間（例：8時）と次に飲む時間（例：12時）の間（例：10時）より前であれば、できるだけ早く服用します。後なら服用を1回飛ばします。2回分を1度に服用してはいけません。

このような症状が出たら病院へ

じんましん、血管が浮き出てくる、発熱、全身が紅潮する、息苦しい、顔面蒼白、意識が薄れる、高熱、目の充血、めやに、唇や陰部のただれ、皮膚の広い範囲が赤くなる、全身倦怠感、食欲不振、悪心、皮膚や白目が黄色くなる黄疸症状、高度の空腹感、発汗、手足の震え、意識障害など。

標準薬

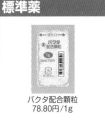

バクタ配合顆粒
78.80円/1g

ハ

バクトラミン配合錠

●合成抗菌剤

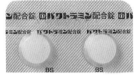

バクトラミン配合錠
42.60円/1錠
太陽ファルマ

成分名：スルファメトキサゾール／トリメトプリム配合剤

何のお薬？ このお薬の成分のうち、スルファメトキサゾールには、細菌の体内で葉酸の生合成を邪魔する働きがあり、トリメトプリムには、葉酸が活発に働くのを抑える働きがあります。これら二重の働きによって、体内での細菌の増殖を抑えます。

飲み忘れた時は

飲み忘れに気づいた時間が、飲み忘れた時間（例：8時）と次に飲む時間（例：12時）の間（例：10時）より前であれば、できるだけ早く服用します。後なら服用を1回飛ばします。2回分を1度に服用してはいけません。

🏥 このような症状が出たら病院へ

じんましん、血管が浮き出てくる、発熱、全身が紅潮する、息苦しい、顔面蒼白、意識が薄れる、高熱、目の充血、めやに、唇や陰部のただれ、皮膚の広い範囲が赤くなる、全身倦怠感、食欲不振、悪心、皮膚や白目が黄色くなる黄疸症状、高度の空腹感、発汗、手足の震え、意識障害など。

効能効果

＜適応症＞肺炎、慢性呼吸器病変の二次感染、複雑性膀胱炎、腎盂腎炎、感染性腸炎、腸チフス、パラチフス。

※上記以外の標準薬として、バクトラミン配合顆粒（78.80円/1g）があります。

バスタレルF

●虚血性心疾患治療薬

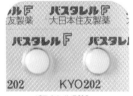

バスタレルF錠3mg
7.50円/1錠
大日本住友

成分名：トリメタジジン塩酸塩

何のお薬？ このお薬は、血管を拡げるほか、心臓の仕事量を減らす作用や、心筋の代謝を高めたり、心筋を保護したりする作用、さらに、血小板が集まって凝固するのを抑える作用や、心臓の冠動脈の行路を整える作用などにより、心臓の負担を減らし、動きを穏やかにします。狭心症や、心筋梗塞の予防目的で処方されます。

飲み忘れた時は

飲み忘れに気づいた時間が、飲み忘れた時間（例：8時）と次に飲む時間（例：12時）の間（例：10時）より前であれば、できるだけ早く服用します。後なら服用を1回飛ばします。2回分を1度に服用してはいけません。

効能効果

狭心症、心筋梗塞（急性期を除く）、その他の虚血性心疾患。

お薬コラム　"ミネラルウォーターは軟水を選ぶ"

　結石ができやすい体質の人は、結石の成分を体外に排出するために水分を多く摂ることが大切ですが、このとき摂取する「水選び」には注意が必要です。最近は、水道水ではなくミネラルウォーターを買って飲む人が増えていますが、硬水には、結石の原料になる炭酸カルシウムやマグネシウムを多く含むものがあります。極力「軟水」を選びましょう。

バソメット

●高血圧症治療薬 α遮断薬
●排尿障害改善薬

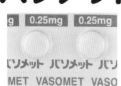

バソメット錠0.25mg
9.00円/1錠
田辺三菱

効能効果

本態性高血圧症、腎性高血圧症、褐色細胞腫による高血圧症。前立腺肥大症に伴う排尿障害。

成分名：テラゾシン塩酸塩水和物

何のお薬？ このお薬は、$α_1$受容体が神経伝達物質を受け取るのを邪魔する（$α_1$選択性遮断作用）ことで、血管の収縮を抑えて末梢血管を拡げ、結果、血圧を下げる働きを示します。また、ノルアドレナリンが$α_1$A受容体を刺激し、前立腺を収縮させて尿道を圧迫する反応を抑えるため、$α_1$A受容体に先回りしてブロックし前立腺の過剰な収縮を抑えて自然な排尿を促します。副作用で起立性低血圧が起こることがありますから注意しましょう。

🏥 このような症状が出たら病院へ

全身倦怠感、食欲不振、悪心、皮膚や白目が黄色くなる黄疸症状、顔面蒼白、呼吸困難、意識が薄れるなど。

標準薬

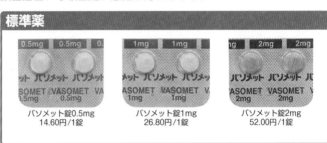

バソメット錠0.5mg
14.60円/1錠

バソメット錠1mg
26.80円/1錠

バソメット錠2mg
52.00円/1錠

バップフォー

●尿失禁・頻尿治療薬

ハ

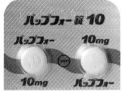

バップフォー錠10
32.40円/1錠
大鵬

効能効果

神経因性膀胱、神経性頻尿、不安定膀胱、膀胱刺激状態（慢性膀胱炎、慢性前立腺炎）疾患または状態における頻尿、尿失禁。活動膀胱における尿意切迫感、頻尿および切迫性尿失禁。

成分名：プロピベリン塩酸塩

何のお薬？ このお薬は、膀胱平滑筋でカルシウムチャネルに結合し、細胞の外にあるカルシウムイオンが細胞内へ流入するのを邪魔することで、膀胱の筋肉の収縮を和らげる働き（カルシウム拮抗作用）と、膀胱平滑筋にあるムスカリン性アセチルコリン受容体がアセチルコリンを受け取るのを邪魔する（抗コリン作用）ことで、膀胱が必要以上に収縮するのを抑え、適切な量の尿がたまるようにします。目の調節障害、めまい、反射機能の低下などが起こることがあるので、服用中は自動車の運転など危険を伴う機械の操作、高所作業などは避けましょう。

標準薬

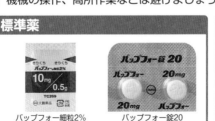

バップフォー細粒2%
83.00円/1g

バップフォー錠20
57.10円/1錠

ジェネリック

プロピベリン塩酸塩錠10mg
「NS」
13.60円/1錠

341

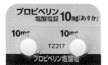
プロピベリン塩酸塩錠10mg
「あすか」
20.60円/1錠

プロピベリン塩酸塩錠10mg「タナベ」
13.60円/1錠

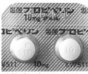
塩酸プロピベリン錠10mg「アメル」
13.60円/1錠

塩酸プロピベリン錠10mg
「SW」
13.00円/1錠

プロピベリン塩酸塩錠10mg
「日医工」 22.50円/1錠
R6.3.31まで

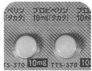
プロピベリン塩酸塩錠10mg
「タカタ」
13.60円/1錠

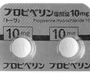
プロピベリン塩酸塩錠10mg
「トーワ」
20.60円/1錠

プロピベリン塩酸塩錠10mg
「JG」
13.60円/1錠

プロピベリン塩酸塩錠20mg
「あすか」
29.10円/1錠

プロピベリン塩酸塩錠10mg
「YD」
13.60円/1錠

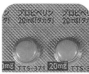
プロピベリン塩酸塩錠20mg
「タカタ」
29.10円/1錠

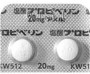
塩酸プロピベリン錠20mg
「アメル」 29.10円/1錠
R6.3.31まで

プロピベリン塩酸塩錠20mg
「トーワ」
29.10円/1錠

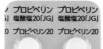
プロピベリン塩酸塩錠20mg
「JG」
20.50円/1錠

プロピベリン塩酸塩錠20mg
「タナベ」
29.10円/1錠

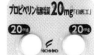
プロピベリン塩酸塩錠20mg
「日医工」 29.10円/1錠
R6.3.31まで

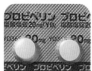
プロピベリン塩酸塩錠20mg
「YD」
29.10円/1錠

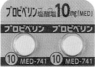
プロピベリン塩酸塩錠10mg
「MED」
20.60円/1錠

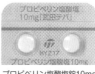
プロピベリン塩酸塩錠10mg
「武田テバ」
13.60円/1錠

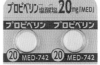
プロピベリン塩酸塩錠20mg
「MED」
29.10円/1錠

塩酸プロピベリン錠20mg
「SW」
29.10円/1錠

プロピベリン塩酸塩錠10mg
「杏林」
13.60円/1錠

プロピベリン塩酸塩錠20mg
「杏林」
20.50円/1錠

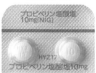
プロピベリン塩酸塩錠10mg
「NIG」
13.60円/1錠

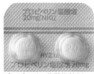
プロピベリン塩酸塩錠20mg
「NIG」
29.10円/1錠

ハ

パナルジン

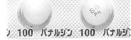

パナルジン錠100mg
12.20円/1錠
サノフィ

効能効果

血管手術および血液体外循環に伴う血栓・塞栓の治療ならびに血流障害の改善。慢性動脈閉塞症に伴う潰瘍、疼痛および冷感などの阻血性諸症状の改善。虚血性脳血管障害（一過性脳虚血発作（TIA）、脳梗塞）に伴う血栓・塞栓の治療。クモ膜下出血術後の脳血管攣縮に伴う血流障害の改善。

成分名：チクロピジン塩酸塩

何のお薬？ 血小板の凝集・凝固を抑える働きをもつcAMPが生成される際、「アデニル酸シクラーゼ」という酵素が働きますが、この酵素の働きを抑える伝達物質を受け取るのが、ADP受容体です。このお薬は、ADP受容体に先回りして結合し邪魔することで、アデニル酸シクラーゼの働きを活発にし、血栓の生成を抑えます。

このような症状が出たら病院へ

貧血、動揺する精神・神経症状、発熱、寒気、突然の高熱、のどの痛み、頭痛、咳、全身倦怠感、食欲不振、悪心、皮膚や白目が黄色くなる黄疸症状など。

標準薬	ジェネリック
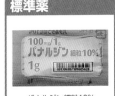	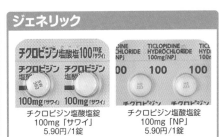
パナルジン細粒10% 33.60円/1g	チクロピジン塩酸塩錠 100mg「サワイ」 5.90円/1錠　　チクロピジン塩酸塩錠 100mg「NP」 5.90円/1錠

バナン

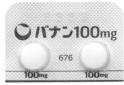

バナン錠100mg
52.00円/1錠
第一三共・グラクソ

効能効果

〈適応症〉表在性皮膚感染症、深在性皮膚感染症、リンパ管・リンパ節炎、慢性膿皮症、乳腺炎、肛門周囲膿瘍、咽頭・喉頭炎、扁桃炎（扁桃周囲炎、扁桃周囲膿瘍を含む）、急性気管支炎、肺炎、慢性呼吸器病変の二次感染、膀胱炎、腎盂腎炎、尿道炎、バルトリン腺炎、中耳炎、副鼻腔炎、歯周組織炎、歯冠周囲炎、顎炎。

成分名：セフポドキシムプロキセチル

何のお薬？ 薬が細菌の増殖を抑えている間に、服薬している患者自身の免疫力によって細菌を殺し、病気からの回復を図るタイプの抗生物質を「静菌性抗生物質」といいます。これに対して、細菌を直接殺すタイプの抗生物質を「殺菌性抗生物質」といいます。このお薬は、ヒトの細胞には存在しない、細菌の「細胞壁」に的をしぼり、その合成を邪魔することで、細菌のみ死滅させる、セフェム系殺菌性抗生物質です。

飲み忘れた時は

飲み忘れた時間と次に飲む時間の真ん中より前の時間であれば服用します。後なら服用を1回飛ばします。

標準薬	ジェネリック
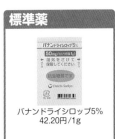	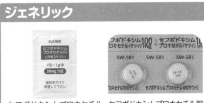
バナンドライシロップ5% 42.20円/1g	セフポドキシムプロキセチル DS小児用5%「サワイ」 24.20円/1g　　セフポドキシムプロキセチル錠 100mg「サワイ」 29.00円/1錠

バファリン

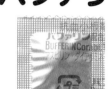

バファリン配合錠A81
5.70円/1錠
ライオン

効能効果

A81：狭心症（慢性安定狭心症、不安定狭心症）、心筋梗塞、虚血性脳血管障害（一過性脳虚血発作（TIA）、脳梗塞）における血栓・塞栓形成の抑制。
A330：頭痛、歯痛、月経痛、感冒の解熱、関節リウマチ、リウマチ熱、症候性神経痛の解熱、鎮痛。

成分名：アスピリン／ダイアルミネート配合剤

何のお薬？ このお薬は、用量によって処方される目的が違います。低用量の81mgは、血小板が集まって血液を固まりやすくする働きをする酵素（トロンボキサンA₂／TXA₂）が、シクロオキシゲナーゼ1（COX-1）によって作られることに着目し、このCOX-1の働きを邪魔することで、TXA₂を減少させ、結果、血栓ができにくい状態にします。一方、330mgは、解熱・鎮痛薬として処方されます。体内で炎症が起こると、プロスタグランジンが放出されて、発熱や痛みが生じますが、このプロスタグランジンが、シクロオキシゲナーゼ（COX）と呼ばれる物質によって体内で合成される点に着目し、プロスタグランジンを合成するのに必要なシクロオキシゲナーゼ（COX）の働きを邪魔して、体内のプロスタグランジンを減らすことで、熱を下げ、炎症や痛みを和らげます。

併用してはいけない薬

スルフィンピラゾン（アンツーラン）。

原則的に服用を避けるべき人

消化性潰瘍のある人、重い血液の異常のある人、重い肝臓・腎臓障害がある人、アスピリン喘息のある人、出産予定日12週以内の妊婦。

飲み忘れた時は

飲み忘れた時間と次に飲む時間の真ん中より前の時間であれば服用します。ただし、空腹時は何か食べてから服用します。後なら服用を1回飛ばします。2回分を1度に服用してはいけません。

🏥 このような症状が出たら病院へ

じんましん、血管が浮き出てくる、発熱、全身が紅潮する、息苦しい、頭痛、悪心・嘔吐、意識障害、手や足が片側だけしびれたり動かなかったりする、紫や黒い色の便、腹痛、胸やけ、吐血、脱力、発熱、吐き気、悪寒、青あざができやすい、頻回に起こる鼻血、手足に点状の出血、血尿、高熱、目の充血、めやに、唇や陰部のただれ、皮膚の広い範囲が赤くなる、息苦しい、咳込む、呼吸がヒューヒューという音をたてる、全身倦怠感、食欲不振、悪心、皮膚や白目が黄色くなる黄疸症状など。

ジェネリック

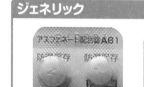

アスファネート配合錠A81
5.70円/1錠

ニトギス配合錠A81
5.70円/1錠

バッサミン配合錠A81
5.70円/1錠

ファモター配合錠A81
5.70円/1錠

バフセオ

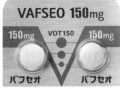

バフセオ錠150mg
201.00円／1錠
田辺三菱

効能効果

腎性貧血。

標準薬

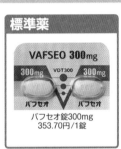

バフセオ錠300mg
353.70円／1錠

成分名：バダデュスタット

何のお薬？ 私たちの身体には、低酸素の環境に一定以上いると〈酸素をより多く取り込むため〉に血液中で酸素を運ぶ赤血球の量が増える、というしくみがもともと備わっています。スポーツ選手の「高地トレーニング」などはまさにこのしくみを利用しているのですが、通常の酸素濃度下では、この「赤血球を増やすために働くたんぱく質（低酸素誘導因子／HIF）」は酵素（プロリン水酸化酵素酵素）に分解されて低値でバランスします。そのため平地などでは、赤血球が一定程度以上に増えることはありません。このお薬の成分は、この低酸素誘導因子（HIF）を分解する酵素を邪魔する（＝阻害）ことで、体内の低酸素誘導因子の量を増やします。結果、通常の酸素濃度下でも低酸素誘導因子が作動し、高地に適応するときと同様に赤血球が増えて、貧血が解消されます。「HIF-PH阻害剤」と呼ばれるお薬のひとつです。

このような症状が出たら病院へ

服用中に脳梗塞、心筋梗塞、肺塞栓などの重篤な血栓塞栓症が現れる場合があります。めまい、吐き気、嘔吐、脱力、麻痺、物を落とす（上手くつかめない）、激しい頭痛、胸の痛み、押しつぶされるような胸の痛み、突然の息切れ、激しい腹痛、お腹が張る、足の激しい痛み）が現れた場合には、速やかに医療機関を受診してください。

パリエット

ハ

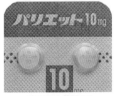

パリエット錠10mg
52.40円／1錠
EAファーマ

効能効果

胃潰瘍、十二指腸潰瘍、吻合部潰瘍、逆流性食道炎、Zollinger・Ellison症候群、非びらん性胃食道逆流症。胃潰瘍、十二指腸潰瘍、胃MALTリンパ腫、特発性血小板減少性紫斑病、早期胃癌に対する内視鏡的治療後胃、ヘリコバクター・ピロリ感染胃炎におけるヘリコバクター・ピロリの除菌の補助。

成分名：ラベプラゾールナトリウム

何のお薬？ 胃や十二指腸潰瘍の治療薬には、胃を攻撃する成分でもある胃酸の分泌量を減らす働きをするタイプと、胃粘膜を胃酸の攻撃から守るタイプの２種類があります。このお薬は、前者のタイプで、胃酸の分泌量を減らす働きがあります。胃酸の分泌は、胃壁の細胞膜にある受容体が神経伝達物質を受け取ることで始まり、最終段階において、プロトンポンプと呼ばれるしくみが機能することで完結します。このプロトンポンプは、特定の酵素によって作動しますが、このお薬は、その酵素を邪魔することで、胃酸の分泌を抑えます。肝臓障害が現れる場合があります。服用前、ならびに服用中も、定期的な肝臓機能検査が必要です。また、まれに視力障害を発症する場合があります。服用中は自動車の運転など危険を伴う機械の操作などは十分注意し、異常を感じた時は、すぐに運転や操作を中止してください。

併用してはいけない薬

アタザナビル硫酸塩（レイアタッツ）、リルピビリン塩酸塩（エジュラント）

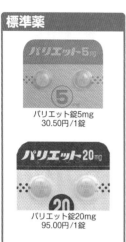

パリエット錠5mg
30.50円/1錠

パリエット錠20mg
95.00円/1錠

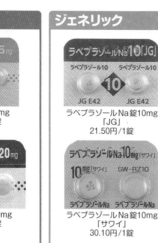

ラベプラゾールNa錠10mg
「JG」
21.50円/1錠

ラベプラゾールNa錠10mg
「YD」
21.50円/1錠

ラベプラゾールNa錠10mg
「杏林」
30.10円/1錠

ラベプラゾールNa錠10mg
「サワイ」
30.10円/1錠

ラベプラゾールNa錠10mg
「トーワ」
30.10円/1錠

ラベプラゾールNa錠10mg
「日新」
30.10円/1錠

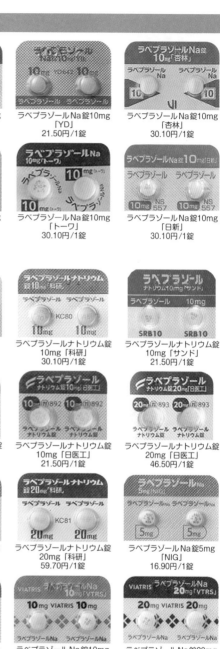

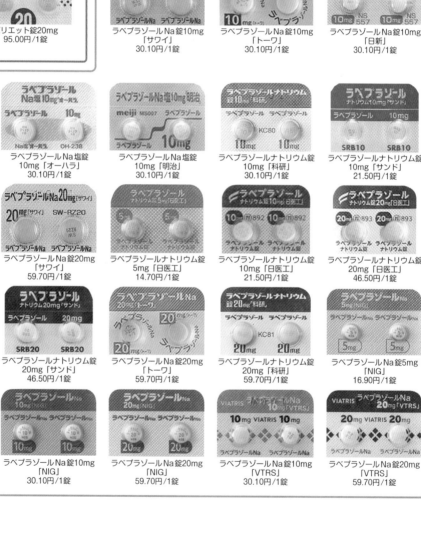

ラベプラゾールNa塩錠
10mg「オーハラ」
30.10円/1錠

ラベプラゾールNa塩錠
10mg「明治」
30.10円/1錠

ラベプラゾールナトリウム錠
10mg「科研」
30.10円/1錠

ラベプラゾールナトリウム錠
10mg「サンド」
21.50円/1錠

ラベプラゾールNa錠20mg
「サワイ」
59.70円/1錠

ラベプラゾールナトリウム錠
5mg「日医工」
14.70円/1錠

ラベプラゾールナトリウム錠
10mg「日医工」
21.50円/1錠

ラベプラゾールナトリウム錠
20mg「日医工」
46.50円/1錠

ラベプラゾールナトリウム錠
20mg「サンド」
46.50円/1錠

ラベプラゾールNa錠20mg
「トーワ」
59.70円/1錠

ラベプラゾールナトリウム錠
20mg「科研」
59.70円/1錠

ラベプラゾールNa錠5mg
「NIG」
16.90円/1錠

ラベプラゾールNa錠10mg
「NIG」
30.10円/1錠

ラベプラゾールNa錠20mg
「NIG」
59.70円/1錠

ラベプラゾールNa錠10mg
「VTRS」
30.10円/1錠

ラベプラゾールNa錠20mg
「VTRS」
59.70円/1錠

ハ

ハルシオン

●睡眠導入薬

ハルシオン0.125mg錠
6.50円/1錠
ファイザー

効能効果
不眠症、麻酔前投薬。

成分名：トリアゾラム

何のお薬？ 中枢神経において、抑制性神経伝達物質GABAを受け取るGABA$_A$受容体のベンゾジアゼピン結合部に作用して、興奮したり不安になったりする信号の流れを抑えることで、催眠作用などを示すお薬です。服用してから最高血中濃度に到達するまでの時間は1.2時間、成分が血液中から消失半減する時間は2.9時間と、作用が早く現れ、持続する時間も短いのが特徴です。

併用してはいけない薬
イトラコナゾール、フルコナゾール、ホスフルコナゾール、ボリコナゾール、ミコナゾール、インジナビル、リトナビル、エファビレンツ、テラプレビル。

標準薬
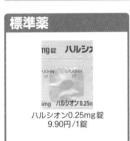

ハルシオン0.25mg錠
9.90円/1錠

ジェネリック
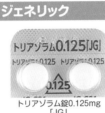

トリアゾラム錠0.125mg
「JG」
5.70円/1錠

トリアゾラム錠0.25mg
「日医工」
5.90円/1錠

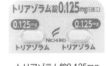

トリアゾラム錠0.125mg
「日医工」
5.70円/1錠

バルトレックス

●抗ウイルス化学療法剤

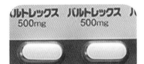

バルトレックス錠500
215.50円/1錠
グラクソ

効能効果
単純疱疹。帯状疱疹。性器ヘルペスの再発抑制。水痘。

成分名：バラシクロビル塩酸塩

何のお薬？ ウイルスは、宿主の細胞に自らのコピーをつくらせることで増殖します。アシクロビルは、ヘルペスウイルスの作用により、体内でウイルスのDNAの部品に近い物質に変化し、ウイルスの増殖に必要な部品物質に置き換わることで増殖を止める、DNAポリメラーゼ阻害薬のひとつです。アシクロビルは、人類が初めて作った抗ウイルス薬ですが、このお薬は、アシクロビルのプロドラッグで、服用後体内でアシクロビルに変化します。

飲み忘れた時は
飲み忘れに気づいた時間が、飲み忘れた時間（例：8時）と次に飲む時間（例：12時）の間（例：10時）より前であれば、できるだけ早く服用します。後なら服用を1回飛ばします。2回分を1度に服用してはいけません。

🏥 このような症状が出たら病院へ
ふらつき、意識の低下、考えがまとまらない、顔面蒼白、眼と口唇のまわりの腫れ、しゃがれ声、から咳、息苦しい、息切れ、頻回に起こる鼻血、耳鳴り、歯ぐきの出血、青あざができる、出血しやすい、発熱、のどの痛み、白目が黄色くなる、むくみ、頭痛、尿量が減る、関節の痛み、全身の赤い斑点と破れやすい水ぶくれ、発熱、吐き気、嘔吐、急に激しく腰や背中が痛むなど。

標準薬
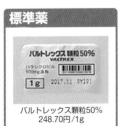

バルトレックス顆粒50%
248.70円/1g

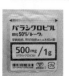

バラシクロビル顆粒50%
「トーワ」
183.10円/1g

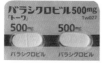

バラシクロビル錠500mg
「トーワ」
107.40円/1錠

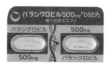

バラシクロビル錠500mg
「DSEP」
85.20円/1錠

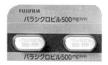

バラシクロビル錠500mg
「FFP」
85.20円/1錠

バラシクロビル錠500mg
「JG」
107.40円/1錠

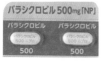

バラシクロビル錠500mg
「NP」
107.40円/1錠

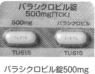

バラシクロビル錠500mg
「TCK」
97.60円/1錠

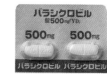

バラシクロビル錠500mg
「YD」
85.20円/1錠

バラシクロビル錠500mg
「アメル」
85.20円/1錠

バラシクロビル錠500mg
「イワキ」
85.20円/1錠

バラシクロビル錠500mg
「杏林」
85.20円/1錠

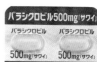

バラシクロビル錠500mg
「サワイ」
85.20円/1錠

バラシクロビル錠500mg
「ケミファ」
85.20円/1錠

バラシクロビル錠500mg
「サトウ」
107.40円/1錠

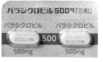

バラシクロビル錠500mg
「三和」
107.40円/1錠

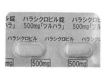

バラシクロビル錠500mg
「ツルハラ」
107.40円/1錠

バラシクロビル錠500mg
「日本臓器」
178.50円/1錠

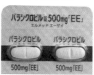

バラシクロビル錠500mg
「EE」
107.40円/1錠

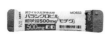

バラシクロビル粒状錠
500mg「モチダ」
107.40円/1包

ハルナール

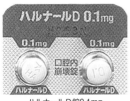

ハルナールD錠0.1mg
25.10円/1錠
アステラス

効能効果

前立腺肥大症に伴う排尿障害。

成分名：タムスロシン塩酸塩

何のお薬？ このお薬は、前立腺平滑筋のα_1受容体が神経伝達物質を受け取るのを邪魔することで、尿道を拡げ、尿道の内圧や抵抗を減らすことで、排尿しやすい状態を作ります。ただし、前立腺肥大症の治療でこのお薬を服用する場合は、対症療法で原因療法ではありません。状況に応じて、手術療法などを検討しましょう。なお、α_1受容体は、血管平滑筋にも存在し、このお薬は、血管を収縮させる神経伝達物質の受け取りも邪魔するため、末梢血管が拡がり、血圧を低下させます。めまいなどが現れる場合があるので、自動車の運転など危険を伴う機械の操作、高所作業などは極力避けましょう。また、高血圧症治療薬を服用している場合、本剤と併用すると血圧が下がりすぎるおそれがあります。あらかじめ主治医に相談しましょう。

飲み忘れた時は

飲み忘れた場合は、その回の服用は飛ばし、次回から決められた時間に服用します。2回分を1度に服用してはいけません。

🏥 このような症状が出たら病院へ

全身倦怠感、食欲不振、悪心、皮膚や白目が黄色くなる黄疸症状、めまい、動悸、息切れ、脈の異常、フラフラ感、意識が薄れるなど。

標準薬

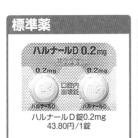

ハルナールD錠0.2mg
43.80円/1錠

ジェネリック

タムスロシン塩酸塩OD錠
0.2mg「トーワ」
22.90円/1錠

タムスロシン塩酸塩OD錠
0.1mg「トーワ」
13.50円/1錠

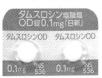

タムスロシン塩酸塩OD錠
0.1mg「日新」
14.90円/1錠

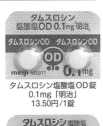

タムスロシン塩酸塩OD錠
0.1mg「明治」
13.50円/1錠

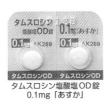

タムスロシン塩酸塩OD錠
0.1mg「あすか」
13.50円/1錠

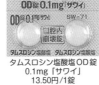

タムスロシン塩酸塩OD錠
0.1mg「サワイ」
13.50円/1錠

タムスロシン塩酸塩OD錠
0.1mg「CH」
13.50円/1錠

タムスロシン塩酸塩OD錠
0.2mg「サワイ」
22.90円/1錠

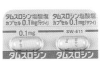

タムスロシン塩酸塩OD錠
0.2mg「TYK」22.90円/1錠
R5.9.30まで

タムスロシン塩酸塩カプセル
0.1mg「サワイ」
13.50円/1カプセル

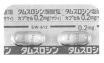

タムスロシン塩酸塩カプセル
0.2mg「サワイ」
22.90円/1カプセル

ハ

タムスロシン塩酸塩OD錠
0.2mg「明治」
19.20円/1錠

タムスロシン塩酸塩OD錠
0.2mg「CH」
22.90円/1錠

パルモディア

●脂質異常症治療薬

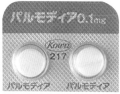

パルモディア錠0.1mg
33.10円/1錠
興和

効能効果
高脂血症（家族性を含む）。

成分名：ペマフィブラート

何のお薬？ このお薬は、肝臓内にあるペルオキシソーム増殖剤活性化レセプター（PPARα）に結合することで、標的となる遺伝子の発現を調節して脂質代謝を総合的に改善します。具体的には、血液中のトリグリセライド濃度を低下させる一方で、HDL-コレステロール濃度を上昇させて、高脂血症を改善します。

原則的に服用を避けるべき人
肝臓に重篤な障害のある人、肝硬変の人、胆道閉塞のある人、腎臓に中等度以上の障害のある人、胆石のある人、妊婦または妊娠している可能性がある婦人、シクロスポリン、またはリファンピシンを服用している人。

飲み忘れた時は
通常、1日2回（朝・夕）服用するお薬です。飲み忘れに気づいたのが昼前であれば、すぐに1回分を服用してください。飲み忘れに気づいたのが午後の場合には、服用を1回飛ばして次の服用時間に1回分を服用します。2回分を1度に服用してはいけません。

このような症状が出たら病院へ
手足・肩・腰・その他の筋肉が痛む、手足がしびれる、手足に力がはいらない、こわばる、全身がだるい、脱力感がある、尿の色が赤 褐色になるなど。

お薬コラム　　**"脳と刺激"**

　　認知症には、アルツハイマー型認知症、脳血管型認知症、レビー小体型認知症、前頭側頭型認知症などがあります。加齢による物忘れと認知症との大きな違いは、忘れていることをわかっているかどうかで、「忘れていること自体、本人はわかっていない」というのが認知症です。例えば、大事な印鑑をどこかにしまったが、その「どこか」が思い出せない、というのは物忘れです。一方、印鑑をしまい込んだことを忘れている、あるいは印鑑のこと自体覚えていない・わからない、というのが認知症です。

　　ただし、加齢による物忘れも、認知症も、脳の活動が停滞し、委縮傾向にあることは共通です。器質的障害による停滞・委縮でなければ、考えたり、想像したり、感動や感謝、時には悔しさや哀しさを感じるなど、脳に刺激を与えることで、脳の血流が活発になり、物忘れも認知症も進行が遅くなる可能性があります。

バレオン

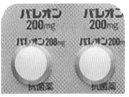

バレオン錠200mg
98.20円/1錠
マイランEPD

効能効果

<適応症>表在性皮膚感染症、深在性皮膚感染症、リンパ管・リンパ節炎、慢性膿皮症、外傷・熱傷および手術創等の二次感染、乳腺炎、肛門周囲膿瘍、骨髄炎、関節炎、急性気管支炎、肺炎、肺膿瘍、慢性呼吸器病変の二次感染、膀胱炎、腎盂腎炎、前立腺炎（急性症、慢性症）、尿道炎、感染性腸炎、バルトリン腺炎、子宮内感染、子宮付属器炎、眼瞼膿瘍、涙嚢炎、麦粒腫、瞼板腺炎、角膜炎（角膜潰瘍を含む）、中耳炎、副鼻腔炎、歯周組織炎、歯冠周囲炎、顎炎。

成分名：ロメフロキサシン塩酸塩

何のお薬? 薬が細菌の増殖を抑えている間に、服薬している患者自身の免疫力によって細菌を殺し、病気からの回復を図るタイプの抗生物質を「静菌性抗生物質」といいます。これに対して、細菌を直接殺すタイプの抗生物質を「殺菌性抗生物質」といいます。このお薬は、後者のニューキノロン系抗菌薬のひとつです。新たな細胞を作る時に必要な情報を網羅した設計図であるDNA（デオキシリボ核酸）は二本鎖のらせん構造をとっていて、新たなDNAを作る時は、酵素によってらせん構造がほどかれます。このお薬は、この酵素の働きを邪魔することで、DNAの複製をさせないようにして細菌の増殖を抑えます。光線過敏症、全身発疹などの皮膚症状が現れる場合があります。服用中は日光に当たることはできるだけ避け、発疹などが現れたら、服用を中止し、すぐに主治医に相談してください。

併用してはいけない薬

フルルビプロフェンアキセチル（ロピオン）、フルルビプロフェン（フロベン・アップノン）。

🏥 このような症状が出たら病院へ

じんましん、血管が浮き出てくる、発熱、全身が紅潮する、息苦しい、全身倦怠感、尿量減少、手足や顔のむくみ、腹痛、下痢、血が混じった便、紫色をした便、高度の空腹感、震え、異常な発汗、意識が飛ぶ、筋肉痛、力が入らない、赤褐色の尿が出る、アキレス腱の痛みや違和感、高熱、目の充血、めやに、唇や陰部のただれ、皮膚の広い範囲が赤くなる、極端に脈が速くなる、脈が遅くなる、から咳、呼吸困難など。

標準薬

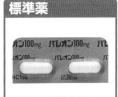

バレオンカプセル100mg
59.50円/1カプセル

ハ

お薬コラム **"みんな前立腺肥大?"**

前立腺は男性にしかない器官で、精子に栄養を与えたり、精子と混ざり精子を保護する働きなどをする「前立腺液」を出しています。この前立腺、原因のすべてが特定されている訳ではありませんが、加齢とともに肥大が始まります。30歳代後半から肥大が始まる人が増え、60歳代では2人に1人、80歳代では10人中9人までが、細胞組織学上「前立腺肥大」の状態になります。つまり、実際に発症して治療が必要になるのは4人に1人程度ですが、長寿国ニッポンにおいて、前立腺肥大症のリスクは誰にとってもかなり高いといえるでしょう。高血圧症や糖尿病のように、通常の健康診断ではみつけにくく、受診しようと思う時にはかなり重症化している、というのもこの病気のやっかいな点です。初期症状は「構えてから尿が出るまでに時間がかかる」「尿線が2本に分かれる」「力まないと尿が出にくい」などです。上記に思い当たる方は、早めに専門医に受診しましょう。

パントシン

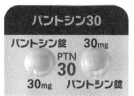

パントシン錠30
5.70円/1錠
アルフレッサファーマ

成分名：パンテチン

何のお薬？ このお薬の成分は、ビタミンB群の仲間で、体内に入るとCoA（コエンザイムA）という補酵素に変化します。このCoAは、さらに酢酸と結合することで「アセチルCoA」に変化し、細胞内で、糖やたんぱく質、脂肪をエネルギーに変える回路で重要な役割を果たします。不足しているアセチルCoAの量が増えると、コレステロールや中性脂肪の代謝が促進されるほか、善玉コレステロール（HDL）が増加したり、血管壁のコレステロール代謝が促進されたり、さらには、腸管の運動が活発化したり、といった作用が現れます。

効能効果

パントテン酸欠乏症の予防および治療。消耗性疾患、甲状腺機能亢進症、妊産婦、授乳婦などパントテン酸の需要が増大し、食事からの摂取が不十分な際の補給。高脂血症、弛緩性便秘、ストレプトマイシンおよびカナマイシンによる副作用の予防および治療、急・慢性湿疹、血液疾患の血小板数ならびに出血傾向の改善のうち、パントテン酸の欠乏または代謝障害が関与すると推定される場合。

標準薬

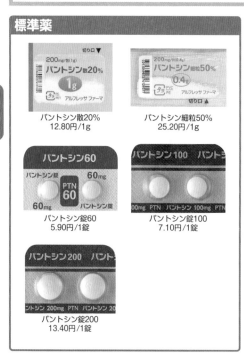

パントシン散20%
12.80円/1g

パントシン細粒50%
25.20円/1g

パントシン錠60
5.90円/1錠

パントシン錠100
7.10円/1錠

パントシン錠200
13.40円/1錠

ジェネリック

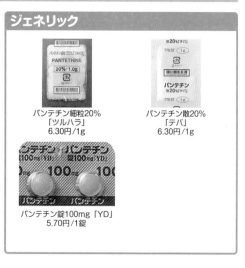

パンテチン細粒20%
「ツルハラ」
6.30円/1g

パンテチン散20%
「テバ」
6.30円/1g

パンテチン錠100mg「YD」
5.70円/1錠

ピートル

●高リン血症治療薬

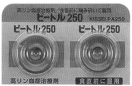

ピートルチュアブル錠250mg
152.80円/1錠
キッセイ

効能効果

透析中の慢性腎臓病患者における高リン血症の改善。

成分名：スクロオキシ水酸化鉄

何のお薬？ このお薬の成分は、消化管内でスクロースとデンプンが消化されたあと、消化管内のリン酸と結合し、リン酸とともに排泄される働きがあります。これによって、消化管からのリン吸収が抑制されて、血清リン濃度低下作用を示します。このお薬は、血中リンの排泄を促進するお薬ではないので、食事制限などを行なわず、リンを含む食物を多く摂取した場合には、効果が低下してしまいます。必ずリンの摂取制限を同時に行ないましょう。

標準薬

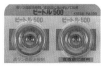

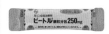

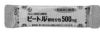

ピートルチュアブル錠500mg
225.70円/1錠

ピートル顆粒分包250mg
152.60円/1包

ピートル顆粒分包500mg
224.10円/1包

ビクシリン

●複合ペニシリン系抗生物質製剤

ヒ

ビクシリンカプセル250mg
21.00円/1カプセル
MeijiSeika ファルマ

成分名：アンピシリン水和物

何のお薬？ 薬が細菌の増殖を抑えている間に、患者自身の免疫力によって細菌を殺すタイプの抗生物質を「静菌性抗生物質」といいます。これに対して、細菌を直接殺す抗生物質を「殺菌性抗生物質」といいます。このお薬は、ある種の細菌には存在し、ヒトの細胞にはない「細胞壁」に的をしぼり、その細胞壁の合成を邪魔して殺菌作用を示す、ペニシリン系殺菌性抗生物質です。

🏥 このような症状が出たら病院へ

顔面蒼白、意識が薄れる、寒気、突然の高熱、のどの痛み、頭痛、咳、全身倦怠感、尿量減少、手足や顔のむくみ、高熱、目の充血、めやに、唇や陰部のただれ、皮膚の広い範囲が赤くなる、腹痛、下痢、血が混じった便、紫色をした便など。

※上記以外に後発品として、ビクシリンS配合錠250mg（22.50円/1錠）があります。

効能効果

＜適応症＞表在性皮膚感染症、深在性皮膚感染症、リンパ管・リンパ節炎、慢性膿皮症、外傷・熱傷および手術創等の二次感染、乳腺炎、骨髄炎、咽頭・喉頭炎、扁桃炎、急性気管支炎、肺炎、肺膿瘍、膿胸、慢性呼吸器病変の二次感染、膀胱炎、腎盂腎炎、淋菌感染症、梅毒、腹膜炎、肝膿瘍、感染性腸炎、子宮内感染、眼瞼膿瘍、麦粒腫、角膜炎（角膜潰瘍を含む）、中耳炎、副鼻腔炎、歯周組織炎、歯冠周囲炎、顎炎、抜歯創・口腔手術創の二次感染、猩紅熱、炭疽、放線菌症。

ヒスロン

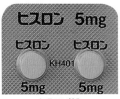

ヒスロン錠5
28.90円/1錠
協和キリン

効能効果

無月経、月経周期異常（稀発月経、多発月経）、月経量異常（過少月経、過多月経）、機能性子宮出血、黄体機能不全による不妊症、切迫流早産、習慣性流早産。

成分名：メドロキシプロゲステロン酢酸エステル

何のお薬？ このお薬は強い黄体ホルモンで、医師の指導の下計画的に服用します。黄体ホルモンの不足による月経周期異常、不妊症などで処方されます。まれに脳梗塞・心筋梗塞・肺塞栓症など、重い血栓症の副作用が現れる場合があります。

このような症状が出たら病院へ

じんましん、血管が浮き出てくる、発熱、全身が紅潮する、視力の低下、眼の痛み、めまい、頭痛、片頭痛など。局所の痛み、片側の手足だけのしびれや運動異常、顔面の麻痺やひきつり、むくみ、うずき、局所の痛み。以下は救急車を要請。突然の息切れ、息苦しい、胸や肩甲骨周辺の違和感や痛み、急激な視力低下、腹部の膨張、意識障害。

標準薬

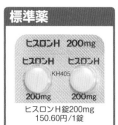

ヒスロンH錠200mg
150.60円/1錠

ジェネリック

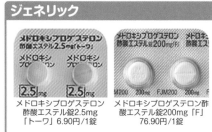

メドロキシプロゲステロン
酢酸エステル錠2.5mg
「トーワ」6.90円/1錠

メドロキシプロゲステロン酢
酸エステル錠200mg「F」
76.90円/1錠

ヒ

お薬コラム　"ジェネリック薬は巻末の索引で引く"

　『お薬事典』の愛読者の方に、時々問い合わせの電話をいただきます。一番多いお問い合わせは「どういった基準で掲載する薬を選んでいるのですか？」「私の飲んでいる薬が載っていないのですが…」というお尋ねです。処方薬として流通しているお薬の種類は膨大で、紙数の都合上すべてを網羅することはできません。ですが、せっかく買ってくださる方のお役になるべく立つよう、より多くの方が服用されているお薬、すなわち流通量が多いお薬から優先的に掲載するようにしています。しかしここで問題なのが「ジェネリック薬」の種類の多さと名前の複雑さです。医療費増大の昨今、よく使われるお薬ほどジェネリック薬であることが多いのですが、ジェネリック薬の名前の決め方には厚生労働省が定めたルールがあり、製薬会社が覚えやすい名称を勝手につけることができません。曰く、【成分名】＋【形】＋【用量】＋【メーカー名】が、ジェネリック薬の名称の原則です。例えば、次ページの「ピドキサール」というお薬のジェネリック薬の名前は、【ピリドキサール（成分名）】＋【錠（薬の形）】＋【10mg（用量）】＋【イセイ（メーカー）】といった具合です。本事典では、先発薬をアイウエオ順で掲載しているので、先発薬は比較的見つけやすいのですが、ジェネリック薬の場合には、お手数ですが巻末の索引で「成分名」から探していただかなくてはなりません。お手元のお薬がどこに載っているのかわからない、というときには、一度「巻末の索引」で調べていただけるとありがたいです。

ヒダントールD配合

●抗てんかん剤

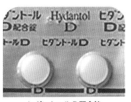

ヒダントールD配合錠
5.90円/1錠
藤永

効能効果
自律神経発作、精神運動発作、てんかんのけいれん発作。

成分名：フェニトイン/フェノバルビタール/安息香酸ナトリウムカフェイン

何のお薬？ 脳細胞で異常な電気放出が発生すると、てんかん発作が生じます。このお薬は、脳細胞の異常な電気信号を抑える働きにより、けいれんと意識の消失を抑える成分と、同時に現れる眠気を軽くする成分が配合されたお薬です。てんかん発作、自律神経発作、精神運動発作など、自分の意思に反して筋肉がけいれんするなどの症状を改善します。また、原因がはっきりしない頭痛や腹痛などの症状も和らげます。めまい、眠気、集中力・反射機能の低下などが起こることがあるので、服用中は自動車の運転など危険を伴う機械の操作、高所作業などは避けましょう。

併用してはいけない薬
ボリコナゾール（ブイフェンド）、タダラフィル（アドシルカ）。

標準薬

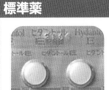 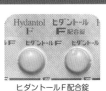

ヒダントールE配合錠
5.80円/1錠

ヒダントールF配合錠
5.90円/1錠

ピドキサール

●活性型ビタミンB6製剤

ヒ

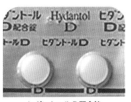

ピドキサール錠10mg
5.70円/1錠
太陽ファルマ

効能効果
口角炎、口唇炎、舌炎、口内炎、急・慢性湿疹、脂漏性湿疹、接触皮膚炎、アトピー皮膚炎、尋常性ざ瘡、末梢神経炎、放射線障害（宿酔）のうち、ビタミンB6の欠乏または代謝障害が関与すると推定される場合。

成分名：ピリドキサールリン酸エステル水和物

何のお薬？ このお薬は、身体の中で様々な働きをしている酵素を助ける補酵素として作用する、活性型ビタミンB6製剤です。ビタミンB6の不足による皮膚・粘膜・神経の炎症や、貧血などの改善目的で処方されます。

🏥 このような症状が出たら病院へ
【新生児、乳幼児が大量に服用した場合】筋肉痛によりむずがる、泣く、力が入らずぐったりする、赤褐色の尿が出る、尿量減少、手足や顔のむくみなど。

標準薬

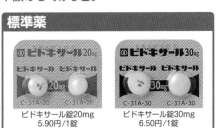

ピドキサール錠20mg
5.90円/1錠

ピドキサール錠30mg
6.50円/1錠

ジェネリック

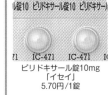

ピリドキサール錠10mg
「イセイ」
5.70円/1錠

ビビアント

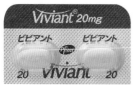

ビビアント錠20mg
67.80円/1錠
ファイザー

●骨粗鬆症治療薬

成分名：バゼドキシフェン酢酸塩

何のお薬？ 骨を形成する（＝骨形成）作用の速さを、骨が溶ける（＝骨吸収）作用の速さが上回っている状態にあると、骨粗鬆症は進行します。原因としては、閉経後女性ホルモンのエストロゲンの分泌量が減少したことで、骨吸収のスピードが速くなってしまったなどがあります。このお薬は、不足したエストロゲンを補うことで、骨吸収作用を抑え、骨量の低下を抑制します。なお、このお薬を服用すると、副作用として静脈血栓塞栓症を発症する場合があります。肥満気味・運動不足の方のほか、長期安静が必要な病気になり床に就いている時間が長い方、外科手術などで長期入院するといった方は、一般的に、副作用の発症リスクが高まりますので、主治医に相談してください。

効能効果

閉経後骨粗鬆症。

飲み忘れた時は

通常1日1回、朝食後に服用するお薬です。その日のうちに飲み忘れに気づいたはすぐに服用してください。翌日以降気づいた場合には前日までの分の服用は飛ばし、次回から決められた時間に服用します。2回分を1度に服用してはいけません。

このような症状が出たら病院へ

※以下の場合は救急車を要請※局所の痛み、片側の手足だけのしびれや運動異常、むくみ、うずき、突然の息切れ、息苦しい、胸の痛み、急激な視力低下、意識障害、めまいなど。

ビブラマイシン

●テトラサイクリン系抗生物質

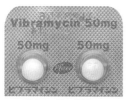

ビブラマイシン錠50mg
12.50円/1錠
ファイザー

成分名：ドキシサイクリン塩酸塩水和物

何のお薬？ 細胞が分裂したり、新たな細胞を作るには、たんぱく質が必要ですが、たんぱく質を作るには、細胞内に存在するリボソームの働きが不可欠です。このお薬は、ヒトとある種の細菌のリボソームの種類が違うことに着目し、細菌のリボソームの働きだけを邪魔することで細菌の増殖を抑える、テトラサイクリン系静菌性抗生物質のひとつです。

このような症状が出たら病院へ

じんましん、血管が浮き出てくる、発熱、全身が紅潮する、息苦しい、高熱、目の充血、めやに、唇や陰部のただれ、皮膚の広い範囲が赤くなる、全身倦怠感、食欲不振、悪心、皮膚や白目が黄色くなる黄疸症状、腹痛、下痢、血が混じった便、紫色をした便など。

標準薬

ビブラマイシン錠100mg
22.00円/1錠

効能効果

＜適応症＞表在性皮膚感染症、深在性皮膚感染症、リンパ管・リンパ節炎、慢性膿皮症、外傷・熱傷および手術創等の二次感染、乳腺炎、骨髄炎、咽頭・喉頭炎、扁桃炎、急性気管支炎、肺炎、慢性呼吸器病変の二次感染、膀胱炎、腎盂腎炎、前立腺炎（急性症、慢性症）、尿道炎、淋菌感染症、感染性腸炎、コレラ、子宮内感染、子宮付属器炎、眼瞼膿瘍、涙嚢炎、麦粒腫、角膜炎（角膜潰瘍を含む）、中耳炎、副鼻腔炎、歯冠周囲炎、化膿性唾液腺炎、猩紅熱、炭疽、ブルセラ症、ペスト、Q熱、オウム病。

ヒベルナ

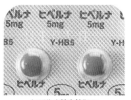

ヒベルナ糖衣錠5mg
5.70円/1錠
田辺三菱

効能効果

振せん麻痺、パーキンソニスム。麻酔前投薬、人工（薬物）冬眠。感冒等上気道炎に伴うくしゃみ・鼻汁・咳嗽、枯草熱、アレルギー性鼻炎。皮膚疾患に伴うそう痒（湿疹・皮膚炎、皮膚そう痒症、薬疹、中毒疹）、じん麻疹、血管運動性浮腫、動揺病。

成分名：プロメタジン塩酸塩

何のお薬？ このお薬は、ヒスタミンH₁を受け取って炎症を引き起こす受容体を邪魔してアレルギー症状を和らげる成分（抗ヒスタミン作用）と、神経伝達物質（アセチルコリン）がその受容体と結びつくのを邪魔する成分（抗コリン作用）があります。パーキンソン病ではドパミンが不足しアセチルコリンが過剰になっています。この薬は、アセチルコリンの働きを抑え、ドパミンとアセチルコリンのバランスを整えて、筋肉のこわばり、手のふるえなどのパーキンソニズムの症状を改善します。眠気、めまい、注意力・集中力・反射機能の低下などが起こることがあるので、服用中は自動車の運転など危険を伴う機械の操作、高所作業などは極力避けましょう。

原則的に服用を避けるべき人

緑内障の人、前立腺肥大等下部尿路に閉塞性疾患のある人、2歳未満の乳幼児など。

このような症状が出たら病院へ

意識障害、食べ物が飲み込めない、頻脈、異常な発汗など。

標準薬

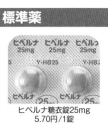

ヒベルナ糖衣錠25mg
5.70円/1錠

ヒポカ

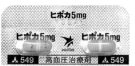

ヒポカ5mgカプセル
26.00円/1カプセル
LTLファーマ

効能効果

高血圧症、腎実質性高血圧症、腎血管性高血圧症。

成分名：バルニジピン塩酸塩

何のお薬？ 血管平滑筋や心筋の細胞膜にあるカルシウムチャネルからカルシウムイオンが平滑筋の中に入り込むと、血管平滑筋や心臓の筋肉が収縮します。このしくみを利用して、カルシウムチャネルに結合して細胞の外にあるカルシウムイオンが細胞内へ流入するのを邪魔することで、血管平滑筋や心筋の収縮を穏やかにし、末梢血管を拡張させ血圧を下げるお薬を「カルシウム拮抗薬」と呼びますが、本剤もそのひとつです。糖尿病や脂質異常症などの合併症に影響しない点から、高齢な高血圧症の方にとって、カルシウム拮抗薬が最初に処方される降圧治療薬となるケースも多いようです。

このような症状が出たら病院へ

全身倦怠感、食欲不振、悪心、皮膚や白目が黄色くなる黄疸症状、じんましん、血管が浮き出てくる、発熱、全身が紅潮する、息苦しいなど。

標準薬

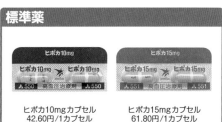

ヒポカ10mgカプセル
42.60円/1カプセル

ヒポカ15mgカプセル
61.80円/1カプセル

ピメノール

●持続性不整脈治療薬

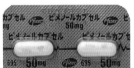

ピメノールカプセル50mg
51.60円/1カプセル
ファイザー

効能効果

頻脈性不整脈（心室性）の状態で他の抗不整脈薬が使用できないか、または無効の場合。

成分名：ピルメノール塩酸塩水和物

何のお薬？ 心臓は、心筋細胞内外のナトリウムイオン・カルシウムイオン・カリウムイオンなどの濃度差によって生じる電気信号（活動電位）によって動いています。この活動電位の乱れ＝不整脈は、活動電位の生成の場所に異常があるか、伝わり方や長さ、強さに異常があって起こります。このお薬は、クラスⅠaに分類される不整脈治療薬です。心臓の鼓動がスタートする時のスピードを調整するナトリウムイオンチャネルを抑制する働きと、活動電位が伝わっている時間を短くする働きがあります。一般にこのお薬は、他の不整脈薬が使用できないか、効果が不十分な場合に処方されます。

原則的に服用を避けるべき人

緑内障の人、前立腺肥大等下部尿路に閉塞性疾患のある人、重い心臓疾患のある人。

併用してはいけない薬

バルデナフィル（レビトラ）、モキシフロキサシン（アベロックス）、トレミフェンクエン酸塩（フェアストン）。

🏥 このような症状が出たら病院へ

高度の空腹感、発汗、手足の震え、意識障害、胸や肩甲骨周辺の違和感や痛み、脈が飛ぶ、脈拍が不規則または判りにくい、失神など。

標準薬

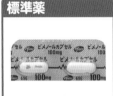

ピメノールカプセル100mg
89.00円/1カプセル

ヒ

ピモベンダン

●心不全治療薬

ピモベンダン1.25mg「TE」

ピモベンダン錠1.25mg「TE」
39.80円/1錠
トーアエイヨー

効能効果

急性心不全、慢性心不全（軽症〜中等症）。

成分名：ピモベンダン

何のお薬？ このお薬には、心筋の収縮を調節しているたんぱくのカルシウムイオンに対する感受性を増強する作用と、ホスホジエステラーゼ-Ⅲ（PDE-Ⅲ）活性抑制作用による血管拡張作用があります。この結果、心臓の動きを活性化し、息切れや息苦しさを改善します。

🏥 このような症状が出たら病院へ

めまい、動悸、胸や肩甲骨付近の痛み、胃や胸の不快感、息切れ（以上の症状が顕著な場合は救急車を要請）、全身倦怠感、食欲不振、皮膚や白目が黄色くなる黄疸症状など。

ジェネリック

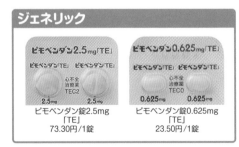

ピモベンダン錠2.5mg「TE」
73.30円/1錠

ピモベンダン錠0.625mg「TE」
23.50円/1錠

ビラノア

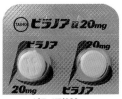

ビラノア錠20mg
57.20円/1錠
大鵬

効能効果

アレルギー性鼻炎、蕁麻疹、皮膚疾患（湿疹・皮膚炎、皮膚そう痒症）に伴うそう痒。

成分名：ビラスチン

何のお薬？ 私たちの身体にはアレルギーの原因となる抗原を認識するマスト細胞（肥満細胞）があり、この細胞のスイッチが入ると、ヒスタミンをはじめとする炎症を引き起こす物質や、サイトカインと呼ばれる免疫・炎症に関する情報伝達物質、アレルギー反応・炎症反応を維持しようとする脂質成分など「ケミカルメディエーター」と呼ばれる物質が放出されてアレルギー症状が起こります。このお薬は、ヒスタミンH$_1$を受け取って炎症を引き起こす受容体を邪魔する働きと（ヒスタミンH$_1$受容体拮抗作用）、抗アレルギー作用のあるお薬です。季節性のアレルギー疾患の場合は、好発季節の直前から飲み始め、好発季節終了時まで続けると効果的です。

飲み忘れた時は

通常1日1回空腹時（食事のおよそ1時間前または食後2時間以上あと）に飲むお薬です。飲み忘れに気づいた時、出来るだけ早く1回分を飲んでください。ただし、次の食事時間が近かったり、通常飲む時間が近い場合は1回飛ばして次の服用時間に決められた量を服用します。

標準薬

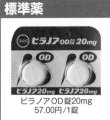

ビラノアOD錠20mg
57.00円/1錠

ピレスパ

ヒ

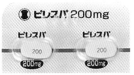

ピレスパ錠200mg
436.80円/1錠
塩野義製薬

効能効果

特発性肺線維症。

成分名：ピルフェニドン

何のお薬？ 免疫・炎症に関する情報伝達物質にサイトカインがあります。このお薬は、炎症性サイトカイン（TNF-α・IL-1・IL-6など）が作られるのを抑制する一方、抗炎症性サイトカイン（IL-10）が作られるのを助け、さらに、肺の線維化に関係している増殖因子（TGF-β1・b-FGF・PDGF）が作られるのを抑制するなどの働きにより、特発性肺線維症を抑えます。眠気、めまい、注意力・集中力・反射機能の低下などが起こることがあるので、服用中は自動車の運転など危険を伴う機械の操作、高所作業などは避けましょう。

お薬を服用する時の注意

光線過敏症が現れることがあります。また、光暴露による皮膚の発がんの可能性があるため、外出時には長袖の衣服・帽子等の着用、日傘の使用と併せ、日焼け止めクリームの使用も必須です。発疹やそう痒など皮膚に異常が認められた場合には、すぐに主治医に相談してください。

🏥 このような症状が出たら病院へ

全身倦怠感、食欲不振、悪心、皮膚や白目が黄色くなる黄疸症状、寒気、突然の高熱、のどの痛み、頭痛、咳、そう痒、発疹など。

ピレチア

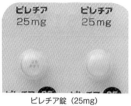

ピレチア錠（25mg）
5.70円/1錠
高田

効能効果

振せん麻痺、パーキンソニズム。麻酔前投薬、人工（薬物）冬眠。感冒等上気道炎に伴うくしゃみ・鼻汁・咳嗽、枯草熱、アレルギー性鼻炎。皮膚疾患に伴うそう痒（湿疹・皮膚炎、皮膚そう痒症、薬疹、中毒疹）、じん麻疹、血管運動性浮腫。動揺病。

成分名：プロメタジン塩酸塩

何のお薬？ このお薬は、ヒスタミンH₁を受け取って炎症を引き起こす受容体を邪魔してアレルギー症状を和らげる成分（抗ヒスタミン作用）と、神経伝達物質（アセチルコリン）がその受容体と結びつくのを邪魔する成分（抗コリン作用）があります。パーキンソン病ではドパミンが不足しアセチルコリンが過剰になっています。この薬は、アセチルコリンの働きを抑え、ドパミンとアセチルコリンのバランスを整えて、筋肉のこわばり、手のふるえなどのパーキンソニズムの症状を改善します。また、このお薬には吐き気を抑える作用もあるため、薬の副作用や中毒症状、腸閉塞、脳血管障害などによる吐き気が消失して、病気の発見が遅くなる場合があるので、注意が必要です。眠気、めまい、注意力・集中力・反射機能の低下などが起こることがあるので、服用中は自動車の運転など危険を伴う機械の操作、高所作業などは極力避けましょう。

原則的に服用を避けるべき人

緑内障の人、前立腺肥大等下部尿路に閉塞性疾患のある人、2歳未満の乳幼児など。

🏥 このような症状が出たら病院へ

意識障害、食べ物が飲み込めない、頻脈、異常な発汗など。

※上記以外の標準薬として、ピレチア細粒10%（6.30円/1g）、ピレチア錠（5mg）（5.70円/1錠）があります。

ヒ

ピレンゼピン

●胃炎・消化性潰瘍治療薬

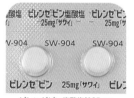

ピレンゼピン塩酸塩錠25mg
「サワイ」5.70円/1錠
沢井製薬

効能効果

胃潰瘍、十二指腸潰瘍。急性胃炎、慢性胃炎の急性増悪期の胃粘膜病変（びらん、出血、発赤、浮腫）の改善。

成分名：ピレンゼピン塩酸塩水和物

何のお薬？ 胃や十二指腸潰瘍の治療薬には、胃を攻撃する成分でもある胃酸の分泌量を減らす働きをするタイプと、胃粘膜を胃酸の攻撃から守るタイプの2種類があります。このお薬は、胃酸の分泌を抑える働きと、胃粘膜が回復するのを助ける働きの両方をもっています。緑内障や前立腺肥大症のある人は、症状が悪化する場合があるので、服用に際しては注意が必要です。

飲み忘れた時は

通常1回1錠1日3回から4回服用するお薬です。飲み忘れに気づいた時が、次に飲む時間から3時間以上あればすぐに服用してください。3時間未満であれば1回飛ばします。2回分を服用してはいけません。

🏥 このような症状が出たら病院へ

じんましん、血管が浮き出てくる、発熱、全身が紅潮する、寒気、突然の高熱、のどの痛み、頭痛、咳など。

ジェネリック

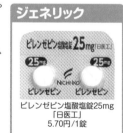

ピレンゼピン塩酸塩錠25mg
「日医工」
5.70円/1錠

ファスティック

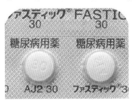

ファスティック錠30
11.60円/1錠
持田

成分名：ナテグリニド

何のお薬？ インスリンが細胞をノックすると、細胞の扉が開いて血液中の糖が取り込まれます。このお薬の成分は、膵β細胞を刺激し、インスリンの分泌を促進します。通常食事の直前に服用するお薬です。

原則的に服用を避けるべき人

重症ケトーシス・糖尿病性昏睡または前昏睡・1型糖尿病の人、重い腎臓障害のある人、重症感染症・手術前後・大きなけがのある人、妊婦または妊娠している可能性のある婦人（動物実験では、催奇形性作用が報告されています）。

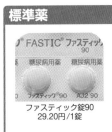

標準薬

ファスティック錠90
29.20円/1錠

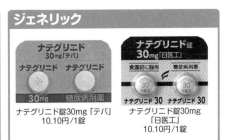

ジェネリック

ナテグリニド錠30mg「テバ」
10.10円/1錠

ナテグリニド錠30mg
「日医工」
10.10円/1錠

ファムビル

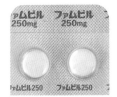

ファムビル錠250mg
290.40円/1錠
旭化成ファーマ

成分名：ファムシクロビル

何のお薬？ 一度ヘルペスウイルスに感染すると、体内の神経節にウイルスが潜伏し、加齢や疲労、ストレス等により免疫力が低下すると、潜んでいたウイルスが再び活動を始め増殖することで、疱疹が発症します。ヘルペスウイルスは、宿主の細胞内で必要な遺伝情報を、元のウイルスのDNAからRNAに転写することで新たなウイルスのDNAを造り出し、増殖していきますが、この転写には「ポリメラーゼ」と呼ばれる酵素が働いています。このお薬は、ヘルペスウイルスのウイルスDNA ポリメラーゼを邪魔してコピーを作りにくくする働きと、ウイルスのDNAを構成している鎖状の組織が成長するのを抑える働きとによって、ウイルスの増殖を防ぎます。

ジェネリック

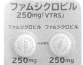

ファムシクロビル錠250mg
「VTRS」
91.10円/1錠

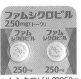

ファムシクロビル錠250mg
「トーワ」
91.10円/1錠

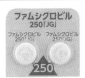

ファムシクロビル錠250mg
「JG」
91.10円/1錠

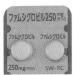

ファムシクロビル錠250mg
「サワイ」
91.10円/1錠

361

ファロム

●ペネム系抗生物質製剤

ファロム錠150mg
121.70円/1錠
マルホ

成分名：ファロペネムナトリウム水和物

何のお薬？ 薬が細菌の増殖を抑えている間に、服薬している患者自身の免疫力によって細菌を殺し、病気からの回復を図るタイプの抗生物質を「静菌性抗生物質」といいます。これに対して、細菌を直接殺すタイプの抗生物質を「殺菌性抗生物質」といいます。このお薬は、ある種の細菌には存在してヒトの細胞には存在しない「細胞壁」に的をしぼり、その細菌の細胞壁の合成を邪魔することで、細菌のみ死滅させる（＝殺菌）作用を示す、ペネム系殺菌性抗生物質です。

効能効果

＜適応症＞表在性皮膚感染症、深在性皮膚感染症、リンパ管・リンパ節炎、慢性膿皮症、ざ瘡（化膿性炎症を伴うもの）、外傷・熱傷および手術創等の二次感染、乳腺炎、肛門周囲膿瘍、咽頭・喉頭炎、扁桃炎、急性気管支炎、肺炎、肺膿瘍、膀胱炎、腎盂腎炎、前立腺炎（急性症、慢性症）、精巣上体炎（副睾丸炎）、バルトリン腺炎、子宮内感染、子宮付属器炎、涙嚢炎、麦粒腫、瞼板腺炎、角膜炎（角膜潰瘍を含む）、外耳炎、中耳炎、副鼻腔炎、歯周組織炎、歯冠周囲炎、顎炎。

標準薬

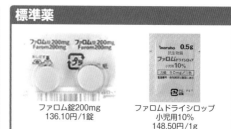

ファロム錠200mg
136.10円/1錠

ファロムドライシロップ
小児用10%
148.50円/1g

ファンギゾン

●抗真菌性抗生物質製剤

ファンギゾンシロップ100mg
54.60円/1mL
クリニジェン

効能効果

消化管におけるカンジダ異常増殖。

成分名：アムホテリシンB

何のお薬？ 真菌の細胞膜を形成している成分「エルゴステロール」と結合することで、真菌の細胞膜を破壊し、真菌細胞の中身を露出させて死滅させる働きのあるお薬です。消化管の粘膜表面に拡がったカンジダ症に有効ですが、お薬の成分が吸収されないため、他の部位や全身性のカンジダ症には効果がありません。口の中のカンジダ症の場合は、本剤を舌で患部に広く行き渡らせ、できるだけ長く含んだ後飲み込みます。歯が黄色くなることがありますが、通常、歯磨きですぐに落ちます。多く飲んでしまっても、消化管からほとんど吸収されないため、問題はありません。

飲み忘れた時は

飲み忘れに気づいた時間が、飲み忘れた時間（例：8時）と次に飲む時間（例：12時）の間（例：10時）より前であれば、できるだけ早く服用します。後なら服用を1回飛ばします。2回分を1度に服用してはいけません。

🏥 このような症状が出たら病院へ

高熱、目の充血、めやに、唇や陰部のただれ、皮膚の広い範囲が赤くなるなど。

ブイフェンド

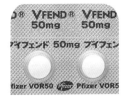

ブイフェンド錠50mg
457.50円/1錠
ファイザー

成分名：ボリコナゾール

何のお薬？ このお薬は、真菌が増殖する際、細胞膜を作るのに必要な「エルゴステロール」の生成を邪魔することで、真菌が増殖するのを抑えます。重大な副作用が発生することがあるため、通常は、重症または難治性の真菌感染症などで処方されます。

このような症状が出たら病院へ

じんましん、血管が浮き出てくる、発熱、全身が紅潮する、息苦しい、高熱、目の充血、めやに、唇や陰部のただれ、皮膚の広い範囲が赤くなる、全身倦怠感、食欲不振、悪心、皮膚や白目が黄色くなる黄疸症状、尿量減少、手足や顔のむくみ、全身のむくみ、横になるより座っているほうが呼吸が楽、脈が飛ぶ、脈拍が不規則または判りにくい、胸や肩甲骨周辺の違和感、寒気、突然の高熱、のどの痛み、頭痛、咳、脱力、発熱、吐き気、悪寒、青あざができやすい、頻回に起こる鼻血、手足に点状の出血、血尿、腹痛、下痢、血が混じった便、紫色をした便、浅い呼吸、ハッハッというような頻回の呼吸など。

効能効果

①侵襲性アスペルギルス症、肺アスペルギローマ、慢性壊死性肺アスペルギルス症、カンジダ血症、食道カンジダ症、カンジダ腹膜炎、気管支・肺カンジダ症、クリプトコックス髄膜炎、肺クリプトコックス症、フサリウム症、スケドスポリウム症の重症または難治性真菌感染症。
②造血幹細胞移植患者における深在性真菌症の予防（標準薬のみ承認されている効能効果）。

標準薬

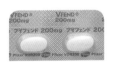

ブイフェンド錠200mg
1,497.10円/1錠

ブイフェンドドライシロップ
2800mg
803.50円/1mL

ジェネリック

ボリコナゾール錠50mg
「JG」
175.90円/1錠

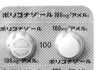

ボリコナゾール錠100mg
「アメル」
275.10円/1錠

ボリコナゾール錠200mg
「JG」
570.50円/1錠

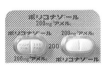

ボリコナゾール錠200mg
「アメル」
570.50円/1錠

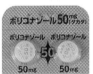

ボリコナゾール錠50mg
「タカタ」
205.80円/1錠

ボリコナゾール錠50mg
「トーワ」
175.90円/1錠

ボリコナゾール錠50mg
「日医工」
175.90円/1錠

ボリコナゾール錠200mg
「タカタ」
570.50円/1錠

ボリコナゾール錠200mg
「トーワ」
570.50円/1錠

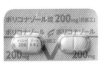

ボリコナゾール錠200mg
「日医工」
570.50円/1錠

フ

フェブリク

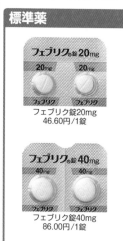

フェブリク錠10mg
25.20円/1錠
帝人

効能効果

痛風、高尿酸血症、がん化学療法に伴う高尿酸血症。

成分名：フェブキソスタット

何のお薬？ 尿酸は、体内に吸収されたプリン体と、体内で合成されたプリン体が、様々な代謝を経て作られる、プリン体を排泄するための最終産物です。尿酸は、キサンチンオキシダーゼ（XO）と呼ばれる酵素の働きよって、プリン体からヒポキサンチン、キサンチンを経て合成されますが、このお薬の成分には、このキサンチンオキシダーゼの働きを阻害することで、尿酸が作られるのを抑える作用があります。結果、キサンチンは尿酸に代謝されずに、そのまま尿中へ排泄され、血液中の尿酸値が下がります。尿酸が過剰に作られるのを抑えて、血液中の尿酸値を下げる、選択的キサンチンオキシダーゼ（XO）阻害剤です。痛風の発作時に尿酸値を下げると、かえって炎症が進み、症状が悪化するおそれがあります。そのため、本剤は、通常、痛風発作が治まってから服薬を開始します。すでにこのお薬を服用している時に、痛風発作が起こった場合には、単に服用する量を調整するのではなく、鎮痛剤の種類も併せて調整する必要があります。必ず主治医に相談しましょう。

併用してはいけない薬

メルカプトプリン水和物（ロイケリン）、アザチオプリン（イムラン、アザニン）。

🏥このような症状が出たら病院へ

全身倦怠感、食欲不振、悪心、皮膚や白目が黄色くなる黄疸症状、発疹、かゆみなど。

フ

標準薬

ジェネリック

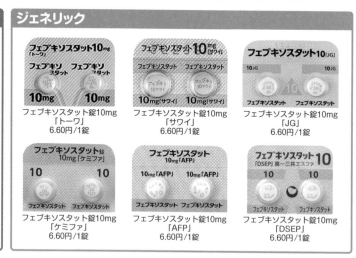

フェブリク錠20mg
46.60円/1錠

フェブリク錠40mg
86.00円/1錠

フェブキソスタット錠10mg
「トーワ」
6.60円/1錠

フェブキソスタット錠10mg
「サワイ」
6.60円/1錠

フェブキソスタット錠10mg
「JG」
6.60円/1錠

フェブキソスタット錠10mg「ケミファ」
6.60円/1錠

フェブキソスタット錠10mg
「AFP」
6.60円/1錠

フェブキソスタット錠10mg
「DSEP」
6.60円/1錠

フェブキソスタット錠10mg
「TCK」
6.60円/1錠

フェブキソスタット錠10mg
「ニプロ」
6.60円/1錠

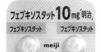

フェブキソスタット錠10mg
「明治」
6.60円/1錠

フェブキソスタット錠10mg
「杏林」
6.60円/1錠

フェブキソスタット錠20mg
「トーワ」
12.10円/1錠

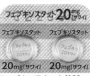

フェブキソスタット錠20mg
「サワイ」
12.10円/1錠

フェブキソスタット錠20mg
「JG」
12.10円/1錠

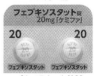

フェブキソスタット錠20mg
「ケミファ」
12.10円/1錠

フェブキソスタット錠20mg
「AFP」
12.10円/1錠

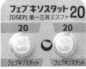

フェブキソスタット錠20mg
「DSEP」
12.10円/1錠

フェブキソスタット錠20mg
「TCK」
12.10円/1錠

フェブキソスタット錠20mg
「ニプロ」
12.10円/1錠

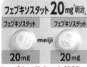

フェブキソスタット錠20mg
「明治」
12.10円/1錠

フェブキソスタット錠20mg
「杏林」
12.10円/1錠

フェブキソスタット錠40mg
「トーワ」
22.00円/1錠

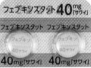

フェブキソスタット錠40mg
「サワイ」
22.00円/1錠

フェブキソスタット錠40mg
「JG」
22.00円/1錠

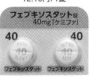

フェブキソスタット錠40mg
「ケミファ」
22.00円/1錠

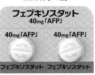

フェブキソスタット錠40mg
「AFP」
22.00円/1錠

フェブキソスタット錠40mg
「DSEP」
22.00円/1錠

フェブキソスタット錠40mg
「TCK」
22.00円/1錠

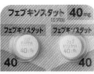

フェブキソスタット錠40mg
「ニプロ」
22.00円/1錠

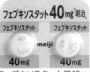

フェブキソスタット錠40mg
「明治」
22.00円/1錠

フェブキソスタット錠40mg
「杏林」
22.00円/1錠

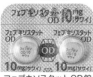

フェブキソスタットOD錠
10mg「サワイ」
6.60円/1錠

フェブキソスタットOD錠
10mg「NPI」
6.60円/1錠

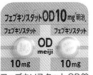

フェブキソスタットOD錠
10mg「明治」
6.60円/1錠

フェブキソスタットOD錠
20mg「サワイ」
12.10円/1錠

フ

ジェネリック

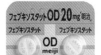

フェブキソスタットOD錠
20mg「NPI」
12.10円/1錠

フェブキソスタットOD錠
20mg「明治」
12.10円/1錠

フェブキソスタットOD錠
40mg「NPI」
22.00円/1錠

フェブキソスタットOD錠
40mg「明治」
22.00円/1錠

フェロベリン配合錠

●止瀉剤

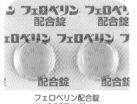

フェロベリン配合錠
5.90円/1錠
日本ジェネリック

効能効果

下痢症。

成分名：ベルベリン塩化物水和物／ゲンノショウコエキス

> **何のお薬？** 腸管平滑筋の収縮やぜん動を抑える働きのほか、腸内の腐敗・発酵を抑える働き、胆汁の分泌を促進する働き、消化管粘膜を保護する働きなどがある、止瀉薬（下痢止めのお薬）です。下痢は、腸管出血性大腸菌（O157）や赤痢菌によるものなど、むやみに止めると他の有害な症状が悪化するケースもあります。まず、適切な検査を受けて、主治医の指示を仰ぎましょう。

原則的に服用を避けるべき人

出血性大腸炎の人、細菌性下痢の人。

お薬コラム **"喘息発作と救急車"**

　喘息は、ひどいときにはステロイド剤などを服用／点滴して鎮めるしかないやっかいな病気でしたが、低用量ステロイド吸入が一般化してからは、喘息患者であってもひどい発作を経験することは少なくなったようです。アメリカでは、救急車の要請件数が劇的に減ったといわれます。日本でも、現在喘息の治療の主流は低用量ステロイド吸入を常用してそもそも発作を起こさせないよう管理し、苦しくなった時のために気管支拡張剤の吸入をお守り代わりに持っておく、というものに変わりました。それでも年に何件かは喘息発作で救急車が間に合わずに亡くなる例があります。というのも、喘息の患者さんは多かれ少なかれ「呼吸困難慣れ」していて、自分が救急車を呼ぶほどなのかどうか判断に迷ってしまい、本人が「さすがに厳しい」と思うときには症状がすでに深刻な場合もあるようです。「あれっ？」と思ったら変に遠慮せず、速やかに救急車を要請しましょう。

フェロミア

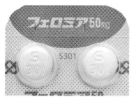

フェロミア錠50mg
7.20円/1錠
サンノーバ

効能効果

鉄欠乏性貧血。

成分名：クエン酸第一鉄ナトリウム

何のお薬？ 貧血は、血液中のヘモグロビンの濃度や赤血球の数・大きさが基準値以下になった状態です。血液中で酸素を運搬しているヘモグロビンが少なくなると、臓器や脳などが低酸素状態となり、倦怠感や顔面蒼白、失神などの症状が現れます。このお薬は、ヘモグロビンの材料である鉄分の血中濃度を高めて、ヘモグロビンの合成量を増やします。血液中に取り込まれた鉄分は、骨髄で赤芽球に吸収されて、ヘモグロビン合成に利用されるのです。なお、鉄欠乏状態にない人がこのお薬を服用し続けた場合、鉄過剰症を呈する場合があるので、注意が必要です。ところで、一般的に貧血の原因は、何らかの原因でヘモグロビンの合成量が減少しているか、血中のヘモグロビンが壊れたり、出血により流出して、合成される量を失われる量が上回る状態にあるかのいずれかです。前者は、栄養や生活習慣に起因する場合が多いため、それら改善が必要です。後者は、外部から見えない出血（胃や十二指腸の潰瘍・出血性大腸炎や大腸憩室症・大腸がんによる出血など）による場合もあるので、排泄物を注意深く観察し、異常を感じたら早めに受診しましょう。なお、薬剤の副作用による貧血の場合は、薬剤の服用を一時中止することもありますが、同薬剤による治療を優先せざるを得ない場合には、服薬を続けながら、輸血などの処置により貧血を抑えることもあります。

飲み忘れた時は

飲み忘れに気づいた時間が、飲み忘れた時間（例：8時）と次に飲む時間（例：12時）の間（例：10時）より前であれば、できるだけ早く服用します。後なら服用を1回飛ばします。2回分を1度に服用してはいけません。

標準薬

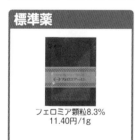

フェロミア顆粒8.3%
11.40円/1g

ジェネリック

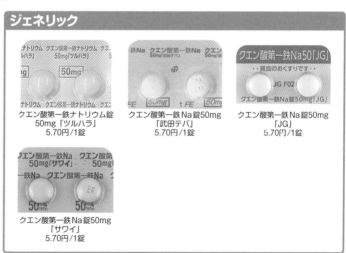

クエン酸第一鉄ナトリウム錠
50mg「ツルハラ」
5.70円/1錠

クエン酸第一鉄Na錠50mg
「武田テバ」
5.70円/1錠

クエン酸第一鉄Na錠50mg
「JG」
5.70円/1錠

クエン酸第一鉄Na錠50mg
「サワイ」
5.70円/1錠

フオイパン

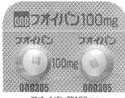

フオイパン錠100mg
13.70円/1錠
小野

効能効果

慢性膵炎における急性症状の緩解。術後逆流性食道炎。

成分名：カモスタットメシル酸塩

何のお薬？ 慢性膵炎で、膵臓の中の炎症を起こす原因となっている酵素を邪魔する働きによって、慢性膵炎に伴う痛みを和らげるほか、膵臓から分泌される消化酵素「膵液アミラーゼ」を活性化させます。さらに、手術後食道内に逆流する蛋白分解酵素「トリプシン」の働きを邪魔する作用により、トリプシンの逆流に起因する症状を抑える働きも示します。ただし、胃液の逆流による術後逆流性食道炎には効果がないため、本剤は服用できません。胃液吸引・絶食・絶飲等の食事制限を必要とする重症の慢性膵炎の方は、通常本剤を服用できません。また、妊婦または妊娠している可能性のある婦人は、本剤を大量に服用してはいけません（通常の量の服用では問題ありませんが、動物実験において大量に投与した時、胎児に異常が認められたとの報告があります）。なお、本人または両親などにアレルギー疾患のある人は、副作用が現れやすいので、服用前に主治医にその旨伝えましょう。服用中に発疹や皮膚のかゆみなどが現れた場合には、直ちに服用を中止し、主治医に相談してください。

飲み忘れた時は

飲み忘れに気づいた時間が、飲み忘れた時間（例：8時）と次に飲む時間（例：12時）の間（例：10時）より前であれば、できるだけ早く服用します。後なら服用を1回飛ばします。2回分を1度に服用してはいけません。

🏥 このような症状が出たら病院へ

じんましん、血管が浮き出てくる、発熱、全身が紅潮する、息苦しい、脱力、吐き気、悪寒、青あざができやすい、頻回に起こる鼻血、手足に点状の出血、血尿、全身倦怠感、食欲不振、悪心、皮膚や白目が黄色くなる黄疸症状、手足のしびれ、動悸、頻脈、筋力の低下など。

ジェネリック

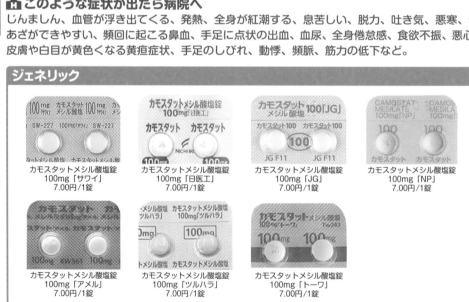

カモスタットメシル酸塩錠
100mg「サワイ」
7.00円/1錠

カモスタットメシル酸塩錠
100mg「日医工」
7.00円/1錠

カモスタットメシル酸塩錠
100mg「JG」
7.00円/1錠

カモスタットメシル酸塩錠
100mg「NP」
7.00円/1錠

カモスタットメシル酸塩錠
100mg「アメル」
7.00円/1錠

カモスタットメシル酸塩錠
100mg「ツルハラ」
7.00円/1錠

カモスタットメシル酸塩錠
100mg「トーワ」
7.00円/1錠

フ

フォサマック

●骨粗鬆症治療薬

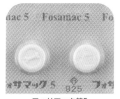

フォサマック錠5
54.80円/1錠
オルガノン

効能効果

骨粗鬆症。

成分名：アレンドロン酸ナトリウム水和物

何のお薬？ 骨を形成する（＝骨形成）作用の速さを、骨が溶ける（＝骨吸収）作用の速さが上回っている状態にあると、骨粗鬆症は進行します。原因としては、食生活や生活習慣によるほか、閉経後の女性ホルモン（エストロゲン）の減少などがあります。このお薬の成分は、骨の表面に付着して留まり、後から、骨の組織を壊す働きをする破骨細胞が骨に付着して骨吸収を始めると、破骨細胞の中に取り込まれ、骨吸収の速度を遅くし、骨量や骨強度の回復を図ります。指導通りの服用をしないと、口の中や食道、胃などの粘膜に局所的な刺激や痛みが生じたり、潰瘍やびらん、腫れなどを伴う副作用が現れる場合があるので、注意が必要です。このお薬を含む骨粗鬆症治療薬のビスホスホネート系薬剤は、服用してからの吸収率が低いので、少しでも吸収率を高めるために、朝の空腹時に服用するよう指示されるのが一般的です。しかし、それでも大半は吸収されず、一方、服用している方にとって制約が多く、生活に不便を感じる人も多いようです。最近では、直接血管内に薬の成分を注入できる注射薬も発売されています。

原則的に服用を避けるべき人

食道狭窄またはアカラシア（食道弛緩不能症）等の食道通過を遅延させる障害のある人、30秒以上上体を起こしていることや立っていることのできない人、低カルシウム血症の人。

お薬を服用する時の注意

180ml程度の水で服用します。また、服用後30分間は横にならず、飲食も控えましょう。

🏥 このような症状が出たら病院へ

吐血、下血、貧血、ものが飲み込めない、ものを飲み込む時に痛い、胸骨下痛、胸やけ、口の中の異和感、紫や黒い色の便、腹痛、吐血、全身倦怠感、食欲不振、悪心、皮膚や白目が黄色くなる黄疸症状、けいれん、しびれ、脈が飛ぶ、高熱、目の充血、めやに、唇や陰部のただれ、皮膚の広い範囲が赤くなる、顎の痛み、ものをかむ時に痛いなど。

標準薬	ジェネリック

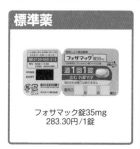

フォサマック錠35mg
283.30円/1錠

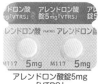

アレンドロン酸錠5mg
「VTRS」
33.30円/1錠

アレンドロン酸錠35mg
「VTRS」
208.40円/1錠

アレンドロン酸錠5mg
「トーワ」
18.10円/1錠

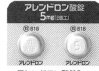

アレンドロン酸錠5mg
「日医工」
33.30円/1錠

アレンドロン酸錠5mg
「アメル」
18.10円/1錠

アレンドロン酸錠5mg
「YD」
31.00円/1錠

アレンドロン酸錠5mg「サワイ」
18.10円/1錠

フ

フォシーガ

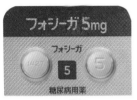

フォシーガ錠5mg
178.70円/1錠
アストラゼネカ

効能効果

2型糖尿病、1型糖尿病、慢性心不全、慢性腎臓病。

成分名：ダパグリフロジンプロピレングリコール水和物

何のお薬？ 選択的SGLT-2阻害薬と呼ばれるお薬です。血液中の糖（グルコース）は、血液循環にのって腎臓に達すると糸球体でろ過され尿細管に排泄されますが、その多くは、近位尿細管にあるナトリウム依存性グルコース輸送体（SGLT）によって再び細胞内に吸収され血液中に戻されます。糖尿病の方は、ここで再吸収しきれない糖が尿に排泄されるため、尿検査で糖が検出されるのですが、この時血液中には必要以上の糖が含まれています。このお薬は、腎臓の近位尿細管にあるSGLT-2の働きを邪魔することで糖の再吸収を抑制し、糖をより多く尿へ排泄させることで、結果として血液中の糖を減らす糖尿病の治療薬です。また、このお薬の効能効果には、慢性心不全と慢性腎臓病も含まれています。明確な作用機序は特定されていませんが、浸透圧性利尿作用によって体液が過剰になるのを抑える働き、心筋や心室の活動を助ける働きなどが組み合わさることで、症状を和らげると考えられています。

標準薬

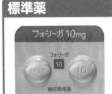

フォシーガ錠10mg
264.40円/1錠

フスコデ

●鎮咳剤

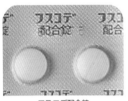

フスコデ配合錠
5.70円/1錠
マイランEPD

効能効果

急性気管支炎、慢性気管支炎、感冒・上気道炎、肺炎、肺結核に伴う咳嗽。

成分名：ジヒドロコデインリン酸塩・dl-メチルエフェドリン塩酸塩・クロルフェニラミンマレイン酸塩配合剤

何のお薬？ このお薬は、気管支平滑筋を緩めて気管支を拡張させる働きに加え、延髄の咳中枢に直接作用して、咳をしようとする反応（咳反射）を抑える働きや、「H_1-受容体拮抗作用」と呼ばれるヒスタミンによる気管支平滑筋の収縮を抑える働きなどによって咳を鎮めます。高齢者は、のどの渇き・便秘・目の調節障害などが出やすいので注意が必要です。とくに車など危険を伴う機械の操作は避けましょう。

原則的に服用を避けるべき人

重い呼吸抑制のある人、緑内障の人、前立腺肥大等下部尿路に閉塞性疾患のある人。

標準薬

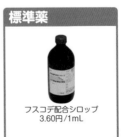

フスコデ配合シロップ
3.60円/1mL

ジェネリック

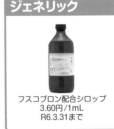

フスコブロン配合シロップ
3.60円/1mL
R6.3.31まで

ブスコパン

●鎮痙剤

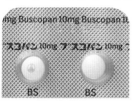

ブスコパン錠10mg
5.90円/1錠
サノフィ

効能効果

胃・十二指腸潰瘍、食道痙攣、幽門痙攣、胃炎、腸炎、腸疝痛、痙攣性便秘、機能性下痢、胆のう・胆管炎、胆石症、胆道ジスキネジー、胆のう切除後の後遺症、尿路結石症、膀胱炎、月経困難症における痙攣ならびに運動機能亢進。

成分名：ブチルスコポラミン臭化物

何のお薬？ 胃や十二指腸で、神経伝達物質（アセチルコリン）がその受容体と結びつくのを邪魔し、副交感神経への刺激を遮断すると同時に、平滑筋を直接緩めて内臓平滑筋のけいれんを抑えたり、胃酸の分泌を抑える働き（抗コリン作用）をするお薬です。目の調節障害などが起こることがあるので、服用中は自動車の運転など危険を伴う機械の操作、高所作業などは避けましょう。

🏥 このような症状が出たら病院へ

皮膚のかゆみ、じんましん、全身が紅潮する、声のかすれ、息苦しい、発熱、血管が浮き出てくる、脱力、吐き気など。

ジェネリック

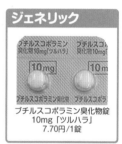

ブチルスコポラミン臭化物錠
10mg「ツルハラ」
7.70円/1錠

フスタゾール

●鎮咳剤

フ

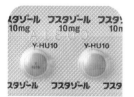

フスタゾール糖衣錠10mg
5.90円/1錠
ニプロESファーマ

効能効果

感冒、急性気管支炎、慢性気管支炎、気管支拡張症、肺結核、肺癌に伴う咳嗽。

成分名：クロペラスチン塩酸塩

何のお薬？ このお薬は、中枢性非麻薬性鎮咳剤で、咳中枢に働いて気道内の異物に対する反応を抑えて咳を鎮める働きと、気管支平滑筋の緊張を和らげ呼吸を楽にする働きなどがあるお薬です。風邪や気管支炎などで咳が激しい時に、それら症状を和らげます。咳は治まっても、原因となった病気が治ったとは限らないので注意が必要です。

飲み忘れた時は

飲み忘れに気づいた時間が、飲み忘れた時間（例：8時）と次に飲む時間（例：12時）の間（例：10時）より前であれば、できるだけ早く服用します。後なら服用を1回飛ばします。2回分を1度に服用してはいけません。

標準薬

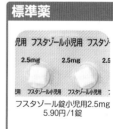

フスタゾール錠小児用2.5mg
5.90円/1錠

※上記以外の標準薬として、フスタゾール散10%（16.70円/1g）があります。

プラザキサ

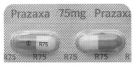

プラザキサカプセル75mg
131.50円/1カプセル
ベーリンガー

効能効果

非弁膜症性心房細動患者における虚血性脳卒中および全身性塞栓症の発症抑制。

成分名：ダビガトランエテキシラートメタンスルホン酸塩

何のお薬？ 血栓は、高血圧症や動脈硬化症などにより血管内の狭くなった部分や傷のある場所に血小板が集まって固まり、そこに、トロンビンによりフィブリノーゲンがフィブリンに変換され、フィブリンが血小板や赤血球を接着することで、より大きくしっかりしたものになります。つまり、血栓を完成させるために不可欠なフィブリンは、トロンビンの作用がなければ産生されません。このお薬は、このトロンビンの働きを邪魔することで、フィブリンが作られないようにして、結果、血栓ができにくい状態にします。

🏥 このような症状が出たら病院へ

じんましん、血管が浮き出てくる、発熱、全身が紅潮する、息苦しい、から咳、呼吸困難、紫や黒い色の便、腹痛、胸やけ、吐血、全身倦怠感、発熱、吐き気、悪寒、青あざができやすい、頻回に起こる鼻血、手足に点状の出血、血尿など。

標準薬

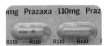

プラザキサカプセル110mg
237.00円/1カプセル

フラジール

フ

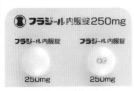

フラジール内服錠250mg
36.20円/1錠
シオノギファーマ

効能効果

トリコモナス症（腟トリコモナスによる感染症）。深在性皮膚感染症、外傷・熱傷および手術創等の二次感染、骨髄炎、肺炎、肺膿瘍、骨盤内炎症性疾患、腹膜炎、腹腔内膿瘍、肝膿瘍、脳膿瘍、感染性腸炎（偽膜性大腸炎を含む）アメーバ赤痢、ランブル鞭毛虫感染症、細菌性腟症、胃潰瘍・十二指腸潰瘍・胃MALTリンパ腫・特発性血小板減少性紫斑病・早期胃癌に対する内視鏡的治療後胃におけるヘリコバクター・ピロリ感染症、ヘリコバクター・ピロリ感染胃炎。

成分名：メトロニダゾール

何のお薬？ このお薬の成分は、トリコモナス原虫のほか、ディフィシル菌やヘリコバクター・ピロリ菌などに対し、強い殺菌作用を示します。原虫または菌体内に侵入し、増殖を抑制します。

原則的に服用を避けるべき人

血液疾患のある人、脳や脊髄に器質的疾患のある人、妊娠3か月以内の婦人（胎児へ薬の成分が移行します）。

飲み忘れた時は

飲み忘れに気づいた時、すぐに服用し、次回から決められた時間に服用します。

🏥 このような症状が出たら病院へ

幻覚や幻聴、上手にものが考えられない、名前・場所・時間などが判らない、錯乱、手足のしびれ、発熱、頭痛、悪心、高熱、目の充血、めやにに、唇や陰部のただれ、皮膚の広い範囲が赤くなる、食べ物や飲み物をとるとお腹が激しく痛む、背中の痛み、吐き気など。

ジェネリック

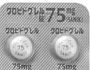

クロピドグレル錠75mg
「SANIK」
40.00円/1錠

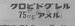

クロピドグレル錠75mg
「アメル」
22.80円/1錠

クロピドグレル錠75mg
「サワイ」
40.00円/1錠

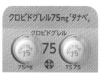

クロピドグレル錠75mg
「タナベ」
40.00円/1錠

クロピドグレル錠75mg
「トーワ」
40.00円/1錠

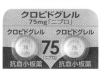

クロピドグレル錠75mg
「ニプロ」
22.80円/1錠

クロピドグレル錠75mg
「科研」
40.00円/1錠

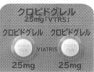

クロピドグレル錠25mg
「VTRS」
10.10円/1錠

クロピドグレル錠75mg
「VTRS」
22.80円/1錠

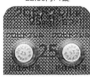

クロピドグレル錠25mg
「ケミファ」
17.40円/1錠

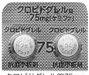

クロピドグレル錠75mg
「ケミファ」
40.00円/1錠

フランドル

●虚血性心疾患治療薬

成分名：硝酸イソソルビド

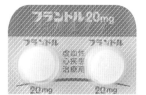

フランドル錠20mg
11.00円/1錠
トーアエイヨー

効能効果

狭心症、心筋梗塞（急性期
を除く）、その他の虚血性心
疾患。

何のお薬？ 心臓には、拡張期（全身に行き渡っていた血液が、静脈を通って戻ってくる）と、収縮期（肺で酸素を取り込んだ血液を再び全身に送り出す）があります。拡張期に大量に血液が戻ってくる時に心臓にかかる負担を「前負荷」、収縮期に血管の抵抗が高まることで心臓にかかる負担を「後負荷」と呼びます。このお薬は、末梢血管を拡張させて静脈内の血流量を増やすことで、血液が心臓に戻る量を調節し、前負荷を減らす働きのほか、心臓の冠動脈を拡げることで、心臓の筋肉に酸素や栄養を十分に補給し、冠動脈のけいれんを排除して、心臓の動きをスムースにする働きなどによって、心臓の負担を軽減し、狭心症や軽度の心筋梗塞の症状を和らげます。

ジェネリック

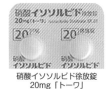

硝酸イソソルビド徐放錠
20mg「トーワ」
5.90円/1錠

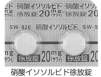

硝酸イソソルビド徐放錠
20mg「サワイ」
5.90円/1錠

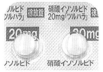

硝酸イソソルビド徐放錠
20mg「ツルハラ」
5.90円/1錠

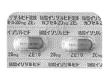

硝酸イソソルビド徐放カプセ
ル20mg「ZE」
5.90円/1カプセル

ブリカニール

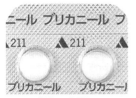

ブリカニール錠2mg
5.90円/1錠
アストラゼネカ

成分名：テルブタリン硫酸塩

何のお薬？ 神経伝達物質アドレナリンを受け取ることで、気管支や筋肉・肝臓の血管平滑筋を拡げる「β受容体」を刺激するお薬です。心臓の収縮を強める働きがありますが、気管支平滑筋を緩める働きが特に強いお薬で、心臓への影響は少ないように作られています。気管支を拡張させる作用によって、気管支喘息や気管支炎などで気道が狭くなり、呼吸が苦しい状態を緩和します。効果が感じられない等の理由で、指示された服用量を無視して過量に服用した場合、不整脈や、場合によっては心停止が起こることがあります。必ず医師に指示された服用量を守りましょう。

このような症状が出たら病院へ

じんましん、血管が浮き出てくる、発熱、全身が紅潮する、息苦しい、便秘、乾燥肌、倦怠感、筋力の低下など。

※上記以外の標準薬として、ブリカニールシロップ0.5mg（6.70円/mL）があります。

効能効果

気管支喘息、慢性気管支炎、喘息性気管支炎、気管支拡張症および肺気腫の気道閉塞性障害に基づく呼吸困難等の諸症状の緩解。

フリバス

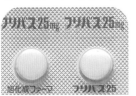

フリバス錠25mg
25.00円/1錠
旭化成ファーマ

成分名：ナフトピジル

何のお薬？ 前立腺肥大症に伴う排尿障害の治療薬には、膀胱の収縮を抑えるタイプと、尿道への圧力を減らして尿道を拡げるタイプがあります。このお薬は、膀胱平滑筋にあるα₁受動体への命令を邪魔することで、前立腺や尿道の交感神経の緊張を緩和して尿道を拡げ、排尿を楽にする、ということから、後者のタイプに分類されます。眠気、めまい、注意力・集中力・反射機能の低下などが起こることがあるので、服用中は自動車の運転など危険を伴う機械の操作、高所作業などは極力避けましょう。

このような症状が出たら病院へ

全身倦怠感、食欲不振、悪心、皮膚や白目が黄色くなる黄疸症状、血圧の過度な低下による、失神、めまいなど。

効能効果

前立腺肥大症の排尿障害。

標準薬

フリバス錠50mg 50.60円/1錠	フリバス錠75mg 65.50円/1錠	フリバスOD錠50mg 50.60円/1錠	フリバスOD錠75mg 65.50円/1錠

※上記以外の標準薬として、フリバスOD錠25mg（25.00円/1錠）があります。

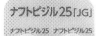

ナフトピジル錠25mg
「JG」
10.10円/1錠

ナフトピジル錠50mg
「JG」
16.70円/1錠

ナフトピジル錠75mg
「JG」
24.60円/1錠

ナフトピジルOD錠25mg
「JG」
10.10円/1錠

ナフトピジルOD錠50mg
「JG」
16.70円/1錠

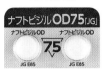

ナフトピジルOD錠75mg
「JG」
24.60円/1錠

ナフトピジルOD錠25mg
「サワイ」
10.10円/1錠

ナフトピジルOD錠50mg
「サワイ」
12.50円/1錠

ナフトピジルOD錠75mg
「サワイ」
18.40円/1錠

ナフトピジルOD錠25mg
「タナベ」
10.10円/1錠

ナフトピジルOD錠50mg
「タナベ」
12.50円/1錠

ナフトピジルOD錠75mg
「タナベ」
18.40円/1錠

プリモボラン

●蛋白同化ステロイド剤

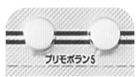

プリモボラン錠5mg
12.20円/1錠
バイエル

効能効果

骨粗鬆症。慢性腎疾患、悪性腫瘍、外傷、熱傷による著しい消耗状態。再生不良性貧血による骨髄の消耗状態。

成分名：メテノロン酢酸エステル

何のお薬？ このお薬の成分は、男性ホルモンの一種であるテストステロン同様、食事で摂った栄養素からたんぱく質を作り出します（タンパク質同化作用）。また、カルシウム・リン・窒素などを排出されにくくすることで、骨を強くし、体力の消耗が激しい状態を改善します。さらに、ヘモグロビンや赤血球の量を増やす作用により、貧血の改善にも効果が認められています。いわゆる筋肉増強剤（世界ドーピング防止機構禁止薬物）で、服薬中は、心臓をはじめとする循環器障害や、肝機能障害などの発症に注意が必要です。

原則的に服用を避けるべき人

アンドロゲン依存性悪性腫瘍（前立腺がんなど）のある人、または疑いのある人、妊婦または妊娠している可能性のある婦人（女性胎児の男性化、両性具有などのおそれが報告されています）。

このような症状が出たら病院へ

全身倦怠感、食欲不振、悪心、皮膚や白目が黄色くなる黄疸症状、前立腺肥大、女性の変声（男性化）など。

プリンペラン

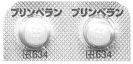

プリンペラン錠5
6.50円/1錠
日医工

効能効果

胃炎、胃・十二指腸潰瘍、胆嚢・胆道疾患、腎炎、尿毒症、乳幼児嘔吐、薬剤（制癌剤・抗生物質・抗結核剤・麻酔剤）投与時、胃内・気管内挿管時、放射線照射時、開腹術後における消化器機能異常（悪心・嘔吐・食欲不振・腹部膨満感）の改善。X線検査時のバリウムの通過促進。

成分名：メトクロプラミド

何のお薬？ このお薬は、ドパミンがドパミンD2受容体に結合するのを邪魔することにより、アセチルコリンの分泌量を増加させ、胃平滑筋の収縮を抑える命令を排除し、結果、胃や小腸の運動を活発にします。また、食べ物が胃や小腸に長時間残ることで潰瘍を悪化させる、といったことを防ぐ働きや、さらには中枢神経・末梢神経の双方に作用して、吐き気を抑える働きなども示します。なお、胃腸の運動障害が原因ではない吐き気（腸閉塞・腫瘍・中毒症状などによる）も抑えてしまうため、治療の必要な病気の発見を遅らせてしまう場合があるので、注意が必要です。眠気、めまい、注意力・集中力・反射機能の低下などが起こることがあるので、服用中は自動車の運転など危険を伴う機械の操作、高所作業、登山などは避けましょう。

原則的に服用を避けるべき人

褐色細胞腫の疑いのある人、消化管に出血・穿孔または器質的閉塞のある人。

飲み忘れた時は

飲み忘れに気づいた時間が、飲み忘れた時間（例：8時）と次に飲む時間（例：12時）の間（例：10時）より前であれば、できるだけ早く服用します。後なら服用を1回飛ばします。2回分を1度に服用してはいけません。

🏥 このような症状が出たら病院へ

じんましん、血管が浮き出てくる、発熱、全身が紅潮する、息苦しい、強度の筋強剛、食べ物が飲み込めない、頻脈、異常な発汗、幻覚や幻聴、上手にものが考えられない、意識が薄れる、名前・場所・時間などが判らない、錯乱、けいれん、口周辺や舌の異常な運動、舌のもつれ、手足が勝手に動く、目の玉がクルクル回る、ふるえなど。

ジェネリック

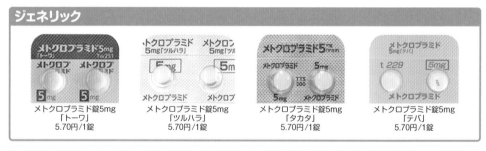

メトクロプラミド錠5mg
「トーワ」
5.70円/1錠

メトクロプラミド錠5mg
「ツルハラ」
5.70円/1錠

メトクロプラミド錠5mg
「タカタ」
5.70円/1錠

メトクロプラミド錠5mg
「テバ」
5.70円/1錠

※上記以外の標準薬として、プリンペラン細粒2%（12.20円/1g）、プリンペランシロップ0.1%（25.90円/10mL）があります。

フルイトラン

成分名：トリクロルメチアジド

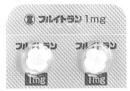

フルイトラン錠1mg
9.80円/1錠
シオノギファーマ

効能効果

高血圧症（本態性、腎性等）、悪性高血圧、心性浮腫（うっ血性心不全）、腎性浮腫、肝性浮腫、月経前緊張症。

何のお薬？ このお薬には、腎臓の遠位尿細管で、ナトリウムやクロールの再吸収を抑え、ナトリウム・クロールのほか、カリウム・マグネシウム・水分の排泄量を増加させる作用があります。結果、血管中の血流量が減り、血管の抵抗が少なくなって、血圧が下がります。また、血流量が減ることで、心臓への負担が軽減するほか、むくみも改善します。利尿効果が強烈かつ急激に現れ、電解質濃度の低下や脱水などの症状が現れることがあるので、違和感がある場合には、主治医に相談してください。

原則的に服用を避けるべき人

無尿の人、腎不全のある人、体液中のナトリウム・カリウムが明らかに減少している人。

飲み忘れた時は

飲み忘れに気づいた時間が、飲み忘れた時間（例：8時）と次に飲む時間（例：12時）の間（例：10時）より前であれば、できるだけ早く服用します。後なら服用を1回飛ばします。2回分を1度に服用してはいけません。

🏥 このような症状が出たら病院へ

全身倦怠感、吐き気、考えが混乱する、筋肉のけいれん、便秘、乾燥肌、倦怠感、筋力の低下、めまい、頭痛、呼吸が浅く速くなる、胸や肩甲骨周辺の違和感や痛み、動悸、発熱、から咳、呼吸困難など。

標準薬

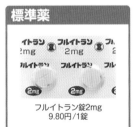

フルイトラン錠2mg
9.80円/1錠

ジェネリック

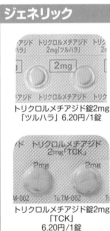

トリクロルメチアジド錠2mg
「ツルハラ」6.20円/1錠

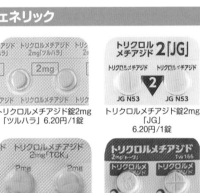

トリクロルメチアジド錠2mg
「JG」
6.20円/1錠

トリクロルメチアジド錠2mg
「日医工」6.20円/1錠

トリクロルメチアジド錠2mg
「TCK」
6.20円/1錠

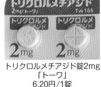

トリクロルメチアジド錠2mg
「トーワ」
6.20円/1錠

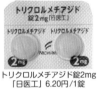

トリクロルメチアジド錠2mg
「タイヨー」
6.10円/1錠

トリクロルメチアジド錠2mg
「NP」6.20円/1錠

トリクロルメチアジド錠2mg
「イセイ」6.20円/1錠

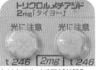

トリクロルメチアジド錠1mg
「NP」6.20円/1錠

フ

フルカム

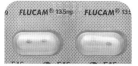

フルカムカプセル13.5mg
30.10円/1カプセル
ファイザー

効能効果

関節リウマチ、変形性関節症、腰痛症、肩関節周囲炎、頸肩腕症候群疾患ならびに症状の鎮痛、消炎。

成分名：アンピロキシカム

何のお薬？ 体内で炎症が起こると、プロスタグランジンが放出されて、発熱や痛みが生じますが、このプロスタグランジンは、シクロオキシゲナーゼ（COX）と呼ばれる物質によって体内で合成されます。このお薬は、プロスタグランジンを合成するのに必要なシクロオキシゲナーゼ（COX）の働きを邪魔することで、プロスタグランジンを減らし、熱を下げ、炎症や痛みを和らげます。他の非ステロイド性抗炎症薬（NSAIDs）に比べ、消炎・鎮痛効果が強く、服用してから効果が消失するまでの作用時間が長いことが特徴です。

標準薬

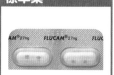

フルカムカプセル27mg
47.70円/1カプセル

フルスタン

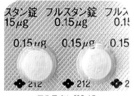

フルスタン錠0.15
202.30円/1錠
大日本住友

効能効果

維持透析下の二次性副甲状腺機能亢進症。副甲状腺機能低下症（腎不全におけるものを除く）における低カルシウム血症とそれに伴う諸症状（テタニー、けいれん、しびれ感、知覚異常等）の改善。クル病・骨軟化症（腎不全におけるものを除く）に伴う諸症状（骨病変、骨痛、筋力低下）の改善。

成分名：ファレカルシトリオール

何のお薬？ 骨を形成する（＝骨形成）作用の速さを、骨が溶ける（＝骨吸収）作用の速さが上回っている状態にあると、骨粗鬆症は進行します。また、カルシウムの摂取が不足し、吸収率も下がってくると、さらに病気が進行します。このお薬の成分は、活性型ビタミンD₃誘導体で、小腸や骨などに分布する受容体に結合し血液中のカルシウムを上昇させて、カルシウムの吸収を促進します。このお薬を飲みながらカルシウムやビタミンDを含む市販の薬や食品を摂りすぎると、カルシウム濃度が高くなりすぎて、高カルシウム血症となるおそれがあります。初期症状として皮膚のかゆみ・嘔吐・多尿・イライラ感などがあります。気になる症状があれば、主治医に相談してください。なお、服用中は定期的な血液検査が必要です。

🏥 このような症状が出たら病院へ

腹部・背中や腰に激しい痛み、血尿（腎結石・尿管結石）、全身倦怠感、食欲不振、悪心、皮膚や白目が黄色くなる黄疸症状など。

標準薬

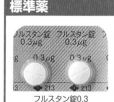

フルスタン錠0.3
291.20円/1錠

プルゼニド

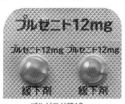

プルゼニド錠12mg
5.70円/1錠
サンファーマ

効能効果

便秘症。

成分名：センノシド

何のお薬？ 生薬である「センナ」の成分（センノシド）を含むお薬です。この成分は、大腸まで進むと、大腸内の細菌の作用により、腸のぜん動運動を活発にする物質（レインアンスロン）に変化します。結果、大腸の粘膜を刺激して、腸の動きを活発にする一方で、水分の吸収量を減らし、排便を促進します。長期に渡って服用し続けると、身体がお薬の働きに慣れてしまい、服用当初のような効果が現れにくくなります。その際、自己判断で服用量を増やすなどして服用し続けると、自然な排便ができない状態に陥ることがあるので、毎日習慣のように服用するのではなく、医師等の指示に従い、とくに本剤の運用や増量等は、主治医に相談してください。

原則的に服用を避けるべき人

妊婦または妊娠している可能性のある婦人（過量に服用した場合や本剤への感受性が強い場合、子宮収縮を誘発して流産や早産のおそれがあります）。急性腹症が疑われる人、けいれん性便秘の人、重い硬結便のある人。

飲み忘れた時は

8時間から12時間で作用が現れるため、通常夜寝る前に1回服用するお薬です。飲み忘れた時は服用を1回飛ばします。2回分を1度に服用してはいけません。

ジェネリック

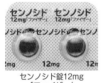

センノシド錠12mg
「ファイザー」
5.10円/1錠

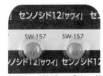

センノシド錠12mg「サワイ」
5.10円/1錠

センノシド錠12mg「トーワ」
5.10円/1錠

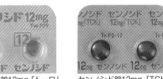

センノシド錠12mg「TCK」
5.10円/1錠

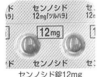

センノシド錠12mg
「ツルハラ」5.10円/1錠

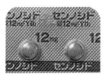

センノシド錠12mg「YD」
5.10円/1錠

センノシド錠12mg
「クニヒロ」
5.10円/1錠

お薬コラム **"勝手な断薬に一利なし"**

　向精神薬の服用者に多いのですが、服薬量を勝手に減らす／なくすことに達成感を抱いてしまう、なかには「薬を飲んでない＝病気じゃない証拠」とばかりに服薬を勝手に中止し、症状の悪化を招いてしまう人もあります。薬も道具のひとつです。快適に生きるのに有用ならば、使わないのは不合理です。なにより危険なので、勝手な断薬はやめましょう。

ブルフェン

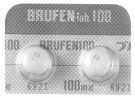

ブルフェン錠100
5.90円/1錠
科研

効能効果

関節リウマチ、関節痛および関節炎、神経痛および神経炎、背腰痛、頸腕症候群、子宮付属器炎、月経困難症、紅斑（結節性紅斑、多形滲出性紅斑、遠心性環状紅斑）疾患ならびに症状の消炎・鎮痛。手術ならびに外傷後の消炎・鎮痛。急性上気道炎（急性気管支炎を伴う急性上気道炎を含む）の解熱・鎮痛。

成分名：イブプロフェン

何のお薬？ 体内で炎症が起こると、プロスタグランジンが放出されて、発熱や痛みが生じますが、このプロスタグランジンは、シクロオキシゲナーゼ（COX）と呼ばれる物質によって体内で合成されます（プロスタグランジン自体は痛みを生じさせるのではなく、痛みを感じやすくさせる物質です）。このお薬は、プロピオン酸系の非ステロイド性抗炎症薬（NSAIDs）のひとつで、プロスタグランジンを合成するのに必要なシクロオキシゲナーゼ（COX）の働きを邪魔することで、体内のプロスタグランジンを減らし、結果、熱を下げ、炎症や痛みを和らげます。本剤の抗炎症作用は、アスピリンの5〜10倍、鎮痛作用はアスピリンの28倍、解熱作用はアスピリンの20倍とされています。関節リウマチの症状緩和などで長期間に渡って連用する場合には、尿や血液の検査のほか、肝機能検査も定期的に行なう必要があります。

原則的に服用を避けるべき人

消化性潰瘍のある人、重い血液の異常のある人、重い肝・腎臓障害のある人、重い心機能不全のある人、重い高血圧症のある人、アスピリン喘息またはその既往歴のある人、妊娠後期の婦人（動物実験では、胎児の動脈管収縮が報告されています）。

🏥 このような症状が出たら病院へ

じんましん、血管が浮き出てくる、発熱、全身が紅潮する、息苦しい、寒気、突然の高熱、のどの痛み、頭痛、咳、青あざができやすい、粘膜から出血しやすい、血尿、息切れ、めまい、呼吸が浅く速くなる、胸や肩甲骨周辺の違和感や痛み、動悸、紫や黒い色の便、腹痛、胸やけ、吐血、高熱、目の充血、めやに、唇や陰部のただれ、皮膚の広い範囲が赤くなる、全身倦怠感、尿量減少、手足や顔のむくみ、咳込む、呼吸がヒューヒューという音をたてる、項部硬直、吐き気、意識がもうろうとする、食欲不振、悪心、皮膚や白目が黄色くなる黄疸症状など。

標準薬

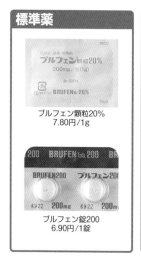

ブルフェン顆粒20%
7.80円/1g

ブルフェン錠200
6.90円/1錠

ジェネリック

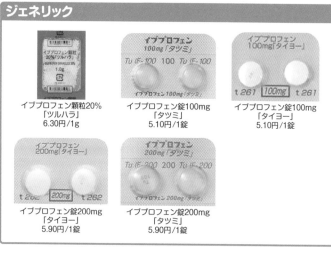

イブプロフェン顆粒20%
「ツルハラ」
6.30円/1g

イブプロフェン錠100mg
「タツミ」
5.10円/1錠

イブプロフェン錠100mg
「タイヨー」
5.10円/1錠

イブプロフェン錠200mg
「タイヨー」
5.90円/1錠

イブプロフェン錠200mg
「タツミ」
5.90円/1錠

プレタール

●抗血小板剤

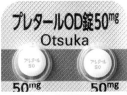

プレタールOD錠50mg
24.70円/1錠
大塚

効能効果

慢性動脈閉塞症に基づく潰瘍、疼痛および冷感等の虚血性諸症状の改善。脳梗塞（心原性脳塞栓症を除く）発症後の再発抑制。

成分名：シロスタゾール

何のお薬？ 血液の凝固は、外因系と内因系とに区別されています。打撲などで血管が傷つき血液が漏れ出した時、できるだけ素早く血液を固まらせて血液が漏れ出すのを止めようとする反応を外因系といい、一方、血管の中で血液が固まってしまうのを内因系といいます。外因系・内因系とも、血液が固まるには、まず、①血液中の第Ⅹ因子が活性化してプロトロンビンに働きかけ、②プロトロンビンはそれによってトロンビンに変換され、③さらにトロンビンがフィブリンを生成して凝固が完成する、という過程を経ています。高血圧症や動脈硬化のある人で、血栓症のある人は、大きな血栓による致死的な塞栓症（脳梗塞・心筋梗塞・肺塞栓など）の発症を防ぐために、血液を固まりにくくする、いわゆる「血液サラサラ系」のお薬を服用する必要があります。血液を固まりにくくするお薬には、その作用によって、①血小板が集まって固まり血栓を作るのを邪魔する「抗血小板薬」と、②フィブリンによって強固な血栓ができるのを邪魔する「抗凝固薬」の、大きくは2種類ありますが、このお薬は前者の「抗血小板薬」に分類されるお薬です。このお薬は、ホスホジエステラーゼ-3（PDE-3）という酵素の働きを邪魔することで、サイクリックエーエムピー（cAMP）の血液中濃度を上昇させて血小板が集まるのを緩やかにする作用や、血管が収縮するのを抑える働きをするサイクリックジーエムピー（cGMP）がPDE-3によって分解されるという点に着目し、PDE-3の働きを邪魔することで、cGMPの血中濃度を高め、結果、血管を拡げて、血液の流れをよくする作用のほか、血管内皮細胞が傷つけられるのを抑える作用などもあります。副作用として、脈拍数が増加し、狭心症を発症する場合があるので、服薬中は脈拍数の変化に注意し、胸や肩甲骨周辺に違和感や痛みを感じたら、すぐに救急車を要請して、十分な設備のある病院で受診しましょう。

🏥 このような症状が出たら病院へ

局所の痛み、片側の手足だけにしびれや運動麻痺、むくみ、うずき、突然の息切れ、全身倦怠感、脱力、発熱、吐き気、悪寒、青あざができやすい、頻回に起こる鼻血、手足に点状の出血、血尿、紫や黒い色の便、腹痛、胸やけ、吐血、寒気、突然の高熱、のどの痛み、頭痛、咳、から咳、呼吸困難、尿量減少、手足や顔のむくみ、食欲不振、悪心、皮膚や白目が黄色くなる黄疸症状など。

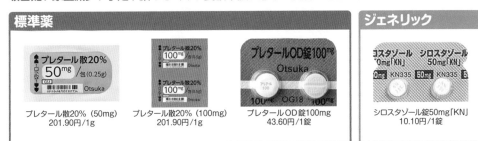

| 標準薬 | | | ジェネリック |

プレタール散20%（50mg）
201.90円/1g

プレタール散20%（100mg）
201.90円/1g

プレタールOD錠100mg
43.60円/1錠

シロスタゾール錠50mg「KN」
10.10円/1錠

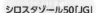

シロスタゾール錠50mg「JG」
10.10円/1錠

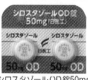

シロスタゾールOD錠50mg
「日医工」
10.10円/1錠

シロスタゾール錠50mg
「マイラン」
10.10円/1錠

シロスタゾールOD錠100mg
「日医工」
15.20円/1錠

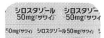

シロスタゾール錠50mg
「サワイ」
10.10円/1錠

シロスタゾール錠50mg
「日医工」
10.10円/1錠

シロスタゾール錠50mg
「オーハラ」
10.10円/1錠

シロスタゾール錠50mg
「ケミファ」
19.20円/1錠

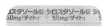
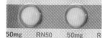

シロスタゾール錠50mg
「ダイト」
10.10円/1錠

シロスタゾール錠50mg
「テバ」
10.10円/1錠

シロスタゾール錠50mg
「トーワ」 10.10円/1錠

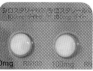

シロスタゾール錠100mg
「ダイト」
15.20円/1錠

シロスタゾール錠100mg
「オーハラ」
15.20円/1錠

シロスタゾール錠100mg
「JG」
15.20円/1錠

シロスタゾールOD錠50mg
「トーワ」
10.10円/1錠

シロスタゾールOD錠100mg
「トーワ」
15.20円/1錠

シロスタゾール錠100mg
「サワイ」
15.20円/1錠

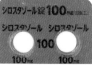

シロスタゾール錠100mg
「日医工」
17.20円/1錠

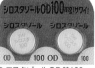

シロスタゾールOD錠100mg
「サワイ」
15.20円/1錠

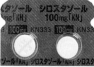

シロスタゾール錠100mg
「KN」
15.20円/1錠

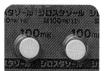

シロスタゾール錠100mg
「YD」
15.20円/1錠

シロスタゾール錠100mg
「テバ」
15.20円/1錠

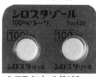

シロスタゾール錠100mg
「トーワ」
15.20円/1錠

シロスタゾールOD錠50mg
「サワイ」
10.10円/1錠

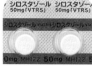

シロスタゾール錠50mg
「VTRS」
10.10円/1錠

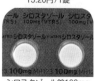

シロスタゾール錠100mg
「VTRS」
32.20円/1錠

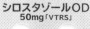

シロスタゾールOD錠50mg
「VTRS」
10.10円/1錠

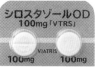

シロスタゾールOD錠100mg
「VTRS」
32.20円/1錠

フ

ブレディニン

●免疫抑制剤

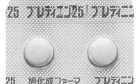

ブレディニン錠25
74.70円/1錠
旭化成ファーマ

成分名：ミゾリビン

何のお薬？ 免疫反応は、私たちの身体を細菌やウイルスなどの外敵から守る大切な働きですが、過剰な反応は、かえって病気につながります。また、臓器移植を行なう場合は、移植される臓器に対して免疫反応（拒否反応）が起こると、移植が失敗に終わる、あるいは最悪死に至る場合もあります。このお薬の成分は、免疫反応に関係するリンパ球やプリン体が合成される過程に入り込み、免疫反応物質を作らせなくする代謝拮抗型（免疫物質のDNAやRNAに似た構造で、代謝の邪魔をする）免疫抑制剤です。

効能効果

腎移植における拒否反応の抑制、原発性糸球体疾患を原因とするネフローゼ症候群（副腎皮質ホルモン剤のみでは治療困難な場合に限る。また、頻回再発型のネフローゼ症候群を除く）、ループス腎炎（持続性蛋白尿、ネフローゼ症候群または腎機能低下が認められ、副腎皮質ホルモン剤のみでは治療困難な場合に限る）、関節リウマチ（過去の治療において、非ステロイド性抗炎症剤さらに他の抗リウマチ薬の少なくとも1剤により十分な効果の得られない場合に限る）。

標準薬

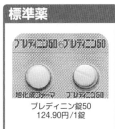

ブレディニン錠50
124.90円/1錠

ジェネリック

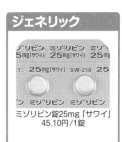

ミゾリビン錠25mg「サワイ」
45.10円/1錠

※上記以外の標準薬として、ブレディニンOD錠25mg（74.70円/1錠）、ブレディニンOD錠50mg（124.90円/1錠）があります。

プレドニゾロン

●合成副腎皮質ホルモン剤

フ

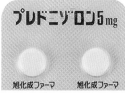

プレドニゾロン錠5mg
9.80円/1錠
旭化成ファーマ他

効能効果

内分泌疾患、リウマチ性疾患、膠原病、呼吸器疾患、アレルギー性疾患、血液疾患、消化器疾患、肝疾患、肺疾患、重症感染症、結核性疾患、神経疾患、悪性腫瘍、悪性リンパ腫および類似疾患、抗悪性腫瘍剤投与に伴う消化器症状、外科疾患、産婦人科疾患、泌尿器科疾患、皮膚科疾患、眼科疾患、耳鼻咽喉科疾患、歯科、口腔外科疾患。

成分名：プレドニゾロン

何のお薬？ 炎症は、私たちの身体の内外で、有害と考えられる物質が働いた時に起こる防衛反応で、ケミカルメディエーターがマスト細胞や白血球、マクロファージなどから放出されることによって起こります。有害と考えられる物質は、細菌やウイルス、傷ついてしまった細胞などですが、時には、私たち自身の正常な細胞を「有害」と勘違いする場合もあります。このお薬は、ステロイド性抗炎症薬で、ケミカルメディエーターが合成される工程のスタートを担う「ホスホリパーゼA_2」と呼ばれる酵素の働きを邪魔することで、ケミカルメディエーターの合成や放出を抑えて、結果として炎症が起こらないようにする働きをもっています。ステロイドというと、怖い薬というイメージをもっている方もいますが、服用中も身体の声をよく聞き、使い方を誤らなければ、非常に有用なお薬です。服用中は血液検査や肝臓・腎臓機能検査が頻回に行なわれます。決められた受診日は守りましょう。

原則的に服用を避けるべき人

有効な抗菌剤のない感染症にかかっている人、全身の真菌症にかかっている人、消化性潰瘍のある人、精神病の人、結核にかかっている人、単純疱疹性角膜炎の人、後嚢白内障の人、緑内障の人、高血圧の人、電解質異常のある人、血栓症の人、最近内臓の手術を受けた人、急性心筋梗塞を起こした人。

風邪症状、全身倦怠感、発熱、感染症誘発、吐き気、高度の空腹感、震え、異常な発汗、意識が飛ぶ、紫や黒い色の便、腹痛、胸やけ、吐血、高熱、目の充血、めやに、唇や陰部のただれ、皮膚の広い範囲が赤くなる、尿量減少、手足や顔のむくみ、食欲不振、悪心、皮膚や白目が黄色くなる黄疸症状、腰や背中・大腿骨周辺の痛み、筋肉の硬直、アキレス腱の痛み、幻覚や幻聴、上手にものが考えられない、錯乱、気分が落ち込む、けいれんなど。

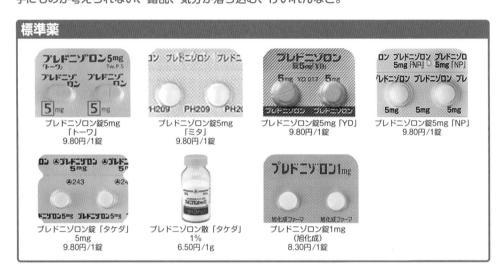

標準薬

プレドニゾロン錠5mg「トーワ」
9.80円/1錠

プレドニゾロン錠5mg「ミタ」
9.80円/1錠

プレドニゾロン錠5mg「YD」
9.80円/1錠

プレドニゾロン錠5mg「NP」
9.80円/1錠

プレドニゾロン錠「タケダ」5mg
9.80円/1錠

プレドニゾロン散「タケダ」1%
6.50円/1g

プレドニゾロン錠1mg（旭化成）
8.30円/1錠

フ プレマリン

●結合型エストロゲン製剤

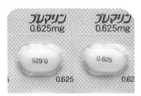

プレマリン錠0.625mg
18.90円/1錠
ファイザー

効能効果
卵巣欠落症状、卵巣機能不全症、更年期障害、腟炎（老人、小児および非特異性）、機能性子宮出血。

成分名：結合型エストロゲン

何のお薬？ 不足している女性ホルモン（エストロゲン）を補充することで、ホルモンバランスを整えて、女性ホルモンが不足していることで起こる婦人科疾患の症状を和らげるお薬です。女性ホルモン剤と黄体ホルモン剤を長期間服用した場合、乳がんの発症リスクが高まるため、最低限の服用期間となるよう、症状の変化を注意深く観察し、主治医に報告しましょう。本剤は、服用を開始すると、その後定期的に乳がん検診や婦人科検診が必要になります。また、副作用として、肺塞栓症や心筋梗塞など、致死性の血栓症が現れる場合があるため、定期的な血液検査も必要になります。決められた受診日は守りましょう。

原則的に服用を避けるべき人
未治療の子宮内膜増殖症のある人、乳がんの既往歴のある人、動脈性の血栓塞栓性疾患の既往歴のある人、重い肝障害のある人、妊婦または妊娠している可能性のある婦人。

🏥 このような症状が出たら病院へ
※以下の症状がある場合は救急車を要請してください※局所の痛み、片側の手足だけにしびれや運動麻痺、むくみ、うずき、突然の息切れ、息苦しい、胸の痛み、急激な視力低下、意識障害、めまいなど。

プレミネント配合錠

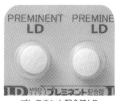

プレミネント配合錠LD
76.50円/1錠
オルガノン

成分名：ロサルタンカリウム/ヒドロクロロチアジド配合剤

何のお薬？ 「アンジオテンシンⅡ受容体拮抗薬（ARB)」と呼ばれるお薬が配合された高血圧症治療薬です。アンジオテンシンⅡと呼ばれる物質がその受容体と結合すると、血圧を上昇させるホルモン（アルドステロン）が放出されたり、血管を収縮させたり、腎臓で排泄されるはずだったナトリウム（塩分）や水分を再吸収させたりし、結果、血圧を上昇させます。このお薬は、アンジオテンシンⅡ受容体に先に働いて邪魔をしてアンジオテンシンⅡが結合できない状態を作るARBと、腎臓でナトリウムや水分の排泄を高めて血流量を減らす利尿剤が配合されています。これら成分の働きで血圧を下げる効果を示します。

効能効果

高血圧症。

標準薬

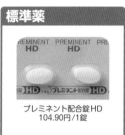

プレミネント配合錠HD
104.90円/1錠

ジェネリック

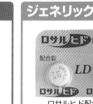

ロサルヒド配合錠LD
「トーワ」
19.20円/1錠

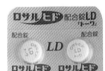

ロサルヒド配合錠LD
「サワイ」
19.20円/1錠

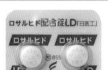

ロサルヒド配合錠LD
「日医工」
19.20円/1錠

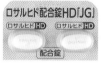

ロサルヒド配合錠HD
「JG」
27.20円/1錠

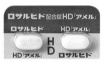

ロサルヒド配合錠HD
「アメル」
37.20円/1錠

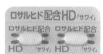

ロサルヒド配合錠HD
「サワイ」
37.20円/1錠

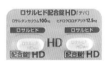

ロサルヒド配合錠HD
「テバ」
37.20円/1錠

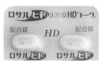

ロサルヒド配合錠HD
「トーワ」
37.20円/1錠

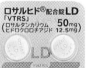

ロサルヒド配合錠LD
「VTRS」
19.20円/1錠

ロサルヒド配合錠HD
「三和」
37.20円/1錠

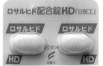

ロサルヒド配合錠HD
「日医工」
37.20円/1錠

ロサルヒド配合錠LD
「JG」
19.20円/1錠

ロサルヒド配合錠LD
「アメル」
19.20円/1錠

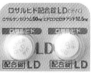

ロサルヒド配合錠LD
「テバ」
26.70円/1錠

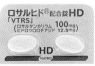

ロサルヒド配合錠HD
「VTRS」
37.20円/1錠

プロ・バンサイン

●抗コリン性鎮痙剤

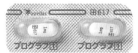

プロ・バンサイン錠15mg
7.60円/1錠
ファイザー

成分名：プロパンテリン臭化物

何のお薬？ 副交感神経の神経伝達物質（アセチルコリン）や、ヒスタミン、バリウムイオンなど、平滑筋を収縮させる命令を出す物質がそれら受容体と結びつくのを邪魔することで、胃や十二指腸の過剰な収縮やけいれんを抑える働きを示すお薬です。目の調節障害（羞明：光などの刺激に目が痛くなる／霧視：霧がかかったようにものがはっきり見えない）のほか、眠気、めまい、注意力・集中力・反射機能の低下などが起こることがあります。

効能効果

胃・十二指腸潰瘍、胃酸過多症、幽門痙攣、胃炎、腸炎、過敏大腸症（イリタブルコロン）、膵炎、胆道ジスキネジーにおける分泌・運動亢進ならびに疼痛。夜尿症または遺尿症、多汗症。

プログラフ

●免疫抑制剤

プログラフカプセル1mg
453.20円/1カプセル
アステラス

成分名：タクロリムス水和物

何のお薬？ 免疫反応は、私たちの身体を細菌やウイルスなどの外敵から守る大切な働きですが、臓器移植を行なう場合は、移植される臓器に対して免疫反応（拒否反応）が起こると、移植が失敗に終わる、あるいは最悪死に至る場合もあります。このお薬は、T細胞に働いて、サイトカインなどが作られるのを邪魔することで、臓器移植時の拒否反応を抑制します。

効能効果

臓器移植における拒絶反応の抑制。骨髄移植における拒絶反応および移植片対宿主病の抑制。重症筋無力症。関節リウマチ（既存治療で効果不十分な場合に限る）。ループス腎炎（ステロイド剤の投与が効果不十分、または副作用により困難な場合）。難治性の活動期潰。瘍性大腸炎（中等症～重症に限る）。多発性筋炎・皮膚筋炎に合併する間質性肺炎。

標準薬

プログラフ顆粒0.2mg
130.60円/1包

プログラフ顆粒1mg
506.30円/1包

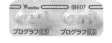

プログラフカプセル0.5mg
245.50円/1カプセル

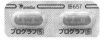

プログラフカプセル5mg
1,705.40円/1カプセル

ジェネリック

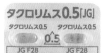

タクロリムスカプセル0.5mg
「JG」
148.00円/1カプセル

タクロリムスカプセル1mg
「JG」
269.40円/1カプセル

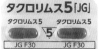

タクロリムスカプセル5mg
「JG」
1,386.10円/1カプセル

タクロリムス錠5mg
「日医工」
1,562.40円/1錠

プロサイリン

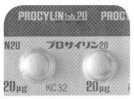

プロサイリン錠20
28.90円/1錠
科研

成分名：ベラプロストナトリウム

何のお薬？ 血小板が集まって固まるのを抑える働きをもつcAMP（サイクリックエーエムピー）が生成される際、「アデニル酸シクラーゼ」という酵素が働きます。このお薬は、血小板および血管平滑筋のプロスタグランジンI_2受容体に結合し、アデニル酸シクラーゼの働きを活発にしてcAMPの濃度を上昇させることで、血管を拡げ、血栓の生成を抑えます。

飲み忘れた時は

飲み忘れた時間と次に飲む時間の真ん中より前の時間であれば服用します。後なら服用を1回飛ばします。

このような症状が出たら病院へ

全身倦怠感、脱力、発熱、吐き気、悪寒、青あざができやすい、頻回に起こる鼻血、手足に点状の出血、血尿、顔面蒼白、意識が薄れる、から咳、呼吸困難、食欲不振、悪心、皮膚や白目が黄色くなる黄疸症状など。

効能効果

慢性動脈閉塞症に伴う潰瘍、疼痛および冷感の改善。原発性肺高血圧症。

ジェネリック

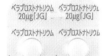

ベラプロストナトリウム錠
20μg「JG」
14.10円/1錠

ベラプロストナトリウム錠
20μg「日医工」
14.10円/1錠

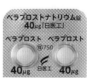

ベラプロストナトリウム錠
40μg「日医工」
39.00円/1錠

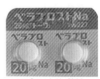

ベラプロストNa錠20μg
「トーワ」
14.10円/1錠

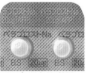

ベラプロストNa錠20μg
「AFP」
14.10円/1錠

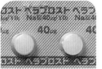

ベラプロストNa錠40μg
「YD」
39.00円/1錠

ベラプロストNa錠20μg
「ファイザー」
14.10円/1錠

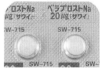

ベラプロストNa錠20μg
「サワイ」
14.10円/1錠

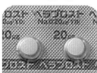

ベラプロストNa錠20μg
「YD」
14.10円/1錠

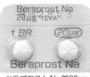

ベラプロストNa錠20μg
「テバ」
14.10円/1錠

ベラプロストNa錠20μg
「オーハラ」
14.10円/1錠

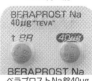

ベラプロストNa錠40μg
「テバ」
39.00円/1錠

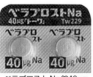

ベラプロストNa錠40μg
「トーワ」
39.00円/1錠

フ

プロスタール

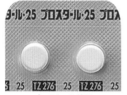

プロスタール錠25
45.10円/1錠
あすか

効能効果

前立腺肥大症、前立腺癌。

成分名：クロルマジノン酢酸エステル

何のお薬？ 前立腺肥大症の治療薬には、肥大した前立腺を小さくするタイプと、尿道への圧力を減らして尿道を拡げるタイプ（前立腺肥大に伴う排尿困難を和らげるお薬で、原則、原因療法ではない）がありますが、このお薬は、前立腺を肥大させる男性ホルモンの働きを抑え、前立腺を小さくするお薬で、前者のタイプに分類されます。本剤の副作用として劇症性肝炎など、重い肝機能障害を発症した場合に備えて、服用を開始してから3か月間は毎月、それ以降も定期的に、肝機能検査を受ける必要があります。決められた受信日は守りましょう。また、糖尿病の治療を受けている人や心臓疾患のある人は、本剤の影響で副作用が現れる場合があるので、体調の変化に十分注意し、違和感がある場合にはすぐに主治医に相談しましょう。なお、本剤による前立腺肥大症の治療は「根治治療」ではありません。期待する効果が得られない場合には、手術療法の検討が必要です。

🄷 このような症状が出たら病院へ

全身倦怠感、食欲不振、悪心、皮膚や白目が黄色くなる黄疸症状、高度の空腹感、震え、異常な発汗、意識が飛ぶ、局所の痛み、少し動くだけで息苦しい、異常に疲れやすい、足がむくむ、尿量減少など。（以下の場合は救急車を要請）片側の手足だけにしびれや運動麻痺、うずき、突然の息切れ、息苦しい、胸の痛み、急激な視力低下、意識障害、めまい。

標準薬

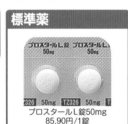

プロスタールL錠50mg
85.90円/1錠

ジェネリック

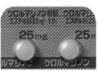

クロルマジノン酢酸エステル
錠25mg「YD」
9.60円/1錠

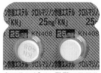

クロルマジノン酢酸エステル
錠25mg「KN」
9.60円/1錠

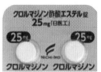

クロルマジノン酢酸エステル
錠25mg「日医工」
9.60円/1錠

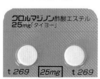

クロルマジノン酢酸エステル
錠25mg「タイヨー」
9.60円/1錠

プロタノールS

●心機能・組織循環促進剤

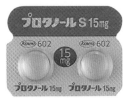

プロタノールS錠15mg
22.40円/1錠
興和

効能効果

各種の高度の徐脈、殊にアダムス・ストークス症候群における発作防止。

成分名：dl-イソプレナリン塩酸塩

何のお薬？ 交感神経を刺激することで、心臓の収縮力を強め心拍数を増やすほか、末梢血管の抵抗を小さくし血流量を増やすお薬です。

併用してはいけない薬

カテコールアミン（ボスミン等）、エフェドリン、メチルエフェドリン（メチエフ）、メチルエフェドリンサッカリネート、オルシプレナリン（アロテック）、フェノテロール（ベロテック）、ドロキシドパ（ドプス）。

🏥 このような症状が出たら病院へ

動悸、頭痛、顔面紅潮、手足のふるえ、便秘、乾燥肌、倦怠感、筋力の低下など。

プロチアデン

●うつ病・うつ状態治療薬

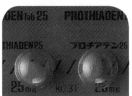

プロチアデン25mg
9.80円/1錠
科研

効能効果

うつ病およびうつ状態。

成分名：ドスレピン塩酸塩

何のお薬？ 「三環系抗うつ剤」と呼ばれるお薬のひとつです。脳内の神経伝達物質（ノルアドレナリン・セロトニンなど）が神経細胞に吸収されてしまうのを妨げることで、脳内の神経伝達をよくし、うつやうつ症状を改善します。飲み始めると脳内の神経伝達物質の濃度が徐々に高まり、効果が現れるタイプのお薬なので、飲み始めてすぐには効果が現れないことがあります。効果が出るまでに一般的に1週間から2週間かかります。体調がよくなったと自己判断して服用を勝手に中止したり、量を減らしたりすると、吐き気、頭痛、倦怠感などの症状が現れることがあります。眠気、めまい、注意力・集中力・反射機能の低下などが起こることがあるので、服用中は自動車の運転など危険を伴う機械の操作、高所作業などをは避けましょう。不安、焦燥、興奮、パニック発作、不眠、易刺激性、敵意、攻撃性、衝動性、精神運動不穏、軽躁、躁病、自殺企図などが現れることが報告されているお薬です。ご家族や周囲の方は服用中の方の様子を注意深く観察し、異常を感じたら主治医に相談してください。

原則的に服用を避けるべき人

緑内障の人、前立腺肥大等下部尿路に閉塞性疾患のある人、心筋梗塞の回復初期の人、三環系抗うつ剤に対し過敏症の人。

🏥 このような症状が出たら病院へ

他に原因がなく37.5℃以上の高熱がでる、汗をかく、ぼやっとする、手足の震え、身体のこわばり、話しづらい、よだれが出る、飲み込みにくい、脈がはやくなる、呼吸数が増える、血圧が上がる、痙攣、意識障害、さむけ、のどの痛み、お腹がはる、著しい便秘、腹痛、吐き気、おう吐など。

フ

プロテカジン

●H₂受容体拮抗剤

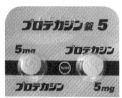

プロテカジン錠5
12.50円/1錠
大鵬

成分名：ラフチジン

何のお薬？ H₂ブロッカーと呼ばれるお薬で、胃壁の細胞に存在して胃酸分泌を促進する命令を受けるヒスタミンH₂受容体を邪魔することで、平常時の胃酸の分泌を抑える作用のほか、食後の胃酸の分泌も抑えます。消化性潰瘍の治癒を促進するお薬です。

効能効果

胃潰瘍、十二指腸潰瘍、吻合部潰瘍、逆流性食道炎。急性胃炎、慢性胃炎の急性増悪期 の胃粘膜病変（びらん、出血、発赤、浮腫）の改善。麻酔前投薬。

標準薬

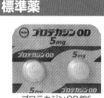

プロテカジン OD錠5
12.50円/1錠

プロテカジン錠10
19.20円/1錠

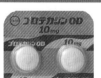

プロテカジン OD錠10
19.20円/1錠

ジェネリック

ラフチジン錠5mg「JG」
10.10円/1錠

ラフチジン錠5mg「TCK」
10.10円/1錠

ラフチジン錠5mg「YD」
10.10円/1錠

ラフチジン錠5mg「サワイ」
10.10円/1錠

ラフチジン錠5mg「テバ」
10.10円/1錠

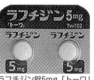

ラフチジン錠5mg「トーワ」
10.10円/1錠

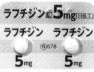

ラフチジン錠5mg「日医工」
10.10円/1錠

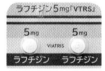

ラフチジン錠5mg「VTRS」
10.10円/1錠

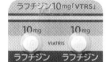

ラフチジン錠10mg「VTRS」
11.10円/1錠

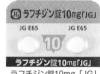

ラフチジン錠10mg「JG」
11.10円/1錠

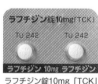

ラフチジン錠10mg「TCK」
12.20円/1錠

ラフチジン錠10mg「YD」
10.10円/1錠

ラフチジン錠10mg「サワイ」
11.10円/1錠

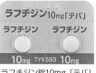

ラフチジン錠10mg「テバ」
11.10円/1錠

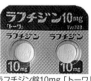

ラフチジン錠10mg「トーワ」
11.10円/1錠

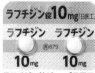

ラフチジン錠10mg「日医工」
11.10円/1錠

ブロニカ

●気管支喘息治療薬

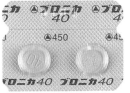

ブロニカ錠40
121.30円/1錠
武田

効能効果

気管支喘息。

成分名：セラトロダスト

何のお薬？ このお薬の成分は、血管壁の収縮や血小板が集まる働きのサインとなるトロンボキサンという物質の命令を受け取るトロンボキサンA_2（TXA_2）受容体に先回りして結合することで、気管支の過敏な反応を抑え、気管支喘息の症状を出にくくする作用を示します。気管支拡張剤やステロイド剤などとは違い、すでに起こっている発作や症状を軽くする即効性のあるお薬ではないので、発作が起こった時は、発作を止める別のお薬を併用します。季節アレルギー性喘息で服用する時は、シーズンが始まる直前から服用し始めて、シーズンが終わるまで継続して服用します。肝機能障害のある人は、本剤の服用により症状が悪化し、まれに劇症性肝炎を発症する例も報告されているので、気になる症状が現れた場合は服薬を中止し、主治医に相談しましょう。

飲み忘れた時は

通常1日1回、夕食後に服用するお薬です。その日のうちに飲み忘れに気づいた場合はすぐに服用してください。翌日以降気づいた場合には前日までの分の服用は飛ばし、気づいた日から決められた時間に服用します。2回分を1度に服用してはいけません。

🏥 このような症状が出たら病院へ

全身倦怠感、食欲不振、悪心、皮膚や白目が黄色くなる黄疸症状など。

※上記以外の標準薬として、ブロニカ顆粒10％（254.40円/1g）があります。

標準薬

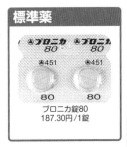

ブロニカ錠80
187.30円/1錠

フ

プロノン

●不整脈治療薬

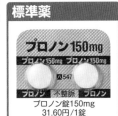

プロノン錠100mg
28.60円/1錠
トーアエイヨー

効能効果

頻脈性不整脈で他の抗不整脈薬が使用できないか、または無効の場合。

成分名：プロパフェノン塩酸塩

何のお薬？ 心臓は、心筋細胞内外のナトリウムイオン・カルシウムイオン・カリウムイオンなどの濃度差によって生じる電気信号（活動電位）によって動いています。この活動電位が規則的に伝わることで、心臓の筋肉が正しいリズムで収縮拡張をくりかえします。「活動電位の乱れ＝不整脈」は、活動電位の生成の場所に異常がある「異所性自動能」と、伝わり方や長さ、強さに異常がある「異常自動能」に分けられます。このお薬は、クラスⅠaに分類される不整脈治療薬です。拍動がスタートする時のスピードを調整するナトリウムイオンチャネルを抑える作用と、活動電位が伝わっている時間を長くする作用があります。

標準薬

プロノン150mg

プロノン錠150mg
31.60円/1錠

393

プロパジール

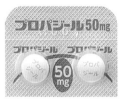

プロパジール錠50mg
9.80円/1錠
あすか

効能効果

甲状腺機能亢進症。

成分名：プロピルチオウラシル

何のお薬？ 甲状腺ホルモンの合成は、甲状腺ペルオキシダーゼという酵素がチログロブリンという物質に作用して、チログロブリンをヨウ素化させることで完成しますが、このお薬は、甲状腺ペルオキシダーゼの働きを邪魔することで、チログロブリンのヨウ素化を妨げ、結果、甲状腺ホルモンの過剰な産生を抑えます。肝機能障害のある人がこのお薬を長期間連用していると、障害が悪化するおそれがあるため、肝機能検査が定期的に行なわれます。決められた受診日は守りましょう。

飲み忘れた時は

飲み忘れた時間と次に飲む時間の真ん中より前の時間であれば服用します。後なら服用を1回飛ばします。2回分を1度に服用してはいけません。

🏥 このような症状が出たら病院へ

寒気、突然の高熱、のどの痛み、頭痛、咳、脱力、発熱、吐き気、悪寒、青あざができやすい、頻回に起こる鼻血、手足に点状の出血、血尿、全身倦怠感、食欲不振、悪心、皮膚や白目が黄色くなる黄疸症状、筋肉痛、関節痛、リンパ節腫脹、から咳、呼吸困難、じんましん、血管が浮き出てくる、全身が紅潮する、息苦しい、発疹など。

ブロプレス

プロプレス錠2
22.00円/1錠
武田

効能効果

高血圧症、腎実質性高血圧症。慢性心不全（軽症〜中等症）の状態で、アンジオテンシン変換酵素阻害剤の投与が適切でない場合。

成分名：カンデサルタン シレキセチル

何のお薬？ 「アンジオテンシンⅡ受容体拮抗薬（ARB）」と呼ばれるお薬です。アンジオテンシンⅡと呼ばれる物質がその受容体と結合すると、血圧を上昇させるホルモンであるアルドステロンが放出されたり、血管を収縮させたり、腎臓で排泄されるはずだったナトリウム（塩分）や水分を再吸収させたりし、結果、血圧を上昇させます。このお薬は、アンジオテンシンⅡ受容体に先に働いて邪魔をすることでアンジオテンシンⅡが結合できない状態を作り、血圧の上昇を抑え、腎臓や心臓を保護します。アンジオテンシン変換酵素阻害薬（ACE）と比較して、副作用の「から咳」などが起こりにくいお薬です。

標準薬

プロプレス錠4
37.50円/1錠

プロプレス錠8
69.40円/1錠

プロプレス錠12
90.40円/1錠

ジェネリック

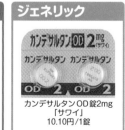

カンデサルタンOD錠2mg
「サワイ」
10.10円/1錠

カンデサルタン錠2mg
「DSEP」
10.10円/1錠

カンデサルタン錠2mg「EE」
10.10円/1錠

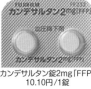

カンデサルタン錠2mg「FFP」
10.10円/1錠

カンデサルタン錠2mg「JG」
10.10円/1錠

カンデサルタン錠2mg「KN」
10.10円/1錠

カンデサルタン錠2mg「TCK」
10.10円/1錠

カンデサルタン錠2mg「YD」
10.10円/1錠

カンデサルタン錠2mg
「あすか」
10.10円/1錠

カンデサルタン錠2mg
「アメル」
10.10円/1錠

カンデサルタン錠2mg
「オーハラ」
10.10円/1錠

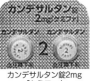

カンデサルタン錠2mg
「ケミファ」
10.10円/1錠

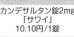

カンデサルタン錠2mg
「サワイ」
10.10円/1錠

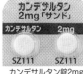

カンデサルタン錠2mg「サンド」
10.10円/1錠

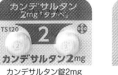

カンデサルタン錠2mg
「タナベ」
10.10円/1錠

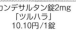

カンデサルタン錠2mg
「ツルハラ」
10.10円/1錠

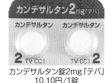

カンデサルタン錠2mg「テバ」
10.10円/1錠

カンデサルタン錠2mg
「トーワ」
10.10円/1錠

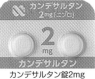

カンデサルタン錠2mg
「ニプロ」
10.10円/1錠

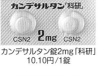

カンデサルタン錠2mg「科研」
10.10円/1錠

カンデサルタン錠2mg「三和」
10.10円/1錠

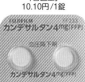

カンデサルタン錠2mg「日医工」
10.10円/1錠

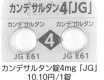

カンデサルタン錠2mg「明治」
10.10円/1錠

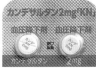

カンデサルタン錠4mg
「DSEP」
10.10円/1錠

カンデサルタン錠4mg「EE」
10.10円/1錠

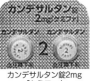

カンデサルタン錠4mg「FFP」
10.10円/1錠

カンデサルタン錠4mg「JG」
10.10円/1錠

カンデサルタン錠4mg「KN」
10.10円/1錠

カンデサルタン錠4mg「TCK」
10.10円/1錠

フ

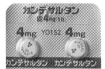
カンデサルタン錠4mg「YD」
10.10円/1錠

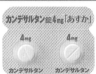
カンデサルタン錠4mg
「あすか」
18.80円/1錠

カンデサルタン錠4mg
「アメル」
10.10円/1錠

カンデサルタン錠4mg
「オーハラ」
10.10円/1錠

カンデサルタン錠4mg
「ケミファ」
10.10円/1錠

カンデサルタン錠4mg
「サワイ」
10.10円/1錠

カンデサルタン錠4mg
「サンド」
10.10円/1錠

カンデサルタン錠4mg
「タナベ」
10.10円/1錠

カンデサルタン錠4mg
「ツルハラ」
21.30円/1錠

カンデサルタン錠4mg「テバ」
10.10円/1錠

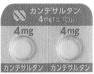
カンデサルタン錠4mg
「トーワ」
10.10円/1錠

カンデサルタン錠4mg
「ニプロ」
10.10円/1錠

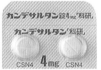
カンデサルタン錠4mg「科研」
17.80円/1錠
R6.3.31まで

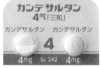
カンデサルタン錠4mg「三和」
10.10円/1錠

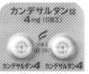
カンデサルタン錠4mg
「日医工」
10.10円/1錠

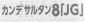

カンデサルタン錠4mg「明治」
10.10円/1錠

カンデサルタン錠8mg
「DSEP」
13.00円/1錠

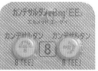
カンデサルタン錠8mg「EE」
13.00円/1錠

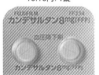
カンデサルタン錠8mg「FFP」
13.00円/1錠

カンデサルタン錠8mg「JG」
13.00円/1錠

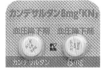
カンデサルタン錠8mg「KN」
13.00円/1錠

カンデサルタン錠8mg「TCK」
13.00円/1錠

カンデサルタン錠8mg「YD」
13.00円/1錠

カンデサルタン錠8mg
「あすか」
35.00円/1錠

カンデサルタン錠8mg
「アメル」
13.00円/1錠

カンデサルタン錠8mg
「オーハラ」
13.00円/1錠

カンデサルタン錠8mg
「ケミファ」
35.00円/1錠

カンデサルタン錠8mg
「サワイ」
13.00円/1錠

フ

カンデサルタン錠8mg
「サンド」
13.00円/1錠

カンデサルタン錠8mg
「タナベ」
13.00円/1錠

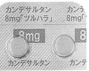

カンデサルタン錠8mg
「ツルハラ」
13.00円/1錠

カンデサルタン錠8mg
「テバ」
13.00円/1錠

カンデサルタン錠8mg
「トーワ」
13.00円/1錠

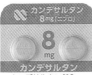

カンデサルタン錠8mg
「ニプロ」
13.00円/1錠

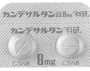

カンデサルタン錠8mg「科研」
33.50円/1錠
R6.3.31まで

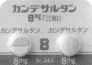

カンデサルタン錠8mg「三和」
13.00円/1錠

カンデサルタン錠8mg
「日医工」
13.00円/1錠

カンデサルタン錠8mg「明治」
13.00円/1錠

カンデサルタン錠12mg
「DSEP」
39.40円/1錠

カンデサルタン錠12mg
「EE」
17.40円/1錠

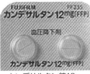

カンデサルタン錠12mg
「FFP」
17.40円/1錠

カンデサルタン錠12mg
「JG」
17.40円/1錠

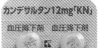

カンデサルタン錠12mg
「KN」
17.40円/1錠

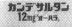

カンデサルタン錠12mg
「TCK」
17.40円/1錠

カンデサルタン錠12mg
「YD」
17.40円/1錠

カンデサルタン錠12mg
「あすか」
39.40円/1錠

カンデサルタン錠12mg
「アメル」
17.40円/1錠

カンデサルタン錠12mg
「オーハラ」
17.40円/1錠

カンデサルタン錠12mg
「ケミファ」
39.40円/1錠

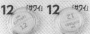

カンデサルタン錠12mg
「サワイ」
17.40円/1錠

カンデサルタン錠12mg
「サンド」
17.40円/1錠

カンデサルタン錠12mg
「タナベ」
17.40円/1錠

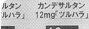

カンデサルタン錠12mg
「ツルハラ」
17.40円/1錠

カンデサルタン錠12mg
「テバ」
17.40円/1錠

カンデサルタン錠12mg
「トーワ」
17.40円/1錠

カンデサルタン錠12mg
「ニプロ」
17.40円/1錠

フ

ジェネリック

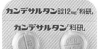

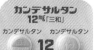

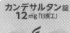

カンデサルタン錠12mg
「科研」
39.40円/1錠

カンデサルタン錠12mg
「三和」
17.40円/1錠

カンデサルタン錠12mg
「日医工」
17.40円/1錠

カンデサルタンOD錠12mg
「サワイ」
39.40円/1錠

プロペシア

●男性型脱毛症用薬

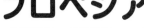

プロペシア錠0.2mg
薬価基準未収載（参）
200円～250円/1錠
MSD

効能効果
男性における男性型脱毛症
の進行遅延。

フ

成分名：フィナステリド

何のお薬? 「ジヒドロテストステロン」と呼ばれる男性ホルモンは強力な男性ホルモンで、抜け毛の原因といわれています。ジヒドロテストステロンよりも作用の弱い男性ホルモン「テストステロン」は、「5α還元酵素」という酵素によってジヒドロテストステロンに変換され、薄毛や精力減退などを引き起こします。このお薬は、テストステロンをジヒドロテストステロンに変換する「5α還元酵素」を邪魔することで、ジヒドロテストステロンを減らして、男性型脱毛症の進行を遅らせる働きがあります。原則女性は服用してはいけないお薬です。

標準薬

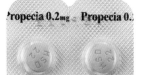

プロペシア錠1mg
薬価基準未収載（参）
200円～400円/1錠

ジェネリック

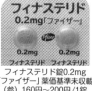

フィナステリド錠0.2mg
「ファイザー」薬価基準未収載
（参）160円～200円/1錠

フィナステリド錠1mg
「ファイザー」薬価基準未収載
（参）190円～300円/1錠

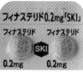

フィナステリド錠0.2mg
「SKI」薬価基準収載（参）
125円～180円/1錠

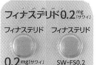

フィナステリド錠0.2mg
「サワイ」薬価基準未収載（参）
125円～180円/1錠

フィナステリド錠0.2mg
「トーワ」薬価基準未収載（参）
125円～180円/1錠

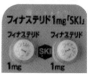

フィナステリド錠1mg「SKI」
薬価基準未収載（参）
125円～180円/1錠

フィナステリド錠1mg
「サワイ」薬価基準未収載（参）
125円～180円/1錠

フィナステリド錠1mg
「トーワ」薬価基準未収載（参）
125円～180円/1錠

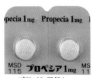

プロベラ

プロベラ錠2.5mg
20.10円/1錠
ファイザー

効能効果

無月経、月経周期異常（稀発月経、多発月経）、月経量異常（過少月経、過多月経）、機能性子宮出血、黄体機能不全による不妊症、切迫流早産、習慣性流早産。

成分名：メドロキシプロゲステロン酢酸エステル

何のお薬？ 黄体ホルモン（プロゲステロン）の不足を補うお薬です。増殖した子宮内膜を減らし、受精卵が着床しやすい状態をつくり、妊娠すれば、その状態を維持させるよう働きます。また、黄体ホルモンの減少に起因する婦人科症状を和らげます。

このような症状が出たら病院へ

急激な視力低下、意識障害、めまい、眼が見えにくい、物が二重に見える、息苦しい、全身のむくみ、横になるより座っているほうが呼吸が楽など。（以下の場合は救急車を要請）局所の痛み、片側の手足だけにしびれや運動麻痺、むくみ、うずき、突然の息切れ、胸の痛み。

ジェネリック

メドロキシプロゲステロン酢酸エステル錠2.5mg「トーワ」
6.90円/1錠

メドロキシプロゲステロン酢酸エステル錠2.5mg「F」
15.20円/1錠

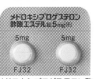

メドロキシプロゲステロン酢酸エステル錠5mg「F」
16.10円/1錠

フロベン

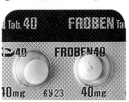

フロベン錠40
15.70円/1錠
科研

効能効果

関節リウマチ、変形性関節症、腰痛症、歯髄炎、歯根膜炎疾患ならびに症状の鎮痛・消炎。抜歯ならびに歯科領域における小手術後の鎮痛・消炎。

成分名：フルルビプロフェン

何のお薬？ 体内で炎症が起こると、プロスタグランジンが放出されて、発熱や痛みが生じますが、このプロスタグランジンは、シクロオキシゲナーゼ（COX）と呼ばれる物質によって体内で合成されます（プロスタグランジン自体は痛みを生じさせるのではなく、痛みを感じやすくさせる物質です）。このお薬は、非ステロイド性抗炎症薬（NSAIDs）のひとつで、プロスタグランジンを合成するのに必要なシクロオキシゲナーゼ（COX）の働きを邪魔することで、体内のプロスタグランジンを減らし、結果、熱を下げ、炎症や痛みを和らげます。なお、本剤は副作用で消化性潰瘍を発症しやすいため、紫色や黒色の便・腹痛・胸やけ・吐血などの症状が現れた場合には、すぐに主治医に相談してください。

併用してはいけない薬

エノキサシン水和物（フルマーク）、ロメフロキサシン（ロメバクト、バレオン）、ノルフロキサシン（バクシダール）、プルリフロキサシン（スオード）。

※上記以外の標準薬として、フロベン顆粒8%（23.50円/1g）があります。

プロマック

●亜鉛含有胃潰瘍治療薬

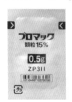

プロマック顆粒15%
38.50円/1g
ゼリア新薬

効能効果

胃潰瘍。

成分名：ポラプレジンク

何のお薬？ 胃や十二指腸潰瘍の治療薬には、胃を攻撃する成分でもある胃酸の分泌量を減らす働きをするタイプと、胃粘膜を胃酸の攻撃から守るタイプの2種類があります。このお薬は、潰瘍とその周辺の粘膜に付着して膜を作り、胃酸や消化酵素（ペプシン）の攻撃から傷ついた粘膜を保護することで、潰瘍のなおりを早める働きを示します。

このような症状が出たら病院へ

全身倦怠感、食欲不振、悪心、皮膚や白目が黄色くなる黄疸症状など。

標準薬

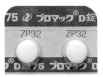

プロマックD錠75
19.90円/1錠

ジェネリック

ポラプレジンク顆粒15%
「CH」
31.80円/1g

ポラプレジンク顆粒15%
「YD」
31.80円/1g

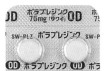

ポラプレジンクOD錠75mg
「サワイ」
9.70円/1錠

ブロムヘキシン

●気道粘液溶解剤

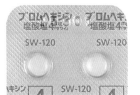

ブロムヘキシン塩酸塩錠4mg
「サワイ」5.10円/1錠
沢井製薬

効能効果

急性気管支炎、慢性気管支炎、肺結核、塵肺症、手術後の去痰。

成分名：ブロムヘキシン塩酸塩

何のお薬？ このお薬は、気管支の粘膜で粘液の分泌を促進する作用や、痰を分解して小さくする作用、気道粘膜で異物を排出する線毛運動を活発にする作用などから、痰の排泄を助けます。

飲み忘れた時は

飲み忘れた時間と次に飲む時間の真ん中より前の時間であれば服用します。後なら服用を1回飛ばします。

このような症状が出たら病院へ

じんましん、血管が浮き出てくる、発熱、全身が紅潮する、息苦しいなど。

ジェネリック

ブロムヘキシン塩酸塩錠4mg
「トーワ」
5.10円/1錠

ブロムヘキシン塩酸塩錠4mg
「日医工」
5.10円/1錠

ブロムヘキシン塩酸塩
シロップ0.08%「トーワ」
1.00円/1mL

フロモックス

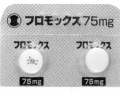

フロモックス錠75mg
36.30円/1錠
塩野義製薬

成分名：セフカペン ピボキシル塩酸塩水和物

何のお薬？ 薬が細菌の増殖を抑えている間に、患者自身の免疫力によって細菌を殺すタイプの抗生物質を「静菌性抗生物質」といいます。これに対して、細菌を直接殺す抗生物質を「殺菌性抗生物質」といいます。このお薬は、ある種の細菌には存在し、ヒトの細胞には存在しない、細菌の「細胞壁」に的をしぼり、その合成を邪魔することで、細菌のみ死滅させる、殺菌作用を示す、セフェム系殺菌性抗生物質です。

飲み忘れた時は

飲み忘れに気づいた時はすぐに服用してください。気づいたのが次に服用する2時間前未満の場合には服用を1回飛ばし、次回から決められた時間に服用します。2回分を1度に服用してはいけません。

効能効果

＜適応症＞ 表在性皮膚感染症、深在性皮膚感染症、リンパ管・リンパ節炎、慢性膿皮症、外傷・熱傷および手術創等の二次感染、乳腺炎、肛門周囲膿瘍、咽頭・喉頭炎、扁桃炎（扁桃周囲炎、扁桃周囲膿瘍を含む）、急性気管支炎、肺炎、慢性呼吸器病変の二次感染、膀胱炎、腎盂腎炎、尿道炎、子宮頸管炎、胆嚢炎、胆管炎、バルトリン腺炎、子宮内感染、子宮付属器炎、涙嚢炎、麦粒腫、瞼板腺炎、外耳炎、中耳炎、副鼻腔炎、歯周組織炎、歯冠周囲炎、顎炎。

標準薬

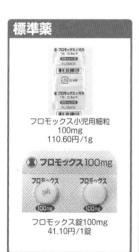

フロモックス小児用細粒
100mg
110.60円/1g

フロモックス錠100mg
41.10円/1錠

ジェネリック

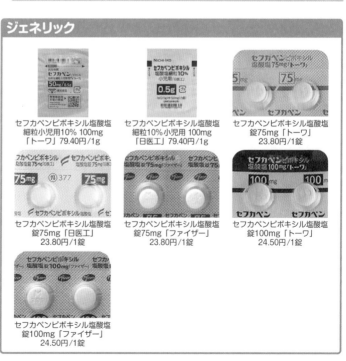

セフカペンピボキシル塩酸塩
細粒小児用10% 100mg
「トーワ」79.40円/1g

セフカペンピボキシル塩酸塩
細粒10%小児用 100mg
「日医工」79.40円/1g

セフカペンピボキシル塩酸塩
錠75mg「トーワ」
23.80円/1錠

セフカペンピボキシル塩酸塩
錠75mg「日医工」
23.80円/1錠

セフカペンピボキシル塩酸塩
錠75mg「ファイザー」
23.80円/1錠

セフカペンピボキシル塩酸塩
錠100mg「トーワ」
24.50円/1錠

セフカペンピボキシル塩酸塩
錠100mg「ファイザー」
24.50円/1錠

フ

フロリード

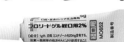

フロリードゲル経口用2%
98.20円/1g
持田

効能効果

口腔カンジダ症、食道カンジダ症。

成分名：ミコナゾール

何のお薬？ 口の中や食道に拡がったカンジダ症を治療するお薬です。カンジダ真菌の細胞膜および細胞壁のもつ「透過性」に異常を起こさせる作用等により、カンジダ真菌を壊死させるなど、殺菌的に作用します。

原則的に服用を避けるべき人

妊婦または妊娠している可能性のある婦人（動物実験では、流産の増加が報告されています）。

併用してはいけない薬

ピモジド（オーラップ）、キニジン（硫酸キニジン）、トリアゾラム（ハルシオン）、シンバスタチン（リポバス）、アゼルニジピン（カルブロック、レザルタス配合錠）、ニソルジピン（バイミカード）、エルゴタミン酒石酸塩（クリアミン配合錠など）、ジヒドロエルゴタミンメシル酸塩（ジヒデルゴットなど）。

お薬を服用する時の注意

服用する前にうがいをして口の中をきれいにし、お薬の効果を弱めるものを口の中から減らします。服用後は、最低でも1時間は、うがい・歯磨き・飲食などは避けましょう。口腔カンジダ症では、口腔内にまんべんなく塗りできるだけ長く含んだ後飲み込みます。食道カンジダ症では、含んだ後に少しずつ飲み込みます。

フ

お薬コラム "ストレス"

　ストレスとは何か？ 学術的には、私たちが生命を維持していく上で感じる、苦痛、苦慮、圧力、不満などに対する感覚とされます。生命を維持していく上で感じるものすべてが対象ですから、仕事や勉強で感じるもの以外にもストレスは数多く存在します。たとえば、朝シャワーを浴びようとしたら冷水が出てきた、とします。「冷てぇ！なんだよ…」と不快に感じれば、これはもうストレスです。ところが同じ水を浴びても「わっ！びっくりした～」と面白いハプニングと受け取る人には、それほどストレスになりません。人によって受けるストレスが異なるのは、同じような出来事でも、受け取り方でそれがストレスになったりならなかったりするからです。そして、この受け取り方は、生まれつきの性格に加え環境により培われるので、人それぞれ違います。つまり、自分にとってはそれほどと思わない出来事に、大きなストレスを感じる人もある、ということです。

　生まれた以上、死ぬ瞬間まで、心身の内外に様々なことが起こり続けます。生きるとは、心身がストレスの要因に曝される瞬間の連続、ともいえるでしょう。そして、もし強いストレスを感じ続ければ、自分の身を守るため、心身は次第に変化します。痛覚、聴覚、視覚は刺激を拒否し始め、脳も萎縮していきます。いじめや暴力はもちろんですが、人間関係などのストレスでも、度を越せば、脳は委縮し機能が下がり、ぼんやりとしてきます。さらには、とにかくストレスから解放されたいという反応から、死が甘美なことに思えるに至ります。そうなる前に、周囲に助けを求めることはとても大切です。ただ聞いてもらうだけでも、気持ちを整理する助けになります。そして、もし自分が相談されたら「そんなつまらないことで」と決して否定しないでください。だまって聞いてあげましょう。

ベイスン

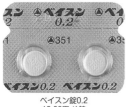

ベイスン錠0.2
19.00円/1錠
武田

効能効果
糖尿病の食後過血糖の改善。

成分名：ボグリボース

何のお薬？ インスリンは膵臓で作られるペプチドホルモンの一種で、血液を介して細胞に届きます。インスリンが細胞をノックすると、細胞の扉が開いて血液中の糖が取り込まれ、エネルギーとして消費されますが、インスリンが少ないと細胞の扉が開かれなくなり、血液中に糖が残って、糖尿病を発症します。また、血糖値が高い状態が続いていて、細胞が常に糖を吸収していると、細胞が肥大してインスリンの働きを悪くする物質を出し、糖を取り込めないようにします。つまり、細胞が「もう食べられない」と悲鳴を上げている状態です。このように、インスリンへの抵抗性が高まると、やはり血液中に糖が残ってしまい、糖尿病を発症します。このほかにも、インスリンやインスリンが働きかける細胞が正常な状態でも、食事や飲み物から糖質を摂りすぎて、血液中の糖が増えると、細胞で消費される糖よりも供給される糖が多くなってしまい、ゆっくりと、しかし、確実に糖尿病になっていきます。このお薬は、オリゴ糖などからブドウ糖（グルコース）を切り出すグルコアミラーゼや、果糖や麦芽糖からブドウ糖を生成するスクラーゼやマルターゼなど、小腸粘膜微絨毛膜に存在する「αグルコシダーゼ」の作用を邪魔することで、炭水化物由来の糖の消化吸収を抑え、食後の過血糖状態を防ぎます。糖尿病をなおすには、はじめに食生活を改善すること、次に継続的に運動を行なうことです。薬を服用したからといって、暴飲暴食を続けていたり、まったく運動をしない毎日を過ごしていると、病気が進行し、失明したり、透析治療が必要になる場合もあります。

原則的に服用を避けるべき人
重症ケトーシス・糖尿病性昏睡または前昏睡の人、重症感染症・手術前後・大きな外傷のある人。

お薬を服用する時の注意
コップ1杯程度の水またはぬるま湯で食事の直前に服用するお薬です。飲み忘れたときは服用を1回飛ばして次の食事の直前に1回分を服用します。副作用として低血糖が現れることがあります。万一に備えてブドウ糖飴などを携帯しておくとよいでしょう。

🏥 このような症状が出たら病院へ
高度の空腹感、発汗、手足の震え、意識障害、食欲不振、吐き気、嘔吐、2・3日以上続く便秘、腹部の膨満、全身倦怠感、悪心、皮膚や白目が黄色くなる黄疸症状、意識がもうろうとするなど。

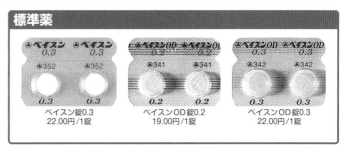

標準薬

ベイスン錠0.3
22.00円/1錠

ベイスンOD錠0.2
19.00円/1錠

ベイスンOD錠0.3
22.00円/1錠

ジェネリック

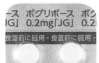
ボグリボース錠0.2mg「JG」
10.10円/1錠

ボグリボース錠0.2mg
「トーワ」
10.10円/1錠

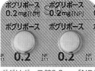
ボグリボース錠0.2mg「NP」
10.10円/1錠

ボグリボース錠0.2「OME」
10.10円/1錠

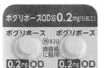
ボグリボースOD錠0.2mg
「日医工」
10.10円/1錠

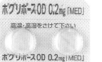
ボグリボースOD錠0.2mg
「MED」
10.10円/1錠

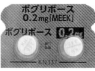
ボグリボース錠0.2mg
「MEEK」
10.10円/1錠

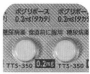
ボグリボース錠0.2mg
「タカタ」
10.10円/1錠

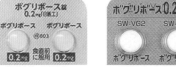
ボグリボース錠0.2mg
「日医工」
10.10円/1錠

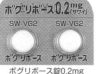
ボグリボース錠0.2mg
「サワイ」
10.10円/1錠

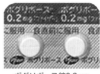
ボグリボース錠0.2mg
「ファイザー」
10.10円/1錠

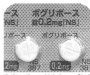
ボグリボース錠0.2mg「NS」
10.10円/1錠

ボグリボース錠0.2mg「YD」
10.10円/1錠

ボグリボース錠0.2mg
「杏林」
10.10円/1錠

ボグリボース錠0.2mg
「ケミファ」
10.10円/1錠

ボグリボース錠0.3mg
「トーワ」
10.10円/1錠

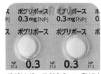
ボグリボース錠0.3mg「NP」
10.10円/1錠

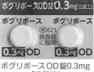
ボグリボースOD錠0.3mg
「日医工」
10.10円/1錠

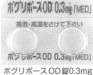
ボグリボースOD錠0.3mg
「MED」
10.10円/1錠

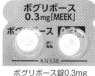
ボグリボース錠0.3mg
「MEEK」
10.10円/1錠

ボグリボース錠0.3mg
「日医工」
10.10円/1錠

ボグリボース錠0.3mg
「サワイ」
10.10円/1錠

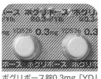
ボグリボース錠0.3mg「YD」
10.10円/1錠

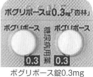
ボグリボース錠0.3mg
「杏林」
10.10円/1錠

ペオン

●非ステロイド性鎮痛・消炎剤

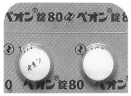

ペオン錠80
12.50円/1錠
ゼリア新薬

効能効果

関節リウマチ、変形性関節症、腰痛症、肩関節周囲炎、頸肩腕症候群疾患ならびに症状の消炎・鎮痛。手術後、外傷後ならびに抜歯後の消炎・鎮痛。

成分名：ザルトプロフェン

何のお薬？ 体内で炎症が起こると、プロスタグランジンが放出されて、発熱や痛みが生じますが、このプロスタグランジンは、シクロオキシゲナーゼ（COX）と呼ばれる物質によって体内で合成されます（プロスタグランジン自体は痛みを生じさせるのではなく、痛みを感じやすくさせる物質です）。このお薬は、非ステロイド性抗炎症薬（NSAIDs）のひとつで、プロスタグランジンを合成するのに必要なシクロオキシゲナーゼ（COX）の働きを邪魔することで、体内のプロスタグランジンを減らし、結果、熱を下げ、炎症や痛みを和らげます。

ジェネリック

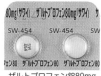

ザルトプロフェン錠80mg
「サワイ」
10.10円/1錠

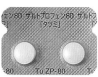

ザルトプロフェン錠80
「タツミ」
10.10円/1錠

ザルトプロフェン錠80mg
「日医工」
10.10円/1錠

ベサコリン

●自律神経作用薬

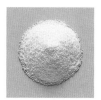

ベサコリン散5%
10.10円/1g
サンノーバ

効能効果

消化管機能低下のみられる慢性胃炎、迷走神経切断後、手術後および分娩後の腸管麻痺、麻痺性イレウス。手術後、分娩後および神経因性膀胱などの低緊張性膀胱による排尿困難（尿閉）。

成分名：ベタネコール塩化物

何のお薬？ 副交感神経を刺激することで、胃の運動を活発にし、胃液の分泌を促進する働きと、尿管や膀胱の平滑筋を収縮させて、排尿しやすい状態にする働きのあるお薬です。

原則的に服用を避けるべき人

甲状腺機能亢進症の人、気管支喘息の人、消化管および膀胱頸部に閉塞のある人、消化性潰瘍のある人、冠動脈閉塞のある人、強度の徐脈のある人、てんかん・パーキンソニズムのある人、妊婦または妊娠している可能性のある婦人（平滑筋収縮作用により子宮が収縮するおそれがあります）。

飲み忘れた時は

飲み忘れに気づいた時間が、飲み忘れた時間（例：8時）と次に飲む時間（例：12時）の間（例：10時）より前であれば、できるだけ早く服用します。後なら服用を1回飛ばします。2回分を1度に服用してはいけません。

🏥 このような症状が出たら病院へ

悪心、嘔吐、腹痛、下痢、唾液分泌過多、発汗、徐脈。

ベザトール

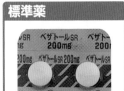

ベザトールSR錠100mg
14.10円/1錠
キッセイ

効能効果

高脂血症（家族性を含む）。

成分名：ベザフィブラート

何のお薬？ コレステロールには悪玉コレステロール（LDL）と善玉コレステロール（HDL）があり、体内のコレステロールは、食事から吸収されるものが半分、残りは肝臓で合成されています。このお薬は、肝臓の細胞内でコレステロール合成に関与しているアセチルCoA カルボキシラーゼが活性化するのを抑える働き、メバロン酸の合成を抑える働きによって脂質の合成を邪魔すると同時に、リポ蛋白リパーゼと肝性トリグリセリドリパーゼの働きをよくし、悪玉コレステロール（LDL）の代謝を活性化します。結果として脂肪の代謝を総合的に改善させ、悪玉コレステロール（LDL）と中性脂肪を低下させる一方で、善玉コレステロール（HDL）の量を増やす作用があります。

併用してはいけない薬

HMG-CoA還元酵素阻害薬：アトルバスタチン、プラバスタチンナトリウム、シンバスタチン、フルバスタチンナトリウム。

標準薬

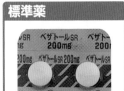

ベザトールSR錠200mg
17.60円/1錠

ジェネリック

ベザフィブラート徐放錠
200mg「トーワ」
10.10円/1錠

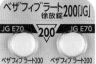

ベザフィブラート徐放錠
200mg「JG」
10.10円/1錠

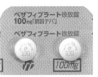

ベザフィブラート徐放錠
100mg「武田テバ」
10.10円/1錠

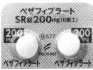

ベザフィブラートSR錠
200mg「日医工」
10.10円/1錠

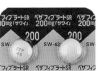

ベザフィブラートSR錠
200mg「サワイ」
10.10円/1錠

ベザフィブラート徐放錠
100mg「JG」
10.10円/1錠

ベザフィブラート徐放錠
200mg「武田テバ」
10.10円/1錠

ベザフィブラート徐放錠
100mg「トーワ」
10.10円/1錠

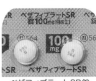

ベザフィブラートSR錠
100mg「日医工」
10.10円/1錠

ベザフィブラートSR錠
100mg「サワイ」
10.10円/1錠

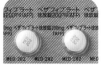

ベザフィブラート徐放錠
200mg「AFP」
10.10円/1錠

ベシケア

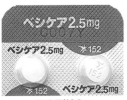

ベシケア錠2.5mg
62.40円/1錠
アステラス

成分名：コハク酸ソリフェナシン

何のお薬？ 膀胱平滑筋にあるムスカリン性アセチルコリン受容体は、神経伝達物質（アセチルコリン）を受け取ると膀胱を収縮させますが、このお薬は、その受容体を邪魔することで、膀胱の過剰な収縮を抑え、頻尿や尿失禁などを改善します。

原則的に服用を避けるべき人

緑内障の人、前立腺肥大等下部尿路に閉塞性疾患のある人、幽門部・十二指腸または腸管が閉塞している人、麻痺性イレウスのある人、胃アトニーまたは腸アトニーのある人、重症筋無力症の人、重い心臓疾患のある人、重い肝機能障害がある人。

効能効果

過活動膀胱における尿意切迫感、頻尿および切迫性尿失禁。

標準薬

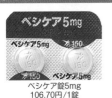

ベシケア錠5mg
106.70円/1錠

ベシケア OD錠2.5mg
62.40円/1錠

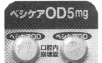

ベシケア OD錠5mg
106.70円/1錠

ジェネリック

ソリフェナシンコハク酸塩
OD錠2.5mg「JG」
25.90円/1錠

ソリフェナシンコハク酸塩
OD錠2.5mg「サワイ」
25.90円/1錠

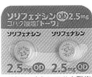

ソリフェナシンコハク酸塩
OD錠2.5mg「トーワ」
25.90円/1錠

ソリフェナシンコハク酸塩
OD錠2.5mg「日医工」
25.90円/1錠

ソリフェナシンコハク酸塩
OD錠5mg「サワイ」
43.50円/1錠

ソリフェナシンコハク酸塩
OD錠5mg「トーワ」
43.50円/1錠

ソリフェナシンコハク酸塩
OD錠5mg「日医工」
43.50円/1錠

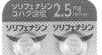

ソリフェナシンコハク酸塩錠
2.5mg「サワイ」
25.90円/1錠

ソリフェナシンコハク酸塩錠
2.5mg「トーワ」
25.90円/1錠

ソリフェナシンコハク酸塩錠
2.5mg「日医工」
25.90円/1錠

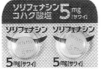

ソリフェナシンコハク酸塩錠
5mg「サワイ」
43.50円/1錠

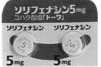

ソリフェナシンコハク酸塩錠
5mg「トーワ」
43.50円/1錠

ソリフェナシンコハク酸塩錠
5mg「日医工」
43.50円/1錠

ベタニス

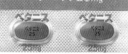

ベタニス錠25mg
90.70円/1錠
アステラス

効能効果

過活動膀胱における尿意切迫感、頻尿および切迫性尿失禁。

成分名：ミラベグロン

何のお薬？ 膀胱平滑筋にあるβ₃アドレナリン受容体を刺激することで、膀胱の筋肉を緩め、膀胱内に適切な量の尿がたまるようにします。結果、頻尿や逼迫性尿失禁を改善します。本剤の副作用としては、男女とも、生殖機能の低下（精巣・前立腺および子宮の委縮などによる）が報告されています。また、妊娠した人では、受精卵の着床能力の低下や胎児死亡率の上昇も報告されているので、そういった心配がある場合には、あらかじめ主治医に相談し、他のお薬を選択してもらうなどの対応が必要です。

原則的に服用を避けるべき人

重い心臓疾患のある人、妊婦または妊娠している可能性のある婦人（動物実験では、着床後死亡率の増加、体重低値、催奇形などが報告されています）。

飲み忘れた時は

1日1回食後に服用するお薬です。飲み忘れに気づいた時、すでに食後1時間以上経過している場合には、その日は服用せずに、翌日から決められた時間に服用します。

標準薬

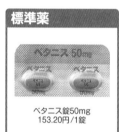

ベタニス錠50mg
153.20円/1錠

ベネシッド

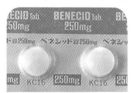

ベネシッド錠250mg
13.70円/1錠
科研

効能効果

痛風。ペニシリン、パラアミノサリチル酸の血中濃度維持。

成分名：プロベネシド

何のお薬？ このお薬は、腎尿細管で尿酸が再吸収されるのを邪魔する働きにより、尿酸の尿中への排泄を進め、結果、血液中の尿酸値を低下させます。また、腎尿細管において、ペニシリンやパラアミノサリチル酸が排泄されるのを抑える働きがあるため、感染症でこれら抗生物質を服用している際に、血中の抗生物質の濃度を高く保ち、より効率よく殺菌したい場合などにも処方されます。痛風の発作が発症したのち、本剤の服用を開始する場合、本剤は、原則、発作が治まってから服用するよう指示されます。また、本剤を服用していて、痛風が悪化した場合には、本剤に加え、コルヒチンやインドメタシンなどを併用します。

原則的に服用を避けるべき人

腎臓結石症または高度の腎障害のある人、血液障害のある人。

🏥 このような症状が出たら病院へ

じんましん、血管が浮き出てくる、発熱、全身が紅潮する、息苦しい、青あざができやすい、粘膜から出血しやすい、血尿、息切れ、全身倦怠感、尿量減少、手足や顔のむくみ、食欲不振、悪心、皮膚や白目が黄色くなる黄疸症状など。

へ

ベネット

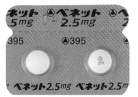

ベネット錠2.5mg
61.10円/1錠
武田

効能効果

骨粗鬆症。骨ページェット病（17.5mg錠）。

成分名：リセドロン酸ナトリウム

何のお薬？ 骨を形成する作用の速さを骨が溶ける作用の速さが上回っている状態にあると、骨粗鬆症は進行します。このお薬の成分は骨の表面に付着して骨を溶かす働きをする破骨細胞の中に取り込まれ、破骨細胞の働きを抑えることで骨吸収の速度を遅くし、骨量と骨強度の低下を抑えます。毎朝服用するタイプ、毎週服用するタイプ、月に1度服用するタイプの3種類あります。

飲み忘れた時は

毎朝服用するタイプについては、その日の服用は1回飛ばし、翌日から決められた時間に服用します。毎週、または毎月服用するタイプについては、飲み忘れたら翌日の決められた時間に服用します。

🏥 このような症状が出たら病院へ

太ももや足の付け根の痛み、歩行時の違和感、あごの痛みやしびれ、歯が浮いたような感覚、激しい胸やけ、ものを飲み込む時に痛い、ものが飲み込みにくい、紫や黒い色の便、腹痛、胸やけ、吐血、全身倦怠感、食欲不振、悪心、皮膚や白目が黄色くなる黄疸症状など。

標準薬

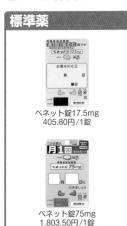

ベネット錠17.5mg
405.80円/1錠

ベネット錠75mg
1,803.50円/1錠

ジェネリック

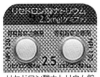

リセドロン酸ナトリウム錠
2.5mg「ケミファ」
26.10円/1錠

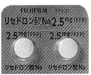

リセドロン酸Na錠2.5mg
「FFP」
23.20円/1錠

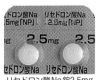

リセドロン酸Na錠2.5mg
「NP」
23.20円/1錠

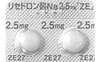

リセドロン酸Na錠2.5mg
「ZE」
26.10円/1錠

リセドロン酸Na錠2.5mg
「タカタ」
26.10円/1錠

リセドロン酸Na錠2.5mg
「トーワ」
23.20円/1錠

リセドロン酸Na錠2.5mg
「日医工」
23.20円/1錠

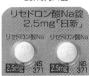

リセドロン酸Na錠2.5mg
「日新」
26.10円/1錠

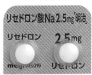

リセドロン酸Na錠2.5mg
「明治」
38.20円/1錠

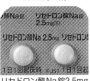

リセドロン酸Na錠2.5mg
「F」
26.10円/1錠

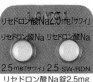

リセドロン酸Na錠2.5mg
「サワイ」
23.20円/1錠

リセドロン酸Na錠2.5mg
「JG」
23.20円/1錠

リセドロン酸Na錠2.5mg
「杏林」
23.20円/1錠

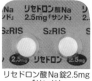

リセドロン酸Na錠2.5mg
「サンド」
23.20円/1錠

リセドロン酸Na塩錠2.5mg
「タナベ」
23.20円/1錠

リセドロン酸Na錠17.5mg
「サワイ」
105.50円/1錠

リセドロン酸Na錠17.5mg
「F」
140.30円/1錠

リセドロン酸Na錠17.5mg
「FFP」
128.20円/1錠

リセドロン酸Na錠17.5mg
「JG」
128.20円/1錠

リセドロン酸Na錠17.5mg
「NP」
105.50円/1錠

リセドロン酸Na錠17.5mg
「杏林」
140.30円/1錠

リセドロン酸Na錠17.5mg
「サンド」
105.50円/1錠

リセドロン酸Na錠17.5mg
「タカタ」
140.30円/1錠

リセドロン酸Na錠17.5mg
「トーワ」
128.20円/1錠

リセドロン酸Na錠17.5mg
「日医工」
128.20円/1錠

リセドロン酸Na錠17.5mg
「明治」
128.20円/1錠

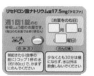

リセドロン酸ナトリウム錠
17.5mg「ケミファ」
128.20円/1錠

リセドロン酸Na塩錠17.5mg
「タナベ」128.20円/1錠
R6.3.31まで

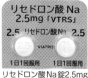

リセドロン酸Na錠2.5mg
「VTRS」
23.20円/1錠

リセドロン酸Na錠17.5mg
「VTRS」
105.50円/1錠

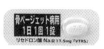

リセドロン酸Na錠17.5mg
「VTRS」
105.50円/1錠

お薬コラム **“緊急持ち出し袋に「普段飲んでいる薬」を入れておく”**

　地震、津波、火災…。災害時に「これを持ち出す」と持ち出し袋を用意している人は多いことでしょう。食料、水、通帳、応急手当、軍手、手袋、簡易トイレ…。どれも大切ですが、「救援物資で支給されにくく、でも自分には72時間内に絶対必要なもの」が最優先です。高血圧や糖尿病など、普段飲んでいる薬がある人は最低3日分を持ち出し袋にキープし、お薬をもらったタイミングで都度新しいものと入れ替えましょう。喘息やアレルギーの人の発作止めなども同様です。なお、お薬手帳の写しも入れておくことが重要です。

ベハイド

●利尿・降圧剤

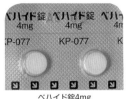

ベハイド錠4mg
5.50円/1錠
杏林

効能効果

高血圧症(本態性、腎性等)、悪性高血圧、心性浮腫(うっ血性心不全)、腎性浮腫、肝性浮腫。

成分名：ベンチルヒドロクロロチアジド

何のお薬? 腎尿細管で、ナトリウム(塩分)・クロール・水分の再吸収を抑え、尿中に排泄することで、血液の循環量を減らして、血管の抵抗を弱め、血圧を下げると同時に、心臓の負担を小さくするお薬です。浮腫(むくみ)の改善にも処方されます。ベハイドRA配合錠は、ベンチルヒドロクロロチアジド・レセルピン・カルバゾクロムが配合されています。ベハイド本来の働きのほかに、血管を拡げたり、胃を守る作用をします。

飲み忘れた時は

飲み忘れに気づいた時間が、飲み忘れた時間(例：8時)と次に飲む時間(例：12時)の間(例：10時)より前であれば、できるだけ早く服用します。後なら服用を1回飛ばします。2回分を1度に服用してはいけません。

🏥 このような症状が出たら病院へ

早朝覚醒、食欲不振、うつ症状、青あざができやすい、粘膜から出血しやすい、血尿、息切れ、便秘、乾燥肌、倦怠感、筋力の低下、全身倦怠感、吐き気、考えが混乱する、筋肉のけいれん、発熱、から咳、呼吸困難など。

ベプリコール

●頻脈性不整脈治療薬
●狭心症治療薬

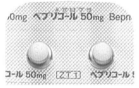

ベプリコール錠50mg
44.50円/1錠
オルガノン

効能効果

持続性心房細動、頻脈性不整脈(心室性)の状態で他の抗不整脈薬が使用できないか、または無効の場合。狭心症。

成分名：ベプリジル塩酸塩水和物

何のお薬? 心臓は、心筋細胞内外のナトリウムイオン・カルシウムイオン・カリウムイオンなどの濃度差によって生じる電気信号(活動電位)によって動いています。この活動電位が規則的に伝わることで、心臓の筋肉が正しいリズムで収縮拡張をくりかえします。この流れを「自動能」と呼びます。心電図検査で表示される「QRST」と呼ばれる波形は、この活動電位の流れを可視的に表現したもので、活動電位の流れが乱れて信号がうまく伝わらないと、正常とは異なる波形を示します。このお薬は、クラスⅣに分類される不整脈治療薬です。平滑筋・心筋の収縮や、心筋細胞における活動電位を形成するカルシウムチャネルを遮断することで、活動電位持続時間を長くして、頻脈性不整脈の発生を抑えます。血管平滑筋にあるカルシウムチャネルに結合して、カルシウムイオンが細胞内へ流入するのを邪魔することで、血管を拡げる働きもあります。

標準薬

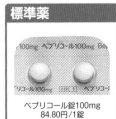

ベプリコール錠100mg
84.80円/1錠

🏥 このような症状が出たら病院へ

寒気、突然の高熱、のどの痛み、頭痛、咳、発熱、から咳、呼吸困難、脈が飛ぶ、不規則・弱い脈拍、胸や肩甲骨周辺の違和感や痛みなど。

ペミラストン

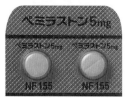

ペミラストン錠5mg
16.40円/1錠
アルフレッサファーマ

効能効果

気管支喘息、アレルギー性鼻炎。

成分名：ペミロラストカリウム

何のお薬？ 私たちの身体にはアレルギーの原因となる抗原を認識するマスト細胞（肥満細胞）があり、この細胞のスイッチが入ると、ヒスタミンをはじめとする炎症を引き起こす物質や、サイトカインと呼ばれる免疫・炎症に関する情報伝達物質、アレルギー反応・炎症反応を維持しようとする脂質成分など「ケミカルメディエーター」と呼ばれる物質が放出されてアレルギー症状が起こります。このお薬には、細胞膜のイノシトールリン脂質代謝を抑えることで、マスト細胞内のカルシウムイオン濃度を上昇させ、ケミカルメディエーターを放出するスイッチが入るのを邪魔する働きがあります。服薬量によって異なりますが、服用後1～2時間で血液中の濃度がもっとも高くなり、その後、4～5時間、用量の多いものでは8時間程度で血液中濃度が半減します。気管支拡張剤・ステロイド剤・抗ヒスタミン剤等と異なり、すでに起こっている発作や症状を速やかに軽減するものではないので、発作が起こった時は、気管支拡張剤やステロイド剤を使用して症状を和らげます。

原則的に服用を避けるべき人

妊婦または妊娠している可能性のある婦人（動物実験では、大量投与により胎児発育遅延が報告されています）。

飲み忘れた時は

飲み忘れに気づいた時間が、飲み忘れた時間（例：8時）と次に飲む時間（例：12時）の間（例：10時）より前であれば、できるだけ早く服用します。後なら服用を1回飛ばします。2回分を1度に服用してはいけません。

標準薬

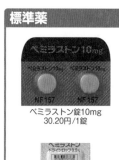

ペミラストン錠10mg
30.20円/1錠

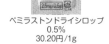

ペミラストンドライシロップ
0.5%
30.20円/1g

ジェネリック

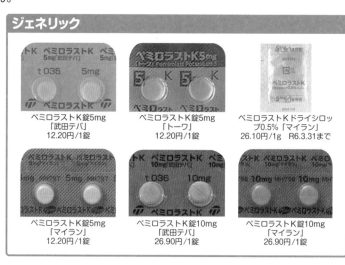

ペミロラストK錠5mg
「武田テバ」
12.20円/1錠

ペミロラストK錠5mg
「トーワ」
12.20円/1錠

ペミロラストKドライシロップ0.5%「マイラン」
26.10円/1g　R6.3.31まで

ペミロラストK錠5mg
「マイラン」
12.20円/1錠

ペミロラストK錠10mg
「武田テバ」
26.90円/1錠

ペミロラストK錠10mg
「マイラン」
26.90円/1錠

ヘモクロン

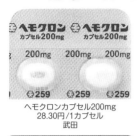

ヘモクロンカプセル200mg
28.30円／1カプセル
武田

効能効果

内痔核に伴う出血・腫脹。

成分名：トリベノシド

何のお薬？ 痔には痔核、裂肛、痔ろうなどの種類があります。痔核は、肛門付近に毛細血管が集まっている部分（静脈叢）で血液の流れが悪くなり静脈瘤や血栓ができた状態で、悪化すると腫れや痛みが現れます。このお薬は、直腸や肛門部で血小板が集まって固まり血栓を作るのを抑える働きや、出血を抑える働き、また、ヒスタミン・プロスタグランジン・ブラジキニンなどによって血管透過性が進むことでむくみが起こるのを抑える働き、肉芽形成を促進して傷のなおりを早める働きにより、内痔核に伴う出血や腫れを和らげます。他の薬剤や食物等に対する過敏症の既往歴のある人は、発疹などの副作用が現れやすくなることがあります。気になる症状があれば、主治医に相談してください。

飲み忘れた時は

飲み忘れた時間（例：8時）と次に飲む時間（例：12時）の間（例：10時）より前であれば服用します。後なら服用を1回飛ばします。2回分を1度に服用してはいけません。

🏥 このような症状が出たら病院へ

顔や身体がまだらに赤くなるなど。

お薬コラム "痔も生活習慣病？"

　便秘や下痢を頻繁にくりかえす・お風呂は週1日で他の日はシャワーですませる・トイレで便が残っている気がして長時間いきむ・日中座っている時間が長い・お酒を多量に飲む・食生活で野菜不足を実感している・ゴルフやテニスなどお尻に力が入るスポーツをしている・辛い料理が大好き…。これらはすべて痔になりやすい生活習慣です。

　食事のメニューに食物繊維が不足していて便秘がちな人は、固い便を押し出すために裂肛（キレ痔）になったり、肛門付近にとどまった便に圧迫されて痔核（いぼ痔）になったりしやすく、一方、お酒を多量に飲んで下痢気味なため漏れないよう始終お尻に力を入れている人や、香辛料の効いた料理が好きな人は、痔核（いぼ痔）や痔ろうになりやすいといわれています。高血圧症や糖尿病、脂質異常症が生活習慣病であるのと同じで、痔も生活習慣病といえるのです。

　専門病院で自分のお尻を診てもらうことに抵抗を感じ、市販薬で手当てしても、症状が和らぐのは一時的なことです。その後、内痔核や外痔核が暴れ出さない、裂肛を起こさないようにするには、生活習慣の改善が必要です。食生活に注意を払い便秘や下痢を起こさない、湯船にゆっくりつかり肛門を優しくマッサージする、長時間椅子に座っていることが多い職業の人は、1時間に1回ぐらい席を立って軽く屈伸運動をしたり、お尻から太ももの裏側を軽くもんだりする、などが効果的です。

　気をつけなければいけないのは痔と症状が似ている重大疾患「結腸がん」です。生活習慣を改善しても出血や痛みが続くときは、早めに受診するようにしましょう。

ベラサスLA

●肺動脈性肺高血圧症治療薬
●抗血小板薬

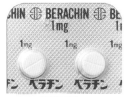

ベラサスLA錠60μg
227.70円/1錠
科研

効能効果

肺動脈性肺高血圧症。

成分名：ベラプロストナトリウム

何のお薬？ このお薬は、血小板が集まって固まるのを抑える働きや、肺にある血管平滑筋に作用して血管を拡げる働きなどをもつcAMP（サイクリックエーエムピー）を生成する「アデニル酸シクラーゼ」と呼ばれる酵素を活性化してcAMPの濃度を上昇させることにより、血液の流れをよくして、肺動脈性肺高血圧の人の血圧を下げます。保険適応にはなりませんが、抗血小板薬として処方される場合もあります。消化性潰瘍や出血性大腸炎、月経期間中など、出血傾向のある人は、本剤服用により症状が悪化する場合があります。また、抗凝血剤や抗血小板剤を服用している人も、出血傾向が強くなる場合があるので、注意が必要です。

原則的に服用を避けるべき人

血友病・毛細血管脆弱症・上部消化管出血・尿路出血・喀血・眼底出血などがある人、妊婦または妊娠している可能性のある婦人。

🏥 このような症状が出たら病院へ

脱力、発熱、吐き気、悪寒、青あざができやすい、頻回に起こる鼻血、手足に点状の出血、血尿、紫や黒い色の便、腹痛、胸やけ、吐血、顔面蒼白、意識が薄れる、から咳、呼吸困難、動悸、胸や肩甲骨周辺の痛みや違和感、脈が飛ぶ、全身倦怠感、食欲不振、悪心、皮膚や白目が黄色くなる黄疸症状など。

ベラチン

●気管支拡張剤

ベラチン錠1mg
11.80円/1錠
ニプロESファーマ

効能効果

気管支喘息、急性気管支炎、慢性気管支炎、喘息性気管支炎、肺気腫、珪肺症、塵肺症の気道閉塞性障害にもとづく呼吸困難など諸症状の緩解。

成分名：ツロブテロール塩酸塩

何のお薬？ このお薬は、交感神経のアドレナリン作動性のβ_2受容体に働きかけて、気管支平滑筋を緩める働きのあるcAMP（サイクリックエーエムピー）を増加させることにより、気管支を拡げ、気管支喘息や急性気管支炎などによる息苦しさなどの症状を和らげます。過度に服用した場合、致死性の不整脈が発生するおそれがあります。服用が過度にならないように、指示された服用量を守りましょう。用法および用量通り正しく服用しても効果が認められない場合は、主治医に相談してください。

🏥 このような症状が出たら病院へ

便秘、乾燥肌、倦怠感、筋力の低下など。

標準薬	ジェネリック
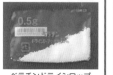	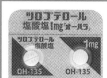
ベラチンドライシロップ 小児用0.1% 13.20円/1g	ツロブテロール塩酸塩錠1mg「オーハラ」 5.90円/1錠 / ツロブテロール塩酸塩 DS0.1%「オーハラ」 6.50円/1g

ベリキューボ

●慢性心不全治療薬

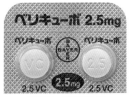

ベリキューボ錠 2.5mg
131.50円/1錠
バイエル

効能効果

慢性心不全。

成分名：ベルイシグアト

何のお薬？ 心臓が収縮すると、酸素を取り込んだ血液は血管に送り出され、一方、血管は心臓の収縮に合わせて拡張して血管内に新鮮な血液を受け入れ、全身に行き渡らせます。この心臓が収縮し、血管が拡張するという一連の動作は、シグナル伝達物質「サイクリックGMP（cGMP）」の働きかけにより起こり、cGMPは、心臓や血管の内皮細胞から放出された一酸化窒素（NO）と受容体「可溶性グアニル酸シクラーゼ（sGC）」が結びつくことで産生されます。このお薬は、このsGCを直接刺激することで、低くなっている一酸化炭素に対する感受性を高めるほか、sGCがcGMPを産生する能力が弱まっているのを高めることで、心臓の収縮と血管の拡張を促します。慢性心不全の症状が進むのを抑えるお薬です。

標準薬

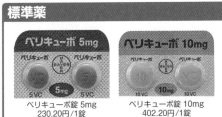

ベリキューボ錠 5mg
230.20円/1錠

ベリキューボ錠 10mg
402.20円/1錠

お薬を服用する時の注意
服用をはじめたら、通常2週間ごとに症状の変化や血圧のチェックを受けます。服用量はその結果によって調整されます。

ペリシット

●脂質代謝・末梢循環改善剤

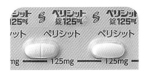

ペリシット錠125mg
5.90円/1錠 三和化学
R6.3.31まで

効能効果

高脂質血症の改善。ビュルガー病、閉塞性動脈硬化症、レイノー病およびレイノー症候群に伴う末梢循環障害の改善。

成分名：ニセリトロール

何のお薬？ 腸管からのコレステロール吸収を抑える作用や、胆汁へのコレステロールの排泄を促進する作用、さらに血清リポ蛋白の代謝を活発にする作用などにより、脂質を低下させる働きがあるほか、血管平滑筋に直接働いて、末梢血管を拡げて血液の流れをよくする働きもあるお薬です。他の疾患（肝障害・透析・消化性潰瘍など）がある人は、副作用が現れやすくなるので、注意が必要です。

原則的に服用を避けるべき人

重症低血圧または動脈出血のある人、本剤の成分に対して過敏症の既往歴のある人。

飲み忘れた時は

飲み忘れた時間（例：8時）と次に飲む時間（例：12時）の間（例：10時）より前であれば服用します。後なら服用を1回飛ばします。2回分を1度に服用してはいけません。

標準薬

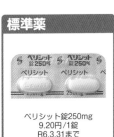

ペリシット錠250mg
9.20円/1錠
R6.3.31まで

🏥 このような症状が出たら病院へ

悪寒、青あざができやすい、頻回に起こる鼻血、手足に点状の出血、血尿など。

ベリチーム

●結合消化酵素剤

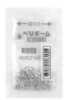

ベリチーム配合顆粒（0.5g）
14.60円/1g
共和薬品工業

効能効果

消化異常症状の改善。

成分名：濃厚膵臓性消化酵素・アスペルギルス産生消化酵素他配合剤

何のお薬？ 消化活動の中で、脂肪を分解するリパーゼ、繊維質を分解するセルラーゼ、でんぷん（糖質）やたんぱく質を分解するパンクレアチンやビオヂアスターゼといった消化酵素成分を配合したお薬です。食後の腹部膨満感・胃もたれ・胸やけ・胃の切除手術を受けた方の消化不良の改善など、食べ物の消化を助ける目的で処方されます。副作用の少ないお薬ですが、ごくまれに、発疹などの過敏症状が出る場合があります。気になる症状があれば、主治医に相談してください。

原則的に服用を避けるべき人

ウシまたはブタたんぱく質に対し過敏症の既往歴のある人。本剤に含まれる消化酵素成分で発疹などの過敏症状既往歴のある人。

標準薬

ベリチーム配合顆粒（1g）
14.60円/1g

飲み忘れた時は

毎食後に服用するお薬です。飲み忘れに気がついた時、胃がもたれる、お腹が張るなどの違和感を感じていなければ、服用を1回飛ばします。違和感を感じている場合はすぐに服用します。

ペルサンチン

●抗血小板剤

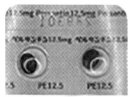

ペルサンチン錠12.5mg
5.90円/1錠
Medical Parkland

効能効果

狭心症、心筋梗塞（急性期を除く）、その他の虚血性心疾患、うっ血性心不全。ワーファリンとの併用による心臓弁置換術後の血栓・塞栓の抑制。ステロイドに抵抗性を示すネフローゼ症候群における尿蛋白減少。

成分名：ジピリダモール

何のお薬？ 血小板が集まって固まると血栓ができるのですが、この「集まって固まる」血小板の働きに関係している物質に「cAMP（サイクリックエーエムピー）」と呼ばれるものがあります。この物質が増えると血液は固まりにくくなり、減ると血液は固まりやすくなります。cAMPは、アデニル酸シクラーゼという酵素によって生成されますが、この酵素の働きを抑えようとする伝達物質（ADP）を受け取るのが、ADP受容体です。このお薬は、ADP受容体が伝達物質を受け取るのを邪魔することで、アデニル酸シクラーゼの働きを活発にする働きと、cAMPを分解してしまうホスホジエステラーゼという酵素の働きを抑える働きにより、cAMPの濃度を高め、結果、血小板が集まって固まる働きを弱めて、血栓ができにくい状態にします。また、腎臓の糸球体で、尿たんぱくを減らす働きなどもあります。

　ネフローゼ症候群の治療で服用する場合は、服用によって症状が急激に変化する場合がありますから、気になる症状が現れたら主治医に相談してください。重い冠動脈疾患（不安定狭心症・亜急性心筋梗塞・左室流出路狭窄・心代償不全等）や、低血圧症などの治療を受けている人は、受診時に主治医に伝えてください。

飲み忘れた時は

飲み忘れに気づいた時間が、飲み忘れた時間（例：8時）と次に飲む時間（例：12時）の間（例：10時）より前であれば、できるだけ早く服用します。後なら服用を1回飛ばします。2回分を1度に服用してはいけません。

🏥 このような症状が出たら病院へ

眼底出血、青あざができやすい、頻回に起こる鼻血、手足に点状の出血、血尿、紫や黒い色の便、腹痛、胸やけ、吐血、息切れ、息苦しい、咳込む、呼吸がヒューヒューという音をたてる、顔・舌・のどが腫れる、動悸、胸や肩甲骨周辺の痛みや違和感、脈が飛ぶなど。

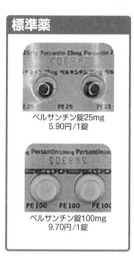

標準薬

ペルサンチン錠25mg
5.90円/1錠

ペルサンチン錠100mg
9.70円/1錠

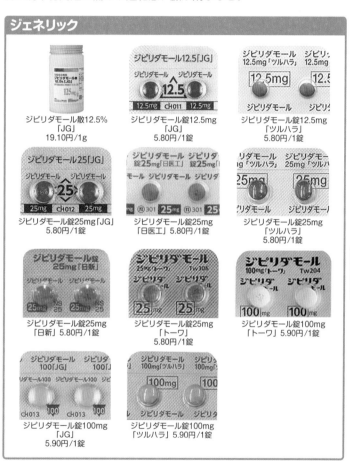

ジェネリック

ジピリダモール散12.5%
「JG」
19.10円/1g

ジピリダモール錠12.5mg
「JG」
5.80円/1錠

ジピリダモール錠12.5mg
「ツルハラ」
5.80円/1錠

ジピリダモール錠25mg「JG」
5.80円/1錠

ジピリダモール錠25mg
「日医工」5.80円/1錠

ジピリダモール錠25mg
「ツルハラ」
5.80円/1錠

ジピリダモール錠25mg
「日新」5.80円/1錠

ジピリダモール錠25mg
「トーワ」
5.80円/1錠

ジピリダモール錠100mg
「トーワ」5.90円/1錠

ジピリダモール錠100mg
「JG」
5.90円/1錠

ジピリダモール錠100mg
「ツルハラ」5.90円/1錠

ペルジピン

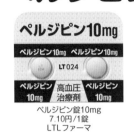

ペルジピン10mg

ペルジピン10mg　ペルジピン10mg
LT024
ペルジピン
10mg　高血圧
治療剤　ペルジピン
10mg

ペルジピン錠10mg
7.10円/1錠
LTLファーマ

効能効果

本態性高血圧症。

成分名：ニカルジピン塩酸塩

何のお薬？ 高血圧とは、血管内の圧力が高まっている状態で、大別すると、①血液の量が通常より多く血管を圧迫しているか、②血管内を流れる血液への抵抗が高まっているか、のいずれかです。高血圧が起こる原因は、血管や肉体の老化のほか、塩分の摂りすぎで体内の水分が過剰になっている、肥満により皮下脂肪や筋肉中の脂肪が増えて血管を圧迫している、心臓の働きが強すぎて通常より多くの血液が心臓から送り出されている、中枢神経や交感神経が興奮して血管が収縮している、など様々です。ところで、血管平滑筋や心筋の細胞膜にあるカルシウムチャネルからカルシウムイオンが平滑筋の中に入り込むと、血管平滑筋や心臓の筋肉が収縮します。このしくみを利用して、カルシウムチャネルに結合して細胞の外にあるカルシウムイオンが細胞内へ流入するのを邪魔することで、血管平滑筋や心筋の収縮を穏やかにし、末梢血管を拡張させ血圧を下げるお薬を「カルシウム拮抗薬」と呼びますが、本剤もそのひとつです。カルシウム拮抗薬と聞くと、骨のカルシウムにも影響を与えるような印象がありますが、骨とは関係のない場所で効果を示すお薬です。糖尿病や脂質異常症などの合併症に影響しない点、血管を拡張させる作用が強い点などから、高齢な高血圧症の方にとって、カルシウム拮抗薬が最初に処方される降圧薬治療となるケースも多いようです。めまい、眠気、注意力・集中力・反射機能の低下などが起こることがあるので、服用中は自動車の運転など危険を伴う機械の操作、高所作業、登山などは極力避けましょう。

原則的に服用を避けるべき人

頭蓋内出血で止血が完成していないと推定される人（すでにこのお薬を継続的に服用している時には、服用を中断します）、脳卒中急性期で頭蓋内圧が亢進している人（すでにこのお薬を継続的に服用している時には、服用を中断します）、妊婦または妊娠している可能性のある婦人（動物実験では、妊娠末期に投与すると出生児の体重が少なく、その後の体重増加も抑制された、との報告があります）。

飲み忘れた時は

飲み忘れた場合は、その回の服用は飛ばして、次回から決められた時間に服用します。2回分を1度に服用してはいけません。

お薬を服用する時の注意

症状がよくなったからと、急に服用を止めてしまうと、急激に血圧が上昇し、高血圧性の脳出血などを発症する場合がありますから、自己判断で中止したりせず、主治医と相談の上、徐々に服用量を減らしていく必要があります。

🏥 このような症状が出たら病院へ

全身倦怠感、食欲不振、悪心、皮膚や白目が黄色くなる黄疸症状、脱力、発熱、吐き気、悪寒、青あざができやすい、頻回に起こる鼻血、手足に点状の出血、血尿など。

標準薬

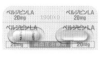

ペルジピン錠20mg
10.40円/1錠

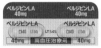

ペルジピンLAカプセル20mg
10.30円/1カプセル

ペルジピンLAカプセル40mg
10.80円/1カプセル

ペルジピン散10%
29.00円/1g

ジェネリック

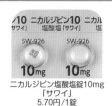

ニカルジピン塩酸塩錠10mg
「サワイ」
5.70円/1錠

ニカルジピン塩酸塩散10%
「日医工」
14.70円/1g

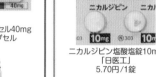

ニカルジピン塩酸塩錠10mg
「日医工」
5.70円/1錠

ニカルジピン塩酸塩錠20mg
「日医工」
5.70円/1錠

ニカルジピン塩酸塩錠20mg
「サワイ」
5.70円/1錠

ニカルジピン塩酸塩徐放カプセル
20mg「日医工」
5.70円/1カプセル　R6.3.31まで

ニカルジピン塩酸塩徐放カプセル
40mg「日医工」
5.90円/1カプセル　R6.3.31まで

ベルソムラ

●不眠症治療薬

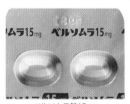

ベルソムラ錠15mg
90.80円/1錠
MSD

効能効果

不眠症。

成分名：スボレキサント

何のお薬? このお薬は、オレキシン受容体拮抗薬と呼ばれるお薬です。睡眠や覚醒を調整する神経伝達物質のオレキシンに反応する受容体は、脳の視床下部（覚醒中枢）に局在していますが、このお薬の成分は、オレキシン受容体（A・BのOX$_1$およびOX$_2$）に先回りして選択的に拮抗することで、オレキシンが受容体と結び付いて覚醒中枢を刺激する命令を受け取ることが出来ないようにすることで睡眠を誘発します。

原則的に服用を避けるべき人

イトラコナゾール（イトリゾール）、クラリスロマイシン（クラリシッド）、リトナビル（ノービア）、サキナビル（インビラーゼ）、ネルフィナビル（ビラセプト）、インジナビル（クリキシバン）、テラプレビル（テラビック）、ボリコナゾール（ブイフェンド）を服用中の人。

飲み忘れた時は

就寝直前に飲むお薬です。途中で目が覚めてしまった場合、翌朝にお薬の影響が残ることがあるので、服用は1回飛ばし、翌日の就寝前に服用します。2回分を1度に服用してはいけません。

標準薬

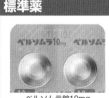

ベルソムラ錠10mg
69.30円/1錠

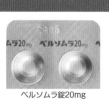

ベルソムラ錠20mg
109.90円/1錠

ヘルベッサー

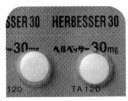

ヘルベッサー錠30
8.80円/1錠
田辺三菱

効能効果

狭心症、異型狭心症。本態性高血圧症（軽症～中等症）。

成分名：ジルチアゼム塩酸塩

何のお薬？ 高血圧とは、血管内の圧力が高まっている状態で、大別すると、①血液の量が通常より多く血管を圧迫しているか、②血管内を流れる血液への抵抗が高まっているか、のいずれかです。ところで、血管平滑筋や心筋の細胞膜にあるカルシウムチャネルからカルシウムイオンが平滑筋の中に入り込むと、血管平滑筋や心臓の筋肉が収縮します。このしくみを利用して、カルシウムチャネルに結合して細胞の外にあるカルシウムイオンが細胞内へ流入するのを邪魔することで、血管平滑筋や心筋の収縮を穏やかにし、末梢血管を拡張し血圧を下げるお薬を「カルシウム拮抗薬」と呼びますが、本剤もそのひとつです。狭心症の原因には、動脈硬化などで血管が部分的に狭くなってしまい、血液の流れが悪くなっている（狭窄：きょうさく＝器質的要因）場合と、様々な環境要因によって血管がけいれんし、一時的に血管の内側が狭くなり血液の流れが悪くなる（攣縮：れんしゅく＝機能的要因）があります。前者は、運動や負担のかかる動作などを行なった時に生じる「労作性狭心症」である一方、後者は、早朝や睡眠中など安静にしている時に起こることが多い「安静時狭心症」です。このお薬は、血管の収縮を抑えることから、安静時狭心症の予防のために処方されます。

原則的に服用を避けるべき人

重いうっ血性心不全のある人、２度以上の房室ブロック・洞不全症候群のある人、妊婦または妊娠している可能性のある婦人（動物実験では、催奇形作用や胎児死亡が報告されています）。

飲み忘れた時は

飲み忘れに気づいた時間が、飲み忘れた時間（例：8時）と次に飲む時間（例：12時）の間（例：10時）より前であれば、できるだけ早く服用します。後なら服用を１回飛ばします。２回分を１度に服用してはいけません。

お薬を服用する時の注意

症状がよくなったからと、急に服用を止めてしまうと、急激に血圧が上昇し、高血圧性の脳出血などを発症する場合がありますから、自己判断で中止したりせず、主治医と相談の上、徐々に服用量を減らしていく必要があります。

🏥 このような症状が出たら病院へ

徐脈、めまい、ふらつき、息苦しい、全身のむくみ、横になるより座っているほうが呼吸が楽、高熱、目の充血、めやに、唇や陰部のただれ、皮膚の広い範囲が赤くなる、全身倦怠感、食欲不振、悪心、皮膚や白目が黄色くなる黄疸症状など。

標準薬

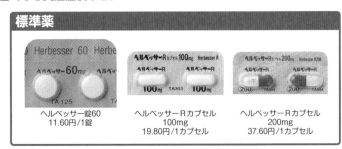

ヘルベッサー錠60
11.60円/1錠

ヘルベッサーRカプセル
100mg
19.80円/1カプセル

ヘルベッサーRカプセル
200mg
37.60円/1カプセル

へ

ジェネリック

ジルチアゼム塩酸塩錠30mg
「トーワ」5.70円/1錠

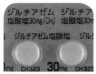
ジルチアゼム塩酸塩錠30mg
「CH」
5.70円/1錠

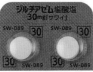
ジルチアゼム塩酸塩錠30mg
「サワイ」
5.70円/1錠

ジルチアゼム塩酸塩錠60mg
「トーワ」5.90円/1錠

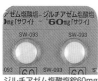
ジルチアゼム塩酸塩錠60mg
「サワイ」
5.90円/1錠

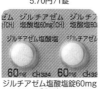
ジルチアゼム塩酸塩錠60mg
「CH」
5.90円/1錠

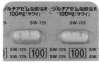
ジルチアゼム塩酸塩Rカプセル
100mg「サワイ」
10.10円/1カプセル

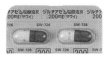
ジルチアゼム塩酸塩Rカプセル
200mg「サワイ」
18.10円/1カプセル

ジルチアゼム塩酸塩錠30mg
「日医工」
5.70円/1錠

ジルチアゼム塩酸塩錠60mg
「日医工」
5.90円/1錠

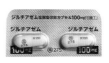
ジルチアゼム塩酸塩徐放
カプセル100mg「日医工」
10.10円/1カプセル

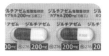
ジルチアゼム塩酸塩徐放
カプセル200mg「日医工」
18.10円/1カプセル

ペレックス

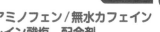●感冒剤

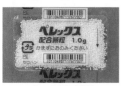
ペレックス配合顆粒
6.30円/1g
大鵬

効能効果

感冒もしくは上気道炎に伴う鼻汁、鼻閉、咽・喉頭痛、咳、痰、頭痛、関節痛、筋肉痛、発熱の改善および緩和。

成分名：サリチルアミド/アセトアミノフェン/無水カフェイン/クロルフェニラミンマレイン酸塩　配合剤

何のお薬？ 解熱鎮痛作用のある非ピリン系のサリチルアミドやアセトアミノフェンが体温調節中枢に働いて熱を下げる一方、抗ヒスタミン作用や鎮痛作用を強める働きのあるクロルフェニラミンマレイン酸塩や、中枢神経を興奮させる作用のある無水カフェインの働きなどで、風邪に伴う熱・のどの痛み・関節痛・鼻づまりなどの諸症状を和らげるお薬です。このお薬には風邪の諸症状を抑える働きはありますが、風邪の原因細菌やウイルスを殺す働きはありません。15歳未満の方で、水痘またはインフルエンザの疑いのある人は服用してはいけません。

原則的に服用を避けるべき人

アスピリン喘息のある人、前立腺肥大症の人。

🏥 このような症状が出たら病院へ

じんましん、血管が浮き出てくる、発熱、全身が紅潮する、息苦しい、高熱、目の充血、めやに、唇や陰部のただれ、皮膚の広い範囲が赤くなる、青あざができやすい、粘膜から出血しやすい、血尿、息切れ、寒気、突然の高熱、のどの痛み、頭痛、咳、尿量減少、手足や顔のむくみ、筋肉痛、力が入らない、赤褐色の尿が出る、手足や顔のむくみ、全身倦怠感、食欲不振、悪心、皮膚や白目が黄色くなる黄疸症状など。

※上記以外の標準薬として、小児用ペレックス配合顆粒（6.30円/1g）があります。

421

ベンザリン

●睡眠誘導剤
●抗てんかん剤

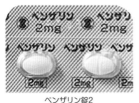

ベンザリン錠2
5.90円/1錠
共和薬品工業

効能効果

不眠症、麻酔前投薬、異型小発作群（点頭てんかん、ミオクロヌス発作、失立発作、焦点性発作、焦点性痙攣発作、精神運動発作、自律神経発作等）。

成分名：ニトラゼパム

何のお薬？ 中枢神経において、抑制性神経伝達物質GABAを受け取るGABA$_A$受容体のベンゾジアゼピン結合部に作用して、興奮したり不安になったりする信号の流れを抑えることで、これら感情を抑えるほか、催眠作用、筋弛緩作用なども示す、ベンゾジアゼピン系のお薬です。服用してから最高血中濃度に到達するまでの時間は1～2時間、成分が血液中から消失半減する時間は約27時間の「中時間型」です。

飲み忘れた時は

不眠症の場合、寝る前以外は服用してはいけません。抗てんかん剤として服用する場合は、飲み忘れた時間と次に飲む時間の真ん中より前の時間であれば服用します。後なら服用を1回飛ばします。

標準薬

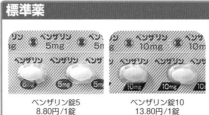

ベンザリン錠5
8.80円/1錠

ベンザリン錠10
13.80円/1錠

ジェネリック

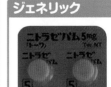

ニトラゼパム錠5mg
「トーワ」
5.50円/1錠

ペンタサ

●潰瘍性大腸炎治療薬
●クローン病治療薬

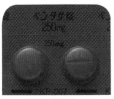

ペンタサ錠250mg
31.10円/1錠
杏林

効能効果

潰瘍性大腸炎（重症を除く）、クローン病。

成分名：メサラジン

何のお薬？ 炎症を起こしている細胞が放出している「活性酸素」を消去し、ロイコトリエンの合成を抑制することで、炎症がさらに拡がったり粘膜が傷つくのを防ぐことで、潰瘍性大腸炎やクローン病による諸症状を改善するお薬です。

飲み忘れた時は

飲み忘れに気づいた時間が、飲み忘れた時間（例：8時）と次に飲む時間（例：12時）の間（例：10時）より前であれば、できるだけ早く服用します。後なら服用を1回飛ばします。2回分を1度に服用してはいけません。

このような症状が出たら病院へ

発熱、から咳、呼吸困難、動悸、胸や肩甲骨周辺の痛みや違和感、全身倦怠感、尿量減少、手足や顔のむくみ、青あざができやすい、粘膜から出血しやすい、血尿、息切れ、寒気、突然の高熱、のどの痛み、頭痛、咳、食欲不振、悪心、皮膚や白目が黄色くなる黄疸症状など。

標準薬

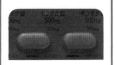

ペンタサ錠500mg
55.40円/1錠

へ

標準薬

ベンタサ顆粒94%250mg
110.50円/1g

ベンタサ顆粒94%500mg
110.50円/1g

ベンタサ顆粒94%1000mg
110.50円/1g

ベンタサ顆粒94%2000mg
110.50円/1g

ジェネリック

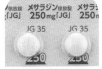
メサラジン徐放錠250mg
「JG」
16.70円/1錠

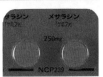
メサラジン錠250mg
「ケミファ」
14.20円/1錠

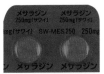
メサラジン錠250mg
「サワイ」
14.20円/1錠

メサラジン錠250mg
「日医工」14.20円/1錠
R6.3.31まで

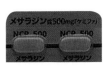
メサラジン錠500mg
「ケミファ」
29.00円/1錠

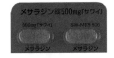
メサラジン錠500mg
「サワイ」
29.00円/1錠

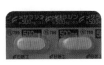
メサラジン錠500mg
「日医工」29.00円/1錠
R6.3.31まで

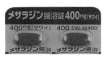
メサラジン腸溶錠400mg
「サワイ」
21.00円/1錠

ホーネル

●活性型ビタミンD₃製剤

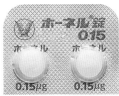
ホーネル錠0.15
209.30円/1錠
大正富山

効能効果

維持透析下の二次性副甲状腺機能亢進症。副甲状腺機能低下症（腎不全におけるものを除く）における低カルシウム血症とそれに伴う諸症状（テタニー、けいれん、しびれ感、知覚異常等）の改善。クル病・骨軟化症（腎不全におけるものを除く）に伴う諸症状（骨病変、骨痛、筋力低下）の改善。

成分名：ファレカルシトリオール

何のお薬？ このお薬は、活性型ビタミンD₃製剤で、腸管でのカルシウム吸収を助け、骨を作る細胞の働きを活発にする作用や、カルシウムの不足によって起こるしびれやけいれんなどの症状を和らげる作用、さらに、異常亢進した副甲状腺ホルモンの分泌を低下させる作用などがあります。

高リン血症のある人や他のビタミンD製剤を服用している人は、高カルシウム血症などが現れるおそれがあるので、服用を始める前に主治医に伝えてください。また、服用中は血清カルシウム値の測定が定期的に行なわれます。医師から指示された受診日は守りましょう。

このような症状が出たら病院へ

全身倦怠感、食欲不振、悪心、皮膚や白目が黄色くなる黄疸症状、急に現れる激しい腰や背中の痛み、腎結石、尿管結石、不眠、落ち着きがなくなる、吐き気、めまい、皮膚のかゆみ、発疹、動悸など。

標準薬

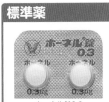
ホーネル錠0.3
322.70円/1錠

ホクナリン

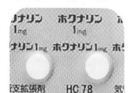

ホクナリン錠1mg
11.20円/1錠
ヴィアトリス

効能効果

気管支喘息、急性気管支炎、慢性気管支炎、喘息性気管支炎、肺気腫、珪肺症、塵肺症の気道閉塞性障害に基づく呼吸困難など諸症状の緩解。

成分名：ツロブテロール塩酸塩

何のお薬？ このお薬は、交感神経のアドレナリン作動性のβ_2受容体に働きかけて、気管支平滑筋を緩める働きのあるcAMP（サイクリックエーエムピー）を増加させることにより、気管支を拡げ、気管支喘息や急性気管支炎などによる息苦しさなどの症状を和らげます。効果がすぐに現れないと感じて過度に服用した場合、致死性の不整脈が発生するおそれがあります。服用が過度にならないように、指示された服用量を守りましょう。

🏥 このような症状が出たら病院へ

便秘、乾燥肌、倦怠感、筋力の低下など。

標準薬

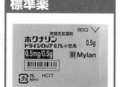

ホクナリンドライシロップ
0.1%小児用
12.90円/1g

ジェネリック

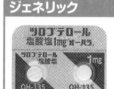

ツロブテロール塩酸塩錠1mg
「オーハラ」
5.90円/1錠

ツロブテロール塩酸塩
DS0.1%「オーハラ」
6.50円/1g

ホ ホスミシン

ホスミシン錠250
40.20円/1錠
MeijiSeika ファルマ

効能効果

＜適応症＞深在性皮膚感染症、膀胱炎、腎盂腎炎、感染性腸炎、涙嚢炎、麦粒腫、瞼板腺炎、中耳炎、副鼻腔炎。

成分名：ホスホマイシンカルシウム水和物

何のお薬？ 薬が細菌の増殖を抑えている間に、服薬している患者自身の免疫力によって細菌を殺し、病気からの回復を図るタイプの抗生物質を「静菌性抗生物質」といい、細菌を直接殺すタイプの抗生物質を「殺菌性抗生物質」といいます。このお薬は、細菌の細胞壁の合成を初期段階で邪魔することで殺菌作用を示す、ホスホマイシン系殺菌性抗生物質です。

🏥 このような症状が出たら病院へ

腹痛、下痢、血が混じった便、紫色をした便など。

標準薬

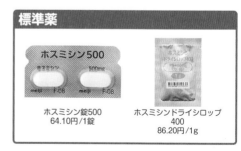

ホスミシン錠500
64.10円/1錠

ホスミシンドライシロップ
400
86.20円/1g

※上記以外の標準薬として、ホスミシンドライシロップ200（55.70円/1g）があります。

ボナロン

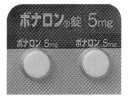

ボナロン錠5mg
49.70円/1錠
帝人

効能効果

骨粗鬆症。

成分名：アレンドロン酸ナトリウム水和物

何のお薬？ 骨を形成する（＝骨形成）作用の速さを、骨が溶ける（＝骨吸収）作用の速さが上回っている状態にあると、骨粗鬆症は進行します。原因としては、閉経後女性ホルモンのエストロゲンの分泌量が減少したことで、骨吸収のスピードが速くなってしまったなどがあります。このお薬の成分は、骨の表面に付着して、骨を溶かす働きをする破骨細胞の中に取り込まれ、破骨細胞の働きを抑えることで、骨吸収の速度を遅くし、骨量と骨強度を高めます。このお薬を含むビスホスホネート系薬剤は、服用してからの吸収率が低いので、少しでも吸収率を高めるために、朝の空腹時に服用するよう指示されるのが一般的です。しかし、それでも大半は吸収されず、一方、服用している方にとって制約が多く、生活に不便を感じる人も多いようです。最近では、直接血管内に薬の成分を注入できる注射薬も発売されています。

🏥 このような症状が出たら病院へ

吐血、下血、貧血、食べ物を飲み込めない、食べ物を飲み込む時痛い、胸骨下痛、胸やけ、紫や黒い色の便、腹痛、全身倦怠感、食欲不振、悪心、皮膚や白目が黄色くなる黄疸症状、高熱、目の充血、めやに、唇や陰部のただれ、皮膚の広い範囲が赤くなる、けいれん、筋肉のしびれ、時間や方向感覚が失われる、あごの痛み、歯が浮いたような感覚、足の付け根の痛みや違和感など。

標準薬	ジェネリック

標準薬

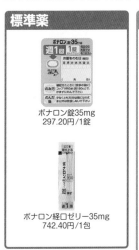

ボナロン錠35mg
297.20円/1錠

ボナロン経口ゼリー35mg
742.40円/1包

ジェネリック

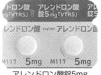

アレンドロン酸錠5mg
「VTRS」
33.30円/1錠

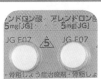

アレンドロン酸錠5mg
「JG」
33.00円/1錠

アレンドロン酸錠5mg
「トーワ」
18.10円/1錠

アレンドロン酸錠5mg
「日医工」
33.30円/1錠

アレンドロン酸錠5mg
「アメル」
18.10円/1錠

アレンドロン酸錠5mg
「YD」
31.00円/1錠

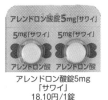

アレンドロン酸錠5mg
「サワイ」
18.10円/1錠

アレンドロン酸錠5mg
「DK」
31.00円/1錠

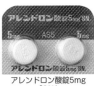

アレンドロン酸錠5mg
「SN」
33.30円/1錠

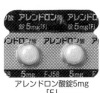

アレンドロン酸錠5mg
「F」
31.00円/1錠

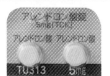

アレンドロン酸錠5mg
「TCK」
18.10円/1錠

アレンドロン酸錠35mg
「JG」
109.70円/1錠

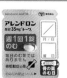

アレンドロン酸錠35mg
「トーワ」
109.70円/1錠

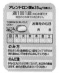

アレンドロン酸錠35mg
「日医工」
208.40円/1錠

アレンドロン酸錠35mg
「アメル」
109.70円/1錠

アレンドロン酸錠35mg
「サワイ」
109.70円/1錠

アレンドロン酸錠35mg「DK」
189.40円/1錠

アレンドロン酸錠35mg
「VTRS」
208.40円/1錠

アレンドロン酸錠35mg
「TCK」
124.00円/1錠

アレンドロン酸錠35mg「YD」
109.70円/1錠

アレンドロン酸錠35mg「SN」
208.40円/1錠

アレンドロン酸錠35mg
「F」
189.40円/1錠

ホ

ボノサップパック

●ヘリコバクター・ピロリ感染症治療薬

ボノサップパック400
521.80円/1シート
武田

成分名：ボノプラザンフマル酸塩/アモキシシリン/クラリスロマイシン

何のお薬？ 胃炎・胃潰瘍・十二指腸潰瘍・胃がんなどの原因のひとつであるヘリコバクター・ピロリ菌に有用な薬剤をまとめたお薬です。胃酸の分泌は、胃壁の細胞膜にある受容体が神経伝達物質を受け取ることで始まり、最終段階において、プロトンポンプと呼ばれるしくみが機能することで完結します。このプロトンポンプは、特定の酵素によって作動しますが、このお薬には、その酵素を邪魔することで、胃酸の分泌を抑える成分と、細菌のリボソームの働きを邪魔することで細菌の増殖を抑える成分、さらに、細菌の細胞壁の合成を邪魔することで殺菌作用を示す成分がセットになっています。

効能効果

<適応菌種>アモキシシリン、クラリスロマイシンに感性のヘリコバクター・ピロリ菌
<適応症>胃潰瘍・十二指腸潰瘍・胃MALTリンパ腫・特発性血小板減少性紫斑病・早期胃癌に対する内視鏡的治療後胃におけるヘリコバクター・ピロリ感染症、ヘリコバクター・ピロリ感染胃炎。

飲み忘れた時は

通常１日２回、７日間服用するお薬です。飲み忘れに気づいたら、すぐに１回分服用します。ただし、次に飲む予定の時間まで５時間以内の場合には服用せず、次に飲む時間から決められた時間に飲んでください（１回服用を忘れた場合は、服用の終了が８日目になります）。２回分を１度に服用してはいけません。

標準薬

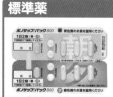

ボノサップパック800
649.30円/1シート

ボノテオ

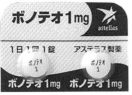

ボノテオ錠1mg
69.50円/1錠
アステラス

効能効果

骨粗鬆症。

成分名：ミノドロン酸水和物

何のお薬？ 骨を形成する（＝骨形成）作用の速さを、骨が溶ける（＝骨吸収）作用の速さが上回っている状態にあると、骨粗鬆症は進行します。このお薬の成分は、骨の表面に付着して留まり、後から、骨の組織を壊す破骨細胞が骨に付着して骨吸収を始めると、破骨細胞の中に取り込まれ、破骨細胞が骨吸収をするしくみを破壊すると同時に、破骨細胞を死滅させることで、骨吸収を遅らせ、骨量や骨密度の回復を図ります。

飲み忘れた時は

毎朝服用する1mg錠の場合は、気がついた時、飲み物や食べ物を摂っていなければ、すぐに服用してください。すでに飲み物や食べ物を摂ってしまっていたら、その日は飛ばして翌日から決められた時間に服用します。50mgは月に1度なので、飲み忘れに気がついたら翌朝、決められた飲み方をしましょう。

標準薬

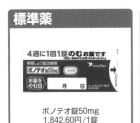

ボノテオ錠50mg
1,842.60円/1錠

ジェネリック

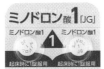

ミノドロン酸錠1mg
「JG」
39.50円/1錠

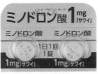

ミノドロン酸錠1mg
「サワイ」
23.40円/1錠

ミノドロン酸錠1mg
「トーワ」
23.40円/1錠

ミノドロン酸錠1mg
「ニプロ」
23.40円/1錠

ミノドロン酸錠1mg
「日医工」
21.10円/1錠

ミノドロン酸錠1mg
「NIG」
23.40円/1錠

ミノドロン酸錠50mg
「JG」
613.70円/1錠

ミノドロン酸錠50mg
「サワイ」
613.70円/1錠

ミノドロン酸錠50mg
「トーワ」
613.70円/1錠

ミノドロン酸錠50mg
「ニプロ」
613.70円/1錠

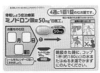

ミノドロン酸錠50mg
「日医工」
500.70円/1錠

ミノドロン酸錠50mg
「NIG」
500.70円/1錠

ホ

ボノピオンパック

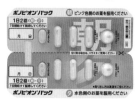

ボノピオンパック
474.50円/1シート
武田

効能効果

<適応菌種>アモキシシリン、メトロニダゾールに感性のヘリコバクター・ピロリ菌。
<適応症>胃潰瘍・十二指腸潰瘍・胃MALTリンパ腫・特発性血小板減少性紫斑病・早期胃癌に対する内視鏡的治療後胃におけるヘリコバクター・ピロリ感染症、ヘリコバクター・ピロリ感染胃炎。

成分名：ボノプラザンフマル酸塩 / アモキシシリン / メトロニダゾール

何のお薬? 胃炎・胃潰瘍・十二指腸潰瘍・胃がんなどの原因のひとつであるヘリコバクター・ピロリ菌に有用な薬剤をまとめたお薬です。胃酸の分泌は、胃壁の細胞膜にある受容体が神経伝達物質を受け取ることで始まり、最終段階において、プロトンポンプと呼ばれるしくみが機能することで完結します。このプロトンポンプは、特定の酵素によって作動しますが、このお薬には、その酵素を邪魔することで、胃酸の分泌を抑える成分と、細菌のリボソームの働きを邪魔することで細菌のDNAらせん構造を不安定化させて細菌を破壊する成分、さらに、細菌の細胞壁の合成を邪魔することで殺菌作用を示す成分がセットになっています。

飲み忘れた時は

通常1日2回、7日間服用するお薬です。飲み忘れに気づいたら、すぐに1回分を服用してください。ただし、次に飲む予定の時間まで5時間以内の場合には服用せず、次に飲む時間から決められた時間に飲んでください（1回忘れた場合は、服用の終了が8日目になります）。2回分を1度に服用してはいけません。

ホ

お薬コラム "新型コロナウイルスの特殊性"

2020年1月より新型コロナウイルス感染症の流行で、私たちの日常は大きく変わりました。手洗いの徹底、マスクの着用はもちろん、スーパーなどで買い物をするときには入店前にアルコールなどで手指消毒をし、会食はアクリル板越しに着席、といった具合に、いろんな制約がくらしの随所に設けられています。病院や大きめの施設などには、サーモセンサーが設置してあり、発熱してないかの確認も行われます。もちろんこれら感染対策は非常に有効でありますが、むしろほかに方法がない、というのも事実です。

感染症の収束の目途が立たない中、対策に疲れてきた人、あるいはコロナ慣れして対策が緩んできた人もあるかもしれません。そういった緩みを後押しするかのように、「コロナはたいしたことない」とか「感染の拡大が進めば、自然と弱毒化していく」といった言説も耳にすることもあります。確かに、現在流行している新型コロナウイルス感染症は、「感染したら3割死ぬ」というような、強毒なウイルス感染症ではありません。しかしこの新型コロナウイルスには「発症前（無症状）でも感染させる」という、とても特異な性質があります。かつてSARSが、強毒すぎて宿主が動き回って感染させる期間が短く、結果強毒な株が淘汰されて弱毒化した、という経験から、今般の新型コロナウイルスも感染が広がればさらに弱毒化する、という楽観論も生まれているようです。しかし「発症前から感染させられるウイルス」に、この理屈は当てはまりません。むしろ、むやみに感染をくりかえすことで頻繁に変異が起こり、感染前に発症させる性質を保持したまま強毒化してしまうという最悪のシナリオさえ、可能性は排除できないのです。緊張感を保つのは容易ではありません。しかし今しばらくは、自分と、周囲の人を守る努力の継続が望まれます。

ポラキス

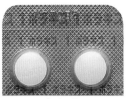

ポラキス錠1
11.50円/1錠
クリニジェン

効能効果

神経因性膀胱、不安定膀胱（無抑制収縮を伴う過緊張性膀胱状態）における頻尿、尿意切迫感、尿失禁。

成分名：オキシブチニン塩酸塩

何のお薬？ 膀胱収縮は、膀胱平滑筋にあるムスカリン性アセチルコリン受容体が神経伝達物質（アセチルコリン）を受け取ることで誘発されます。このお薬は、そのムスカリン性アセチルコリン受容体がアセチルコリンを受け取るのを邪魔をすることで、膀胱が収縮するのを抑え、尿がたまりやすい状態にし、頻尿や尿失禁などを改善します。

🏥 このような症状が出たら病院へ

食欲不振、吐き気、嘔吐、2〜3日以上続く便秘、腹部の膨満、尿がでなくなる、発熱、悪寒、青あざができやすい、頻回に起こる鼻血など。

標準薬		ジェネリック
ポラキス錠2 12.20円/1錠	 ポラキス錠3 12.20円/1錠	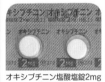 オキシブチニン塩酸塩錠2mg 「日医工」 5.90円/1錠

ポララミン

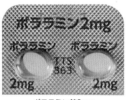

ポララミン錠2mg
5.70円/1錠
高田

効能効果

じん麻疹、血管運動性浮腫、枯草熱、皮膚疾患に伴う掻痒（湿疹・皮膚炎、皮膚掻痒症、薬疹）、アレルギー性鼻炎、血管運動性鼻炎、感冒等上気道炎に伴うくしゃみ・鼻汁・咳嗽。

成分名：d-クロルフェニラミンマレイン酸塩

何のお薬？ 私たちの身体にはアレルギーの原因となる抗原を認識するマスト細胞（肥満細胞）があり、この細胞のスイッチが入ると、ヒスタミンをはじめとする炎症を引き起こす物質や、サイトカインと呼ばれる免疫・炎症に関する情報伝達物質、アレルギー反応・炎症反応を維持しようとする脂質成分など「ケミカルメディエーター」と呼ばれる物質が放出されてアレルギー症状が起こります。このお薬は、ヒスタミンH_1を受け取って炎症などを引き起こす受容体を邪魔する働きによって、アレルギーの諸症状を和らげます。

標準薬		ジェネリック
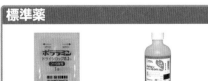 ポララミンドライシロップ 0.2% 5.80円/1g	ポララミンシロップ0.04% 16.10円/10mL	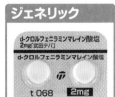 d-クロルフェニラミンマレイン酸塩錠2mg 「武田テバ」5.70円/1錠

ホリゾン

●抗不安薬

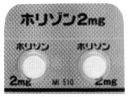

ホリゾン錠2mg
6.00円/1錠
丸石

成分名：ジアゼパム

何のお薬？ 中枢神経において、抑制性神経伝達物質GABAを受け取るGABA_A受容体のベンゾジアゼピン結合部に作用して、興奮したり不安になったりする信号の流れを抑えることで、うつや緊張、不安感情を抑えるお薬です。また、脊髄反射を弱くして筋肉を緩めたり、けいれんを鎮めたりする働きもあります。血中濃度半減期が30時間の「長時間型」です。

このような症状が出たら病院へ

飲まないと不安になる、けいれん、依存、大量服用、胸を押さえつけられるような感覚、息切れ、息苦しい、幻覚や幻聴、上手にものが考えられない、異常興奮、錯乱など。

効能効果

神経症における不安・緊張・抑うつ。うつ病における不安・緊張。心身症（消化器疾患、循環器疾患、自律神経失調症、更年期障害、腰痛症、頸肩腕症候群）における身体 症候ならびに不安・緊張・抑うつ。脳脊髄疾患に伴う筋痙攣・疼痛における筋緊張の軽減。麻酔前投薬。

標準薬	ジェネリック

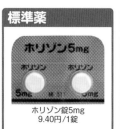

ホリゾン錠5mg
9.40円/1錠

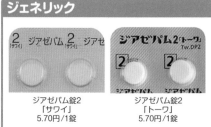

ジアゼパム錠2
「サワイ」
5.70円/1錠

ジアゼパム錠2
「トーワ」
5.70円/1錠

ポリフル

ホ

●過敏性腸症候群治療薬

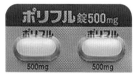

ポリフル錠500mg
11.30円/1錠
マイランEPD

成分名：ポリカルボフィルカルシウム

何のお薬？ このお薬の成分は、胃でポリカルボフィルと呼ばれる物質に変化し、小腸や大腸で水分を吸収してゲル化し、便の水分バランスを整えます。また、消化中の食べ物の輸送調節に作用し、下痢を抑え、便秘を改善します。対症療法のため、効果がない場合は他のお薬を検討する必要があります。また、他のカルシウム製剤や活性型ビタミンD製剤を服用している人は、高カルシウム血症に注意が必要です。

原則的に服用を避けるべき人

虫垂炎・腸出血・潰瘍性結腸炎などのある人、高カルシウム血症の人、腎不全・腎臓結石のある人、術後イレウスなどの胃腸閉塞を引き起こすおそれのある術前の人。

効能効果

過敏性腸症候群における便通異常（下痢、便秘）および消化器症状。

飲み忘れた時は

飲み忘れた時間（例：8時）と次に飲む時間（例：12時）の間（例：10時）より前であれば服用します。後なら服用を1回飛ばします。2回分を1度に服用してはいけません。

標準薬

ポリフル細粒83.3%（0.6g） 17.80円/1g	ポリフル細粒83.3%（1.2g） 17.80円/1g

ボルタレン

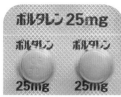

ボルタレン錠25mg
8.60円/1錠
ノバルティス

効能効果

関節リウマチ、変形性関節症、変形性脊椎症、腰痛症、腱鞘炎、頸肩腕症候群、神経痛、後陣痛、骨盤内炎症、月経困難症、膀胱炎、前眼部炎症、歯痛、手術ならびに抜歯後の鎮痛・消炎。急性上気道炎の解熱・鎮痛。

成分名：ジクロフェナクナトリウム

何のお薬？ 体内で炎症が起こると、プロスタグランジンが放出されて、発熱や痛みが生じますが、このプロスタグランジンは、シクロオキシゲナーゼ（COX）と呼ばれる物質によって体内で合成されます（プロスタグランジン自体は痛みを生じさせるのではなく、痛みを感じやすくさせる物質です）。このお薬は、非ステロイド性抗炎症薬（NSAIDs）のひとつで、プロスタグランジンを合成するのに必要なシクロオキシゲナーゼ（COX）の働きを邪魔することで、体内のプロスタグランジンを減らし、結果、熱を下げ、炎症や痛みを和らげます。

🏥 このような症状が出たら病院へ

じんましん、血管が浮き出てくる、発熱、全身が紅潮する、息苦しい、紫や黒い色の便、腹痛、胸やけ、吐血、青あざができやすい、粘膜から出血しやすい、血尿、息切れ、寒気、突然の高熱、のどの痛み、頭痛、咳、高熱、目の充血、めやに、唇や陰部のただれ、皮膚の広い範囲が赤くなる、全身倦怠感、尿量減少、手足や顔のむくみ、から咳、呼吸困難、息苦しい、咳込む、呼吸がヒューヒューという音をたてる、動悸、胸や肩甲骨周辺の痛みや違和感、脈が飛ぶ、全身倦怠感、食欲不振、悪心、皮膚や白目が黄色くなる黄疸症状、筋肉痛、力が入らない、赤褐色の尿が出る、激しい嘔吐、意識障害、けいれんなど。

標準薬	ジェネリック

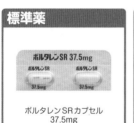

ボルタレンSRカプセル
37.5mg
10.40円/1カプセル

ジクロフェナクNa錠25mg
「トーワ」
5.70円/1錠

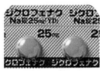

ジクロフェナクNa錠25mg
「YD」
5.70円/1錠

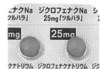

ジクロフェナクNa錠25mg
「ツルハラ」
5.70円/1錠

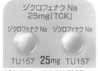

ジクロフェナクNa錠25mg
「TCK」
5.70円/1錠

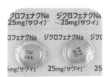

ジクロフェナクNa錠25mg
「サワイ」
5.70円/1錠

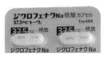

ジクロフェナクNa徐放カプセル37.5mg「トーワ」
5.90円/1カプセル

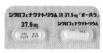

ジクロフェナクナトリウムSRカプセル37.5mg「オーハラ」
5.90円/1カプセル

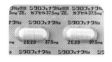

ジクロフェナクNa徐放カプセル37.5mg「ZE」
5.90円/1カプセル

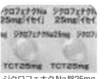

ジクロフェナクNa錠25mg
「イセイ」
5.70円/1錠

ジクロフェナクNa錠25mg
「武田テバ」
5.70円/1錠

ホ

ボンゾール

●子宮内膜症・乳腺症治療薬

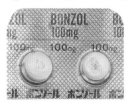

ボンゾール錠100mg
133.20円/1錠
田辺三菱

効能効果

子宮内膜症、乳腺症。

成分名：ダナゾール

何のお薬？ このお薬は、脳下垂体に働いて、ゴナドトロピン分泌を抑えると同時に、卵巣や子宮内膜組織に直接作用して、子宮内膜症病巣を小さくする働きや、乳腺症を改善する働きがあります。

原則的に服用を避けるべき人

血栓症の既往歴のある人、血液凝固制御因子が欠損または減少している人、重い肝臓障害のある人、重い腎臓疾患・心臓疾患などがある人、ポルフィリン症の人、アンドロゲン依存性腫瘍のある人、診断のつかない異常性器出血のある人、妊婦または妊娠している可能性のある婦人、授乳中の人。

飲み忘れた時は

飲み忘れた時間と次に飲む時間の真ん中より前の時間であれば服用します。後なら服用を1回飛ばします。

🏠 このような症状が出たら病院へ

局所の痛み、片側の手足だけにしびれや運動麻痺、むくみ、うずき、突然の息切れ、息苦しい、胸の痛み、急激な視力低下、意識障害、めまい（以上の場合は救急車を要請してください）。全身倦怠感、食欲不振、悪心、皮膚や白目が黄色くなる黄疸症状、発熱、から咳、呼吸困難など。

標準薬

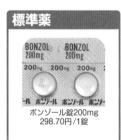

ボンゾール錠200mg
298.70円/1錠

ホ

ポンタール

●鎮痛・消炎・解熱剤

ポンタールカプセル250mg
7.50円/1カプセル
ファイザー

効能効果

手術後および外傷後の炎症および腫脹の緩解。変形性関節症、腰痛症、症候性神経痛、頭痛（他剤が無効な場合）、副鼻腔炎、月経痛、分娩後疼痛、歯痛の消炎、鎮痛、解熱急性上気道炎（急性気管支炎を伴う急性上気道炎を含む）の解熱・鎮痛。

成分名：メフェナム酸

何のお薬？ 体内で炎症が起こると、プロスタグランジンが放出されて、発熱や痛みが生じますが、このプロスタグランジンは、シクロオキシゲナーゼ（COX）と呼ばれる物質によって体内で合成されます（プロスタグランジン自体は痛みを生じさせるのではなく、痛みを感じやすくさせる物質です）。このお薬は、非ステロイド性抗炎症薬（NSAIDs）のひとつで、プロスタグランジンを合成するのに必要なシクロオキシゲナーゼ（COX）の働きを邪魔することで、体内のプロスタグランジンを減らし、結果、熱を下げ、炎症や痛みを和らげます。

標準薬

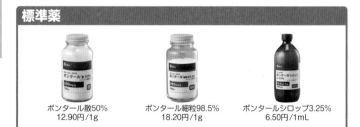

ポンタール散50%
12.90円/1g

ポンタール細粒98.5%
18.20円/1g

ポンタールシロップ3.25%
6.50円/1mL

ボンビバ

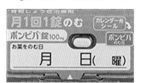

ボンビバ錠100mg
1,901.10円/1錠
中外

効能効果
骨粗鬆症。

成分名：イバンドロン酸ナトリウム水和物

何のお薬？ 骨を形成する（＝骨形成）作用の速さを、骨が溶ける（＝骨吸収）作用の速さが上回っている状態にあると、骨粗鬆症は進行します。原因としては、閉経後女性ホルモンのエストロゲンの分泌量が減少したことで、骨吸収のスピードが速くなってしまったなどがあります。このお薬は、ビスホスホネート系の骨粗鬆症治療薬です。お薬の成分が骨の表面に付着して、骨を溶かす働きをする破骨細胞の中に取り込まれ、破骨細胞の働きを抑えることで、骨吸収の速度を遅くし、骨量と骨強度を高めます。

原則的に服用を避けるべき人
食道狭窄またはアカラシア（食道弛緩不能症）等の食道通過を遅延させる障害のある人、服用時に立位または坐位を60分以上保てない人、低カルシウム血症のある人。

お薬を服用する時の注意
月に１回、朝起床時、空腹の状態で服用するお薬です。水180mL以上の水で服用し、服後60分間は水以外の飲食を避けます。お茶やジュースでの服用や、カルシウムやマグネシウムを多く含む硬水のミネラルウォーターでの服用は避けましょう。

飲み忘れた時は
月に１回服用するお薬です。飲み忘れに気づいた場合にはすぐ服用し、以後はその日から１ヶ月間隔で服用してください。

ホ

お薬コラム **"薬の飲み忘れとリスク②"**

　①では、お薬の飲み忘れは誰にでも起こりうる、とくに自覚症状がないと服薬し続けるのは難しい、というお話しをしました。高血圧症は自覚症状が少なく、お薬を服用している人がとても多い疾患のひとつですが、服薬せずに放置すれば、脳出血を起こし、死に至る恐れもあります。糖尿病も重症化するまで自覚症状が少ない疾患ですが、服薬治療せず放置すれば、失明や腎機能の低下などを招く恐れがあります。特別な病気でだけお薬の飲み忘れが怖いのではなく、身近な病気でも、服薬忘れにはリスクがあるのです。

　にもかかわらず、ピルケースを用意し、お薬を仕分けしておいても、飲み忘れる。あるいは、お酒を飲む機会の多い人や、残業などで帰宅が遅くなりがちな人は、家に着いた瞬間、疲労感と開放感からリラックスモードに入り、薬を飲むのをつい忘れてしまう…。これらは、本人が悪いというよりも、環境や習慣に影響されている面が大きいのです。

　では、どうしたらよいのでしょう？　例えば、１日１回就寝前（夜中の12時）に服用するお薬を飲み忘れたとします。もし、飲むはずだった時間と、次に服用する時間の中間（上記例では昼の12時）より前なら服用すべき、というお薬ならば、朝、出社してから服用しても間に合います。職場のPCの起動画面に「薬を飲みましたか？」というメッセージが出るよう、設定してもよいでしょう。また、スマホのアラート機能を活用し「服薬時間」をセットするのも方法です。便利な道具を上手く使って、飲み忘れを減らしましょう。

マーズレン配合錠

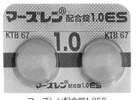

マーズレン配合錠1.0ES
12.60円/1錠
寿製薬

効能効果

胃潰瘍、十二指腸潰瘍、胃炎における自覚症状および他覚所見の改善。

成分名：アズレンスルホン酸ナトリウム水和物・L-グルタミン

何のお薬？ 胃や十二指腸潰瘍の治療薬には、胃を攻撃する成分でもある胃酸の分泌量を減らす働きをするタイプと、胃粘膜を胃酸の攻撃から守るタイプの２種類があります。このお薬は後者のタイプで、炎症を起こしている胃や十二指腸の粘膜に直接働いて、粘膜の炎症を鎮めると同時に、傷ついた粘膜の修復を早める働きがあります。副作用は少ないお薬ですが、まれに、発疹や皮膚のかゆみなどの過敏症状や、肝機能異常などが現れることがあります。気になる症状があれば、主治医に相談してください。

飲み忘れた時は

飲み忘れに気づいた時間が、飲み忘れた時間（例：８時）と次に飲む時間（例：12時）の間（例：10時）より前であれば、できるだけ早く服用します。後なら服用を１回飛ばします。２回分を１度に服用してはいけません。

標準薬

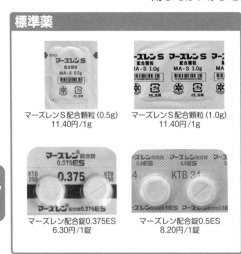

マーズレンS配合顆粒 (0.5g)
11.40円/1g

マーズレンS配合顆粒 (1.0g)
11.40円/1g

マーズレン配合錠0.375ES
6.30円/1錠

マーズレン配合錠0.5ES
8.20円/1錠

ジェネリック

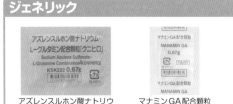

アズレンスルホン酸ナトリウム・L-グルタミン配合顆粒「クニヒロ」 6.50円/1g

マナミンGA配合顆粒
6.50円/1g

お薬コラム　"医療のひっ迫が行きつくところ"

　緊急事態宣言が発出されるかどうかの判断基準のひとつに「医療ひっ迫度」が挙げられました。ニュースで流れた、防護服に身を包んだ医療従事者が奮闘する姿は、まだ記憶に新しいところです。新型コロナウイルス感染症での入院は、重症肺炎を発症した人はもちろん、回復期にも介護リハビリが必要で、退院まで時間がかかる方も多くいました。一方で、脳血管疾患、心疾患、あるいは大けがをした人などは、コロナにかかわりなく日々発生します。平時であれば、急性期はICUで治療を受け、病状が落ち着くと一般病棟に移されて…とベッドのやりくりが機能するのですが、当時は「コロナ用病床確保」の要請の下、通常医療のベッドをやむなく減らしている病院も少なくありませんでした。結果、助かるはずの命が、十分な治療を受けられずに終わってしまったケースもあったのです。

マイスリー

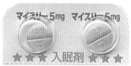

マイスリー錠5mg
24.20円/1錠
アステラス

効能効果

不眠症（統合失調症および
躁うつ病に伴う不眠症は除
く）。

成分名：ゾルピデム酒石酸塩

何のお薬? 脳内中枢神経系のベンゾジアゼピン受容体には、ω_1受容体（a_1受容体）とω_2受容体（a_2・a_3・a_5受容体）のふたつのタイプがあります。この2種類の受容体は、脳内分布が異なり、働きも異なるといわれていて、ω_1受容体は催眠作用、ω_2受容体は抗不安作用や筋弛緩作用に関係があるとされます。このお薬は、非ベンゾジアゼピン構造の睡眠薬で、ベンゾジアゼピン受容体の、ω_1受容体を刺激することで、神経の高ぶりを抑制するGABA$_A$の働きを強くして、催眠鎮静作用を発揮します。服用してから最高血中濃度に到達するまでの時間は0.7〜0.9時間、成分が血液中から消失半減する時間は約2時間の「超短時間型」ですが、途中覚醒が少ない、翌朝起きる時の覚醒サイクルに影響が少ないといった特徴があります。また、同じ超短時間型のトリアゾラム（ハルシオン）はベンゾジアゼピン系なのに対して、このお薬は、非ベンゾジアゼピン系で、筋弛緩作用などによってふらついたりすることが少ない、という利点があります。

原則的に服用を避けるべき人

重い肝臓障害のある人、急性狭隅角緑内障のある人、重症の筋無力症の人。

標準薬

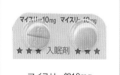

マイスリー錠10mg
40.20円/1錠

ジェネリック

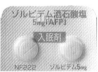

ゾルピデム酒石酸塩錠5mg
「AFP」
10.10円/1錠

ゾルピデム酒石酸塩錠5mg
「DSEP」
10.10円/1錠

ゾルピデム酒石酸塩錠5mg
「KMP」
10.10円/1錠

ゾルピデム酒石酸塩錠5mg
「JG」
10.10円/1錠

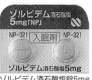

ゾルピデム酒石酸塩錠5mg
「NP」
10.10円/1錠

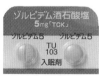

ゾルピデム酒石酸塩錠5mg
「TCK」
10.10円/1錠

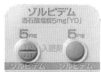

ゾルピデム酒石酸塩錠5mg
「YD」
10.10円/1錠

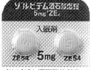

ゾルピデム酒石酸塩錠5mg
「ZE」
10.10円/1錠

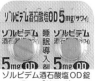

ゾルピデム酒石酸塩 OD錠
5mg「サワイ」
10.10円/1錠

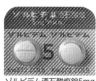

ゾルピデム酒石酸塩錠5mg
「アメル」
10.10円/1錠

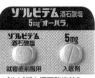

ゾルピデム酒石酸塩錠5mg
「オーハラ」
10.10円/1錠

マ

ゾルピデム酒石酸塩錠5mg
「杏林」
10.10円/1錠

ゾルピデム酒石酸塩OD錠
10mg「サワイ」
12.90円/1錠

ゾルピデム酒石酸塩錠5mg
「サワイ」
10.10円/1錠

ゾルピデム酒石酸塩錠5mg
「サンド」
10.10円/1錠

ゾルピデム酒石酸塩錠5mg
「タカタ」
10.10円/1錠

ゾルピデム酒石酸塩錠5mg
「テバ」
10.10円/1錠

ゾルピデム酒石酸塩錠5mg
「トーワ」
10.10円/1錠

ゾルピデム酒石酸塩錠5mg
「日医工」
10.10円/1錠

ゾルピデム酒石酸塩錠5mg
「日新」
10.10円/1錠

ゾルピデム酒石酸塩OD錠
5mg「日医工」
10.10円/1錠

ゾルピデム酒石酸塩錠5mg
「明治」
10.10円/1錠

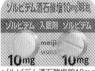
ゾルピデム酒石酸塩錠10mg
「明治」
14.60円/1錠

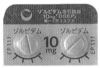
ゾルピデム酒石酸塩錠10mg
「DSEP」
12.90円/1錠

ゾルピデム酒石酸塩錠10mg
「KMP」
14.50円/1錠

ゾルピデム酒石酸塩錠10mg
「JG」
14.60円/1錠

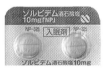
ゾルピデム酒石酸塩錠10mg
「NP」
10.10円/1錠

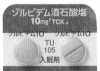
ゾルピデム酒石酸塩錠10mg
「TCK」
12.90円/1錠

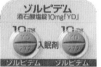
ゾルピデム酒石酸塩錠10mg
「YD」
12.90円/1錠

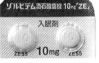
ゾルピデム酒石酸塩錠10mg
「ZE」
14.50円/1錠

ゾルピデム酒石酸塩OD錠
10mg「日医工」
14.60円/1錠

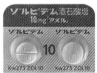
ゾルピデム酒石酸塩錠10mg
「アメル」
10.10円/1錠

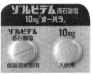
ゾルピデム酒石酸塩錠10mg
「オーハラ」
12.90円/1錠

ゾルピデム酒石酸塩錠10mg
「サワイ」
12.90円/1錠

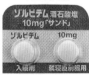
ゾルピデム酒石酸塩錠10mg
「サンド」
10.10円/1錠

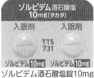
ゾルピデム酒石酸塩錠10mg
「タカタ」
14.50円/1錠

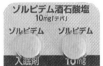
ゾルピデム酒石酸塩錠10mg
「テバ」14.60円/1錠
R5.9.30まで

ゾルピデム酒石酸塩錠10mg
「トーワ」
14.60円/1錠

ゾルピデム酒石酸塩錠10mg
「日医工」
14.60円/1錠

マクサルト

マクサルト錠10mg
457.40円/1錠
杏林

効能効果

片頭痛。

成分名：リザトリプタン安息香酸塩

何のお薬？ 片頭痛は、頭蓋内血管が拡張して脳組織を圧迫することにより生じると考えらえていますが、このお薬の成分がセロトニン5-HT$_{1B/1D}$受容体に作用すると、頭蓋内血管を収縮させます。また、三叉神経支配の血管周囲で炎症を起こすCGRPやサブスタンスPといった物質が遊離するのを抑えることで神経因性の炎症を沈めるほか、大脳皮質への痛みの伝わりをブロックするなどの効果も示します。「セロトニン5-HT$_{1B/1D}$受容体作動薬」と呼ばれるお薬で、片頭痛の症状を緩和します。なお、このお薬は片頭痛の発生を予防するわけではありませんので、症状が起こる前に予防的に服用するのは避けましょう。

原則的に服用を避けるべき人

心筋梗塞の既往歴のある人、虚血性心疾患またはその症状・兆候のある人、異型狭心症（冠動脈攣縮）のある人、脳血管障害や一過性脳虚血発作の既往歴のある人、末梢血管障害のある人、治療を受けていない高血圧症の人、重い肝臓障害のある人、血液透析中の人。

🏥 このような症状が出たら病院へ

じんましん、血管が浮き出てくる、発熱、全身が紅潮する、息苦しい、動悸、胸や肩甲骨周辺の痛みや違和感、脈が飛ぶ、息苦しい、顔・舌・のどが腫れる、高熱、目の充血、めやに、唇や陰部のただれ、皮膚の広い範囲が赤くなるなど。

標準薬

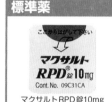

マクサルトRPD錠10mg
462.20円/1錠

お薬コラム　"効く薬"

　一番効く薬はなんですか？そのような質問を受けたとき、私は「毒薬」と答えます。人や生物を殺すのが目的の「毒薬」は、最も効果が確実な薬です。なぜかといえば、副作用を心配することなく、殺すという効果だけをまっすぐ追求できるからです。

　体格や体質、性別や遺伝的素因によって違いはありますが、私たちが飲んだり食べたりするものすべてに副作用を起こす可能性があります。いわゆる食物アレルギーもそのひとつで、栄養として有効に活用できる人もいれば、同じ物質でも副作用＝アレルギーが出てしまう人もあるのです。

　病院で処方されるお薬の重大な副作用のひとつに、アナフィラキシーショックという症状があります。これは、過剰なアレルギー反応のひとつで短時間に全身でアレルギー反応が発生し、血管の浮腫やじんましん、重症の場合は呼吸困難や多臓器不全によって死に至ります。厚生労働省が発表している人口動態統計ではアナフィラキシーショックで亡くなった人の約半数が医薬品の副作用により、一方蜂などの毒によるのは三割、食物によるものは一割と言われています。食物でも副作用を発症して死に至るケースがあるのです。

　効く薬には、必ず副作用があります。副作用がまったくない薬はない、というほうが正しいかもしれません。なかには、治療の第一選択薬に対して副作用が出てしまい、薬の服用自体不安になる人もあるでしょう。しかしこの場合は冷静に、第二、第三の選択薬で様子をみるか、他の治療方法を検討してみましょう。また、薬にも食べ合わせと同じように「飲み合わせ」がある場合もありますから、医師と相談しながら治療を進めてください。

マ

マスーレッド

●腎性貧血治療薬

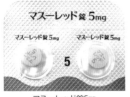

マスーレッド錠5mg
44.00円/1錠
バイエル

効能効果

腎性貧血。

成分名：モリデュスタットナトリウム

何のお薬？ 私たちの身体には、低酸素の環境下にあると〈酸素をより多く取り込むため〉に赤血球の量を増やす、というしくみが備わっています。この「赤血球を増やすために働くたんぱく質（低酸素誘導因子／HIF）」は普段は酵素に分解されて低値で安定しますが、このお薬の成分は、この酵素を邪魔（＝阻害）することで、体内の低酸素誘導因子を増やします。結果、通常の酸素濃度下でも低酸素誘導因子が作動し赤血球が増えて、貧血が和らぎます。「HIF-PH阻害剤」と呼ばれるお薬のひとつです。

標準薬

マスーレッド錠12.5mg
92.90円/1錠

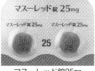

マスーレッド錠25mg
163.80円/1錠

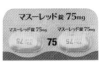

マスーレッド錠75mg
403.60円/1錠

マリゼブ

●糖尿病治療薬
DPP-4阻害薬

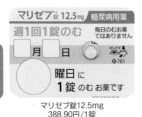

マリゼブ錠12.5mg
388.90円/1錠
MSD

効能効果

2型糖尿病。

成分名：オマリグリプチン

何のお薬？ インスリンは膵臓で作られるペプチドホルモンで、血液を介して細胞に届きます。インスリンが細胞をノックすると、細胞の扉が開いて血液中の糖が取り込まれ、エネルギーとして消費されますが、インスリンが少ないと細胞の扉が開かれなくなり、血液中に糖が残って、糖尿病を発症します。また、血糖値が高い状態が続いていると、インスリンへの抵抗性が高まり、やはり糖尿病を発症します。さて、食事を摂ると、糖が吸収されて血糖値が上昇し、膵臓にインスリンの分泌を促すホルモン「インクレチン」が消化管で分泌され、膵臓からインスリンの分泌が始まりますが、分泌されたインクレチンは、最終的にDPP-4と呼ばれる酵素で分解されます。このお薬は、このDPP-4の働きを邪魔してインクレチンの濃度を上げ、結果、インスリンの分泌を活発にする働きのほか、血糖値を上昇させるホルモンであるグルカゴンの分泌を抑える働き、さらにインスリンの分泌を促進する働きなどにより、血糖値を改善するお薬です。

標準薬

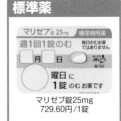

マリゼブ錠25mg
729.60円/1錠

マ

ミオナール

●筋緊張改善剤

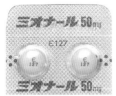

ミオナール錠50mg
10.60円/1錠
エーザイ

効能効果

頸肩腕症候群、肩関節周囲炎、腰痛症による筋緊張状態の改善。脳血管障害、痙性脊髄麻痺、頸部脊椎症、術後後遺症（脳・脊髄腫瘍を含む）、外傷後遺症（脊髄損傷、頭部外傷）、筋萎縮性側索硬化症、脳性小児麻痺、脊髄小脳変性症、脊髄血管障害、スモン（SMON）、その他の脳脊髄疾患による痙性麻痺の改善。

成分名：エペリゾン塩酸塩

何のお薬？ このお薬は、脊髄反射を起こす神経シナプスの電位に働いて脊髄反射を抑える作用と、星状細胞のγ運動ニューロンが筋肉に収縮するよう信号を出すのを抑える作用によって、筋肉の緊張をほぐし、肩や腰の緊張状態を解放して、痛みや重さ、コリを和らげます。また、筋肉がけいれん状態にあるため感覚がなくなっているのを回復させます。服用中は自動車の運転など危険を伴う機械の操作、高所作業、登山などは避けましょう。

飲み忘れた時は

通常、成人は1回1錠を1日3回食後に服用するお薬です。飲み忘れに気づいた時間が、飲み忘れた時間（例：8時）と次に飲む時間（例：12時）の間（例：10時）より前であれば、できるだけ早く服用します。後なら服用を1回飛ばします。2回分を1度に服用してはいけません。

🏥 このような症状が出たら病院へ

じんましん、血管が浮き出てくる、発熱、全身が紅潮する、息苦しい、高熱、目の充血、めやに、唇や陰部のただれ、皮膚の広い範囲が赤くなるなど。

ジェネリック

エペリゾン塩酸塩錠50mg
「あすか」
5.90円/1錠

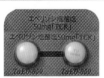

エペリゾン塩酸塩錠50mg
「TCK」
5.90円/1錠

エペリゾン塩酸塩錠50mg
「トーワ」 5.90円/1錠

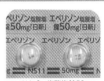

エペリゾン塩酸塩錠50mg
「日新」
5.90円/1錠

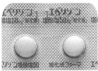

エペリゾン塩酸塩錠50mg
「ツルハラ」
5.90円/1錠

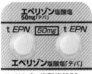

エペリゾン塩酸塩錠50mg
「テバ」
5.90円/1錠

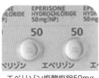

エペリゾン塩酸塩錠50mg
「NP」 5.90円/1錠

エペリゾン塩酸塩錠50mg
「日医工」
5.90円/1錠

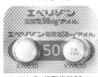

エペリゾン塩酸塩錠50mg
「旭化成」
5.90円/1錠

エペリゾン塩酸塩錠50mg
「アメル」
5.90円/1錠

※上記以外の標準薬として、ミオナール顆粒10％（31.60円/1g）があります。

ミカトリオ配合錠

●高血圧症治療薬配合剤

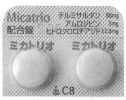

ミカトリオ配合錠
97.50円/1錠
ベーリンガー

効能効果
高血圧症。

成分名：テルミサルタン /
アムロジピンベシル / ヒドロクロロチアジド

何のお薬？ アンジオテンシンⅡと呼ばれる物質がその受容体と結合すると、血圧を上昇させるホルモンであるアルドステロンが放出されたり、血管を収縮させたり、腎臓で排泄されるはずだったナトリウム（塩分）や水分を再吸収させたりし、結果、血圧を上昇させます。このお薬は、アンジオテンシンⅡ受容体に先に働いて邪魔をすることでアンジオテンシンⅡが結合できない状態を作り、血圧の上昇を抑えるアンジオテンシンⅡ受容体拮抗薬（ARB）と、血管平滑筋や心筋の細胞膜にあるカルシウムチャネルに結合して細胞の外にあるカルシウムイオンが細胞内へ流入するのを邪魔することで、血管平滑筋や心筋の収縮を穏やかにし、末梢血管を拡張し血圧を下げる「カルシウム拮抗薬」、腎臓でナトリウム（塩分）や水分が再吸収されるのを抑えて尿の量を増やす「降圧利尿剤」の３種類の成分を配合してあります。

原則的に服用を避けるべき人

過度な血圧低下のおそれなどがあるため、高血圧治療薬の第一選択肢ではありません。効果が高いと聞いて知人などから譲り受けて服用してはいけません。透析中、肝臓や腎臓に障害のある人、重い糖尿病がある人は服用に際して注意が必要になります。担当医師に症状や治療薬の服用履歴を必ず伝えてください。

ミカムロ配合錠

●高血圧症治療薬配合剤

Micamlo 配合錠AP
テルミサルタン 40mg アムロジピン 5mg
ミカムロAP ミカムロAP
⚖ A1　　⚖ A1

ミカムロ配合錠AP
62.10円/1錠
ベーリンガー

効能効果
高血圧症。

成分名：テルミサルタン / アムロジピンベシル酸塩配合剤

何のお薬？ アンジオテンシンⅡと呼ばれる物質がその受容体と結合すると、血圧を上昇させるホルモンであるアルドステロンが放出されたり、血管を収縮させたり、腎臓で排泄されるはずだったナトリウム（塩分）や水分を再吸収させたりし、結果、血圧を上昇させます。このお薬は、アンジオテンシンⅡが受容体と結びつくのを邪魔することで血圧の上昇を抑える成分と、血管平滑筋や心筋の細胞膜にあるカルシウムチャネルに結合して細胞の外にあるカルシウムイオンが細胞内へ流入するのを邪魔することで、血管平滑筋や心筋の収縮を穏やかにし、末梢血管を拡張させ血圧を下げる「カルシウム拮抗薬」の配合薬です。このふたつの成分の働きによって強力に血圧を下げる作用があります。

標準薬

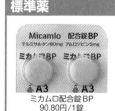

Micamlo 配合錠BP
テルミサルタン80mg アムロジピン5mg
ミカムロBP ミカムロBP
⚖ A3　　⚖ A3
ミカムロ配合錠BP
90.80円/1錠

原則的に服用を避けるべき人

胆汁の分泌が極めて悪い人または重い肝障害のある人、妊婦または妊娠している可能性のある婦人（妊娠中期および末期に服用した例で、羊水過少症、胎児・新生児の死亡、新生児の低血圧、腎不全、高カリウム血症、頭蓋の形成不全、四肢の拘縮、頭蓋顔面の奇形、肺の発育不全等が現れたとの報告があります）。

ミカルディス

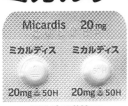

ミカルディス錠20mg
34.20円/1錠
アステラス

効能効果

高血圧症。

成分名：テルミサルタン

何のお薬？ 「アンジオテンシンⅡ受容体拮抗薬（ARB）」と呼ばれるお薬です。アンジオテンシンⅡと呼ばれる物質がその受容体と結合すると、血圧を上昇させるホルモンであるアルドステロンが放出されたり、血管を収縮させたり、腎臓で排泄されるはずだったナトリウム（塩分）や水分を再吸収させたりし、結果、血圧を上昇させます。このお薬は、アンジオテンシンⅡ受容体に先に働いて邪魔をすることでアンジオテンシンⅡが結合できない状態を作り、血圧の上昇を抑え、腎臓や心臓を保護します。一世代前のアンジオテンシン変換酵素阻害薬（ACE）のように、アンジオテンシンⅡ自体をなくしてしまうわけではないため、ACE剤によく見られる副作用の「から咳」などが起こりにくいお薬です。

標準薬

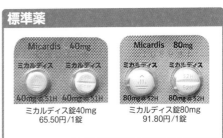

ミカルディス錠40mg
65.50円/1錠　　　ミカルディス錠80mg
91.80円/1錠

ミグシス

●片頭痛治療薬

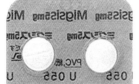

ミグシス錠5mg
19.90円/1錠
ファイザー

効能効果

片頭痛。

成分名：塩酸ロメリジン

何のお薬？ 脳血管のみに働くカルシウム拮抗薬です。脳の血管平滑筋にあるカルシウムチャネルに結合して細胞の外にあるカルシウムイオンが細胞内へ流入するのを邪魔することで、血管が収縮するのを抑え、脳内の血流をよくする働きのあるお薬です。脳の血管が狭くなり、脳内の血流量が減少して、脳細胞が一定レベルを超えた低酸素や虚血状態に陥ると、それを解消するために通常以上の血液が脳に運ばれ、その血液を受け入れる脳内の血管も通常以上に拡張します。拡張した血管は脳組織を圧迫するため頭痛が起こりますが、この頭痛を一般的に「片頭痛」と呼びます。このお薬は、脳内の血管が収縮するのを抑え、脳内の血流をよくすることで、血液が脳に運ばれ血管が拡張するそもそもの原因である脳細胞の低酸素や虚血を予防し、片頭痛が発症しにくい状態を保ちます。なお、このお薬は、頭痛発作の予防薬です。頭痛発作時には、必要に応じて頭痛発作治療薬を服用します。

原則的に服用を避けるべき人

頭蓋内の出血やその疑いのある人、脳梗塞急性期の人、妊婦または妊娠している可能性のある婦人（動物実験では、催奇形作用[骨格・外形異常]が報告されています）。

このような症状が出たら病院へ

口周辺や舌の異常な運動、舌のもつれ、手足が勝手に動く、目の玉がクルクル回る、ふるえなど。

ミグリステン

ミグリステン錠20
10.10円/1錠
共和薬品工業

効能効果

片頭痛、緊張性頭痛。

成分名：ジメトチアジンメシル酸塩

何のお薬？ 片頭痛は、血小板異常が原因で起こる場合もあります。血小板がセロトニンを異常に放出して脳の血管を収縮させることで、脳内の血流量が減り、脳細胞が低酸素や虚血状態に陥ります。それを解消しようと通常以上の血液が脳に運ばれると脳内の血管が拡張し、脳組織を圧迫して片頭痛を発症します。このお薬は、異常放出されたセロトニンに脳の血管の受容体が反応し、血管が収縮するのを抑えることで、脳内の血流量を維持して、片頭痛が発症しにくい状態にします。眠気、集中力・反射機能の低下などが起こることがあるので、服用中は自動車の運転など危険を伴う機械の操作、高所作業などは極力避けましょう。

原則的に服用を避けるべき人

フェノチアジン系化合物およびその類似化合物に対し過敏症の既往歴のある人、バルビツール酸誘導体・麻酔剤等の中枢神経抑制剤の強い影響下にある人。

飲み忘れた時は

飲み忘れに気づいた時間が、飲み忘れた時間（例：8時）と次に飲む時間（例：12時）の間（例：10時）より前であれば、できるだけ早く服用します。後なら服用を1回飛ばします。2回分を1度に服用してはいけません。

ミケラン・ミケランLA

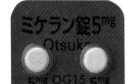

ミケラン錠5mg
11.10円/1錠
大塚

効能効果

本態性高血圧症。小児用細粒：ファロー四徴症に伴うチアノーゼ発作。

成分名：カルテオロール塩酸塩

何のお薬？ このお薬は、交感神経の中で心臓を激しく動かす命令を受けるβ受容体を邪魔することで、心臓の動きを緩やかにし、送り出される血液の量や心拍数を調整します。この結果、血管の中を流れる血流が落ち着いて血管にかかる圧力も減り、血圧が下がります。同時に、心臓の異常興奮を抑えて、拍動を整える働きもあります。

🏥 このような症状が出たら病院へ

高度な徐脈に伴う失神、動悸、胸や肩甲骨周辺の痛みや違和感、脈が飛ぶ、息苦しい、むくみ、横になるより座っているほうが呼吸が楽など。

標準薬

小児用ミケラン細粒0.2%
8.20円/1g

ミケラン細粒1%
25.20円/1g

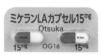

ミケランLAカプセル15mg
52.10円/1カプセル

ジェネリック

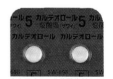

カルテオロール塩酸塩錠5mg
「サワイ」
5.90円/1錠

ミコンビ配合錠

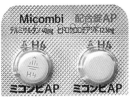

ミコンビ配合錠AP
72.80円/1錠
アステラス

効能効果

高血圧症。

成分名：テルミサルタン/ヒドロクロロチアジド配合剤

何のお薬？ アンジオテンシンⅡと呼ばれる物質がその受容体と結合すると、血圧を上昇させるホルモンであるアルドステロンが放出されたり、血管を収縮させたり、腎臓で排泄されるはずだったナトリウム（塩分）や水分を再吸収させたりし、結果、血圧を上昇させます。このお薬は、アンジオテンシンⅡ受容体に先に働いて邪魔をすることでアンジオテンシンⅡが結合できない状態を作り、血圧の上昇を抑える「アンジオテンシンⅡ受容体拮抗薬（ARB）」の成分と、腎尿細管でナトリウム（塩分）・クロール・水分の再吸収を抑え、尿中に排泄することで、血液の循環量を減らして、血管の抵抗を弱め、血圧を下げると同時に、心臓の負担を小さくする成分の配合剤です。このふたつの成分の働きによって強力に血圧を下げます。急激な血圧降下により、めまい、集中力・反射機能の低下などが起こることがあるので、服用中は自動車の運転など危険を伴う機械の操作、高所作業などは極力避けましょう。

標準薬

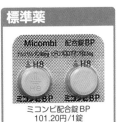

ミコンビ配合錠BP
101.20円/1錠

ミティキュア

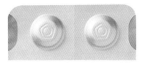

ミティキュアダニ舌下錠3,300JAU
66.50円/1錠
鳥居

効能効果

ダニ抗原によるアレルギー性鼻炎に対する減感作療法。

**成分名：ヤケヒョウヒダニ抽出エキス／
　　　　　コナヒョウヒダニ抽出エキス**

何のお薬？ 舌下から吸収された抗原が、抗原提示細胞に取り込まれ、免疫反応を起こすⅡ型ヘルパーT細胞（Th2）の働きを抑えることで、免疫細胞の反応を調整し、ハウスダスト抗原、ヤケヒョウヒダニ抗原、コナヒョウヒダニ抗原などから発症するアレルギー性鼻炎の症状を和らげます。服用を始める前にダニ抗原に対する抗体検査や皮膚反応検査を行ない、鼻炎の原因がダニによるものと確定する必要があります。

お薬を服用する時の注意

アレルギー反応に基づく副作用、特にアナフィラキシー等の発現の可能性があるため、発現した場合に備えて、家族のいる場所や日中に服用するよう心がけましょう。

🏥 このような症状が出たら病院へ

じんましん、呼吸困難、全身潮紅、血管浮腫、そう痒感、紅斑・皮膚の発赤、胃痛、悪心、嘔吐、下痢、視覚異常、視野狭窄、声のかすれ、鼻閉塞、くしゃみ、咽頭・喉頭のそう痒感、喘鳴、チアノーゼ、頻脈、不整脈、血圧低下、不安、恐怖感、意識の混濁など。

標準薬

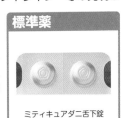

ミティキュアダニ舌下錠
10,000JAU
200.80円/1錠

ミニプレス

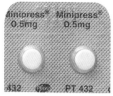

ミニプレス錠0.5mg
5.90円/1錠
ファイザー

効能効果

本態性高血圧症、腎性高血圧症。前立腺肥大症に伴う排尿障害。

成分名：プラゾシン塩酸塩

何のお薬？ 血管平滑筋が収縮して細くなると、太く拡がっている時に比べて、血液が流れる時の血管の抵抗が強くなり、結果として、血管の中の圧力が上昇して血圧が上がります。α_1受容体は、神経伝達物質（アドレナリン）を受け取ると血管を収縮させますが、このお薬は、α_1受容体が神経伝達物質を受け取るのを邪魔することで、血管の収縮を抑え、血液の流れをよくして血圧を下げる効果を示します。また、膀胱平滑筋のα_1受容体にも働いて、膀胱平滑筋を緩めて、排尿障害を改善します。ただし、前立腺肥大症の治療でこのお薬を服用する場合は、対症療法で原因療法ではありません。めまい、眠気、集中力・反射機能の低下などが起こることがあるので、服用中は自動車の運転など危険を伴う機械の操作、高所作業などは極力避けましょう。特に服用初期や用量増加時は、急激な血圧低下による失神・意識喪失に注意が必要です。

標準薬

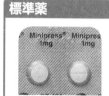

ミニプレス錠1mg
9.80円/1錠

🏥 このような症状が出たら病院へ

失神、意識喪失、動悸、胸や肩甲骨周辺の痛みや違和感、脈が飛ぶなど。

ミニリンメルト

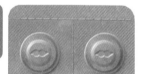

ミニリンメルトOD錠120μg
147.20円/1錠
フェリング

効能効果

尿浸透圧あるいは尿比重の低下に伴う夜尿症。中枢性尿崩症。

成分名：デスモプレシン酢酸塩水和物

何のお薬？ 脳の下垂体から分泌されて尿量を調節する抗利尿ホルモン、バソプレシンV_1・V_2の分泌量が、夜寝ている間に不足することで起こる夜尿症を、バソプレシンと同じような働きをもつ物質を補うことで改善するお薬です。副作用の発現を避けるために、服用後2～3時間前から翌朝までの水分補給は避け、水分を補給した場合にはお薬を服用しないようにします。

🏥 このような症状が出たら病院へ

頭痛、吐き気、嘔吐、うまくものが伝えられない、興奮、もうろう、けいれん、昏睡など。

標準薬

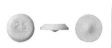

ミニリンメルトOD錠25μg
48.50円/1錠

ミニリンメルトOD錠60μg
84.50円/1錠

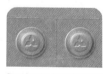

ミニリンメルトOD錠240μg
244.20円/1錠

ミネブロ

●高血圧症治療薬

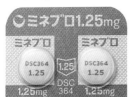

ミネブロ錠1.25mg
47.80円/1錠
第一三共

効能効果

高血圧症。

成分名：エサキセレノン

何のお薬？ これまでの高血圧症治療薬とは異なるしくみで血圧を下げるお薬です。血圧の上昇に関係するレニン-アンジオテンシン-アルドステロン系から作られる副腎皮質ホルモン「アルドステロン」が尿細管上皮細胞に存在する受容体と結合すると、尿中ナトリウムおよび水分の再吸収が促進されるとともに、尿中へのカリウム排泄が促進されることで、血中電解質量や循環血液量を調節する働きが活発になり、結果、体内を循環する血液量が増えて血圧が上昇します。こ

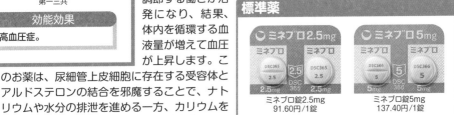

標準薬

ミネブロ錠2.5mg
91.60円/1錠

ミネブロ錠5mg
137.40円/1錠

のお薬は、尿細管上皮細胞に存在する受容体とアルドステロンの結合を邪魔することで、ナトリウムや水分の排泄を進める一方、カリウムを蓄えやすくすることで、血圧を下げます。

ミノマイシン

●抗生物質

ミノマイシン錠50mg
15.30円/1錠
ファイザー

成分名：ミノサイクリン塩酸塩

何のお薬？ 細胞が分裂したり、新たな細胞を作るには、たんぱく質が必要ですが、たんぱく質を作るには、細胞内に存在するリボソームの働きが不可欠です。このお薬は、ヒトとある種の細菌のリボソームの種類が違うことに着目し、細菌のリボソームの働きだけを邪魔することで細菌の増殖を抑える、テトラサイクリン系静菌性抗生物質のひとつです。

効能効果

＜適応症＞表在性皮膚感染症、深在性皮膚感染症、リンパ管・リンパ節炎、慢性膿皮症、外傷・熱傷および手術創等の二次感染、乳腺炎、骨髄炎、咽頭・喉頭炎、扁桃炎（扁桃周囲炎を含む）、急性気管支炎、肺炎、肺膿瘍、慢性呼吸器病変の二次感染、膀胱炎、腎盂腎炎、前立腺炎（急性症、慢性症）、精巣上体炎（副睾丸炎）、尿道炎、淋菌感染症、梅毒、腹膜炎、感染性腸炎、外陰炎、細菌性腟炎、子宮内感染、涙嚢炎、麦粒腫、外耳炎、中耳炎、副鼻腔炎、化膿性唾液腺炎、歯周組織炎、歯冠周囲炎、上顎洞炎、顎炎、炭疽、つつが虫病、オウム病。

標準薬

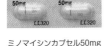

ミノマイシンカプセル50mg
15.30円/1カプセル

ミノマイシンカプセル100mg
30.50円/1カプセル

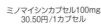

ジェネリック

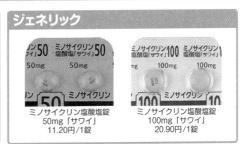

ミノサイクリン塩酸塩錠
50mg「サワイ」
11.20円/1錠

ミノサイクリン塩酸塩錠
100mg「サワイ」
20.90円/1錠

ミリダシン

●非ステロイド性消炎・鎮痛剤

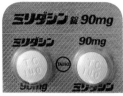

ミリダシン錠90mg
8.80円/1錠
大鵬

効能効果

関節リウマチ、変形性関節症、腰痛症、頸肩腕症候群、肩関節周囲炎の消炎、鎮痛。

成分名：プログルメタシンマレイン酸塩

何のお薬？ 体内で炎症が起こると、プロスタグランジンが放出されて、発熱や痛みが生じますが、このプロスタグランジンは、シクロオキシゲナーゼ（COX）と呼ばれる物質によって体内で合成されます（プロスタグランジン自体は痛みを生じさせるのではなく、痛みを感じやすくさせる物質です）。このお薬は、体内で代謝されてインドメタシン等になり効果を示すプロドラッグで、非ステロイド性抗炎症薬のひとつです。プロスタグランジンを合成するのに必要なシクロオキシゲナーゼ（COX）の働きを邪魔することで、体内のプロスタグランジンを減らし、結果、炎症や痛みを和らげます。

原則的に服用を避けるべき人

消化性潰瘍のある人、重い血液の異常のある人、重い肝臓・腎臓障害のある人、重い高血圧症の人、重い心臓病のある人、アスピリン喘息の人、妊婦または妊娠している可能性のある婦人（妊娠中に服用した例で、胎児の動脈管収縮が報告されています）。

🏥 このような症状が出たら病院へ

紫や黒い色の便、腹痛、胸やけ、吐血、じんましん、血管が浮き出てくる、発熱、全身が紅潮する、息苦しい、全身倦怠感、尿量減少、手足や顔のむくみ、咳込む、呼吸がヒューヒューという音をたてるなど。

ムコサール

●気道潤滑去痰剤

ム

ムコサール錠15mg
5.90円/1錠
サノフィ

効能効果

急性気管支炎、気管支喘息、慢性気管支炎、気管支拡張症、肺結核、塵肺症、手術後の喀痰喀出困難の去痰。慢性副鼻腔炎の排膿。

成分名：アンブロキソール塩酸塩

何のお薬？ 気道細胞から粘膜を多く出して痰を柔らかくする働きや、痰のたんぱく質の粘り気を少なくする働きのほか、気道の異物を排泄する線毛運動を活発にしたり、肺表面活性物質（肺サーファクタント）の分泌を活発にする働きなどにより、痰を吐き出しやすくするお薬です。風邪などで痰が絡んで出にくい場合や、副鼻腔に詰まった粘液を排泄させる目的で処方されます。同じく去痰剤のカルボシステイン（製品名：ムコダイン）の、気道粘液の粘度を低下させる働きとは作用が異なるため、症状によっては両方一緒に処方される場合もあります。

飲み忘れた時は

飲み忘れた時間（例：8時）と次に飲む時間（例：12時）の間（例：10時）より前であれば服用します。後なら服用を1回飛ばします。2回分を1度に服用してはいけません。

🏥 このような症状が出たら病院へ

じんましん、血管が浮き出てくる、発熱、全身が紅潮する、息苦しい、高熱、目の充血、めやにに、唇や陰部のただれ、皮膚の広い範囲が赤くなるなど。

※ジェネリックは「ムコソルバン」と同様。

ムコスタ

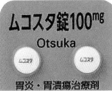

ムコスタ錠100mg
10.10円/1錠
大塚

成分名：レバミピド

何のお薬？ 胃や十二指腸潰瘍の治療薬には、胃を攻撃する成分でもある胃酸の分泌量を減らす働きをするタイプと、胃粘膜を胃酸の攻撃から守るタイプの2種類があります。このお薬は、胃粘膜のプロスタグランジンE$_2$を増やすことで胃粘膜が傷つくのを抑え、傷ついた粘膜を保護する働きのほか、活性酸素の発生を抑制することで炎症を起こした細胞が拡がるのを抑える働きなどで、胃粘膜の修復を促進します。

効能効果

急性胃炎、慢性胃炎の急性増悪期の胃粘膜病変（びらん、出血、発赤、浮腫）の改善。胃潰瘍。

飲み忘れた時は

飲み忘れに気づいた時間が、飲み忘れた時間（例：8時）と次に飲む時間（例：12時）の間（例：10時）より前であれば、できるだけ早く服用します。後なら服用を1回飛ばします。2回分を1度に服用してはいけません。

🏥 このような症状が出たら病院へ

じんましん、血管が浮き出てくる、発熱、全身が紅潮する、息苦しい、全身倦怠感、食欲不振、悪心、皮膚や白目が黄色くなる黄疸症状、脱力、吐き気、悪寒、青あざができやすい、頻回に起こる鼻血、手足に点状の出血、血尿など。

標準薬	ジェネリック

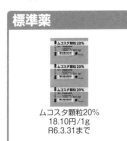

ムコスタ顆粒20%
18.10円/1g
R6.3.31まで

レバミピド顆粒20%
「日医工」
15.10円/1g

レバミピド錠100mg
「EMEC」
10.10円/1錠

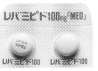

レバミピド錠100mg「MED」
10.10円/1錠

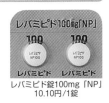

レバミピド錠100mg「NP」
10.10円/1錠

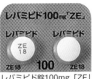

レバミピド錠100mg「ZE」
10.10円/1錠

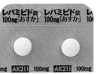

レバミピド錠100mg
「あすか」
10.10円/1錠

レバミピド錠100mg
「サワイ」
10.10円/1錠

レバミピド錠100mg「NPI」
10.10円/1錠

レバミピド錠100mg「NS」
10.10円/1錠

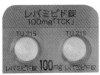

レバミピド錠100mg「TCK」
10.10円/1錠

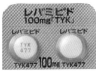

レバミピド錠100mg「TYK」
10.10円/1錠

ム

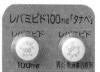

レバミピド錠100mg
「アメル」
10.10円/1錠

レバミピド錠100mg
「ケミファ」
10.10円/1錠

レバミピド錠100mg
「タナベ」
10.10円/1錠

レバミピド錠100mg
「トーワ」
10.10円/1錠

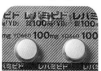

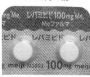

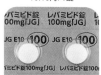

レバミピド錠100mg
「日医工」
10.10円/1錠

レバミピド錠100mg
「DSEP」
10.10円/1錠

レバミピド錠100mg「Me」
10.10円/1錠

レバミピド錠100mg「JG」
10.10円/1錠

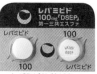

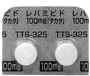

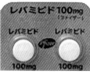

レバミピド錠100mg「TSU」
10.10円/1錠

レバミピド錠100mg「YD」
10.10円/1錠

レバミピド錠100mg
「タカタ」
10.10円/1錠

レバミピド錠100mg
「ファイザー」
10.10円/1錠

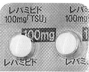

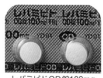

レバミピド錠100mg「杏林」
10.10円/1錠

レバミピドOD錠100mg
「YD」
10.10円/1錠

ム

お薬コラム "たんの色にも注意"

　たんは、疾患によって色が異なります。一般的にはウイルス感染よりも細菌感染のほうが黄色や緑の膿性のたんが出やすいといわれています。たんは細菌と白血球、粘液が混ざったもので、透明や白色の水っぽいたんは軽度の上気道炎や花粉症の影響によるもの、風邪や肺炎の場合は薄黄色、緑膿菌は緑色、茶色や赤に近い場合は肺炎や他の肺疾患が疑われます。気道に鼻水が流れ込んで排泄される場合もたんに色がつきますが、これは気道の病気が原因ではありません。たんは、服薬によって通常2週間以内に治まります。もしそれ以上続く場合には、注意が必要です。肺炎の場合、たん以外に、息苦しさ、発熱、食欲減退などの症状を併発します。肺がんの初期では、コン・コンと乾いた咳が続き、次第にコホン・コホンという湿咳に変わって、透明や赤っぽいたんが出るようになります。

　たんの検査では、たんの中に含まれている細菌やがん細胞などが調べられます。そこから血液検査やCTスキャンなどに進んで、隠れている病気を見つけ出すことも可能です。たんを観察することは、重症化する病気の早期発見にもつながるのです。

ムコソルバン

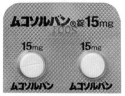

ムコソルバン錠15mg
10.50円/1錠
帝人

効能効果

急性気管支炎、気管支喘息、慢性気管支炎、気管支拡張症、肺結核、塵肺症、手術後の喀痰喀出困難の去痰。慢性副鼻腔炎の排膿。

成分名：アンブロキソール塩酸塩

何のお薬？ 気道細胞から粘膜を多く出して痰を柔らかくする働きや、痰のたんぱく質の粘り気を少なくする働きのほか、気道の異物を排泄する線毛運動を活発にしたり、肺表面活性物質（肺サーファクタント）の分泌を活発にする働きなどにより、痰を吐き出しやすくするお薬です。風邪などで痰が絡んで出にくい場合や、副鼻腔に詰まった粘液を排泄させる目的で処方されます。同じく去痰剤のカルボシステイン（製品名：ムコダイン）の、気道粘液の粘度を低下させる働きとは作用が異なるため、症状によっては両方一緒に処方される場合もあります。

飲み忘れた時は

飲み忘れた時間（例：8時）と次に飲む時間（例：12時）の間（例：10時）より前であれば服用します。後なら服用を1回飛ばします。2回分を1度に服用してはいけません。

🏥 このような症状が出たら病院へ

じんましん、血管が浮き出てくる、発熱、全身が紅潮する、息苦しい、高熱、目の充血、めやに、唇や陰部のただれ、皮膚の広い範囲が赤くなるなど。

標準薬

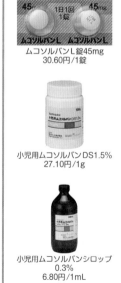

ムコソルバンL錠45mg
30.60円/1錠

ムコソルバン内用液0.75%
5.80円/1mL

小児用ムコソルバンDS1.5%
27.10円/1g

小児用ムコソルバンシロップ0.3%
6.80円/1mL

ジェネリック

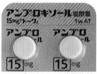

アンブロキソール塩酸塩錠15mg「トーワ」5.70円/1錠

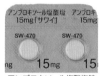

アンブロキソール塩酸塩錠15mg「サワイ」
5.70円/1錠

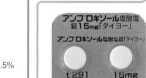

アンブロキソール塩酸塩錠15mg「タイヨー」
5.70円/1錠

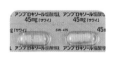

アンブロキソール塩酸塩Lカプセル45mg「サワイ」
14.40円/1カプセル

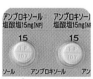

アンブロキソール塩酸塩錠15mg「NP」5.70円/1錠

アンブロキソール塩酸塩DS3%「タカタ」
22.50円/1g

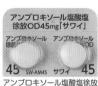

アンブロキソール塩酸塩徐放OD錠45mg「サワイ」
14.40円/1錠

アンブロキソール塩酸塩DS小児用1.5%「タカタ」
23.70円/1g

ム

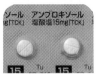

アンブロキソール塩酸塩錠
15mg「TCK」5.70円/1錠

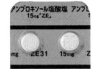

アンブロキソール塩酸塩錠
15mg「ZE」
5.70円/1錠

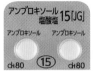

アンブロキソール塩酸塩錠
15mg「JG」5.70円/1錠

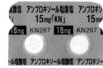

アンブロキソール塩酸塩錠
15mg「KN」5.70円/1錠

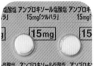

アンブロキソール塩酸塩錠
15mg「ツルハラ」
5.70円/1錠

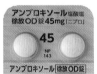

アンブロキソール塩酸塩徐放
OD錠45mg「ニプロ」
14.40円/1錠

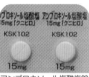

アンブロキソール塩酸塩錠
15mg「クニヒロ」
5.70円/1錠

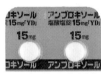

アンブロキソール塩酸塩錠
15mg「YD」
5.70円/1錠

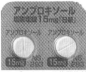

アンブロキソール塩酸塩錠
15mg「日新」
5.70円/1錠

アンブロキソール塩酸塩錠
15mg「日医工」
5.70円/1錠

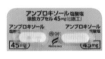

アンブロキソール塩酸塩徐放
カプセル45mg「日医工」
14.40円/1カプセル

アンブロキソール塩酸塩シ
ロップ小児用0.3%「トーワ」
5.20円/1mL

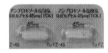

アンブロキソール塩酸塩徐放
カプセル45mg「TCK」
14.40円/1カプセル

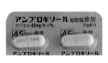

アンブロキソール塩酸塩徐放
カプセル45mg「トーワ」
14.40円/1カプセル

アンブロキソール塩酸塩内用
液0.3%「日医工」
7.70円/1mL

アンブロキソール塩酸塩シロッ
プ小児用0.3%「タイヨー」
5.20円/1mL

アンブロキソール塩酸塩内用
液 0.75%「ツルハラ」
3.90円/1mL

アンブロキソール塩酸塩
内用液0.75%「タイヨー」
3.90円/1mL

ムコダイン

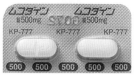

ムコダイン錠500mg
10.30円/1錠
杏林

効能効果

上気道炎（咽頭炎、喉頭炎）、急性気管支炎、気管支喘息、慢性気管支炎。気管支拡張症、肺結核の去痰. 慢性副鼻腔炎の排膿。滲出性中耳炎の排液（シロップ・DS）。

成分名：L-カルボシステイン

何のお薬？ 呼吸器疾患で処方される場合は、痰の成分である粘液を軟らかくし、傷んだ気道粘膜を修復して痰を排泄しやすくする効果が期待されます。慢性副鼻腔炎の場合、傷んだ副鼻腔粘膜を修復し、異物を排出する線毛運動を活発にすることで、鼻汁の排泄をよくして慢性副鼻腔炎の鼻漏、後鼻漏、鼻閉などの症状を改善します。滲出性中耳炎の場合、傷ついた中耳粘膜を修復し、異物を排出する線毛運動を活発にすることで、中耳貯留液の排泄をよくし、鼓膜の圧迫感や聴力を改善します。

肝機能障害、心臓機能障害のある人は、服用によって症状が悪化する場合がありますから、気になる症状が現れたら、すぐに主治医に相談してください。また、このお薬の成分で過敏症状（発疹や皮膚のかゆみ、発熱など）が起こったことのある人は、原則、服用を避けてください。他のお薬（特に感冒の治療薬など）で、過敏症状を発症したことのある人は、服用を開始する前に、その旨主治医に伝えましょう。服用を開始してから気になる症状が現れたら、服用を中止して、すぐに主治医に相談してください。

妊婦または妊娠している可能性のある婦人の服用に関する安全性は確立されていませんが、症状が重く日常生活に支障が生じるような場合や、症状を改善する有効性が大きいと判断された場合は、体調の変化に注意しながら処方される場合もあります。

🏥 このような症状が出たら病院へ

高熱（38℃以上）、目の充血、めやに、まぶたの腫れ、目が開けづらい、くちびるや陰部のただれ、排尿や排便の時に痛い、のどの痛み、皮膚の広い範囲が赤くなる、全身倦怠感、食欲不振、微熱、発疹、吐き気、嘔吐、皮膚のかゆみ、悪心、皮膚や白目が黄色くなる黄疸症状、じんましん、血管が浮き出てくる、のどのかゆみ、止まらないくしゃみ、動悸、全身が紅潮する、息苦しい、意識の混濁、顔面蒼白など。

標準薬

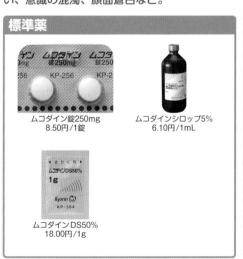

ムコダイン錠250mg
8.50円/1錠

ムコダインシロップ5%
6.10円/1mL

ムコダインDS50%
18.00円/1g

ジェネリック

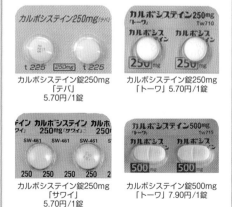

カルボシステイン錠250mg
「テバ」
5.70円/1錠

カルボシステイン錠250mg
「トーワ」5.70円/1錠

カルボシステイン錠250mg
「サワイ」
5.70円/1錠

カルボシステイン錠500mg
「トーワ」7.90円/1錠

ム

ジェネリック

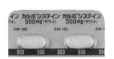

カルボシステイン錠500mg
「テバ」7.90円/1錠
R5.9.30まで

カルボシステイン錠500mg
「サワイ」
7.90円/1錠

カルボシステインシロップ
小児用5%「テバ」
2.60円/1mL

カルボシステインシロップ
小児用5%「トーワ」
2.60円/1mL

カルボシステインシロップ5%
「タカタ」
2.60円/1mL

カルボシステインシロップ5%
「JG」
2.60円/1mL

カルボシステイン DS50%
「ツルハラ」
8.30円/1g

カルボシステイン
ドライシロップ50%「テバ」
8.30円/1g

ムルプレタ

●血小板産生促進薬

ムルプレタ錠3mg
13,382.50円/1錠
塩野義製薬

成分名：ルストロンボパグ

【何のお薬？】 このお薬は、ヒト骨髄前駆細胞の増殖および分化に関与するトロンボポエチン受容体（TPO受容体）を選択的に活性化することで、血小板の前駆物質（巨核球）分化増殖を促進し、血小板産生数を増やします。

効能効果

待機的な観血的手技を予定している慢性肝疾患患者における血小板減少症の改善。

原則的に服用を避けるべき人

重い肝臓障害のある人、本剤の成分に対し過敏症の既往歴のある人。

飲み忘れた時は

この薬は手術予定日の8〜13日前から服用を開始します。通常は1回1錠を1日1回、7日間服用するお薬です。飲み忘れに気づいた時間が、飲み忘れた時間（例：午前8時）と次に飲む時間（例：午前8時）の間（例：20時）より前であれば、できるだけ早く服用します。後なら服用を1回飛ばします。2回分を1度に服用してはいけません。

🏥 このような症状が出たら病院へ

手足の麻痺やしびれ、しゃべりにくい、頭痛、嘔吐、片方の足の急激な痛みや腫れ、胸の痛み、激しい腹痛、息苦しい、息切れ、呼吸困難など。

お薬コラム　"認知症の診断と治療"

　言動がちょっとあやしい…認知症かも…と心配になったら、早めに病院に相談を。神経内科やもの忘れ外来などを受診します。診察では、まず問診で認知機能をチェックし、医師が必要と判断すれば、脳のCTを撮ります。そこで脳の萎縮が認められれば、認知症と診断され、お薬なども処方されますが、服薬は早く始めるほど、進行を遅らせる効果も高いようです。お薬には「貼るタイプ」もあり、服薬が難しい方にはおすすめです。

メイアクト

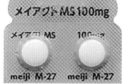

メイアクトMS錠100mg
48.30円/1錠
MeijiSeika ファルマ

効能効果

<適応症>表在性皮膚感染症、深在性皮膚感染症、リンパ管・リンパ節炎、慢性膿皮症、外傷・熱傷および手術創等の二次感染、乳腺炎、肛門周囲膿瘍、咽頭・喉頭炎、扁桃炎（扁桃周囲炎、扁桃周囲膿瘍を含む）、急性気管支炎、肺炎、肺膿瘍、慢性呼吸器病変の二次感染、膀胱炎、腎盂腎炎、胆嚢炎、胆管炎、バルトリン腺炎、子宮内感染、子宮付属器炎、眼瞼膿瘍、涙嚢炎、麦粒腫、瞼板腺炎、中耳炎、副鼻腔炎、歯周組織炎、歯冠周囲炎、顎炎。猩紅熱、百日咳（小児用細粒）。

成分名：セフジトレンピボキシル

何のお薬？ 薬が細菌の増殖を抑えている間に、服薬している患者自身の免疫力によって細菌を殺し、病気からの回復を図るタイプの抗生物質を「静菌性抗生物質」といいます。マクロライド系・クロラムフェニコール系・テトラサイクリン系・リンコマイシン系などの抗生物質がそれにあたります。これに対して、細菌を直接殺すタイプの抗生物質を「殺菌性抗生物質」といいます。β-ラクタム系（ペニシリン系・セフェム系・カルバペネム系・モノバクタム系・ペネム系）やアミノグリコシド系・ホスホマイシン系の抗生物質や、ニューキノロン系抗菌薬がこれにあたります。このお薬は、ヒトの細胞には存在しない「細胞壁」に的をしぼり、その細菌の細胞壁の合成を邪魔することで、細菌のみ死滅させる（＝殺菌）作用を示す、セフェム系殺菌性抗生物質です。自己判断で服用を止めてしまったり、あるいは必要以上に飲み続けた場合、症状の悪化もしくは別の症状を発症するおそれがあります。服用に際しては医師の指示を守ってください。

飲み忘れた時は

飲み忘れに気がついた時、次に服用する時間まで4時間以上ある場合はすぐに服用してください。4時間未満の場合は服用を1回飛ばし、次回から決められた時間に服用します。

標準薬

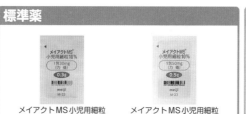

メイアクトMS小児用細粒
10%（0.3g）
166.30円/1g

メイアクトMS小児用細粒
10%（0.5g）
166.30円/1g

ジェネリック

セフジトレンピボキシル
小児用細粒10%「EMEC」
160.00円/1g

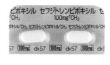

セフジトレンピボキシル錠
100mg「CH」
46.00円/1錠

セフジトレンピボキシル
細粒小児用10%「トーワ」
128.50円/1g

セフジトレンピボキシル
細粒10%小児用「日医工」
128.50円/1g

セフジトレンピボキシル
小児用細粒10%「CH」
160.00円/1g

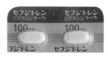

セフジトレンピボキシル錠
100mg「トーワ」
37.70円/1錠

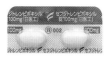

セフジトレンピボキシル錠
100mg「日医工」
37.70円/1錠

メ

メイラックス

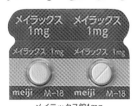

メイラックス錠1mg
11.60円/1錠
MeijiSeika ファルマ

成分名：ロフラゼプ酸エチル

何のお薬？ 中枢神経において、抑制性神経伝達物質GABAを受け取るGABA_A受容体のベンゾジアゼピン結合部に作用して、興奮したり不安になったりする信号の流れを抑えるお薬です。筋肉の緊張を緩める働きや、脳を休める催眠作用などがあります。他のベンゾジアゼピン系薬剤に比べて、鎮静作用や筋弛緩作用などは弱いほうですが、けいれんを抑える働きや抗コンフリクト作用（くよくよ悩んだり、葛藤する状態を抑える作用）は強いという特徴があります。服用してから最高血中濃度に到達するまでの時間は1時間、成分が血液中から消失半減する時間は122時間の「長時間型」です。眠気、めまい、注意力・集中力・反射機能の低下などが起こることがあるので、服用中は自動車の運転など危険を伴う機械の操作、高所作業などは避けましょう。

効能効果

神経症における不安・緊張・抑うつ・睡眠障害。心身症（胃・十二指腸潰瘍、慢性胃炎、過敏性腸症候群、自律神経失調症）における不安・緊張・抑うつ・睡眠障害。

原則的に服用を避けるべき人

急性狭隅角緑内障のある人、重症筋無力症のある人。

このような症状が出たら病院へ

飲まないと不安になる、けいれん、依存、大量服用、幻覚や幻聴、上手にものが考えられない、名前・場所・時間などが判らない、錯乱、胸を押さえつけられるような感覚、息切れ、息苦しいなど。

標準薬

メイラックス錠2mg
18.30円/1錠

ジェネリック

ロフラゼプ酸エチル錠1mg
「SN」
5.90円/1錠

ロフラゼプ酸エチル錠1mg
「トーワ」5.90円/1錠

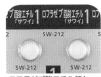

ロフラゼプ酸エチル錠1mg
「サワイ」
5.90円/1錠

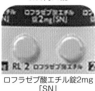

ロフラゼプ酸エチル錠2mg
「SN」
9.30円/1錠

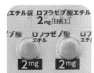

ロフラゼプ酸エチル錠2mg
「日医工」
8.50円/1錠

ロフラゼプ酸エチル錠2mg
「トーワ」9.30円/1錠

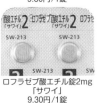

ロフラゼプ酸エチル錠2mg
「サワイ」
9.30円/1錠

メ

メインテート

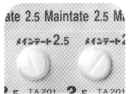

メインテート錠2.5mg
18.30円/1錠
田辺三菱

成分名：ビソプロロールフマル酸塩

何のお薬？ 高血圧とは、血管内の圧力が高まっている状態で、大別すると、①血液の量が通常より多く血管を圧迫しているか、②血管内を流れる血液への抵抗が高まっているか、のいずれかです。高血圧が起こる原因は、血管や肉体の老化のほか、塩分の摂りすぎで体内の水分が過剰になっている、肥満により皮下脂肪や筋肉中の脂肪が増えて血管を圧迫している、心臓の働きが強すぎて通常より多くの血液が心臓から送り出されている、中枢神経や交感神経が興奮して血管が収縮している、など様々です。このお薬は、心臓の拍動数を高め収縮を強くするβ受容体を邪魔することで、心臓をゆっくり、穏やかに動かし、血圧を下げる作用があると同時に、狭心症や不整脈にも効果を示します。

原則的に服用を避けるべき人

重い心臓疾患のある人、糖尿病性ケトアシドーシス・代謝性アシドーシスのある人、肺高血圧による右心不全のある人、重い末梢血管障害のある人、妊婦または妊娠している可能性のある婦人（動物実験（ラット）では、胎児毒性（致死・発育抑制）および新生児毒性（発育毒性等）が報告されています）。

効能効果

本態性高血圧症（軽症〜中等症）。狭心症。心室性期外収縮。虚血性心疾患または拡張型心筋症に基づく慢性心不全で、アンジオテンシン変換酵素阻害薬またはアンジオテンシンⅡ受容体拮抗薬、利尿薬、ジギタリス製剤等の基礎治療を受けている。頻脈性心房細動。

標準薬

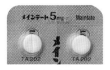

メインテート錠5mg
22.40円/1錠

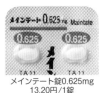

メインテート錠0.625mg
13.20円/1錠

ジェネリック

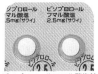

ビソプロロールフマル酸塩錠
2.5mg「サワイ」
10.10円/1錠

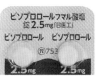

ビソプロロールフマル酸塩錠
2.5mg「日医工」
10.10円/1錠

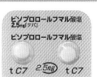

ビソプロロールフマル酸塩錠
2.5mg「テバ」
10.10円/1錠

ビソプロロールフマル酸塩錠
5mg「日医工」
10.10円/1錠

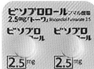

ビソプロロールフマル酸塩錠
2.5mg「トーワ」
10.10円/1錠

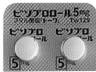

ビソプロロールフマル酸塩錠
5mg「トーワ」
10.10円/1錠

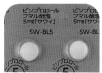

ビソプロロールフマル酸塩錠
5mg「サワイ」
10.10円/1錠

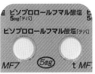

ビソプロロールフマル酸塩錠
5mg「テバ」
10.10円/1錠

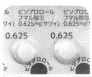

ビソプロロールフマル酸塩錠
0.625mg「サワイ」
10.10円/1錠

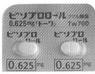

ビソプロロールフマル酸塩錠
0.625mg「トーワ」
10.10円/1錠

メ

メキシチール

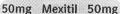

●不整脈治療薬
●糖尿病性神経障害治療薬

成分名：メキシレチン塩酸塩

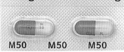

50mg Mexitil 50mg
M50　M50　M50

メキシチールカプセル50mg
11.30円/1カプセル
太陽ファルマ

効能効果

頻脈性不整脈（心室性）。糖尿病性神経障害に伴う自覚症状（自発痛、しびれ感）の改善。

何のお薬？ 心臓は、心筋細胞内外のナトリウムイオン・カルシウムイオン・カリウムイオンなどの濃度差によって生じる電気信号（活動電位）によって動いています。この活動電位が規則的に伝わることで、心臓の筋肉が正しいリズムで収縮拡張をくりかえします。「活動電位の乱れ＝不整脈」は、活動電位の生成の場所に異常がある「異所性自動能」と、伝わり方や長さ、強さに異常がある「異常自動能」に分けられます。このお薬は、クラスＩｂに分類される不整脈治療薬です。心臓の鼓動がスタートする時のスピードを調整するナトリウムイオンチャネルを抑制する働きと、活動電位が伝わっている時間を短くする働きがあります。心房性・心室性の不整脈、頻脈性不整脈、期外収縮などの治療を目的に処方されます。また、知覚神経の自発性活動電位の発生や持続を抑えて、糖尿病性神経障害による手足のしびれや痛みなどの症状を和らげる働きもあります。

🏥 このような症状が出たら病院へ

高熱、目の充血、めやに、唇や陰部のただれ、水泡、皮膚の広い範囲が赤くなる、息苦しい、むくみ、胸や肩甲骨周辺の痛みや違和感、脈が飛ぶ、全身倦怠感、尿量減少、手足や顔のむくみ、幻覚や幻聴、上手にものが考えられない、名前・場所・時間などが判らない、錯乱、発熱、から咳、呼吸困難、食欲不振、悪心、皮膚や白目が黄色くなる黄疸症状など。

標準薬	ジェネリック

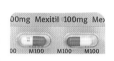

メキシチールカプセル100mg
17.10円/1カプセル

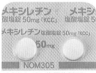

メキシレチン塩酸塩錠50mg
「KCC」
9.30円/1錠

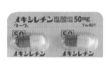

メキシレチン塩酸塩カプセル
50mg「トーワ」
5.90円/1カプセル

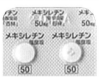

メキシレチン塩酸塩錠50mg
「杏林」
5.90円/1錠

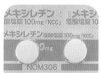

メキシレチン塩酸塩錠
100mg「KCC」
16.80円/1錠

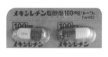

メキシレチン塩酸塩カプセル
100mg「トーワ」
7.20円/1カプセル

メキシレチン塩酸塩錠
100mg「杏林」
7.20円/1錠

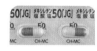

メキシレチン塩酸塩カプセル
50mg「JG」
5.90円/1カプセル

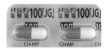

メキシレチン塩酸塩カプセル
100mg「JG」
7.20円/1カプセル

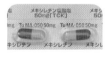

メキシレチン塩酸塩カプセル
50mg「TCK」
5.90円/1カプセル

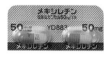

メキシレチン塩酸塩カプセル
50mg「YD」
5.90円/1カプセル

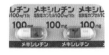

メキシレチン塩酸塩カプセル
100mg「YD」
7.20円/1カプセル

メ

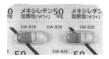

メキシレチン塩酸塩カプセル
50mg「サワイ」
5.90円/1カプセル

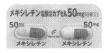

メキシレチン塩酸塩カプセル
50mg「日医工」
5.90円/1カプセル

メキシレチン塩酸塩カプセル
50mg「ツルハラ」
5.90円/1カプセル

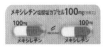

メキシレチン塩酸塩カプセル
100mg「日医工」
7.20円/1カプセル

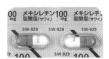

メキシレチン塩酸塩カプセル
100mg「サワイ」
7.20円/1カプセル

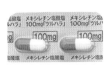

メキシレチン塩酸塩カプセル
100mg「ツルハラ」
7.20円/1カプセル

メジコン

●鎮咳剤

成分名：デキストロメトルファン臭化水素酸塩水和物

何のお薬？ 延髄の咳中枢に直接作用して、ホコリや異物、痰などに過敏に反応して咳をしようとする反射を和らげ鎮咳作用を示すお薬です。上気道炎や肺炎、喘息などで処方されますが、咳の症状を和らげるお薬で、咳の原因疾患を治療するお薬ではありません。気道潤滑去痰剤や咳の原因疾患の治療薬と併用されることの多いお薬です。中枢神経に作用しますが、身体依存性および精神依存性はない非麻薬性のお薬です。眠気、めまい、注意力・集中力・反射機能の低下などが起こることがあるので、服用中は自動車の運転など危険を伴う機械の操作、高所作業、登山などは極力避けましょう。効果を感じられないなどの理由で、指示された服用量を無視して過量に服用した場合、錯乱・幻覚・異常興奮・意識喪失などが現れることがあります。必ず医師に指示された服用量を守りましょう。

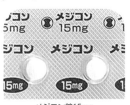

メジコン錠15mg
5.70円/1錠
塩野義製薬

効能効果

感冒、急性気管支炎、慢性気管支炎、気管支拡張症、肺炎、肺結核、上気道炎に伴う咳嗽。気管支造影術および気管支鏡検査時の咳嗽。

デキストロメトルファン臭化
水素酸塩散10%「日医工」
6.50円/1g

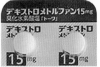

デキストロメトルファン臭化
水素酸塩錠15mg「トーワ」
5.70円/1錠

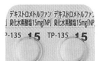

デキストロメトルファン臭化
水素酸塩錠15mg「NP」
5.70円/1錠

メタクト配合錠

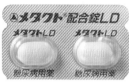

メタクト配合錠LD
44.10円/1錠
武田

効能効果

2型糖尿病。

成分名：ピオグリタゾン塩酸塩/メトホルミン塩酸塩配合剤

何のお薬？ 末梢組織での糖の利用を高める働きや、肝臓での糖生産を抑える働き、腸管からの食べ物由来の糖質吸収を抑える働き、さらに、筋肉でインスリンに反応する受容体に作用して糖の取り込み量を増やす働きなどから、血糖値を低下させるお薬です。糖尿病をなおすには、はじめに食生活を改善すること、次に継続的に運動を行なうことです。薬を服用したからといって、暴飲暴食を続けていたり、まったく運動をしないでいると、病気が進行し、失明したり、透析治療が必要になったりします。

飲み忘れた時は

飲み忘れた場合は、その回は服用せず、次回から決められた時間に服用してください。2回分を1度に服用してはいけません。

🏥 このような症状が出たら病院へ

息切れ、動悸、吐き気、下痢、倦怠感、筋肉痛、むくみ、急激な体重増加、高度の空腹感、発汗、手足の震え、意識障害、食欲不振、悪心、皮膚や白目が黄色くなる黄疸症状、発熱、から咳、呼吸困難など。

標準薬

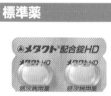

メタクト配合錠HD
70.30円/1錠

メタルカプターゼ

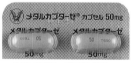

メタルカプターゼカプセル50mg
24.90円/1カプセル
大正

効能効果

関節リウマチ。ウイルソン病。鉛・水銀・銅の中毒。

成分名：ペニシラミン

何のお薬？ このお薬は、用量によって処方される目的が違います。50mg・100mgは、関節リウマチやウィルソン病、また鉛・水銀・銅の中毒治療薬として、200mgは、ウィルソン病の治療薬として処方されます。関節リウマチに対する作用のしくみは、免疫にかかわるたんぱく質の作用を抑えたり、リンパ球を介して免疫反応を調整するなどと考えられています。ウィルソン病や、鉛・水銀・銅の中毒に対しては、この薬の成分が、体内の金属イオンと反応して化合物となり排泄されることで、効果を示します。関節リウマチで服用した場合、効果が得られるまで平均4週間以上かかりますので、指示通りに服用を続けるようにしましょう。

原則的に服用を避けるべき人

血液障害・腎障害・SLEの人、成長期の小児で結合組織の代謝障害のある人、妊婦または妊娠している可能性のある婦人、金剤を服用中の人。

🏥 このような症状が出たら病院へ

寒気、突然の高熱、のどの痛み、頭痛、咳、全身倦怠感、脱力、発熱、吐き気、悪寒、青あざができやすい、頻回に起こる鼻血、手足に点状の出血、血尿など。

標準薬

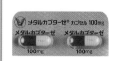

メタルカプターゼカプセル
100mg
42.30円/1カプセル

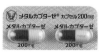

メタルカプターゼカプセル
200mg
74.20円/1カプセル

メチエフ

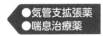

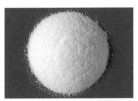

メチエフ散10%（散剤調合薬）
7.50円/1g
ニプロESファーマ

成分名：dl-メチルエフェドリン塩酸塩

何のお薬？ 気管支平滑筋を緩めて気管支を拡張する働きや、咳を抑える働きのほか、アレルギー症状を抑える働きのあるお薬です。

効果を感じられないなどの理由で、指示された服用量を無視して過量に服用した場合、最悪、不整脈が発生し心停止を起こすことがあります。必ず医師に指示された服用量を守りましょう。正しく服用しても効果が現れない場合は、他のお薬による治療が必要になるので、主治医に相談してください。

飲み忘れた時は

飲み忘れに気づいた時間が、飲み忘れた時間（例：8時）と次に飲む時間（例：12時）の間（例：10時）より前であれば、できるだけ早く服用します。後なら服用を1回飛ばします。2回分を1度に服用してはいけません。

効能効果

気管支喘息、感冒、急性気管支炎、慢性気管支炎、肺結核、上気道炎（咽喉頭炎、鼻カタル）に伴う咳嗽。蕁麻疹、湿疹。

併用してはいけない薬

イソプレナリン（イソメニール、プロタノールS）、アドレナリン（ボスミン）。

🏥 **このような症状が出たら病院へ**

便秘、乾燥肌、倦怠感、筋力の低下など。

お薬コラム "東洋医学の可能性と利用について"

今日の日本の医療は西洋医学が基本です。具合が悪くなったら病院に行き、診察において不調の原因が確認されてはじめて、病名が確定し、手術や投薬などの治療が開始されます。骨折や裂傷といったけがのほか、発熱や咳、発疹などの明らかな症状、あるいは検査で画像や数値などに明らかな「異常」や「基準からのズレ」が確認されれば、不調の原因が推定されやすく、診断から治療へとスムースにつながるでしょう。しかし、症状が外からは見えにくく、問診から推定される病について検査を重ねても、数値などに明らかなズレが確認されず診断が確定しない、ということも実は少なくありません。とくに頭痛や腰痛といった痛み、あるいは倦怠感やめまいなどの不調で「診断がつきづらい」ケースは多いようです。

近年、こういった「名前のつかない不調」について、漢方薬や薬膳といった東洋医学や東洋医学に根差したセルフケアなどに救いを求める人が増えています。東洋医学は内外からの刺激により「体内のめぐり（気・血・水）」が滞ったり不足したりして「バランスが乱れて生じる不調」を病気と捉え、鍼灸などによる物理的な処置のほか、薬や食事により体内のめぐりを調え、心身を正常な状態に戻したり、よい状態に保つことを目指します。投薬などの治療については、長年にわたる経験的知見が蓄積されていて、科学のメスがいまだ至っていない人体の現象やその治療法が漢方にはすでにある、という場合もあります。病院では「異常なし」といわれる不調についても、漢方ではある種の不調として定義され、手当の方法が確立している可能性はあります。しかしだからこそ、利用には一定の慎重さが求められると思います。漢方薬の多くが生薬など自然由来であることから「効き目が優しい」というイメージが先行して「サプリ感覚」で漢方にアクセスする人もいますが、これは危険です。お薬である以上、医師に相談するなどして安全な利用を心がけましょう。

メ

メチコバール

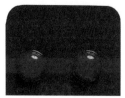

メチコバール錠250μg
10.10円/1錠
エーザイ

効能効果

末梢性神経障害。

成分名：メコバラミン

何のお薬？ 生体内補酵素型ビタミンB12の一種で、脳血管関門を通過して神経細胞の中に入り、核酸とたんぱく質の合成を促進して神経細胞が増えるのを助けるほか、神経伝達物質を増やす働きにより、しびれや痛みといった症状を和らげます。副作用は少ないお薬ですが、まれに、食欲不振・悪心・吐き気・嘔吐・下痢・薬物アレルギーによる発疹などが現れることがあります。気になる症状がある場合は、主治医に相談してください。

飲み忘れた時は

飲み忘れに気づいた時間が、飲み忘れた時間（例：8時）と次に飲む時間（例：12時）の間（例：10時）より前であれば、できるだけ早く服用します。後なら服用を1回飛ばします。2回分を1度に服用してはいけません。

ジェネリック

メチコバール細粒0.1%
500mg　16.30円/1包

メコバラミン錠250μg
「JG」5.70円/1錠

メコバラミン錠250μg
「日医工」
5.70円/1錠

メコバラミン錠250μg
「YD」
5.70円/1錠

メチコバール錠500μg
10.90円/1錠

メコバラミン錠500μg
「トーワ」
5.70円/1錠

メコバラミン錠500μg
「ツルハラ」
5.70円/1錠

メコバラミン錠500μg
「JG」
5.70円/1錠

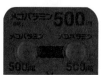

メコバラミン錠500μg
「杏林」
5.70円/1錠

メコバラミン錠500μg
「日医工」
5.70円/1錠

メコバラミン錠500μg
「SW」
5.70円/1錠

メコバラミン錠500μg
「NP」
5.70円/1錠

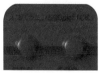

メコバラミン錠500μg
「TCK」
5.70円/1錠

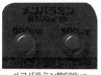

メコバラミン錠500μg
「YD」
5.70円/1錠

メトアナ配合錠

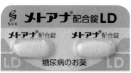

メトアナ配合錠LD
45.70円/1錠
三和化学

効能効果

2型糖尿病。

成分名：アナグリプチン・メトホルミン塩酸塩

何のお薬？ ①細胞内に糖を取り込ませてエネルギーとする際に必要なインスリンの膵臓からの分泌を促すホルモンであるインクレチンを分解する酵素「DPP-4」の働きを邪魔することで、インクレチンの濃度を高め、結果、インスリンの分泌を活発にする働きのほか、血糖値を上昇させるホルモンであるグルカゴンの分泌を抑えるなどの働きにより、血糖値を改善するDPP-4阻害型糖尿病治療薬と、②高血糖の期間が長く、インスリンに抵抗して糖を取り込みにくくなっている細胞の糖取り込み量を増やす働きや、末梢組織での糖の利用を高める働き、さらに、肝臓での糖生産を抑える働きなどを持つビグアナイド系糖尿病治療薬の配合剤です。

標準薬

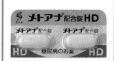

メトアナ配合錠HD
45.50円/1錠

メトグルコ

●2型糖尿病治療薬

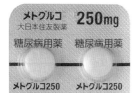

メトグルコ錠250mg
10.10円/1錠
大日本住友

効能効果

2型糖尿病。多嚢胞性卵巣症候群における排卵誘発、多嚢胞性卵巣症候群の生殖補助医療における調節卵巣刺激。

成分名：メトホルミン塩酸塩

何のお薬？ 高血糖を指摘されていても適切な対応をせず、血糖値が高い状態を続けてしまい、細胞が常に糖を吸収していると、細胞が肥大してインスリンの働きを悪くする物質を出し、糖を取り込めないようにします。このように、インスリンへの抵抗性が高まると、膵臓からインスリンが正常に分泌されていても、細胞内に取り込まれない糖が常に血液中に糖が残ってしまい、糖尿病を発症します。このお薬は、高血糖の期間が長く、インスリンに抵抗して糖を取り込みにくくなっている細胞の糖取り込み量を増やす働きや、末梢組織での糖の利用を高める働き、さらに、肝臓での糖生産を抑える働きなどによって、血糖値を低下させます。

標準薬

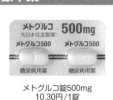

メトグルコ錠500mg
10.30円/1錠

ジェネリック

メトホルミン塩酸塩錠
250mgMT「日医工」
10.10円/1錠

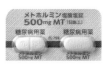

メトホルミン塩酸塩錠
500mgMT「日医工」
10.10円/1錠

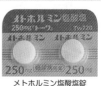

メトホルミン塩酸塩錠
250mg「トーワ」
9.80円/1錠

メトリジン

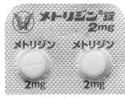

メトリジン錠2mg
18.90円/1錠
大正富山

効能効果

本態性低血圧、起立性低血圧。

成分名：ミドドリン塩酸塩

何のお薬？ 血管平滑筋が収縮して細くなると、太く拡がっている時に比べて、血液が流れる時の血管の抵抗が強くなり、結果として、血管の中の圧力が上昇して血圧が上がります。α₁受容体は、神経伝達物質（アドレナリン）を受け取ると末梢血管を収縮させますが、このお薬は、末梢血管のα₁受容体を刺激することで、血圧を上昇させます。服薬中に臥位血圧（横になっている時の血圧）が過度に上昇したという症例が報告されています。動悸や頭痛など、気になる症状があれば、主治医に相談してください。

原則的に服用を避けるべき人

甲状腺機能亢進症の人、褐色細胞腫の人。

標準薬

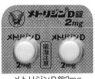

メトリジンD錠2mg
18.90円/1錠

ジェネリック

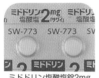

ミドドリン塩酸塩錠2mg
「サワイ」
9.40円/1錠

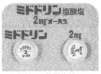

ミドドリン塩酸塩錠2mg
「オーハラ」
9.40円/1錠

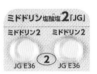

ミドドリン塩酸塩錠2mg
「JG」
9.40円/1錠

お薬コラム "心理発達①"

メ

　他のコラムにも書きましたが、人間の成長は、肉体の発達、知能の発達、心理の発達の３つがあります。肉体と知能の発達は数値で表しやすく、外からも私たちが理解しやすいのですが、心理の発達は数値では表し難く、高偏差値の大学を卒業した人でも未発達の場合があります。

　精神医学の分野で分類されている心理発達段階の例を下記に示します。
○乳幼児期：親との関係が中心。信頼と愛着、自己主張と自己抑制をくりかえして成長。
○学童期：社会との関係が始まる。善悪の判断ができる。自己抑制は未完成。
○思春期：社会との関係の中で自分とは何かを理解し、肯定も否定も乗り越えられる。
○成人Ⅰ期：社会との関係は確立。ただし、不満や苛だちが内面に存在。
○成人Ⅱ期：社会との関係を指導できる。不満や苛だちもコントロールできる。

　心理発達の第一段階が、おもに親との関係によることから、親の心理発達段階も「環境」として、子どもの心理発達に影響が大きいといえます。

　生れた瞬間持っている知能については「神様の悪戯」と呼ばれるように、IQの高い両親から必ずIQの高い子どもが生まれるわけではなく、IQの低い両親からもIQの高い子どもが生まれるので、IQ別人口の分布は何百年も昔から変わっていません。同様に、社会環境が変わっても心理発達の段階別人口分布は大きく変わっていないのです。

　統計では、身体や知能は大人になっていても、いわゆる思春期や学童期の心理発達段階にある人は４人に１人いる、といわれています（p.491に続く）。

メドロール

メドロール錠2mg
6.50円/1錠
ファイザー

効能効果

内分泌疾患、膠原病、アレルギー性疾患、血液疾患、神経疾患、消化器疾患、呼吸器疾患、結核性疾患、循環器疾患、重症感染症、新陳代謝疾患、その他内科的疾患、外科領域、整形外科領域、泌尿器科領域、眼科領域、皮膚科領域、耳鼻咽喉科領域。

成分名：メチルプレドニゾロン

何のお薬？ 炎症は、私たちの身体の内外で、有害と考えられる物質が働いた時に起こる防衛反応で、ヒスタミンやセロトニン、プロスタグランジン、TNFαなどのケミカルメディエーターが、マスト細胞や白血球、マクロファージなどから放出されることによって起こります。有害と考えられる物質は、細菌やウイルス、打撲や損傷によって傷ついてしまった細胞などですが、時には、私たち自身の正常な細胞を「有害」と勘違いする場合もあります。このお薬は、ステロイド（糖質コルチコイド）性抗炎症薬で、ケミカルメディエーターが合成される工程のスタートを担う「ホスホリパーゼA_2」と呼ばれる酵素の働きを邪魔することで、ケミカルメディエーターの合成や放出を抑えて、結果として炎症が起こらないようにする働きをもっています。ステロイドというと、怖いというイメージをもっている方もいますが、服用中も身体の声をよく聞き、使い方を誤らなければ、非常に有用なお薬です。服用中は血液検査や肝臓・腎臓機能検査が行なわれます。決められた受診日は守りましょう。また、このお薬は、体調がよくなったと自己判断して服用を勝手に中止したり、量を調節したりすると、発熱・頭痛・食欲不振・脱力感・筋肉痛・関節痛・ショックなどの離脱症状が現れるほか、病状が急激に悪化する場合もあります。必ず主治医の指示に従って、徐々に減量するなどしてください。服用中に水疱瘡や麻疹（はしか）にかかると重症化し、致死的な経過をたどることもあるので、服用前に、過去の病歴も含めて、主治医に十分相談しましょう。

原則的に服用を避けるべき人

有効な抗菌剤の存在しない感染症・全身性真菌症の人、消化性潰瘍・憩室炎の人、精神疾患の人、結核性疾患の人、単純疱疹性角膜炎の人、後嚢白内障の人、緑内障の人、高血圧症の人、電解質異常のある人、血栓症の人、最近行なった内臓の手術創のある人、急性心筋梗塞の既往歴のある人。

飲み忘れた時は

飲み忘れに気づいた時間が、飲み忘れた時間（例：8時）と次に飲む時間（例：12時）の間（例：10時）より前であれば、できるだけ早く服用します。後なら服用を1回飛ばします。2回分を1度に服用してはいけません。

このような症状が出たら病院へ

風邪のような症状、全身倦怠感、発熱、感染症誘発、吐き気、高度の空腹感、ふるえ、異常な発汗、意識が飛ぶ、紫や黒い色の便、腹痛、胸やけ、吐血、高熱、目の充血、めやに、唇や陰部のただれ、皮膚の広い範囲が赤くなる、尿量減少、手足や顔のむくみ、食欲不振、悪心、皮膚や白目が黄色くなる黄疸症状、腰や背中・大腿骨周辺の痛み、筋肉の硬直、アキレス腱の痛み、幻覚や幻聴、上手にものが考えられない、錯乱、気分が落ち込む、けいれんなど。

標準薬

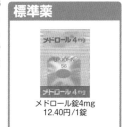

メドロール錠4mg
12.40円/1錠

メネシット配合錠

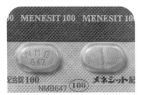

メネシット配合錠100
15.10円/1錠
オルガノン

効能効果

パーキンソン病、パーキンソン症候群。

成分名：レボドパ／カルビドパ水和物配合剤

何のお薬？ 中枢神経の情報伝達物質であるドパミンは、通常より少なすぎるとパーキンソン病に、多すぎると統合失調症になる原因とされています。このお薬は、脳以外の場所で脳関門を通過できないドパミンが作られるのを妨げ、レボドパを効率よく脳内に送り込む作用をもつカルビドパと、そのようにして脳内に送り込まれるレボドパの配合剤です。レボドパが脳内で脱炭酸されてドパミンとなることにより、パーキンソン病の手のふるえやこわばり、不自由になった動作を改善します。突発的睡眠、傾眠、目の調節障害（羞明：光などの刺激に目が痛くなる／霧視：霧がかかったようにものがはっきり見えない）、注意力・集中力・反射機能の低下などが起こることがあるので、自動車の運転など危険を伴う機械の操作、高所作業、登山などは避けましょう。

標準薬

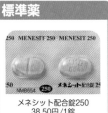

メネシット配合錠250
38.50円/1錠

原則的に服用を避けるべき人

閉塞隅角緑内障の人、非選択的モノアミン酸化酵素阻害剤を使用中の人。

🏥 このような症状が出たら病院へ

高熱、意識障害、高度の筋硬直、口の周りの異常な動き、幻覚や幻聴、上手にものが考えられない、名前・場所・時間などが判らない、錯乱、紫や黒い色の便、腹痛、胸やけ、吐血、脱力、発熱、吐き気、悪寒、青あざができやすい、頻回に起こる鼻血、手足に点状の出血、血尿など。

メバロチン

メバロチン錠5
17.80円/1錠
第一三共

効能効果

高脂血症、家族性高コレステロール血症。

成分名：プラバスタチンナトリウム

何のお薬？ コレステロールには悪玉コレステロール（LDL）と善玉コレステロール（HDL）があり、体内のコレステロールは、食事から吸収されるものが半分、残りは肝臓で合成されています。小腸で吸収された食事由来のコレステロールも、肝臓で合成されたコレステロールも、大半は血液中へ放出されますが、一部は胆汁酸へと変換されて排泄されます。コレステロールが合成される過程では、まず、肝臓内で消費されずに過剰になったアセチルCoAと呼ばれる酵素がHMG-CoAに変化し、そこへHMG-CoA還元酵素が働くと「メバロン酸」と呼ばれるコレステロールの元ができあがります。このお薬は、HMG-CoA還元酵素阻害薬と呼ばれ、HMG-CoAをメバロン酸に変える酵素の働きを邪魔して、結果、コレステロールが作られないようにすることで、コレステロール値を下げます。なお、高コレステロール血症の治療にもっとも効果的なのは、食生活の改善です。肝臓でコレステロールが作られるのは、安静時、つまり、夜寝ている間なので、とくに夕食が大切です。脂質の多い肉や揚げ物をつまみに飲酒し、〆にラーメンなどを食べれば、コレステロールを作ろうとしているところへ燃料を入れるようなものです。夕食はとくに意識して野菜中心の献立にし、脂質や炭水化物を避けるようにしましょう。また、週に2～3回以上、30分程度の有酸素運動やトレーニングを行なうと、食事療法と服薬療法の効果が高まり、回復が早まります。

メ

併用してはいけない薬

フィブラート系薬剤：ベザフィブラート（アニベソールSR・ベザスターSR・ベザテートSR・ベザトールSR・ベザフィブラートSR・ベザリップ・ベザレックスSR・ベスタリットL・ミデナールL）、クリノフィブラート（リポクリン）、フェノフィブラート（トライコア・フェノフィブラート・リピディル）、クロフィブラート（クロフィブラート）。

原則的に服用を避けるべき人

腎臓機能に異常のある人、妊婦または妊娠している可能性のある婦人（動物実験では、出生児数の減少、生存・発育に対する影響および胎児の生存率の低下と発育抑制が報告されています）。

飲み忘れた時は

飲み忘れに気づいた時間が、飲み忘れた時間（例：8時）と次に飲む時間（例：12時）の間（例：10時）より前であれば、できるだけ早く服用します。後なら服用を1回飛ばします。2回分を1度に服用してはいけません。

🏥 このような症状が出たら病院へ

筋肉痛、力が入らない、赤褐色の尿が出る、全身倦怠感、食欲不振、悪心、皮膚や白目が黄色くなる黄疸症状、脱力、発熱、吐き気、悪寒、青あざができやすい、頻回に起こる鼻血、手足に点状の出血、血尿、から咳、呼吸困難、手足のしびれ・痛み、筋肉のこわばり、筋力の低下、立ち上がろうとして転ぶなど。

標準薬

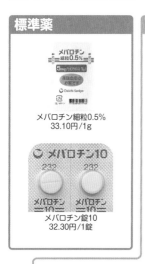

メバロチン細粒0.5%
33.10円/1g

メバロチン錠10
32.30円/1錠

ジェネリック

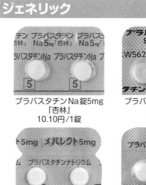

プラバスタチンNa錠5mg
「杏林」
10.10円/1錠

プラバスタチンNa錠5mg
「アメル」
10.10円/1錠

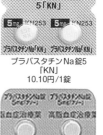

プラバスタチンNa錠5
「KN」
10.10円/1錠

メバレクト錠5mg
10.10円/1錠

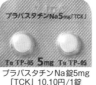

プラバスタチンNa錠5mg
「TCK」10.10円/1錠

プラバスタチンNa錠5mg
「フソー」10.10円/1錠

プラバスタチンNa錠5mg
「チョーセイ」10.10円/1錠

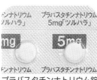

プラバスタチンナトリウム錠
5mg「ツルハラ」
10.10円/1錠

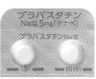

プラバスタチンNa塩錠5mg
「タナベ」10.10円/1錠

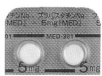

プラバスタチンNa錠5mg
「MED」10.10円/1錠

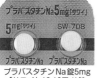

プラバスタチンNa錠5mg
「サワイ」10.10円/1錠

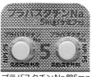

プラバスタチンNa錠5mg
「ケミファ」10.10円/1錠

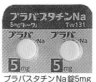

プラバスタチンNa錠5mg
「トーワ」10.10円/1錠

プラバスタチンナトリウム錠
5mg「日医工」10.10円/1錠

プラバスタチン Na 錠5mg
「オーハラ」10.10円/1錠

プラバスタチンナトリウム錠
5mg「NikP」10.10円/1錠

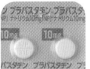

プラバスタチンナトリウム錠
10mg「NP」
12.10円/1錠

プラバスタチン Na 錠5mg
「NIG」
10.10円/1錠

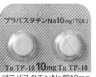

プラバスタチン Na 錠10mg
「TCK」
19.30円/1錠

プラバスタチン Na 錠5mg
「テバ」
10.10円/1錠

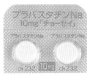

メバレクト錠10mg
17.10円/1錠

プラバスタチン Na 錠10mg
「チョーセイ」
19.30円/1錠

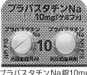

プラバスタチンナトリウム錠
10mg「ツルハラ」
19.30円/1錠

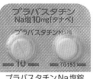

プラバスタチン Na 塩錠
10mg「タナベ」
12.10円/1錠

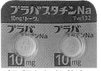

プラバスタチン Na 錠10mg
「NIG」
17.10円/1錠

プラバスタチン Na 錠10mg
「サワイ」
17.10円/1錠

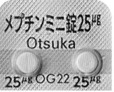

プラバスタチン Na 錠10mg
「ケミファ」
17.10円/1錠

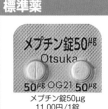

プラバスタチン Na 錠10mg
「トーワ」
17.10円/1錠

プラバスタチンナトリウム錠
10mg「日医工」17.10円/1錠
R6.3.31まで

プラバスタチン Na 錠10mg
「オーハラ」
17.10円/1錠

メプチン

●気管支拡張剤

メプチンミニ錠25μg
Otsuka

メプチンミニ錠25μg
10.50円/1錠
大塚

効能効果

気管支喘息、慢性気管支炎、肺気腫、急性気管支炎、喘息様気管支炎の気道閉塞性障害に基づく呼吸困難など諸症状の緩解。

成分名：プロカテロール塩酸塩水和物

何のお薬? 気管支平滑筋の緊張を緩める伝達物質を受け取るβ_2アドレナリン受容体を刺激することで、気管支を拡げて呼吸を楽にするお薬です。効果がすぐに現れないと感じて過度に服用した場合、致死性の不整脈が発生するおそれがあります。服用が過度にならないように、指示された服用量を守りましょう。正しく服用しても効果が現れない場合は、他のお薬による治療が必要です。

標準薬

メプチン錠50μg
Otsuka

メプチン錠50μg
11.00円/1錠

メプチンドライシロップ
0.005%
42.10円/1g

466

メマリー

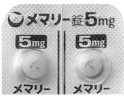

メマリー錠5mg
100.00円/1錠
第一三共

成分名：メマンチン塩酸塩

何のお薬？ アルツハイマー型認知症の原因のひとつとして、記憶や学習にかかわるNMDA型グルタミン酸受容体（イオンチャネル共役型）の過剰反応があると考えられています。このお薬は、NMDA型グルタミン酸受容体と選択的に結合し、細胞内への過剰なカルシウムイオンの流入を抑えて、神経細胞が傷つくのを防ぎ、アルツハイマー型認知症の進行を緩やかにします。めまいや、うとうとして眠ってしまう、意識がなくなるといった症状が出る場合がありますから、服薬後の患者については状態をよく観察し、転倒や椅子からの落下などに十分注意しましょう。

効能効果
中等度および高度アルツハイマー型認知症における認知症症状の進行抑制。

🏥 このような症状が出たら病院へ
幻覚や幻聴、錯乱、けいれん、失神など。

標準薬

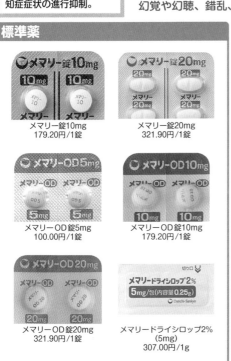

メマリー錠10mg
179.20円/1錠

メマリー錠20mg
321.90円/1錠

メマリーOD錠5mg
100.00円/1錠

メマリーOD錠10mg
179.20円/1錠

メマリーOD錠20mg
321.90円/1錠

メマリードライシロップ2%
（5mg）
307.00円/1g

メマリードライシロップ2%
（10mg）
307.00円/1g

メマリードライシロップ2%
（20mg）
307.00円/1g

ジェネリック

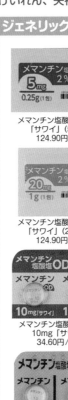
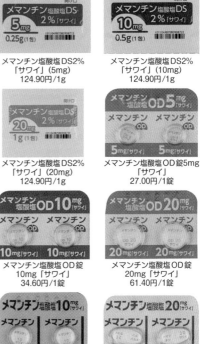

メマンチン塩酸塩DS2%
「サワイ」（5mg）
124.90円/1g

メマンチン塩酸塩DS2%
「サワイ」（10mg）
124.90円/1g

メマンチン塩酸塩DS2%
「サワイ」（20mg）
124.90円/1g

メマンチン塩酸塩OD錠5mg
「サワイ」
27.00円/1錠

メマンチン塩酸塩OD錠
10mg「サワイ」
34.60円/1錠

メマンチン塩酸塩OD錠
20mg「サワイ」
61.40円/1錠

メマンチン塩酸塩錠10mg
「サワイ」
34.60円/1錠

メマンチン塩酸塩錠20mg
「サワイ」
61.40円/1錠

メ

メリスロン

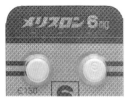

メリスロン錠6mg
8.70円/1錠
エーザイ

効能効果

メニエール病、メニエール症候群、眩暈症。

成分名：ベタヒスチンメシル酸塩

何のお薬？ 内耳の毛細血管を拡げて血流をよくする働きや、脳の血流をよくする働きなどにより、蝸牛管（かぎゅうかん）の血流量を増やし、三半規管のバランスを整えることで、めまいの症状を和らげるお薬です。本剤にはヒスタミン類似作用があるため、胃のH₂受容体、気管支のH₁受容体などを刺激して、胃酸の分泌を多くしたり、気道を収縮させたりするおそれがあります。消化性潰瘍がある人や気管支喘息のある人は、服用に際して症状の悪化に十分注意が必要です。

飲み忘れた時は

飲み忘れに気づいた時間が、飲み忘れた時間（例：8時）と次に飲む時間（例：12時）の間（例：10時）より前であれば、できるだけ早く服用します。後なら服用を1回飛ばします。2回分を1度に服用してはいけません。

標準薬	ジェネリック
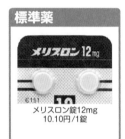 メリスロン錠12mg 10.10円/1錠	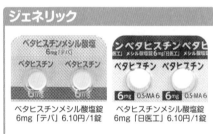 ベタヒスチンメシル酸塩錠 6mg「テバ」6.10円/1錠　ベタヒスチンメシル酸塩錠 6mg「日医工」6.10円/1錠

メルカゾール

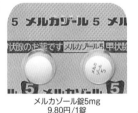

メルカゾール錠5mg
9.80円/1錠
あすか

効能効果

甲状腺機能亢進症。

成分名：チアマゾール

何のお薬？ 甲状腺ホルモンの合成は、チログロブリンと呼ばれる物質に「甲状腺ペルオキシダーゼ」と呼ばれる酵素が働いて、チログロブリンをヨウ素化させることで完成します。このお薬は、甲状腺ペルオキシダーゼの働きを邪魔することで、甲状腺ホルモンの過剰な産生を抑えます。本剤の副作用のひとつである血液異常症の重症化を未然に防ぐため、服用中は定期的な血液検査を受ける必要があります。医師に指定された受診日を守りましょう。

🏥 このような症状が出たら病院へ

寒気、突然の高熱、のどの痛み、頭痛、咳、青あざができやすい、粘膜から出血しやすい、血尿、息切れ、悪寒、頻回に起こる鼻血、手足に点状の出血、血尿、顔に斑点、紅斑、筋肉痛、関節痛、リンパ節腫脹、全身倦怠感、食欲不振、悪心、皮膚や白目が黄色くなる黄疸症状、関節の痛み、関節の腫れ、冷や汗、空腹感、動悸、手足のふるえ、ふらつき、めまい、脱力感、筋肉痛、力が入らない、赤褐色の尿が出る、しびれや麻痺など。

メレックス

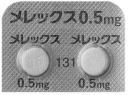

メレックス錠0.5mg
5.90円/1錠
アルフレッサ

効能効果

神経症における不安・緊張・抑うつ、易疲労性、強迫・恐怖・睡眠障害。心身症（胃・十二指腸潰瘍、慢性胃炎、過敏性腸症候群、高血圧症、心臓神経症、自律神経失調症）における身体症候ならびに不安・緊張・抑うつ・易疲労性・睡眠障害。

成分名：メキサゾラム

何のお薬? 中枢神経において、抑制性神経伝達物質GABAを受け取るGABA_A受容体のベンゾジアゼピン結合部に作用して、興奮したり不安になったりする信号の流れを抑えることで、これらの感情を抑えるほか、催眠作用、筋弛緩作用なども示す、ベンゾジアゼピン系のお薬です。服用してから最高血中濃度に到達するまでの時間が2時間、成分が血液中から消失半減する時間は60～150時間の「長時間型」です。眠気、めまい、注意力・集中力・反射機能等の低下が起こることがあるので、服用中は自動車の運転など危険を伴う機械の操作、高所作業、登山などは避けましょう。

原則的に服用を避けるべき人

急性狭隅角緑内障のある人、重症筋無力症の人。

🏥 このような症状が出たら病院へ

飲まないと不安になる、けいれん、依存、大量服用、幻覚や幻聴、上手にものが考えられない、名前・場所・時間などが判らない、錯乱など。

標準薬

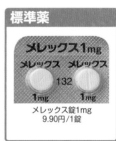

メレックス錠1mg
9.90円/1錠

※上記以外の標準薬として、メレックス細粒0.1%（12.10円/1g）があります。

メンドン

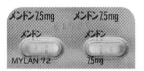

メンドンカプセル7.5mg
10.10円/1カプセル
マイランEPD

効能効果

神経症における不安・緊張・焦躁・抑うつ。

成分名：クロラゼプ酸二カリウム

何のお薬? 中枢神経において、抑制性神経伝達物質GABAを受け取るGABA_A受容体のベンゾジアゼピン結合部に作用して、興奮したり不安になったりする信号の流れを抑えることで、これらの感情を抑えるほか、催眠作用、筋弛緩作用なども示す、ベンゾジアゼピン系のお薬です。服用してから最高血中濃度に到達するまでの時間が0.5～1時間、成分が血液中から消失半減する時間が24時間以上の「長時間型」です。眠気、めまい、注意力・集中力・反射機能等の低下が起こることがあるので、服用中は自動車の運転など危険を伴う機械の操作、高所作業、登山などは避けましょう。

原則的に服用を避けるべき人

急性狭隅角緑内障のある人、重症筋無力症の人、リトナビルを服用中の人。

飲み忘れた時は

服用を1回飛ばします。2回分を1度に服用してはいけません。禁断症状（不安・不眠・けいれん・悪心・幻覚・妄想・興奮・錯乱）が起こることがありますので、自分の判断で服用するのを止めたりしないで、主治医の指示を守りましょう。

🏥 このような症状が出たら病院へ

飲まないと不安になる、けいれん、依存、大量服用、幻覚や幻聴、上手にものが考えられない、名前・場所・時間などが判らない、錯乱など。

モーバー

モーバー錠100mg
39.80円/1錠
田辺三菱

効能効果

関節リウマチ。

成分名：アクタリット

何のお薬？ 関節リウマチの原因となる免疫異常を改善することによって、関節リウマチの症状を和らげるお薬です。鎮痛消炎作用はないため、消炎鎮痛剤を併用する必要があります。

🏥 このような症状が出たら病院へ

全身倦怠感、尿量減少、手足や顔のむくみ、発熱、から咳、呼吸困難、青あざができやすい、粘膜から出血しやすい、血尿、息切れ、腹痛、胸やけ、吐血、下痢、血が混じった便、紫色をした便、食欲不振、悪心、皮膚や白目が黄色くなる黄疸症状など。

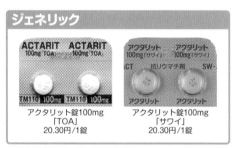

ジェネリック

アクタリット錠100mg
「TOA」
20.30円/1錠

アクタリット錠100mg
「サワイ」
20.30円/1錠

モービック

モ

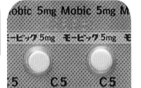

モービック錠5mg
19.80円/1錠
ベーリンガー

効能効果

関節リウマチ、変形性関節症、腰痛症、肩関節周囲炎、頸肩腕症候群の消炎・鎮痛。

成分名：メロキシカム

何のお薬？ 体内で炎症が起こると、プロスタグランジンが放出されて、発熱や痛みが生じますが、このプロスタグランジンは、シクロオキシゲナーゼ（COX）と呼ばれる物質によって体内で合成されます（プロスタグランジン自体は痛みを生じさせるのではなく、痛みを感じやすくさせる物質です）。このお薬は、非ステロイド性抗炎症薬（NSAIDs）のひとつで、プロスタグランジンを合成するのに必要なシクロオキシゲナーゼ（COX）の働きを邪魔することで、体内のプロスタグランジンを減らし、結果、炎症や痛みを和らげます。

標準薬	ジェネリック

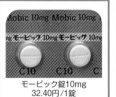

モービック錠10mg
32.40円/1錠

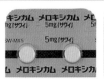

メロキシカム錠5mg
「サワイ」
13.10円/1錠

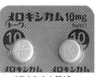

メロキシカム錠10mg
「トーワ」
18.70円/1錠

モノフィリン

●キサンチン誘導体

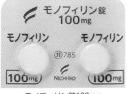

モノフィリン錠100mg
5.70円/1錠
日医工

効能効果

気管支喘息、喘息性（様）気管支炎、うっ血性心不全。

成分名：プロキシフィリン

何のお薬？ ホスホジエステラーゼ（PDE）阻害薬のひとつです。気道平滑筋の中にあるサイクリックジーエムピー（cGMP）は平滑筋を緩める働きをしていますが、PDEによって分解されてしまいます。このお薬は、PDEの働きを邪魔することでcGMPを増やします。結果、気道の筋肉が緩み、気道が拡がることで、呼吸が楽になります。このほか、心臓の収縮力を大きくして心機能をよくする働きや、利尿作用などがあり、うっ血性心不全によるむくみの解消にも効果があります。

このような症状が出たら病院へ
顔面蒼白、意識が薄れる、けいれん、せん妄、昏睡、筋肉痛、力が入らない、赤褐色の尿が出るなど。

モニラック

●生理的腸管機能改善剤
●高アンモニア血症用剤

モニラック原末6.5g
6.50円/1g
中外

効能効果

高アンモニア血症に伴う精神神経障害、手指振戦、脳波異常症候の改善。産婦人科術後の排ガス・排便の促進。小児における便秘の改善。

成分名：ラクツロース

何のお薬？ 私たちの消化管粘膜には、このお薬の成分であるラクツロースを単糖類に分解する酵素がありません。そのため、本剤を服用すると、成分中のラクツロースは消化吸収されることなく下部消化管に達し、細菌による分解を経て、有機酸（乳酸や酢酸など）となり、腸内でのアンモニアの産生や腸管吸収を抑えることで、血液中のアンモニア濃度を低下させます。また、有機酸（乳酸や酢酸など）には、腸管の運動を活発にさせる働きもあり、結果、排ガス（おなら）や排便をスムースにする効果も期待できます。

モ

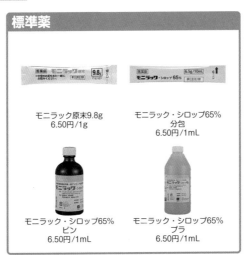

標準薬

モニラック原末9.8g
6.50円/1g

モニラック・シロップ65%
分包
6.50円/1mL

モニラック・シロップ65%
ビン
6.50円/1mL

モニラック・シロップ65%
プラ
6.50円/1mL

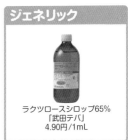

ジェネリック

ラクツロースシロップ65%
「武田テバ」
4.90円/1mL

ヤーズフレックス配合錠

●月経困難症治療薬

成分名：ドロスピレノン／
エチニルエストラジオール配合錠

ヤーズフレックス配合錠
280.10円/1錠
バイエル

効能効果

子宮内膜症に伴う疼痛の改善、月経困難症。

何のお薬？ 子宮は月経期間中、収縮と弛緩をくりかえしています。とくに第1日目から2日目は、収縮を誘発するプロスタグランジンなどの分泌量が増えます。月経困難症の疼痛は、プロスタグランジンなどの過剰分泌による子宮平滑筋の収縮過剰、それに伴う虚血および神経末端刺激が原因と考えられています。

このお薬は、卵胞ホルモンと黄体合成ホルモンとの配合剤で、子宮内膜増殖抑制作用、排卵抑制作用やホルモン変動抑制作用などにより子宮内膜からの過剰なプロスタグランジン分泌を抑制することで、子宮平滑筋の強い収縮が起こりにくい状態にして、子宮平滑筋の虚血状態を緩和し、神経への刺激を減らして、痛みの発生を穏やかにします。

標準薬

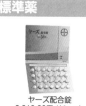

ヤーズ配合錠
6,010.80円/1シート

ジェネリック

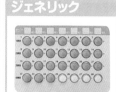

ドロエチ配合錠
「あすか」
2,636.80円/1シート

お薬コラム **"完全な睡眠"**

睡眠薬を必要としない、完全な睡眠とは何でしょう。「あー、よく寝た！」という満足感がある睡眠？ それとも途中で目が覚めたり、夢を見ることなく眠れること？ 私は、完全な睡眠とは「翌日眠気や集中力の低下が起こらず、しっかりと活動が続けられるような睡眠」であると考えます。成人の平均睡眠時間は6〜7時間程度とされていますが、3時間でも翌日に影響がでない人は完璧な睡眠を得られたといえますし、逆に10時間以上寝ていても、翌日に眠気などの影響の出る人は、不完全な睡眠といえるでしょう。

完全な睡眠を得るためには、環境づくりが大切です。ストレスの解放、肥満による睡眠時無呼吸症候群やアレルギー性疾患による呼吸障害などの改善、内分泌系疾患の治療はもちろん、寝具のコンディション・音・温度・湿度、睡眠に入るまえの行動などを見直して、眠りにつきやすく継続しやすい状態をつくることが重要なのです。

そのため、睡眠薬を服用する場合は、あくまで完全な睡眠のための手助けと考え、依存や耐性が生じないよう同一・同系統の薬の長期連用を避け、処方された用量を厳守し、飲酒後の服用は絶対に避けましょう。アルコールは睡眠導入には有効ですが、レム睡眠（浅い眠り）に陥りやすく、睡眠薬と交叉耐性があるといわれています。また、アルコールと睡眠薬の相互作用から、多量で強い睡眠薬でないと効かない、毎日服用しないと不安になる、といった依存につながる症例も多くみられます。

服用中の睡眠薬が効かない・止められないと感じたら、早めに医師に相談しましょう。

ヤ

ユーロジン

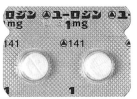

ユーロジン1mg錠
6.20円/1錠
武田

効能効果

不眠症、麻酔前投薬。

成分名：エスタゾラム

何のお薬？ 中枢神経において、抑制性神経伝達物質GABAを受け取るGABA_A受容体のベンゾジアゼピン結合部に作用して、興奮したり不安になったりする信号の流れを抑えることで、これらの感情を抑えるほか、催眠作用、筋弛緩作用などから睡眠に導く、ベンゾジアゼピン系のお薬です。

服用してから最高血中濃度に到達するまでの時間が5時間、成分が血液中から消失半減する時間は24時間の「中間型」です。お薬の影響が翌朝以後にもおよび、眠気、めまい、注意力・集中力・反射機能等の低下が起こることがあるので注意が必要です。

標準薬	ジェネリック	
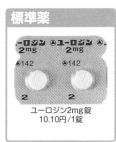	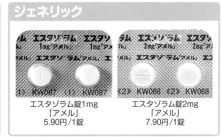	
ユーロジン2mg錠 10.10円/1錠	エスタゾラム錠1mg 「アメル」 5.90円/1錠	エスタゾラム錠2mg 「アメル」 7.90円/1錠

ユナシン

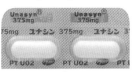

ユナシン錠375mg
60.00円/1錠
ファイザー

効能効果

<適応症>表在性皮膚感染症、深在性皮膚感染症、リンパ管・リンパ節炎、慢性膿皮症、咽頭・喉頭炎、扁桃炎、急性気管支炎、肺炎、肺膿瘍、慢性呼吸器病変の二次感染、膀胱炎、腎盂腎炎、淋菌感染症、子宮内感染、涙嚢炎、角膜炎（角膜潰瘍を含む）、中耳炎、副鼻腔炎。

成分名：スルタミシリントシル酸塩水和物

何のお薬？ 薬が細菌の増殖を抑えている間に、服薬している患者自身の免疫力によって細菌を殺し、病気からの回復を図るタイプの抗生物質を「静菌性抗生物質」といい、細菌を直接殺すタイプの抗生物質を「殺菌性抗生物質」といいます。このお薬は、細菌には存在してヒトの細胞には存在しない「細胞壁」に的をしぼり、細菌の細胞壁の合成を邪魔することで、細菌のみ死滅させる（＝殺菌）作用を示す、ペニシリン系殺菌性抗生物質です。

🏥 **このような症状が出たら病院へ**

顔面蒼白、意識が薄れる、じんましん、血管が浮き出てくる、全身が紅潮する、息苦しい、目の充血、めやにに、唇や陰部のただれ、皮膚の広い範囲が赤くなる、全身倦怠感、尿量減少、手足や顔のむくみ、突然の高熱、のどの痛み、頭痛、咳、脱力、吐き気、頻回に起こる鼻血、手足に点状の出血、血尿、腹痛、下痢、血が混じった便、紫色をした便、皮膚や白目が黄色くなる黄疸症状など。

標準薬
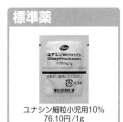
ユナシン細粒小児用10% 76.10円/1g

ユ

ユニフィル

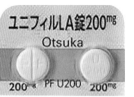

ユニフィルLA錠200mg
10.30円/1錠
大塚

成分名：テオフィリン

何のお薬？ 気道平滑筋の中にあるサイクリックジーエムピー（cGMP）は平滑筋を緩める働きをしていますが、ホスホジエステラーゼ（PDE）という物質によって分解されてしまいます。このお薬は、PDEの働きを邪魔することでcGMPを増やし、結果、気道の筋肉を緩めて気道を拡げるほか、カルシウムイオンの細胞内流入を邪魔することで気道や気管支の緊張を緩める働きや、マスト細胞からのケミカルメディエーター放出を抑える働きなどから、気管支喘息や気管支炎の方の呼吸を楽にします。

効能効果
気管支喘息、慢性気管支炎、肺気腫。

標準薬

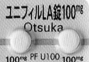
ユニフィルLA錠100mg
8.40円/1錠

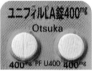
ユニフィルLA錠400mg
11.20円/1錠

ユニコン錠100
9.20円/1錠

ユニコン錠200
14.30円/1錠

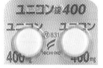
ユニコン錠400
17.40円/1錠

ジェネリック

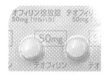
テオフィリン徐放錠50mg
「ツルハラ」
5.90円/1錠

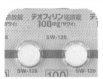
テオフィリン徐放錠100mg
「サワイ」5.70円/1錠

テオフィリン徐放錠100mg
「日医工」5.70円/1錠

テオフィリン徐放U錠200mg
「トーワ」5.90円/1錠

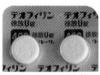
テオフィリン徐放U錠
400mg「トーワ」
5.90円/1錠

テオフィリン徐放U錠100mg
「トーワ」5.70円/1錠

テオフィリン徐放錠200mg
「サワイ」5.90円/1錠

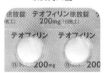
テオフィリン徐放錠200mg
「日医工」5.90円/1錠

テオフィリン徐放ドライシ
ロップ小児用20%「サワイ」
33.40円/1g

ユニシア配合錠

成分名：カンデサルタンシレキセチル／アムロジピンベシル酸塩

何のお薬？ アンジオテンシンⅡが受容体と結びつくのを邪魔するアンジオテンシンⅡ受容体拮抗薬（ARB）の成分と、カルシウムチャネルに結合して細胞の外にあるカルシウムイオンが細胞内へ流入するのを邪魔することで、血管平滑筋や心臓の収縮を穏やかにし、末梢血管を拡張するカルシウム拮抗薬の成分を混合したお薬で、双方の作用により強力に血圧を下げます。

原則的に服用を避けるべき人

アリスキレンフマル酸塩を投与中の糖尿病の人、妊婦または妊娠している可能性のある婦人（胎児・新生児の死亡、新生児の低血圧、腎不全、催奇形などが報告されています）。

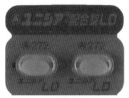

ユニシア配合錠LD
69.20円/1錠
武田

効能効果

高血圧症。

標準薬

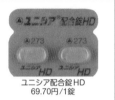

ユニシア配合錠HD
69.70円/1錠

ジェネリック

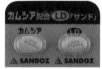

カムシア配合錠LD
「サンド」
26.10円/1錠

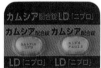

カムシア配合錠LD
「ニプロ」
26.10円/1錠

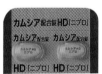

カムシア配合錠HD
「ニプロ」
25.90円/1錠

ユベラ

成分名：トコフェロール酢酸エステル

何のお薬？ ビタミンEを補給することで、末梢血管の血管抵抗を弱め血液の循環をよくする働きや、血小板が集まるのを抑える働きのほか、過酸化脂質の増加を抑える働きなどがあるお薬です。動脈硬化症・静脈血栓症・血栓性静脈炎・糖尿病性網膜症・凍瘡・四肢冷感症の治療に処方されます。脂溶性ビタミンのため、過量に服用すると、脂質異常の原因にもなりますから、医師の指示を守って服用してください。かゆみや発疹が現れた時は服用を中止して医師に相談してください。

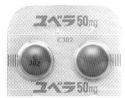

ユベラ錠50mg
5.70円/1錠
サンノーバ

効能効果

ビタミンE欠乏症の予防および治療。末梢循環障害。過酸化脂質の増加防止。

ジェネリック

トコフェロール酢酸エステル
錠50mg「トーワ」
5.70円/1錠

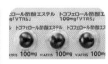

トコフェロール酢酸エステル
カプセル100mg「VTRS」
5.70円/1カプセル

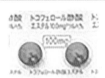

トコフェロール酢酸エステル
錠100mg「ツルハラ」
5.70円/1錠

ユ

ユベラN

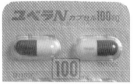

ユベラNカプセル100mg
5.90円/1カプセル
エーザイ

効能効果

高血圧症に伴う随伴症状。
高脂質血症、閉塞性動脈硬
化症に伴う末梢循環障害。

成分名：トコフェロールニコチン酸エステル

何のお薬? コレステロールの代謝を高める働きや、末梢血管
の血管抵抗を弱め血液の循環をよくする働きのほか、血小板が集
まるのを抑える働き、毛細血管を強化する働きなどがあるお薬で
す。高血圧症に伴う肩こり・耳鳴り・動悸・頭痛や頭重感などを
和らげます。また、末梢循環障害によるしびれや痛みを改善しま
す。脂溶性ビタミンのため、過量に服用すると、脂質異常の原因
にもなりますから、医師の指示を守って服用してください。
副作用は少ないお薬ですが、まれに、発疹や皮膚のかゆみなどの
過敏症状のほか食欲不振・胃部不快感・胃痛・悪心・下痢・便秘・
肝機能障害などが現れることがあります。気になる症状があれば、
主治医に相談してください。

標準薬

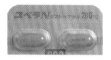

ユベラNソフトカプセル
200mg
8.00円/1カプセル

ジェネリック

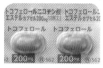

トコフェロールニコチン酸エ
ステルカプセル200mg
「日医工」5.70円/1カプセル

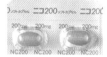

ニコ200ソフトカプセル
200mg
5.70円/1カプセル

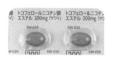

トコフェロールニコチン酸エス
テルカプセル200mg「サワイ」
5.70円/1カプセル

ユリーフ

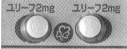

ユリーフ錠2mg
23.80円/1錠
キッセイ

効能効果

前立腺肥大症に伴う排尿障
害。

成分名：シロドシン

何のお薬? 前立腺が肥大して排尿ができない場合に処方され
るお薬です。下部尿路平滑筋のα_1受容体に結合して交感神経から
の命令を邪魔することで、平滑筋の緊張を緩めて、尿道を拡げ、
尿道の内圧や抵抗を減らして、排尿しやすい状態を作る働きがあ
ります。このお薬による治療は、対症療法で原因療法ではありま
せん。前立腺の肥大を根治させるには、手術療法などを検討する
必要があります。

標準薬

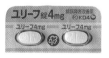

ユリーフ錠4mg
45.60円/1錠

ユリーフOD錠2mg
23.80円/1錠

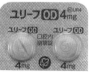

ユリーフOD錠4mg
45.60円/1錠

シロドシン OD 錠2mg
「DSEP」
10.10円/1錠

シロドシン OD 錠2mg
「EE」
10.10円/1錠

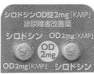
シロドシン OD 錠2mg
「KMP」
10.10円/1錠

シロドシン OD 錠2mg
「オーハラ」
10.10円/1錠

シロドシン OD 錠2mg
「サワイ」
10.10円/1錠

シロドシン OD 錠2mg
「ニプロ」
10.10円/1錠

シロドシン OD 錠2mg
「杏林」
10.10円/1錠

シロドシン OD 錠2mg
「日新」
10.10円/1錠

シロドシン OD 錠4mg
「DSEP」
16.00円/1錠

シロドシン OD 錠4mg
「EE」
10.50円/1錠

シロドシン OD 錠4mg
「KMP」
16.00円/1錠

シロドシン OD 錠4mg
「オーハラ」
16.00円/1錠

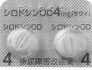
シロドシン OD 錠4mg
「サワイ」
10.50円/1錠

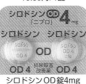
シロドシン OD 錠4mg
「ニプロ」
17.70円/1錠

シロドシン OD 錠4mg
「杏林」
16.00円/1錠

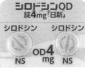
シロドシン OD 錠4mg
「日新」
16.00円/1錠

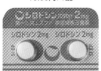
シロドシン錠2mg
「DSEP」
10.10円/1錠

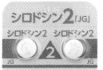
シロドシン錠2mg
「JG」
10.10円/1錠

シロドシン錠2mg
「KMP」
10.10円/1錠

シロドシン錠2mg
「ニプロ」
10.10円/1錠

シロドシン錠2mg
「杏林」
10.10円/1錠

シロドシン錠2mg
「日医工」
10.10円/1錠

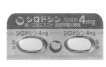
シロドシン錠4mg
「DSEP」
16.00円/1錠

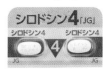
シロドシン錠4mg
「JG」
16.00円/1錠

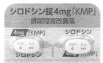
シロドシン錠4mg
「KMP」
16.00円/1錠

シロドシン錠4mg
「ニプロ」
10.50円/1錠

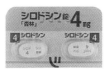
シロドシン錠4mg
「杏林」
16.00円/1錠

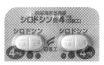
シロドシン錠4mg
「日医工」
10.50円/1錠

シ

ユリノーム

成分名：ベンズブロマロン

何のお薬？ 腎臓の糸球体で血液中からろ過された尿酸は、一部が尿細管腔側に存在する尿酸トランスポーター（URAT$_1$）によって再吸収されます。このお薬は、尿酸トランスポーター（URAT$_1$）の再吸収を邪魔することで、尿酸の尿中排泄量を増やして、血液中の尿酸値を低下させます。重い肝臓障害がおもに服用開始6か月以内に現れる例があるため、服用を始めてからは、定期的な血液検査や肝機能検査が必要になります。決められた受診日は守りましょう。

このような症状が出たら病院へ

全身倦怠感、食欲不振、悪心、皮膚や白目が黄色くなる黄疸症状など。

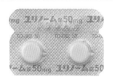

ユリノーム錠25mg
9.80円/1錠
トーアエイヨー

効能効果

痛風、高尿酸血症を伴う高血圧症における高尿酸血症の改善。

標準薬

ユリノーム錠50mg
13.10円/1錠

ジェネリック

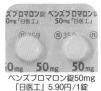

ベンズブロマロン錠50mg
「日医工」5.90円/1錠

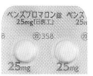

ベンズブロマロン錠25mg
「日医工」
5.90円/1錠

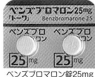

ベンズブロマロン錠25mg
「トーワ」5.90円/1錠

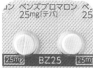

ベンズブロマロン錠25mg
「テバ」5.90円/1錠

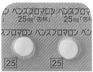

ベンズブロマロン錠25mg
「杏林」5.90円/1錠

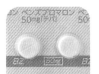

ベンズブロマロン錠50mg
「テバ」5.90円/1錠

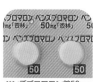

ベンズブロマロン錠50mg
「杏林」5.90円/1錠

ベンズブロマロン錠50mg
「トーワ」5.90円/1錠

ライトゲン配合

●鎮咳剤

ライトゲン配合シロップ
4.10円/1mL
帝人

効能効果

急性気管支炎、慢性気管支炎、感冒・上気道炎、肺炎、肺結核に伴う咳嗽。

成分名：ジヒドロコデインリン酸塩/dl-メチルエフェドリン塩酸塩/クロルフェニラミンマレイン酸塩配合剤

何のお薬？ 延髄の咳中枢に直接作用して鎮咳作用を示す成分や、気管支平滑筋を緩めて気管支を拡張する成分、さらにヒスタミンH$_1$を受け取って炎症などを引き起こす受容体を邪魔する働きによってアレルギー反応を抑える成分を配合したお薬です。急性気管支炎、慢性気管支炎、感冒・上気道炎などによる咳を鎮める働きがあります。眠気、めまい、注意力・集中力・反射機能の低下などが起こることがあるので、服用中は自動車の運転など危険を伴う機械の操作、高所作業、登山などは避けましょう。

原則的に服用を避けるべき人
重い呼吸抑制のある人、緑内障の人、前立腺肥大等下部尿路に閉塞性疾患のある人。

併用してはいけない薬
アドレナリン（ボスミン）、イソプレナリン（イソメニール、プロタノールS）。

🏥 このような症状が出たら病院へ
寒気、突然の高熱、のどの痛み、頭痛、青あざができやすい、粘膜から出血しやすい、血尿、息切れなど。

ラキソベロン

●緩下剤

ラキソベロン®錠2.5mg

ラキソベロン錠2.5mg
6.10円/1錠
帝人

効能効果

手術前における腸管内容物の排除、大腸検査（X線・内視鏡）前処置における腸管内容物の排除（内用液）。

成分名：ピコスルファートナトリウム水和物

何のお薬？ 大腸細菌により分解され活性型となり、大腸を刺激して腸のぜん動運動を高めるほか、水分吸収を抑えて便をやわらかくして排便をしやすくするお薬です。

副作用の少ないお薬ですが、まれに、腸管のぜん動運動による腹部不快感・腹鳴・腹部膨満感・腹痛・吐き気・嘔吐・お薬の効果が強く出すぎたことによる下痢・お薬の成分に対するアレルギー反応によるじんましん・発疹などが現れることがあります。気になる症状があれば、主治医に相談してください。

原則的に服用を避けるべき人
急性腹症が疑われる人、このお薬を服用して過去に発疹などの過敏症状が出たことのある人。

飲み忘れた時は
便秘症の場合は1回飛ばします。術後や検査後の場合は、医師や薬剤師の指示を仰いでください。

標準薬

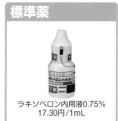

ラキソベロン内用液0.75%
17.30円/1mL

ラ

ピコスルファートNa錠
2.5mg「サワイ」
5.90円/1錠

ピコスルファートナトリウム
錠2.5mg「ツルハラ」
5.90円/1錠

ピコスルファートナトリウム錠
2.5mg「日医工」5.90円/1錠

スナイリンドライシロップ1%
22.90円/1g

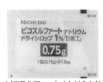

ピコスルファートナトリウムド
ライシロップ1%「日医工」
10.10円/1g

ピコスルファートナトリウム
内用液0.75%「日医工」
7.80円/1mL

ピコスルファートNa内用液
0.75%「トーワ」
7.80円/1mL

ピコスルファートナトリウム
内用液0.75%「ツルハラ」
7.80円/1mL

ラゲブリオカプセル

●新型コロナウイルス感染症治療薬

成分名：モルヌピラビル

ラゲブリオカプセル200mg
2357.80円/1カプセル
MSD

効能効果

SARS-CoV-2による感染症。

何のお薬？ 新型コロナウイルスは一種のRNAウイルスで、その遺伝情報は、1本鎖のRNAで構成されています。新型コロナウイルスが宿主の細胞内に侵入すると、自身の遺伝子（RNA）を直接「原型」として、細胞内にもともとあるRNA合成酵素に自分のコピーを作らせ増殖しますが、このとき使われる部品（＝ヌクレオシド）には、A（アデノシン）、U（ウリジン）、G（グアノシン）、C（シチジン）などがあります。さて、このお薬の成分は、服用すると体内でC（シチジン）に似た構造の物質に代謝され、しかも、C（シチジン）の代わりに取り込まれると、合成されたRNAには致死的な変異が起こります（ヌクレオシドアナログ）。結果、ウイルス産生の連鎖が断ち切られてウイルスが増殖できなくなることにより、感染症の重症化を防ぎます。

お薬を服用する時の注意

通常1回につき4カプセル（800mg）を1日2回、5日間服用し続けるお薬で、処方される際には原則5日分まとめて渡されます。処方された場合には、医師に指示された用法・用量を厳守し、たとえ途中で症状が軽快しても、勝手な自己判断で服薬を中止してはいけません。

このような症状が出たら病院へ

開発されて間もないため、副作用の情報は限られていますが、吐き気や嘔吐、下痢、頭痛、めまい、発疹、じんましんなどの報告があります。気になる症状がある場合には、薬を処方された病院の主治医に連絡し、指示を仰ぐようにしましょう。

ラ

ラシックス

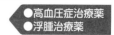
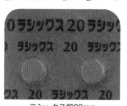

ラシックス錠20mg
9.80円/1錠
サノフィ

効能効果

高血圧症(本態性、腎性等)、悪性高血圧、心性浮腫(うっ血性心不全)、腎性浮腫、肝性浮腫、月経前緊張症、末梢血管障害による浮腫、尿路結石排出促進。

成分名：フロセミド

何のお薬？ ヒトの身体の60％を占める水分は、細胞内の水分、血管内を通る血液、そして細胞や血管の外にある水分（間質液）とに分けられますが、これら内外の水分量を調節しているのがナトリウム（塩分）です。血液中のナトリウム濃度が高くなると、間質液から水分が血管の中に取り込まれるのですが、塩分を摂りすぎると血圧が上昇するのはこのためです。このお薬は、腎臓の尿細管で、ナトリウム・クロール・水分の再吸収を抑え、尿中への排泄量を増やすことで、血流量を減少させ、血管内を流れる血液への抵抗を減らして血圧を下げます。また、体内の水分を減少させる働きからむくみを取る作用や、尿量を増やす働きから尿路内にある結石を排泄しやすくする効果もあります。

原則的に服用を避けるべき人

無尿の人、肝性昏睡のある人、体液中のナトリウム・カリウムが明らかに減少している人。

お薬を服用する時の注意

1日1回を連日、または隔日で服用するお薬です。飲み忘れに気づいた時は、すぐに服用してください。ただし、夜間の排尿を避けるため、夕方から夜にかけての服薬は避け、昼間服用するようにします。気がついたのが寝る前だった場合は、服用を1回飛ばし、翌日から決められた時間に服用します。2回分を1度に服用してはいけません。

このような症状が出たら病院へ

顔面蒼白、意識が薄れる、じんましん、血管が浮き出てくる、発熱、全身が紅潮する、息苦しい、青あざができやすい、粘膜から出血しやすい、血尿、息切れ、寒気、突然の高熱、のどの痛み、頭痛、咳、皮膚の異常なかゆみ、水疱、めまい、音がよく聞き取れない、耳を塞がれたような感じ、高熱、目の充血、めやに、唇や陰部のただれ、皮膚の広い範囲が赤くなる、便秘、乾燥肌、倦怠感、筋力の低下、脈が飛ぶなど。

標準薬

ラシックス錠10mg
9.30円/1錠

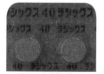

ラシックス錠40mg
11.80円/1錠

ジェネリック

フロセミド錠40mg「JG」
6.40円/1錠

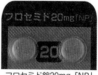

フロセミド錠20mg「NP」
6.10円/1錠

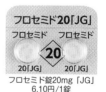

フロセミド錠20mg「JG」
6.10円/1錠

フロセミド細粒4%「EMEC」
9.10円/1g

フロセミド錠10mg「NIG」
6.10円/1錠

フロセミド錠40mg「トーワ」
6.40円/1錠

ラ

481

ラジレス

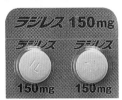

ラジレス錠150mg
104.80円/1錠
オーファンパシフィック

効能効果

高血圧症。

成分名：アリスキレンフマル酸塩

何のお薬？ 腎臓から分泌される「レニン」という酵素は、肝臓から分泌されるアンジオテンシノーゲンに作用し、アンジオテンシンⅠを生成します。アンジオテンシンⅠは、変換酵素の働きによりアンジオテンシンⅡ、すなわち血圧を上昇させる原因物質に変化します。降圧治療薬のアンジオテンシン変換酵素阻害剤（ACE）や、アンジオテンシンⅡ受容体拮抗剤（ARB）は、アンジオテンシンⅡの生成や反応を抑えますが、その結果、アンジオテンシンⅠが不足していると腎臓が感知し、レニンの分泌量を増やし、より多くのアンジオテンシンⅠが生成されるようになることもあります。このお薬は、このレニンの働きを直接的かつ選択的に抑えることで、アンジオテンシンⅠ・Ⅱの濃度を低下させ、血圧を下げます。

飲み忘れた時は

1日1回、医師の指示により朝・昼・夕の食前（空腹時）か食後に決めて服用するお薬です。飲み忘れた時は、朝・昼・夕にかかわりなく、次の食事の時に服用します。ただし、その食事の前か後かは、決めてあるとおりにします。

🏥 このような症状が出たら病院へ

息苦しい、顔・舌・のどが腫れる、じんましん、血管が浮き出てくる、発熱、全身が紅潮する、息苦しい、全身倦怠感、尿量減少、手足や顔のむくみ、手足のしびれ、力が入らない、吐き気、脈が飛ぶ、頻脈など。

ラスビック

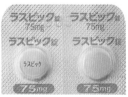

ラスビック錠75mg
316.90円/1錠
杏林

効能効果

＜適応症＞咽頭・喉頭炎、扁桃炎（扁桃周囲炎、扁桃周囲膿瘍を含む）、急性気管支炎、肺炎、慢性呼吸器病変の二次感染、中耳炎、副鼻腔炎。

成分名：ラスクフロキサシン塩酸塩

何のお薬？ 薬が細菌の増殖を抑えている間に、服薬している患者自身の免疫力によって細菌を殺し、病気からの回復を図るタイプの抗生物質を「静菌性抗生物質」といいます。これに対して、細菌を直接殺すタイプの抗生物質を「殺菌性抗生物質」といいます。このお薬は、後者のキノロン系抗菌薬のひとつです。細菌が増殖する際に働く酵素のDNAジャイレースとトポイソメレースⅣの働きを邪魔することで、DNAの複製をさせないようにして細菌の増殖を抑えます。

飲み忘れた時は

通常1日1回飲むお薬です。飲み忘れに気づいた時間が、次に飲む時間より12時間以上前であれば服用します。12時間以内の場合は服用を1回飛ばします。2回分を1度に服用してはいけません。耐性菌の発生を防ぐため、自己判断で服用を中止せず、症状がなくなっても最後まで服用しましょう。

🏥 このような症状が出たら病院へ

顔面蒼白、冷汗、呼吸困難、発熱、から咳、呼吸困難、発汗、寒気、動悸、胸痛、息切れなど。まれに大動脈瘤、大動脈解離を引き起こすことがあるので、腹部、胸部または背部に痛み等の症状が現れた場合には、直ちに医師の診察を受けてください。

ラックビー・ラックビーＲ

●整腸剤

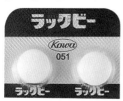

ラックビー錠
5.90円/1錠
興和

効能効果
腸内菌叢の異常による諸症状の改善。

成分名：ビフィズス菌・耐性乳酸菌

何のお薬？ ラックビーは腸内菌を助けるお薬です。ラックビーRは抗生物質に対して耐性のある乳酸菌を補うことで、腸内の環境を整え、抗生物質の服用中に現れる下痢等の症状を抑えます。

原則的に服用を避けるべき人
牛乳に対してアレルギーのある人。

🏥 このような症状が出たら病院へ
じんましん、血管が浮き出てくる、発熱、全身が紅潮する、息苦しいなど。

※上記以外の標準薬として、ラックビー微粒N1%（6.30円/1g）、ラックビーR散（6.30円/1g）があります。

ラニラピッド

●強心配糖体製剤

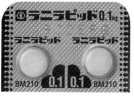

ラニラピッド錠0.1mg
6.00円/1錠
中外

効能効果
先天性心疾患、弁膜疾患、高血圧症、虚血性心疾患（心筋梗塞、狭心症など）に基づくうっ血性心不全。心房細動・粗動による頻脈、発作性上室性頻拍。

成分名：メチルジゴキシン

何のお薬？ 心臓の筋肉に直接作用して、収縮する力を高め、送り出す血液の量（心拍出量）を増やすお薬です。また、迷走神経や交感神経に働いて早くなりすぎた脈を整えたり、心臓の筋肉の刺激の伝わり方を整えて不整脈の出現を減らす働きもあります。相互作用に注意すべき薬剤が多いため、他の病気の治療などでお薬を服用していたり、市販薬やサプリメントを服用している人は、受診時に必ず医師に伝えてください。

原則的に服用を避けるべき人
房室ブロックや洞房ブロックのある人、ジギタリス中毒の人、閉塞性心筋疾患のある人。

飲み忘れた時は
飲み忘れた場合は、その回の服用は飛ばして、次回から決められた時間に服用します。2回分を1度に服用してはいけません。

🏥 このような症状が出たら病院へ
脈がひどく遅くなる、脈が早くなる、脈が飛ぶ、脈が乱れる、息切れ、意識が薄れる、胸の痛み、激しい腹痛、紫や赤い色をした便、発熱など。

標準薬	ジェネリック	
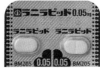	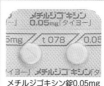	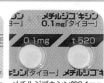
ラニラピッド錠0.05mg 5.70円/1錠	メチルジゴキシン錠0.05mg 「タイヨー」5.70円/1錠	メチルジゴキシン錠0.1mg 「タイヨー」5.90円/1錠

ラ

ラボナ

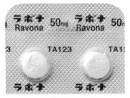

ラボナ錠50mg
8.90円/1錠
田辺三菱

成分名：ペントバルビタールカルシウム

何のお薬？ 脳に働いて不安や緊張を鎮めるほか、催眠作用、筋弛緩作用なども示す、短時間作用型バルビツール酸誘導体です。服用してから最高血中濃度に到達するまでの時間は1時間、成分が血液中から消失半減する時間は15〜48時間です。催眠・鎮静作用があるため、自動車の運転など危険を伴う機械の操作は避けましょう。

🏥 このような症状が出たら病院へ

高熱、目の充血、めやに、唇や陰部のただれ、皮膚の広い範囲が赤くなる、飲まないと不安になる、けいれん、依存、大量服用など。

効能効果

不眠症、麻酔前投薬、不安緊張状態の鎮静、持続睡眠療法における睡眠調節。

ラミシール

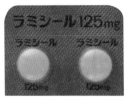

ラミシール錠125mg
95.20円/1錠
サンファーマ

成分名：テルビナフィン塩酸塩

何のお薬？ 真菌が増殖する際、細胞膜を作るには「エルゴステロール」と呼ばれる物質が必要です。このお薬は、このエルゴステロールの生成を邪魔することで、真菌が増殖するのを抑えます。白癬菌による水虫などの治療に、外用薬と併用して服用することが多いお薬です。重い肝臓障害が現れる場合があります。服用前、ならびに服用中も、血液検査や肝臓・腎臓機能検査が定期的に行なわれます。決められた受診日は守りましょう。

効能効果

外用抗真菌剤では治療困難な白癬性肉芽腫、スポロトリコーシス、クロモミコーシス。爪白癬、手・足白癬、生毛部白癬、頭部白癬、ケルスス禿瘡、白癬性毛瘡、生毛部急性深在性白癬、硬毛部急性深在性白癬、カンジダ症。

ジェネリック

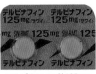

テルビナフィン錠125mg
「サワイ」
36.70円/1錠

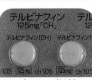

テルビナフィン錠125mg
「CH」
36.70円/1錠

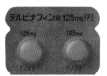

テルビナフィン錠125mg
「F」
36.70円/1錠

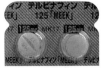

テルビナフィン錠125
「MEEK」125g
36.70円/1錠

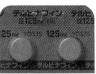

テルビナフィン錠125mg
「YD」
36.70円/1錠

テルビナフィン錠125mg
「TCK」
59.80円/1錠

テルビナフィン錠125mg
「サンド」
36.70円/1錠

ラ

ランツジール

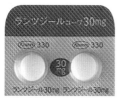

ランツジールコーワ錠30mg
10.10円/1錠
興和

効能効果

肩関節周囲炎、腰痛症、頸肩腕症候群、変形性関節症、関節リウマチの消炎・鎮痛。手術後および外傷後の消炎・鎮痛。急性上気道炎の解熱・鎮痛。

成分名：アセメタシン

何のお薬？ 体内で炎症が起こると、プロスタグランジンが放出されて、発熱や痛みが生じますが、このプロスタグランジンは、シクロオキシゲナーゼ（COX）と呼ばれる物質によって体内で合成されます（プロスタグランジン自体は痛みを生じさせるのではなく、痛みを感じやすくさせる物質です）。このお薬は、非ステロイド性抗炎症薬（NSAIDs）のひとつで、プロスタグランジンを合成するのに必要なシクロオキシゲナーゼ（COX）の働きを邪魔することで、体内のプロスタグランジンを減らし、結果、炎症や痛みを和らげます。体内に入ってから代謝されることで有効成分であるインドメタシンに変化するプロドラックで、副作用の発生率が低めなのが特徴です。

併用してはいけない薬

トリアムテレン（トリテレン）。

🏥 このような症状が出たら病院へ

顔面蒼白、意識が薄れる、じんましん、血管が浮き出てくる、発熱、全身が紅潮する、息苦しい、紫や黒い色の便、腹痛、胸やけ、吐血、寒気、突然の高熱、のどの痛み、頭痛、咳、全身倦怠感、尿量減少、手足や顔のむくみなど。

ランデル

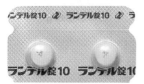

ランデル錠10
14.50円/1錠
ゼリア新薬

効能効果

高血圧症、腎実質性高血圧症。狭心症。

成分名：エホニジピン塩酸塩エタノール添加物

何のお薬？ 血管平滑筋や心筋の細胞膜にあるカルシウムチャネルからカルシウムイオンが平滑筋の中に入り込むと、血管平滑筋や心臓の筋肉が収縮します。このしくみを利用して、カルシウムチャネルに結合して細胞の外にあるカルシウムイオンが細胞内へ流入するのを邪魔することで、血管平滑筋や心筋の収縮を穏やかにし、末梢血管を拡張させ血圧を下げるお薬を「カルシウム拮抗薬」と呼びますが、本剤もそのひとつです。糖尿病や脂質異常症などの合併症に影響しない点から、高齢な高血圧症の方にとって、カルシウム拮抗薬が最初に処方される降圧治療薬となるケースも多いようです。

標準薬

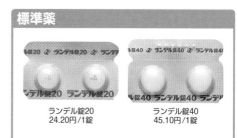

ランデル錠20	ランデル錠40
24.20円/1錠	45.10円/1錠

ラ

リーゼ

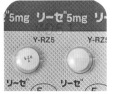

リーゼ錠5mg
6.40円/1錠
田辺三菱

効能効果

心身症（消化器疾患、循環器疾患）における身体症候ならびに不安・緊張・心気・抑うつ・睡眠障害。自律神経失調症におけるめまい・肩こり・食欲不振。麻酔前投薬。

成分名：クロチアゼパム

何のお薬？ 中枢神経において、抑制性神経伝達物質GABAを受け取るGABA$_A$受容体のベンゾジアゼピン結合部に作用して、興奮したり不安になったりする信号の流れを抑えることで、これらの感情を抑えるほか、催眠作用、筋弛緩作用なども示す、チエノジアゼピン系のお薬です。抗不安作用は強く、催眠作用や筋弛緩作用はベンゾジアゼピン系薬剤と比較して弱めのお薬です。筋弛緩作用が弱いため、めまいや転倒などが起こりにくいのが特長です。服用してから最高血中濃度に到達するまでの時間は1時間、成分が血液中から消失半減する時間は6時間の「短時間型」です。眠気、めまい、注意力・集中力・反射機能の低下などが起こることがあるので、服用中は自動車の運転など危険を伴う機械の操作、高所作業、登山などは避けましょう。

原則的に服用を避けるべき人
急性狭隅角緑内障の人、重症筋無力症の人。

このような症状が出たら病院へ
飲まないと不安になる、けいれん、依存、大量服用、全身倦怠感、食欲不振、悪心、皮膚や白目が黄色くなる黄疸症状、急激な減量ないし投与の中止による離脱症状など。

標準薬

リーゼ錠10mg
10.10円/1錠

ジェネリック

クロチアゼパム錠5mg
「トーワ」5.70円/1錠

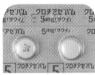

クロチアゼパム錠5mg
「サワイ」5.70円/1錠

クロチアゼパム錠5mg
「日医工」5.70円/1錠

クロチアゼパム錠5mg
「ツルハラ」5.70円/1錠

クロチアゼパム錠10mg
「サワイ」8.30円/1錠

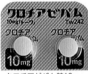

クロチアゼパム錠10mg
「トーワ」8.30円/1錠

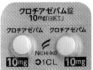

クロチアゼパム錠10mg
「日医工」8.30円/1錠

リーマス

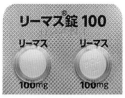

リーマス錠100
9.40円/1錠
大正製薬

効能効果

躁病および躁うつ病の躁状態。

成分名：炭酸リチウム

何のお薬？ 中枢神経の働きに関係する脳内アミンの生成を抑制する働きのほか、アミンの再取り込みを促進したり、アミンに対する受容体の反応を調整したりする働きなどで中枢神経系に作用し、躁病の躁状態や、躁うつ病でうつ状態から躁に移行する時の感情の高まりや過剰な行動を抑え、気分を安定させるお薬です。

原則的に服用を避けるべき人

てんかん等の脳波異常のある人、重い心臓疾患のある人、腎臓障害のある人、食塩制限中の人、衰弱または脱水状態にある人、発熱・発汗または下痢を伴う疾患のある人、妊婦または妊娠している可能性のある婦人。

標準薬

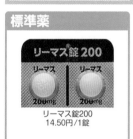

リーマス錠200
14.50円/1錠

ジェネリック

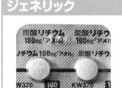

炭酸リチウム100mg
「アメル」
5.90円/1錠

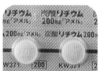

炭酸リチウム錠200mg
「アメル」
5.90円/1錠

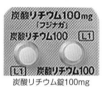

炭酸リチウム錠100mg
「フジナガ」
5.90円/1錠

リウマトレックス

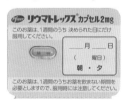

リウマトレックスカプセル2mg
149.30円/1カプセル
ファイザー

効能効果

関節リウマチ。

成分名：メトトレキサート

何のお薬？ 体内の免疫細胞に働いて、関節リウマチの症状を和らげるお薬です。免疫反応は、私たちの身体を細菌やウイルスなどの外敵から守る大切な働きですが、関節リウマチは、免疫の機能が私たちの身体の一部を「外敵」と誤認して起こります。このお薬には、白血球の一種である好中球が炎症を起こしている細胞に集まって症状を悪化させるのを抑える働きや、リンパ球（T細胞・B細胞）の増殖や抗体産生を抑える働きのほか、骨の滑膜組織や軟骨組織の破壊に関係しているコラゲナーゼと呼ばれる物質が作られるのを抑える働きや、サイトカインと呼ばれる炎症物質の産生放出を抑える働きなどがあります。副作用で間質性肺炎を発症しやすいため、服薬を開始する前に胸部のCT検査などを行ないます。また、服薬中に咳や呼吸の異常がある場合にも、すぐに検査し、服薬を中止して適切な処置を受ける必要がある場合があります。気になる症状があれば、主治医に相談してください。

原則的に服用を避けるべき人

骨髄抑制のある人、慢性肝疾患のある人、腎障害のある人、胸水・腹水等のある人、妊婦または妊娠している可能性のある婦人（動物実験では、催奇形作用が報告されています）。

飲み忘れた時は

飲み忘れた場合は、その回の服用は飛ばして、次回から決められた時間に服用します。

2回分を1度に服用してはいけません。

🏥 このような症状が出たら病院へ

顔面蒼白、意識が薄れる、じんましん、血管が浮き出てくる、発熱、全身が紅潮する、息苦しい、寒気、突然の高熱、のどの痛み、頭痛、咳、全身倦怠感、食欲不振、悪心、皮膚や白目が黄色くなる黄疸症状、感染症の発症、尿量減少、手足や顔のむくみ、から咳、呼吸困難、高熱、目の充血、めやに、唇や陰部のただれ、皮膚の広い範囲が赤くなる、腹痛、下痢、血が混じった便、紫色をした便、食べ物や飲み物をとった後の激しい腹痛など。

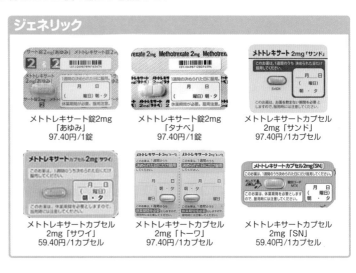

ジェネリック

メトトレキサート錠2mg「あゆみ」
97.40円/1錠

メトトレキサート錠2mg「タナベ」
97.40円/1錠

メトトレキサートカプセル2mg「サンド」
97.40円/1カプセル

メトトレキサートカプセル2mg「サワイ」
59.40円/1カプセル

メトトレキサートカプセル2mg「トーワ」
97.40円/1カプセル

メトトレキサートカプセル2mg「SN」
59.40円/1カプセル

リオナ

●高リン血症治療薬

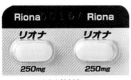

リオナ錠250mg
74.10円/1錠
日本たばこ

効能効果

慢性腎臓病患者における高リン血症の改善。

成分名：クエン酸第二鉄水和物

何のお薬？ このお薬は、成分中に含まれている鉄成分が消化管の中で食事由来のリン酸と結合し、難溶性の沈殿物として排泄させることで、消化管からのリン吸収を抑え、血液中のリン濃度を下げます。

原則的に服用を避けるべき人

このお薬の成分に対し過敏症の既往歴のある人。

お薬を服用する時の注意

このお薬には、血液中のリンを排泄させる働きはないので、食事療法により飲み物や食べ物からリンを摂りすぎないように注意しましょう。服用中は血清リン・血清カルシウムおよび血清PTH濃度・血清フェリチン・ヘモグロビンなどの数値の検査が定期的に行なわれます。決められた受診日は守りましょう。

飲み忘れた時は

1日3回食事の直後に服用するお薬です。飲み忘れに気づいた時、すぐに服用します。ただし、飲み忘れに気づいた時が、飲み忘れた時間と次に飲む時間の真ん中より後なら服用を1回飛ばします。2回分を1度に服用してはいけません。

リオベルLD/HD配合錠

●糖尿病治療薬配合剤

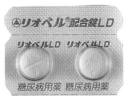

リオベル配合錠LD
149.00円/1錠
武田

効能効果

2型糖尿病。

成分名：アログリプチン安息香酸塩/
ピオグリタゾン塩酸塩

何のお薬？ 食事を摂ると、消化管で「インクレチン」と呼ばれる物質が分泌されて、膵臓からインスリンの分泌が始まります。分泌されたインクレチンは、最終的にDPP-4と呼ばれる酵素で分解されますが、このお薬は、このDPP-4の働きを邪魔することで、インクレチンの濃度を高め、結果、インスリンの分泌を活発にします。さらに、インスリンに抵抗して糖を取り込みにくくなっている細胞の糖取り込み量を増やす働きや、末梢組織での糖の利用を高める働き、肝臓での糖生産を抑える働きなどによって、血糖値を低下させます。

🏥 このような症状が出たら病院へ

息切れ、動悸、胸や肩甲骨付近の違和感、尿量の減少、手足のむくみ、全身倦怠感、食欲不振、悪心、皮膚や白目が黄色くなる黄疸症状、高度の空腹感、ふるえ、異常な発汗、意識が飛ぶ、筋肉痛、力が入らない、赤褐色の尿が出る、食べ物や飲み物をとった後の激しい腹痛、食欲不振、吐き気、嘔吐、2・3日以上続く便秘、腹部の膨満、高熱、目の充血、めやに、唇や陰部のただれ、皮膚の広い範囲が赤くなるなど。

標準薬

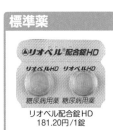

リオベル配合錠HD
181.20円/1錠

リオレサール

●抗痙縮剤

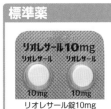

リオレサール錠5mg
12.10円/1錠
サンファーマ

効能効果

脳血管障害、脳性（小児）麻痺、痙性脊髄麻痺、脊髄血管障害、頸部脊椎症、後縦靱帯骨化症、多発性硬化症、筋萎縮性側索硬化症、脊髄小脳変性症、外傷後遺症（脊髄損傷、頭部外傷）、術後後遺症（脳・脊髄腫瘍を含む）、その他の脳性疾患、その他のミエロパチーによる痙性麻痺。

成分名：バクロフェン

何のお薬？ このお薬は脊髄に作用し、過剰な筋肉反射の原因となっている神経伝達を抑え、脳や脊髄の損傷によって起こる筋肉のつっぱりやこわばり、麻痺を軽減します。通常、脳血管障害や脳性（小児）麻痺、外傷後遺症による痙性麻痺の治療に処方されます。眠気、めまい、注意力・集中力・反射機能の低下などが起こることがあるので、服用中は自動車の運転など危険を伴う機械の操作、高所作業などは避けましょう。

飲み忘れた時は

飲み忘れた時間（例：8時）と次に飲む時間（例：12時）の間（例：10時）より前であれば、できるだけ早く服用します。後なら服用を1回飛ばします。2回分を1度に服用してはいけません。

🏥 このような症状が出たら病院へ

飲まないと不安になる、幻覚や幻聴、依存、異常興奮胸を押さえつけられるような感覚、息切れ、息苦しいなど。

標準薬

リオレサール錠10mg
20.60円/1錠

リカルボン

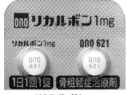

リカルボン錠1mg
73.80円/1錠
小野

効能効果

骨粗鬆症。

成分名：ミノドロン酸水和物

何のお薬？ 骨骨を形成する（＝骨形成）作用の速さを、骨が溶ける（＝骨吸収）作用の速さが上回っている状態にあると、骨粗鬆症は進行します。このお薬の成分は、骨の表面に付着して留まり、後から、骨の組織を壊す働きをする破骨細胞が骨に付着して骨吸収を始めると、破骨細胞の中に取り込まれ、破骨細胞が骨吸収をするしくみを破壊すると同時に、薬の成分を取り込んだ破骨細胞を死滅させることで、骨吸収の速度を遅くし、骨量や骨強度の回復を図ります。

飲み忘れた時は

毎朝服用する1mg錠の場合は、気がついた時、飲み物や食べ物を摂っていなければ、すぐに服用してください。飲み物や食べ物を摂った場合には、その日は服用を飛ばして翌日服用します。50mgは月に1度なので、飲み忘れに気がついたら翌朝服用してください。

標準薬

リカルボン錠50mg
1,891.30円/1錠

ジェネリック

ミノドロン酸1mg
「JG」
39.50円/1錠

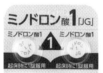

ミノドロン酸錠1mg
「サワイ」
23.40円/1錠

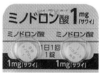

ミノドロン酸錠1mg
「トーワ」
23.40円/1錠

ミノドロン酸錠1mg
「ニプロ」
23.40円/1錠

ミノドロン酸錠1mg
「日医工」
21.10円/1錠

ミノドロン酸錠1mg
「NIG」
23.40円/1錠

ミノドロン酸錠50mg
「JG」
613.70円/1錠

ミノドロン酸錠50mg
「サワイ」
613.70円/1錠

ミノドロン酸錠50mg
「トーワ」
613.70円/1錠

ミノドロン酸錠50mg
「ニプロ」
613.70円/1錠

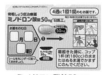

ミノドロン酸錠50mg
「日医工」
500.70円/1錠

ミノドロン酸錠50mg
「NIG」
500.70円/1錠

リ

リクシアナ

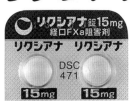

リクシアナ錠15mg
224.70円/1錠
第一三共

成分名：エドキサバントシル酸塩水和物

何のお薬？ 血液が固まるには、①血液中の第Ｘ因子が活性化してプロトロンビンに働きかけ、②プロトロンビンはそれによってトロンビンに変換され、③さらにトロンビンがフィブリンを生成して凝固が完成する、という過程を経ています。このお薬は、①の第Ｘ因子を選択的に邪魔することで、血管内で血液が固まって血栓が作られないようにする、「抗血栓薬」の一種の「FXa阻害薬」です。

効能効果

非弁膜症性心房細動患者における虚血性脳卒中および全身性塞栓症の発症抑制。静脈血栓塞栓症（深部静脈血栓症および肺血栓塞栓症）の治療および再発抑制。膝関節全置換術、股関節全置換術、股関節骨折手術などの下肢整形外科手術施行患者における静脈血栓塞栓症の発症抑制。

※上記以外の標準薬として、リクシアナOD錠15mg（224.70円/1錠）、リクシアナOD錠30mg（411.30円/1錠）、リクシアナOD錠60mg（416.80円/1錠）があります。

原則的に服用を避けるべき人

出血している人、急性細菌性心内膜炎の人、腎機能不全のある人、凝血異常を伴う肝疾患のある人。

飲み忘れた時は

次に飲む時間まで12時間以上ある場合はすぐに服用します。12時間未満なら服用を1回飛ばし、次回から決められた時間に服用します。2回分を1度に服用してはいけません。

標準薬

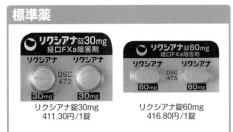

リクシアナ錠30mg
411.30円/1錠

リクシアナ錠60mg
416.80円/1錠

お薬コラム **"心理発達②"**

　4人に1人。成人の心理発達段階に達していない人は意外と多いのです。

　特徴的な行動は、自己抑制が効かないと同時に自己のルールを押しつける。ルーティンから外れた仕事や問題が生じたときに柔軟な対応が出来ない。王様やお姫様の心理状態で自分が常に指導・主導する立場にいないと不満をもらしたり怒りだしたりする。ヒステリックに叫んだり、急に落ち込んで気力がなくなったりする等が挙げられます。みなさんの周りにも思い当たる人がいらっしゃったりするのではないでしょうか。また、この未発達の心理が故に、強引に仕事を押し進めることが比較的平気なため、売上でトップをとったり、社内のエースになる場合もあります。

　気力がなくなった、興奮して落ち着かないなどの主訴で心療内科を受診した場合、多くの人は、うつ病、躁病、解離性障害といった病名がつけられて薬が処方されることになります。しかし、心理未発達は原因が異なるので薬を服用しても効果は得られず、効かない薬ばかりが増えると同時に、色々な面での副作用が現れることになります。加えて、成人の心理発達段階に達していない人自身が「自分はうつ病なのだ」と思いこんだ結果、本来の原因と向き合うチャンスを逃すおそれさえあります。しかし病名がつけられず、薬の処方や治療が出来ない場合、診療報酬は0円になってしまいます…。患者と医療機関、医師の間に、ある種の矛盾が生じているのです。

リ

リザベン

成分名：トラニラスト

リザベンカプセル100mg
12.70円/1カプセル
キッセイ

効能効果

気管支喘息、アレルギー性
鼻炎、アトピー性皮膚炎、
ケロイド・肥厚性瘢痕。

何のお薬？ 私たちの身体にはアレルギーの原因となる抗原を認識するマスト細胞（肥満細胞）があり、この細胞のスイッチが入ると、ヒスタミンをはじめとする炎症を引き起こす物質や、サイトカインと呼ばれる免疫・炎症に関する情報伝達物質、アレルギー反応・炎症反応を維持しようとする脂質成分など「ケミカルメディエーター」と呼ばれる物質が放出されてアレルギー症状が起こります。このお薬は、ケミカルメディエーターの放出を抑えることで、抗アレルギー作用、抗炎症作用を示します。気管支拡張剤・ステロイド剤・抗ヒスタミン剤などと異なり、すでに起こっている発作や症状を速やかに軽減するお薬ではありません。発作が起こった場合には、適切なお薬を使用して鎮静化させる必要があります。

原則的に服用を避けるべき人

妊婦（特に妊娠3か月以内）または妊娠している可能性のある婦人（動物に大量投与した実験では、胎児の骨格異常例の増加が認められています）。

飲み忘れた時は

飲み忘れに気づいた時間が、飲み忘れた時間（例：8時）と次に飲む時間（例：12時）の間（例：10時）より前であれば、できるだけ早く服用します。後なら服用を1回飛ばします。2回分を1度に服用してはいけません。

このような症状が出たら病院へ

頻尿、排尿痛、血尿、残尿感、全身倦怠感、尿量減少、手足や顔のむくみ、食欲不振、悪心、皮膚や白目が黄色くなる黄疸症状、脱力、発熱、吐き気、悪寒、青あざができやすい、頻回に起こる鼻血、手足に点状の出血など。

標準薬

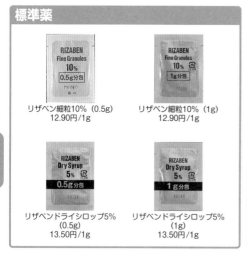

リザベン細粒10%（0.5g）
12.90円/1g

リザベン細粒10%（1g）
12.90円/1g

リザベンドライシロップ5%
（0.5g）
13.50円/1g

リザベンドライシロップ5%
（1g）
13.50円/1g

ジェネリック

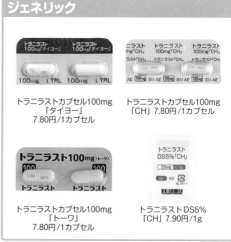

トラニラストカプセル100mg
「タイヨー」
7.80円/1カプセル

トラニラストカプセル100mg
「CH」7.80円/1カプセル

トラニラストカプセル100mg
「トーワ」
7.80円/1カプセル

トラニラストDS5%
「CH」7.90円/1g

リ

リシノプリル

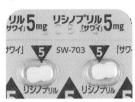

リシノプリル錠5mg「サワイ」
10.10円/1錠
沢井製薬

効能効果

高血圧症。ギタリス製剤、利尿剤等の基礎治療薬を投与しても十分な効果が認められない場合の慢性心不全（軽症～中等症）。

成分名：リシノプリル水和物

何のお薬？ アンジオテンシンⅡと呼ばれる物質がその受容体と結合すると、血圧を上昇させるホルモンのアルドステロンが放出されたり、血管を収縮させたり、腎臓で排泄されるはずだったナトリウム（塩分）や水分を再吸収させたりして、血圧を上昇させます。このお薬は、このように血圧を上昇させる働きのあるアンジオテンシンⅡの量を減らして血圧を上げさせない「アンジオテンシン変換酵素阻害剤（ACE）」のひとつです。アンジオテンシンⅡは、変換酵素の働きによりアンジオテンシンⅠから生成されますが、このお薬の成分は、この変換酵素を邪魔することで、アンジオテンシンⅠをアンジオテンシンⅡに変化させないのです。

ジェネリック

リシノプリル錠10mg
「サワイ」
12.60円/1錠

リシノプリル錠20mg
「サワイ」
10.90円/1錠

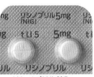

リシノプリル錠5mg
「NIG」
10.10円/1錠

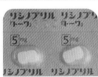

リシノプリル錠5mg
「トーワ」
10.10円/1錠

お薬コラム　"お風呂に浸かって身体を温める"

　日本人には、湯船にお湯を溜めてゆっくり浸かるという入浴習慣があります。温泉などで大きな湯船に身を沈めるのが好きな方も多いでしょう。しかし実際、みなさんは週に何回ゆっくり入浴されるでしょうか？　忙しくてシャワーですましてしまうことも、とくに若い方にはありがちかもしれません。しかしこれは、とてももったいないことです。

　湯船に浸かって額から汗が流れ落ちるぐらいに体温を上昇させると、私たちの体内の免疫が活性化します。さらに、体温が38度以上になり一定時間経過すると、ウイルスや細菌、さらには検査でも見つからないような小さながん細胞も減少するといわれています。筆者はインフルエンザに罹患したかな？と思う、あるいは、生ガキなどを食べた後で軽い下痢になったときなど、長時間湯船に浸かってウイルスと闘うことがあります。お風呂の温度は、38度ぐらいからスタートして、42度くらいまで徐々に上げていきます。入浴して20分ぐらいで汗が出始めますが、用意しておいた2リットルの温かいお茶を飲みながら、さらに25分がんばります。そしてお風呂から出たら、粛々と汗を拭き、暖かくしてすぐに寝ます。睡眠中にも汗をかくので何回か着替えをし、水分も補給します。そうすると、翌朝はかなり楽になります。ただしこれは、体に負担が大きい健康法なので、高齢の方はぜったいマネしないでください。

リ

リスパダール

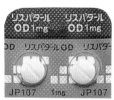

リスパダールOD錠1mg
16.60円/1錠
ヤンセン

効能効果

統合失調症。小児期の自閉スペクトラム症に伴う易刺激性。

成分名：リスペリドン

何のお薬？ 脳内の神経伝達物質であるドパミン・セロトニン・アドレナリン・ヒスタミンH₁などを受け取るドパミンD₂受容体やセロトニン5-HT₂受容体を、刺激したり邪魔したりする働きによって、全体のバランスを整えるお薬です。本来、統合失調症の治療薬ですが、強い不安感や緊張感、混乱・興奮状態を和らげるために処方されることもあります。

原則的に服用を避けるべき人

昏睡状態の人、バルビツール酸誘導体等の中枢神経抑制剤の強い影響下にある人、アドレナリンの投与を受けている人、本剤の成分およびパリペリドンに対し過敏症の既往歴のある人。

■ このような症状が出たら病院へ

強度の筋強剛、食べ物が飲み込めない、頻脈、異常な発汗、口周辺や舌の異常な運動、舌のもつれ、食欲不振、吐き気、嘔吐、2・3日以上続く便秘、腹部の膨満、皮膚や粘膜の乾燥、食欲不振、けいれん、意識障害、筋肉痛、力が入らない、赤褐色の尿が出る、全身倦怠感、食欲不振、悪心、皮膚や白目が黄色くなる黄疸症状、寒気、突然の高熱、のどの痛み、頭痛、咳、高度の空腹感、ふるえ、異常な発汗、意識が飛ぶなど。

ジェネリック・一部標準薬

リスパダール細粒1%
124.30円/1g

リスパダール錠1mg
16.60円/1錠

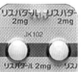
リスパダール錠2mg
26.20円/1錠

リスパダール錠3mg
36.00円/1錠

リスパダールOD錠0.5mg
10.10円/1錠

リスパダールOD錠2mg
26.20円/1錠

リスパダール内用液
1mg/mL 0.1%（0.5mL）
44.60円/1mL

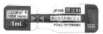
リスパダール内用液
1mg/mL 0.1%（1mL）
44.60円/1mL

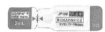
リスパダール内用液
1mg/mL 0.1%（2mL）
44.60円/1mL

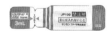
リスパダール内用液
1mg/mL 0.1%（3mL）
44.60円/1mL

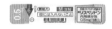
リスペリドン内用液分包
0.5mg「日医工」0.1%0.5mL
16.50円/1包

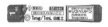
リスペリドン内用液分包1mg
「日医工」0.1%1mL
34.30円/1包

リ

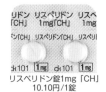

リスペリドン錠1mg「CH」
10.10円/1錠

リスペリドンOD錠0.5mg
「アメル」
10.10円/1錠

リスペリドン錠1mg「NP」
10.10円/1錠

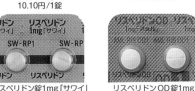

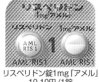

リスペリドン錠1mg「アメル」
10.10円/1錠

リスペリドン錠1「オーハラ」
1mg 10.10円/1錠

リスペリドン錠1mg「サワイ」
10.10円/1錠

リスペリドンOD錠1mg
「アメル」
10.10円/1錠

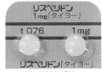

リスペリドン錠1mg
「タイヨー」10.10円/1錠

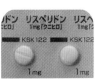

リスペリドン錠1mg「日医工」
10.10円/1錠

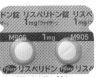

リスペリドン錠1mg
「ヨシトミ」10.10円/1錠

リスペリドン錠1mg「タカダ」
10.10円/1錠

リスペリドン錠1mg「トーワ」
10.10円/1錠

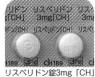

リスペリドン錠1mg
「クニヒロ」10.10円/1錠

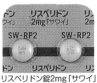

リスペリドン錠1mg
「ファイザー」10.10円/1錠

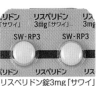

リスペリドン細粒1%「CH」
49.60円/1g

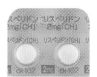

リスペリドン錠2mg「CH」
10.10円/1錠

リスペリドン錠3mg「CH」
12.70円/1錠

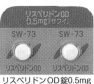

リスペリドン錠2mg「サワイ」
14.30円/1錠

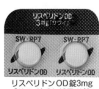

リスペリドン錠3mg「サワイ」
21.40円/1錠

リスペリドンOD錠1mg
「サワイ」10.10円/1錠

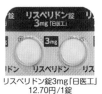

リスペリドンOD錠2mg
「サワイ」14.30円/1錠

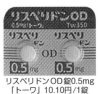

リスペリドンOD錠0.5mg
「サワイ」10.10円/1錠

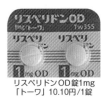

リスペリドンOD錠3mg
「サワイ」21.40円/1錠

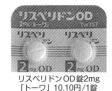

リスペリドン錠2mg「日医工」
10.10円/1錠

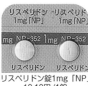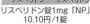

リスペリドン錠3mg「日医工」
12.70円/1錠

リスペリドンOD錠0.5mg
「トーワ」10.10円/1錠

リスペリドンOD錠1mg
「トーワ」10.10円/1錠

リスペリドンOD錠2mg
「トーワ」10.10円/1錠

リ

リスミー

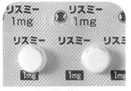

リスミー錠1mg
12.20円/1錠
共和薬品工業

効能効果
不眠症。麻酔前投薬。

成分名：リルマザホン塩酸塩水和物

何のお薬？ 中枢神経において、抑制性神経伝達物質GABAを受け取るGABA$_A$受容体のベンゾジアゼピン結合部に作用して、興奮したり不安になったりする信号の流れを抑えることで、これら感情を抑えるほか、催眠作用、筋弛緩作用などから睡眠に導くお薬です。筋弛緩作用が弱めで、高齢者の途中覚醒（排尿）の際、転倒などを起こしにくいという特徴があります。服用してから最高血中濃度に到達するまでの時間は3時間、成分が血液中から消失半減する時間は約10時間の「短時間型」です。

このような症状が出たら病院へ
肺性心・肺気腫・気管支喘息および脳血管障害の急性期等で呼吸機能が著しく低下している人。

標準薬

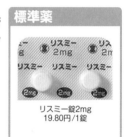

リスミー錠2mg
19.80円/1錠

リズミック

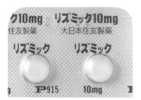

リズミック錠10mg
14.60円/1錠
大日本住友

効能効果
本態性低血圧、起立性低血圧。透析施行時の血圧低下の改善。

成分名：アメジニウムメチル硫酸塩

何のお薬？ 間接的に交感神経機能を活発にして末梢血管を収縮させ、血管内の血流に対して抵抗を高めると同時に、心臓から送り出される血液の量を増やすことで、低血圧症状を改善するお薬です。

飲み忘れた時は
飲み忘れた場合は、その回の服用を飛ばして、次回から決められた時間に服用します。ただし、血液透析治療時の低血圧改善の目的で服用をしている人は、血液透析の前に気がつけばすぐに服用してください。2回分を1度に服用してはいけません。

ジェネリック

アメジニウムメチル硫酸塩錠 10mg「オーハラ」 7.00円/1錠	アメジニウムメチル硫酸塩錠 10mg「日医工」 7.00円/1錠	アメジニウムメチル硫酸塩錠 10mg「サワイ」 7.00円/1錠

リ

リスモダン

成分名：ジソピラミド

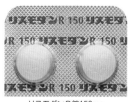

リスモダンR錠150mg
34.80円/1錠
クリニジェン

効能効果

頻脈性不整脈で他の抗不整脈薬が使用できないか、または無効の場合（リスモダンR錠）。期外収縮、発作性上室性頻脈、心房細動で他の抗不整脈薬が使用できないか、または無効の場合(リスモダンカプセル)。

何のお薬？ 心臓は、心筋細胞内外のナトリウムイオン・カルシウムイオン・カリウムイオンなどの濃度差によって生じる電気信号（活動電位）によって動いています。この活動電位が規則的に伝わることで、心臓の筋肉が正しいリズムで収縮拡張をくりかえします。この流れを「自動能」と呼びます。心電図検査で表示される「QRST」と呼ばれる波形は、この活動電位の流れを可視的に表現したものです。心臓の器質的異常や加齢、体質的なものや生活習慣の乱れ（野菜不足や睡眠不足、水分不足など）によって、活動電位の流れが乱れて信号がうまく伝わらないと、正常とは異なる波形を示します。「活動電位の乱れ＝不整脈」は、活動電位の生成の場所に異常がある「異所性自動能」と、伝わり方や長さ、強さに異常がある「異常自動能」に分けられます。このお薬は、クラスⅠaに分類される不整脈治療薬です。心臓の鼓動がスタートする時のスピードを調整するナトリウムイオンチャネルを抑制する働きと、活動電位が伝わっている時間を短くする働きがあります。

併用してはいけない薬

スパルフロキサシン（スパラ）、モキシフロキサシン塩酸塩（アベロックス）、トレミフェンクエン酸塩（フェアストン）、バルデナフィル塩酸塩水和物（レビトラ）、フィンゴリモド塩酸塩（イムセラ・ジレニア）。

飲み忘れた時は

飲み忘れに気づいた時間が、飲み忘れた時間（例：8時）と次に飲む時間（例：12時）の間（例：10時）より前であれば、できるだけ早く服用します。後なら服用を1回飛ばします。2回分を1度に服用してはいけません。

標準薬

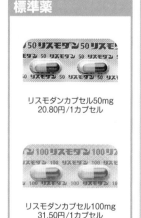

リスモダンカプセル50mg
20.80円/1カプセル

リスモダンカプセル100mg
31.50円/1カプセル

ジェネリック

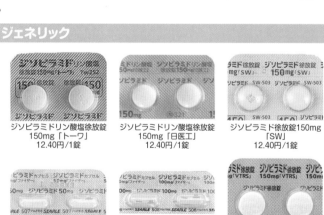

ジソピラミドリン酸塩徐放錠
150mg「トーワ」
12.40円/1錠

ジソピラミドリン酸塩徐放錠
150mg「日医工」
12.40円/1錠

ジソピラミド徐放錠150mg
「SW」
12.40円/1錠

ジソピラミドカプセル50mg
「ファイザー」9.20円/1カプセル
R6.3.31まで

ジソピラミドカプセル100mg
「ファイザー」14.10円/1カプセル
R6.3.31まで

ジソピラミド徐放錠150mg
「VTRS」
25.90円/1錠

リ

リバオール

●肝機能改善剤

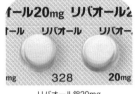

リバオール錠20mg
5.90円/1錠
アルフレッサファーマ

効能効果
慢性肝疾患における肝機能の改善。

成分名：ジクロロ酢酸ジイソプロピルアミン

何のお薬？ 肝細胞に活発に細胞分裂を起こさせて、傷ついた細胞を代謝し新しい細胞を作らせるために、核酸合成を促進してDNAとたんぱく質を増加させることで、結果、脂肪肝の生成を抑制し肝機能の改善を促すお薬です。肝臓の細胞は、脳細胞などと比較すると再生しやすい細胞で、肝臓移植では3か月でその容量を回復し、6か月でその機能の大半が回復するといわれています。アルコールの多飲や薬剤の副作用によって、肝機能障害が生じ、このお薬を服用している人は、服用と同時に、半年から1年間の禁酒および脂肪を極力排除した食生活に切り替えることで、肝臓機能の回復を目指すことが肝要です。副作用は少ないお薬ですが、まれに、頭痛・腹痛・口渇・食欲不振・皮膚乾燥・歯肉の腫れなどが現れることがあります。気になる症状があれば、主治医に相談してください。

飲み忘れた時は
飲み忘れに気づいた時間が、飲み忘れた時間（例：8時）と次に飲む時間（例：12時）の間（例：10時）より前であれば、できるだけ早く服用します。後なら服用を1回飛ばします。2回分を1度に服用してはいけません。
※上記以外の標準薬として、リバオール散10%（18.70円/1g）があります。

リパクレオン

●膵消化酵素補充剤

リパクレオンカプセル150mg
32.00円/1カプセル
ヴィアトリス

効能効果
膵外分泌機能不全における膵消化酵素の補充。

成分名：パンクレリパーゼ

何のお薬？ ブタの膵臓から得られる膵消化酵素製剤で、脂肪やたんぱく質の消化吸収を助けるお薬です。膵臓の酵素は胃酸に弱いため、酸に強く腸で溶けるように作られたカプセル剤になっています。慢性膵炎・膵切除・膵嚢胞線維症などによる消化障害を改善します。

海外で、高容量でこのお薬を服用している人に、大腸の狭窄（線維化性結腸疾患）が報告されています。腹部の膨満感や痛み、2～3日続くような便秘など、気になる症状があれば、主治医に相談してください。

原則的に服用を避けるべき人
ブタたんぱく質に対しアレルギーのある人。

飲み忘れた時は
飲み忘れに気づいた時間が、飲み忘れた時間（例：8時）と次に飲む時間（例：12時）の間（例：10時）より前であれば、できるだけ早く服用します。後なら服用を1回飛ばします。2回分を1度に服用してはいけません。

標準薬

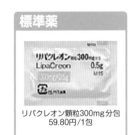

リパクレオン顆粒300mg分包
59.80円/1包

リ

リバロ

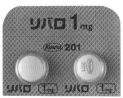

リバロ錠1mg
32.80円/1錠
興和

成分名：ピタバスタチンカルシウム

何のお薬？ 肝臓内で消費されずに過剰になったアセチルCoA と呼ばれる酵素は、HMG-CoAに変化し、そこへHMG-CoA還 元酵素が働くと「メバロン酸」と呼ばれるコレステロールの元が できあがります。このお薬は、HMG-CoA還元酵素阻害薬と呼ば れ、HMG-CoAをメバロン酸に変える酵素の働きを邪魔して、結 果、コレステロールが作られないようにすることで、コレステロー ル値を下げるお薬です。なお、高コレステロール血症の治療にもっ とも効果的なのは、食生活の改善です。肝臓でコレステロールが 作られるのは、安静時、つまり、夜寝ている間なので、とくに夕 食が大切です。脂質の多い肉や揚げ物をつまみに飲酒し、〆にラー メンなどを食べれば、コレステロールを作ろうとしているところ へ燃料を入れるようなものです。夕食はとくに意識して野菜中心 の献立にし、脂質や炭水化物を避けるようにしましょう。また、 週に2～3回以上、30分程度の有酸素運動やトレーニングを行な うと、食事療法と服薬療法の効果が高まり、回復が早まります。

効能効果

高コレステロール血症、家 族性高コレステロール血 症。

標準薬

リバロ錠2mg
60.70円/1錠

リバロ錠4mg
106.70円/1錠

リバロOD錠1mg
32.80円/1錠

リバロOD錠2mg
60.70円/1錠

リバロOD錠4mg
106.70円/1錠

ジェネリック

ピタバスタチンCa錠1mg
「EE」10.70円/1錠
R6.3.31まで

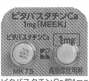

ピタバスタチンCa錠1mg
「MEEK」
10.10円/1錠

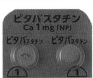

ピタバスタチンCa錠1mg
「NP」
10.10円/1錠

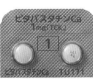

ピタバスタチンCa錠1mg
「TCK」
10.70円/1錠

ピタバスタチンCa錠1mg
「YD」
10.10円/1錠

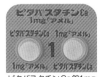

ピタバスタチンCa錠1mg
「アメル」
10.10円/1錠

ピタバスタチンCa錠1mg
「ケミファ」
10.70円/1錠

ピタバスタチンCa錠1mg
「サワイ」
10.70円/1錠

リ

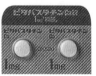
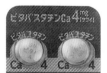

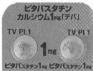

ピタバスタチンCa錠2mg
「サワイ」
19.90円/1錠

ピタバスタチンCa錠4mg
「サワイ」
35.10円/1錠

ピタバスタチンCa錠1mg
「トーワ」
10.70円/1錠

ピタバスタチンCa錠1mg
「杏林」
10.10円/1錠

ピタバスタチンCa錠1mg
「科研」
10.70円/1錠

ピタバスタチンCa錠1mg
「三和」
10.70円/1錠

ピタバスタチンCa錠1mg
「日新」
12.10円/1錠

ピタバスタチンカルシウム錠
1mg「テバ」
10.10円/1錠

リピディル

●脂質異常症治療薬
フィブラート系治療薬

成分名：フェノフィブラート

何のお薬？ コレステロールには悪玉コレステロール（LDL）と善玉コレステロール（HDL）があり、体内のコレステロールは、食事から吸収されるものが半分、残りは肝臓で合成されています。このお薬は、肝臓における核内受容体を活性化させることでアポA-ⅠおよびアポA-Ⅱの産生を増加させたり、アポC-Ⅲの産生を低下させるほか、脂肪酸のβ酸化を亢進させる働きなどにより、脂肪の代謝を総合的に改善させ、悪玉コレステロール（LDL）と中性脂肪を低下させる一方で、善玉コレステロール（HDL）の量を増やす作用があります。

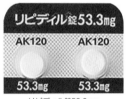

リピディル錠53.3mg
18.30円/1錠
あすか

効能効果

高脂血症（家族性を含む）。

標準薬

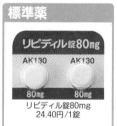

リピディル錠80mg
24.40円/1錠

ジェネリック

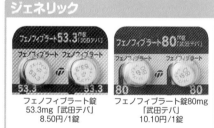

フェノフィブラート錠
53.3mg「武田テバ」
8.50円/1錠

フェノフィブラート錠80mg
「武田テバ」
10.10円/1錠

リピトール

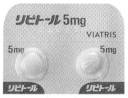

リピトール錠5mg
23.50円/1錠
ヴィアトリス

効能効果

高コレステロール血症、家族性高コレステロール血症。

成分名：アトルバスタチンカルシウム水和物

何のお薬？ コレステロールには悪玉コレステロール（LDL）と善玉コレステロール（HDL）があり、体内のコレステロールは、食事から吸収されるものが半分、残りは肝臓で合成されています。肝臓内でのコレステロール合成は、まず、肝臓内で消費されずに過剰になったアセチルCoAと呼ばれる酵素がHMG-CoAに変化し、そこへHMG-CoA還元酵素が働くと「メバロン酸」と呼ばれるコレステロールの元ができあがり、さらに何段階もの生合成を経てコレステロールが合成される、という順序で行われます。このお薬は、HMG-CoA還元酵素阻害薬と呼ばれ、HMG-CoAをメバロン酸に変える酵素の働きを邪魔して、結果、コレステロールが作られないようにすることで、コレステロール値を下げるお薬です。なお、高コレステロール血症の治療にもっとも効果的なのは、食生活の改善です。肝臓でコレステロールが作られるのは、安静時、つまり、夜寝ている間なので、とくに夕食が大切です。脂質の多い肉や揚げ物をつまみに飲酒し、〆にラーメンなどを食べれば、コレステロールを作ろうとしているところへ燃料を入れるようなものです。夕食はとくに意識して野菜中心の献立にし、脂質や炭水化物を避けるようにしましょう。また、週に2〜3回以上、30分程度の有酸素運動やトレーニングを行なうと、食事療法と服薬療法の効果が高まり、回復が早まります。

原則的に服用を避けるべき人

妊婦または妊娠している可能性のある婦人、妊娠を希望している婦人（動物実験では、出生児数の減少および生存・発育に対する影響が認められ、胎児にも生存率低下と発育抑制が認められています）。

標準薬	ジェネリック

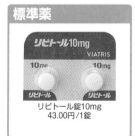

リピトール錠10mg
43.00円/1錠

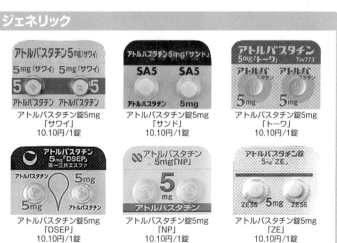

アトルバスタチン錠5mg
「サワイ」
10.10円/1錠

アトルバスタチン錠5mg
「サンド」
10.10円/1錠

アトルバスタチン錠5mg
「トーワ」
10.10円/1錠

アトルバスタチン錠5mg
「DSEP」
10.10円/1錠

アトルバスタチン錠5mg
「NP」
10.10円/1錠

アトルバスタチン錠5mg
「ZE」
10.10円/1錠

リ

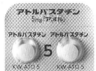

アトルバスタチン錠5mg
「アメル」
10.10円/1錠

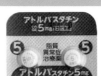

アトルバスタチン錠5mg
「日医工」
10.10円/1錠

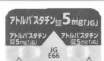

アトルバスタチン錠5mg
「JG」
15.00円/1錠

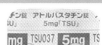

アトルバスタチン錠5mg
「TSU」
10.10円/1錠

アトルバスタチン錠5mg
「TYK」
15.00円/1錠

アトルバスタチン錠5mg
「杏林」
10.60円/1錠

アトルバスタチン錠5mg
「Me」
10.10円/1錠

アトルバスタチン錠5mg
「NS」
10.10円/1錠

アトルバスタチン錠10mg
「TYK」
26.60円/1錠

アトルバスタチン錠5mg
「ケミファ」
10.10円/1錠

アトルバスタチン錠10mg
「サワイ」
17.90円/1錠

アトルバスタチン錠10mg
「サンド」
12.70円/1錠

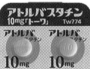

アトルバスタチン錠10mg
「トーワ」
17.90円/1錠

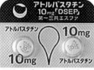

アトルバスタチン錠10mg
「DSEP」
17.90円/1錠

アトルバスタチン錠10mg
「NP」
12.70円/1錠

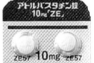

アトルバスタチン錠10mg
「ZE」
17.90円/1錠

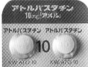

アトルバスタチン錠10mg
「アメル」
17.90円/1錠

アトルバスタチン錠10mg
「日医工」
12.70円/1錠

アトルバスタチン錠10mg
「JG」
26.60円/1錠

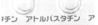

アトルバスタチン錠10mg
「TSU」
20.70円/1錠

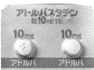

アトルバスタチン錠10mg
「YD」
12.70円/1錠

アトルバスタチン錠10mg
「杏林」
20.70円/1錠

アトルバスタチン錠10mg
「Me」
17.90円/1錠

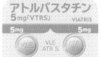

アトルバスタチン錠5mg
「VTRS」
10.10円/1錠

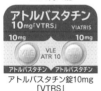

アトルバスタチン錠10mg
「VTRS」
12.70円/1錠

リ

リファジン

●抗菌系

成分名：リファンピシン

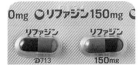

リファジンカプセル150mg
17.70円/1カプセル
第一三共

効能効果

〈適応症〉肺結核およびその他の結核症、マイコバクテリウム・アビウムコンプレックス（MAC）症を含む非結核性抗酸菌症、ハンセン病。

何のお薬？ 細菌が増殖するには、細菌自身のDNAにある設計図に従って自身のコピーを作らなくてはなりません。この過程は、DNAを鋳型に、触媒として「RNAポリメラーゼ」呼ばれる酵素を利用し、RNAに情報を転写合成することから始まります。このお薬の成分は、RNAポリメラーゼを邪魔することで、RNAの合成を阻害し、ある種の細菌の増殖を抑制する殺菌性抗生物質です。

このような症状が出たら病院へ

全身倦怠感、食欲不振、悪心、皮膚や白目が黄色くなる黄疸症状、顔面蒼白、意識が薄れる、じんましん、血管が浮き出てくる、発熱、全身が紅潮する、息苦しい、寒気、突然の高熱、のどの痛み、頭痛、咳、脱力、吐き気、悪寒、青あざができやすい、頻回に起こる鼻血、手足に点状の出血、血尿、腹痛、下痢、血が混じった便、紫色をした便、から咳、呼吸困難など。

ジェネリック

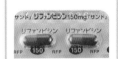

リファンピシンカプセル
150mg「サンド」
13.30円/1カプセル

リフレックス

●抗うつ剤

成分名：ミルタザピン

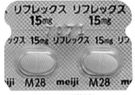

リフレックス錠15mg
92.30円/1錠
MeijiSeikaファルマ

効能効果

うつ病・うつ状態。

何のお薬？ このお薬は、セロトニンに対して神経興奮の反応をする5-HT₂受容体と5-HT₃受容体の働きを抑え、神経抑制系の反応を示す5-HT₁受容体を刺激する「ノルアドレナリン・セロトニン作動薬（NaSSA）」のひとつです。興奮を起こす神経伝達物質（アドレナリン）をα₂-アドレナリン受容体が受け取るのを邪魔することで、神経の興奮を鎮め、結果、神経伝達物質（セロトニンとノルアドレナリン）の濃度を高めて、うつ状態を改善します。眠気、めまい、注意力・集中力・反射機能の低下などが起こることがあるので、服用中は自動車の運転など危険を伴う機械の操作、高所作業、登山などは避けましょう。

飲み忘れた時は

飲み忘れに気づいた時間が、飲み忘れた時間（例：8時）と次に飲む時間（例：12時）の間（例：10時）より前であればできるだけ早く服用します。後なら服用を1回飛ばします。2回分を1度に服用してはいけません。

標準薬	ジェネリック		
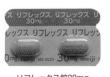 リフレックス錠30mg 149.90円/1錠	 ミルタザピン錠15mg 「サワイ」 21.00円/1錠	 ミルタザピンOD錠15mg 「サワイ」 21.00円/1錠	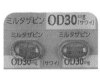 ミルタザピンOD錠30mg 「サワイ」 36.30円/1錠

リ

リベルサス錠

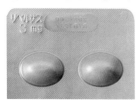

リベルサス錠3mg
139.60円/1錠
ノボノルディスク・MSD

効能効果

2型糖尿病

成分名：セマグルチド（遺伝子組換え）

［何のお薬？］ この薬は、経口GLP-1受容体作動薬と呼ばれるお薬です。膵β細胞上のGLP-1受容体に結合すると、cAMPと呼ばれる物質の産生がすすみインスリンが分泌されるようになり血糖値が下がります。

お薬を服用する時の注意

自己判断で服用を中止したり、量を増やしたり減らしたり、服用回数を調整したりすると病状が悪化したり、急性の症状を発症したりすることがあります。必ず医師の指示通りに服用してください。過去に膵炎（すいえん）にかかったことのある人、重度の胃腸障害のある人、飲酒量の多い人などは事前に医師に相談してください。

標準薬

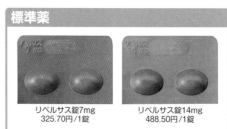

リベルサス錠7mg
325.70円/1錠

リベルサス錠14mg
488.50円/1錠

お薬コラム　"糖尿病で恐ろしいのは"

　糖尿病で恐いものの第一に挙げられるのは合併症です。糖尿病の合併症には、①目の網膜が高血糖によって障害を受ける糖尿病性網膜症、②腎臓の糸球体が障害を受け血液中の老廃物を排泄できなくなる糖尿病性腎症、③四肢の毛細血管や細動脈が障害を受け手足に異常が現れる糖尿病性血管障害、④高血糖により神経が障害を受け足のしびれや違和感・足の感覚がなくなっての歩行障害のほか、⑥けがや細菌の侵入に気づかず潰瘍や壊死が起こる糖尿病性神経障害などがあります。合併症の初期症状は軽微で、ともすればほかの病気と区別がつかず、初期症状に気づかないまま病気が進行してしまうことも少なくありません。糖尿病の治療を始めた人のなかには、糖尿病の症状も、さらには恐ろしい合併症の症状も自覚が難しいため、服薬等治療を途中で勝手に中断してしまう人もあります。しかし、それら症状をはっきりと自覚できるようになった頃には、合併症は70％程度まで進行しているといわれ、治療が困難になっていることも多いのです。血管や神経が致命的なダメージを受ける前に、糖尿病から脱出するのが肝要です。

　なお、治療中には低血糖にも注意が必要です。糖尿病の治療薬には、高血糖を改善するためにインスリンの分泌を促したり、糖の消費を促進したりするお薬があるので、治療中の人が極端な食事制限や長時間の運動をすると、活動に必要なインスリンの量がコントロールできずに低血糖を発症することがあります。また、ずっと血糖値が高い状態でいると、正常な血糖値でも低血糖症を発症する場合もあります。近年は低血糖に配慮したお薬も多くありますが、治療開始後しばらくは、糖尿病の治療中であることがわかるカードを携帯するほか、ブドウ糖補給飴を携帯するなどの工夫が必要です。

リ

リポバス

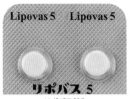

Lipovas 5　Lipovas 5

リポバス 5

リポバス錠5
38.50円/1錠
MSD

効能効果

高脂血症、家族性高コレステロール血症。

成分名：シンバスタチン

何のお薬？ コレステロールには悪玉コレステロール（LDL）と善玉コレステロール（HDL）があり、体内のコレステロールは、食事から吸収されるものが半分、残りは肝臓で合成されています。肝臓内でのコレステロール合成は、まず、肝臓内で消費されずに過剰になったアセチルCoAと呼ばれる酵素がHMG-CoAに変化し、そこへHMG-CoA還元酵素が働くと「メバロン酸」と呼ばれるコレステロールの元ができあがり、さらに何段階もの生合成を経てコレステロールが合成される、という順序で行われます。

このお薬は、HMG-CoA還元酵素阻害薬と呼ばれ、HMG-CoAをメバロン酸に変える酵素の働きを邪魔して、結果、コレステロールが作られないようにすることで、コレステロール値を下げるお薬です。

なお、高コレステロール血症の治療にもっとも効果的なのは、食生活の改善です。肝臓でコレステロールが作られるのは、安静時、つまり、夜寝ている間なので、とくに夕食が大切です。脂質の多い肉や揚げ物をつまみに飲酒し、〆にラーメンなどを食べれば、コレステロールを作ろうとしているところへ燃料を入れるようなものです。夕食はとくに意識して野菜中心の献立にし、脂質や炭水化物を避けるようにしましょう。また、週に2～3回以上、30分程度の有酸素運動やトレーニングを行なうと、食事療法と服薬療法の効果が高まり、回復が早まります。

🏥 このような症状が出たら病院へ

筋肉痛、力が入らない、赤褐色の尿が出る、全身倦怠感、食欲不振、悪心、皮膚や白目が黄色くなる黄疸症状、顔・舌・のどが腫れる、じんましん、血管が浮き出てくる、発熱、全身が紅潮する、息苦しい、寒気、突然の高熱、のどの痛み、頭痛、咳、高熱、目の充血、めやに、唇や陰部のただれ、皮膚の広い範囲が赤くなる、から咳、呼吸困難、異常にのどが渇く、多飲、多尿など。

標準薬

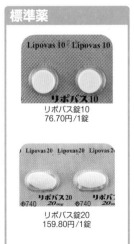

リポバス錠10
76.70円/1錠

リポバス錠20
159.80円/1錠

ジェネリック

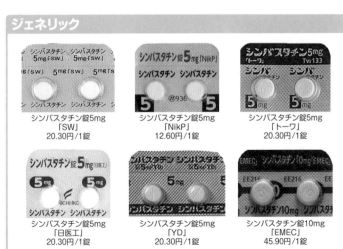

シンバスタチン錠5mg
「SW」
20.30円/1錠

シンバスタチン錠5mg
「NikP」
12.60円/1錠

シンバスタチン錠5mg
「トーワ」
20.30円/1錠

シンバスタチン錠5mg
「日医工」
20.30円/1錠

シンバスタチン錠5mg
「YD」
20.30円/1錠

シンバスタチン錠10mg
「EMEC」
45.90円/1錠

リ

505

シンバスタチン錠5mg
「武田テバ」
12.60円/1錠

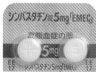
シンバスタチン錠5mg
「EMEC」
20.30円/1錠

シンバスタチン錠5mg
「オーハラ」
12.60円/1錠

シンバスタチン錠10mg
「日医工」
45.90円/1錠

シンバスタチン錠10mg
「NikP」
26.40円/1錠

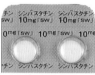
シンバスタチン錠10mg
「SW」
45.90円/1錠

シンバスタチン錠10mg
「トーワ」
45.90円/1錠

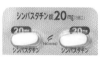
シンバスタチン錠20mg
「日医工」
87.80円/1錠

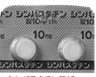
シンバスタチン錠10mg
「YD」
26.40円/1錠

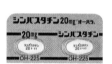
シンバスタチン錠20mg
「オーハラ」
87.80円/1錠

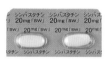
シンバスタチン錠20mg
「SW」
87.80円/1錠

シンバスタチン錠10mg
「オーハラ」
26.40円/1錠

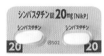
シンバスタチン錠20mg
「NikP」
87.80円/1錠

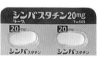
シンバスタチン錠20mg
「トーワ」
87.80円/1錠

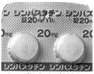
シンバスタチン錠20mg
「YD」
40.80円/1錠

シンバスタチン錠20mg
「EMEC」
87.80円/1錠

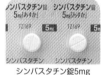
シンバスタチン錠5mg
「あすか」
20.30円/1錠

リマチル

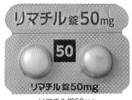

リマチル錠50mg
26.20円/1錠
あゆみ

効能効果

関節リウマチ。

成分名：ブシラミン

何のお薬？ 体内の免疫細胞に働いて、関節リウマチの症状を和らげるお薬です。免疫反応は、私たちの身体を細菌やウイルスなどの外敵から守る大切な働きですが、関節リウマチは、免疫の機能が私たちの身体の一部を「外敵」と誤認して起こります。このお薬は、Ｔ細胞の増殖を抑える作用や、関節組織破壊の直接的原因である滑膜細胞の増殖を抑える作用などによって、関節リウマチの症状を和らげます。血液・肝臓・腎臓などにおける重大な副作用の発生を未然に防ぐため、通常毎月１回、血液検査や尿検査が行われます。決められた受診日は守りましょう。また、効果が得られるまで、服薬開始後８～10週間かかるとされています。自己判断して服用を勝手に中止したりせず、その間の痛みには、医師に相談の上、消炎鎮痛剤を併用するなどして対応しましょう。

原則的に服用を避けるべき人

血液障害のある人、腎障害のある人、手術直後の人、全身状態が悪化している人。

飲み忘れた時は

飲み忘れた場合は、その回の服用は飛ばして、次回から決められた時間に服用します。２回分を１度に服用してはいけません。

🏥 このような症状が出たら病院へ

青あざができやすい、粘膜から出血しやすい、血尿、息切れ、顔面蒼白・青色、動悸、めまい、貧血症状、寒気、突然の高熱、のどの痛み、頭痛、咳、発熱、から咳、呼吸困難、全身倦怠感、尿量減少、手足や顔のむくみ、食欲不振、悪心、皮膚や白目が黄色くなる黄疸症状、高熱、目の充血、めやに、唇や陰部のただれ、皮膚の広い範囲が赤くなる、意識が薄れる、じんましん、血管が浮き出てくる、全身が紅潮する、息苦しいなど。

標準薬	ジェネリック

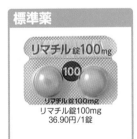

リマチル錠100mg
36.90円/1錠

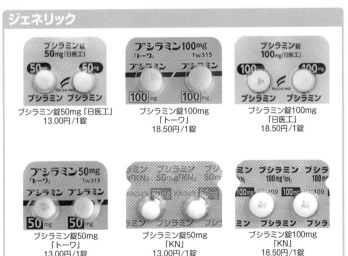

ブシラミン錠50mg「日医工」
13.00円/1錠

ブシラミン錠100mg「トーワ」
18.50円/1錠

ブシラミン錠100mg「日医工」
18.50円/1錠

ブシラミン錠50mg「トーワ」
13.00円/1錠

ブシラミン錠50mg「KN」
13.00円/1錠

ブシラミン錠100mg「KN」
18.50円/1錠

リ

リマプロスト アルファデクス

●経口プロスタグランジンE₁ 誘導体製剤

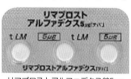

リマプロストアルファデクス錠5μg
「テバ」12.20円/1錠
武田

効能効果

閉塞性血栓血管炎に伴う潰瘍、疼痛および冷感等の虚血性諸症状の改善。後天性の腰部脊柱管狭窄症（SLR試験正常で、両側性の間欠跛行を呈する患者）に伴う自覚症状（下肢疼痛、下肢しびれ）および歩行能力の改善。

成分名：リマプロスト アルファデクス

何のお薬？ 血管を拡張させるなどの命令を伝える情報伝達物質「プロスタグランジンE₁」の働きをよくするお薬です。本剤の成分により血管が拡張し、さらに、血小板の凝集・凝固を抑える作用や、末梢血管の血流をよくする作用などから、結果、血流が増加して、手足のしびれや痛み、冷感などを和らげます。また、頸椎疾患による神経症状の改善にも効果が期待されます。

飲み忘れた時は

飲み忘れた時間（例：8時）と次に飲む時間（例：12時）の間（例：10時）より前であれば服用します。後なら服用を1回飛ばします。2回分を1度に服用してはいけません。

ジェネリック

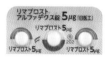

リマプロストアルファデクス
錠5μg「日医工」
12.20円/1錠

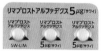

リマプロストアルファデクス
錠5μg「サワイ」
12.20円/1錠

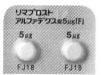

リマプロストアルファデクス
錠5μg「F」
12.20円/1錠

硫酸ポリミキシンB

●ポリペプチド系抗生物質

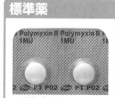

硫酸ポリミキシンB錠25万単位
「ファイザー」80.00円/1錠
ファイザー

効能効果

＜適応症＞白血病治療時の腸管内殺菌。

成分名：ポリミキシンB硫酸塩

何のお薬？ 薬が細菌の増殖を抑えている間に、服薬している患者自身の免疫力によって細菌を殺し、病気からの回復を図るタイプの抗生物質を「静菌性抗生物質」といいます。マクロライド系・クロラムフェニコール系・テトラサイクリン系などの抗生物質がそれにあたります。これに対して、細菌を直接殺すタイプの抗生物質を「殺菌性抗生物質」といいます。β-ラクタム系やアミノグリコシド系・ホスホマイシン系の抗生物質や、ニューキノロン系抗菌薬がこれにあたります。このお薬は、細菌の細胞質膜の透過性を高めて、細胞内の物質を細胞の外に漏れ出させることで細菌を殺し増殖を抑える、ポリペプチド系殺菌性抗生物質です。

標準薬

硫酸ポリミキシンB錠
100万単位「ファイザー」
241.80円/1錠

リ

リリカ

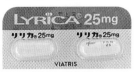

リリカカプセル25mg
40.80円/1カプセル
ヴィアトリス

効能効果

神経障害性疼痛、線維筋痛症に伴う疼痛。

成分名：プレガバリン

何のお薬？ 神経障害性の痛みは、神経組織のシナプスがカルシウムチャネルから流入したカルシウムイオンによって興奮した状態になり、神経伝達物質を過剰に放出していることによって生じています。このお薬は、カルシウムチャネルから流入するカルシウムイオンを邪魔することで、神経伝達物質の放出を抑え、痛みを和らげます。帯状疱疹後神経痛・糖尿病性末梢神経障害・脊髄損傷後疼痛・脳卒中後疼痛・繊維筋痛症などの鎮痛を目的として処方されます。非ステロイド系消炎鎮痛剤とは作用の異なるお薬です。

飲み忘れた時は

飲み忘れた時間と次に飲む時間の真ん中より前の時間であれば服用します。後なら服用を1回飛ばします。

🏥 このような症状が出たら病院へ

じんましん、血管が浮き出てくる、発熱、全身が紅潮する、息苦しい、高熱、目の充血、めやに、唇や陰部のただれ、皮膚の広い範囲が赤くなる、全身倦怠感、食欲不振、悪心、皮膚や白目が黄色くなる黄疸症状など。

標準薬

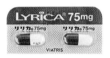

リリカカプセル75mg
67.60円/1カプセル

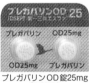

リリカカプセル150mg
91.10円/1カプセル

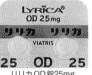
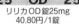

リリカOD錠25mg
40.80円/1錠

リリカOD錠75mg
67.60円/1錠

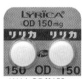

リリカOD錠150mg
91.10円/1錠

ジェネリック

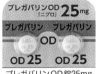

プレガバリンOD錠25mg
「DSEP」
9.70円/1錠

プレガバリンOD錠25mg
「JG」
9.70円/1錠

プレガバリンOD錠25mg
「サワイ」
14.90円/1錠

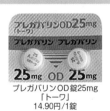

プレガバリンOD錠25mg
「トーワ」
14.90円/1錠

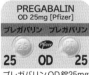

プレガバリンOD錠25mg
「ニプロ」
9.70円/1錠

プレガバリンOD錠25mg
「ファイザー」
14.90円/1錠

プレガバリンOD錠25mg
「日医工」
14.90円/1錠

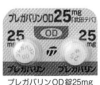

プレガバリンOD錠25mg
「武田テバ」
9.70円/1錠

プレガバリンOD錠50mg
「日医工」
16.20円/1錠

プレガバリンOD錠50mg
「武田テバ」
16.20円/1錠

プレガバリンOD錠75mg
「DSEP」
24.30円/1錠

プレガバリンOD錠75mg
「JG」
16.20円/1錠

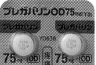

プレガバリンOD錠75mg
「YD」
16.20円/1錠

プレガバリンOD錠75mg
「サワイ」
24.30円/1錠

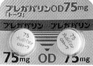

プレガバリンOD錠75mg
「トーワ」
24.30円/1錠

プレガバリンOD錠75mg
「ニプロ」
16.20円/1錠

プレガバリンOD錠75mg
「ファイザー」
24.30円/1錠

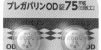

プレガバリンOD錠75mg
「日医工」
24.30円/1錠

プレガバリンOD錠150mg
「DSEP」
33.40円/1錠

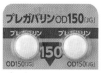

プレガバリンOD錠150mg
「JG」
21.80円/1錠

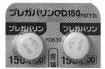

プレガバリンOD錠150mg
「YD」
33.40円/1錠

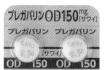

プレガバリンOD錠150mg
「サワイ」
33.40円/1錠

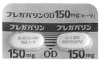

プレガバリンOD錠150mg
「トーワ」
33.40円/1錠

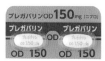

プレガバリンOD錠150mg
「ニプロ」
21.80円/1錠

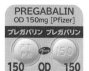

プレガバリンOD錠150mg
「ファイザ」
33.40円/1錠

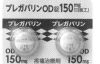

プレガバリンOD錠150mg
「日医工」
33.40円/1錠

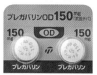

プレガバリンOD錠150mg
「武田テバ」
21.80円/1錠

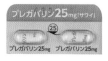

プレガバリンカプセル25mg
「サワイ」
14.90円/1カプセル

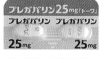

プレガバリンカプセル25mg
「トーワ」
14.90円/1カプセル

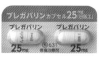

プレガバリンカプセル25mg
「日医工」
14.90円/1カプセル

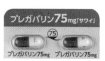

プレガバリンカプセル75mg
「サワイ」
24.30円/1カプセル

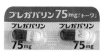

プレガバリンカプセル75mg
「トーワ」
24.30円/1カプセル

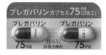

プレガバリンカプセル75mg
「日医工」
24.30円/1カプセル

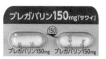

プレガバリンカプセル150mg
「サワイ」
33.40円/1カプセル

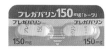

プレガバリンカプセル150mg
「トーワ」
33.40円/1カプセル

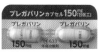

プレガバリンカプセル150mg
「日医工」
33.40円/1カプセル

リ

リンヴォック

●ヤヌスキナーゼ（JAK）阻害薬

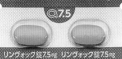

リンヴォック錠7.5mg
2,594.60円/1錠
アッヴィ

効能効果

既存治療で効果不十分な下記症状。
・関節リウマチ
・関節症性乾癬
・アトピー性皮膚炎。
X線基準を満たさない体軸性脊椎関節炎。強直性脊椎炎。中等症から重症の潰瘍性大腸炎の寛解導入及び維持療法。

成分名：ウパダシチニブ水和物

何のお薬？ 免疫細胞や血球系細胞などの表面にある受容体に伝達物質であるサイトカインが結合すると、細胞内ではヤヌスキナーゼ（JAK）がATPと結合してリン酸化し、結果として細胞内で大量のサイトカインが産生し放出されることで、免疫反応などが体内で加速します。この伝達のしくみは免疫のほか、細胞の分化等さまざまな局面で有意に働いていますが、一方で、リウマチやアトピー性皮膚炎などは、このサイトカインが過剰なために発症すると考えられています。このお薬は、特定のJAKがATPと結合するのを阻止することで、サイトカインの産生を抑え、関節リウマチや関節症性乾癬、アトピー性皮膚炎の症状を和らげます。

標準薬

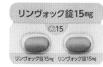

リンヴォック錠15mg
5,089.20円/1錠

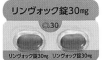

リンヴォック錠30mg
7,351.80円/1錠

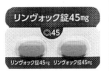

リンヴォック錠45mg
9,677.60円/1錠

リンコシン

●抗生物質製剤

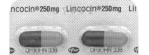

リンコシンカプセル250mg
18.90円/1カプセル
ファイザー

効能効果

＜適応症＞表在性皮膚感染症、深在性皮膚感染症、リンパ管・リンパ節炎、乳腺炎、骨髄炎、咽頭・喉頭炎、扁桃炎、急性気管支炎、肺炎、肺膿瘍、慢性呼吸器病変の二次感染、膀胱炎、腎盂腎炎、感染性腸炎、角膜炎（角膜潰瘍を含む）、中耳炎、副鼻腔炎、猩紅熱。

成分名：リンコマイシン塩酸塩水和物

何のお薬？ 薬が細菌の増殖を抑えている間に、服薬している患者自身の免疫力によって細菌を殺し、病気からの回復を図るタイプの抗生物質を「静菌性抗生物質」といいます。マクロライド系・クロラムフェニコール系・テトラサイクリン系・リンコマイシン系などの抗生物質がそれにあたります。これに対して、細菌を直接殺すタイプの抗生物質を「殺菌性抗生物質」といいます。β-ラクタム系（ペニシリン系・セフェム系・カルバペネム系・モノバクタム系・ペネム系）やアミノグリコシド系・ホスホマイシン系の抗生物質や、ニューキノロン系抗菌薬がこれにあたります。このお薬は、前者のリンコマイシン系静菌性抗生物質のひとつです。細菌にもヒトの細胞にも、遺伝子（DNAやRNA）を読み取ってたんぱく質を合成する構造体「リボソーム」が存在します。細胞が分裂して新たな細胞を作るには、たんぱく質が必要ですが、このたんぱく質を作るには、リボソームの働きが不可欠です。このお薬は、ヒトとある種の細菌のリボソームの種類が違うことに着目し、細菌のリボソームだけを邪魔することで、細菌がたんぱく質を合成できないようにし、細菌の増殖を抑えます。

リ

リンゼス

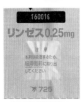

リンゼス錠0.25mg
73.40円/1錠
アステラス

効能効果

便秘型過敏性腸症候群。器質的疾患による便秘を除く慢性便秘症。

成分名：リナクロチド

何のお薬？ このお薬は、14個のアミノ酸からなるグアニル酸シクラーゼC(GC-C)受容体作動薬で、腸管の管腔表面に存在するグアニル酸シクラーゼ受容体を活性化することにより、細胞内のサイクリックGMP(cGMP)濃度を増加させ、腸管分泌物を増加させて、結果、腸管輸送能を促進させます。また、ストレスや大腸炎によって引き起こされる大腸痛覚過敏を抑制します。これらの大腸機能促進作用および痛覚過敏改善作用によって、便秘型過敏性腸症候群による排便異常、腹痛や腹部不快感が改善されます。便秘型過敏性腸症候群治療の基本治療法である食事内容の改善や、生活習慣の改善を行ないながら同時に服薬します。

飲み忘れた時は

通常1日1回食前に服用するお薬です。飲み忘れに気がついた時は、その日は飲まないで、次の日からいつも服用している食前のタイミングで1日分を服用してください。2回分を1度に服用してはいけません。

🏥 このような症状が出たら病院へ

重度の下痢（服用を中止し医師に相談）、失神、電解質の異常（低カリウム血症、低ナトリウム血症など）、脱水、起立性低血圧など。

お薬コラム　"発熱の種類"

　発熱（体温の上昇）は、脳の視床下部にある体温調節中枢が命令を出すことで起こる、身体の防御反応です。発熱によるおもな効果は、①体内に侵入した細菌やウイルスの増殖を抑える、②体温を上昇させて免疫を活性化させる、の2点です。

　感染症の場合、体内に侵入した細菌やウイルスに免疫防御システムが反応してサイトカインが放出され、その刺激によってヒスタミンなどの化学伝達物質（ケミカルメディエーター）が放出されて、人によっては各種アレルギー症状を呈する一方、プロスタグランジン合成酵素（シクロオキシゲナーゼ（COX-2））が活性化し、体温調節中枢に作用して発熱が始まり、ある一定の温度まで体温が上昇します。この間、熱を逃がさないように悪寒（ふるえ）や皮膚血管の収縮が起こりますが、この時点では、おでこに手をあてても発熱は感じられません。やがて設定された体温に達すると、今度は発汗・皮膚血管の拡張が起こり、おでこが熱くなります。

　短時間に体温が上昇する発熱では、感染症が強く疑われますが、急激な体温の上昇が起こらず微熱が続く場合には、膠原病などの免疫疾患や、虫垂炎などの消化器官・臓器の炎症性疾患、あるいはがんなどが疑われます。後者は、血液検査で「CPK」や「CRP」など、炎症を示す数値が高くなる等で確認できます。また、ストレスによる心因性発熱もあります。急に長時間勉強したら熱が出た、などがこれにあたりますが、脳がストレスを受けることで発熱すると考えられています。その他、たとえばプロボクシングの選手など、試合前のチェックで37～38度の体温を示す人が多いのですが、これは食事や水分をカットする減量とトレーニングによって、防御システムが働くためだと考えられています。

リンデロン

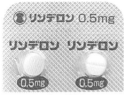

リンデロン錠0.5mg
11.40円/1錠
シオノギファーマ

効能効果

合成副腎皮質ホルモン剤（ステロイド）
内分泌疾患、リウマチ性疾患、膠原病、呼吸器疾患、アレルギー性疾患、血液疾患、消化器疾患、肝疾患、肺疾患、重症感染症、結核性疾患、神経疾患、悪性腫瘍、抗悪性腫瘍剤投与に伴う消化器症状、外科疾患、産婦人科疾患、泌尿器科疾患、皮膚科疾患、眼科疾患、耳鼻咽喉科疾患、歯科、口腔外科疾患、小児科疾患。

成分名：ベタメタゾン

何のお薬？ 炎症は、私たちの身体の内外で、有害と考えられる物質が働いた時に起こる防衛反応で、ヒスタミンやセロトニン、プロスタグランジン、TNFαなどのケミカルメディエーターが、マスト細胞や白血球、マクロファージなどから放出されることによって起こります。有害と考えられる物質は、細菌やウイルス、打撲や損傷によって傷ついてしまった細胞などですが、時には、私たち自身の正常な細胞を「有害」と勘違いする場合もあります。このお薬は、ステロイド（糖質コルチコイド）性抗炎症薬で、ケミカルメディエーターが合成される工程のスタートを担う「ホスホリパーゼA_2」と呼ばれる酵素の働きを邪魔することで、ケミカルメディエーターの合成や放出を抑えて、結果として炎症が起こらないようにする働きをもっています。ステロイドというと、怖い薬というイメージをもっている方もいますが、服用中も身体の声をよく聞き、使い方を誤らなければ、非常に有用なお薬です。服用中は血液検査や肝臓・腎臓機能検査が頻回に行なわれます。決められた受診日は守りましょう。

原則的に服用を避けるべき人

有効な抗菌剤の存在しない感染症、全身性真菌症の人、消化性潰瘍、憩室炎の人、精神疾患の人、結核性疾患の人、単純疱疹性角膜炎の人、後嚢白内障の人、緑内障の人、高血圧症の人、電解質異常のある人、血栓症の人、最近行なった内臓の手術創のある人、急性心筋梗塞の既往歴のある人。

飲み忘れた時は

飲み忘れに気づいた時間が、飲み忘れた時間（例：8時）と次に飲む時間（例：12時）の間（例：10時）より前であれば、できるだけ早く服用します。後なら服用を1回飛ばします。2回分を1度に服用してはいけません。

🏥 このような症状が出たら病院へ

風邪のような症状、全身倦怠感、発熱、感染症誘発、吐き気、高度の空腹感、ふるえ、異常な発汗、意識が飛ぶ、紫や黒い色の便、腹痛、胸やけ、吐血、高熱、目の充血、めやに、唇や陰部のただれ、皮膚の広い範囲が赤くなる、尿量減少、手足や顔のむくみ、食欲不振、悪心、皮膚や白目が黄色くなる黄疸症状、腰や背中・大腿骨周辺の痛み、筋肉の硬直、アキレス腱の痛み、幻覚や幻聴、上手にものが考えられない、錯乱、気分が落ち込む、けいれんなど。

標準薬	ジェネリック
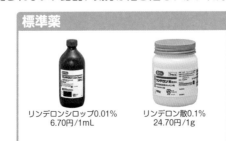	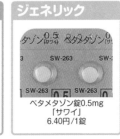
リンデロンシロップ0.01% 6.70円/1mL　　リンデロン散0.1% 24.70円/1g	ベタメタゾン錠0.5mg 「サワイ」 6.40円/1錠

リ

リンラキサー

●筋緊張性疼痛疾患治療薬

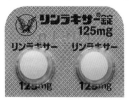

リンラキサー錠125mg
10.10円/1錠
大正富山

効能効果

運動器疾患に伴う有痛性痙縮。腰背痛症、変形性脊椎症、椎間板ヘルニア、脊椎分離・すべり症、脊椎骨粗鬆症、頸肩腕症候群。

成分名：クロルフェネシンカルバミン酸エステル

何のお薬？ このお薬は、脊髄反射を起こす神経シナプスの電位に働いて脊髄の過剰な反射を抑える作用と、星状細胞のγ運動ニューロンが筋肉に収縮するよう信号を出すのを抑える作用によって、筋肉の緊張をほぐし、肩や腰の緊張状態を解放して、痛みや重さ、コリを和らげます。また、筋肉がけいれん状態にあるため感覚がなくなっているのを回復させます。

飲み忘れた時は
飲み忘れた時間と次に飲む時間の真ん中より前の時間であれば服用します。後なら服用を1回飛ばします。

標準薬

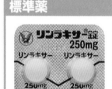

リンラキサー錠250mg
10.40円/1錠

ジェネリック

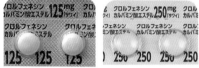

クロルフェネシンカルバミン酸エステル錠125mg「サワイ」
6.30円/1錠

クロルフェネシンカルバミン酸エステル錠250mg「サワイ」
6.30円/1錠

ルジオミール

●四環系抗うつ剤

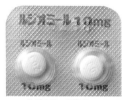

ルジオミール錠10mg
7.60円/1錠
サンファーマ

効能効果

うつ病・うつ状態。

成分名：マプロチリン塩酸塩

何のお薬？ このお薬は、「四環系抗うつ剤」と呼ばれるお薬のひとつです。交感神経の終末や副交感神経の終末にあるα₂アドレナリン受容体が刺激を受けるのを邪魔することで、覚醒や集中力のほか、活動に関係するノルアドレナリンの放出量を増やし、意欲を高めて、うつ状態を改善します。三環系抗うつ薬と比べると効果が現れるのが若干速く、持続する時間も長いお薬です。

飲み忘れた時は
飲み忘れた時間と次に飲む時間の真ん中より前の時間であれば服用します。後なら服用を1回飛ばします。

標準薬

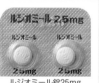

ルジオミール錠25mg
15.00円/1錠

ジェネリック

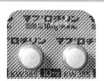

マプロチリン塩酸塩錠10mg「アメル」
5.90円/1錠

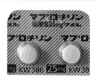

マプロチリン塩酸塩錠25mg「アメル」
10.10円/1錠

ル

ルセフィ

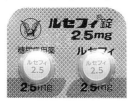

ルセフィ錠2.5mg
160.80円/1錠
大正富山

効能効果

2型糖尿病。

成分名：ルセオグリフロジン水和物

何のお薬？ 選択的SGLT-2阻害薬と呼ばれるお薬です。血液中の糖（グルコース）は、血液循環にのって腎臓に達すると糸球体でろ過され尿細管に排泄されますが、その多くは、近位尿細管にあるナトリウム依存性グルコース輸送体（SGLT）によって再び細胞内に吸収され血液中に戻されます。糖尿病の方は、ここで再吸収しきれない糖が尿に排泄されるため、尿検査で糖が検出されるのですが、この時血液中には必要以上の糖が含まれています。このお薬は、腎臓の近位尿細管にあるSGLT-2の働きを邪魔することで糖の再吸収を抑制し、糖をより多く尿へ排泄させることで、結果として血液中の糖を減らす糖尿病の治療薬です。

原則的に服用を避けるべき人

重症ケトーシスの人、糖尿病性昏睡または前昏睡のある人、重い感染症のある人、手術前後の人、大きな外傷のある人。

お薬を服用する時の注意

尿中の糖度が高まるため、性感染症、膀胱炎などの尿路感染症になりやすいので陰部を清潔に保つようにしましょう。お薬の作用により尿量が増加するため、高齢者はとくに脱水や起立性低血圧、頻脈などに注意が必要です。寒気、ふるえ、発熱、わき腹の痛みなどがある場合は腎盂腎炎が疑われますから主治医に相談してください。

※上記以外の標準薬として、ルセフィODフィルム2.5mg（160.80円/1錠）があります。

標準薬

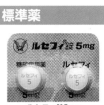

ルセフィ錠5mg
239.30円/1錠

お薬コラム "風邪"

　「風邪をひいた」とよく聞きますが、風邪という症状は、医学的に表現すると「急性上気道炎」か「風邪様症候群」となり、厳密に風邪と断定するには、次の3つの症状が確認されなくてはなりません。①咳がでている、②鼻水・鼻づまりなど鼻炎の症状がある、③喉の痛み・扁桃腺の腫れ痛み・喉のリンパ節の腫れ・発熱。この3つの症状のなかでどの症状が最も重いかは個人差や感染した細菌の種類にもよりますが、「風邪」と診断されるのは、上記3つの症状が同時に現れている時だけです。つまり、どれかひとつでも欠けていれば、医師は別の病気の可能性を疑います。また、どれかひとつの症状だけが重く、ほかの症状が目立たない場合も、他の病気か他の病気を併発している可能性を疑います。昔から「風邪は万病のもと」といいますが、「万病のもと」というよりも「風邪に似た症状には万病が隠れている」といったほうが正しいでしょう。医療関係者はよく「想定し診断した以外の病気が隠れている可能性に注意しなさい」という意味で「地雷を踏まないように」と言ったりします。本来は時間をかけて診察を行ない、地雷の可能性を排除していく必要があるのですが、大勢の患者が待っている中で、医師は限られた時間で答えを導き出さなくてはなりません。そのために「風邪をひいた」と訴える患者に対し、吐き気はないか？　発疹はないか？　いつ頃から調子が悪いか？　などと医師は簡潔でも質問を重ねます。ごくまれですが「鼻水が出て頭が痛い、風邪をひいた」と訴えて受診した患者が、実は花粉症と脳出血の併発であった、というケースも実際あったりするのです。風邪だ、と自己判断せず、身体の状態を観察してあらかじめ症状を書き出して受診するのも方法です。

ル

ルトラール

●経口黄体ホルモン剤

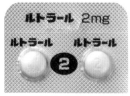

ルトラール錠2mg
24.40円/1錠
富士

効能効果

無月経、月経周期異常（稀発月経、多発月経）、月経量異常（過少月経、過多月経）、月経困難症、機能性子宮出血、卵巣機能不全症、黄体機能不全による不妊症。

成分名：クロルマジノン酢酸エステル

何のお薬？ このお薬は、不足した黄体ホルモン（プロゲステロン）を補うことで、ホルモンバランスを整え、無月経や月経周期の異常などを改善します。心臓疾患や腎臓疾患のある人、またはその既往歴のある人は、むくみなどを伴う症状の悪化が起こる場合があります。また、発疹などの薬剤過敏症が現れる場合もあります。これら症状が現れた時は、服薬を中止し、主治医に相談してください。

原則的に服用を避けるべき人

重い肝臓疾患・肝機能異常のある人。

飲み忘れた時は

飲み忘れに気づいた時間が、飲み忘れた時間（例：8時）と次に飲む時間（例：12時）の間（例：10時）より前であれば、できるだけ早く服用します。後なら服用を1回飛ばします。2回分を1度に服用してはいけません。

🏥 このような症状が出たら病院へ

※以下の場合は救急車を要請※局所の痛み、片側の手足だけにしびれや運動麻痺、むくみ、うずき、突然の息切れ、息苦しい、胸の痛み、急激な視力低下、意識障害、めまいなど。

ルナベル

●子宮内膜症に伴う月経困難症・機能性月経困難症治療薬

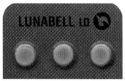

ルナベル配合錠LD
189.60円/1錠
ノーベルファーマ

効能効果

月経困難症。

成分名：ノルエチステロン／エチニルエストラジオール

何のお薬？ 脳下垂体に作用して、ゴナドトロピン（卵胞刺激ホルモン、黄体形成ホルモン）の分泌を抑える働きをします。避妊目的では使用できません。

原則的に服用を避けるべき人

エストロゲン依存性悪性腫瘍（例えば、乳がんや子宮内膜がん）や子宮頸がん、およびそれら疑いのある人、診断の確定していない異常性器出血のある人、血栓性静脈炎・肺塞栓症・脳血管障害・冠動脈疾患またはその既往歴のある人、35歳以上で1日15本以上の喫煙者、前兆（閃輝暗点、星型閃光等）を伴う片頭痛のある人、肺高血圧症または心房細動を合併する心臓弁膜症の人、亜急性細菌性心内膜炎の既往歴のある心臓弁膜症の人、血管病変を伴う糖尿病・抗リン脂質抗体症候群の人、手術前4週以内・術後2週以内・産後4週以内および長期間安静状態の人、重い肝臓障害のある人、脂質代謝異常の人、高血圧症の人、耳硬化症の人、妊娠中に黄疸・持続性そう痒症または妊娠ヘルペスの既往歴のある人、妊婦または妊娠している可能性のある婦人、授乳婦。

標準薬

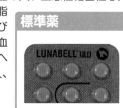

ルナベル配合錠ULD
191.50円/1錠

ル

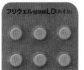

フリウェル配合錠LD
「あすか」
85.40円/1錠

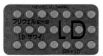

フリウェル配合錠LD
「サワイ」
85.40円/1錠

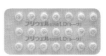

フリウェル配合錠LD
「トーワ」
85.40円/1錠

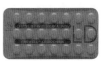

フリウェル配合錠LD
「モチダ」
85.40円/1錠

フリウェル配合錠ULD
「あすか」
79.30円/1錠

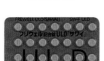

フリウェル配合錠ULD
「サワイ」
79.30円/1錠

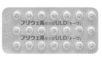

フリウェル配合錠ULD
「トーワ」
79.30円/1錠

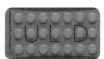

フリウェル配合錠ULD
「モチダ」
79.30円/1錠

ルネスタ

●不眠症治療薬

成分名：エスゾピクロン

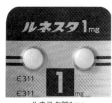

ルネスタ錠1mg
36.20円/1錠
エーザイ

効能効果

不眠症。

何のお薬？ 中枢神経において、抑制性神経伝達物質GABAを受け取るGABA$_A$受容体のベンゾジアゼピン結合部に作用して、興奮したり不安になったりする信号の流れを抑えることで、これら感情を抑えるほか、催眠作用、筋弛緩作用なども示す、ベンゾジアゼピン系のお薬です。服用してから最高血中濃度に到達するまでの時間は1時間、成分が血液中から消失半減する時間は5時間と、「短時間型」です。夕食が遅くなった場合など、食後すぐに本剤を服用すると、効果が弱まってしまいます。食後2時間以上経ってから服用するよう注意が必要です。

標準薬

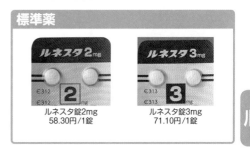

ルネスタ錠2mg
58.30円/1錠

ルネスタ錠3mg
71.10円/1錠

ル

ルパフィン

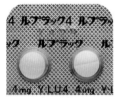

ルパフィン錠10mg
50.60円/1錠
田辺三菱

効能効果

アレルギー性鼻炎、蕁麻疹、皮膚疾患（湿疹・皮膚炎、皮膚そう痒症）に伴うそう痒。

成分名：ルパタジンフマル酸塩

何のお薬？ このお薬は、ヒスタミンH₁受容体に作用して炎症や気管支収縮などに関係しているケミカルメディエーターPAF（血小板活性化因子）の働きを抑えます。鼻アレルギーの即時相反応の、くしゃみ、鼻水、鼻閉、蕁麻疹のかゆみ、紅斑、膨疹などの症状を和らげる働きと、即時相反応の炎症性粘膜膨張などを和らげる働きがあります。

飲み忘れた時は

通常1日1回決められた時間に服用するお薬です。飲み忘れに気がついた時は、すぐに1回分を飲んでください。次に飲む時間までに6時間以内の場合は服用を1回飛ばして、次の時間に1回分服用します。2回分を1度に服用してはいけません。多く服用すると、眠気や頭痛が現れる場合があります。気になる症状がでたら使用を中止して、主治医に相談してください。

お薬を服用する時の注意

強い眠気、注意力・集中力・反射機能の低下などが起こることがあるので、服用中は自動車の運転など危険を伴う機械の操作、高所作業、登山などは避けましょう。グレープフルーツ（ジュース）はこの薬の血中濃度を上げ薬の効果を強くする可能性があります。アルコール飲料の併用で認知機能および精神運動機能の抑制が起きる可能性があります。本薬を服用している間は、グレープフルーツ（ジュース）やアルコール飲料の摂取は控えましょう。

ルプラック

ルプラック錠4mg
17.20円/1錠
田辺三菱

効能効果

心性浮腫、腎性浮腫、肝性浮腫。

ル

成分名：トラセミド

何のお薬？ 腎臓では、血液をろ過し「尿」として排泄していますが、一部は再吸収されて血液中に戻ります。このお薬は、腎臓の尿細管（ヘンレループ）でナトリウム（塩分）やクロールが再吸収されるのを邪魔し、水分と一緒に排泄させることで、むくみを改善します。腎臓への悪影響が少ないため、心臓・腎臓・肝臓などにおける様々な原因によって生じるむくみを解消したい場合、第一選択肢になる「ループ利尿薬」と呼ばれるお薬です。

原則的に服用を避けるべき人

肝性昏睡のある人、体液中のナトリウム・カリウムが明らかに減少している人、無尿の人。

飲み忘れた時は

飲み忘れに気づいた時間が、飲み忘れた時間（例：8時）と次に飲む時間（例：12時）の間（例：10時）より前であれば、できるだけ早く服用します。後なら服用を1回飛ばします。2回分を1度に服用してはいけません。

🏥 このような症状が出たら病院へ

脱水症状（全身倦怠感・意識が薄れる・眠気・手足が冷たくなり脈が弱くなる）など。

標準薬

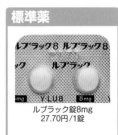

ルプラック錠8mg
27.70円/1錠

518

ルボックス

●選択的セロトニン再取り込み阻害剤（SSRI）

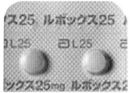

ルボックス錠25
19.50円/1錠
アッヴィ

効能効果

うつ病・うつ状態、強迫性障害、社会不安障害。

成分名：フルボキサミンマレイン酸塩

何のお薬？ このお薬は、「選択的セロトニン再取り込み阻害薬（SSRI）」と呼ばれるお薬です。神経終末のシナプスにおいて、脳内の神経伝達物質であるセロトニンの取り込みを邪魔することで、これら物質の濃度を高めて、脳内での情報伝達を良好にする働きがあります。三環系抗うつ薬、四環系抗うつ薬よりも副作用が少なく、効果が早く現れやすいという特徴があります。

飲み忘れた時は

飲み忘れに気づいた時間が、飲み忘れた時間（例：8時）と次に飲む時間（例：12時）の間（例：10時）より前であれば、できるだけ早く服用します。後なら服用を1回飛ばします。2回分を1度に服用してはいけません。

標準薬

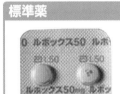

ルボックス錠50
31.50円/1錠

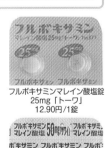

ルボックス錠75
40.30円/1錠

ジェネリック

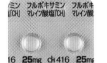

フルボキサミンマレイン酸塩
錠25mg「CH」
10.10円/1錠

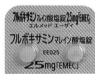

フルボキサミンマレイン酸塩
錠25mg「EMEC」
10.10円/1錠

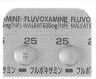

フルボキサミンマレイン酸塩
錠25mg「NP」
10.10円/1錠

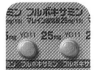

フルボキサミンマレイン酸塩
錠25mg「YD」
10.10円/1錠

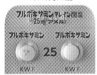

フルボキサミンマレイン酸塩
錠25mg「アメル」
10.10円/1錠

フルボキサミンマレイン酸塩
錠25mg「杏林」
10.10円/1錠

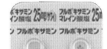

フルボキサミンマレイン酸塩錠
25mg「トーワ」
12.90円/1錠

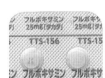

フルボキサミンマレイン酸塩
錠25mg「サワイ」
10.10円/1錠

フルボキサミンマレイン酸塩
錠25mg「タカタ」
12.90円/1錠

フルボキサミンマレイン酸塩
錠25mg「日医工」
10.10円/1錠

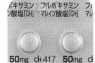

フルボキサミンマレイン酸塩錠
50mg「サワイ」
15.10円/1錠

フルボキサミンマレイン酸塩錠
50mg「CH」
15.10円/1錠

フルボキサミンマレイン酸塩錠
50mg「日医工」
15.10円/1錠

フルボキサミンマレイン酸塩錠
75mg「日医工」
20.60円/1錠

ル

ルリッド

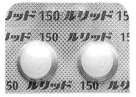

ルリッド錠150
33.40円/1錠
サノフィ

成分名：ロキシスロマイシン

何のお薬？ 薬が細菌の増殖を抑えている間に、服薬している患者自身の免疫力によって細菌を殺し、病気からの回復を図るタイプの抗生物質を「静菌性抗生物質」といいます。マクロライド系・クロラムフェニコール系・テトラサイクリン系などの抗生物質がそれにあたります。これに対して、細菌を直接殺すタイプの抗生物質を「殺菌性抗生物質」といいます。β-ラクタム系やアミノグリコシド系などの抗生物質、ニューキノロン系抗菌薬がこれにあたります。このお薬は、前者のマクロライド系静菌性抗生物質のひとつです。細菌にもヒトの細胞にも、遺伝子（DNAやRNA）を読み取ってたんぱく質を合成する構造体「リボソーム」が存在します。細胞が分裂して新たな細胞を作るには、たんぱく質が必要ですが、このたんぱく質を作るには、リボソームの働きが不可欠です。このお薬は、ヒトとある種の細菌のリボソームの種類が違うことに着目し、細菌のリボソームの働きだけを邪魔することで、細菌がたんぱく質を合成できないようにし、細菌の増殖を抑えます。

効能効果

＜適応症＞表在性皮膚感染症、深在性皮膚感染症、リンパ管・リンパ節炎、慢性膿皮症、ざ瘡（化膿性炎症を伴うもの）、咽頭・喉頭炎、扁桃炎、急性気管支炎、肺炎、中耳炎、副鼻腔炎、歯周組織炎、歯冠周囲炎、顎炎。

併用してはいけない薬

エルゴタミン酒石酸塩（クリアミン）、ジヒドロエルゴタミンメシル酸塩（ジヒデルゴット）。

飲み忘れた時は

通常1回1錠、朝晩服用するお薬です。飲み忘れた時間（例：8時）と次に飲む時間（例：20時）の間（例：14時）より前であれば服用します。後なら服用を1回飛ばします。2回分を1度に服用してはいけません。

このような症状が出たら病院へ

顔面蒼白、意識が薄れる、じんましん、血管が浮き出てくる、発熱、全身が紅潮する、息苦しい、から咳、呼吸困難、腹痛、下痢、血が混じった便、紫色をした便、脱力、吐き気、悪寒、青あざができやすい、頻回に起こる鼻血、手足に点状の出血、血尿、高熱、目の充血、めやに、唇や陰部のただれ、皮膚の広い範囲が赤くなる、全身倦怠感、食欲不振、悪心、皮膚や白目が黄色くなる黄疸症状など。

ジェネリック

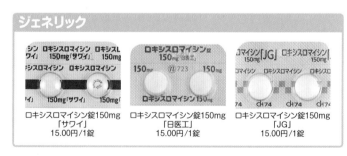

ロキシスロマイシン錠150mg
「サワイ」
15.00円/1錠

ロキシスロマイシン錠150mg
「日医工」
15.00円/1錠

ロキシスロマイシン錠150mg
「JG」
15.00円/1錠

ル

レイボー

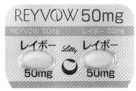

レイボー錠50mg
324.70円/1錠
日本イーライリリー・第一三共

効能効果

片頭痛。

標準薬

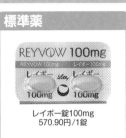

レイボー錠100mg
570.90円/1錠

成分名：ラスミジタンコハク酸塩錠

何のお薬？ 片頭痛の治療薬として第一選択薬にあげられるのは「セロトニン5-HT$_{1B/1D}$受容体作動薬」と呼ばれるお薬で、本書でもアマージ（p.61）、イミグラン（p.94）、ゾーミッグ（p.246）、マクサルト（p.438）、レルパックス（p.537）を掲載していますが、これら「トリプタン系薬」のおもな作用のひとつが、拡張して脳組織を圧迫するなどして頭痛を引き起こしている「頭蓋内血管の収縮をさせる」というものです。そのため、脳梗塞といった脳心血管疾患の既往歴がある人は、安全性の懸念から、場合によっては服用できないという課題がありました。ところで、このお薬の成分は、セロトニン5-HT$_{1B/1D}$ではなくセロトニン5-HT$_{1F}$の受容体に選択的に作動し、三叉神経支配の血管周囲で炎症を起こすCGRPやサブスタンスPといった物質が遊離するのを抑えて神経因性の炎症を沈めるほか、大脳皮質への痛みの伝わりをブロックするなど、従来のトリプタン系薬と同様の効果を示す一方で、頭蓋内血管を収縮させる作用は持たないことから、トリプタン系薬を服用できない片頭痛患者の新たな選択肢を提供するものとして注目されています。なお、眠気、めまいなどが現れることがあるので、服用中は自動車の運転や危険を伴う機械の操作、高所作業や登山などには十分注意しましょう。

このような症状が出たら病院へ

動悸、心拍数減少、回転性めまい、視力障害、悪心、嘔吐、極度の疲労感、熱感、冷感、発疹、血管浮腫、筋力低下、けいれん、震え、異常な眠気、会話の障害（思ったことを上手くしゃべれないなど）、息苦しい、胸がつかえる、幻覚など。

お薬コラム　"おさいふが医療意識を高める!?"

　医療費は、現役世代は総額の原則3割を負担、後期高齢者等は原則1割を負担します。例えば、年収360万円で扶養家族のいらっしゃらない方であれば、年間約18万円の健康保険料を納付しています。その中で、病院や歯科医院の窓口で3割負担分を年間7.7万円支払った人は、保険料として納付した金額分の医療を受けていることになりますが、それ以下の方は将来万が一大きな病気になった時のために貯金をしている、といったところでしょうか。さて、国民皆保険制度がある日本において、医療費は原則3割か1割の自己負担、もしくは現物支給により受けられます。とある統計によると、消費される医療費は年代が同じ場合、自己負担率が高い方ほど少なく、現物支給の方では2倍以上になることもある、という報告があります。医療費の自己負担が高い人ほど、健康や医療に対する意識が高まる傾向がある、という一面を示唆する結果です。超高齢化社会に突入し、平成23年度医療費の総額は37.8兆円であったものが、令和2年度には42.9兆円と、医療費の増大が進む昨今、医療負担のあり方を再考することで、あるいは医療に対する意識も高まるかもしれません。

レ

レキソタン

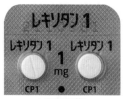

レキソタン錠1
5.70円/1錠
サンドファーマ

効能効果

神経症における不安・緊張・抑うつおよび強迫・恐怖。

成分名：ブロマゼパム

何のお薬？ 中枢神経において、抑制性神経伝達物質GABAを受け取るGABA$_A$受容体のベンゾジアゼピン結合部に作用して、興奮したり不安になったりする信号の流れを抑えることで、これら感情を抑えるほか、催眠作用、筋弛緩作用なども示す、ベンゾジアゼピン系のお薬です。服用してから薬の成分の血中濃度がもっとも高くなるまでにかかる時間（最高血中濃度到達時間）は1時間、服用してから成分の血中濃度が半減するまでにかかる時間（半減期）は10～20時間の「中時間型」です。眠気、めまい、注意力・集中力・反射機能の低下などが起こることがあるので、服用中は自動車の運転など危険を伴う機械の操作、高所作業、登山などは避けましょう。

飲み忘れた時は

飲み忘れた時間（例：8時）と次に飲む時間（例：12時）の間（例：10時）より前であれば服用します。後なら服用を1回飛ばします。2回分を1度に服用してはいけません。

🏥 このような症状が出たら病院へ

飲まないと不安になる、けいれん、依存、大量服用、幻覚や幻聴、上手にものが考えられない、名前や場所、時間などが判らない、錯乱など。

標準薬

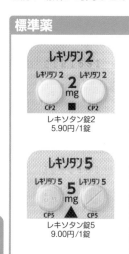

レキソタン錠2
5.90円/1錠

レキソタン錠5
9.00円/1錠

ジェネリック

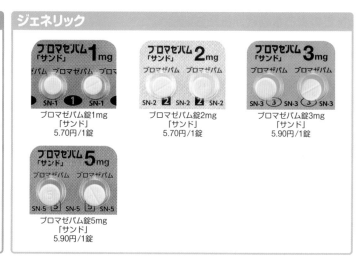

ブロマゼパム錠1mg
「サンド」
5.70円/1錠

ブロマゼパム錠2mg
「サンド」
5.70円/1錠

ブロマゼパム錠3mg
「サンド」
5.90円/1錠

ブロマゼパム錠5mg
「サンド」
5.90円/1錠

レ

レクサプロ

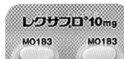

レクサプロ錠10mg
156.70円/1錠
持田

効能効果

うつ病・うつ状態。

成分名：エスシタロプラムシュウ酸塩

何のお薬？ このお薬は、「選択的セロトニン再取り込み阻害薬（SSRI）」と呼ばれるお薬です。神経終末のシナプスにおいて、脳内の神経伝達物質であるセロトニンの取り込みを邪魔することで、これら物質の濃度を高めて、脳内での情報伝達を良好にする働きがあります。

標準薬

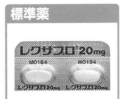

レクサプロ錠20mg
230.50円/1錠

ジェネリック

エスシタロプラム錠10mg
「サワイ」
72.20円/1錠

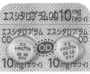

エスシタロプラムOD錠
10mg「サワイ」
72.20円/1錠

エスシタロプラムOD錠
20mg「サワイ」
107.60円/1錠

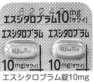

エスシタロプラム錠10mg
「トーワ」
72.20円/1錠

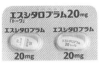

エスシタロプラム錠20mg
「トーワ」
107.60円/1錠

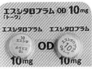

エスシタロプラムOD錠
10mg「トーワ」
72.20円/1錠

エスシタロプラムOD錠
20mg「トーワ」
107.60円/1錠

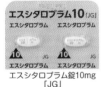

エスシタロプラム錠10mg
「JG」
72.20円/1錠

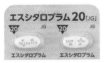

エスシタロプラム錠20mg
「JG」
107.60円/1錠

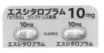

エスシタロプラム錠10mg
「VTRS」
72.20円/1錠

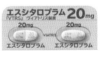

エスシタロプラム錠20mg
「VTRS」
107.60円/1錠

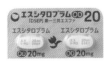

エスシタロプラムOD錠
10mg「DSEP」
72.20円/1錠

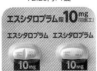

エスシタロプラムOD錠
20mg「DSEP」
107.60円/1錠

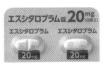

エスシタロプラム錠10mg
「日医工」
72.20円/1錠

エスシタロプラム錠20mg
「日医工」
107.60円/1錠

レ

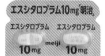

エスシタロプラム錠10mg
「明治」
72.20円/1錠

エスシタロプラム錠20mg
「明治」
107.60円/1錠

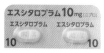

エスシタロプラム錠10mg
「ニプロ」
72.20円/1錠

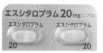

エスシタロプラム錠20mg
「ニプロ」
107.60円/1錠

レクチゾール

●ハンセン病・皮膚炎治療薬

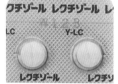

レクチゾール錠25mg
76.30円/1錠
田辺三菱

効能効果

持久性隆起性紅斑、ジューリング疱疹状皮膚炎、天疱瘡、類天疱瘡、色素性痒疹、ハンセン病。

成分名：ジアフェニルスルホン

何のお薬？ 活性酸素や炎症性サイトカインの産生を抑える働きがあり、難治性皮膚疾患の治療目的で処方されます。また、ハンセン病にも有効です。重大な副作用の発生を未然に防ぐため、服用中は、血液検査や尿検査が行なわれます。決められた受診日は守りましょう。

このような症状が出たら病院へ

発熱、皮疹、リンパ節腫脹、寒気、突然の高熱、のどの痛み、頭痛、咳、脱力、吐き気、悪寒、青あざができやすい、頻回に起こる鼻血、手足に点状の出血、血尿、筋肉痛、関節痛、高熱、目の充血、めやに、唇や陰部のただれ、皮膚の広い範囲が赤くなる、全身倦怠感、尿量減少、手足や顔のむくみなど。

レグナイト

●レストレスレッグス症候群治療薬

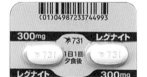

レグナイト錠300mg
73.60円/1錠
アステラス

効能効果

中等度から高度の特発性レストレスレッグス症候群（下肢静止不能症候群）。

成分名：ガバペンチンエナカルビル

何のお薬？ このお薬は、神経組織のシナプスでカルシウムイオンの流入を邪魔することで、安静時の脚などに生じる異常感覚などの伝わりを抑え、通称「むずむず脚」の症状を改善します。

原則的に服用を避けるべき人
重い腎機能障害のある人。

このような症状が出たら病院へ

全身倦怠感、尿量減少、手足や顔のむくみ、高熱、目の充血、めやに、唇や陰部のただれ、皮膚の広い範囲が赤くなる、発熱、皮疹、リンパ節腫脹、食欲不振、悪心、皮膚や白目が黄色くなる黄疸症状、筋肉痛、力が入らない、赤褐色の尿が出る。

レ

レグパラ

レグパラ錠25mg
518.60円/1錠
協和キリン

効能効果

維持透析下の二次性副甲状腺機能亢進症。副甲状腺癌、副甲状腺摘出術不能または術後再発の原発性副甲状腺機能亢進症における高カルシウム血症。

成分名：シナカルセト塩酸塩

何のお薬？ 副甲状腺細胞の表面にあるカルシウム受容体に働きかけ、PTHと呼ばれる物質の放出を抑え、副甲状腺細胞が増えるのを抑える働きがあります。

飲み忘れた時は

飲み忘れた場合は、その回は服用せず、次回から決められた時間に服用します。2回分を1度に服用してはいけません。

🏥 このような症状が出たら病院へ

しびれ、筋肉のけいれん、脈が飛ぶ、意識が薄れる、紫や黒い色の便、腹痛、胸やけ、吐血など。

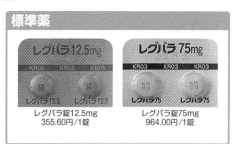

標準薬

レグパラ錠12.5mg
355.60円/1錠

レグパラ錠75mg
964.00円/1錠

レザルタス配合

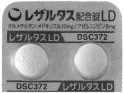

レザルタス配合錠LD
38.80円/1錠
第一三共

効能効果

高血圧症。

成分名：オルメサルタン メドキソミル/アゼルニジピン配合剤

何のお薬？ アンジオテンシンⅡと呼ばれる物質がその受容体と結合すると、様々な反応によって血圧を上昇させます。このお薬は、アンジオテンシンⅡが受容体と結びつくのを邪魔することで血圧の上昇を抑える成分と、血管平滑筋や心筋の細胞膜にあるカルシウムチャネルに結合して細胞の外にあるカルシウムイオンが細胞内へ流入するのを邪魔することで、血管平滑筋や心筋の収縮を穏やかにし、末梢血管を拡張させ血圧を下げる「カルシウム拮抗薬」の配合薬です。このふたつの成分の働きによって血圧を下げます。

原則的に服用を避けるべき人

アリスキレンフマル酸塩を服用中の糖尿病の人、妊婦または妊娠している可能性のある婦人（胎児・新生児の死亡、新生児の低血圧、腎不全、催奇形などが報告されています）。

標準薬

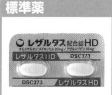

レザルタス配合錠HD
71.90円/1錠

レ

レスタミンコーワ

●アレルギー性疾患治療薬

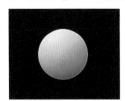

レスタミンコーワ錠10mg
5.90円/1錠
興和

効能効果

じん麻疹、皮膚疾患に伴うそう痒（湿疹・皮膚炎）、春季カタルに伴うそう痒、枯草熱、急性鼻炎、アレルギー性鼻炎、血管運動性鼻炎。

成分名：ジフェンヒドラミン塩酸塩

何のお薬？ 私たちの身体にはアレルギーの原因となる抗原を認識するマスト細胞（肥満細胞）があり、この細胞のスイッチが入ると、ヒスタミンをはじめとする炎症を引き起こす物質や、サイトカインと呼ばれる免疫・炎症に関する情報伝達物質、アレルギー反応・炎症反応を維持しようとする脂質成分など「ケミカルメディエーター」と呼ばれる物質が放出されてアレルギー症状が起こります。このお薬は、ヒスタミンH_1を受け取って炎症を引き起こす受容体を邪魔する働きと、マスト細胞からケミカルメディエーターが放出されるのを抑える働きをもっています。眠気、めまい、注意力・集中力・反射機能の低下などが起こることがあるので、服用中は自動車の運転など危険を伴う機械の操作、高所作業などは極力避けましょう。

原則的に服用を避けるべき人
緑内障の人、前立腺肥大等下部尿路に閉塞性疾患のある人。

飲み忘れた時は
飲み忘れに気づいた時間が、飲み忘れた時間（例：8時）と次に飲む時間（例：12時）の間（例：10時）より前であれば、できるだけ早く服用します。後なら服用を1回飛ばします。2回分を1度に服用してはいけません。

レスプレン

●鎮咳・気道粘液溶解剤

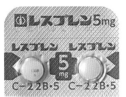

レスプレン錠5mg
5.90円/1錠
太陽ファルマ

効能効果

肺結核、肺炎、気管支拡張症、気管支喘息、急・慢性気管支炎、上気道炎、感冒の鎮咳および去痰。

成分名：エプラジノン塩酸塩

何のお薬？ このお薬は、延髄の咳中枢に直接作用して、咳をしようとする反応（咳反射）を抑える働きのほか、気管支の粘膜で粘液の分泌を促進する作用や、痰を分解して小さくする作用により、咳を鎮め、痰の排泄を助けます。非麻薬性鎮咳薬で、副作用の少ないお薬ですが、まれに、食欲不振・吐き気・嘔吐・下痢・腹痛・発疹などが現れる場合があります。気になる症状があれば、すぐに主治医に相談してください。

飲み忘れた時は
飲み忘れに気づいた時、すぐに服用し、次回から決められた時間に服用します。2回分を1度に服用してはいけません。

標準薬

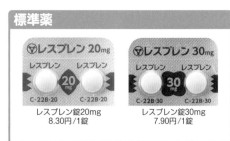

レスプレン錠20mg
8.30円/1錠

レスプレン錠30mg
7.90円/1錠

レ

レスミット

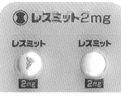

レスミット錠2
5.70円/1錠
共和

成分名：メダゼパム

何のお薬？ 中枢神経において、抑制性神経伝達物質GABAを受け取るGABAₐ受容体のベンゾジアゼピン結合部に作用して、興奮したり不安になったりする信号の流れを抑えることで、これら感情を抑えるほか、催眠作用、筋弛緩作用なども示す、ベンゾジアゼピン系のお薬です。服用してから最高血中濃度に到達するまでの時間は1時間、成分が血液中から消失半減する時間は24時間の「長時間型」です。眠気、めまい、注意力・集中力・反射機能の低下などが起こることがあるので、服用中は自動車の運転など危険を伴う機械の操作、高所作業、登山などは避けましょう。

効能効果

神経症における不安・緊張・抑うつ。心身症（消化器疾患、循環器疾患、内分泌系疾患、自律神経失調症）における身体症候ならびに不安・緊張・抑うつ。

標準薬

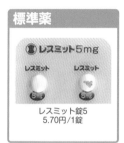

レスミット錠5
5.70円/1錠

ジェネリック

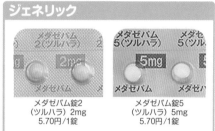

メダゼパム錠2
（ツルハラ）2mg
5.70円/1錠

メダゼパム錠5
（ツルハラ）5mg
5.70円/1錠

お薬コラム "コレステロール"

　コレステロールは細胞膜を作る重要な成分で、一概に「悪」とはいえません。また、私たちが「悪玉コレステロール」や「善玉コレステロール」と呼んでいるのは、コレステロールが血液中を移動するときにリポ蛋白と形成している複合体のことで、コレステロール自体を指すものではありません。善玉や悪玉というのも複合体を作るリポ蛋白の性質の違いであって、コレステロール自体は同じものです。

　脂質異常症では、コレステロールの量がチェックされます。食べすぎや飲みすぎ、運動不足でいわゆるメタボの人はみんなコレステロール値が高い、と思われがちですが、痩せ型の人でもコレステロール値が高い人もいます。逆にメタボ体形なのに、コレステロール値が低い人もいます。というのも、コレステロールの値に強い影響を示すのは、遺伝的素因だからです。マウスの実験で、同じ食事量・運動量でもコレステロール値の高い群と低い群があることがわかっています。つまり、コレステロールを作りだしやすい体質、排泄しにくい体質、再吸収しやすい体質などによって、同じものを食べ、同じように運動していても、コレステロール値には差が出るのです。そもそも、コレステロールの70%近くが体内で作られているため、コレステロール値には体質が大きく影響するのです。

　食事制限をしてコレステロールを多く含む食品を避けることは大切です。コレステロールの体内生産を増やしやすい食品は、ポテトチップス・バター・スイーツなどですが、これらを避けると同時にコレステロール値を下げる食品（青魚・海草・野菜・大豆など）を摂ることも大切です。ちなみに、たとえコレステロール値が低くても、中性脂肪や糖尿病系の数値が高ければ、脂質異常症には認定されます。

レ

レスリン

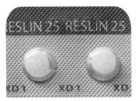

レスリン錠25
9.40円/1錠
オルガノン

成分名：トラゾドン塩酸塩

何のお薬？ 神経伝達物質であるセロトニンの再取り込みを阻害する作用と、セロトニンに対して神経興奮の反応を示す「セロトニン $5\text{-}HT_2$ 受容体」を邪魔する作用により、うつ病・うつ状態に伴う不安・イライラ・不眠などの症状を改善します。

🏥 このような症状が出たら病院へ

強度の筋強剛、食べ物が飲み込めない、頻脈、異常な発汗、胸や肩甲骨周辺の違和感や痛み、動悸、脈が飛ぶ、幻覚や幻聴、上手にものが考えられない、名前や場所・時間などが判らない、錯乱、食欲不振、吐き気、嘔吐、2・3日以上続く便秘、腹部の膨満、持続性勃起など。

効能効果

うつ病・うつ状態。

標準薬	ジェネリック	
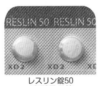	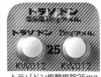	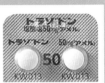
レスリン錠50 16.70円/1錠	トラゾドン塩酸塩錠25mg「アメル」5.90円/1錠	トラゾドン塩酸塩錠50mg「アメル」8.70円/1錠

レダコート

レダコート錠4mg
13.60円/1錠
アルフレッサ

成分名：トリアムシノロン

何のお薬？ 炎症は、私たちの身体の内外で、有害と考えられる物質が働いた時に起こる防衛反応で、ヒスタミンやセロトニン、プロスタグランジン、TNFαなどのケミカルメディエーターが、マスト細胞や白血球、マクロファージなどから放出されることによって起こります。有害と考えられる物質は、細菌やウイルス、打撲や損傷によって傷ついてしまった細胞などですが、時には、私たち自身の正常な細胞を「有害」と勘違いする場合もあります。このお薬は、ステロイド（糖質コルチコイド）性抗炎症薬で、ケミカルメディエーターが合成される工程のスタートを担う「ホスホリパーゼ A_2」と呼ばれる酵素の働きを邪魔することで、ケミカルメディエーターの合成や放出を抑えて、結果として炎症が起こらないようにする働きをもっています。

効能効果

合成副腎皮質ホルモン剤（ステロイド）。内分泌疾患、リウマチ性疾患、膠原病、呼吸器疾患、アレルギー性疾患、血液疾患、消化器疾患、肝疾患、肺疾患、重症感染症、結核性疾患、神経疾患、悪性腫瘍、抗悪性腫瘍剤投与に伴う消化器症状、外科疾患、産婦人科疾患、泌尿器科疾患、皮膚科疾患、眼科疾患、耳鼻咽喉科疾患、歯科、口腔外科疾患。

レ

レニベース

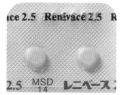

レニベース錠2.5
15.00円/1錠
オルガノン

効能効果

本態性高血圧症、腎性高血圧症、腎血管性高血圧症、悪性高血圧。慢性心不全（軽症～中等症）。

成分名：エナラプリルマレイン酸塩

何のお薬？ アンジオテンシンⅡと呼ばれる物質がその受容体と結合すると、血圧を上昇させるホルモンのアルドステロンが放出されたり、血管を収縮させたり、腎臓で排泄されるはずだったナトリウム（塩分）や水分を再吸収させたりして、血圧を上昇させます。このお薬は、このように血圧を上昇させる働きのあるアンジオテンシンⅡの量を減らして血圧を上げさせない「アンジオテンシン変換酵素阻害剤（ACE）」のひとつです。

原則的に服用を避けるべき人

血管浮腫の既往歴のある人、妊婦または妊娠している可能性のある婦人（妊娠中期および末期にアンジオテンシン変換酵素阻害剤を服用した高血圧症の患者さんで、羊水過少症、胎児・新生児の死亡、新生児の低血圧、腎不全、高カリウム血症、頭蓋の形成不全および羊水過少症によると推測される四肢の拘縮、頭蓋顔面の変形等が現れた、との報告があります）。

🏥 このような症状が出たら病院へ

息苦しい、顔・舌・のどが腫れる、顔面蒼白、意識が薄れる、呼吸が浅く速くなる、胸や肩甲骨周辺の違和感や痛み、動悸、寒気、突然の高熱、のどの痛み、頭痛、咳、全身倦怠感、尿量減少、手足や顔のむくみ、高熱、目の充血、めやに、唇や陰部のただれ、皮膚の広い範囲が赤くなる、から咳、呼吸困難、食べ物や飲み物を摂った後の激しい腹痛、手足のしびれ、力が入らない、吐き気、脈が飛ぶ、頻脈、皮膚や粘膜の乾燥、食欲不振、けいれん、意識障害、食欲不振、悪心、皮膚や白目が黄色くなる黄疸症状など。

標準薬

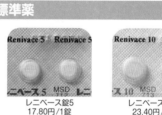

レニベース錠5
17.80円/1錠

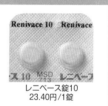

レニベース錠10
23.40円/1錠

ジェネリック

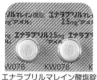

エナラプリルマレイン酸塩錠
2.5mg「アメル」
10.10円/1錠

エナラプリルマレイン酸塩錠
10mg「トーワ」
12.00円/1錠

エナラプリルマレイン酸塩錠
2.5mg「NikP」
10.10円/1錠

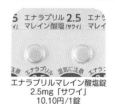

エナラプリルマレイン酸塩錠
2.5mg「サワイ」
10.10円/1錠

エナラプリルマレイン酸塩錠
5mg「NikP」
10.10円/1錠

エナラプリルマレイン酸塩錠
10mg「NikP」
12.00円/1錠

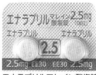

エナラプリルマレイン酸塩錠
2.5mg「EMEC」
10.10円/1錠

エナラプリルマレイン酸塩錠
2.5mg「ケミファ」
10.10円/1錠

レ

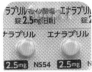

エナラプリルマレイン酸塩錠
2.5mg「日新」
10.10円/1錠

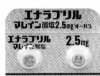

エナラプリルマレイン酸塩錠
2.5mg「オーハラ」
10.10円/1錠

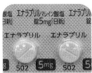

エナラプリルマレイン酸塩錠
2.5mg「JG」
10.10円/1錠

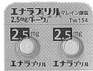

エナラプリルマレイン酸塩錠
2.5mg「トーワ」
10.10円/1錠

エナラプリルマレイン酸塩錠
5mg「JG」
10.10円/1錠

エナラプリルマレイン酸塩錠
5mg「オーハラ」
10.10円/1錠

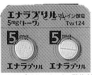

エナラプリルマレイン酸塩錠
5mg「日新」
10.10円/1錠

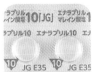

エナラプリルマレイン酸塩錠
10mg「JG」
12.00円/1錠

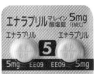

エナラプリルマレイン酸塩錠
5mg「EMEC」
10.10円/1錠

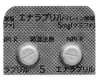

エナラプリルマレイン酸塩錠
5mg「ケミファ」
10.10円/1錠

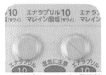

エナラプリルマレイン酸塩錠
5mg「トーワ」
10.10円/1錠

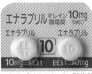

エナラプリルマレイン酸塩錠
10mg「EMEC」
12.00円/1錠

エナラプリルマレイン酸塩錠
10mg「オーハラ」
13.40円/1錠

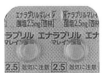

エナラプリルマレイン酸塩錠
2.5mg「杏林」
10.10円/1錠

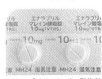

エナラプリルマレイン酸塩錠
10mg「サワイ」
12.00円/1錠

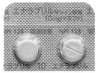

エナラプリルマレイン酸塩錠
10mg「ケミファ」
12.00円/1錠

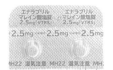

エナラプリルマレイン酸塩錠
2.5mg「VTRS」
10.10円/1錠

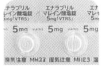

エナラプリルマレイン酸塩錠
5mg「VTRS」
10.10円/1錠

エナラプリルマレイン酸塩錠
10mg「VTRS」
12.00円/1錠

レ

レバチオ

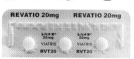

レバチオ錠20mg
1,210.30円/1錠
ヴィアトリス

効能効果

肺動脈性肺高血圧症。

成分名：シルデナフィルクエン酸塩

何のお薬？ 肺の中にある肺動脈平滑筋が収縮すると血圧が上昇します。これに対して肺動脈平滑筋の中にあるサイクリックジーエムピー（cGMP）は平滑筋を緩める働きをしています。しかし、このcGMPはホスホジエステラーゼ-5（PDE-5）が働くと分解されてしまいます。このお薬は、PDE-5の働きを邪魔することで、平滑筋を緩ませる作用をもつcGMPを増加させます。この結果、cGMPが一定の量を超えてシグナルを送り、肺の中の血管が拡がって、肺動脈の圧力を下げると同時に、血管の中の抵抗を減らして血圧を下げる作用があります。なお、狭心症治療薬の硝酸薬（ニトログリセリン）を併用すると、血圧が下がりすぎる場合がありますから注意してください。

併用してはいけない薬

硝酸薬あるいは一酸化窒素供与薬（ニトログリセリン・亜硝酸アミル・硝酸イソソルビド等）、塩酸アミオダロン・リトナビル・ダルナビル・インジナビル・イトラコナゾールおよびテラプレビル。

標準薬

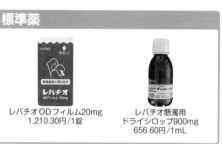

レバチオ ODフィルム20mg
1,210.30円/1錠

レバチオ懸濁用
ドライシロップ900mg
656.60円/1mL

お薬コラム　"古代日本における疫病"

　わが国の疫病流行の記録は古く、『日本書紀』崇神天皇（第10代／3世紀後半）の記事にはすでに「疫病が流行し、人口の半分が亡くなった」とあります。天皇は疫病収束のため、夢のお告げどおり大神神社に大物主神を祀ったとか…。時代がくだり6世紀後半、敏達天皇（第30代／継体天皇の孫で推古天皇の夫）の時代にも疫病が流行。これは、「外来の神」である仏を信奉することに「神が怒っている」からだ、と家臣に説得された天皇は、仏教禁止令を出し、寺院や仏像を焼きました。継いで弟の用明天皇（第31代／聖徳太子の父）の時代にも、争いと疫病はともにくすぶり続け、有力家臣の権力闘争は激化、聖徳太子を含む皇子たちをも巻き込んで交戦に及ぶ一方、天皇自身が「疱瘡（天然痘）」で崩御してしまいます。天然痘は、ラクダの感染症ウイルスが変異してヒトに感染するようになったもの、と考えられるウイルス感染症で、ワクチンの発明を経て、今のところ人類が撲滅した唯一の疫病といわれます（WHOが1980年に根絶を宣言）。日本には、大陸との行き来が活発になった5～6世紀に流入、さらに時代がくだって8世紀、聖武天皇（第45代）の時代に入っても、しばしば流行したと伝わります。とくに平城京の中枢にも感染が広がった「天平の疫病大流行（735-737年）」の被害は甚大で、その後の混乱や社会不安を払しょくするために、奈良の大仏は建立されたのでした。

レビトラ

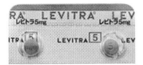

成分名：バルデナフィル塩酸塩水和物

何のお薬？ 陰茎動脈および海綿体で、サイクリックジーエムピー（cGMP）は平滑筋を緩め、血流を増加させる働きをしています。しかし、このcGMPはホスホジエステラーゼ-5（PDE-5）により分解されてしまいます。このお薬は、PDE-5の働きを邪魔することで、血管平滑筋を緩ませる作用をもつcGMPを増加させ、その結果、cGMPが一定の量を超えてシグナルを送り、血管が拡がって、陰茎海綿体組織への血流が増加し、勃起が達成されます。なお、狭心症治療薬の硝酸薬（ニトログリセリン）を併用すると、血圧が下がりすぎる場合がありますから注意してください。

レビトラ錠5mg
薬価基準未収載（参）
1,300円/1錠
バイエル

効能効果

勃起不全治療薬。

標準薬

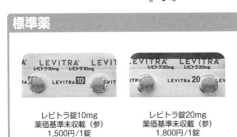

レビトラ錠10mg
薬価基準未収載（参）
1,500円/1錠

レビトラ錠20mg
薬価基準未収載（参）
1,800円/1錠

ジェネリック

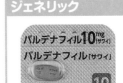
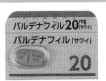

バルデナフィル錠10mg「サワイ」
薬価基準未収載（参）
1,400円/1錠

バルデナフィル錠20mg「サワイ」
薬価基準未収載（参）
1,600円/1錠

レベトール

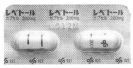

成分名：リバビリン

何のお薬？ ウイルスは、宿主の細胞内に侵入すると、増殖するために、ウイルス自身のDNAにある設計図に従って、宿主の細胞内の物質を利用し、自身のコピーを作ります。この過程は、ウイルス自身のDNAを鋳型にし、触媒として「RNAポリメラーゼ」と呼ばれる酵素を利用し、RNAにウイルス自身の情報を転写合成することから始まります。このお薬は、RNAポリメラーゼを邪魔することで、RNAの合成を阻害し、ウイルスの増殖を抑制する抗ウイルス薬です。

レベトールカプセル200mg
326.10円/1カプセル
MSD

原則的に服用を避けるべき人

妊婦または妊娠している可能性のある婦人（精巣・精子の形態変化等が報告されているので、妊娠する可能性のある女性、およびパートナーが妊娠する可能性のある男性は、必ず避妊すること）。

効能効果

インターフェロン アルファ-2b（遺伝子組換え）、ペグインターフェロン アルファ-2b（遺伝子組換え）またはインターフェロン ベータとの併用による血中HCV RNA量が高値の人やインターフェロン製剤単独療法で無効の人またはインターフェロン製剤単独療法後再燃した人のC型慢性肝炎におけるウイルス血症の改善。ペグインターフェロン アルファ-2b（遺伝子組換え）との併用によるC型代償性肝硬変におけるウイルス血症の改善。

レ

レボレード

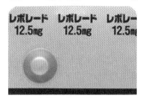

レボレード錠12.5mg
2,211.40円/1錠
ノバルティス

効能効果

慢性特発性血小板減少性紫斑病。

成分名：エルトロンボパグ オラミン

何のお薬？ このお薬の成分は、骨髄の中にある造血系細胞のひとつ「巨核球」が血小板を作り出す際に関係している「トロンボポエチン受容体」を刺激し、活性化させることで、血小板の産生量を増やし、血小板数を増加させます。牛乳などの乳製品や胃腸薬などの制酸剤のほか、ミネラル（鉄・カルシウム・アルミニウム・マグネシウム・セレン・亜鉛など）を含むサプリメントと一緒に服用すると、お薬の作用が弱まることがあります。本剤服用前後4時間は、これらを飲んではいけません。

🏥 このような症状が出たら病院へ

全身倦怠感、食欲不振、悪心、皮膚や白目が黄色くなる黄疸症状、局所の痛み、片側の手足だけにしびれや運動麻痺、むくみ、うずき、突然の息切れ、息苦しい、胸の痛み、急激な視力低下、意識障害、青あざができやすい、頻回に起こる鼻血、手足に点状の出血、血尿など。

標準薬

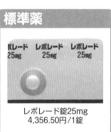

レボレード錠25mg
4,356.50円/1錠

レミカット

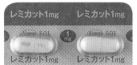

レミカットカプセル1mg
22.10円/1カプセル
興和

効能効果

アレルギー性鼻炎、蕁麻疹、湿疹・皮膚炎、皮膚そう痒症、痒疹。

成分名：エメダスチンフマル酸塩

何のお薬？ 私たちの身体にはアレルギーの原因となる抗原を認識するマスト細胞（肥満細胞）があり、この細胞のスイッチが入ると、ヒスタミンをはじめとする炎症を引き起こす物質や、サイトカインと呼ばれる免疫・炎症に関する情報伝達物質、アレルギー反応・炎症反応を維持しようとする脂質成分など「ケミカルメディエーター」と呼ばれる物質が放出されてアレルギー症状が起こります。このお薬は、マスト細胞からケミカルメディエーターが放出されるのを抑える働きや、ヒスタミン受容体を邪魔する働きにより、アレルギーの諸症状を和らげます。

標準薬

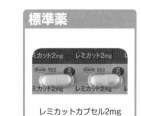

レミカットカプセル2mg
28.20円/1カプセル

レ

レミッチ

●そう痒症改善剤

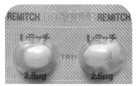

レミッチカプセル2.5μg
715.10円/1カプセル
鳥居

効能効果

血液透析患者におけるそう
痒症の改善（既存治療で効
果不十分な場合に限る）。

成分名：ナルフラフィン塩酸塩

何のお薬？ このお薬の成分は、かゆみを抑える働きのあるオ
ピオイド κ 受容体に働いて、抗ヒスタミン剤や抗アレルギー薬で
効果があまり感じられないようなかゆみを和らげる作用を示しま
す。眠気、めまい、注意力・集中力・反射機能の低下などが起こ
ることがあるので、服用中は自動車の運転など危険を伴う機械の
操作、高所作業などは避けましょう。また、グレープフルーツを
食べたりグレープフルーツジュースを飲んだりすると、薬の作用
が強く出すぎるおそれがあるため、本剤服薬の前後4時間は、グ
レープフルーツを摂ってはいけません。

標準薬

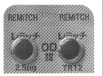

レミッチOD錠2.5μg
715.10円/1錠

ジェネリック

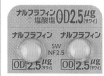

ナルフラフィン塩酸塩OD錠
2.5μg「サワイ」
294.40円/1錠

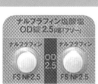

ナルフラフィン塩酸塩OD錠
2.5μg「フソー」
294.40円/1錠

レミニール

●アルツハイマー型認知症治療薬

レミニール錠4mg
63.60円/1錠
ヤンセン

効能効果

軽度および中等度のアルツ
ハイマー型認知症における
認知症症状の進行抑制。

成分名：ガランタミン臭化水素酸塩

何のお薬？ アルツハイマー型認知症では、脳内の神経伝達物
質であるアセチルコリンの分解が過度に進みます。このお薬は、
このアセチルコリンを分解してしまう酵素「アセチルコリンエス
テラーゼ」の働きを邪魔することで、アセチルコリンの働きを活
発にして記憶障害・判断力の低下・同じことを何度もくりかえす、
といったアルツハイマー型認知症の症状の進行を緩やかにし、遅
らせる効果が期待できます。

🏥 このような症状が出たら病院へ

全身倦怠感、食欲不振、悪心、皮膚や白目が黄色くなる黄疸症状、
失神、徐脈、胸や肩甲骨周辺の違和感など。

標準薬

レミニール錠8mg
114.90円/1錠

レミニール錠12mg
140.00円/1錠

レミニールOD錠4mg
63.60円/1錠

レミニールOD錠8mg
114.90円/1錠

レ

<table>
<tr><td colspan="3">標準薬</td><td colspan="2">ジェネリック</td></tr>
</table>

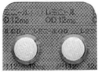	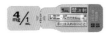	
レミニールOD錠12mg 140.00円/1錠	レミニール内用液4mg/mL 60.20円/1mL	ガランタミンOD錠8mg 「サワイ」 37.40/1錠 ／ ガランタミンOD錠12mg 「サワイ」 46.00/1錠

お薬コラム "認知症は予防できるか？"

　認知症では、忘れているという自覚がないもの忘れ（記憶障害）、日時や今いる場所が判らない（見当識障害）、料理や掃除など段取りが必要な行動ができない（実行機能障害）、古い記憶に基づいて行動する（何年も前に引っ越した家に帰ってしまうなど）といった中核症状のほか、徘徊、過食症、拒食症、妄想や暴言といった周辺症状など、いろんな症状が現れます。

　認知症の原因については、脳細胞内で「アミロイドβたんぱく質」が排泄されずに蓄積してしまい、脳内の神経細胞を傷つけ脳を萎縮させるという『アミロイドβ仮説』のほか、脳内の血管壁にアミロイド化したたんぱくが沈着する「脳アミロイドアンギオパチー」によって脳出血が多発・再発し、脳の神経組織に損傷が生じる、など諸説あります。アミロイドβ沈着と脳アミロイドアンギオパチーはどちらも、軽度なものも含めれば、60歳以上では50％近くの人にあり、アルツハイマー型認知症の方の場合では、実に80％～90％の人にみられることが判ってきています。

　従来、死後の解剖でしか確認できなかったアミロイドたんぱく質の蓄積ですが、近年ではアミロイドやタウタンパクなど、特定のタンパク質に反応するPET検査によって、タンパク質の蓄積量が探れるようになってきています。この研究の中で、アミロイドタンパク質は脳内酵素によって分解・排泄されていますが、遺伝的要素や加齢、高血圧症や不整脈などの要因が重なると、神経細胞や血管壁に沈着するようになる、ということも判ってきました。新薬開発の現場では、アミロイドタンパク質を減らす研究もすすめられていて、厚生労働省による≪先駆け審査指定品目≫として「抗アミロイドβ抗体アデュカヌマブ」が注目をされています。一方で、アミロイドタンパク質の蓄積があっても、認知症の症状を発症しないケースも確認されています。

　いずれにしても、認知症との深い関係が疑われるこれらたんぱく質の蓄積に対して、私たちが日常生活でもできる予防法はないのでしょうか。私が注目しているのは「数値には表れないほど軽微だが日常的に起こっている脳の炎症を和らげることが、これらタンパク質の蓄積を緩やかにする可能性がある」という仮説です。この説の背景にあるのは、ボクシングなどの競技で頭部に物理的な衝撃を受け、脳震盪などを経験したアスリートに発症する「慢性外傷性脳症」でも、タウタンパクの蓄積が確認される、というデータです。研究者たちは、このたんぱく質の蓄積を加速させているのは、脳がダメージから回復する過程で生じる血管炎や脳神経炎といった「炎症」ではないか、そして、炎症によってたんぱく質の蓄積が増えるなら、逆に、炎症を和らげることで、これらたんぱく質の蓄積も抑えられるのでは、と考えているのです。高血圧などによって脳の血管や神経では「軽微な炎症」は頻発しています。これら軽微な炎症を和らげるには、漢方薬のほか、オメガ脂肪酸系の食品やベリー類、菊やカモミールのお茶などが有効だと考えられています。

レ

レメロン

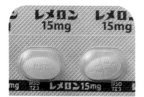

レメロン錠15mg
84.30円/1錠
オルガノン

成分名：ミルタザピン

何のお薬？ このお薬は、神経シナプス前部の自己受容体であるα_2-アドレナリン受容体がアドレナリンを受け取るのを邪魔することで、神経伝達物質（セロトニンとノルアドレナリン）の放出量を増やし濃度を高めて、うつ状態を改善します。シナプス後部のセロトニン5-HT$_2$受容体と5-HT$_3$受容体の働きを抑えることで副作用の発生を少なくし、抗うつ効果のある5-HT$_1$受容体を選択的に刺激する「ノルアドレナリン・セロトニン作動薬（NaSSA）」のひとつです。眠気、めまい、注意力・集中力・反射機能の低下などが起こることがあるので、服用中は自動車の運転など危険を伴う機械の操作、高所作業、登山などは避けましょう。

効能効果

うつ病・うつ状態。

標準薬

レメロン錠30mg
142.40円/1錠

ジェネリック

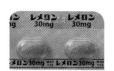

ミルタザピンOD錠15mg
「サワイ」
21.00円/1錠

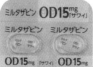

ミルタザピンOD錠15mg
「トーワ」
21.00円/1錠

ミルタザピンOD錠15mg
「ニプロ」
16.60円/1錠

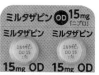

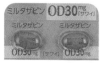

ミルタザピンOD錠30mg
「サワイ」
36.30円/1錠

ミルタザピンOD錠30mg
「トーワ」
36.30円/1錠

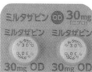

ミルタザピンOD錠30mg
「ニプロ」
29.90円/1錠

ミルタザピン錠15mg
「サワイ」
21.00円/1錠

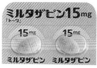

ミルタザピン錠15mg
「トーワ」
21.00円/1錠

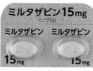
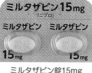

ミルタザピン錠15mg
「ニプロ」
16.60円/1錠

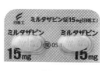

ミルタザピン錠15mg
「日医工」
16.60円/1錠

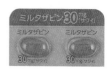

ミルタザピン錠30mg
「サワイ」
36.30円/1錠

ミルタザピン錠30mg
「トーワ」
36.30円/1錠

ミルタザピン錠30mg
「ニプロ」
29.90円/1錠

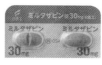

ミルタザピン錠30mg
「日医工」
29.90円/1錠

レ

レリフェン

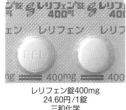

レリフェン錠400mg
24.60円/1錠
三和化学

効能効果

関節リウマチ、変形性関節症、腰痛症、頸肩腕症候群、肩関節周囲炎ならびに症状の消炎・鎮痛。

成分名：ナブメトン

何のお薬？ 体内で炎症が起こると、プロスタグランジンが放出されて、発熱や痛みが生じますが、このプロスタグランジンは、シクロオキシゲナーゼ（COX）と呼ばれる物質によって体内で合成されます（プロスタグランジン自体は痛みを生じさせるのではなく、痛みを感じやすくさせる物質です）。このお薬は、非ステロイド性抗炎症薬（NSAIDs）のひとつで、プロスタグランジンを合成するのに必要なシクロオキシゲナーゼ（COX）の働きを邪魔することで、体内のプロスタグランジンを減らし、結果、熱を下げ、炎症や痛みを和らげます。

飲み忘れた時は

飲み忘れに気づいた時間が、飲み忘れた時間（例：8時）と次に飲む時間（例：12時）の間（例：10時）より前であれば、できるだけ早く服用します。後なら服用を1回飛ばします。2回分を1度に服用してはいけません。

🏥 このような症状が出たら病院へ

じんましん、血管が浮き出てくる、発熱、全身が紅潮する、紫や黒い色の便、腹痛、胸やけ、吐血、青あざができやすい、粘膜から出血しやすい、血尿、息切れ、全身倦怠感、尿量減少、手足や顔のむくみ、高熱、目の充血、めやに、唇や陰部のただれ、皮膚の広い範囲が赤くなる、皮膚や白目が黄色くなる黄疸症状など。

レルパックス

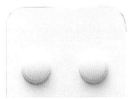

レルパックス錠20mg
485.80円/1錠
ヴィアトリス

効能効果

片頭痛。

成分名：エレトリプタン臭化水素酸塩

何のお薬？ 片頭痛は、頭蓋内血管が拡張して脳組織を圧迫することにより生じると考えらえていますが、このお薬の成分がセロトニン5-HT$_{1B/1D}$受容体に作用すると、頭蓋内血管を収縮させます。また、三叉神経支配の血管周囲で炎症を起こすCGRPやサブスタンスPといった物質が遊離するのを抑えることで神経因性の炎症を沈めるほか、大脳皮質への痛みの伝わりをブロックするなどの効果も示します。「セロトニン5-HT$_{1B/1D}$受容体作動薬」と呼ばれるお薬で、片頭痛の症状を緩和します。なお、このお薬に片頭痛の発生を予防する効果はありません。

レ

ジェネリック

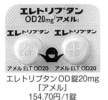

エレトリプタンOD錠20mg
「アメル」
154.70円/1錠

エレトリプタン錠20mg
「DSEP」
154.70円/1錠

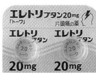

エレトリプタン錠20mg
「トーワ」
154.70円/1錠

エレトリプタン錠20mg
「日医工」
154.70円/1錠

レルミナ

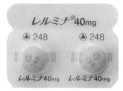

レルミナ錠40mg
869.80円/1錠
武田薬品工業

効能効果

子宮筋腫に基づく過多月経、下腹痛、腰痛、貧血の改善。子宮内膜症に基づく疼痛の改善。

成分名：レルゴリクス

何のお薬？ 脳下垂体はホルモンを調整する働きをしており、成長ホルモン、甲状腺刺激ホルモン、副腎皮質刺激ホルモン、性腺刺激ホルモン（卵胞刺激ホルモン(FSH)・黄体形成ホルモン(LH)）、プロラクチン、抗利尿ホルモンなどが分泌されます。これらホルモンの分泌は、信号分子と受容体が結合することで始まりますが、このお薬は、ヒト下垂体前葉に存在する性腺刺激ホルモン放出ホルモン（GnRH）の受容体に先回りして結合することで、下垂体からの卵胞刺激ホルモン（FSH）および黄体形成ホルモン（LH）の分泌を抑えます。その結果、卵胞の発育と排卵が抑制され、エストラジオールやプロゲステロン（黄体ホルモン）などの濃度を低下させ、子宮筋腫が原因の各種症状を和らげます。

お薬を服用する時の注意

妊娠する可能性のある人は、この薬を服用している間はホルモン剤以外の方法で避妊する必要があります。エストロゲン（女性ホルモンの一種）低下作用により骨塩量の低下が現れることがあるため、6ヶ月を超える継続使用は原則として行われません。医師の判断により6ヶ月を超えて使用する場合は、頻繁に骨塩量の検査が行われますので、受診日を守りましょう。

🏥 このような症状が出たら病院へ

気分がゆううつになる、悲観的になる、思考力の低下、不眠、疲れやすい、体がだるいなど。

レンドルミン

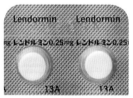

レンドルミン錠0.25mg
14.70円/1錠
ベーリンガー

効能効果

不眠症、麻酔前投薬。

成分名：ブロチゾラム

何のお薬？ 中枢神経において、抑制性神経伝達物質GABAを受け取るGABA$_A$受容体のベンゾジアゼピン結合部に作用して、興奮したり不安になったりする信号の流れを抑えることで、これら感情を抑えるほか、筋肉の緊張を緩める作用や、脳を休める催眠作用などから、睡眠に導くベンゾジアゼピン系のお薬です。ジアゼパムやニトラゼパム（いずれも一般名）など、他のベンゾジアゼピン系のお薬に比べ、催眠・抗不安・抗けいれん作用が強く、一方、筋弛緩作用は弱めのお薬です。服用してから最高血中濃度に到達するまでの時間は1〜1.5時間、成分が血液中から消失半減する時間は7時間と、「短時間型」です。薬の作用が朝、起床後も続き、眠気、めまい、注意力・集中力・反射機能の低下などが起こることがあるので、服用中は、完全に覚醒するまで、自動車の運転など危険を伴う機械の操作、高所作業、登山などは避けましょう。また、お酒を飲んだ直後に服用すると、鎮静作用や倦怠感が強く出て、歩くと物にぶつかったり、転倒して意識が薄れる・意識が飛ぶなどの場合があります。お酒との併用は避けましょう。

原則的に服用を避けるべき人

急性狭隅角緑内障のある人、重症筋無力症の人、肺性心・肺気腫・気管支喘息および脳血管障害の急性期等で呼吸機能が著しく低下している人。

飲み忘れた時は

就寝してから、途中で目がさめて飲み忘れに気がついた時は、その日は服用しないようにします。

🏥 このような症状が出たら病院へ

全身倦怠感、食欲不振、悪心、皮膚や白目が黄色くなる黄疸症状、一過性前向性健忘、もうろう状態、胸を抑えつけるような感覚、息切れ、息苦しいなど。

標準薬

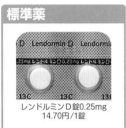

レンドルミンD錠0.25mg
14.70円/1錠

ジェネリック

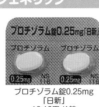

プロチゾラム錠0.25mg
「日新」
10.10円/1錠

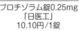

プロチゾラム錠0.25mg
「日医工」
10.10円/1錠

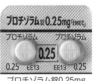

プロチゾラム錠0.25mg
「EMEC」
10.10円/1錠

プロチゾラム錠0.25mg
「アメル」
10.10円/1錠

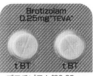

プロチゾラム錠0.25mg
「テバ」
10.10円/1錠

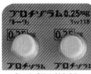

プロチゾラム錠0.25mg
「トーワ」
10.10円/1錠

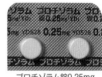

プロチゾラム錠0.25mg
「YD」
10.10円/1錠

プロチゾラム錠0.25mg
「CH」
10.10円/1錠

プロチゾラム錠0.25mg
「JG」
10.10円/1錠

プロチゾラム錠0.25mg
「オーハラ」
10.10円/1錠

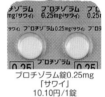

プロチゾラム錠0.25mg
「サワイ」
10.10円/1錠

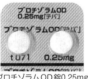

プロチゾラムOD錠0.25mg
「テバ」
10.10円/1錠

プロチゾラムOD錠0.25mg
「アメル」
10.10円/1錠

プロチゾラムOD錠0.25mg
「サワイ」
10.10円/1錠

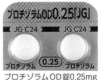

プロチゾラムOD錠0.25mg
「JG」
10.10円/1錠

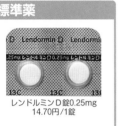

レ

ローガン

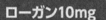

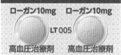

ローガン錠10mg
20.40円/1錠
LTLファーマ

効能効果

本態性高血圧症。褐色細胞腫による高血圧症。

成分名：アモスラロール塩酸塩

何のお薬？ このお薬は、交感神経のβ受容体を邪魔することで、心臓の動きを緩やかにし、送り出される血液の量や心拍数を調整します。同時に、血管を収縮させる命令を受けるα受容体を邪魔することで、血管を拡げ、血管内の抵抗を減らして、血管内にかかる圧力を減らす作用も示します。この結果、血管の中を流れる血流が落ち着いて血管にかかる圧力も減り、血圧が下がります。また、心臓の異常興奮を抑えて、拍動を整える働きもあります。

飲み忘れた時は

通常1回1錠を1日2回服用するお薬です。飲み忘れに気づいた時間が通常飲む時間から1時間以内ならすぐに飲んでください。それ以上経過していた場合は1回飛ばします。2回分を1度に服用してはいけません。また、家庭の血圧計で計測した数値が改善したからといって医師の指示なしに自分の判断で飲むのを止めないでください。

🏥 このような症状が出たら病院へ

めまい、立ちくらみ、発疹、発赤、そう痒、視力が急に悪くなる、目の違和感、霧視、涙液分泌減少、眼のしょぼしょぼ感、大量のめやになど。

お薬コラム　"薬は人類の宝物"

　「薬の本」というカテゴリーで、ネット書店などのランキングを調べると、とても興味深いことに気づきます。というのも、「薬の本」のカテゴリーなのですが、上位には「薬を飲まなくても○○が治る」「△△な薬は飲むな」など、薬の服用をなんとか避けたい、止めたい、止められる、といった「お薬不要論」ともいうべきタイトルが並ぶのです。そこから見て取れるのは、「薬は身体によくないもの」「できれば飲まないほうが自然／健康」という一種の信仰に近い心理が、多くの人に広がっているという現実です。

　薬の多くは先人の知恵の結晶として、時には呪術や儀式とともに伝えられてきました。近代文明の時代に至るまで、人類にとって最大の病は「飢え」であり、それを克服したのが農耕でした。農耕を英語でcultivateといいますが、これは「文化（culture）」の語源です。人類の文化の根本は、とどのつまり「何が食べられるか」という情報とそれにまつわる技術に尽きるのですが、それと同じくらい大切に、ときには神聖なものとして伝えられてきたのが「薬」です。痛みや化膿など、不都合な症状に効き目を示しつつ、そのほかの不都合な状態、例えばおなかを壊すとか、場合によっては死んでしまうといったことに至らない「ちょうどいい」薬はなかなか見つかりません。また、見つかったとしても、ちょうどいい量や加工の方法などは、多大な犠牲の上に獲得された「貴重な英知」といえます。それが何故、昨今は忌避されるのか。一因として、科学が急速に発達し、いろんな薬が作られた反面、その急速さがかえって怖さを生んでいるのかもしれません。医療が身近になり、薬が容易に手に入るようになって、気づくといろんな薬を飲んでいる、という現実への生理的な違和感もあるでしょう。しかし、今日開発されるお薬も、多くの人の努力と膨大な失敗の上に生み出されていることを思うとき、薬が飲める幸せをしみじみとかみしめる、という事があってもいいのではないか、と思うのです。

ローコール

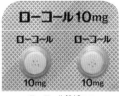

ローコール錠10mg
22.70円/1錠
田辺三菱

効能効果

高コレステロール血症、家族性高コレステロール血症。

成分名：フルバスタチンナトリウム

何のお薬？ 体内のコレステロールは、食事から吸収されるものが半分、残りは肝臓で合成されています。小腸で吸収された食事由来のコレステロールも、肝臓で合成されたコレステロールも、大半は血液中へ放出されますが、一部は胆汁酸に変換されて排泄されます。肝臓内でのコレステロール合成は、まず、肝臓内で消費されずに過剰になったアセチルCoAと呼ばれる酵素がHMG-CoAに変化し、そこへHMG-CoA還元酵素が働くと「メバロン酸」と呼ばれるコレステロールの元ができあがりますが、このお薬は、HMG-CoA還元酵素阻害薬と呼ばれ、HMG-CoAをメバロン酸に変える酵素の働きを邪魔し、結果、コレステロールが作られないようにして、コレステロール値を下げるお薬です。

併用してはいけない薬

フィブラート系薬剤：ベザフィブラート（アニベソールSR・ベザスターSR・ベザテートSR・ベザトールSR・ベザフィブラートSR・ベザリップ・ベザレックスSR・ベスタリットL・ミデナールL）、クリノフィブラート（リポクリン）、フェノフィブラート（トライコア・フェノフィブラート・リピディル）、クロフィブラート（クロフィブラート）。

標準薬

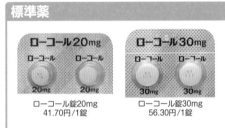

ローコール錠20mg
41.70円/1錠

ローコール錠30mg
56.30円/1錠

ジェネリック

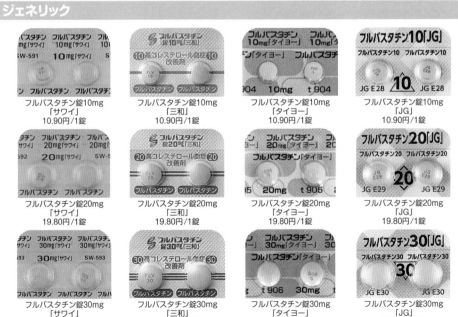

フルバスタチン錠10mg「サワイ」
10.90円/1錠

フルバスタチン錠10mg「三和」
10.90円/1錠

フルバスタチン錠10mg「タイヨー」
10.90円/1錠

フルバスタチン錠10mg「JG」
10.90円/1錠

フルバスタチン錠20mg「サワイ」
19.80円/1錠

フルバスタチン錠20mg「三和」
19.80円/1錠

フルバスタチン錠20mg「タイヨー」
19.80円/1錠

フルバスタチン錠20mg「JG」
19.80円/1錠

フルバスタチン錠30mg「サワイ」
27.90円/1錠

フルバスタチン錠30mg「三和」
27.90円/1錠

フルバスタチン錠30mg「タイヨー」
27.90円/1錠

フルバスタチン錠30mg「JG」
27.90円/1錠

ロカルトロール

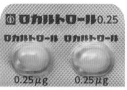

ロカルトロールカプセル0.25
11.70円/1カプセル
中外

成分名：カルシトリオール

何のお薬? 骨を形成する（＝骨形成）作用の速さを、骨が溶ける（＝骨吸収）作用の速さが上回っている状態にあると、骨粗鬆症は進行します。また、カルシウムの摂取が不足し、吸収率も下がってくると、さらに病気が進行します。ホルモンの関係から、男性よりも女性に多い病気で、このお薬のほかに、女性ホルモンの薬が処方される場合もあります。このお薬は、身体の中に入ると、肝臓で代謝されて、1α,25ジヒドロキシビタミンD₃と呼ばれる活性型ビタミンDとなり、小腸や腎臓でのカルシウム吸収を促進すると同時に、骨を壊してしまう破骨細胞の骨吸収を抑えることで骨密度を保ちます。また、代謝異常によりビタミンDが不足してしまう人の、慢性腎不全や副甲状腺機能低下症の改善にも有効です。なお、骨が血液からカルシウムを取り込むには時間がかかるため、このお薬を飲みながらカルシウムやビタミンDを含む市販の薬や食品を摂りすぎると、骨に吸収される前に血液中のカルシウム濃度が高くなりすぎて、高カルシウム血症となり、多飲多尿・嘔吐・便秘・食欲不振・意識障害などの症状が現れる場合があります。服用中は定期的な血液検査が必要です。

効能効果

骨粗鬆症慢性腎不全、副甲状腺機能低下症、クル病・骨軟化症におけるビタミンD代謝異常に伴う諸症状（低カルシウム血症、しびれ、テタニー、知覚異常、筋力低下、骨痛、骨病変等）の改善。

原則的に服用を避けるべき人

高カルシウム血症またはビタミンD中毒症状を伴う人。

飲み忘れた時は

飲み忘れた場合は、その回の服用は飛ばして、次回から決められた時間に服用します。2回分を1度に服用してはいけません。

🏥 このような症状が出たら病院へ

全身倦怠感、尿量減少、手足や顔のむくみ、皮膚や白目が黄色くなる黄疸症状など。

標準薬

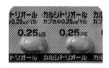

ロカルトロールカプセル0.5
17.30円/1カプセル

ジェネリック

カルシトリオールカプセル
0.25μg「トーワ」
6.00円/1カプセル

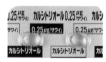

カルシトリオールカプセル
0.25μg「サワイ」
6.00円/1カプセル

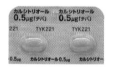

カルシトリオールカプセル
0.5μg「テバ」
8.70円/1カプセル

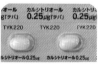

カルシトリオールカプセル
0.25μg「YD」
6.00円/1カプセル

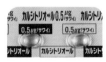

カルシトリオールカプセル
0.25μg「テバ」
6.00円/1カプセル

カルシトリオールカプセル
0.5μg「サワイ」
8.70円/1カプセル

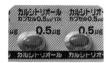

カルシトリオールカプセル
0.5μg「YD」
8.70円/1カプセル

ロキソニン

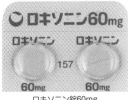

ロキソニン錠60mg
10.10円/1錠
第一三共

効能効果

関節リウマチ、変形性関節症、腰痛症、肩関節周囲炎、頸肩腕症候群、歯痛疾患ならびに症状の消炎・鎮痛。手術後、外傷後ならびに抜歯後の鎮痛・消炎。急性上気道炎の解熱・鎮痛。

成分名：ロキソプロフェンナトリウム水和物

何のお薬？ 体内で炎症が起こると、プロスタグランジンが放出されて、発熱や痛みが生じますが、このプロスタグランジンは、シクロオキシゲナーゼ（COX）と呼ばれる物質によって体内で合成されます（プロスタグランジン自体は痛みを生じさせるのではなく、痛みを感じやすくさせる物質です）。このお薬は、非ステロイド性抗炎症薬（NSAIDs）のひとつで、プロスタグランジンを合成するのに必要なシクロオキシゲナーゼ（COX）の働きを邪魔することで、体内のプロスタグランジンを減らし、結果、熱を下げ、炎症や痛みを和らげます。消化管から吸収されて活性化するプロドラッグ（体内で代謝されることで効能を発揮するしくみをもつお薬）で、鎮痛作用は強く、ほかの非ステロイド性抗炎症薬（NSAIDs）に比べ、効果が早く現れるという特徴があります。関節リウマチなどで長期間服用を続ける場合、肝機能異常の副作用を未然に防ぐため、服用中は、血液検査や尿検査が行なわれます。決められた受診日は守りましょう。また、感染症による発熱を抑えてしまうため、病気の発見が遅れる場合があり、注意が必要です。気になる症状があれば、すぐに主治医に相談してください。なお、過度に服用した場合、虚脱・手足の冷感・意識がもうろうとするなどの副作用が現れる場合があります。

原則的に服用を避けるべき人

消化性潰瘍のある人、重い血液異常症のある人、重い肝臓・腎臓障害のある人、重い心臓の機能不全のある人、アスピリン喘息の人、妊婦または妊娠している可能性のある婦人（分娩遅延が報告されています）。

飲み忘れた時は

飲み忘れに気づいた時間が、飲み忘れた時間（例：8時）と次に飲む時間（例：12時）の間（例：10時）より前であれば、できるだけ早く服用します。後なら服用を1回飛ばします。2回分を1度に服用してはいけません。

🏥 このような症状が出たら病院へ

顔面蒼白、意識が薄れる、じんましん、血管が浮き出てくる、発熱、全身が紅潮する、息苦しい、寒気、突然の高熱、のどの痛み、頭痛、咳、脱力、吐き気、悪寒、青あざができやすい、頻回に起こる鼻血、手足に点状の出血、血尿、高熱、目の充血、めやに、唇や陰部のただれ、皮膚の広い範囲が赤くなる、全身倦怠感、尿量減少、手足や顔のむくみ、息苦しい、全身のむくみ、横になるより座っているほうが呼吸が楽など。

※上記以外の標準薬として、ロキソニン細粒10%（17.80円/1g）があります。

ジェネリック

ロキソプロフェンナトリウム
細粒10%「CH」
9.50円/1g

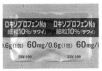

ロキソプロフェンNa細粒
10%「サワイ」
9.50円/1g

ロキソプロフェンナトリウム
細粒10%「日医工」
9.50円/1g

ロキソプロフェンNa細粒
10%「YD」
9.50円/1g

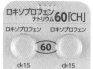

ロキソプロフェンナトリウム
錠60mg「CH」
9.80円/1錠

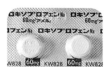

ロキソプロフェンNa錠
60mg「アメル」
9.80円/1錠

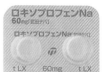

ロキソプロフェンNa錠60mg
「武田テバ」
7.90円/1錠

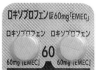

ロキソプロフェン錠60mg
「EMEC」
9.80円/1錠

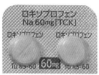

ロキソプロフェンNa錠
60mg「TCK」
7.90円/1錠

ロキソプロフェンNa錠
60mg「NPI」
9.80円/1錠

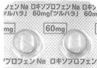

ロキソプロフェンNa錠
60mg「ツルハラ」
7.90円/1錠

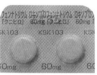

ロキソプロフェンナトリウム
錠60mg「クニヒロ」
5.70円/1錠

ロキソプロフェンNa錠
60mg「あすか」
9.80円/1錠

ロキソプロフェンNa錠
60mg「OHA」
9.80円/1錠

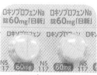

ロキソプロフェンNa錠
60mg「日新」
7.90円/1錠

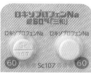

ロキソプロフェンNa錠
60mg「三和」
9.80円/1錠

ロキソプロフェンNa錠
60mg「サワイ」
7.90円/1錠

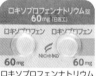

ロキソプロフェンナトリウム
錠60mg「日医工」
9.80円/1錠

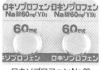

ロキソプロフェンNa錠
60mg「YD」
9.80円/1錠

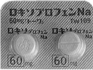

ロキソプロフェンNa錠
60mg「トーワ」
7.90円/1錠

ロキソプロフェンナトリウム内
服液60mg「日医工」0.6%
1.70円/1mL

お薬コラム "ロキソニンと、薬局で買える「ロキソニンS」の違いは?"

　病院で処方されるロキソニンと、薬局・ドラッグストアで買える「ロキソニンS（第1類医薬品）」には、どのような違いがあるのでしょう。成分・成分量・添加物・錠剤の大小や形などすべて同じです。ただし、「ロキソニンS」は、短期服用のお薬とされ、効能効果には「頭痛・月経痛（生理痛）・歯痛…（様々な痛み）の鎮痛、悪寒・発熱時の解熱」とあり、関節リウマチなど、医師の管理下で長期間服用が必要な効能は含まれていません。とはいえ、副作用発症の可能性なども両者は同様なので、安易な服用は避けましょう。

ロケルマ懸濁用散分包

●高カリウム血症治療薬

ロケルマ懸濁用散分包5g
1,042.10円/1包
アストラゼネカ

効能効果

高カリウム血症治療薬。

成分名：ジルコニウムシクロケイ酸ナトリウム水和物

何のお薬？ この薬は、高カリウム血症改善剤と呼ばれるお薬です。消化管のなかにあるカリウムイオンを水素イオンおよびナトリウムイオンを交換し便と一緒に排泄させます。結果、消化管から吸収されるカリウムが少なくなり、血清カリウム濃度を低下させ、高カリウム血症を改善します。

お薬を服用する時の注意

自己判断で服用を中止したり、量を増やしたり減らしたり、服用回数を調整したりすると病状が悪化したり、急性の症状を発症したりすることがあります。必ず医師の指示通りに服用してください。

飲み忘れた時は

飲み忘れた場合は、1回とばして、次の飲む時間に1回分飲んでください。2回分を1度に服用してはいけません。

標準薬

ロケルマ懸濁用散分包10g
1,528.40円/1包

🏥 このような症状が出たら病院へ

体に力が入らない、体が動かせない、息苦しい、お腹が張る。、息切れ、疲れやすい、むくみ、体重の異常な増加。

お薬コラム **"忘れたころの副作用"**

　副作用の出現時期は、①服用してから数十分から数時間のうちに現れる急性のもの、②数日から数週間で現れるもの、③さらに数カ月から半年後に現れるもの、とマチマチです。めずらしい例ですが、私が受けた相談のなかには、市販薬服用後半年後に発症した副作用がありました。

　そのお薬は、15歳未満は服用不可の市販薬でしたが、救急箱に常備されていたため中学生のお子さんが誤って服用、半年後に間質性腎炎を発症したのです。おもな症状は疲れ、微熱、食欲不振…、概ね風邪のような症状でしたが、不調が長期に渡るため、ほかの病気が疑われました。相談時にはさらに目の違和感の訴えもあったため、眼科の受診を勧めたところ「ぶどう膜炎症候群」と診断されました。併せて腎機能検査を受けるよう指示があり、結果「間質性腎炎」と判明したのです。そして、驚いたことにこの腎炎は、半年も前に服用したお薬の副作用である可能性が高い、というのです。

　このように、薬の副作用には症状を自覚するまでに時間がかかるものもあります。しかし、その症状が、以前飲んでいた薬の副作用だと思う人はごく稀です。それ故、診断する医師にとって「過去の服薬歴」を正確に知る事が重要なのです。

　昨今は、お薬手帳を使っている方も多いと思います。ポイントは、内科、外科、眼科、耳鼻咽喉科…それぞれ受診した病院ごとに手帳を作るのではなく、最初に受診して作ったお薬手帳に他の病院での服薬歴もまとめておくこと。そうすれば、医師はお薬の重複や過剰服用、併用による副作用などもチェックできます。また、久しぶりの受診でも、お薬手帳を持っていくことで、より的確で安全な処方が受けやすくなります。お薬手帳はみなさんの薬の履歴書のようなもの。上手に活用しましょう。

ロコルナール

●狭心症治療薬

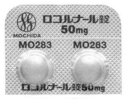

ロコルナール錠50mg
9.60円/1錠
持田

効能効果

狭心症。

成分名：トラピジル

何のお薬？ ニトログリセリンのように、比較的太い冠状動脈を拡げて酸素と栄養素の供給量を増やし心筋の酸欠状態を改善する働きのほか、血管壁の収縮や血小板が集まる働きのサインとなるトロンボキサン A_2 の合成および作用を抑える一方、血管のプロスタサイクリンの産生を促進し、血管を拡げ血小板の働きを抑えます。さらに、静脈を拡げる働きや末梢血管の抵抗を減少させる働きなどによって、結果、狭心症の症状を改善します。

原則的に服用を避けるべき人

頭蓋内出血を起こしてから、まだ、完全に止血が完成していないと思われる人、本剤の成分に対し過敏症の既往歴のある人。

飲み忘れた時は

飲み忘れに気づいた時間が、飲み忘れた時間（例：8時）と次に飲む時間（例：12時）の間（例：10時）より前であれば、できるだけ早く服用します。後なら服用を1回飛ばします。2回分を1度に服用してはいけません。

このような症状が出たら病院へ

全身倦怠感、食欲不振、悪心、皮膚や白目が黄色くなる黄疸症状、高熱、目の充血、めやに、唇や陰部のただれ、皮膚の広い範囲が赤くなるなど。

標準薬	ジェネリック

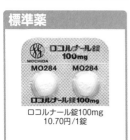

ロコルナール錠100mg
10.70円/1錠

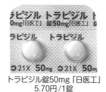

トラピジル錠50mg「日医工」
5.70円/1錠

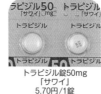

トラピジル錠50mg
「サワイ」
5.70円/1錠

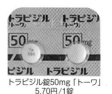

トラピジル錠50mg「トーワ」
5.70円/1錠

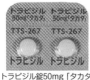

トラピジル錠50mg「タカタ」
5.70円/1錠

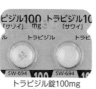

トラピジル錠100mg
「サワイ」
5.70円/1錠

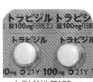

トラピジル錠100mg
「日医工」
5.70円/1錠

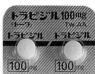

トラピジル錠100mg
「トーワ」
5.70円/1錠

ロスーゼット配合錠

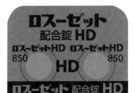

ロスーゼット配合錠HD
134.80円/1錠
オルガノン

効能効果

高コレステロール血症、家族性高コレステロール血症。

成分名：エゼチミブ／ロスバスタチンカルシウム配合錠

何のお薬？ 体内のコレステロールは、食事から吸収されるものが半分、残りは肝臓で合成されています。小腸で吸収された食事由来のコレステロールも、肝臓で合成されたコレステロールも、一部は胆汁酸へと変換されて排泄されますが、大半は血液中へ放出されるため、コレステロールの摂取量が多いと、血中のコレステロール値は上昇します。肝臓でコレステロールが合成される仕組みは、肝臓内で消費されずに過剰になったアセチルCoAと呼ばれる酵素がHMG-CoAに変化し、そこへHMG-CoA還元酵素が働くと「メバロン酸」と呼ばれるコレステロールの元ができあがり、さらに何段階もの生合成を経てコレステロールが合成される、という順序で行われます。このお薬は、小腸でのコレステロールの吸収を邪魔することで、血中のコレステロール値を低下させる効果がある成分と、HMG-CoAをメバロン酸に変える酵素の働きを邪魔して、結果、コレステロールが作られないようにすることで、コレステロール値を下げる成分の配合剤です。

標準薬

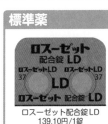

ロスーゼット配合錠LD
139.10円/1錠

ロゼレム

●睡眠導入剤

ロゼレム錠8mg
81.30円/1錠
武田

効能効果

不眠症における入眠困難の改善。

成分名：ラメルテオン

何のお薬？ 睡眠に関係するホルモン「メラトニン」に反応するメラトニンMT$_1$およびメラトニンMT$_2$受容体に作用して、就寝時には、浅いノンレム睡眠が現れる時間と徐波睡眠（深い眠り）までの間隔を短縮し、起床時には、覚醒にかかる時間を短縮することで、深くゆっくり眠れる時間を長くする作用があります。薬の働きが翌朝に残り、眠気、めまい、注意力・集中力・反射機能の低下などが起こることがあるので、服用中は、完全に覚醒するまで、自動車の運転など危険を伴う機械の操作、高所作業、登山などは避けましょう。

🏥 このような症状が出たら病院へ

息苦しい、顔・舌・のどが腫れる、じんましん、血管が浮き出てくる、発熱、全身が紅潮する、息苦しいなど。

ラメルテオン錠8mg
「JG」
26.50円/1錠

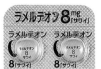

ラメルテオン錠8mg
「サワイ」
26.50円/1錠

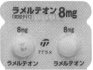

ラメルテオン錠8mg
「武田テバ」
26.50円/1錠

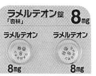

ラメルテオン錠8mg
「杏林」
26.50円/1錠

ロトリガ

●EPA・DHA製剤

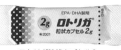

ロトリガ粒状カプセル2g
202.40円/1包
武田

成分名：オメガ-3脂肪酸エチル

何のお薬？ 青魚の油から抽出したお薬です。血液中の脂肪分である中性脂肪やコレステロールの値を低くする作用のほか、血小板が集まって固まる（血栓を形成する）のを防いだり、血栓が血管壁に付着するのを抑える作用や、血管の弾力を保つ作用も示します。

効能効果

高脂血症。

原則的に服用を避けるべき人

血友病・毛細血管脆弱症・消化管潰瘍・尿路出血・喀血・硝子体出血など、出血性の病気がある人。

オメガ-3脂肪酸エチル粒状
カプセル2g「トーワ」
89.50円/1包

オメガ-3脂肪酸エチル粒状
カプセル2g「ニプロ」
89.50円/1包

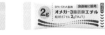

オメガ-3脂肪酸エチル粒状
カプセル2g「MJT」
89.50円/1包

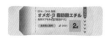

オメガ-3脂肪酸エチル粒状
カプセル2g「武田テバ」
89.50円/1包

ロバキシン

●骨格筋痙攣弛緩剤

ロバキシン顆粒90%
14.30円/1g
あすか

成分名：メトカルバモール

何のお薬？ 神経伝達物質の命令に反応して筋肉を収縮させる受容体を邪魔することで、中枢神経から末梢神経まで全般に働いて、筋肉のけいれんやこわばりを緩め、筋肉の緊張を和らげます。眠気、めまい、注意力等の低下などの恐れがあるので、服用中は自動車の運転など危険を伴う機械の操作などは避けましょう。

効能効果

腰背痛症、頸肩腕症候群、肩関節周囲炎、変形性脊椎症などに伴う有痛性痙縮。

ロプレソール

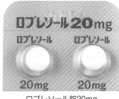

ロプレソール錠20mg
10.10円/1錠
サンファーマ

効能効果

狭心症。頻脈性不整脈。本態性高血圧症（軽症〜中等症）。

成分名：メトプロロール酒石酸塩

何のお薬？ このお薬は、交感神経のβ受容体を邪魔することで、心臓の動きを緩やかにし、送り出される血液の量や心拍数を調整します。この結果、血管の中を流れる血流が落ち着いて血管にかかる圧力も減り、血圧が下がります。同時に、心臓の異常興奮を抑えて、拍動を整える働きもあります。

飲み忘れた時は

次に飲む時間まで8時間以上ある場合はすぐに服用します。8時間未満なら服用を1回飛ばし、次回から決められた時間に服用します。

標準薬

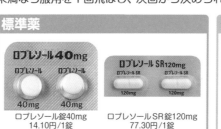

ロプレソール錠40mg
14.10円/1錠

ロプレソールSR錠120mg
77.30円/1錠

ジェネリック

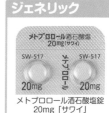

メトプロロール酒石酸塩錠20mg「サワイ」
7.40円/1錠

お薬コラム　"東洋医学と西洋医学"

　東洋医学と西洋医学というと、前者が漢方や鍼灸医学で、後者が手術や投薬による近代医学と考えがちですが、西洋にも伝統医学がありますし、インドにはアーユルヴェーダ、西アジアにはユナニ医学とよばれる伝統医学があります。東洋・西洋というよりは、伝統医学と近代医学という考え方が正しいように思われます。

　伝統医学にも、近代医学にも、よい面もあれば悪い面もあります。つまり、伝統医学が身体に合って病気が回復する人もいれば悪化する人もいる一方で、その逆もいる、ということです。要は、よい部分を双方から享受できる使い方が重要なのです。よいパートナーを見つけるヒントがあるとするならば、伝統医学の従事者も、近代医学の従事者も、お互いによい面を認めて柔軟な発想ができる人がより好ましいといえるでしょう。

　薬の試験段階や、承認されて治療に使われるようになった段階でも〈奏効率〉や〈有効性〉を検証するために「臨床試験」が行なわれます。この際、プラセボと呼ばれる偽薬が使われますが、注目すべきは、このプラセボを飲んだ人にも効果が現れる場合がある、ということです。つまり、薬の成分を摂取していなくても、薬を服用しているという安心感や信頼感だけでも治療効果が現れることがあるのです。

　人間の身体には、このように不思議な面がたくさんあります。伝統医学だから治せたのか？近代医学だから治せたのか？身体の回復能力による偶然なのか？など、なんで治ったかは、少なくとも病気である当事者にとっては重要なことではありません。なにより「治ること」が第一であって、何が効いたか、というのはその病気の研究をしている医師・研究者が後々のために検証すればいいことです。病気の当事者として「回復」を第一に目指すとき、選択肢は多いに越したことはないと大らかに考え、前向きに賢く取り組んでみるのがいいのでは、と思います。

ロペミン

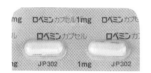

ロペミンカプセル1mg
14.40円/1カプセル
ヤンセン

効能効果

下痢症。小児細粒：急性下痢症。

成分名：ロペラミド塩酸塩

何のお薬？ 神経伝達物質「アセチルコリン」の働きを抑えることで、腸のぜん動を抑え、消化物の通過時間を長くする働きのほか、腸の中で水分やナトリウム（塩分）が分泌されないようにする働きなどにより、下痢症状を改善する止瀉薬です。眠気、めまい、注意力・集中力・反射機能の低下などが起こることがあるので、服用中は自動車の運転など危険を伴う機械の操作、高所作業、登山などは避けましょう。

原則的に服用を避けるべき人

出血性大腸炎や赤痢菌等の重い感染性下痢の人、抗生物質の投与に伴う副作用の偽膜性大腸炎の人。

飲み忘れた時は

飲み忘れに気づいた時間が、飲み忘れた時間（例：8時）と次に飲む時間（例：12時）の間（例：10時）より前であれば、できるだけ早く服用します。後なら服用を1回飛ばします。2回分を1度に服用してはいけません。

🏥 このような症状が出たら病院へ

食欲不振、吐き気、嘔吐、2・3日以上続く便秘、腹部の膨満、顔面蒼白、意識が薄れる、じんましん、血管が浮き出てくる、発熱、全身が紅潮する、息苦しいなど。

標準薬	ジェネリック

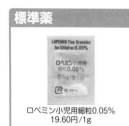

ロペミン小児用細粒0.05%
19.60円/1g

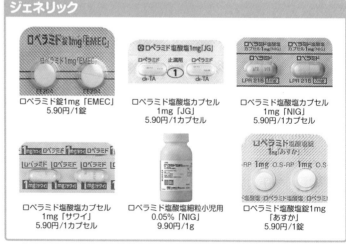

ロペラミド錠1mg「EMEC」
5.90円/1錠

ロペラミド塩酸塩カプセル
1mg「JG」
5.90円/1カプセル

ロペラミド塩酸塩カプセル
1mg「NIG」
5.90円/1カプセル

ロペラミド塩酸塩カプセル
1mg「サワイ」
5.90円/1カプセル

ロペラミド塩酸塩細粒小児用
0.05%「NIG」
9.90円/1g

ロペラミド塩酸塩錠1mg
「あすか」
5.90円/1錠

※上記以外の標準薬として、ロペミン細粒0.1%（17.40円/1g）があります。

ロラメット

●睡眠導入剤

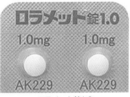

ロラメット錠1.0
15.80円/1錠
あすか

効能効果

不眠症。

成分名：ロルメタゼパム

何のお薬？ 中枢神経において、抑制性神経伝達物質GABAを受け取るGABAₐ受容体のベンゾジアゼピン結合部に作用して、興奮したり不安になったりする信号の流れを抑えることで、これら感情を抑えるほか、催眠作用、筋弛緩作用なども示す、ベンゾジアゼピン系のお薬です。服用してから薬の成分の血中濃度がもっとも高くなるまでにかかる時間（最高血中濃度到達時間）は1～2時間、服用してから成分の血中濃度が半減するまでにかかる時間（半減期）は10時間の「中時間型」です。眠気、めまい、注意力・集中力・反射機能の低下などが起こることがあるので、服用中は自動車の運転など危険を伴う機械の操作、高所作業、登山などは避けましょう。

原則的に服用を避けるべき人

急性狭隅角緑内障のある人、重症筋無力症のある人、肺性心・肺気腫・気管支喘息および脳血管障害の急性期等で呼吸機能が著しく低下している人。

🏥 このような症状が出たら病院へ

飲まないと不安になる、けいれん、依存、大量服用、胸を押さえつけられるような感覚、息切れ、息苦しい、幻覚や幻聴、異常興奮、錯乱など。

ロルカム

●非ステロイド性消炎・鎮痛剤

ロルカム錠2mg
11.20円/1錠
大正富山

効能効果

関節リウマチ、変形性関節症、腰痛症、頸肩腕症候群、肩関節周囲炎ならびに症状の消炎・鎮痛。手術後、外傷後および抜歯後の消炎・鎮痛。

成分名：ロルノキシカム

何のお薬？ 体内で炎症が起こると、プロスタグランジンが放出されて、発熱や痛みが生じますが、このプロスタグランジンは、シクロオキシゲナーゼ（COX）と呼ばれる物質によって体内で合成されます（プロスタグランジン自体は痛みを生じさせるのではなく、痛みを感じやすくさせる物質です）。このお薬は、非ステロイド性抗炎症薬（NSAIDs）のひとつで、プロスタグランジンを合成するのに必要なシクロオキシゲナーゼ（COX）の働きを邪魔することで、体内のプロスタグランジンを減らし、結果、炎症や痛みを和らげます。

🏥 このような症状が出たら病院へ

顔面蒼白、意識が薄れる、じんましん、血管が浮き出てくる、発熱、全身が紅潮する、息苦しい、高熱、目の充血、めやに、唇や陰部のただれ、皮膚の広い範囲が赤くなる、全身倦怠感、尿量減少、手足や顔のむくみ、紫や黒い色の便、腹痛、胸やけ、吐血など。

標準薬

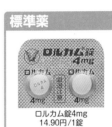

ロルカム錠4mg
14.90円/1錠

ロレルコ

ロレルコ錠250mg
13.30円/1錠
大塚

効能効果

高脂血症（家族性高コレステロール血症、黄色腫を含む）。

成分名：プロブコール

何のお薬？ コレステロールには悪玉コレステロール（LDL）と善玉コレステロール（HDL）があり、体内のコレステロールは、食事から吸収されるものが半分、残りは肝臓で合成されています。小腸で吸収された食事由来のコレステロールも、肝臓で合成されたコレステロールも、大半は血液中へ放出されますが、一部は胆汁酸へと変換されて排泄されます。このお薬は、コレステロールが胆汁中に排泄されるのを促進する作用のほか、肝臓でのコレステロール合成の初期段階を邪魔する作用によって、コレステロール値を下げる働きがあります。高コレステロール血症の治療にもっとも効果的なのは、食生活の改善です。肝臓でコレステロールが作られるのは、安静時、つまり、夜寝ている間なので、とくに夕食が大切です。脂質の多い肉や揚げ物をつまみに飲酒し、〆にラーメンなどを食べれば、コレステロールを作ろうとしているところへ燃料を入れるようなものです。夕食はとくに意識して野菜中心の献立にし、脂質や炭水化物を避けるようにしましょう。また、週に2～3回以上、30分程度の有酸素運動やトレーニングを行なうと、食事療法と服薬療法の効果が高まり、回復が早まります。

飲み忘れた時は

飲み忘れに気づいた時間が、飲み忘れた時間（例：8時）と次に飲む時間（例：12時）の間（例：10時）より前であれば、できるだけ早く服用します。後なら服用を1回飛ばします。2回分を1度に服用してはいけません。

🏠 このような症状が出たら病院へ

胸や肩甲骨周辺の痛みや違和感、脈が飛ぶ、紫や黒い色の便、腹痛、胸やけ、吐血、手足のしびれや痛み、筋肉痛、力が入らない、赤褐色の尿が出るなど。

ジェネリック

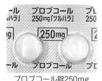

プロブコール錠250mg
「ツルハラ」
7.60円/1錠

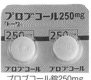

プロブコール錠250mg
「トーワ」
7.60円/1錠

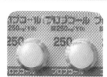

プロブコール錠250mg
「YD」
7.60円/1錠

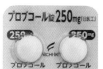

プロブコール錠250mg
「日医工」
7.60円/1錠

ロンゲス

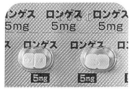

ロンゲス錠5mg
18.40円/1錠
共和薬品工業

成分名：リシノプリル水和物

 アンジオテンシンⅡと呼ばれる物質がその受容体と結合すると、血圧を上昇させるホルモンのアルドステロンが放出されたり、血管を収縮させたり、腎臓で排泄されるはずだったナトリウム（塩分）や水分を再吸収させたりし、結果、血圧を上昇させます。このお薬は、アンジオテンシンⅡの生成を抑える「アンジオテンシン変換酵素阻害剤（ACE）」のひとつです。

効能効果

高血圧症。慢性心不全（軽症〜中等症）で、ジギタリス製剤、利尿剤等の基礎治療薬を投与しても十分な効果が認められない場合。

標準薬

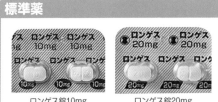

ロンゲス錠10mg
23.30円/1錠

ロンゲス錠20mg
29.80円/1錠

ジェネリック

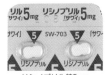

リシノプリル錠5mg
「サワイ」10.10円/1錠

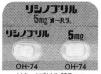

リシノプリル錠5mg
「オーハラ」
10.10円/1錠

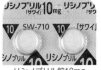

リシノプリル錠10mg
「サワイ」
12.60円/1錠

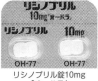

リシノプリル錠10mg
「オーハラ」
10.10円/1錠

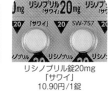

リシノプリル錠20mg
「サワイ」
10.90円/1錠

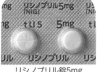

リシノプリル錠5mg
「NIG」
10.10円/1錠

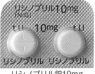

リシノプリル錠10mg
「NIG」
10.10円/1錠

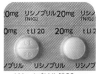

リシノプリル錠20mg
「NIG」
15.90円/1錠

ワーファリン

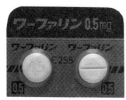

ワーファリン錠0.5mg
9.80円/1錠
エーザイ

効能効果

血栓塞栓症（静脈血栓症、心筋梗塞症、肺塞栓症、脳塞栓症、緩徐に進行する脳血栓症等）の治療および予防。

成分名：ワルファリンカリウム

【何のお薬?】 血液が固まってできる血栓には、血管内で血小板が集まって固まることでできる「血小板系血栓」と、血小板血栓にさらにフィブリンが働いて、より強力な血栓となった「フィブリン血栓」とがあります。血小板系血栓は、動脈硬化や高血圧症、脂質異常症のある人にできやすい「動脈系血栓」に多く、一方心房細動や、エコノミークラス症候群（長時間身体を動かさないことによって血栓ができる）によって形成される血栓は、より大きめで強固な「静脈系血栓」が多いとされています。血液を固まりにくくするお薬には、その作用によって、①血小板が集まって固まり血栓を作るのを邪魔する「抗血小板薬」と、②フィブリンによって強固な血栓ができるのを邪魔する「抗凝固薬」の、大きくは2種類ありますが、このお薬は後者の「抗凝固薬」に分類されるお薬です。肝臓で血液凝固因子（プロトロンビン、第Ⅶ、第Ⅸおよび第Ⅹ因子）が作られる過程に関係している「ビタミンK」の働きを邪魔することで、フィブリン血栓が作られにくくする働きを示します。

併用してはいけない薬

メナテトレノン（グラケー）、イグラチモド（ケアラム・コルベット）。

飲み忘れた時は

飲み忘れに気がついた時、服用し忘れた時間から半日（12時間）以上経っていた場合は1回飛ばし、次回から決められた時間に服用します。2回分を1度に服用してはいけません。

お薬を服用する時の注意

過度の飲酒は控えましょう。このお薬を服用している間は出血が止まりにくくなっているので、ケガをするおそれのある作業や運動は避けましょう。服用中は定期的に血液凝固能検査が行なわれます。手術や抜歯の時はあらかじめ医師に相談してください。

標準薬

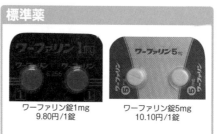

ワーファリン錠1mg
9.80円/1錠

ワーファリン錠5mg
10.10円/1錠

ジェネリック

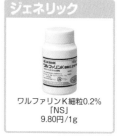

ワルファリンK細粒0.2%
「NS」
9.80円/1g

※上記以外の標準薬として、ワーファリン顆粒0.2%（6.50円/1g）があります。

ワ

ワイテンス

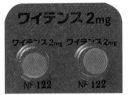

ワイテンス錠2mg
12.50円/1錠
アルフレッサ

効能効果

本態性高血圧症。

成分名：グアナベンズ酢酸塩

何のお薬? 交感神経が興奮すると、血管平滑筋が収縮して細くなり、太く拡がっている時に比べて、血液が流れる時の血管の抵抗が強くなり、結果として、血管の中の圧力が上昇して血圧が高くなります。このお薬は、交感神経のα_2受容体刺激することで、交感神経節前線維の興奮を抑える作用やノルアドレナリンの分泌を抑える作用を示して血管の収縮を抑え、血液の流れをよくして血圧を下げます。めまい、眠気、集中力・反射機能の低下などが起こることがあるので、服用中は自動車の運転など危険を伴う機械の操作、高所作業などは極力避けましょう。

ワイパックス

●精神安定剤

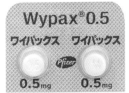

ワイパックス錠0.5
5.90円/1錠
ファイザー

効能効果

神経症における不安・緊張・抑うつ。心身症（自律神経失調症、心臓神経症）における身体症候ならびに不安・緊張・抑うつ。

成分名：ロラゼパム

何のお薬? 中枢神経において、抑制性神経伝達物質GABAを受け取るGABA$_A$受容体のベンゾジアゼピン結合部に作用して、興奮したり不安になったりする信号の流れを抑えることで、これら感情を抑えるほか、催眠作用、筋弛緩作用なども示すお薬です。

このような症状が出たら病院へ

飲まないと不安になる、けいれん、依存、大量服用、幻覚や幻聴、上手にものが考えられない、錯乱、胸を押さえつけられるような感覚、息苦しいなど。

標準薬	ジェネリック
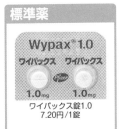 ワイパックス錠1.0 7.20円/1錠	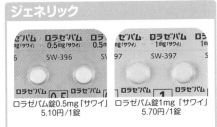 ロラゼパム錠0.5mg「サワイ」　ロラゼパム錠1mg「サワイ」 5.10円/1錠　　　　　　　5.70円/1錠

ワ

ワゴスチグミン

ワゴスチグミン散（0.5%）
15.20円/1g
共和薬品工業

効能効果

重症筋無力症。消化管機能低下のみられる慢性胃炎・手術後および分娩後の腸管麻痺・弛緩性便秘症・手術後および分娩後における排尿困難。

成分名：ネオスチグミン臭化物

何のお薬？ 交感神経・副交感神経・骨格筋・平滑筋・分泌腺などに命令を伝える神経伝達物質に「アセチルコリン」があります。このアセチルコリンは、私たち生命の維持には欠かせない働きをしていて、アセチルコリンが多すぎたり、少なすぎたりすると身体に不調が現れます。アセチルコリンは、最終的に「コリンエステラーゼ」という酵素の働きにより分解されます。つまり、コリンエステラーゼの働きが強いと、体内のアセチルコリンの量が少なくなるのです。このお薬は、コリンエステラーゼを一時的に働かない状態にすることで、体内のアセチルコリンの量を増やし、その働きを強めると同時に、薬の成分自体もアセチルコリンに似た働きを示して、副交感神経を刺激します。この結果、胃酸の分泌や腸管運動が促進され消化活動が活発化する作用や、大腸の運動が促進され便秘が解消する作用、さらには膀胱の働きが活発になり排尿が促進される作用や、神経の伝達がスムースになり筋肉の働きがよくなる作用などを示します。

🏥 このような症状が出たら病院へ

腹痛、下痢、発汗、唾液分泌過多、縮瞳、呼吸困難、唾液排出困難、唇や顔が真っ青になる、全身が脱力して力が入らないなど。

ワソラン

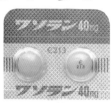

ワソラン錠40mg
7.20円/1錠
エーザイ

効能効果

【成人】頻脈性不整脈（心房細動・粗動、発作性上室性頻拍）。狭心症、心筋梗塞（急性期を除く）、その他の虚血性心疾患。
【小児】頻脈性不整脈（心房細動・粗動、発作性上室性頻拍）。

成分名：ベラパミル塩酸塩

何のお薬？ 血管平滑筋や心筋の細胞膜にあるカルシウムチャネルからカルシウムイオンが平滑筋の中に入り込むと、血管平滑筋や心臓の筋肉が収縮します。このしくみを利用して、カルシウムチャネルに結合して細胞の外にあるカルシウムイオンが細胞内へ流入するのを邪魔することで、血管平滑筋や心筋の収縮を穏やかにし、末梢血管を拡張させ血圧を下げるお薬を「カルシウム拮抗薬」と呼びますが、本剤もそのひとつです。冠動脈や末梢血管の平滑筋に作用して血管を拡げ、冠動脈の血流量を増やすと同時に、末梢血管の抵抗を減らすことで、心臓の収縮を穏やかにして心仕事量を減らす働きのほか、乱れた脈を整える働きもあります。

ジェネリック

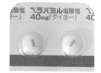

ベラパミル塩酸塩錠40mg
「タイヨー」
6.40円/1錠

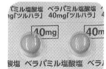

ベラパミル塩酸塩錠40mg
「ツルハラ」6.40円/1錠

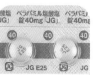

ベラパミル塩酸塩錠40mg
「JG」
6.40円/1錠

ワ

ワルファリンカリウム

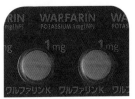

ワルファリンK錠1mg「NP」
9.80円/1錠
ニプロ

効能効果

血栓塞栓症（静脈血栓症、心筋梗塞症、肺塞栓症、脳塞栓症、緩徐に進行する脳血栓症等）の治療および予防。

成分名：ワルファリンカリウム

何のお薬？ 血液が固まってできる血栓には、血管内で血小板が集まって固まることでできる「血小板系血栓」と、血小板血栓にさらにフィブリンが働いて、より強力な血栓となった「フィブリン血栓」とがあります。血小板系血栓は、動脈硬化や高血圧症、脂質異常症のある人にできやすい「動脈系血栓」に多く、一方心房細動や、エコノミークラス症候群（長時間身体を動かさないことによって血栓ができる）によって形成される血栓は、より大きめで強固な「静脈系血栓」が多いとされています。血液を固まりにくくするお薬には、その作用によって、①血小板が集まって固まり血栓を作るのを邪魔する「抗血小板薬」と、②フィブリンによって強固な血栓ができるのを邪魔する「抗凝固薬」の、大きくは2種類ありますが、このお薬は後者の「抗凝固薬」に分類されるお薬です。肝臓で血液凝固因子（プロトロンビン、第Ⅶ、第Ⅸおよび第Ⅹ因子）が作られる過程に関係している「ビタミンK」の働きを邪魔することで、フィブリン血栓が作られにくくする働きを示します。

併用してはいけない薬

メナテトレノン（グラケー）、イグラチモド（ケアラム・コルベット）。

飲み忘れた時は

服用し忘れた時間から半日（12時間）以上経っている場合は1回飛ばし、次回から決められた時間に服用します。2回分を1度に服用してはいけません。

お薬を服用する時の注意

納豆・クロレラ・青汁などビタミンKを多く含む食品は、この薬の働きを弱くしますから、本剤服用中は食べないようにしましょう。

標準薬

ワルファリンK細粒0.2%
「NS」
9.80円/1g

ジェネリック

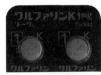

ワルファリンK錠1mg
「トーワ」
9.80円/1錠

ワルファリンK錠1mg
「F」
9.80円/1錠

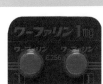

ワーファリン錠1mg
9.80円/1錠

ワルファリンK錠0.5mg
「トーワ」
9.80円/1錠

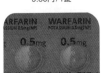

ワルファリンK錠0.5mg
「NP」
9.80円/1錠

ワルファリンK錠2mg
「NP」
9.80円/1錠

ワ

ワンアルファ

●活性型ビタミンD3製剤

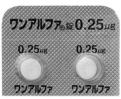

ワンアルファ錠0.25μg
10.40円/1錠
帝人

成分名：アルファカルシドール

何のお薬？ 骨を形成する（＝骨形成）作用の速さを、骨が溶ける（＝骨吸収）作用の速さが上回っている状態にあると、骨粗鬆症は進行します。また、カルシウムの摂取が不足し、吸収率も下がってくると、さらに病気が進行します。ホルモンの関係から、男性よりも女性に多い病気で、このお薬のほかに、女性ホルモンの薬が処方される場合もあります。このお薬は、身体の中に入ると、肝臓で代謝されて、$1\alpha,25$ジヒドロキシビタミンD$_3$と呼ばれる活性型ビタミンDとなり、小腸や腎臓でのカルシウム吸収を促進すると同時に、骨を壊してしまう破骨細胞の骨吸収を抑えることで骨密度を保ちます。骨が血液からカルシウムを取り込むには時間がかかるため、このお薬を飲みながらカルシウムやビタミンDを含む市販の薬や食品を摂りすぎると、骨に吸収される前に血液中のカルシウム濃度が高くなりすぎて、高カルシウム血症となり、多飲多尿・嘔吐・便秘・食欲不振・意識障害などの症状が現れる場合があります。服用中は、血液検査が定期的に行なわれます。決められた受診日は守りましょう。

効能効果

骨粗鬆症。慢性腎不全、副甲状腺機能低下症、クル病・骨軟化症におけるビタミンD代謝異常に伴う諸症状（低カルシウム血症、しびれ、テタニー、知覚異常、筋力低下、骨痛、骨病変等）の改善。

飲み忘れた時は

通常1日1回服用するお薬です。飲み忘れに気づいた時、次に飲む時間まで12時間以上ある場合はすぐに服用してください。ただし、最高血中濃度到達時間は11時間、半減期は48〜72時間と、成分が血中に比較的長く留まるお薬ですから、その日の分の服用を飛ばしても、直ちに影響がある、ということは少ないようです。

このような症状が出たら病院へ

全身倦怠感、尿量減少、手足や顔のむくみ、食欲不振、悪心、皮膚や白目が黄色くなる黄疸症状、不眠、落ち着きがなくなる、吐き気、めまい、皮膚のかゆみ、発疹、動悸など。

標準薬

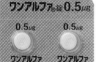

ワンアルファ錠0.5μg
10.60円/1錠

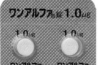

ワンアルファ錠1.0μg
28.50円/1錠

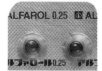

アルファロールカプセル0.25μg
9.20円/1カプセル

アルファロールカプセル0.5μg
9.40円/1カプセル

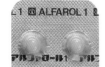

アルファロールカプセル1μg
24.50円/1カプセル

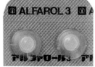

アルファロールカプセル3μg
59.00円/1カプセル

ワ

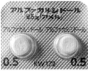

アルファカルシドール錠
0.25μg「アメル」
5.90円/1錠

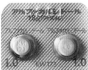

アルファカルシドール錠
0.5μg「アメル」
5.90円/1錠

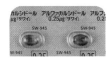

アルファカルシドール錠
1.0μg「アメル」
6.10円/1錠

アルファカルシドールカプセル
0.25μg「サワイ」
5.90円/1カプセル

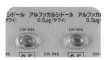

アルファカルシドールカプセル
0.5μg「サワイ」
5.90円/1カプセル

アルファカルシドールカプセル
1μg「サワイ」
6.10円/1カプセル

アルファカルシドールカプセル
0.5μg「あすか」
5.90円/1カプセル

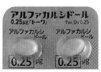

アルファカルシドールカプセル
0.25μg「トーワ」
5.90円/1カプセル

アルファカルシドールカプセル
0.5μg「トーワ」
5.90円/1カプセル

アルファカルシドールカプセル
1μg「トーワ」
6.10円/1カプセル

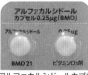

アルファカルシドールカプセ
ル0.25μg「BMD」
5.90円/1カプセル

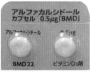

アルファカルシドールカプセ
ル0.5μg「BMD」
5.90円/1カプセル

アルファカルシドールカプセ
ル1.0μg「BMD」
6.10円/1カプセル

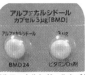

アルファカルシドールカプセ
ル3μg「BMD」
15.90円/1カプセル

アルファカルシドールカプセル
0.25μg「フソー」
5.90円/1カプセル

アルファカルシドールカプセル
0.5μg「フソー」
5.90円/1カプセル

アルファカルシドールカプセル
1.0μg「フソー」
6.10円/1カプセル

ワ

ワントラム

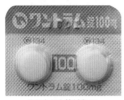

ワントラム錠100mg
85.80円/1錠
日本新薬

成分名：トラマドール塩酸塩

効能効果

疼痛を伴う各種癌、慢性疼痛で非オピオイド鎮痛剤で治療困難な場合。

何のお薬？ 私たちの身体の中には、痛み、咳、呼吸、皮膚の掻痒感、幻覚やせん妄に関連する「オピオイド受容体」と呼ばれる組織があります。オピオイド受容体にはκ（カッパ）・μ（ミュー）・δ（デルタ）などがありますが、このお薬はμ（ミュー）オピオイド受容体に結合し、興奮や痛みの伝達物質が放出されるのを抑え、同時にノルアドレナリンとセロトニンの再取り込み阻害し、神経の間にノルアドレナリンとセロトニンの量を増やすことで痛みの刺激が伝わることを邪魔する働きで、鎮痛効果を発揮します。

原則的に服用を避けるべき人

アルコール・睡眠剤・鎮痛剤・オピオイド鎮痛剤または向精神薬による急性中毒のある人、モノアミン酸化酵素阻害剤（セレギリン塩酸塩（エフピー））を服用している、または飲むのをやめてから14日以内の人、治療によっても症状が十分にコントロールできていないてんかんのある人、重い腎障害または高度な肝障害のある人。

このような症状が出たら病院へ

冷や汗、めまい、意識がうすれる、考えがまとまらない、血の気が引く、身体がだるい、ふらつき、眼と口唇のまわりのはれ、息苦しい、息切れ、じんましん、呼吸回数の減少、けいれん、薬がないといられない、薬を中止すると手足のふるえ・不眠・不安・けいれん・幻覚などをおこす、意識がなくなる、気を失うなど。

ジェネリック

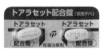

トアラセット配合錠
「武田テバ」
13.00円/1錠

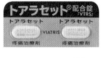

トアラセット配合錠
「VTRS」
8.60円/1錠

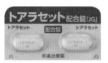

トアラセット配合錠
「JG」
13.00円/1錠

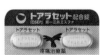

トアラセット配合錠
「DSEP」
8.60円/1錠

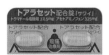

トアラセット配合錠
「サワイ」
13.00円/1錠

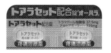

トアラセット配合錠
「オーハラ」
8.60円/1錠

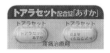

トアラセット配合錠
「あすか」
8.60円/1錠

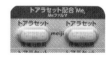

トアラセット配合錠
「Me」
8.60円/1錠

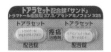

トアラセット配合錠
「サンド」
13.00円/1錠

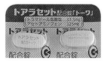

トアラセット配合錠
「トーワ」
13.00円/1錠

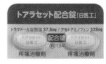

トアラセット配合錠
「日医工」
8.60円/1錠

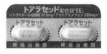

トアラセット配合錠
「EE」
8.60円/1錠

ワ

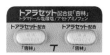
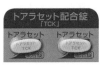
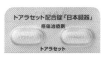
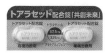

トアラセット配合錠
「杏林」
8.60円/1錠

トアラセット配合錠
「TCK」
13.00円/1錠

トアラセット配合錠
「日本臓器」
13.00円/1錠

トアラセット配合錠
「共創未来」
13.00円/1錠

お薬コラム　"高血圧症と遺伝"

　血圧測定の結果「高血圧症」と診断された場合、その90％は「本態性」で、明確な原因がわからない高血圧症といわれます。要因は複数あり、塩分の摂りすぎ・老化による血管の硬化・食事で摂取するカロリーと消費する量のアンバランスによる肥満・過度な飲酒・精神的なストレスなどがあげられます。それ以外にも、何らかの理由で興奮状態にあり、血液を送り出している心臓が激しく動いている、あるいは腎臓機能の異常により身体の中の血液が多く、高血圧の状態を引き起こしている、といった場合もあります。後者の場合は病気の存在が疑われるため原因疾患の検査・治療が必要です。ところが、安静時の脈拍数は正常、収縮期と拡張期の幅も安定、にもかかわらず高血圧症のゾーンにいる人も意外に多く、それらの人が明らかにメタボ、とも限りません。私は中高年のボクシング大会で試合前のコンディション・チェックのお手伝いをすることも多いのですが、試合前の緊張や興奮で上昇する分を差し引いても、やせ型で毎日運動を欠かさない「メタボとは縁遠い人」なのに血圧が高いなぁ、ということがままあります。

　原因は…、というと難しいのですが、近年は遺伝的素因、つまり血圧を上昇させる原因物質の量やそれに反応する受容体に関係があるのではないか？という研究もなされています。このほかにも、長年の生活習慣に応じた特徴が遺伝子に組み込まれているという「身体説」を唱える人もあります。ほとんど塩分を摂取しない生活をしていた民族が、塩分を多く摂取するようになったら血圧が跳ね上がった、というのがその根拠です。

　ともあれ、日本人はもともと塩分過剰ぎみです。塩分を減らせば美味しくないし…なんて言わず、やはり健康のために「減塩」を心がけましょう！

ワ

高額な医療費がかかった場合の対処法（高額療養費制度）

　国内で発売されている内服薬で1カプセルが高額なお薬には、非常にまれな特定疾患であるゴーシェ病の治療薬で、1カプセルが78,350.50円するものがあります。このお薬を1日1錠服用したとして、一か月の薬代は78,350.50円×30日＝2,350,515円、健康保険で3割負担だとして支払額は705,154.5円、約70万円を超えます。特定疾患に指定されている病気の医療費は自己負担額の上限が低く抑えられていますから、実際に70万円も支払うことはありませんが、特定疾患に指定されていない病気でも、医療費が高額になった場合には「高額療養費制度」が活用できます。同制度では、定められた自己負担限度額を超えて支払った医療費について「払い戻し」を受けることができるので、覚えておいて損はありません。

　下表にあるように、自己負担限度額は健康保険料の標準報酬月額や、収入に応じて定められています。また、多くの場合、1年間に3回以上自己負担限度額を超えて高額医療費を支払った場合（多数該当）は、4回目の支払い以降、自己負担限度額がさらに下がります。

69歳以下の方

平成30年8月診療分から		
所得区分	自己負担限度額	多数回該当
① **区分ア** **年収約1,160万円〜** 【健保】標準報酬月額83万円以上 【国保】旧ただし書き所得901万円超	252,600円＋（総医療費－842,000円）×1%	140,100円
② **区分イ** **年収約770〜約1,160万円** 【健保】標準報酬月額53万〜79万円 【国保】旧ただし書き所得600万〜901万円	167,400円＋（総医療費－558,000円）×1%	93,000円
③ **区分ウ** **年収約370〜約770万円** 【健保】標準報酬月額28万〜50万円 【国保】旧ただし書き所得210万〜600万円	80,100円＋（総医療費－267,000円）×1%	44,400円
④ **区分エ** **〜年収約370万円** 【健保】標準報酬月額26万円以下 【国保】旧ただし書き所得210万円以下	57,600円	44,400円
⑤ **区分オ** **住民税非課税者**	35,400円	24,600円

注）1つの医療機関等での自己負担（院外処方代も含みます）では上限額を超えないときでも、同じ月の別の医療機関等での自己負担（69歳以下の場合は21,000円以上であることが必要です）を合算することができます。この合算額が上限額を超えれば、高額療養費の支給対象となります。

> 例えば給与が額面で50万円の人が入院し、病院で支払った額が30万円だった場合、
> 80,100円＋（300,000円－267,000円）×1%＝80,430円が自己負担限度額になりますから、
> 300,000円－80,430円＝219,570円が払い戻されることになります。

70歳以上の方

平成30年8月診療分から				
適用区分		外来 （個人ごと）	ひと月の上限額 （世帯ごと）	多数回該当
現役並み	年収約1,160万円〜 標準報酬月額83万円以上 ／課税所得690万円以上	252,600円＋（医療費－842,000）×1%		140,100円
現役並み	年収約770〜約1,160万円 標準報酬月額53万円以上 ／課税所得380万円以上	167,400円＋（医療費－558,000）×1%		93,000円
現役並み	年収約370〜約770万円 標準報酬月額28万円以上 ／課税所得145万円以上	80,100円＋（医療費－267,000）×1%		44,400円
一般	年収156万〜約370万円 標準報酬月額26万円以下 ／課税所得145万円未満等	18,000円 （年144,000円）	57,600円	44,400円
住民税非課税等	Ⅱ 住民税非課税世帯	8,000円	24,600円	なし
住民税非課税等	Ⅰ 住民税非課税世帯 （年金収入80万円以下など）	8,000円	15,000円	なし

注）1つの医療機関等での自己負担（院外処方代も含みます）では上限額を超えないときでも、同じ月の別の医療機関
等での自己負担を合算することができます。この合算額が上限額を超えれば、高額療養費の支給対象となります。

memo

漢方薬

※漢方薬は包装番号順に掲載しています。
　調べたいお薬の掲載ページは、巻末の索引でご確認ください。

葛根湯
かっこんとう
ツムラ

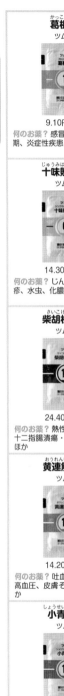

9.10円/1g

何のお薬？ 感冒、熱性疾患の初期、炎症性疾患、肩こりほか

葛根湯加川芎辛夷
かっこんとうかせんきゅうしんい
ツムラ

10.20円/1g

何のお薬？ 鼻づまり、蓄膿症、慢性鼻炎

乙字湯
おつじとう
ツムラ

15.30円/1g

何のお薬？ キレ痔、イボ痔、便秘

安中散
あんちゅうさん
ツムラ

7.20円/1g

何のお薬？ 神経性胃炎、慢性胃炎、胃アトニー

十味敗毒湯
じゅうみはいどくとう
ツムラ

14.30円/1g

何のお薬？ じんましん、急性湿疹、水虫、化膿性皮膚疾患初期

八味地黄丸
はちみじおうがん
ツムラ

9.90円/1g

何のお薬？ 腎炎、糖尿病、陰萎、坐骨神経痛、腰痛、高血圧ほか

大柴胡湯
だいさいことう
ツムラ

22.40円/1g

何のお薬？ 胆石症、胆のう炎、黄疸、肝機能障害、不眠症ほか

小柴胡湯
しょうさいことう
ツムラ

29.70円/1g

何のお薬？ 急性熱性病、肺炎、気管支炎、感冒、慢性胃腸障害ほか

柴胡桂枝湯
さいこけいしとう
ツムラ

24.40円/1g

何のお薬？ 熱性疾患、胃潰瘍・十二指腸潰瘍・胆石などの疼痛ほか

柴胡桂枝乾姜湯
さいこけいしかんきょうとう
ツムラ

18.90円/1g

何のお薬？ 更年期障害、血の道症、神経症、不眠症

柴胡加竜骨牡蛎湯
さいこかりゅうこつぼれいとう
ツムラ

20.60円/1g

何のお薬？ 高血圧症、動脈硬化症、慢性腎臓病、神経衰弱症ほか

半夏瀉心湯
はんげしゃしんとう
ツムラ

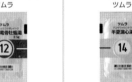

22.50円/1g

何のお薬？ 消化不良、胃下垂、神経性胃炎、胃腸、二日酔ほか

黄連解毒湯
おうれんげどくとう
ツムラ

14.20円/1g

何のお薬？ 吐血、下血、脳溢血、高血圧、皮膚そう痒症、胃炎ほか

半夏厚朴湯
はんげこうぼくとう
ツムラ

10.60円/1g

何のお薬？ 不安神経症、神経性胃炎、つわり、不眠症ほか

五苓散
ごれいさん
ツムラ

13.80円/1g

何のお薬？ 浮腫、ネフローゼ、二日酔、頭痛、尿毒症ほか

桂枝加朮附湯
けいしかじゅつぶとう
ツムラ

9.90円/1g

何のお薬？ 関節痛、神経痛

小青竜湯
しょうせいりゅうとう
ツムラ

13.00円/1g

何のお薬？ 気管支炎、気管支喘息、鼻炎、アレルギー性鼻炎ほか

防已黄耆湯
ぼういおうぎとう
ツムラ

9.70円/1g

何のお薬？ 腎炎、ネフローゼ、肥満症、関節炎、浮腫、月経不順ほか

小半夏加茯苓湯
しょうはんげかぶくりょうとう
ツムラ

10.70円/1g

何のお薬？ つわり、嘔吐

消風散
しょうふうさん
ツムラ

12.20円/1g

何のお薬？ 湿疹、蕁麻疹、水虫、あせも、皮膚そう痒症ほか

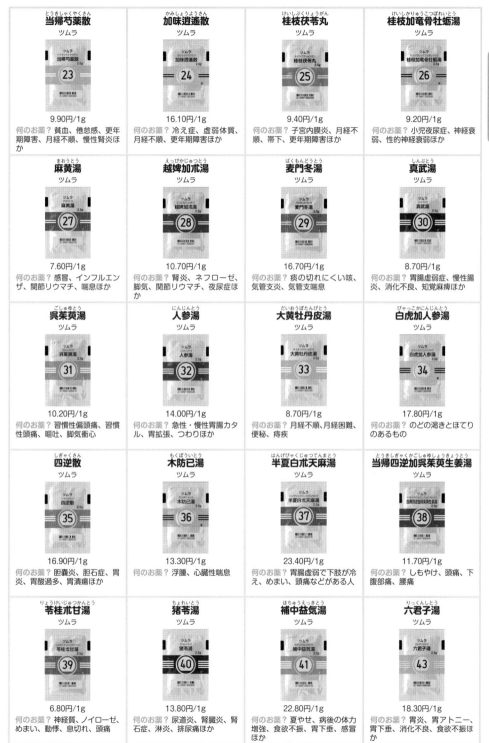

当帰芍薬散
とうきしゃくやくさん
ツムラ

23

9.90円/1g

何のお薬？ 貧血、倦怠感、更年期障害、月経不順、慢性腎炎ほか

加味逍遙散
かみしょうようさん
ツムラ

24

16.10円/1g

何のお薬？ 冷え症、虚弱体質、月経不順、更年期障害ほか

桂枝茯苓丸
けいしぶくりょうがん
ツムラ

25

9.40円/1g

何のお薬？ 子宮内膜炎、月経不順、帯下、更年期障害ほか

桂枝加竜骨牡蛎湯
けいしかりゅうこつぼれいとう
ツムラ

26

9.20円/1g

何のお薬？ 小児夜尿症、神経衰弱、性的神経衰弱症ほか

麻黄湯
まおうとう
ツムラ

27

7.60円/1g

何のお薬？ 感冒、インフルエンザ、関節リウマチ、喘息ほか

越婢加朮湯
えっぴかじゅつとう
ツムラ

28

10.70円/1g

何のお薬？ 腎炎、ネフローゼ、脚気、関節リウマチ、夜尿症ほか

麦門冬湯
ばくもんどうとう
ツムラ

29

16.70円/1g

何のお薬？ 痰の切れにくい咳、気管支炎、気管支喘息

真武湯
しんぶとう
ツムラ

30

8.70円/1g

何のお薬？ 胃腸虚弱症、慢性腸炎、消化不良、知覚麻痺ほか

呉茱萸湯
ごしゅゆとう
ツムラ

31

10.20円/1g

何のお薬？ 習慣性偏頭痛、習慣性頭痛、嘔吐、脚気衝心

人参湯
にんじんとう
ツムラ

32

14.00円/1g

何のお薬？ 急性・慢性胃腸カタル、胃拡張、つわりほか

大黄牡丹皮湯
だいおうぼたんぴとう
ツムラ

33

8.70円/1g

何のお薬？ 月経不順、月経困難、便秘、痔疾

白虎加人参湯
びゃっこかにんじんとう
ツムラ

34

17.80円/1g

何のお薬？ のどの渇きとほてりのあるもの

四逆散
しぎゃくさん
ツムラ

35

16.90円/1g

何のお薬？ 胆嚢炎、胆石症、胃炎、胃酸過多、胃潰瘍ほか

木防已湯
もくぼういとう
ツムラ

36

13.30円/1g

何のお薬？ 浮腫、心臓性喘息

半夏白朮天麻湯
はんげびゃくじゅつてんまとう
ツムラ

37

23.40円/1g

何のお薬？ 胃腸虚弱で下肢が冷え、めまい、頭痛などがある人

当帰四逆加呉茱萸生姜湯
とうきしぎゃくかごしゅゆしょうきょうとう
ツムラ

38

11.70円/1g

何のお薬？ しもやけ、頭痛、下腹部痛、腰痛

苓桂朮甘湯
りょうけいじゅつかんとう
ツムラ

39

6.80円/1g

何のお薬？ 神経質、ノイローゼ、めまい、動悸、息切れ、頭痛

猪苓湯
ちょれいとう
ツムラ

40

13.80円/1g

何のお薬？ 尿道炎、腎臓炎、腎石症、淋炎、排尿痛ほか

補中益気湯
ほちゅうえっきとう
ツムラ

41

22.80円/1g

何のお薬？ 夏やせ、病後の体力増強、食欲不振、胃下垂、感冒ほか

六君子湯
りっくんしとう
ツムラ

43

18.30円/1g

何のお薬？ 胃炎、胃アトニー、胃下垂、消化不良、食欲不振ほか

けいしとう 桂枝湯 ツムラ	しちもつこうかとう 七物降下湯 ツムラ	ちょうとうさん 釣藤散 ツムラ	じゅうぜんたいほとう 十全大補湯 ツムラ
45	46	47	48
7.40円/1g	8.70円/1g	23.10円/1g	18.60円/1g
何のお薬？体力が衰えたときの風邪の初期	何のお薬？高血圧に伴うのぼせ、肩こり、耳なり、頭重	何のお薬？慢性に続く頭痛で中年以降、または高血圧の傾向	何のお薬？病後の体力低下、疲労倦怠、食欲不振、手足の冷えほか

けいがいれんぎょうとう 荊芥連翹湯 ツムラ	じゅんちょうとう 潤腸湯 ツムラ	よくいにんとう 薏苡仁湯 ツムラ	そけいかっけつとう 疎経活血湯 ツムラ
50	51	52	53
18.80円/1g	10.10円/1g	10.50円/1g	10.80円/1g
何のお薬？蓄膿症、慢性鼻炎、慢性扁桃炎、にきび	何のお薬？便秘	何のお薬？関節痛、筋肉痛	何のお薬？関節痛、神経痛、腰痛、筋肉痛

よくかんさん 抑肝散 ツムラ	まきょうかんせきとう 麻杏甘石湯 ツムラ	ごりんさん 五淋散 ツムラ	うんせいいん 温清飲 ツムラ
54	55	56	57
10.70円/1g	7.20円/1g	11.30円/1g	15.30円/1g
何のお薬？神経症、不眠症、小児夜なき、小児疳症	何のお薬？小児喘息、気管支喘息	何のお薬？頻尿、排尿痛、残尿感	何のお薬？月経不順、月経困難、血の道症、更年期障害、神経症

せいじょうぼうふうとう 清上防風湯 ツムラ	ぢぞういっぽう 治頭瘡一方 ツムラ	けいしかしゃくやくとう 桂枝加芍薬湯 ツムラ	とうかくじょうきとう 桃核承気湯 ツムラ
58	59	60	61
12.50円/1g	8.50円/1g	7.60円/1g	9.40円/1g
何のお薬？にきび	何のお薬？湿疹、乳幼児の湿疹ほか	何のお薬？しぶり腹、腹痛	何のお薬？月経不順、月経困難症、腰痛、高血圧の随伴症状ほか

ぼうふうつうしょうさん 防風通聖散 ツムラ	ごしゃくさん 五積散 ツムラ	しゃかんぞうとう 炙甘草湯 ツムラ	きひとう 帰脾湯 ツムラ
62	63	64	65
9.20円/1g	8.90円/1g	19.60円/1g	20.10円/1g
何のお薬？高血圧の随伴症状、肥満症、むくみ、便秘	何のお薬？胃腸炎、腰痛、神経痛、関節痛、月経痛ほか	何のお薬？体力がおとろえて、疲れやすいものの動悸、息切れ	何のお薬？貧血、不眠症

参蘇飲 じんそいん ツムラ	女神散 にょしんさん ツムラ	芍薬甘草湯 しゃくやくかんぞうとう ツムラ	茯苓飲 ぶくりょういん ツムラ
66	67	68	69
12.80円/1g	22.10円/1g	6.90円/1g	14.40円/1g
何のお薬？感冒、せき	何のお薬？産前産後の神経症、月経不順、血の道症	何のお薬？急激におこる筋肉のけいれんを伴う疼痛	何のお薬？胃炎、胃アトニー、溜飲
香蘇散 こうそさん ツムラ	四物湯 しもつとう ツムラ	甘麦大棗湯 かんばくたいそうとう ツムラ	柴陥湯 さいかんとう ツムラ
70	71	72	73
7.10円/1g	9.00円/1g	8.10円/1g	33.60円/1g
何のお薬？胃腸虚弱で神経質の人の風邪の初期	何のお薬？月経不順、冷え症、しもやけ、血の道症ほか	何のお薬？夜泣き、ひきつけ	何のお薬？咳、咳による胸痛
調胃承気湯 ちょういじょうきとう ツムラ	四君子湯 しくんしとう ツムラ	竜胆瀉肝湯 りゅうたんしゃかんとう ツムラ	芎帰膠艾湯 きゅうききょうがいとう ツムラ
74	75	76	77
6.40円/1g	18.80円/1g	10.90円/1g	8.30円/1g
何のお薬？便秘	何のお薬？胃腸虚弱、慢性胃炎、胃のもたれ、嘔吐、下痢	何のお薬？排尿痛、残尿感、尿の濁り、こしけ	何のお薬？痔出血
麻杏薏甘湯 まきょうよくかんとう ツムラ	平胃散 へいいさん ツムラ	柴胡清肝湯 さいこせいかんとう ツムラ	二陳湯 にちんとう ツムラ
78	79	80	81
8.80円/1g	8.10円/1g	20.80円/1g	9.90円/1g
何のお薬？関節痛、神経痛、筋肉痛	何のお薬？急・慢性胃カタル、消化不良、食欲不振ほか	何のお薬？神経症、慢性扁桃腺炎、湿疹	何のお薬？悪心、嘔吐
桂枝人参湯 けいしにんじんとう ツムラ	抑肝散加陳皮半夏 よくかんさんかちんぴはんげ ツムラ	大黄甘草湯 だいおうかんぞうとう ツムラ	神秘湯 しんぴとう ツムラ
82	83	84	85
14.50円/1g	14.60円/1g	5.40円/1g	14.90円/1g
何のお薬？頭痛、動悸、慢性胃腸炎、胃アトニー	何のお薬？神経症、不眠症、小児夜なき、小児疳症	何のお薬？便秘症	何のお薬？小児喘息、気管支喘息、気管支炎

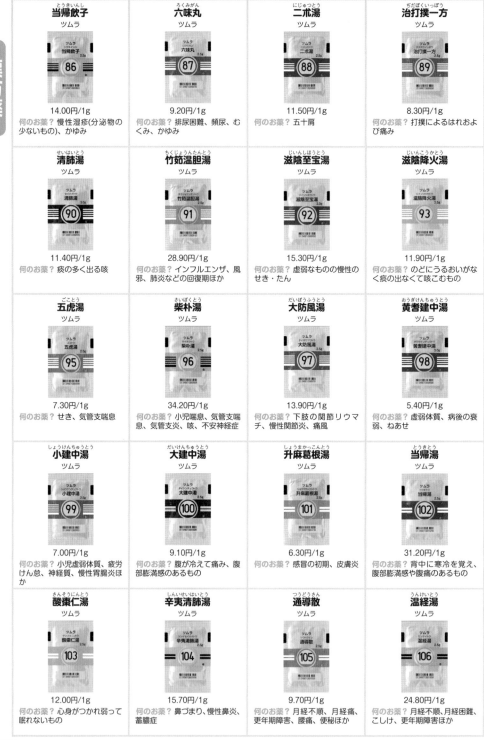

当帰飲子 とうきいんし
ツムラ
86
14.00円/1g
何のお薬？ 慢性湿疹(分泌物の少ないもの)、かゆみ

六味丸 ろくみがん
ツムラ
87
9.20円/1g
何のお薬？ 排尿困難、頻尿、むくみ、かゆみ

二朮湯 にじゅつとう
ツムラ
88
11.50円/1g
何のお薬？ 五十肩

治打撲一方 ぢだぼくいっぽう
ツムラ
89
8.30円/1g
何のお薬？ 打撲によるはれおよび痛み

清肺湯 せいはいとう
ツムラ
90
11.40円/1g
何のお薬？ 痰の多く出る咳

竹茹温胆湯 ちくじょうんたんとう
ツムラ
91
28.90円/1g
何のお薬？ インフルエンザ、風邪、肺炎などの回復期ほか

滋陰至宝湯 じいんしほうとう
ツムラ
92
15.30円/1g
何のお薬？ 虚弱なものの慢性のせき・たん

滋陰降火湯 じいんこうかとう
ツムラ
93
11.90円/1g
何のお薬？ のどにうるおいがなく痰の出なくて咳こむもの

五虎湯 ごことう
ツムラ
95
7.30円/1g
何のお薬？ せき、気管支喘息

柴朴湯 さいぼくとう
ツムラ
96
34.20円/1g
何のお薬？ 小児喘息、気管支喘息、気管支炎、咳、不安神経症

大防風湯 だいぼうふうとう
ツムラ
97
13.90円/1g
何のお薬？ 下肢の関節リウマチ、慢性関節炎、痛風

黄耆建中湯 おうぎけんちゅうとう
ツムラ
98
5.40円/1g
何のお薬？ 虚弱体質、病後の衰弱、ねあせ

小建中湯 しょうけんちゅうとう
ツムラ
99
7.00円/1g
何のお薬？ 小児虚弱体質、疲労けん怠、神経質、慢性胃腸炎ほか

大建中湯 だいけんちゅうとう
ツムラ
100
9.10円/1g
何のお薬？ 腹が冷えて痛み、腹部膨満感のあるもの

升麻葛根湯 しょうまかっこんとう
ツムラ
101
6.30円/1g
何のお薬？ 感冒の初期、皮膚炎

当帰湯 とうきとう
ツムラ
102
31.20円/1g
何のお薬？ 背中に寒冷を覚え、腹部膨満感や腹痛のあるもの

酸棗仁湯 さんそうにんとう
ツムラ
103
12.00円/1g
何のお薬？ 心身がつかれ弱って眠れないもの

辛夷清肺湯 しんいせいはいとう
ツムラ
104
15.70円/1g
何のお薬？ 鼻づまり、慢性鼻炎、蓄膿症

通導散 つうどうさん
ツムラ
105
9.70円/1g
何のお薬？ 月経不順、月経痛、更年期障害、腰痛、便秘ほか

温経湯 うんけいとう
ツムラ
106
24.80円/1g
何のお薬？ 月経不順、月経困難、こしけ、更年期障害ほか

牛車腎気丸
ごしゃじんきがん
ツムラ

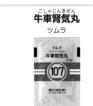

11.80円/1g

何のお薬？下肢痛、腰痛、しびれ、老人のかすみ目ほか

人参養栄湯
にんじんようえいとう
ツムラ

20.30円/1g

何のお薬？病後の体力低下、疲労倦怠、食欲不振ほか

小柴胡湯加桔梗石膏
しょうさいことうかききょうせっこう
ツムラ

37.50円/1g

何のお薬？扁桃炎、扁桃周囲炎

立効散
りっこうさん
ツムラ

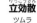

10.30円/1g

何のお薬？抜歯後の疼痛、歯痛

清心蓮子飲
せいしんれんしいん
ツムラ

19.30円/1g

何のお薬？残尿感、頻尿、排尿痛

猪苓湯合四物湯
ちょれいとうごうしもつとう
ツムラ

23.00円/1g

何のお薬？排尿困難、排尿痛、残尿感、頻尿

三黄瀉心湯
さんおうしゃしんとう
ツムラ

13.30円/1g

何のお薬？高血圧の随伴症状、鼻血、痔出血、便秘、更年期障害ほか

柴苓湯
さいれいとう
ツムラ

45.30円/1g

何のお薬？水瀉性下痢、急性胃腸炎、暑気あたりほか

胃苓湯
いれいとう
ツムラ

16.50円/1g

何のお薬？食あたり、暑気あたり、冷え腹、急性胃腸炎、腹痛

茯苓飲合半夏厚朴湯
ぶくりょういんごうはんげこうぼくとう
ツムラ

20.80円/1g

何のお薬？不安神経症、神経性胃炎、つわり、溜飲、胃炎

茵蔯五苓散
いんちんごれいさん
ツムラ

25.70円/1g

何のお薬？嘔吐、じんましん、二日酔のむかつき、むくみ

苓姜朮甘湯
りょうきょうじゅつかんとう
ツムラ

8.30円/1g

何のお薬？腰痛、腰の冷え、夜尿症

苓甘姜味辛夏仁湯
りょうかんきょうみしんげにんとう
ツムラ

20.10円/1g

何のお薬？気管支炎、気管支喘息、心臓衰弱、腎臓病

黄連湯
おうれんとう
ツムラ

32.50円/1g

何のお薬？急性胃炎、二日酔、口内炎

三物黄芩湯
さんもつおうごんとう
ツムラ

7.50円/1g

何のお薬？手足のほてり

排膿散及湯
はいのうさんきゅうとう
ツムラ

8.90円/1g

何のお薬？化膿症、瘍、せつ、面疔、その他せつ腫症

当帰建中湯
とうきけんちゅうとう
ツムラ

9.70円/1g

何のお薬？月経痛、下腹部痛、痔、脱肛の痛み

川芎茶調散
せんきゅうちゃちょうさん
ツムラ

8.80円/1g

何のお薬？かぜ、血の道症、頭痛

桂枝茯苓丸加薏苡仁
けいしぶくりょうがんかよくいにん
ツムラ

10.90円/1g

何のお薬？月経不順、血の道症、にきび、しみ、手足のあれ

麻子仁丸
ましにんがん
ツムラ

6.60円/1g

何のお薬？便秘

麻黄附子細辛湯
まおうぶしさいしんとう
ツムラ

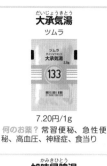

18.50円/1g

何のお薬？ 感冒、気管支炎

啓脾湯
けいひとう
ツムラ

128

20.70円/1g

何のお薬？ 胃腸虚弱、慢性胃腸炎、消化不良、下痢

大承気湯
だいじょうきとう
ツムラ

133

7.20円/1g

何のお薬？ 常習便秘、急性便秘、高血圧、神経症、食当り

桂枝加芍薬大黄湯
けいしかしゃくやくだいおうとう
ツムラ

134

9.60円/1g

何のお薬？ 急性腸炎、大腸カタル、常習便秘、宿便ほか

茵蔯蒿湯
いんちんこうとう
ツムラ

135

9.10円/1g

何のお薬？ 黄疸、肝硬変症、ネフローゼ、じんましんほか

清暑益気湯
せいしょえっきとう
ツムラ

136

21.80円/1g

何のお薬？ 暑気あたり、暑さによる食欲不振・下痢・全身倦怠ほか

加味帰脾湯
かみきひとう
ツムラ

137

26.30円/1g

何のお薬？ 貧血、不眠症、精神不安、神経症

桔梗湯
ききょうとう
ツムラ

138

5.80円/1g

何のお薬？ 扁桃炎、扁桃周囲炎

安中散料エキス細粒
あんちゅうさんりょう
クラシエ

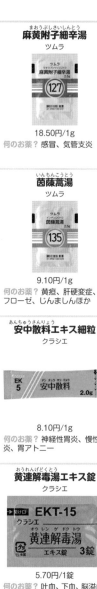
EK 5　安中散料　2.0g

8.10円/1g

何のお薬？ 神経性胃炎、慢性胃炎、胃アトニー

茵蔯蒿湯エキス細粒
いんちんこうとう
クラシエ

EK 402　茵蔯蒿湯　2.0g

8.40円/1g

何のお薬？ 黄疸、肝硬変症、ネフローゼ、じんましんほか

黄連解毒湯エキス細粒
おうれんげどくとう
クラシエ

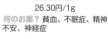
EK 15　黄連解毒湯　2.0g

13.50円/1g

何のお薬？ 吐血、下血、脳溢血、高血圧、皮膚そう痒症、胃炎ほか

黄連解毒湯エキス細粒
おうれんげどくとう
クラシエ

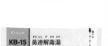
KB-15　黄連解毒湯　3.0g

13.50円/1g

何のお薬？ 吐血、下血、脳溢血、高血圧、皮膚そう痒症、胃炎ほか

黄連解毒湯エキス錠
おうれんげどくとう
クラシエ

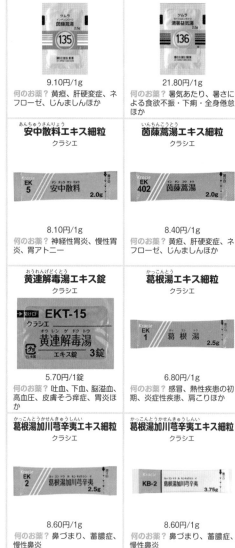
EKT-15
クラシエ
オウレン ゲ ドク トウ
黄連解毒湯
エキス錠　3錠

5.70円/1錠

何のお薬？ 吐血、下血、脳溢血、高血圧、皮膚そう痒症、胃炎ほか

葛根湯エキス細粒
かっこんとう
クラシエ

EK 1　葛根湯　2.5g

6.80円/1g

何のお薬？ 感冒、熱性疾患の初期、炎症性疾患、肩こりほか

葛根湯エキス細粒
かっこんとう
クラシエ

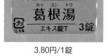
KB-1　葛根湯　3.75g

6.80円/1g

何のお薬？ 感冒、熱性疾患の初期、炎症性疾患、肩こりほか

葛根湯エキス錠T
かっこんとう
クラシエ

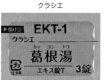
EKT-1
クラシエ
カッ コン トウ
葛根湯
エキス錠T　3錠

3.80円/1錠

何のお薬？ 感冒、熱性疾患の初期、炎症性疾患、肩こりほか

葛根湯加川芎辛夷エキス細粒
かっこんとうかせんきゅうしんい
クラシエ

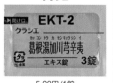
EK 2　葛根湯加川芎辛夷　2.5g

8.60円/1g

何のお薬？ 鼻づまり、蓄膿症、慢性鼻炎

葛根湯加川芎辛夷エキス細粒
かっこんとうかせんきゅうしんい
クラシエ

KB-2　葛根湯加川芎辛夷　3.75g

8.60円/1g

何のお薬？ 鼻づまり、蓄膿症、慢性鼻炎

葛根湯加川芎辛夷エキス錠
かっこんとうかせんきゅうしんい
クラシエ

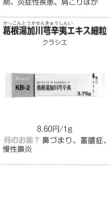
EKT-2
クラシエ
カッ コン トウ カ センキュウ イ
葛根湯加川芎辛夷
エキス錠　3錠

5.00円/1錠

何のお薬？ 鼻づまり、蓄膿症、慢性鼻炎

加味帰脾湯エキス細粒
かみきひとう
クラシエ

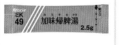
EK 49　加味帰脾湯　2.5g

24.50円/1g

何のお薬？ 貧血、不眠症、精神不安、神経症

加味帰脾湯エキス細粒 クラシエ 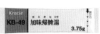 24.50円/1g 何のお薬？ 貧血、不眠症、精神不安、神経症	**加味帰脾湯エキス錠** クラシエ 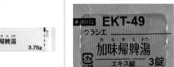 6.40円/1錠 何のお薬？ 貧血、不眠症、精神不安、神経症	**桂枝加芍薬湯エキス細粒** クラシエ 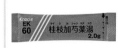 8.30円/1g 何のお薬？ しぶり腹、腹痛	**桂枝加芍薬湯エキス細粒** クラシエ 8.30円/1g 何のお薬？ しぶり腹、腹痛
桂枝加芍薬湯エキス錠 クラシエ 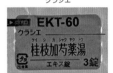 3.40円/1錠 何のお薬？ しぶり腹、腹痛	**桂枝加竜骨牡蛎湯エキス細粒** クラシエ 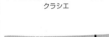 8.00円/1g 何のお薬？ 小児夜尿症、神経衰弱、性的神経衰弱ほか	**桂枝加苓朮附湯エキス細粒** クラシエ 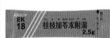 7.20円/1g 何のお薬？ 関節痛、神経痛	**桂枝加苓朮附湯エキス細粒** クラシエ 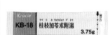 7.20円/1g 何のお薬？ 関節痛、神経痛
桂枝加苓朮附湯エキス錠 クラシエ 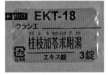 3.10円/1錠 何のお薬？ 関節痛、神経痛	**桂枝茯苓丸料エキス細粒** クラシエ 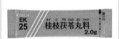 9.80円/1g 何のお薬？ 子宮内膜炎、月経不順、帯下、更年期障害ほか	**桂枝茯苓丸料エキス細粒** クラシエ 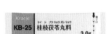 9.80円/1g 何のお薬？ 子宮内膜炎、月経不順、帯下、更年期障害ほか	**桂枝茯苓丸料エキス錠** クラシエ 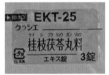 4.40円/1錠 何のお薬？ 子宮内膜炎、月経不順、帯下、更年期障害ほか
五苓散料エキス細粒 クラシエ 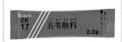 13.20円/1g 何のお薬？ 浮腫、ネフローゼ、二日酔、頭痛、尿毒症ほか	**五苓散料エキス細粒** クラシエ  13.20円/1g 何のお薬？ 浮腫、ネフローゼ、二日酔、頭痛、尿毒症ほか	**五苓散料エキス錠** クラシエ 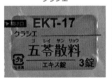 5.70円/1錠 何のお薬？ 浮腫、ネフローゼ、二日酔、頭痛、尿毒症ほか	**柴胡加竜骨牡蛎湯エキス細粒** クラシエ 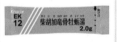 21.80円/1g 何のお薬？ 高血圧症、動脈硬化症、慢性腎臓病、神経衰弱症ほか
柴胡加竜骨牡蛎湯エキス細粒 クラシエ 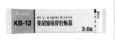 21.80円/1g 何のお薬？ 高血圧症、動脈硬化症、慢性腎臓病、神経衰弱症ほか	**柴胡加竜骨牡蛎湯エキス錠** クラシエ 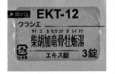 7.50円/1錠 何のお薬？ 高血圧症、動脈硬化症、慢性腎臓病、神経衰弱症ほか	**柴胡桂枝湯エキス細粒** クラシエ 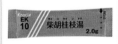 21.30円/1g 何のお薬？ 熱性疾患、胃潰瘍・十二指腸潰瘍・胆石などの疼痛ほか	**柴胡桂枝湯エキス細粒** クラシエ 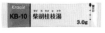 21.30円/1g 何のお薬？ 熱性疾患、胃潰瘍・十二指腸潰瘍・胆石などの疼痛ほか

柴胡桂枝湯エキス錠
クラシエ

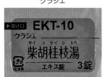

8.10円/1錠

何のお薬？ 熱性疾患、胃潰瘍・十二指腸潰瘍・胆石などの疼痛

四物湯エキス細粒
クラシエ

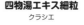

8.50円/1g

何のお薬？ 月経不順、冷え症、しもやけ、血の道症ほか

四物湯エキス細粒
クラシエ

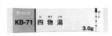

8.50円/1g

何のお薬？ 月経不順、冷え症、しもやけ、血の道症ほか

四物湯エキス錠
クラシエ

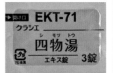

4.10円/1錠

何のお薬？ 月経不順、冷え症、しもやけ、血の道症ほか

十味敗毒湯エキス細粒
クラシエ

13.30円/1g

何のお薬？ じんましん、急性湿疹、水虫、化膿性皮膚疾患初期

十味敗毒湯エキス細粒
クラシエ

13.30円/1g

何のお薬？ じんましん、急性湿疹、水虫、化膿性皮膚疾患初期

十味敗毒湯エキス錠
クラシエ

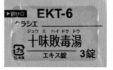

5.90円/1錠

何のお薬？ じんましん、急性湿疹、水虫、化膿性皮膚疾患初期

小柴胡湯エキス細粒
クラシエ

30.80円/1g

何のお薬？ 急性熱性病、肺炎、気管支炎、感冒、慢性胃腸障害ほか

小柴胡湯エキス細粒
クラシエ

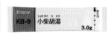

30.80円/1g

何のお薬？ 急性熱性病、肺炎、気管支炎、感冒、慢性胃腸障害ほか

小柴胡湯エキス錠
クラシエ

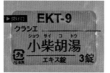

12.00円/1錠

何のお薬？ 急性熱性病、肺炎、気管支炎、感冒、慢性胃腸障害ほか

小青竜湯エキス細粒
クラシエ

18.20円/1g

何のお薬？ 気管支炎、気管支喘息、鼻炎、アレルギー性鼻炎ほか

小青竜湯エキス細粒
クラシエ

18.20円/1g

何のお薬？ 気管支炎、気管支喘息、鼻炎、アレルギー性鼻炎ほか

小青竜湯エキス錠
クラシエ

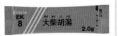

6.30円/1錠

何のお薬？ 気管支炎、気管支喘息、鼻炎、アレルギー性鼻炎ほか

大柴胡湯エキス細粒
クラシエ

22.80円/1g

何のお薬？ 胆石症、胆のう炎、黄疸、肝機能障害、不眠症ほか

大柴胡湯エキス細粒
クラシエ

22.80円/1g

何のお薬？ 胆石症、胆のう炎、黄疸、肝機能障害、不眠症ほか

大柴胡湯エキス錠
クラシエ

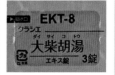

7.80円/1錠

何のお薬？ 胆石症、胆のう炎、黄疸、肝機能障害、不眠症ほか

桃核承気湯エキス細粒
クラシエ

8.90円/1g

何のお薬？ 月経不順、月経困難症、腰痛、高血圧の随伴症状ほか

桃核承気湯エキス細粒
クラシエ

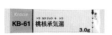

8.90円/1g

何のお薬？ 月経不順、月経困難症、腰痛、高血圧の随伴症状ほか

桃核承気湯エキス錠
クラシエ

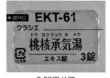

3.30円/1錠

何のお薬？ 月経不順、月経困難症、腰痛、高血圧の随伴症状ほか

八味地黄丸料エキス細粒
クラシエ

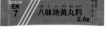

10.30円/1g

何のお薬？ 腎炎、糖尿病、陰萎、坐骨神経痛、腰痛、高血圧ほか

八味地黄丸料エキス細粒
クラシエ

10.30円/1g

何のお薬？ 腎炎、糖尿病、陰萎、坐骨神経痛、腰痛、高血圧ほか

八味地黄丸料エキス錠
クラシエ

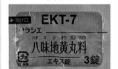

4.90円/1錠

何のお薬？ 腎炎、糖尿病、陰萎、坐骨神経痛、腰痛、高血圧ほか

半夏厚朴湯エキス錠
クラシエ

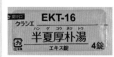

5.70円/1錠

何のお薬？ 不安神経症、神経性胃炎、つわり、不眠症ほか

半夏瀉心湯エキス細粒
クラシエ

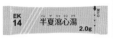

20.90円/1g

何のお薬？ 消化不良、胃下垂、神経性胃炎、胃弱、二日酔ほか

半夏瀉心湯エキス細粒
クラシエ

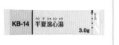

20.90円/1g

何のお薬？ 消化不良、胃下垂、神経性胃炎、胃弱、二日酔ほか

半夏瀉心湯エキス錠
クラシエ

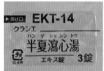

6.70円/1錠

何のお薬？ 消化不良、胃下垂、神経性胃炎、胃弱、二日酔ほか

防已黄耆湯エキス細粒
クラシエ

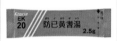

7.40円/1g

何のお薬？ 腎炎、ネフローゼ、肥満症、関節炎、浮腫、月経不順ほか

防已黄耆湯エキス細粒
クラシエ

7.40円/1g

何のお薬？ 腎炎、ネフローゼ、肥満症、関節炎、浮腫、月経不順ほか

防已黄耆湯エキス錠
クラシエ

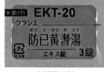

4.30円/1錠

何のお薬？ 腎炎、ネフローゼ、肥満症、関節炎、浮腫、月経不順ほか

防風通聖散料エキス細粒
クラシエ

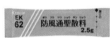

6.70円/1g

何のお薬？ 高血圧の随伴症状、肥満症、むくみ、便秘

防風通聖散料エキス細粒
クラシエ

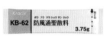

6.70円/1g

何のお薬？ 高血圧の随伴症状、肥満症、むくみ、便秘

防風通聖散エキス錠
クラシエ

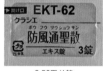

2.50円/1錠

何のお薬？ 高血圧の随伴症状、肥満症、むくみ、便秘

薏苡仁湯エキス細粒
クラシエ

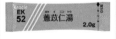

8.70円/1g

何のお薬？ 関節痛、筋肉痛

薏苡仁湯エキス細粒
クラシエ

8.70円/1g

何のお薬？ 関節痛、筋肉痛

薏苡仁湯エキス錠
クラシエ

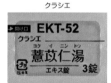

3.90円/1錠

何のお薬？ 関節痛、筋肉痛

六君子湯エキス細粒
クラシエ

19.00円/1g

何のお薬？ 胃炎、胃アトニー、胃下垂、消化不良、食欲不振ほか

六君子湯エキス細粒
クラシエ

19.00円/1g

何のお薬？ 胃炎、胃アトニー、胃下垂、消化不良、食欲不振ほか

半夏厚朴湯エキス細粒
クラシエ

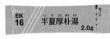

11.00円/1g

何のお薬？ 不安神経症、神経性胃炎、つわり、不眠症ほか

半夏厚朴湯エキス細粒
クラシエ

11.00円/1g

何のお薬？ 不安神経症、神経性胃炎、つわり、不眠症ほか

白虎加人参湯エキス錠
クラシエ

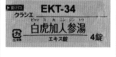

12.40円/1錠

何のお薬？ のどの渇きとほてりのあるもの

白虎加人参湯エキス細粒
クラシエ

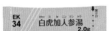

25.60円/1g

何のお薬？ のどの渇きとほてり
のあるもの

白虎加人参湯エキス細粒
クラシエ

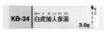

25.60円/1g

何のお薬？ のどの渇きとほてり
のあるもの

葛根湯エキス細粒
小太郎

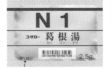

6.50円/1g

何のお薬？ 感冒、熱性疾患の初
期、炎症性疾患、肩こりほか

小柴胡湯エキス細粒
小太郎

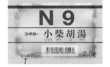

23.20円/1g

何のお薬？ 急性熱性病、肺炎、
気管支炎、感冒、慢性胃腸障害
ほか

柴胡加竜骨牡蛎湯エキス細粒
小太郎

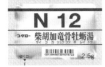

16.80円/1g

何のお薬？ 高血圧症、動脈硬化
症、慢性腎臓病、神経衰弱症ほか

半夏瀉心湯エキス細粒
小太郎

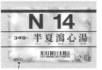

16.70円/1g

何のお薬？ 消化不良、胃下垂、
神経性胃炎、胃弱、二日酔ほか

小青竜湯エキス細粒
小太郎

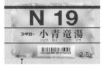

11.70円/1g

何のお薬？ 気管支炎、気管支喘
息、鼻炎、アレルギー性鼻炎ほ
か

防已黄耆湯エキス細粒
小太郎

6.90円/1g

何のお薬？ 腎炎、ネフローゼ、
肥満症、関節炎、浮腫、月経不
順ほか

加味逍遙散エキス細粒
小太郎

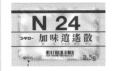

12.30円/1g

何のお薬？ 冷え症、虚弱体質、
月経不順、更年期障害ほか

桂枝加竜骨牡蛎湯エキス細粒
小太郎

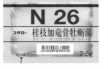

7.10円/1g

何のお薬？ 小児夜尿症、神経衰
弱、性的神経衰弱ほか

麦門冬湯エキス細粒
小太郎

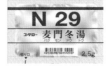

7.00円/1g

何のお薬？ 痰の切れにくい咳、
気管支炎、気管支喘息

麻杏甘石湯エキス細粒
小太郎

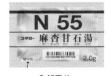

8.40円/1g

何のお薬？ 小児喘息、気管支喘
息

外用薬

D・E・X点眼液0.02%「ニットー」

日東メディック

後発
0.02% 12.80円/1mL

何のお薬？
合成副腎皮質ホルモン点眼剤

アイオピジンUD点眼液1%

ノバルティスファーマ

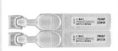

1% 0.1mL 656.80円/1個

何のお薬？ レーザー術後眼圧上昇防止点眼剤

アイファガン点眼液0.1%

武田薬品

0.1% 322.60円/1mL

何のお薬？
緑内障・高眼圧症治療点眼剤

アクアチム軟膏1%

大塚

1% 24.50円/1g

何のお薬？
ニューキノロン系外用抗菌剤

アクアチム軟膏1%

大塚

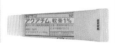

1% 24.50円/1g

何のお薬？
ニューキノロン系外用抗菌剤

アクアチムクリーム1%

大塚

1% 24.50円/1g

何のお薬？
ニューキノロン系外用抗菌剤

アクアチムクリーム1%

大塚

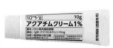

1% 24.50円/1g

何のお薬？
ニューキノロン系外用抗菌剤

アクアチムローション1%

大塚

1% 24.50円/1mL

何のお薬？
ニューキノロン系外用抗菌剤

アクトシン軟膏3%

ニプロファーマ

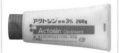

3% 53.30円/1g

何のお薬？
褥瘡・皮膚潰瘍治療剤

アコニップパップ70mg

テイカ製薬

10cm×14cm 11.40円/1枚

何のお薬？
経皮吸収型鎮痛消炎剤

アシクロビル軟膏5%「NIG」

日医工

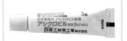

後発
76.10円/1g

何のお薬？
単純疱疹治療薬

アスタット軟膏1%

マルホ

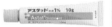

1% 23.90円/1g

何のお薬？
皮膚真菌症治療剤

アスタットクリーム1%

マルホ

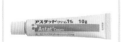

1% 23.90円/1g

何のお薬？
皮膚真菌症治療剤

アスタット外用液1%

マルホ

1% 23.90円/1mL

何のお薬？
皮膚真菌症治療剤

アズノールST錠口腔用5mg

日本新薬

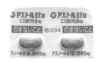

5mg 13.00円/1錠

何のお薬？
口腔内炎症治療剤

アズマネックスツイストヘラー100μg60吸入

MSD

6mg 1,900.00円/1キット（100μg）

何のお薬？
吸入ステロイド喘息治療剤

アズマネックスツイストヘラー200μg60吸入

MSD

12mg 2,366.80円/1キット（200μg）

何のお薬？
吸入ステロイド喘息治療剤

アセトアミノフェン坐剤小児用50mg「JG」

日本ジェネリック

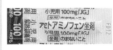

後発
19.70円/1個

何のお薬？
小児科領域における解熱・鎮痛

アセトアミノフェン坐剤小児用100mg「JG」

日本ジェネリック

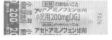

後発
19.70円/1個

何のお薬？
小児科領域における解熱・鎮痛

アセトアミノフェン坐剤小児用200mg「JG」

日本ジェネリック

後発
20.30円/1個

何のお薬？
小児科領域における解熱・鎮痛

アゾルガ配合懸濁性点眼液 ノバルティスファーマ 303.00円/1mL 何のお薬？ 緑内障・高眼圧症治療点眼剤	**アダパレンクリーム0.1% 「ニプロ」** ニプロ 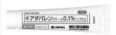 後発 0.1% 23.30円/1g 何のお薬？ 尋常性ざ瘡（にきび）治療剤	**アダパレンゲル0.1% 「JG」** 日本ジェネリック 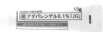 後発 0.1% 23.30円/1g 何のお薬？ 尋常性ざ瘡（にきび）治療剤	**アダパレンゲル0.1% 「ニプロ」** ニプロ 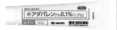 後発 0.1% 23.30円/1g 何のお薬？ 尋常性ざ瘡（にきび）治療剤
アダパレンゲル0.1% 「共創未来」 共創未来ファーマ 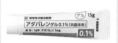 後発 0.1% 23.30円/1g 何のお薬？ 尋常性ざ瘡（にきび）治療剤	**アテキュラ吸入用カプセル 高用量** ノバルティス 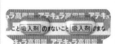 178.10円/1カプセル 何のお薬？ 喘息治療薬配合剤	**アテキュラ吸入用カプセル 中用量** ノバルティス 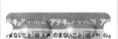 160.10円/1カプセル 何のお薬？ 喘息治療薬配合剤	**アテキュラ吸入用カプセル 低用量** ノバルティス 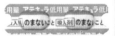 146.90円/1カプセル 何のお薬？ 喘息治療薬配合剤
アデスタン膣錠300mg バイエル薬品 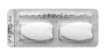 300mg 182.80円/1個 何のお薬？ カンジダに起因する 膣炎・外陰膣炎治療薬	**アデスタンクリーム1%** バイエル薬品 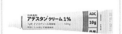 10mg 18.30円/1g 何のお薬？ 皮膚真菌症治療剤	**アドエア100ディスカス28 吸入用** グラクソ・スミスクライン 28ブリスター 2,920.20円/1キット 何のお薬？ 喘息治療配合剤	**アドエア100ディスカス60 吸入用** グラクソ・スミスクライン 60ブリスター 6,059.80円/1キット 何のお薬？ 喘息治療配合剤
アドエア250ディスカス28 吸入用 グラクソ・スミスクライン 28ブリスター 3,360.90円/1キット 何のお薬？ COPD・喘息治療配合剤	**アドエア250ディスカス60 吸入用** グラクソ・スミスクライン 60ブリスター 6,977.40円/1キット 何のお薬？ COPD・喘息治療配合剤	**アドエア500ディスカス28 吸入用** グラクソ・スミスクライン 28ブリスター 3,741.90円/1キット 何のお薬？ 喘息治療配合剤	**アドエア500ディスカス60 吸入用** グラクソ・スミスクライン 60ブリスター 7,878.40円/1キット 何のお薬？ 喘息治療配合剤
アドエア50エアゾール120 吸入用 グラクソ・スミスクライン 12.0g 6,395.40円/1瓶 何のお薬？ 喘息治療配合剤	**アドエア125エアゾール120 吸入用** グラクソ・スミスクライン 12.0g 7,502.90円/1瓶 何のお薬？ COPD・喘息治療配合剤	**アドエア250エアゾール120 吸入用** グラクソ・スミスクライン 12.0g 8,455.10円/1瓶 何のお薬？ 喘息治療配合剤	**アドフィードパップ40mg** 科研 10cm×14cm 17.10円/1枚 何のお薬？ 経皮吸収型鎮痛消炎剤

アドフィードパップ40mg	アトラントクリーム1%	アトラント外用液1%	アトラント軟膏1%
科研	久光製薬	久光製薬	久光製薬
	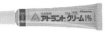		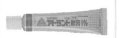
10cm×14cm 17.10円/1枚	1% 28.30円/1g	1% 28.30円/1mL	1% 28.30円/1g
何のお薬？ 経皮吸収型鎮痛消炎剤	何のお薬？ 皮膚真菌症治療剤	何のお薬？ 皮膚真菌症治療剤	何のお薬？ 皮膚真菌症治療剤

アトロベントエロゾル 20μg	アニスーマ坐剤	アニュイティ100μg エリプタ30吸入用	アニュイティ200μg エリプタ30吸入用
帝人	長生堂	グラクソ・スミスクライン	グラクソ・スミスクライン
4.20mg10mL 673.30円/1瓶	20.30円/1個	30吸入 1,471.50円/1キット	30吸入 1,910.90円/1キット
何のお薬？ 抗コリン性気管支収縮抑制剤	何のお薬？ 気管支拡張剤と鎮咳 剤の配合坐剤	何のお薬？ 気管支喘息治療剤	何のお薬？ 気管支喘息治療剤

アノーロエリプタ7吸入用	アノーロエリプタ30吸入用	アフタゾロン口腔用軟膏 0.1%	アフタッチ口腔用貼付剤 25μg
グラクソ・スミスクライン	グラクソ・スミスクライン	あゆみ製薬	帝人ファーマ

7吸入 1,553.40円/1キット	30吸入 6,154.10円/1キット	0.1% 66.20円/1g	25μg 29.60円/1錠
何のお薬？ COPDの気道閉塞性 障害に基づく諸症状の緩解	何のお薬？ COPDの気道閉塞性 障害に基づく諸症状の緩解	何のお薬？ 難治性口内炎および舌炎治療剤	何のお薬？ 付着型アフタ性口内炎治療剤

アラセナ-Aクリーム3%	アラセナ-A軟膏3%	アラミスト点鼻液 27.5μg56噴霧用	アリケイス吸入液590mg
持田	持田	グラクソ・スミスクライン	インスメッド
3% 172.80円/1g	172.80円/1g	3mg6g 1,555.00円/1キット	590mg8.4mL 42,408.40円/1瓶
何のお薬？ 抗ウイルス（帯状疱 疹・単純疱疹の治療）剤	何のお薬？ 抗ウイルス（帯状疱 疹・単純疱疹の治療）剤	何のお薬？ アレルギー性鼻炎治療剤	何のお薬？ 肺非結核性抗酸菌症治療薬

アルピニー坐剤50	アルピニー坐剤100	アルピニー坐剤200	アルメタ軟膏
久光	久光	久光	シオノギ製薬
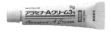	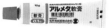	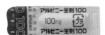	
50mg 19.70円/1個	100mg 19.70円/1個	200mg 20.30円/1個	0.1% 24.20円/1g
何のお薬？ 小児用解熱鎮痛坐剤	何のお薬？ 小児用解熱鎮痛坐剤	何のお薬？ 小児用解熱鎮痛坐剤	何のお薬？ 外用合成副腎皮質ホルモン剤

アレギサール点眼液0.1% 参天 5mg5mL 517.90円/1瓶 何のお薬？ アレルギー性結膜炎・春季カタル治療点眼剤	アレサガテープ4mg 久光製薬 4mg 59.70円/1枚 何のお薬？ アレルギー性鼻炎治療剤	アレサガテープ8mg 久光製薬 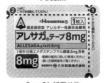 8mg 81.40円/1枚 何のお薬？ アレルギー性鼻炎治療剤	アレジオン点眼液0.05% 参天 0.05% 250.80円/1mL 何のお薬？ アレルギー性結膜炎治療点眼剤

アレジオンLX点眼液0.1% 参天 0.1% 521.30円/1mL 何のお薬？ アレルギー性結膜炎治療点眼剤	アレベール吸入用溶解液0.125% アルフレッサファーマ 0.125% 5.20円/1mL 何のお薬？ 吸入用呼吸器官用剤の溶解剤	アンテベートクリーム0.05% 鳥居 0.05% 18.90円/1g 何のお薬？ 外用合成副腎皮質ホルモン剤	アンテベートローション0.05% 鳥居 0.05% 18.90円/1g 何のお薬？ 外用合成副腎皮質ホルモン剤

アンテベート軟膏0.05% 鳥居 0.05% 18.90円/1g 何のお薬？ 外用合成副腎皮質ホルモン剤	アンヒバ坐剤小児用50mg マイランEPD  50mg 19.70円/1個 何のお薬？ 小児用解熱坐剤	アンヒバ坐剤小児用100mg マイランEPD 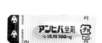 100mg 19.70円/1個 何のお薬？ 小児用解熱坐剤	アンヒバ坐剤小児用200mg マイランEPD 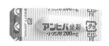 200mg 20.50円/1個 何のお薬？ 小児用解熱坐剤

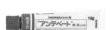

イクセロンパッチ4.5mg ノバルティス 4.5mg 199.70円/1枚 何のお薬？ アルツハイマー型認知症治療剤	イクセロンパッチ9mg ノバルティス 9mg 225.30円/1枚 何のお薬？ アルツハイマー型認知症治療剤	イクセロンパッチ13.5mg ノバルティス 13.5mg 240.80円/1枚 何のお薬？ アルツハイマー型認知症治療剤	イクセロンパッチ18mg ノバルティス 18mg 251.00円/1枚 何のお薬？ アルツハイマー型認知症治療剤

イソコナゾール硝酸塩100mg腟錠 富士製薬 100mg 46.00円/1個 何のお薬？ カンジダに起因する腟炎及び外陰腟炎治療薬	イソコナゾール硝酸塩300mg腟錠 富士製薬 100mg 143.90円/1個 何のお薬？ カンジダに起因する腟炎及び外陰腟炎治療薬	イソジンガーグル液7% ムンディファーマ 7% 3.10円/1mL 何のお薬？ 口腔創傷の感染予防、口腔内の消毒	イソプロピルウノプロストン点眼液0.12%「サワイ」 沢井製薬 後発 0.12% 133.50円/1mL 何のお薬？ 緑内障・高眼圧症治療点眼剤

581

イソプロピルウノプロストン点眼液0.12%「ニッテン」	イソプロピルウノプロストンPF点眼液0.12%「日点」	イソプロピルウノプロストン点眼液0.12%「TS」	イドメシンコーワクリーム1%
日本点眼	日本点眼薬研究所	テイカ製薬	興和

   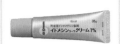

後発　0.12% 133.50円/1mL
何のお薬？
緑内障・高眼圧症治療点眼剤

後発　0.12% 133.50円/1mL
何のお薬？
緑内障・高眼圧症治療点眼剤

後発　0.12% 133.50円/1mL
何のお薬？
緑内障・高眼圧症治療点眼剤

1% 4.30円/1g
何のお薬？
非ステロイド性抗炎症鎮痛剤

イドメシンコーワゲル1%	イドメシンコーワゾル1%	イドメシンコーワパップ70mg	イドメシンコーワパップ70mg
興和	興和	興和	興和

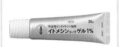

1% 4.30円/1g
何のお薬？
非ステロイド性抗炎症鎮痛剤

1% 4.30円/1g
何のお薬？
非ステロイド性抗炎症鎮痛剤

10cm×14cm 17.10円/1枚
何のお薬？
非ステロイド性抗炎症鎮痛剤

10cm×14cm 17.10円/1枚
何のお薬？
非ステロイド性抗炎症鎮痛剤

イナビル吸入粉末剤20mg	イノリン吸入液0.5%	イミグラン点鼻液20	インサイドパップ70mg
第一三共	ニプロESファーマ	グラクソ・スミスクライン	久光

20mg 2,179.50円/1キット
何のお薬？
A型・B型インフルエンザ治療剤

0.5% 28.40円/1mL
何のお薬？
気管支拡張剤

20mg0.1mL 559.40円/1個
何のお薬？ 5-HT1B/1D受容体
作動型片頭痛治療剤

10cm×14cm 16.70円/1枚
何のお薬？
経皮吸収型鎮痛消炎剤

インタールエアロゾル1mg	インタール吸入液1%	インテナースパップ70mg	インテバンクリーム1%
サノフィ	サノフィ	日医工	帝國製薬

 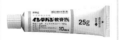 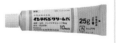

2%10mL 1,712.80円/1瓶
何のお薬？
気管支喘息治療剤

1%2mL 32.90円/1管
何のお薬？
気管支喘息治療剤

10cm×14cm 11.50円/1枚
何のお薬？
経皮吸収型鎮痛消炎剤

1% 4.30円/1g
何のお薬？
外用鎮痛消炎剤

インテバン外用液1%	インテバン軟膏1%	インドメタシンクリーム1%「サワイ」	インドメタシンクリーム1%「日医工」
帝國製薬	帝國製薬	沢井製薬	日医工

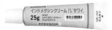 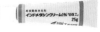

1% 4.30円/1mL
何のお薬？
外用鎮痛消炎剤

1% 4.30円/1g
何のお薬？
外用鎮痛消炎剤

後発　1% 2.10円/1g
何のお薬？
外用鎮痛消炎剤

後発　1% 2.20円/1g
何のお薬？
外用鎮痛消炎剤

インドメタシン外用液1%「日医工」 日医工 後発 1% 2.20円/1mL 何のお薬？ 外用鎮痛消炎剤	**インドメタシンゲル1%「日医工」** 日医工 後発 1% 2.20円/1g 何のお薬？ 外用鎮痛消炎剤	**インドメタシンパップ70mg「日医工」** 日医工 後発 10cm×14cm 17.10円/1枚 何のお薬？ 外用鎮痛消炎剤	**インドメタシン坐剤25mg「JG」** 日本ジェネリック 25mg 19.70円/1個 何のお薬？ 関節リウマチ、変形性関節症、手術後の炎症および腫脹の緩解
ウトロゲスタン腟用カプセル200mg 富士製薬 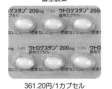 361.20円/1カプセル 何のお薬？ 生殖補助医療における黄体補充	**ウブレチド点眼液0.5%** 鳥居 0.5% 125.80円/1mL 何のお薬？ 緑内障治療点眼剤	**ウブレチド点眼液1%** 鳥居 1% 174.50円/1mL 何のお薬？ 緑内障・調節性内斜視治療点眼剤	**ウルティブロ吸入用カプセル** ノバルティスファーマ 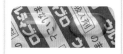 195.20円/1カプセル 何のお薬？ COPDの気道閉塞性障害に基づく諸症状の緩解
ウレパールクリーム10% 大塚 10% 4.60円/1g 何のお薬？ 角化症治療剤	**ウレパールクリーム10%** 大塚 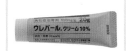 10% 4.60円/1g 何のお薬？ 角化症治療剤	**ウレパールローション10%** 大塚 10% 4.60円/1g 何のお薬？ 角化症治療剤	**ウロマチックS泌尿器科用灌流液3%** バクスター 3%3L 943.60円/1袋 何のお薬？ 泌尿器科用灌流液
エイゾプト懸濁性点眼液1% ノバルティスファーマ 1% 239.30円/1mL 何のお薬？ 緑内障・高眼圧症治療点眼剤	**エイベリス点眼液0.002%** 参天製薬 0.002%1mL 883.90円/1mL 何のお薬？ 緑内障・高眼圧症治療点眼剤	**エクセルダームクリーム1%** 田辺三菱 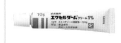 1% 19.90円/1g 何のお薬？ 皮膚真菌症治療剤	**エクセルダーム外用液1%** 田辺三菱 1% 19.90円/1mL 何のお薬？ 皮膚真菌症治療剤
エクラークリーム0.3% 久光 0.3% 15.20円/1g 何のお薬？ 外用合成副腎皮質ホルモン剤	**エクラープラスター20μg/cm²** 久光 (1.5mg)7.5cm×10cm 46.00円/1枚 何のお薬？ 外用合成副腎皮質ホルモン剤	**エクラーローション0.3%** 久光 0.3% 15.20円/1g 何のお薬？ 外用合成副腎皮質ホルモン剤	**エクラー軟膏0.3%** 久光 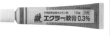 0.3% 15.20円/1g 何のお薬？ 外用合成副腎皮質ホルモン剤

エクリラ400μgジェヌエア 30吸入用

杏林

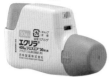

30吸入 2,568.30円/1キット

何のお薬？ COPDの気道閉塞性障害に基づく諸症状の緩解

エクリラ400μgジェヌエア 60吸入用

杏林

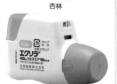

60吸入 4,794.80円/1キット

何のお薬？ COPDの気道閉塞性障害に基づく諸症状の緩解

エコリシン眼軟膏

参天

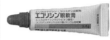

65.90円/1g

何のお薬？ 眼瞼炎・涙嚢炎・ものもらい・結膜炎・角膜炎治療眼軟膏

エスクレ坐剤「250」

久光

250mg 46.10円/1個

何のお薬？ 理学検査時の鎮静・催眠剤、抗けいれん坐剤

エスクレ坐剤「500」

久光

500mg 58.50円/1個

何のお薬？ 理学検査時の鎮静・催眠剤、抗けいれん坐剤

エストラーナテープ0.72mg

久光

(0.72mg) 9cm² 84.70円/1枚

経皮吸収型女性ホルモン製剤

エストラーナテープ0.09mg

久光

(0.09mg) 1.125cm² 57.70円/1枚

経皮吸収型女性ホルモン製剤

エストラーナテープ0.18mg

久光

(0.18mg) 2.25cm² 84.10円/1枚

経皮吸収型女性ホルモン製剤

エストラーナテープ0.36mg

久光

(0.36mg) 4.5cm² 60.30円/1枚

何のお薬？
経皮吸収型女性ホルモン製剤

エナジア吸入用カプセル 高用量

ノバルティス

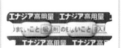

331.50円/1カプセル

何のお薬？
長時間作用性喘息治療薬配合剤

エナジア吸入用カプセル 中用量

ノバルティス

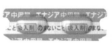

290.30円/1カプセル

何のお薬？
長時間作用性喘息治療薬配合剤

エピデュオゲル

マルホ

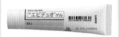

118.30円/1g

何のお薬？
尋常性ざ瘡（にきび）治療剤

エピナスチン塩酸塩点眼液 0.05%「サワイ」

沢井製薬

後発

0.05% 108.60円/1mL

何のお薬？
アレルギー性結膜炎治療点眼剤

エピナスチン塩酸塩点眼液 0.05%「トーワ」

東和薬品

後発

0.05% 108.60円/1mL

何のお薬？
アレルギー性結膜炎治療点眼剤

エピナスチン塩酸塩点眼液 0.05%「杏林」

キョウリンリメディオ

後発

0.05% 108.60円/1mL

何のお薬？
アレルギー性結膜炎治療点眼剤

エピナスチン塩酸塩点眼液 0.05%「ニプロ」

ニプロ

後発

0.05% 108.60円/1mL

何のお薬？
アレルギー性結膜炎治療点眼剤

エポセリン坐剤125

日本ジェネリック

125mg 233.10円/1個

何のお薬？ 急性気管支炎・肺炎・膀胱炎・腎盂腎炎治療坐剤

エポセリン坐剤250

日本ジェネリック

250mg 292.40円/1個

何のお薬？ 急性気管支炎・肺炎・膀胱炎・腎盂腎炎治療坐剤

エムラクリーム

佐藤製薬

185.30円/1g

何のお薬？
外用局所麻酔剤

エムラパッチ

佐藤製薬

477.70円/1枚

何のお薬？
外用局所麻酔剤

エリザスカプセル外用 400μg 日本新薬 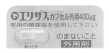 400μg 89.40円/1カプセル 何の薬？ アレルギー性鼻炎治療剤	**エリザス点鼻粉末200μg28 噴霧用** 日本新薬 5.6mg 1,229.10円/1瓶 何のお薬？ アレルギー性鼻炎治療剤	**エンクラッセ62.5μg エリプタ30吸入用** グラクソ・スミスクライン 30吸入 4,539.10円/1キット 何のお薬？COPDの気道閉塞性障害に基づく諸症状の緩和	**エンクラッセ62.5μg エリプタ7吸入用** グラクソ・スミスクライン 7吸入 1,144.80円/1キット 何のお薬？COPDの気道閉塞性障害に基づく諸症状の緩和
エンペシドクリーム1% バイエル 1% 13.60円/1g 何のお薬？ 皮膚真菌症治療剤	**エンペシドトローチ10mg** バイエル 10mg 299.00円/1錠 何のお薬？ 口腔カンジダ症治療剤	**エンペシド外用液1%** バイエル 1% 13.60円/1mL 何のお薬？ 皮膚真菌症治療剤	**エンペシド膣錠100mg** バイエル 100mg 49.50円/1錠 何のお薬？カンジダに起因する膣炎・外陰膣炎治療薬
オイラゾンクリーム0.05% 日新薬品 後発 0.05% 29.20円/1g 何のお薬？湿疹・皮膚炎群、皮膚そう痒症、乾癬等治療剤	**オイラックスHクリーム** 日新製薬 後発 12.70円/1g 何のお薬？湿疹・皮膚炎群、皮膚そう痒症、乾癬等治療剤	**オーキシス9μg タービュヘイラー28吸入** アストラゼネカ 252μg 1,291.50円/1キット 何のお薬？COPDの気道閉塞性障害に基づく諸症状の緩和	**オキサロールローション 25μg/g** マルホ 0.0025% 69.00円/1g 何のお薬？ 尋常性乾癬等角化症治療剤
オキサロール軟膏 25μg/g マルホ 0.0025% 69.00円/1g 何のお薬？ 尋常性乾癬等角化症治療剤	**オキナゾールクリーム1%** 田辺三菱 1% 11.80円/1g 何のお薬？ 皮膚真菌症治療剤	**オキナゾールクリーム1%** 田辺三菱 1% 11.80円/1g 何のお薬？ 皮膚真菌症治療剤	**オキナゾール外用液1%** 田辺三菱 1% 11.80円/1mL 何のお薬？ 皮膚真菌症治療剤
オキナゾール膣錠100mg 田辺三菱 49.00円/1錠 何のお薬？カンジダによる膣炎・外陰膣炎治療薬	**オキナゾール膣錠600mg** 田辺三菱 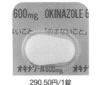 290.50円/1錠 何のお薬？カンジダによる膣炎・外陰膣炎治療薬	**オゼックス点眼液0.3%** 富士フイルム 0.3% 90.90円/1mL 何のお薬？眼瞼炎・涙嚢炎・ものもらい・結膜炎・角膜炎等治療点眼剤	**オペガードMA眼灌流液** 千寿製薬 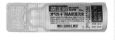 20mL 569.10円/1管 何のお薬？ 眼内灌流・洗浄液

オペガードMA眼灌流液	オペガードMA眼灌流液	オルセノン軟膏0.25%	オルベスコ50μg インヘラー112吸入用
千寿製薬	千寿製薬	ポーラファルマ	帝人
		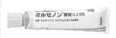	
300mL 2,029.20円/1袋	500mL 2,029.20円/1袋	0.25% 41.80円/1g	5.6mg6.6g 1,379.50円/1キット
何のお薬？ 眼内灌流・洗浄液	何のお薬？ 眼内灌流・洗浄液	何のお薬？ 褥瘡・皮膚潰瘍治療剤	何のお薬？ 吸入ステロイド喘息治療剤

オルベスコ100μg インヘラー56吸入用	オルベスコ100μg インヘラー112吸入用	オルベスコ200μg インヘラー56吸入用	オロパタジン点眼液0.1% 「サワイ」
帝人	帝人	帝人	沢井製薬
		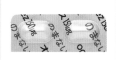	
5.6mg3.3g 1,411.80円/1キット	11.2mg6.6g 1,807.30円/1キット	11.2mg3.3g 1,698.20円/1キット	後発　0.1% 47.00円/1mL
何のお薬？ 吸入ステロイド喘息治療剤	何のお薬？ 吸入ステロイド喘息治療剤	何のお薬？ 吸入ステロイド喘息治療剤	何のお薬？ アレルギー性結膜炎治療点眼剤

オロパタジン点眼液0.1% 「トーワ」	オロパタジン点眼液0.1% 「杏林」	オンブレス吸入用カプセル 150μg	ガチフロ点眼液0.3%
東和薬品	キョウリンリメディオ	ノバルティス	千寿製薬
後発　0.1% 47.00円/1mL	後発　0.1% 47.00円/1mL	150μg 138.70円/1カプセル	0.3% 79.50円/1mL
何のお薬？ アレルギー性結膜炎治療点眼剤	何のお薬？ アレルギー性結膜炎治療点眼剤	何のお薬？ COPDの気道閉塞性 障害に基づく諸症状の緩解	何のお薬？ 結膜炎・ものもらい 等眼感染症治療点眼剤

カトレップテープ35mg	カトレップテープ70mg	カトレップパップ70mg	カトレップパップ70mg
帝國	帝國	帝國	帝國
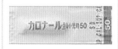		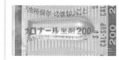	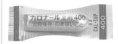
7cm×10cm 12.30円/1枚	10cm×14cm 17.10円/1枚	10cm×14cm 17.10円/1枚	10cm×14cm 17.10円/1枚
何のお薬？ 外用鎮痛消炎剤	何のお薬？ 外用鎮痛消炎剤	何のお薬？ 外用鎮痛消炎剤	何のお薬？ 外用鎮痛消炎剤

カロナール坐剤小児用50	カロナール坐剤100	カロナール坐剤200	カロナール坐剤400
あゆみ	あゆみ	あゆみ	あゆみ
50mg 27.60円/1個	100mg 27.60円/1個	200mg 32.10円/1個	400mg 44.20円/1個
何のお薬？ 小児用解熱鎮痛坐剤	何のお薬？ 小児用解熱鎮痛坐剤	何のお薬？ 小児用解熱鎮痛坐剤	何のお薬？ 小児用解熱鎮痛坐剤

キサラタン点眼液0.005%

ファイザー

0.005% 408.90円/1mL

何のお薬？
緑内障・高眼圧症治療点眼剤

キュバール50エアゾール

大日本住友

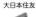
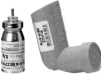

7mg8.7g 1,671.40円/1瓶

何のお薬？
吸入ステロイド喘息治療剤

キュバール100エアゾール

大日本住友

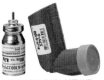

15mg8.7g 2,154.00円/1瓶

何のお薬？
吸入ステロイド喘息治療剤

キンダベート軟膏0.05%

グラクソ・スミスクライン

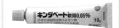

0.05% 16.70円/1g

何のお薬？
外用合成副腎皮質ホルモン剤

キンダベート軟膏0.05%

グラクソ・スミスクライン

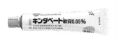

0.05% 16.70円/1g

何のお薬？
外用合成副腎皮質ホルモン剤

グラアルファ配合点眼液

興和

1mL 515.00円/1mL

何のお薬？他の薬が効果不十分
な緑内障、高眼圧症

グラナテック点眼液0.4%

興和

0.4% 449.40円/1mL

何のお薬？
緑内障・高眼圧症治療点眼剤

クラビット点眼液0.5%

参天

0.5% 74.80円/1mL

何のお薬？結膜炎・ものもらい
等眼感染症治療点眼剤

クラビット点眼液1.5%

参天

1.5% 62.10円/1mL

何のお薬？結膜炎・ものもらい
等眼感染症治療点眼剤

クリンダマイシンゲル1%「NIG」

日医工

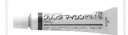

後発 13.90円/1g

何のお薬？化膿性炎症を伴うざ
瘡（にきび）治療剤

クリンダマイシンリン酸
エステルゲル1%「サワイ」

沢井製薬

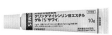

後発 1% 13.90円/1g

何のお薬？化膿性炎症を伴うざ
瘡（にきび）治療剤

クレナフィン爪外用液10%

科研

10% 1,475.80円/1g

何のお薬？
爪白癬（爪水虫）治療剤

クロベタゾールプロピオン酸エス
テルクリーム0.05%「日医工」

日医工

後発 7.80円/1g

何のお薬？
湿疹・皮膚炎群他

クロベタゾールプロピオン酸エ
ステル軟膏0.05%「日医工」

日医工

後発 7.80円/1g

何のお薬？
湿疹・皮膚炎群他

クロベタゾン酪酸エステル軟膏
0.05%「テイコク」

日医工

後発 0.05% 8.10円/1g

何のお薬？
外用合成副腎皮質ホルモン剤

クロベタゾン酪酸エステル軟膏
0.05%「YD」

陽進堂

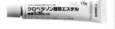

後発 0.05% 8.10円/1g

何のお薬？
外用合成副腎皮質ホルモン剤

クロマイ腟錠100mg

アルフレッサファーマ

100mg 71.70円/1錠

何のお薬？
細菌性腟炎治療薬

ゲーベンクリーム1%

田辺三菱

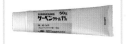

1% 12.80円/1g

何のお薬？
外用皮膚感染治療剤

ゲーベンクリーム1%

田辺三菱

1% 12.80円/1g

何のお薬？
外用皮膚感染治療剤

ゲーベンクリーム1%

田辺三菱

1% 12.80円/1g

何のお薬？
外用皮膚感染治療剤

ケタス点眼液0.01%

杏林

0.5mg5mL 687.50円/1瓶

何のお薬？
アレルギー性結膜炎治療点眼剤

ケトコナゾールクリーム 2%「JG」

日本ジェネリック

2% 14.70円/1g

後発

何のお薬？
皮膚真菌症治療剤

ケトコナゾールローション2% 「JG」

日本ジェネリック

2% 14.70円/1g

後発

何のお薬？
皮膚真菌症治療剤

ケトチフェン点眼液0.05% 「CH」

日本ジェネリック

3.45mg5mL 183.90円/1瓶

何のお薬？
アレルギー性結膜炎治療点眼剤

ケトチフェン点眼液0.05% 「日医工」

日医工

3.45mg5mL 183.90円/1瓶

後発

何のお薬？
アレルギー性結膜炎治療点眼剤

ケトプロフェンテープ30mg 「サワイ」

沢井製薬

10cmx14cm 11.90円/1枚

後発

何のお薬？
経皮吸収型鎮痛消炎剤

ケトプロフェンパップ60mg 「ラクール」

三友薬品

20cmx14cm 17.10円/1枚

後発

何のお薬？
経皮吸収型鎮痛消炎剤

ケトプロフェンテープ20mg 「日医工」

日医工

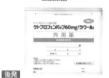

7cm×10cm 12.30円/1枚

後発

何のお薬？
経皮吸収型鎮痛消炎剤

ケトプロフェンテープ40mg 「日医工」

日医工

10cm×14cm 17.10円/1枚

後発

何のお薬？
経皮吸収型鎮痛消炎剤

ケトプロフェンパップ30mg 「日医工」

日医工

10cm×14cm 11.90円/1枚

後発

何のお薬？
経皮吸収型鎮痛消炎剤

ケトプロフェン坐剤50mg 「JG」

日本ジェネリック

50mg 20.30円/1個

後発

何のお薬？
解熱鎮痛消炎坐剤

ケトプロフェン坐剤75mg 「JG」

日本ジェネリック

75mg 22.30円/1個

後発

何のお薬？
解熱鎮痛消炎坐剤

ケラチナミンコーワクリーム 20%

興和

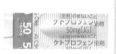

20% 4.60円/1g

何のお薬？
角化症治療剤

ケラチナミンコーワクリーム 20%

興和

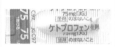

20% 4.60円/1g

何のお薬？
角化症治療剤

ケラチナミンコーワクリーム 20%

興和

20% 4.60円/1g

何のお薬？
角化症治療剤

ゲンタシンクリーム0.1%

高田製薬

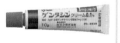

1mg 11.00円/1g

何のお薬？ アミノグリコシド系
皮膚感染症治療剤

ゲンタシン軟膏0.1%

高田製薬

1mg 11.00円/1g

何のお薬？ アミノグリコシド系
皮膚感染症治療剤

ゲンタマイシン硫酸塩軟膏 0.1%「NIG」

日医工

1mg 5.80円/1g

後発

何のお薬？ 表在性皮膚感染症、慢
性膿皮症、びらん・潰瘍の二次感染

ゲンタマイシン硫酸塩点眼 液0.3%「ニットー」

日東メディック

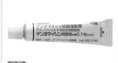

0.3% 17.90円/1mL

後発

何のお薬？ 眼瞼炎・涙嚢炎・ものも
らい・結膜炎・角膜炎等治療点眼剤

コソプト配合点眼液

参天

413.70円/1mL

何のお薬？
緑内障・高眼圧症治療点眼剤

コムクロシャンプー0.05%

マルホ

0.05% 21.40円/1g

何のお薬？ 頭部の尋常性乾癬・湿疹・皮膚炎治療剤

コレクチム軟膏0.5%

日本たばこ・鳥居薬品

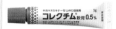

0.5% 144.90円/1g

何のお薬？
アトピー性皮膚炎治療剤

コレクチム軟膏0.25%

日本たばこ・鳥居薬品

0.25% 139.30円/1g

何のお薬？
アトピー性皮膚炎治療剤

コンベッククリーム5%

田辺三菱

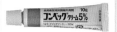

5% 15.40円/1g

何のお薬？
外用皮膚疾患鎮痛消炎剤

コンベック軟膏5%

田辺三菱

5% 15.40円/1g

何のお薬？
外用皮膚疾患鎮痛消炎剤

ザーネ軟膏0.5%

エーザイ

5,000単位 2.40円/1g

何のお薬？ 外用ビタミンA剤／角化性皮膚疾患治療剤

サーファクテン気管注入用120mg

田辺三菱

120mg 64,937.70円/1瓶

何のお薬？
新生児呼吸窮迫症候群治療剤

サイプレジン1%点眼液

参天

1% 74.50円/1mL

何のお薬？
屈折能検査用点眼剤

ザジテン点眼液0.05%

ノバルティスファーマ

3.45mg5mL 357.10円/1瓶

何のお薬？
アレルギー性結膜炎治療点眼剤

ザジテン点鼻液0.05%

ノバルティスファーマ

6.048mg8mL 505.90円/1瓶

何のお薬？
アレルギー性鼻炎治療剤

ザラカム配合点眼液

ファイザー

759.70円/1mL

何のお薬？
緑内障・高眼圧症治療点眼剤

サラゾピリン坐剤500mg

ファイザー

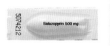

500mg 119.80円/1個

何のお薬？
潰瘍性大腸炎治療坐剤

サリベートエアゾール

帝人

50g 442.70円/1個

何のお薬？ 唾液腺障害に基づく口腔乾燥症の改善剤

サルコートカプセル外用50μg

帝人

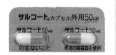

50μg 34.50円/1カプセル

何のお薬？
難治性口内炎治療剤

サルタノールインヘラー100μg

グラクソ・スミスクライン

0.16%13.5mL 602.80円/1瓶

何のお薬？
定量噴霧式気管支拡張剤

サンコバ点眼液0.02%

参天製薬

0.02%5mL 88.80円/1瓶

何のお薬？ 調節性眼精疲労の微動調節の改善用点眼剤

サンテゾーン0.05%眼軟膏

参天製薬

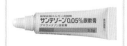

後発

0.05% 51.00円/1g

何のお薬？
合成副腎皮質ホルモン眼軟膏

サンテゾーン点眼液（0.1%）

参天製薬

0.1% 38.70円/1mL

何のお薬？
合成副腎皮質ホルモン点眼剤

サンピロ点眼液0.5%

参天

5mL 103.30円/1瓶

何のお薬？ 緑内障治療剤、診断後の縮瞳点眼剤

サンピロ点眼液1%

参天

5mL 112.20円/1瓶

何のお薬？ 緑内障治療剤、診断後の縮瞳点眼剤

サンピロ点眼液2%

参天

5mL 128.70円/1瓶

何のお薬？ 緑内障治療剤、診断後の縮瞳点眼剤

サンピロ点眼液3%

参天

5mL 140.20円/1瓶

何のお薬？ 緑内障治療剤、診断後の縮瞳点眼剤

サンピロ点眼液4%

参天

5mL 148.30円/1瓶

何のお薬？ 緑内障治療剤、診断後の縮瞳点眼剤

シーブリ吸入用カプセル 50μg

ノバルティス

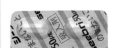

50μg 151.60円/1カプセル

何のお薬？ COPDの気道閉塞性障害に基づく諸症状の緩和

ジクアス点眼液3%

参天

3%5mL 529.70円/1瓶

何のお薬？ ドライアイ治療点眼剤、1日6回

ジクアスLX点眼液3%

参天

3%5mL 1,060.00円/1瓶

何のお薬？ ドライアイ治療点眼剤、1日3回

ジクロード点眼液0.1%

わかもと

5mL

0.1% 52.40円/1mL

何のお薬？ 非ステロイド性抗炎症点眼剤

ジクロフェナクNaテープ 15mg「トーワ」

東和薬品

後発

7cm×10cm 11.10円/1枚

何のお薬？ 経皮吸収型鎮痛消炎剤

ジクロフェナクナトリウムテープ15mg「三和」

三和

後発

7cm×10cm 11.10円/1枚

何のお薬？ 経皮吸収型鎮痛消炎剤

ジクロフェナクNaテープ 30mg「トーワ」

東和薬品

後発

10cm×14cm 17.10円/1枚

何のお薬？ 経皮吸収型鎮痛消炎剤

ジクロフェナクナトリウムテープ30mg「三和」

三和

後発

10cm×14cm 17.10円/1枚

何のお薬？ 経皮吸収型鎮痛消炎剤

ジクロフェナクナトリウムクリーム1%「テイコク」

帝國

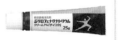

1% 3.60円/1g

何のお薬？ 経皮吸収型鎮痛消炎剤

ジクロフェナクナトリウムテープ15mg「JG」

日本ジェネリック

後発

7cm×10cm 11.10円/1枚

何のお薬？ 経皮吸収型鎮痛消炎剤

ジクロフェナクNaテープ 15mg「ラクール」

三友薬品

後発

7cm×10cm 11.10円/1枚

何のお薬？ 経皮吸収型鎮痛消炎剤

ジクロフェナクナトリウムテープ15mg「NP」

ニプロ

後発

7cm×10cm 11.10円/1枚

何のお薬？ 経皮吸収型鎮痛消炎剤

ジクロフェナクナトリウムテープ15mg「テイコク」

帝國

後発

7cm×10cm 11.10円/1枚

何のお薬？ 経皮吸収型鎮痛消炎剤

ジクロフェナクナトリウムテープ30mg「JG」

日本ジェネリック

後発

10cm×14cm 12.40円/1枚

何のお薬？ 経皮吸収型鎮痛消炎剤

ジクロフェナクNaテープ 30mg「ラクール」

三友薬品

後発

10cm×14cm 17.10円/1枚

何のお薬？ 経皮吸収型鎮痛消炎剤

ジクロフェナクナトリウムテープ30mg「NP」

ニプロ

後発

10cm×14cm 17.10円/1枚

何のお薬？ 経皮吸収型鎮痛消炎剤

ジクロフェナクナトリウムテープ30mg「テイコク」

帝國

後発

10cm×14cm 17.10円/1枚

何のお薬？ 経皮吸収型鎮痛消炎剤

ジクロフェナクナトリウム坐剤12.5mg「日医工」 日医工 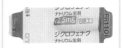 後発 19.70円/1個 何のお薬？ 解熱鎮痛消炎坐剤	**ジクロフェナクナトリウム坐剤25mg「日医工」** 日医工 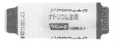 後発 20.30円/1個 何のお薬？ 解熱鎮痛消炎坐剤	**ジクロフェナクナトリウム坐剤50mg「日医工」** 日医工 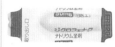 後発 20.30円/1個 何のお薬？ 解熱鎮痛消炎坐剤	**ジクロフェナクNaゲル1%「日本臓器」** 日本臓器 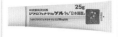 後発 1% 3.60円/1g 何のお薬？ 経皮吸収型鎮痛消炎剤
ジクロフェナクNaテープ15mg「日本臓器」 日本臓器 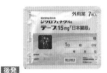 後発 7cmx10cm 11.10円/1枚 何のお薬？ 経皮吸収型鎮痛消炎剤	**ジクロフェナクNaテープ30mg「日本臓器」** 日本臓器 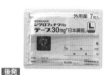 後発 10cmx14cm 17.10円/1枚 何のお薬？ 経皮吸収型鎮痛消炎剤	**ジクロフェナクNaパップ140mg「日本臓器」** 日本臓器 後発 10cmx14cm 17.10円/1枚 何のお薬？ 経皮吸収型鎮痛消炎剤	**ジクロフェナクNaローション1%「日本臓器」** 日本臓器 後発 1% 3.60円/1g 何のお薬？ 経皮吸収型鎮痛消炎剤
ジクロフェナクナトリウム坐剤12.5mg「JG」 日本ジェネリック 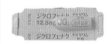 後発 12.5mg 19.70円/1個 何のお薬？ 解熱鎮痛消炎坐剤	**ジクロフェナクナトリウム坐剤25mg「JG」** 日本ジェネリック 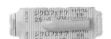 後発 25mg 20.30円/1個 何のお薬？ 解熱鎮痛消炎坐剤	**ジクロフェナクナトリウム坐剤50mg「JG」** 日本ジェネリック 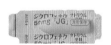 後発 50mg 20.30円/1個 何のお薬？ 解熱鎮痛消炎坐剤	**ジクロフェナクNa坐剤12.5mg「日新」** 日新 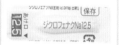 後発 19.70円/1個 何のお薬？ 解熱鎮痛消炎坐剤
ジクロフェナクNa坐剤25mg「日新」 日新 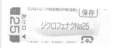 後発 20.30円/1個 何のお薬？ 解熱鎮痛消炎坐剤	**ジクロフェナクNa坐剤50mg「日新」** 日新 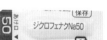 後発 50mg 20.30円/1個 何のお薬？ 解熱鎮痛消炎坐剤	**ジクロフェナクNa点眼液0.1%「日新」** 日新 後発 0.1% 27.20円/1mL 何のお薬？ 非ステロイド性抗炎症点眼剤	**ジフルプレドナートクリーム0.05%「イワキ」** 岩城 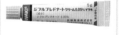 後発 0.05% 9.50円/1g 何のお薬？ 外用合成副腎皮質ホルモン剤
ジフルプレドナート軟膏0.05%「イワキ」 岩城 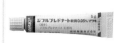 後発 0.05% 9.50円/1g 何のお薬？ 外用合成副腎皮質ホルモン剤	**ジフルプレドナートローション0.05%「MYK」** 日本ジェネリック 後発 0.05% 11.60円/1g 何のお薬？ 外用合成副腎皮質ホルモン剤	**ジフルプレドナートローション0.05%「イワキ」** 岩城 後発 0.05% 9.50円/1g 何のお薬？ 外用合成副腎皮質ホルモン剤	**ジフルプレドナート軟膏0.05%「MYK」** 日本ジェネリック 後発 0.05% 11.60円/1g 何のお薬？ 外用合成副腎皮質ホルモン剤

ジフロラゾン酢酸エステルクリーム0.05%「YD」
陽進堂

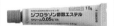

後発

0.05% 11.70円/1g

何のお薬？
外用合成副腎皮質ホルモン剤

ジフロラゾン酢酸エステル軟膏0.05%「YD」
陽進堂

後発

0.05% 11.70円/1g

何のお薬？
外用合成副腎皮質ホルモン剤

シムビコートタービュヘイラー30吸入
アストラゼネカ

30吸入 1,807.50円/1キット

何のお薬？ 気管支喘息・COPD治療配合ドライパウダー式吸入剤

シムビコートタービュヘイラー60吸入
アストラゼネカ

60吸入 3,244.10円/1キット

何のお薬？ 気管支喘息・COPD治療配合ドライパウダー式吸入剤

硝酸イソソルビドテープ40mg「サワイ」
沢井製薬

後発

40mg 35.20円/1枚

何のお薬？ 狭心症・心筋梗塞等虚血性心疾患治療剤

硝酸イソソルビドテープ40mg「テイコク」1
帝國

後発

40mg 35.20円/1枚

何のお薬？ 狭心症・心筋梗塞等虚血性心疾患治療剤

硝酸イソソルビドテープ40mg「テイコク」7
帝國

後発

40mg 35.20円/1枚

何のお薬？ 狭心症・心筋梗塞等虚血性心疾患治療剤

ジルダザック軟膏3%
佐藤

3% 17.00円/1g

何のお薬？ 非ステロイド性抗潰瘍・抗炎症剤

スタデルムクリーム5%
鳥居

5% 13.60円/1g

何のお薬？ 非ステロイド性鎮痛消炎剤

スタデルム軟膏5%
鳥居

5% 13.60円/1g

何のお薬？ 非ステロイド性鎮痛消炎剤

ステロネマ注腸1.5mg
日医工

後発

1.975mg 316.20円/1個

何のお薬？ 限局性腸炎・潰瘍性大腸炎治療薬

ステロネマ注腸3mg
日医工

後発

3.95mg 403.90円/1個

何のお薬？ 限局性腸炎・潰瘍性大腸炎治療薬

スピオルトレスピマット28吸入
日本ベーリンガー

28吸入 3,233.30円/1キット

何のお薬？ COPDの気道閉塞性障害に基づく諸症状の緩和

スピオルトレスピマット60吸入
日本ベーリンガー

60吸入 6,195.80円/1キット

何のお薬？ COPDの気道閉塞性障害に基づく諸症状の緩和

スピリーバ1.25μgレスピマット60吸入
日本ベーリンガー

75μg 2,067.10円/1キット

何のお薬？ 気管支喘息の気道閉塞性障害治療剤

スピリーバ2.5μgレスピマット60吸入
日本ベーリンガー

150μg 3,600.50円/1キット

何のお薬？ COPD・気管支喘息の気道閉塞性障害治療剤

スピリーバ吸入用カプセル18μg
日本ベーリンガー

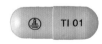

18μg 113.40円/1カプセル

何のお薬？ COPD・気管支喘息の気道閉塞性障害治療剤

スプレキュア点鼻液0.15%
サノフィ

15.75mg10mL 7,122.10円/1瓶

何のお薬？ 子宮内膜症・子宮筋腫等治療剤

スミスリンローション5%
クラシエ

5% 73.70円/1g

何のお薬？
疥癬治療剤

スルプロチン軟膏1%
武田テバファーマ

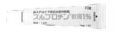

1% 17.10円/1g

何のお薬？
非ステロイド性抗炎症剤

スレンダム軟膏1%

サンファーマ

1% 15.60円/1g

何のお薬？ 非ステロイド性鎮痛消炎剤

スレンダム軟膏1%

ポーラファルマ

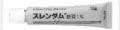

1% 15.60円/1g

何のお薬？ 非ステロイド性鎮痛消炎剤

セクタークリーム3% 25g

久光

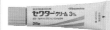

3% 5.20円/1g

何のお薬？ 経皮吸収型鎮痛消炎剤

セクタークリーム3% 50g

久光

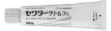

3% 5.20円/1g

何のお薬？ 経皮吸収型鎮痛消炎剤

セクターゲル3% 25g

久光

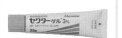

3% 5.20円/1g

何のお薬？ 経皮吸収型鎮痛消炎剤

セクターゲル3% 50g

久光

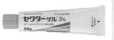

3% 5.20円/1g

何のお薬？ 経皮吸収型鎮痛消炎剤

セクターローション3% 50mL

久光

3% 5.20円/1mL

何のお薬？ 経皮吸収型鎮痛消炎剤

セクターローション3% 100mL

久光

3% 5.20円/1mL

何のお薬？ 経皮吸収型鎮痛消炎剤

セチルピリジニウム塩化物トローチ2mg「イワキ」

岩城

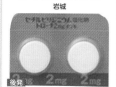

2mg 5.70円/1錠

何のお薬？ 咽頭炎・扁桃炎・口内炎治療剤

ゼビアックスローション2%

マルホ

2% 61.40円/1g

何のお薬？ 表在性皮膚感染症・化膿性炎症を伴うざ瘡（にきび）治療剤

ゼビアックス油性クリーム2%

マルホ

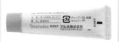

2% 61.40円/1g

何のお薬？ 表在性皮膚感染症・化膿性炎症を伴うざ瘡（にきび）治療剤

ゼフナートクリーム2%

全薬工業

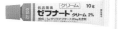

2% 30.50円/1g

何のお薬？ 皮膚真菌症治療剤

ゼフナート外用液2%

全薬工業

2% 30.50円/1mL

何のお薬？ 皮膚真菌症治療剤

ゼペリン点眼液0.1%

わかもと

5mg5mL 562.10円/1瓶

何のお薬？ アレルギー性結膜炎治療点眼剤

ゼポラステープ20mg

三笠

7cm×10cm 10.80円/1枚

何のお薬？ 経皮吸収型鎮痛消炎剤

ゼポラステープ40mg

三笠

10cm×14cm 16.20円/1枚

何のお薬？ 経皮吸収型鎮痛消炎剤

ゼポラスパップ40mg

三笠

10cm×14cm 16.20円/1枚

何のお薬？ 経皮吸収型鎮痛消炎剤

ゼポラスパップ40mg

三笠

10cm×14cm 16.20円/1枚

何のお薬？ 経皮吸収型鎮痛消炎剤

ゼムパックパップ70

救急薬品

10cm×14cm 11.80円/1枚

何のお薬？ 経皮吸収型鎮痛消炎剤

セルタッチテープ70

ファイザー

10cm×14cm 17.10円/1枚

何のお薬？ 経皮吸収型鎮痛消炎剤

セルタッチパップ70

ファイザー

10cm×14cm 17.10円/1枚

何のお薬？
経皮吸収型鎮痛消炎剤

セルタッチパップ70

ファイザー

10cm×14cm 17.10円/1枚

何のお薬？
経皮吸収型鎮痛消炎剤

セルタッチパップ140

ファイザー

20cm×14cm 21.30円/1枚

何のお薬？
経皮吸収型鎮痛消炎剤

セレベント50ディスカス

グラクソ・スミスクライン

50μg60ブリスター 2,234.90円/1キット

何のお薬？　気管支喘息・COPD
治療剤

ソアナース軟膏

テイカ

16.60円/1g

何のお薬？
褥瘡・皮膚潰瘍治療剤

ゾビラックスクリーム5%

グラクソ・スミスクライン

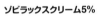

5% 157.10円/1g

何のお薬？
抗ウイルス（単純疱疹治療）剤

ゾビラックス眼軟膏3%

日東メディック

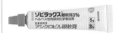

3% 551.50円/1g

何のお薬？
ヘルペス性角膜炎治療用眼軟膏

ゾビラックス軟膏5%

グラクソ・スミスクライン

5% 157.10円/1g

何のお薬？
抗ウイルス（単純疱疹治療）剤

ソフラチュール貼付剤10cm

テイカ

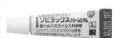

(10.8mg)10cm×10cm 54.10円/1枚

何のお薬？
化膿性疾患用剤

ソフラチュール貼付剤30cm

テイカ

(32.4mg)10cm×30cm 128.60円/1枚

何のお薬？
化膿性疾患用剤

ソルバノン

マイラン

10g 27.90円/1g

何のお薬？
皮膚保護剤

ソルベース

陽進堂

10g 27.90円/1g

何のお薬？
皮膚保護剤

ダイアコートクリーム0.05%

帝國

0.05% 11.70円/1g

何のお薬？
外用合成副腎皮質ホルモン剤

ダイアコート軟膏0.05%
100g

帝國

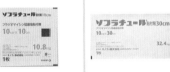

0.05% 11.70円/1g

何のお薬？
外用合成副腎皮質ホルモン剤

ダイアコート軟膏0.05%

帝國

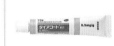

0.05% 11.70円/1g

何のお薬？
外用合成副腎皮質ホルモン剤

ダイアップ坐剤4

高田製薬

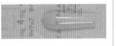

4mg 54.10円/1個

何のお薬？
小児用抗けいれん坐剤

ダイアップ坐剤6

高田製薬

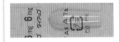

6mg 62.10円/1個

何のお薬？
小児用抗けいれん坐剤

ダイアップ坐剤10

高田製薬

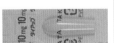

10mg 70.30円/1個

何のお薬？
小児用抗けいれん坐剤

タクロリムス軟膏0.1%
「タカタ」

高田製薬

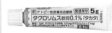

後発　　0.1% 36.70円/1g

何のお薬？
アトピー性皮膚炎治療剤

タクロリムス軟膏0.1%
「PP」

サンファーマ

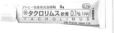

後発　　0.1% 41.00円/1g

何のお薬？
アトピー性皮膚炎治療剤

タクロリムス軟膏0.1%「イワキ」 岩城 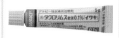 後発 0.1% 41.00円/1g 何のお薬？ アトピー性皮膚炎治療剤	**タチオン点眼用2%** 日本ジェネリック 2% 35.80円/1mL 何のお薬？ 初期老人性白内障・角膜潰瘍等治療点眼剤	**タプコム配合点眼液** 参天 781.00円/1mL 何のお薬？ 緑内障・高眼圧症治療点眼剤	**タプロスミニ点眼液0.0015%** 参天 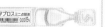 0.0015%0.3mL 83.80円/1個 何のお薬？ 緑内障・高眼圧症治療点眼剤
タプロス点眼液0.0015% 参天 0.0015% 825.60円/1mL 何のお薬？ 緑内障・高眼圧症治療点眼剤	**ダラシンTゲル1%** 佐藤 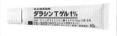 1% 26.00円/1g 何のお薬？ 化膿性炎症を伴うざ瘡（にきび）治療剤	**ダラシンTローション1%** 佐藤 1% 26.00円/1mL 何のお薬？ 化膿性炎症を伴うざ瘡（にきび）治療剤	**タリビッド眼軟膏0.3%** 参天 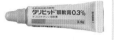 0.3% 113.50円/1g 何のお薬？ 眼瞼炎・涙嚢炎・ものもらい・結膜炎・角膜炎等治療眼軟膏
タリビッド耳科用0.3% 第一三共 3mg 111.20円/1mL 何のお薬？ ニューキノロン系抗菌耳科用製剤	**タリビッド点眼液0.3%** 参天 0.3% 107.40円/1mL 何のお薬？ 眼瞼炎・涙嚢炎・ものもらい・結膜炎・角膜炎等治療点眼剤	**タリムス点眼液0.1%** 千寿 0.1%5mL 9,785.30円/1瓶 何のお薬？ 春季カタル治療点眼剤	**チモプトールXE点眼液0.25%** 参天 0.25% 320.60円/1mL 何のお薬？ 緑内障・高眼圧症治療点眼剤
チモプトールXE点眼液0.5% 参天 0.5% 454.50円/1mL 何のお薬？ 緑内障・高眼圧症治療点眼剤	**チモプトール点眼液0.25%** 参天 0.25% 99.10円/1mL 何のお薬？ 緑内障・高眼圧症治療点眼剤	**チモプトール点眼液0.5%** 参天 0.5% 131.20円/1mL 何のお薬？ 緑内障・高眼圧症治療点眼剤	**チモロール点眼液0.25%「杏林」** 杏林 後発 0.25%1mL 49.00円/1mL 何のお薬？ 緑内障・高眼圧症治療点眼剤
チモロールXE点眼液0.25%「ニットー」 東亜薬品 後発 0.25% 207.40円/1mL 何のお薬？ 緑内障・高眼圧症治療点眼剤	**ツロブテロールテープ0.5mg「YP」** 祐徳薬品 後発 0.5mg 16.10円/1枚 何のお薬？ 経皮吸収型気管支拡張剤	**ツロブテロールテープ0.5mg「トーワ」** 東和薬品 後発 0.5mg 16.10円/1枚 何のお薬？ 経皮吸収型気管支拡張剤	**ツロブテロールテープ1mg「YP」** 祐徳薬品 後発 1mg 22.70円/1枚 何のお薬？ 経皮吸収型気管支拡張剤

ツロブテロールテープ1mg「トーワ」	ツロブテロールテープ2mg「YP」	ツロブテロールテープ2mg「トーワ」	ツロブテロールテープ0.5mg「MED」
東和薬品	祐徳薬品	東和薬品	メディサ新薬
後発	後発	後発	後発
1mg 22.70円/1枚	2mg 30.50円/1枚	2mg 30.50円/1枚	0.5mg 17.60円/1枚
何のお薬？経皮吸収型気管支拡張剤	何のお薬？経皮吸収型気管支拡張剤	何のお薬？経皮吸収型気管支拡張剤	何のお薬？経皮吸収型気管支拡張剤

ツロブテロールテープ0.5mg「NP」	ツロブテロールテープ0.5mg「サワイ」	ツロブテロールテープ0.5mg「テイコク」	ツロブテロールテープ0.5mg「ファイザー」
ニプロ	沢井製薬	帝國	ファイザー
後発	後発	後発	後発
0.5mg 12.30円/1枚	0.5mg 16.10円/1枚	0.5mg 17.60円/1枚	0.5mg 12.30円/1枚
何のお薬？経皮吸収型気管支拡張剤	何のお薬？経皮吸収型気管支拡張剤	何のお薬？経皮吸収型気管支拡張剤	何のお薬？経皮吸収型気管支拡張剤

ツロブテロールテープ0.5mg「日医工」	ツロブテロールテープ1mg「QQ」	ツロブテロールテープ1mg「サワイ」	ツロブテロールテープ1mg「日医工」
日医工	救急薬品	沢井製薬	日医工
後発	後発	後発	後発
0.5mg 16.10円/1枚	1mg 22.70円/1枚	1mg 16.20円/1枚	1mg 22.70円/1枚
何のお薬？経皮吸収型気管支拡張剤	何のお薬？経皮吸収型気管支拡張剤	何のお薬？経皮吸収型気管支拡張剤	何のお薬？経皮吸収型気管支拡張剤

ツロブテロールテープ1mg「MED」	ツロブテロールテープ1mg「NP」	ツロブテロールテープ1mg「テイコク」	ツロブテロールテープ1mg「ファイザー」
メディサ新薬	ニプロ	帝國	ファイザー
後発	後発	後発	後発
1mg 25.00円/1枚	1mg 16.20円/1枚	1mg 25.00円/1枚	1mg 16.20円/1枚
何のお薬？経皮吸収型気管支拡張剤	何のお薬？経皮吸収型気管支拡張剤	何のお薬？経皮吸収型気管支拡張剤	何のお薬？経皮吸収型気管支拡張剤

ツロブテロールテープ2mg「QQ」	ツロブテロールテープ2mg「サワイ」	ツロブテロールテープ2mg「日医工」	ツロブテロールテープ2mg「MED」
救急薬品工業	沢井製薬	日医工	メディサ新薬
後発	後発	後発	後発
2mg 30.50円/1枚	2mg 30.50円/1枚	2mg 24.10円/1枚	2mg 32.70円/1枚
何のお薬？経皮吸収型気管支拡張剤	何のお薬？経皮吸収型気管支拡張剤	何のお薬？経皮吸収型気管支拡張剤	何のお薬？経皮吸収型気管支拡張剤

ツロブテロールテープ2mg「NP」	**ツロブテロールテープ2mg「テイコク」**	**ツロブテロールテープ2mg「ファイザー」**	**ディスコビスク1.0眼粘弾剤**
ニプロ	帝國	ファイザー	日本アルコン
			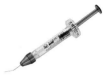
後発	後発	後発	
2mg 24.10円/1枚	2mg 30.50円/1枚	2mg 24.10円/1枚	1mL 8,551.00円/1筒
何のお薬？ 経皮吸収型気管支拡張剤	何のお薬？ 経皮吸収型気管支拡張剤	何のお薬？ 経皮吸収型気管支拡張剤	何のお薬？ 眼科手術補助剤

ディビゲル1mg	**テクスメテン ユニバーサル クリーム0.1%**	**テクスメテン軟膏0.1%**	**デスモプレシン・スプレー 10協和**
ポーラファルマ	佐藤	佐藤	協和キリン
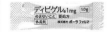	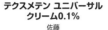		
1mg 50.10円/1包	0.1% 12.80円/1g	0.1% 12.80円/1g	500μg 3,777.00円/1瓶
何のお薬？ 経皮吸収型女性ホルモン製剤	何のお薬？ 外用合成副腎皮質ホルモン剤	何のお薬？ 外用合成副腎皮質ホルモン剤	何のお薬？ 尿浸透圧あるいは尿比重の低下に伴う夜尿症治療剤

デタントール0.01%点眼液	**デュアック配合ゲル**	**デュオトラバ配合点眼液**	**デュロテップMTパッチ4.2mg**
参天	ポーラファルマ	ノバルティスファーマ	ヤンセンファーマ
0.01% 210.80円/1mL	115.60円/1g	790.50円/1mL	4.2mg 2,868.40円/1枚
何のお薬？ 緑内障・高眼圧症治療点眼剤	何のお薬？ 尋常性ざ瘡（にきび）治療剤	何のお薬？ 緑内障・高眼圧症治療点眼剤	何のお薬？ 持続性疼痛治療剤

テリルジー100エリプタ14 吸入用	**テリルジー100エリプタ30 吸入用**	**テリルジー200エリプタ14 吸入用**	**テリルジー200エリプタ30 吸入用**
グラクソ・スミスクライン	グラクソ・スミスクライン	グラクソ・スミスクライン	グラクソ・スミスクライン
14吸入 4,160.80円/1キット	30吸入 8,805.10円/1キット	14吸入 4,738.50円/1キット	30吸入 10,043.30円/1キット
何のお薬？ 気管支喘息・COPD（慢性気管支炎・肺気腫）治療剤	何のお薬？ 気管支喘息・COPD（慢性気管支炎・肺気腫）治療剤	何のお薬？ 気管支喘息治療剤	何のお薬？ 気管支喘息治療剤

テルビナフィン塩酸塩外用液1%「サワイ」	**テルビナフィン塩酸塩クリーム1%「JG」**	**テルビナフィン塩酸塩クリーム1%「トーワ」**	**テルビナフィン塩酸塩クリーム1%「サワイ」**
沢井製薬	日本ジェネリック	東和薬品	沢井製薬
	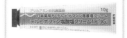	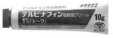	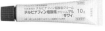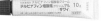
後発	後発	後発	後発
1% 10.50円/1g	1% 10.50円/1g	1% 15.00円/1g	1% 10.50円/1g
何のお薬？ 皮膚真菌症治療薬	何のお薬？ 白癬、皮膚カンジダ症、癜風	何のお薬？ 白癬、皮膚カンジダ症、癜風	何のお薬？ 皮膚真菌症治療薬

デルモベートクリーム 0.05% グラクソ・スミスクライン 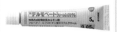 0.05% 17.40円/1g 何のお薬？ 外用合成副腎皮質ホルモン剤	**デルモベートクリーム 0.05%** グラクソ・スミスクライン 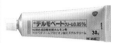 0.05% 17.40円/1g 何のお薬？ 外用合成副腎皮質ホルモン剤	**デルモベート スカルプローション0.05%** グラクソ・スミスクライン 0.05% 17.40円/1g 何のお薬？ 外用合成副腎皮質ホルモン剤	**デルモベート軟膏0.05%** グラクソ・スミスクライン 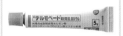 0.05% 17.40円/1g 何のお薬？ 外用合成副腎皮質ホルモン剤
デルモベート軟膏0.05% グラクソ・スミスクライン 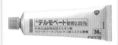 0.05% 17.40円/1g 何のお薬？ 外用合成副腎皮質ホルモン剤	**テレミンソフト坐薬10mg** EAファーマ 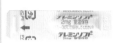 10mg 20.30円/1個 何のお薬？ 便秘症、消化管検査時などの腸管内容物の排除用剤	**トービイ吸入液300mg** ノバルティス 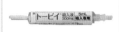 300mg5mL 9,045.00円/1管 何のお薬？ 囊胞性線維症における緑膿菌による呼吸器感染治療剤	**トスフロ点眼液0.3%** 日東メディック 0.3% 80.40円/1mL 何のお薬？ 眼瞼炎・涙囊炎・ものもらい・結膜炎・角膜炎等治療点眼剤
トパルジック軟膏1% アルフレッサ 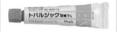 1% 14.50円/1g 何のお薬？ 非ステロイド性鎮痛消炎剤	**トプシムEクリーム0.05% 5g** 田辺三菱 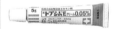 0.05% 16.70円/1g 何のお薬？ 外用合成副腎皮質ホルモン剤	**トプシムEクリーム0.05% 10g** 田辺三菱 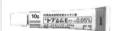 0.05% 16.70円/1g 何のお薬？ 外用合成副腎皮質ホルモン剤	**トプシムクリーム0.05% 5g** 田辺三菱 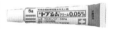 0.05% 16.70円/1g 何のお薬？ 外用合成副腎皮質ホルモン剤
トプシムクリーム0.05% 10g 田辺三菱 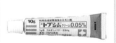 0.05% 16.70円/1g 何のお薬？ 外用合成副腎皮質ホルモン剤	**トプシムスプレー0.0143%** 田辺三菱 0.0143% 10.90円/1g 何のお薬？ 外用合成副腎皮質ホルモン剤	**トプシムローション0.05%** 田辺三菱 0.05% 16.70円/1g 何のお薬？ 外用合成副腎皮質ホルモン剤	**トプシム軟膏0.05%** 田辺三菱 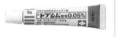 0.05% 16.70円/1g 何のお薬？ 外用合成副腎皮質ホルモン剤
トプシム軟膏0.05% 田辺三菱 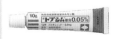 0.05% 16.70円/1g 何のお薬？ 外用合成副腎皮質ホルモン剤	**トブラシン点眼液0.3%** 日東メディック 3mg 36.40円/1mL 何のお薬？ 眼瞼炎・涙囊炎・ものもらい・結膜炎・角膜炎等治療点眼剤	**ドボネックス軟膏 50μg/g** レオファーマ 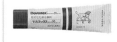 0.005% 76.30円/1g 何のお薬？ 尋常性乾癬治療剤	**ドボベット軟膏** レオファーマ 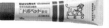 188.00円/1g 何のお薬？ 尋常性乾癬治療薬

トラニラスト点眼液0.5%「JG」 日本ジェネリック 後発 25mg5mL 244.10円/1瓶 何のお薬？ アレルギー性結膜炎治療点眼剤	**トラニラスト点眼液0.5%「サワイ」** 沢井製薬 後発 25mg5mL 244.10円/1瓶 何のお薬？ アレルギー性結膜炎治療点眼剤	**トラニラスト点眼液0.5%「SN」** シオノケミカル 後発 25mg5mL 244.10円/1瓶 何のお薬？ アレルギー性結膜炎治療点眼剤	**トラニラスト点眼液0.5%「TS」** テイカ 後発 25mg5mL 244.10円/1瓶 何のお薬？ アレルギー性結膜炎治療点眼剤
トラバタンズ点眼液0.004% ノバルティスファーマ 0.004% 544.60円/1mL 何のお薬？ 緑内障・高眼圧症治療点眼剤	**トラマゾリン点鼻液0.118%「AFP」** アルフレッサ 後発 0.118% 5.90円/1mL 何のお薬？ 鼻づまり改善剤（血管収縮作用）	**トラメラスPF点眼液0.5%** 日本点眼 25mg5mL 399.00円/1瓶 何のお薬？ アレルギー性結膜炎治療点眼剤	**トラメラス点眼液0.5%** ニッテン 25mg5mL 372.90円/1瓶 何のお薬？ アレルギー性結膜炎治療点眼剤
トリアムシノロンアセトニド口腔用貼付剤25μg「大正」 帝國  後発 25μg 34.50円/1枚 何のお薬？ アフタ性口内炎治療剤	**トルソプト点眼液0.5%** 参天 0.5% 139.70円/1mL 何のお薬？ 緑内障・高眼圧症治療点眼剤	**トルソプト点眼液1%** 参天 1% 183.20円/1mL 何のお薬？ 緑内障・高眼圧症治療点眼剤	**ドルモロール配合点眼液「日点」** 日本点眼薬 142.20円/1mL 何のお薬？ 緑内障・高眼圧症治療点眼剤
ドルモロール配合点眼液「わかもと」 わかもと 後発 147.20円/1mL 何のお薬？ 緑内障・高眼圧症治療点眼剤	**トロピカミド点眼液0.4%「日点」** 日本点眼薬 後発 0.4% 17.70円/1mL 何のお薬？ 診断・治療用散瞳と調節麻痺用点眼剤	**ドンペリドン坐剤30mg「タカタ」** 高田製薬 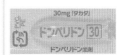 後発 30mg 43.50円/1個 何のお薬？ 小児用消化器症状改善用坐剤	**ドンペリドン坐剤10mg「日新」** 日新 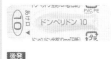 後発 10mg 25.30円/1個 何のお薬？ 小児用消化器症状改善用坐剤
ドンペリドン坐剤30mg「日新」 日新 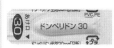 後発 30mg 43.50円/1個 何のお薬？ 小児用消化器症状改善用坐剤	**ドンペリドン坐剤10mg「JG」** 日本ジェネリック 後発 10mg 25.30円/1個 何のお薬？ 小児用消化器症状改善用坐剤	**ドンペリドン坐剤30mg「JG」** 日本ジェネリック 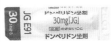 後発 30mg 39.50円/1個 何のお薬？ 小児用消化器症状改善用坐剤	**ナウゼリン坐剤10** 協和キリン 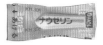 10mg 41.40円/1個 何のお薬？ 小児用消化器症状改善用坐剤

ナウゼリン坐剤30	ナウゼリン坐剤60	ナサニール点鼻液0.2%	ナゾネックス点鼻液 50μg56噴霧用
協和キリン	協和キリン	ファイザー	MSD
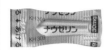			
30mg 66.00円/1個	60mg 93.70円/1個	10mg5mL 5,840.00円/1瓶	5mg10g 986.70円/1瓶
何のお薬？ 小児用消化器症状改善用坐剤	何のお薬？ 消化器症状改善用坐剤	何のお薬？ 子宮内膜症・子宮筋腫等治療剤	何のお薬？ アレルギー性鼻炎治療剤

ナゾネックス点鼻液 50μg112噴霧用	ナパゲルンクリーム3%	ナパゲルンローション3%	ナパゲルン軟膏3%
MSD	ファイザー	ファイザー	ファイザー
	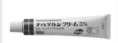		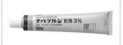
9mg18g 1,944.30円/1瓶	3% 5.90円/1g	3% 5.90円/1mL	3% 5.90円/1g
何のお薬？ アレルギー性鼻炎治療剤	何のお薬？ 経皮吸収型鎮痛消炎剤	何のお薬？ 経皮吸収型鎮痛消炎剤	何のお薬？ 経皮吸収型鎮痛消炎剤

ナボールゲル1%	ナボールゲル1%	ナボールテープ15mg	ナボールテープL30mg
久光	久光	久光	久光
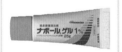		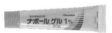	
1% 5.90円/1g	1% 5.90円/1g	7cm×10cm 12.30円/1枚	10cm×14cm 19.80円/1枚
何のお薬？ 経皮吸収型鎮痛消炎剤	何のお薬？ 経皮吸収型鎮痛消炎剤	何のお薬？ 経皮吸収型鎮痛消炎剤	何のお薬？ 経皮吸収型鎮痛消炎剤

ナボールパップ70mg	ナボールパップ140mg	ニコチネルTTS10	ニコチネルTTS20
久光	久光	グラクソ・スミスクライン	グラクソ・スミスクライン
7cm×10cm 12.30円/1枚	10cm×14cm 19.80円/1枚	(17.5mg) 10c㎡ 208.20円/1枚	(35mg) 20c㎡ 222.70円/1枚
何のお薬？ 経皮吸収型鎮痛消炎剤	何のお薬？ 経皮吸収型鎮痛消炎剤	何のお薬？ 禁煙補助剤	何のお薬？ 禁煙補助剤

ニコチネルTTS30	ニゾラールクリーム2%	ニゾラールローション2%	ニトロールスプレー1.25mg
グラクソ・スミスクライン	ヤンセンファーマ	ヤンセンファーマ	エーザイ
	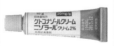		
(52.5mg) 30c㎡ 228.40円/1枚	2% 21.50円/1g	2% 22.00円/1g	163.5mg10g 979.10円/1瓶
何のお薬？ 禁煙補助剤	何のお薬？ 皮膚真菌症治療剤	何のお薬？ 皮膚真菌症治療点眼剤	何のお薬？ 狭心症発作寛解用口腔内スプレー剤

ニトロダームTTS25mg サンファーマ 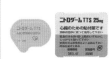 （25mg）10cm²51.40円/1枚 **何のお薬？** 経皮吸収型狭心症治療剤	**ニプラジロール点眼液 0.25%「サワイ」** 沢井製薬 後発 0.25% 139.60円/1mL **何のお薬？** 緑内障・高眼圧症治療点眼剤	**ニプラノール点眼液0.25%** テイカ 0.25% 161.50円/1mL **何のお薬？** 緑内障・高眼圧症治療点眼剤	**ニフラン点眼液0.1%** 千寿 0.1% 32.70円/1mL **何のお薬？** 非ステロイド性抗炎症点眼剤
ニュープロパッチ2.25mg 大塚 2.25mg 225.70円/1枚 **何のお薬？** パーキンソン病治療剤 レストレスレッグス症候群治療剤	**ニュープロパッチ4.5mg** 大塚 4.5mg 346.80円/1枚 **何のお薬？** パーキンソン病治療剤 レストレスレッグス症候群治療剤	**ニュープロパッチ9mg** 大塚 9mg 531.90円/1枚 **何のお薬？** パーキンソン病治療剤	**ニュープロパッチ13.5mg** 大塚 13.5mg 679.10円/1枚 **何のお薬？** パーキンソン病治療剤
ニュープロパッチ18mg 大塚 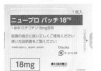 18mg 806.80円/1枚 **何のお薬？** パーキンソン病治療剤	**ネオキシテープ73.5mg** 久光  73.5mg 154.00円/1枚 **何のお薬？** 過活動膀胱における尿意 切迫感、頻尿および切迫性尿失禁改善剤	**ネオシネジンコーワ5% 点眼液** 興和 5% 40.90円/1mL **何のお薬？** 診断・治療用散瞳点眼剤	**ネオベノール点眼液0.4%** 日本点眼薬 0.4% 20.40円/1mL **何のお薬？** 眼科領域の表面麻酔点眼剤
ネオメドロールEE軟膏 ファイザー 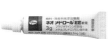 46.60円/1g **何のお薬？** 外眼部・前眼部の炎症 性疾患、外耳の湿疹・皮膚炎治療剤	**ネバナック懸濁性点眼液 0.1%** ノバルティスファーマ 0.1% 143.00円/1mL **何のお薬？** 非ステロイド性抗炎症点眼剤	**ネリゾナクリーム0.1%** バイエル 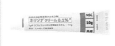 0.1% 19.30円/1g **何のお薬？** 外用合成副腎皮質ホルモン剤	**ネリゾナソリューション0.1%** バイエル 0.1% 19.30円/1mL **何のお薬？** 外用合成副腎皮質ホルモン剤
ネリゾナユニバーサル クリーム0.1% バイエル 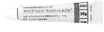 0.1% 19.30円/1g **何のお薬？** 外用合成副腎皮質ホルモン剤	**ネリゾナ軟膏0.1%** バイエル 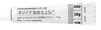 0.1% 19.30円/1g **何のお薬？** 外用合成副腎皮質ホルモン剤	**ネリゾナ軟膏0.1%** バイエル 0.1% 19.30円/1g **何のお薬？** 外用合成副腎皮質ホルモン剤	**ノフロ点眼液0.3%** 日医工 0.3% 110.60円/1mL **何のお薬？** 眼瞼炎・涙嚢炎・ものも らい・結膜炎・角膜炎等治療点眼剤

ノルスパンテープ5mg

ムンディファーマ

5mg 1,579.10円/1枚

何のお薬？
経皮吸収型持続性疼痛治療剤

ノルスパンテープ10mg

ムンディファーマ

10mg 2,431.40円/1枚

何のお薬？
経皮吸収型持続性疼痛治療剤

ノルスパンテープ20mg

ムンディファーマ

20mg 3,743.30円/1枚

何のお薬？
経皮吸収型持続性疼痛治療剤

ノルフロキサシン点眼液 0.3%「Nikp」

日医工

後発 0.3% 110.60円/1mL

何のお薬？ 眼瞼炎・涙嚢炎・ものも
らい・結膜炎・角膜炎等治療点眼剤

ハイパジールコーワ点眼液 0.25%

興和

0.25% 233.60円/1mL

何のお薬？
緑内障・高眼圧症治療点眼剤

バクシダール点眼液0.3%

杏林

0.3% 110.60円/1mL

何のお薬？ 眼瞼炎・涙嚢炎・ものも
らい・結膜炎・角膜炎等治療点眼剤

バクスミー点鼻粉末剤3mg

日本イーライリリー

3mg 8368.60円/1瓶

何のお薬？
低血糖時の救急処置剤

バクトロバン鼻腔用軟膏2%

グラクソ・スミスクライン

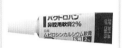

2% 524.40円/1g

何のお薬？
鼻腔内MRSA除菌剤

パスタロンクリーム20%

佐藤

20% 4.80円/1g

何のお薬？
角化性・乾燥性皮膚疾患治療剤

パスタロンソフト軟膏10%

佐藤

10% 4.60円/1g

何のお薬？
角化性・乾燥性皮膚疾患治療剤

パスタロンソフト軟膏20%

佐藤

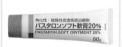

20% 4.80円/1g

何のお薬？
角化性・乾燥性皮膚疾患治療剤

パスタロンローション10%

佐藤

10% 4.60円/1g

何のお薬？
角化性・乾燥性皮膚疾患治療剤

パソレーターテープ27mg

三和

(27mg) 14cm² 45.20円/1枚

何のお薬？
経皮吸収型狭心症治療剤

パタノール点眼液0.1%

ノバルティスファーマ

0.1% 105.90円/1mL

何のお薬？
アレルギー性結膜炎治療点眼剤

ハップスターID70mg

大石膏盛堂

10cm×14cm 11.80円/1枚

何のお薬？
外用鎮痛消炎剤

パニマイシン点眼液0.3%

Meiji Seikaファルマ

3mg 33.80円/1mL

何のお薬？ 眼瞼炎・涙嚢炎・ものも
らい・結膜炎・角膜炎等治療点眼剤

パピロックミニ点眼液0.1%

参天

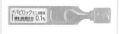

0.1%0.4mL 156.20円/1個

何のお薬？
春季カタル治療点眼剤

パルミコート100μg タービュヘイラー112吸入

アストラゼネカ

11.2mg 1,074.60円/1瓶（100μg）

何のお薬？ 気管支喘息治療用ド
ライパウダー式吸入剤

パルミコート200μg タービュヘイラー56吸入

アストラゼネカ

11.2mg 1,074.60円/1瓶（200μg）

何のお薬？ 気管支喘息治療用ド
ライパウダー式吸入剤

パルミコート200μg タービュヘイラー112吸入

アストラゼネカ

22.4mg 1,354.50円/1瓶（200μg）

何のお薬？ 気管支喘息治療用ド
ライパウダー式吸入剤

パルミコート吸入液0.25mg

アストラゼネカ

0.25mg2mL 130.70円/1管

何のお薬？ 気管支喘息治療用吸入剤

パルミコート吸入液0.5mg

アストラゼネカ

0.5mg2mL 177.70円/1管

何のお薬？ 気管支喘息治療用吸入剤

ハルロピテープ8mg

久光

8mg 337.30円/1枚

何のお薬？ ドパミン作動性パーキンソン病治療剤

ハルロピテープ16mg

久光

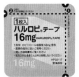

16mg 522.70円/1枚

何のお薬？ ドパミン作動性パーキンソン病治療剤

ハルロピテープ24mg

久光

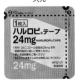

24mg 662.20円/1枚

何のお薬？ ドパミン作動性パーキンソン病治療剤

ハルロピテープ32mg

久光

32mg 810.60円/1枚

何のお薬？ ドパミン作動性パーキンソン病治療剤

ハルロピテープ40mg

久光

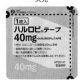

40mg 903.90円/1枚

何のお薬？ ドパミン作動性パーキンソン病治療剤

バンコマイシン眼軟膏1%

日東メディック

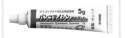

1% 4,896.10円/1g

何のお薬？ MRSA／MRSEによる外眼部疾患治療眼軟膏

バンデルクリーム0.1%

大正

0.1% 20.70円/1g

何のお薬？ 外用合成副腎皮質ホルモン剤

バンデルクリーム0.1%

大正

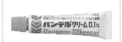

0.1% 20.70円/1g

何のお薬？ 外用合成副腎皮質ホルモン剤

バンデルローション0.1%

大正

0.1% 20.70円/1mL

何のお薬？ 外用合成副腎皮質ホルモン剤

バンデル軟膏0.1%

大正

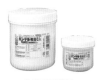

0.1% 20.70円/1g

何のお薬？ 外用合成副腎皮質ホルモン剤

バンデル軟膏0.1%

大正

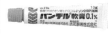

0.1% 20.70円/1g

何のお薬？ 外用合成副腎皮質ホルモン剤

ヒアルロン酸Na点眼液0.1%「JG」

日本ジェネリック

後発

104.60円/1瓶

何のお薬？ 内因性・外因性角結膜上皮障害治療薬

ヒアルロン酸Na点眼液0.1%「センジュ」

千寿製薬

後発

0.1%5mL 173.10円/1瓶

何のお薬？ 内因性・外因性角結膜上皮障害治療薬

ヒアルロン酸Na点眼液0.1%「杏林」

キョーリンリメディオ

後発

104.60円/1瓶

何のお薬？ 内因性・外因性角結膜上皮障害治療薬

ヒアルロン酸Na点眼液0.1%「日新」

日新製薬

後発

104.60円/1瓶

何のお薬？ 内因性・外因性角結膜上皮障害治療薬

ヒアルロン酸Na点眼液0.3%「JG」

日本ジェネリック

後発

126.50円/1瓶

何のお薬？ 内因性・外因性角結膜上皮障害治療薬

ヒアルロン酸Na点眼液0.3%「センジュ」

千寿製薬

後発

0.3%5mL 232.20円/1瓶

何のお薬？ 内因性・外因性角結膜上皮障害治療薬

ヒアルロン酸Na点眼液0.3%「杏林」

キョーリンリメディオ

後発

126.50円/1瓶

何のお薬？ 内因性・外因性角結膜上皮障害治療薬

ヒアルロン酸Na点眼液0.3%「日新」 日新製薬 126.50円/1瓶 何のお薬？ 内因性・外因性角結膜上皮障害治療薬	**ヒアレインミニ点眼液0.1%** 参天  0.1%0.4mL 19.90円/1個 何のお薬？ 角結膜上皮障害治療用点眼剤	**ヒアレインミニ点眼液0.3%** 参天 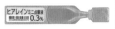 0.3%0.4mL 27.20円/1個 何のお薬？ 角結膜上皮障害治療用点眼剤	**ヒアレイン点眼液0.1%** 参天 0.1%5mL 272.40円/1瓶 何のお薬？ 角結膜上皮障害治療用点眼剤
ヒアレイン点眼液0.3% 参天 0.3%5mL 391.50円/1瓶 何のお薬？ 角結膜上皮障害治療用点眼剤	**ビーエスエスプラス500眼灌流液0.0184%** 日本アルコン 0.46%20mL 3,007.50円/1瓶（希釈液付） 何のお薬？ オキシグルタチオン眼灌流・洗浄液	**ビジュアリン眼科耳鼻科用液0.1%** 千寿 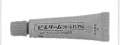 0.1%1mL 32.30円/1mL 何のお薬？ ステロイド性抗炎症剤	**ビスダームクリーム0.1%** 帝國 0.1% 26.90円/1g 何のお薬？ 外用合成副腎皮質ホルモン剤
ビスダーム軟膏0.1% 帝國 0.1% 26.90円/1g 何のお薬？ 外用合成副腎皮質ホルモン剤	**ビソノテープ2mg** トーアエイヨー 2mg 47.30円/1枚 何のお薬？ 高血圧症治療剤（経皮吸収型β1遮断剤）	**ビソノテープ4mg** トーアエイヨー 4mg 64.90円/1枚 何のお薬？ 高血圧症治療剤（経皮吸収型β1遮断薬）	**ビソノテープ8mg** トーアエイヨー 8mg 87.00円/1枚 何のお薬？ 高血圧症治療剤（経皮吸収型β1遮断薬）
ビソルボン吸入液0.2% サノフィ 0.2% 12.10円/1mL 何のお薬？ 気道粘液溶解剤	**ビダラビン軟膏3%「JG」** シオノケミカル 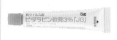 3% 82.30円/1g 何のお薬？ 抗ウイルス（帯状疱疹・単純疱疹の治療）剤	**ビダラビン軟膏3%「MEEK」** 小林化工 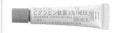 3% 82.30円/1g 何のお薬？ 抗ウイルス（帯状疱疹・単純疱疹の治療）剤	**ビダラビン軟膏3%「SW」** 沢井製薬 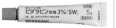 82.30円/1g 何のお薬？ 帯状疱疹、単純疱疹
ビベスピエアロスフィア28吸入 アストラゼネカ 28吸入 1,584.30円/1キット 何のお薬？ COPD治療配合剤	**ビベスピエアロスフィア120吸入** アストラゼネカ 120吸入 6,392.60円/1キット 何のお薬？ COPD治療配合剤	**ビホナゾールクリーム1%「サワイ」** 沢井製薬 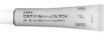 1% 8.80円/1g 何のお薬？ 皮膚真菌症治療剤	**ビマトプロスト点眼液0.03%「SEC」** 参天 0.03% 195.10円/1mL 何のお薬？ 緑内障・高眼圧症治療点眼剤

ビマトプロスト点眼液0.03%「ニットー」
日東メディック

後発
0.03% 195.10円/1mL

何のお薬？
緑内障・高眼圧症治療点眼剤

ビマトプロスト点眼液0.03%「わかもと」
わかもと

後発
0.03% 177.50円/1mL

何のお薬？
緑内障・高眼圧症治療点眼剤

ビマトプロスト点眼液0.03%「日新」
日新

後発
0.03% 232.20円/1mL

何のお薬？
緑内障・高眼圧症治療点眼剤

ピマリシン眼軟膏1%「センジュ」
千寿

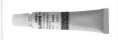

10mg 604.80円/1g

何のお薬？ 角膜真菌症治療眼軟膏

ピマリシン点眼液5%「センジュ」
千寿

50mg 628.30円/1mL

何のお薬？ 角膜真菌症治療点眼剤

ヒルドイドクリーム0.3% 20g
マルホ

0.3% 19.20円/1g

何のお薬？
血行促進・皮膚保湿剤

ヒルドイドクリーム0.3% 160g
マルホ

0.3% 19.20円/1g

何のお薬？
血行促進・皮膚保湿剤

ヒルドイドゲル0.3% 25g
マルホ

0.3% 11.50円/1g

何のお薬？
血行促進・皮膚保湿剤

ヒルドイドゲル0.3% 50g
マルホ

0.3% 11.50円/1g

何のお薬？
血行促進・皮膚保湿剤

ヒルドイドソフト軟膏0.3%
マルホ

0.3% 19.20円/1g

何のお薬？
血行促進・皮膚保湿剤

ヒルドイドソフト軟膏0.3%
マルホ

0.3% 19.20円/1g

何のお薬？
血行促進・皮膚保湿剤

ヒルドイドローション0.3%
マルホ

0.3% 19.20円/1g

何のお薬？
血行促進・皮膚保湿剤

ビレーズトリエアロスフィア120吸入
アストラゼネカ

120吸入 8,771.90円/1キット

何のお薬？
COPD治療配合剤

フィブラストスプレー250
科研

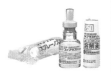

250μg 6,738.50円/1瓶（溶解液付）

何のお薬？
褥瘡・皮膚潰瘍治療剤

フィブラストスプレー500
科研

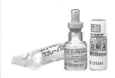

500μg 7,820.60円/1瓶（溶解液付）

何のお薬？
褥瘡・皮膚潰瘍治療剤

フエナゾールクリーム5%
マイランEPD

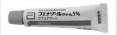

5% 16.00円/1g

何のお薬？
皮膚疾患用抗炎症鎮痛剤

フエナゾール軟膏5%
マイランEPD

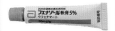

5% 16.00円/1g

何のお薬？
皮膚疾患用抗炎症鎮痛剤

フェルデン軟膏0.5%
ファイザー

0.5% 6.60円/1g

何のお薬？
経皮吸収型抗炎症鎮痛剤

フェルビナクパップ70mg「NP」
ニプロ

後発
10cm×14cm 14.00円/1枚

何のお薬？ 経皮吸収型抗炎症鎮痛剤（無香性）

フェルビナクパップ70mg「サワイ」
沢井製薬

後発
10cm×14cm 14.00円/1枚

何のお薬？ 外傷後の腫脹・疼痛他の鎮痛・消炎

605

フェルビナクパップ 70mg「ラクール」	フェルビナクパップ 140mg「ラクール」	フェルビナローション3%「ラクール」	フシジンレオ軟膏2%
大石膏盛堂	大石膏盛堂	大石膏盛堂	第一三共
	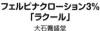		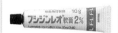
後発	後発	後発	
10cm×14cm 14.00円/1枚	17.30円/1枚	3.00円/1mL	20mg 17.90円/1g
何のお薬？ 外傷後の腫脹・疼痛他の鎮痛・消炎	何のお薬？ 外傷後の腫脹・疼痛他の鎮痛・消炎	何のお薬？ 外傷後の腫脹・疼痛他の鎮痛・消炎	何のお薬？皮膚感染症等治療剤

ブデソニド吸入液0.25mg「武田テバ」	ブデソニド吸入液0.5mg「武田テバ」	フラジール膣錠250mg	フランドルテープ40mg
武田テバ	武田テバ	富士	トーアエイヨー

後発	後発		
0.25mg2mL 49.90円/1管	0.5mg2mL 72.10円/1管	36.20円/1錠	40mg 48.10円/1枚
何のお薬？吸入ステロイド喘息治療剤	何のお薬？吸入ステロイド喘息治療剤	何のお薬？抗トリコモナス薬	何のお薬？ 狭心症・心筋梗塞等虚血性心疾患治療剤

ブリモニジン酒石酸塩点眼液0.1%「SEC」	ブリモニジン酒石酸塩点眼液0.1%「日点」	ブリモニジン酒石酸塩点眼液0.1%「わかもと」	ブリモニジン酒石酸塩点眼液0.1%「日新」
参天アイケア	日本点眼	わかもと	日新製薬
後発	後発	後発	後発
0.1% 129.00円/1mL	0.1% 129.00円/1mL	0.1% 129.00円/1mL	0.1% 129.00円/1mL
何のお薬？緑内障、高眼圧症治療点眼薬	何のお薬？緑内障、高眼圧症治療点眼薬	何のお薬？緑内障、高眼圧症治療点眼薬	何のお薬？緑内障、高眼圧症治療点眼薬

フルオシノニド軟膏0.05%「YD」	フルオロメトロン点眼液0.02%「日点」	フルオロメトロン点眼液0.05%「日点」	フルオロメトロン点眼液0.1%「日点」
陽進堂	日本点眼薬研究所	日本点眼薬研究所	日本点眼薬研究所
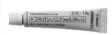			
後発	後発	後発	後発
0.05% 6.80円/1g	0.02% 17.90円/1mL	0.05% 17.90円/1mL	0.1% 17.90円/1mL
何のお薬？外用合成副腎皮質ホルモン剤	何のお薬？ 合成副腎皮質ホルモン点眼剤	何のお薬？ 合成副腎皮質ホルモン点眼剤	何のお薬？ 合成副腎皮質ホルモン点眼剤

フルコートF軟膏	フルタイド50μg エアゾール120吸入用	フルタイド100μg エアゾール60吸入用	フルタイド50ディスカス
田辺三菱	グラクソ・スミスクライン	グラクソ・スミスクライン	グラクソ・スミスクライン
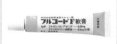			
22.90円/1g	8.83mg10.6g 1,219.30円/1瓶	11.67mg7.0g 1,285.40円/1瓶	50μg60ブリスター 886.40円/1個
何のお薬？ 湿疹・皮膚炎群、掌蹠膿疱症、外傷・熱傷及び手術創等	何のお薬？吸入ステロイド喘息治療剤	何のお薬？吸入ステロイド喘息治療剤	何のお薬？吸入ステロイド喘息治療剤

フルタイド100ディスカス グラクソ・スミスクライン 100μg60ブリスター 1,265.60円/1個 何のお薬？ 吸入ステロイド喘息治療剤	**フルタイド200ディスカス** グラクソ・スミスクライン 200μg60ブリスター 1,644.90円/1個 何のお薬？ 吸入ステロイド喘息治療剤	**フルチカゾンプロピオン酸エステル点鼻液50μg「日医工」28噴霧用** 日医工 後発 2.04mg4mL 319.40円/1瓶 何のお薬？アレルギー性鼻炎・血管運動性鼻炎治療剤	**フルチカゾンプロピオン酸エステル点鼻液50μg「日医工」56噴霧用** 日医工 後発 4.08mg8mL 543.70円/1瓶 何のお薬？アレルギー性鼻炎・血管運動性鼻炎治療剤
フルチカゾンプロピオン酸点鼻液50μg「JG」28噴霧用 長生堂 後発 2.04mg4mL 319.40円/1瓶 何のお薬？アレルギー性鼻炎・血管運動性鼻炎治療剤	**フルチカゾンプロピオン酸点鼻液50μg「JG」56噴霧用** 長生堂 後発 4.08mg8mL 455.60円/1瓶 何のお薬？アレルギー性鼻炎・血管運動性鼻炎治療剤	**フルチカゾン点鼻液25μg小児用「サワイ」56噴霧用** 沢井製薬 後発 2.04mg4mL 316.80円/1瓶 何のお薬？アレルギー性鼻炎・血管運動性鼻炎治療剤	**フルチカゾン点鼻液25μg小児用「杏林」56噴霧用** キョーリンリメディオ 後発 2.04mg4mL 316.80円/1瓶 何のお薬？アレルギー性鼻炎・血管運動性鼻炎治療剤
フルチカゾン点鼻液25μg小児用「日医工」56噴霧用 日医工 後発 2.04mg4mL 316.80円/1瓶 何のお薬？アレルギー性鼻炎・血管運動性鼻炎治療剤	**フルチカゾン点鼻液50μg「NikP」28噴霧用** 日医工 後発 2.04mg4mL 319.40円/1瓶 何のお薬？アレルギー性鼻炎・血管運動性鼻炎治療剤	**フルチカゾン点鼻液50μg「NikP」56噴霧用** 日医工 後発 4.08mg8mL 543.70円/1瓶 何のお薬？アレルギー性鼻炎・血管運動性鼻炎治療剤	**フルチカゾン点鼻液50μg「サワイ」28噴霧用** 沢井製薬 後発 2.04mg4mL 319.40円/1瓶 何のお薬？アレルギー性鼻炎・血管運動性鼻炎治療剤
フルチカゾン点鼻液50μg「サワイ」56噴霧用 沢井製薬 後発 4.08mg8mL 543.70円/1瓶 何のお薬？アレルギー性鼻炎・血管運動性鼻炎治療剤	**フルチカゾンプロピオン酸エステル点鼻液50μg「トーワ」28噴霧用** 東和薬品 後発 2.04mg4mL 342.20円/1瓶 何のお薬？アレルギー性鼻炎・血管運動性鼻炎治療剤	**フルチカゾン点鼻液50μg「杏林」28噴霧用** キョーリンリメディオ 後発 2.04mg4mL 319.40円/1瓶 何のお薬？アレルギー性鼻炎・血管運動性鼻炎治療剤	**フルチカゾン点鼻液50μg「杏林」56噴霧用** キョーリンリメディオ 後発 4.08mg8mL 543.70円/1瓶 何のお薬？アレルギー性鼻炎・血管運動性鼻炎治療剤
フルチカゾン点鼻液50μg「武田テバ」28噴霧用 武田テバ 後発 2.04mg4mL1 319.40円/1瓶 何のお薬？アレルギー性鼻炎・血管運動性鼻炎治療剤	**フルチカゾン点鼻液50μg「武田テバ」56噴霧用** 武田テバ 後発 4.08mg8mL1 543.70円/1瓶 何のお薬？アレルギー性鼻炎・血管運動性鼻炎治療剤	**フルティフォーム50エアゾール120吸入用** 杏林 120吸入 4,679.30円/1瓶 何のお薬？ 気管支喘息治療薬	**フルティフォーム50エアゾール56吸入用** 杏林製薬 56吸入 2,260.50円/1瓶 何のお薬？ 気管支喘息治療薬

フルティフォーム125 エアゾール56吸入用 杏林製薬 56吸入 2,433.80円/1瓶 何のお薬？ 気管支喘息治療薬	**フルティフォーム125 エアゾール120吸入用** 杏林製薬 120吸入 4,928.20円/1瓶 何のお薬？ 気管支喘息治療薬	**フルナーゼ点鼻液 50μg28噴霧用** グラクソ・スミスクライン 2.04mg4mL 452.50円/1瓶 何のお薬？ アレルギー性鼻炎・血管運動性鼻炎治療剤	**フルナーゼ点鼻液 50μg56噴霧用** グラクソ・スミスクライン 4.08mg8mL 795.40円/1瓶 何のお薬？ アレルギー性鼻炎・血管運動性鼻炎治療剤
フルメタクリーム 5g シオノギ製薬 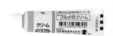 0.1% 23.00円/1g 何のお薬？ 外用合成副腎皮質ホルモン剤	**フルメタクリーム 10g** シオノギ製薬 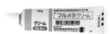 0.1% 23.00円/1g 何のお薬？ 外用合成副腎皮質ホルモン剤	**フルメタクリーム 30g** シオノギ製薬 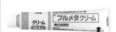 0.1% 23.00円/1g 何のお薬？ 外用合成副腎皮質ホルモン剤	**フルメタローション** シオノギ製薬 0.1% 23.00円/1g 何のお薬？ 外用合成副腎皮質ホルモン剤
フルメタ軟膏 5g シオノギ製薬 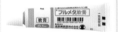 0.1% 23.00円/1g 何のお薬？ 外用合成副腎皮質ホルモン剤	**フルメタ軟膏 10g** シオノギ製薬 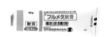 0.1% 23.00円/1g 何のお薬？ 外用合成副腎皮質ホルモン剤	**フルメトロン点眼液0.02%** 参天 0.02% 28.80円/1mL 何のお薬？ 抗炎症ステロイド水性懸濁点眼剤	**フルメトロン点眼液0.1%** 参天 0.1% 34.60円/1mL 何のお薬？ 抗炎症ステロイド水性懸濁点眼剤
プルモザイム吸入液2.5mg 中外 2.5mg2.5mL 6,982.10円/1管 何のお薬？ 嚢胞性線維症治療吸入剤	**ブレオS軟膏5mg/g** 日本化薬 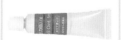 5mg 1,231.80円/1g 何のお薬？ 抗腫瘍性抗生物質外用剤	**プレドニゾロン吉草酸エステル酢酸エステルクリーム0.3%「YD」** 陽進堂 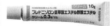 **後発** 0.3% 13.40円/1g 何のお薬？ 外用合成副腎皮質ホルモン剤	**プレドニゾロン吉草酸エステル酢酸エステル軟膏0.3%「YD」** 陽進堂 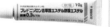 **後発** 0.3% 13.40円/1g 何のお薬？ 外用合成副腎皮質ホルモン剤
プレドニン眼軟膏 シオノギファーマ 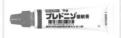 0.25% 61.90円/1g 何のお薬？ 合成副腎皮質ホルモン眼軟膏	**プロスタンディン軟膏0.003%** 小野 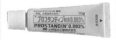 0.003% 40.40円/1g 何のお薬？ 褥瘡・皮膚潰瘍治療剤	**プロトピック軟膏0.1%** マルホ 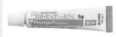 0.1% 74.70円/1g 何のお薬？ アトピー性皮膚炎治療剤	**プロトピック軟膏0.03% 小児用** マルホ 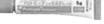 0.03% 83.80円/1g 何のお薬？ アトピー性皮膚炎治療剤

ブロナック点眼液0.1%

千寿

0.1% 76.80円/1mL

何のお薬？
非ステロイド性抗炎症点眼剤

ブロムフェナクNa点眼液 0.1%「日点」

日本点眼

後発
0.1% 36.00円/1mL

何のお薬？
合成副腎皮質ホルモン点眼剤

ブロムフェナクNa点眼液 0.1%「日新」

日新製薬

後発
0.1% 36.00円/1mL

何のお薬？
合成副腎皮質ホルモン点眼剤

ブロメライン軟膏 5万単位/g（ジェイドルフ）

ジェイドルフ

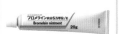

50,000単位 18.80円/1g

何のお薬？ 創傷面の壊死組織の
分解・除去剤

フロリードDクリーム1%

持田

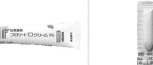

1% 11.40円/1g

何のお薬？
皮膚真菌症治療剤

フロリード腟坐剤100mg

持田

100mg 40.90円/1個

何のお薬？ カンジダに起因する
腟炎・外陰腟炎治療用腟坐剤

ベガモックス点眼液0.5%

ノバルティス

0.5% 73.20円/1mL

何のお薬？ 眼瞼炎・涙嚢炎・ものも
らい・結膜炎・角膜炎等治療点眼剤

ペキロンクリーム0.5%

テイカ

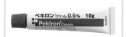

0.5% 26.60円/1g

何のお薬？
皮膚真菌症治療剤

ベクロメタゾン点鼻液50μg 「サワイ」

沢井製薬

後発
8.5mg8.5g 324.00円/1瓶

何のお薬？ アレルギー性鼻炎・
血管運動性鼻炎治療剤

ベクロメタゾン点鼻液50μg 「杏林」

キョウリンリメディオ

後発
8.5mg8.5g 324.00円/1瓶

何のお薬？ アレルギー性鼻炎・
血管運動性鼻炎治療剤

ベクロメタゾンプロピオン酸 エステル点鼻液「ファイザー」

ファイザー

9.375mg7.5g 313.80円/1瓶

何のお薬？ アレルギー性鼻炎・
血管運動性鼻炎治療剤

ベシカムクリーム5%

久光

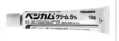

5% 15.00円/1g

何のお薬？
非ステロイド性鎮痛消炎剤

ベシカム軟膏5%

久光

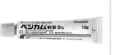

5% 15.00円/1g

何のお薬？
非ステロイド性鎮痛消炎剤

ベストロン点眼用0.5%

千寿

5mg 54.80円/1mL（溶解後の液として）
何のお薬？ 眼瞼炎・涙嚢炎・ものも
らい・結膜炎・角膜炎等治療点眼剤

ベセルナクリーム5%

持田

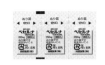

5%250mg 1,098.90円/1包

何のお薬？
尖圭コンジローマ治療剤

ベタメタゾンジプロピオン酸 エステル軟膏0.064%「YD」

陽進堂

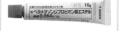

後発
0.064% 5.60円/1g

何のお薬？
外用合成副腎皮質ホルモン剤

ベタメタゾンジプロピオン酸 エステル軟膏0.064%「テイコク」

帝國

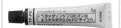

後発
0.064% 8.30円/1g

何のお薬？
外用合成副腎皮質ホルモン剤

ベタメタゾンジプロピオン酸エステ ルクリーム0.064%「テイコク」

帝國

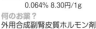

後発
0.064% 8.30円/1g

何のお薬？
外用合成副腎皮質ホルモン剤

ベトネベートクリーム0.12%

グラクソ・スミスクライン

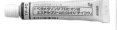

0.12% 22.60円/1g

何のお薬？ 湿疹・皮膚炎群他各種
皮膚疾患、熱傷、凍瘡、手術の術創等

ベトネベート軟膏0.12%

グラクソ・スミスクライン

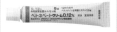

0.12% 22.60円/1g

何のお薬？ 湿疹・皮膚炎群他各種
皮膚疾患、熱傷、凍瘡、手術の術創等

ベネトリン吸入液0.5% グラクソ・スミスクライン 0.5% 18.40円/1mL 何のお薬？ 気管支拡張剤	**ベノキシール点眼液0.4%** 参天 0.4% 25.10円/1mL 何のお薬？ 眼科用表面麻酔点眼剤	**ヘパリン類似物質外用スプレー0.3%「テイコク」** 帝國 後発 0.3% 9.70円/1g 何のお薬？ 血行促進・皮膚保湿剤	**ヘパリン類似物質外用スプレー0.3%「ニプロ」** ニプロ 後発 0.3% 9.70円/1g 何のお薬？ 血行促進・皮膚保湿剤
ヘパリン類似物質外用スプレー0.3%「VTRS」 ヴィアトリス 後発 9.00円/1g 何のお薬？ 皮脂欠乏症、進行性指掌角皮症、疼痛と炎症性疾患他	**ヘパリン類似物質外用スプレー0.3%「日医工」** 日医工 後発 0.3% 9.00円/1g 何のお薬？ 血行促進・皮膚保湿剤	**ヘパリン類似物質外用泡状スプレー0.3%「PP」** コーアイセイ 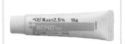 後発 0.3% 9.00円/1g 何のお薬？ 血行促進・皮膚保湿剤	**ベピオゲル2.5%** マルホ 2.5% 93.40円/1g 何のお薬？ 尋常性ざ瘡（にきび）治療薬
ベミラストン点眼液0.1% アルフレッサ 5mg5mL 275.60円/1瓶 何のお薬？ アレルギー性結膜炎・春季カタル治療点眼剤	**ベロテックエロゾル100** 日本ベーリンガー 20mg10mL 461.10円/1瓶 何のお薬？ 定量噴霧式気管支拡張剤	**ベンタサ坐剤1g** 杏林 1g 209.50円/1個 何のお薬？ 潰瘍性大腸炎治療用坐剤	**ベンタサ注腸1g** 杏林 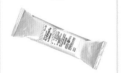 1g 393.50円/1個 何のお薬？ 潰瘍性大腸炎治療剤
ベンテイビス吸入液10μg バイエル 10μg1mL 1,865.10円/1管 何のお薬？ 肺動脈性肺高血圧症治療剤	**ボアラクリーム0.12% 5g** マルホ 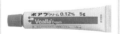 0.12% 14.80円/1g 何のお薬？ 外用合成副腎皮質ホルモン剤	**ボアラクリーム0.12% 10g** マルホ 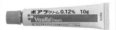 0.12% 14.80円/1g 何のお薬？ 外用合成副腎皮質ホルモン剤	**ボアラ軟膏0.12% 5g** マルホ 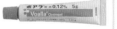 0.12% 14.80円/1g 何のお薬？ 外用合成副腎皮質ホルモン剤
ボアラ軟膏0.12% 10g マルホ 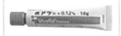 0.12% 14.80円/1g 何のお薬？ 外用合成副腎皮質ホルモン剤	**ボアラ軟膏0.12% 100g** マルホ 0.12% 14.80円/1g 何のお薬？ 外用合成副腎皮質ホルモン剤	**ホクナリンテープ0.5mg** ヴィアトリス 0.5mg 23.80円/1枚 何のお薬？ 経皮吸収型気管支拡張剤	**ホクナリンテープ1mg** ヴィアトリス 1mg 32.60円/1枚 何のお薬？ 経皮吸収型気管支拡張剤

ホクナリンテープ2mg

ヴィアトリス

2mg 47.70円/1枚

何のお薬？
経皮吸収型気管支拡張剤

強力ポステリザン（軟膏）

マルホ

19.10円/1g

何のお薬？
痔核・裂肛の症状緩和用剤

ホスミシンS耳科用3%

Meiji Seikaファルマ

30mg 84.60円/1mL

何のお薬？
外耳炎・中耳炎治療剤

ボラザG坐剤

武田薬品

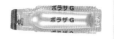

35.60円/1個

何のお薬？
痔核局所治療剤

ボラザG軟膏

武田薬品

28.20円/1g

何のお薬？
痔疾用剤

ボルタレンゲル1% 25g

ノバルティス

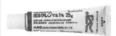

1% 4.40円/1g

何のお薬？
経皮吸収型鎮痛消炎剤

ボルタレンゲル1% 50g

ノバルティス

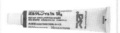

1% 4.40円/1g

何のお薬？
経皮吸収型鎮痛消炎剤

ボルタレンサポ12.5mg

ノバルティス

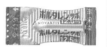

12.5mg 24.90円/1個

何のお薬？
鎮痛・解熱・抗炎症坐剤

ボルタレンサポ25mg

ノバルティス

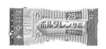

25mg 28.90円/1個

何のお薬？
鎮痛・解熱・抗炎症坐剤

ボルタレンサポ50mg

ノバルティス

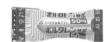

50mg 33.20円/1個

何のお薬？
鎮痛・解熱・抗炎症坐剤

ボルタレンテープ15mg

ノバルティス

7cm×10cm 12.30円/1枚

何のお薬？
経皮吸収型鎮痛消炎剤

ボルタレンテープ30mg

ノバルティス

10cm×14cm 17.10円/1枚

何のお薬？
経皮吸収型鎮痛消炎剤

ボルタレンローション1%

ノバルティス

1% 4.40円/1g

何のお薬？
経皮吸収型鎮痛消炎剤

ボレークリーム1%

久光

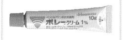

1% 26.20円/1g

何のお薬？
皮膚真菌症治療剤

ボレースプレー1%

久光

1% 46.70円/1mL

何のお薬？
皮膚真菌症治療剤

ボレー外用液1%

久光

1% 26.20円/1mL

何のお薬？
皮膚真菌症治療剤

ボンアルファクリーム 2μg/g

帝人

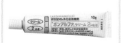

0.0002% 66.00円/1g

何のお薬？
尋常性乾癬治療剤

ボンアルファクリーム 2μg/g

帝人

0.0002% 66.00円/1g

何のお薬？
尋常性乾癬治療剤

ボンアルファハイローション 20μg/g

帝人

0.002% 159.80円/1g

何のお薬？
尋常性乾癬治療剤

ボンアルファハイ軟膏 20μg/g

帝人

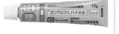

0.002% 159.80円/1g

何のお薬？
尋常性乾癬治療剤

ボンアルファローション 2μg/g 帝人 0.0002% 66.00円/1g 何のお薬？ 尋常性乾癬治療剤	**ボンアルファ軟膏2μg/g** 帝人 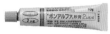 0.0002% 66.00円/1g 何のお薬？ 尋常性乾癬治療剤	**ボンアルファ軟膏2μg/g** 帝人 0.0002% 66.00円/1g 何のお薬？ 尋常性乾癬治療剤	**マーデュオックス軟膏** 中外 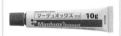 168.00円/1g 何のお薬？ 尋常性乾癬治療薬
マイコスポールクリーム1% バイエル 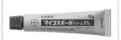 1% 18.10円/1g 何のお薬？ 皮膚真菌症治療剤	**マイコスポール外用液1%** バイエル 1% 18.10円/1mL 何のお薬？ 皮膚真菌症治療剤	**マイザークリーム0.05%** 田辺三菱 0.05% 13.10円/1g 何のお薬？ 外用合成副腎皮質ホルモン剤	**マイザークリーム0.05%** 田辺三菱 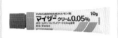 0.05% 13.10円/1g 何のお薬？ 外用合成副腎皮質ホルモン剤
マイザー軟膏0.05% 田辺三菱 0.05% 13.10円/1g 何のお薬？ 外用合成副腎皮質ホルモン剤	**マイザー軟膏0.05%** 田辺三菱 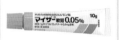 0.05% 13.10円/1g 何のお薬？ 外用合成副腎皮質ホルモン剤	**ミオコールスプレー0.3mg** トーアエイヨー 0.65%7.2g 1,271.30円/1缶 何のお薬？ ニトログリセリン舌下スプレー剤	**ミオピン点眼液** 参天 5mL 86.40円/1瓶 何のお薬？ 調節機能改善点眼剤
ミケランLA点眼液1% 大塚 1% 270.50円/1mL 何のお薬？ 緑内障・高眼圧症治療点眼剤	**ミケランLA点眼液2%** 大塚 2% 352.30円/1mL 何のお薬？ 緑内障・高眼圧症治療点眼剤	**ミケラン点眼液1%** 大塚 1% 136.80円/1mL 何のお薬？ 緑内障・高眼圧症治療点眼剤	**ミケラン点眼液2%** 大塚 2% 177.30円/1mL 何のお薬？ 緑内障・高眼圧症治療点眼剤
ミケルナ配合点眼液 大塚 589.00円/1mL 何のお薬？ 緑内障・高眼圧症治療点眼剤	**ミドリンM点眼液0.4%** 参天 0.4% 17.90円/1mL 何のお薬？ 検査用散瞳点眼剤	**ミドリンP点眼液** 参天 27.50円/1mL 何のお薬？ 検査用散瞳点眼剤	**ミニトロテープ27mg** キョーリンメディオ (27mg) 14cm² 54.70円/1枚 何のお薬？ 狭心症治療剤

ミリステープ5mg 日本化薬 (5mg) 4.05cm×4.50cm 31.80円/1枚 何のお薬？ 狭心症・急性心不全治療剤	**ミレーナ52mg** バイエル 26,621.40円/1個 何のお薬？ 避妊、過多月経、月経困難症治療剤	**ミルタックスパップ30mg** ニプロファーマ 10cm×14cm 17.10円/1枚 何のお薬？ 変形性関節症、肩関節周囲炎、筋肉痛、外傷疼痛等の緩和	**ムコスタ点眼液UD2%** 大塚 2%0.35mL 27.20円/1本 何のお薬？ ドライアイ治療点眼剤
メサデルムクリーム0.1% 大鵬 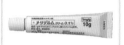 0.1% 10.70円/1g 何のお薬？ 外用合成副腎皮質ホルモン剤	**メサデルムクリーム0.1%** 大鵬 0.1% 10.70円/1g 何のお薬？ 外用合成副腎皮質ホルモン剤	**メサデルムローション0.1%** 大鵬 0.1% 10.70円/1g 何のお薬？ 外用合成副腎皮質ホルモン剤	**メサデルム軟膏0.1%** 大鵬 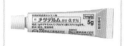 0.1% 10.70円/1g 何のお薬？ 外用合成副腎皮質ホルモン剤
メサラジン注腸1g「JG」 日本ジェネリック 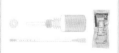 後発 1g 378.20円/1個 何のお薬？ 潰瘍性大腸炎治療剤	**メノエイドコンビパッチ** あすか 383.50円/1枚 何のお薬？ 更年期障害・卵巣欠落症状に伴うHot flush・発汗等治療剤	**メプチンエアー 10μg吸入100回** 大塚 0.0143%5mL 894.90円/1キット 何のお薬？ 定量噴霧式気管支拡張剤	**メプチンキッドエアー 5μg吸入100回** 大塚 0.0143%2.5mL 792.70円/1キット 何のお薬？ 定量噴霧式気管支拡張剤
メプチンスイングヘラー 10μg吸入100回 大塚製薬 1mg 1,079.00円/1キット 何のお薬？ ドライパウダー吸入式気管支拡張剤	**メプチン吸入液0.01%** 大塚 0.01% 26.10円/1mL 何のお薬？ 気管支拡張剤	**メプチン吸入液ユニット 0.3mL** 大塚 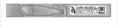 0.01%0.3mL 18.20円/1個 何のお薬？ 気管支拡張剤	**メプチン吸入液ユニット 0.5mL** 大塚 0.01%0.5mL 25.60円/1個 何のお薬？ 気管支拡張剤
メンタックスクリーム1% 科研 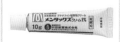 1% 26.50円/1g 何のお薬？ 白癬・癜風治療剤	**メンタックススプレー1%** 科研 1% 51.60円/1mL 何のお薬？ 白癬・癜風治療剤	**メンタックス外用液1%** 科研 1% 26.50円/1mL 何のお薬？ 白癬・癜風治療剤	**モイゼルト軟膏0.3%** 大塚 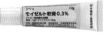 0.3% 142.00円/1g 何のお薬？ アトピー性皮膚炎治療薬（外用PDE4阻害薬）

モイゼルト軟膏1%
大塚

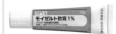

1% 152.10円/1g
何のお薬？ アトピー性皮膚炎治療薬（外用PDE4阻害薬）

モーラステープ20mg
久光

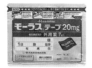

7cm×10cm 20.40円/1枚
何のお薬？
経皮吸収型鎮痛消炎剤

モーラステープL40mg
久光

10cm×14cm 30.40円/1枚
何のお薬？
経皮吸収型鎮痛消炎剤

モーラスパップ30mg
久光

10cm×14cm 17.10円/1枚
何のお薬？
経皮吸収型鎮痛消炎剤

モーラスパップ60mg
久光

20cm×14cm 24.60円/1枚
何のお薬？
経皮吸収型鎮痛消炎剤

モーラスパップXR120mg
久光製薬

10cm×14cm 31.30円/1枚
何のお薬？
経皮吸収型鎮痛消炎剤

モーラスパップXR240mg
久光製薬

20cm×14cm 47.30円/1枚
何のお薬？
経皮吸収型鎮痛消炎剤

モキシフロキサシン点眼液 0.5%「サンド」
サンド

後発
0.5% 32.60円/1mL
何のお薬？ 眼瞼炎結膜炎・角膜炎等治療点眼剤

モキシフロキサシン点眼液 0.5%「日点」
日本点眼

後発
0.5% 32.60円/1mL
何のお薬？ 眼瞼炎結膜炎・角膜炎等治療点眼剤

モメタゾン点鼻液50μg 「JG」56噴霧用
日本ジェネリック

後発
5mg10g 428.20円/1瓶
何のお薬？
アレルギー性鼻炎

モメタゾン点鼻液50μg 「トーワ」56噴霧用
東和薬品

後発
5mg10g 428.20円/1瓶
何のお薬？
アレルギー性鼻炎

モメタゾン点鼻液50μg 「トーワ」112噴霧用
東和薬品

後発
9mg18g 983.70円/1瓶
何のお薬？
アレルギー性鼻炎

モメタゾン点鼻液50μg 「杏林」56噴霧用
キョーリンリメディオ

後発
5mg10g 503.50円/1瓶
何のお薬？
アレルギー性鼻炎

モメタゾン点鼻液50μg 「杏林」112噴霧用
キョーリンリメディオ

後発
9mg18g 983.70円/1瓶
何のお薬？
アレルギー性鼻炎

ヤクバンテープ20mg
大正富山

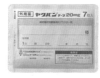

7cm×10cm 12.10円/1枚
何のお薬？
鎮痛消炎プラスター剤

ヤクバンテープ40mg
大正富山

10cm×14cm 17.10円/1枚
何のお薬？
鎮痛消炎プラスター剤

ヤクバンテープ60mg
大正富山

15cm×14cm 17.10円/1枚
何のお薬？
鎮痛消炎プラスター剤

ユーパスタコーワ軟膏
興和

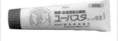

16.40円/1g
何のお薬？
褥瘡・皮膚潰瘍治療剤

ユーパスタコーワ軟膏
興和

16.40円/1g
何のお薬？
褥瘡・皮膚潰瘍治療剤

ヨードコート軟膏0.9%
マルホ

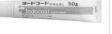

0.9% 52.40円/1g
何のお薬？
褥瘡・皮膚潰瘍治療剤

ラクール温シップ ラクール 後発 8.60円/10g 何のお薬？ 鎮痛消炎温感パップ剤	**ラクール冷シップ** ラクール 後発 8.60円/10g 何のお薬？ 鎮痛消炎冷感パップ剤	**ラクティオンパップ70mg** テイカ製薬 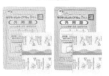 10cm×14cm 17.10円/1枚 何のお薬？ 経皮吸収型鎮痛消炎剤（温感）	**ラクリミン点眼液0.05%** 参天 0.05%5mL 88.80円/1瓶 何のお薬？ 流涙症治療点眼剤
ラタチモ配合点眼液 「ニッテン」 ニッテン 後発 318.60円/1mL 何のお薬？ 緑内障・高眼圧症治療点眼剤	**ラタノプロスト点眼液 0.005%「CH」** 日本ジェネリック 後発 0.005% 242.60円/1mL 何のお薬？ 緑内障・高眼圧症治療点眼剤	**ラタノプロスト点眼液 0.005%「三和」** 三和化学 後発 0.005% 179.90円/1mL 何のお薬？ 緑内障・高眼圧症治療点眼剤	**ラタノプロスト点眼液 0.005%「サワイ」** 沢井製薬 後発 0.005% 179.90円/1mL 何のお薬？ 緑内障・高眼圧症治療点眼剤
ラタノプロスト点眼液 0.005%「トーワ」 東和薬品 後発 0.005% 216.30円/1mL 何のお薬？ 緑内障・高眼圧症治療点眼剤	**ラタノプロスト点眼液 0.005%「杏林」** 杏林 後発 0.005% 179.90円/1mL 何のお薬？ 緑内障・高眼圧症治療点眼剤	**ラタノプロスト点眼液 0.005%「日医工」** 日医工 後発 0.005% 179.90円/1mL 何のお薬？ 緑内障・高眼圧症治療点眼剤	**ラタノプロスト点眼液 0.005%「科研」** 科研 後発 0.005% 216.30円/1mL 何のお薬？ 緑内障・高眼圧症治療点眼剤
ラピフォートワイプ2.5% マルホ 2.5%2.5g 262.00円/1包 何のお薬？ 原発性腋窩多汗症治療薬	**ラミシールクリーム1%** 田辺三菱 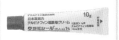 1% 24.20円/1g 何のお薬？ 皮膚真菌症治療剤	**ラミシール外用スプレー1%** 田辺三菱 1% 38.00円/1g 何のお薬？ 皮膚真菌症治療剤	**ラミシール外用液1%** 田辺三菱 1% 24.20円/1g 何のお薬？ 皮膚真菌症治療剤
リザベン点眼液0.5% キッセイ 25mg5mL 400.70円/1瓶 何のお薬？ アレルギー性結膜炎治療点眼剤	**リズモンTG点眼液0.5%** わかもと 0.5% 421.80円/1mL 何のお薬？ 緑内障・高眼圧症治療点眼剤	**リズモンTG点眼液0.25%** わかもと 0.25% 315.60円/1mL 何のお薬？ 緑内障・高眼圧症治療点眼剤	**リドカインテープ18mg 「ニプロ」** ニプロ 後発 (18mg) 30.5mm×50.0mm 31.70円/1枚 何のお薬？ 貼付用局所麻酔剤

リドメックスコーワクリーム 0.3%	リドメックスコーワクリーム 0.3%	リドメックスコーワクリーム 0.3%	リドメックスコーワ ローション0.3%
興和	興和	興和	興和
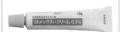			
0.3% 13.40円/1g	0.3% 13.40円/1g	0.3% 13.40円/1g	0.3% 13.40円/1g
何のお薬？ 外用合成副腎皮質ホルモン剤	何のお薬？ 外用合成副腎皮質ホルモン剤	何のお薬？ 外用合成副腎皮質ホルモン剤	何のお薬？ 外用合成副腎皮質ホルモン剤

リドメックスコーワ 軟膏0.3%	リドメックスコーワ軟膏 0.3%	リバスタッチパッチ4.5mg	リバスタッチパッチ9mg
興和	興和	小野薬品工業	小野薬品工業
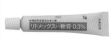			
0.3% 13.40円/1g	0.3% 13.40円/1g	4.5mg 210.00円/1枚	9mg 238.00円/1枚
何のお薬？ 外用合成副腎皮質ホルモン剤	何のお薬？ 外用合成副腎皮質ホルモン剤	何のお薬？ アルツハイマー型認知症治療剤	何のお薬？ アルツハイマー型認知症治療剤

リバスタッチパッチ13.5mg	リバスタッチパッチ18mg	リバスチグミンテープ4.5mg 「アメル」	リバスチグミンテープ9mg 「アメル」
小野薬品工業	小野薬品工業	共和薬品	共和薬品
13.5mg 252.10円/1枚	18mg 265.60円/1枚	4.5mg 87.60円/1枚	9mg 104.70円/1枚
何のお薬？ アルツハイマー型認知症治療剤	何のお薬？ アルツハイマー型認知症治療剤	何のお薬？ アルツハイマー型認知症治療薬	何のお薬？ アルツハイマー型認知症治療薬

リバスチグミンテープ 13.5mg 「アメル」	リバスチグミンテープ18mg 「アメル」	リバスチグミンテープ 13.5mg 「DSEP」	リバスチグミンテープ 13.5mg 「サワイ」
共和薬品	共和薬品	第一三共エスファ	沢井
13.5mg 103.90円/1枚	18mg 116.80円/1枚	13.5mg 103.90円/1枚	13.5mg 103.90円/1枚
何のお薬？ アルツハイマー型認知症治療薬	何のお薬？ アルツハイマー型認知症治療薬	何のお薬？ アルツハイマー型認知症治療剤	何のお薬？ アルツハイマー型認知症治療剤

リバスチグミンテープ 13.5mg 「トーワ」	リバスチグミンテープ 13.5mg 「日医工」	リバスチグミンテープ18mg 「DSEP」	リバスチグミンテープ18mg 「サワイ」
東和薬品	日医工	第一三共エスファ	沢井
13.5mg 103.90円/1枚	13.5mg 103.90円/1枚	18mg 116.80円/1枚	18mg 110.00円/1枚
何のお薬？ アルツハイマー型認知症治療剤	何のお薬？ アルツハイマー型認知症治療剤	何のお薬？ アルツハイマー型認知症治療剤	何のお薬？ アルツハイマー型認知症治療剤

リバスチグミンテープ18mg「トーワ」 東和薬品 後発 18mg 116.80円/1枚 何のお薬？ アルツハイマー型認知症治療剤	**リバスチグミンテープ18mg「日医工」** 日医工 後発 18mg 116.80円/1枚 何のお薬？ アルツハイマー型認知症治療剤	**リバスチグミンテープ4.5mg「DSEP」** 第一三共エスファ 後発 4.5mg 87.60円/1枚 何のお薬？ アルツハイマー型認知症治療剤	**リバスチグミンテープ4.5mg「サワイ」** 沢井 4.5mg 87.60円/1枚 何のお薬？ アルツハイマー型認知症治療剤
リバスチグミンテープ4.5mg「トーワ」 東和薬品 後発 4.5mg 87.60円/1枚 何のお薬？ アルツハイマー型認知症治療剤	**リバスチグミンテープ4.5mg「日医工」** 日医工 後発 4.5mg 87.60円/1枚 何のお薬？ アルツハイマー型認知症治療剤	**リバスチグミンテープ9mg「DSEP」** 第一三共エスファ 後発 9mg 104.70円/1枚 何のお薬？ アルツハイマー型認知症治療剤	**リバスチグミンテープ9mg「サワイ」** 沢井 9mg 104.70円/1枚 何のお薬？ アルツハイマー型認知症治療剤
リバスチグミンテープ9mg「トーワ」 東和薬品 後発 9mg 104.70円/1枚 何のお薬？ アルツハイマー型認知症治療剤	**リバスチグミンテープ9mg「日医工」** 日医工 後発 9mg 104.70円/1枚 何のお薬？ アルツハイマー型認知症治療剤	**リボスチン点眼液0.025%** ヤンセンファーマ 0.025%1mL 90.90円/1mL 何のお薬？ アレルギー性結膜炎治療点眼薬	**リレンザ** グラクソ・スミスクライン 5mg 127.70円/1ブリスター 何のお薬？ 抗インフルエンザウイルス剤
リンデロン−DPクリーム シオノギ製薬 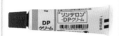 0.064% 12.30円/1g 何のお薬？ 外用合成副腎皮質ホルモン剤	**リンデロン−DPゾル** シオノギ製薬 0.064% 12.30円/1g 何のお薬？ 外用合成副腎皮質ホルモン剤	**リンデロン−DP軟膏** シオノギ製薬 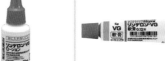 0.064% 12.30円/1g 何のお薬？ 外用合成副腎皮質ホルモン剤	**リンデロン−DP軟膏** シオノギ製薬 0.064% 12.30円/1g 何のお薬？ 外用合成副腎皮質ホルモン剤
リンデロン−VGクリーム0.12% シオノギ製薬 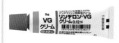 27.70円/1g 何のお薬？ 外用合成副腎皮質ホルモン剤	**リンデロン−VGローション** シオノギ製薬 27.70円/1mL 何のお薬？ 外用合成副腎皮質ホルモン剤	**リンデロン−VG軟膏0.12%** シオノギ製薬 27.70円/1g 何のお薬？ 外用合成副腎皮質ホルモン剤	**リンデロン−VG軟膏0.12%** シオノギ製薬 27.70円/1g 何のお薬？ 外用合成副腎皮質ホルモン剤

リンデロン坐剤0.5mg シオノギ製薬 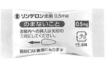 0.5mg 49.10円/1個 何のお薬？ 合成副腎皮質ホルモン坐剤	**リンデロン坐剤1.0mg** シオノギ製薬 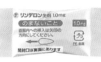 1mg 68.90円/1個 何のお薬？ 合成副腎皮質ホルモン坐剤	**ルコナック爪外用液5%** 佐藤 764.00円/1g 何のお薬？ 爪白癬（爪水虫）治療剤	**ルテウム腟用坐剤400mg** あすか 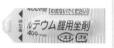 400mg 541.90円/1個 何のお薬？ 生殖補助医療における黄体補充
ルピアール坐剤25 久光 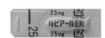 25mg 36.90円/1個 何のお薬？ 催眠・鎮静・抗けいれん坐剤	**ルピアール坐剤50** 久光 50mg 50.90円/1個 何のお薬？ 催眠・鎮静・抗けいれん坐剤	**ルピアール坐剤100** 久光 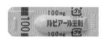 100mg 60.80円/1個 何のお薬？ 催眠・鎮静・抗けいれん坐剤	**ルミガン点眼液0.03%** 武田薬品 0.03% 603.20円/1mL 何のお薬？ 緑内障・高眼圧症治療点眼剤
ルリコンクリーム1% ポーラファルマ 1% 33.80円/1g 何のお薬？ 皮膚真菌症治療剤	**ルリコン軟膏1%** ポーラファルマ 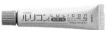 1% 33.80円/1g 何のお薬？ 皮膚真菌症治療剤	**ルリコン液1%** ポーラファルマ 1% 33.80円/1mL 何のお薬？ 皮膚真菌症治療剤	**レクタブル2mg 注腸フォーム14回** EAファーマ  48mg30.8g 5,335.10円/1瓶 何のお薬？ 潰瘍性大腸炎治療剤
レスキュラ点眼液0.12% 参天 0.12% 230.30円/1mL 何のお薬？ 緑内障・高眼圧症治療点眼剤	**レペタン坐剤0.2mg** 大塚 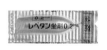 0.2mg 133.90円/1個 何のお薬？ 鎮痛坐剤	**レペタン坐剤0.4mg** 大塚 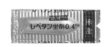 0.4mg 166.50円/1個 何のお薬？ 鎮痛坐剤	**レボカバスチン点眼液 0.025%「サワイ」** 沢井製薬 後発 0.025% 54.00円/1mL 何のお薬？ アレルギー性結膜炎治療点眼剤
レボカバスチン点眼液 0.025%「ファイザー」 ファイザー 後発 0.025% 54.00円/1mL 何のお薬？ アレルギー性結膜炎治療点眼剤	**レボカバスチン点眼液 0.025%「JG」** 日本ジェネリック 後発 0.025% 54.00円/1mL 何のお薬？ アレルギー性結膜炎治療点眼剤	**レボカバスチン点眼液 0.025%「FFP」** 富士フイルムファーマ 後発 0.025% 54.00円/1mL 何のお薬？ アレルギー性結膜炎治療点眼剤	**レボカバスチン点眼液 0.025%「TS」** テイカ製薬 後発 0.025% 54.00円/1mL 何のお薬？ アレルギー性結膜炎治療点眼剤

レボフロキサシン点眼液 0.5%「JG」
日本ジェネリック

後発

0.5% 28.10円/1mL

何のお薬？ 結膜炎・ものもらい
等眼感染症治療点眼剤

レボフロキサシン点眼液 0.5%「科研」
ダイト

後発

0.5% 28.10円/1mL

何のお薬？ 結膜炎・ものもらい
等眼感染症治療点眼剤

レボフロキサシン点眼液 1.5%「科研」
ダイト

後発

1.5% 35.90円/1mL

何のお薬？ 結膜炎・ものもらい
等眼感染症治療点眼剤

レボフロキサシン点眼液 0.5%「杏林」
杏林

後発

0.5% 28.10円/1mL

何のお薬？ 結膜炎・ものもらい
等眼感染症治療点眼剤

レボフロキサシン点眼液 0.5%「日医工」
日医工

後発

0.5% 42.40円/1mL

何のお薬？ 結膜炎・ものもらい
等眼感染症治療点眼剤

レボフロキサシン点眼液 1.5%「杏林」
キョーリンメディオ

後発

1.5% 28.00円/1mL

何のお薬？ 結膜炎・ものもらい
等眼感染症治療点眼剤

レボフロキサシン点眼液 0.5%「FFP」
富士フイルム

後発

0.5% 44.30円/1mL

何のお薬？ 結膜炎・ものもらい
等眼感染症治療点眼剤

レボフロキサシン点眼液 0.5%「TS」
テイカ

後発

0.5% 28.10円/1mL

何のお薬？ 結膜炎・ものもらい
等眼感染症治療点眼剤

レボフロキサシン点眼液 0.5%「ニプロ」
ニプロ

後発

0.5% 28.10円/1mL

何のお薬？ 結膜炎・ものもらい
等眼感染症治療点眼剤

レボフロキサシン点眼液 0.5%「タカタ」
高田製薬

後発

0.5% 28.10円/1mL

何のお薬？ 結膜炎・ものもらい
等眼感染症治療点眼剤

レボフロキサシン点眼液 0.5%「日新」
日新

後発

0.5% 28.10円/1mL

何のお薬？ 結膜炎・ものもらい
等眼感染症治療点眼剤

レボフロキサシン点眼液 0.5%「日点」
日本点眼

後発

0.5% 28.10円/1mL

何のお薬？ 結膜炎・ものもらい
等眼感染症治療点眼剤

レボフロキサシン点眼液 0.5%「わかもと」
わかもと

後発

0.5% 28.10円/1mL

何のお薬？ 結膜炎・ものもらい
等眼感染症治療点眼剤

レボフロキサシン点眼液 1.5%「FFP」
富士フイルムファーマ

後発

1.5% 41.60円/1mL

何のお薬？ 結膜炎・ものもらい
等眼感染症治療点眼剤

レボフロキサシン点眼液 1.5%「TS」
テイカ

後発

1.5% 28.00円/1mL

何のお薬？ 結膜炎・ものもらい
等眼感染症治療点眼剤

レボフロキサシン点眼液 1.5%「タカタ」
高田製薬

後発

1.5% 28.00円/1mL

何のお薬？ 結膜炎・ものもらい
等眼感染症治療点眼剤

レボフロキサシン点眼液 1.5%「日新」
日新

後発

1.5% 28.00円/1mL

何のお薬？ 結膜炎・ものもらい
等眼感染症治療点眼剤

レルベア100エリプタ 14吸入用
グラクソ・スミスクライン

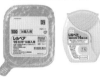

14吸入 2,421.70円/1キット

何のお薬？
気管支喘息治療剤

レルベア200エリプタ 14吸入用
グラクソ・スミスクライン

14吸入 2,648.70円/1キット

何のお薬？
気管支喘息治療剤

レルベア100エリプタ30 吸入用
グラクソスミスクライン

30吸入 5,008.90円/1キット

何のお薬？
気管支喘息治療剤

レルベア200エリプタ30 吸入用

グラクソスミスクライン

30吸入 5,572.20円/1キット

何のお薬？
気管支喘息治療剤

ロキソニンゲル1%

第一三共

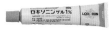

1% 3.50円/1g

何のお薬？
経皮吸収型鎮痛抗炎症剤

ロキソニンテープ50mg

第一三共

7cm×10cm 14.90円/1枚

何のお薬？
経皮吸収型鎮痛抗炎症剤

ロキソニンテープ100mg

第一三共

10cm×14cm 21.40円/1枚

何のお薬？
経皮吸収型鎮痛抗炎症剤

ロキソプロフェンNaゲル1% 「JG」

日本ジェネリック

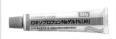

後発

1% 2.40円/1g

何のお薬？
経皮吸収型鎮痛抗炎症剤

ロキソプロフェンNaテープ 100mg 「JG」

日本ジェネリック

後発

10cm×14cm 17.10円/1枚

何のお薬？
経皮吸収型鎮痛抗炎症剤

ロキソプロフェンNaテープ 100mg 「NP」

ニプロ

後発

10cm×14cm 17.10円/1枚

何のお薬？
経皮吸収型鎮痛抗炎症剤

ロキソプロフェンNaテープ 100mg 「YD」

陽進堂

後発

10cm×14cm 17.10円/1枚

何のお薬？
経皮吸収型鎮痛抗炎症剤

ロキソプロフェンNaテープ 100mg 「アメル」

共和薬品工業

後発

10cm×14cm 17.10円/1枚

何のお薬？
経皮吸収型鎮痛抗炎症剤

ロキソプロフェンNaテープ 100mg 「トーワ」

東和薬品

後発

10cm×14cm 17.10円/1枚

何のお薬？
経皮吸収型鎮痛抗炎症剤

ロキソプロフェンNaテープ 100mg 「杏林」

杏林

後発

10cm×14cm 17.10円/1枚

何のお薬？
経皮吸収型鎮痛抗炎症剤

ロキソプロフェンNaテープ 50mg 「JG」

日本ジェネリック

後発

7cm×10cm 12.30円/1枚

何のお薬？
経皮吸収型鎮痛抗炎症剤

ロキソプロフェンNaテープ 50mg 「NP」

ニプロ

後発

7cm×10cm 12.30円/1枚

何のお薬？
経皮吸収型鎮痛抗炎症剤

ロキソプロフェンNaテープ 50mg 「YD」

陽進堂

後発

7cm×10cm 12.30円/1枚

何のお薬？
経皮吸収型鎮痛抗炎症剤

ロキソプロフェンNaテープ 50mg 「アメル」

共和薬品工業

後発

7cm×10cm 12.30円/1枚

何のお薬？
経皮吸収型鎮痛抗炎症剤

ロキソプロフェンNaテープ 50mg 「トーワ」

東和薬品

後発

7cm×10cm 12.30円/1枚

何のお薬？
経皮吸収型鎮痛抗炎症剤

ロキソプロフェンNaテープ 50mg 「杏林」

杏林

後発

7cm×10cm 12.30円/1枚

何のお薬？
経皮吸収型鎮痛抗炎症剤

ロキソプロフェンNaパップ 100mg 「JG」

日本ジェネリック

後発

10cm×14cm 17.10円/1枚

何のお薬？
経皮吸収型鎮痛抗炎症剤

ロキソプロフェンNaパップ 100mg 「NP」

ニプロ

後発

10cm×14cm 17.10円/1枚

何のお薬？
経皮吸収型鎮痛抗炎症剤

ロキソプロフェンNaパップ 100mg 「YD」

陽進堂

後発

10cm×14cm 17.10円/1枚

何のお薬？
経皮吸収型鎮痛抗炎症剤

ロキソプロフェンNaパップ 100mg「杏林」	ロキソプロフェンNaパップ 100mg「三和」	ロキソプロフェンNaパップ 100mg「タカタ」	ロキソプロフェンNaパップ 100mg「トーワ」
キョーリンメディオ	三和化学	高田製薬	東和
後発	後発	後発	後発
10cm×14cm 17.10円/1枚	10cm×14cm 17.10円/1枚	10cm×14cm 17.10円/1枚	10cm×14cm 17.10円/1枚
何のお薬？ 経皮吸収型鎮痛抗炎症剤	何のお薬？ 経皮吸収型鎮痛抗炎症剤	何のお薬？ 経皮吸収型鎮痛抗炎症剤	何のお薬？ 経皮吸収型鎮痛抗炎症剤

ロキソプロフェンNaパップ 100mg「三笠」	ロキソプロフェンナトリウム パップ100mg「ケミファ」	ロキソプロフェンNaテープ 50mg「科研」	ロキソプロフェンNaテープ 100mg「科研」
三笠	日本ケミファ	科研	科研
後発	後発	後発	後発
10cm×14cm 17.10円/1枚	10cm×14cm 17.10円/1枚	7cm×10cm 12.30円/1枚	10cm×14cm 17.10円/1枚
何のお薬？ 経皮吸収型鎮痛抗炎症剤	何のお薬？ 経皮吸収型鎮痛抗炎症剤	何のお薬？ 経皮吸収型鎮痛抗炎症剤	何のお薬？ 経皮吸収型鎮痛抗炎症剤

ロキソプロフェンNaゲル1% 「NP」	ロキソプロフェンNaゲル1% 「ラクール」	ロキソプロフェンナトリウム テープ100mg「日医工」	ロキソプロフェンナトリウム テープ50mg「日医工」
ニプロ	ラクール	日医工	日医工
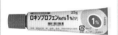	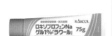		
後発	後発	後発	後発
1% 2.40円/1g	1% 2.60円/1g	10cm×14cm 17.10円/1枚	7cm×10cm 12.30円/1枚
何のお薬？ 経皮吸収型鎮痛抗炎症剤	何のお薬？ 経皮吸収型鎮痛抗炎症剤	何のお薬？ 経皮吸収型鎮痛抗炎症剤	何のお薬？ 経皮吸収型鎮痛抗炎症剤

ロキソプロフェンナトリウム パップ100mg「日医工」	ロキソプロフェンNaテープ 50mg「ラクール」	ロキソプロフェンNaテープ 100mg「ラクール」	ロキソプロフェンNaテープ 50mg「三友」
日医工	ラクール	ラクール	三友薬品
後発	後発	後発	後発
10cm×14cm 17.10円/1枚	7cm×10cm 12.30円/1枚	10x14cm 17.10円/1枚	7cm×10cm 12.30円/1枚
何のお薬？ 経皮吸収型鎮痛抗炎症剤	何のお薬？ 経皮吸収型鎮痛抗炎症剤	何のお薬？ 経皮吸収型鎮痛抗炎症剤	何のお薬？ 経皮吸収型鎮痛抗炎症剤

ロキソプロフェンNaテープ 100mg「三友」	ロキソプロフェンNaテープ 50mg「FFP」	ロキソプロフェンNaテープ 100mg「FFP」	ロキソプロフェンナトリウム テープ50mg「ケミファ」
三友薬品	富士フイルム	富士フイルム	日本薬工
			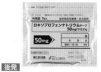
後発	後発	後発	後発
10x14cm 17.10円/1枚	7cm×10cm 12.30円/1枚	10x14cm 17.10円/1枚	7cm×10cm 12.30円/1枚
何のお薬？ 経皮吸収型鎮痛抗炎症剤	何のお薬？ 経皮吸収型鎮痛抗炎症剤	何のお薬？ 経皮吸収型鎮痛抗炎症剤	何のお薬？ 経皮吸収型鎮痛抗炎症剤

ロキソプロフェンナトリウム テープ100mg「ケミファ」

日本薬工

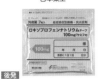

後発

10x14cm 17.10円/1枚

何のお薬？
経皮吸収型鎮痛抗炎症剤

ロキソプロフェンNaテープ 50mg「三和」

三和化学

後発

7cmx10cm 12.30円/1枚

何のお薬？
経皮吸収型鎮痛抗炎症剤

ロキソプロフェンNaテープ 100mg「三和」

三和化学

後発

10x14cm 17.10円/1枚

何のお薬？
経皮吸収型鎮痛抗炎症剤

ロキソプロフェンナトリウム テープ50mg「タイホウ」

大鵬

後発

7cmx10cm 12.30円/1枚

何のお薬？
経皮吸収型鎮痛抗炎症剤

ロキソプロフェンナトリウム テープ100mg「タイホウ」

大鵬

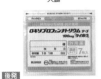

後発

10x14cm 17.10円/1枚

何のお薬？
経皮吸収型鎮痛抗炎症剤

ロコアテープ

帝人

10cmx14cm 37.40円/1枚

何のお薬？
変形性関節症における鎮痛消炎剤

ロコイドクリーム0.1%

鳥居

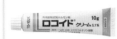

0.1% 10.40円/1g

何のお薬？
外用合成副腎皮質ホルモン剤

ロコイド軟膏0.1%

鳥居

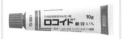

0.1% 10.40円/1g

何のお薬？
外用合成副腎皮質ホルモン剤

ロメフロンミニムス 眼科耳科用液0.3%

千寿

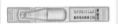

0.3%0.5mL 36.20円/1個

何のお薬？
ニューキノロン系抗菌剤

ロメフロン耳科用液0.3%

セオリア ファーマ

0.3% 113.10円/1mL

何のお薬？
外耳炎・中耳炎治療剤

ロメフロン点眼液0.3%

千寿

0.3% 110.70円/1mL

何のお薬？
ニューキノロン系抗菌点眼剤

ワコビタール坐剤15

高田製薬

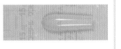

15mg 31.40円/1個

何のお薬？
催眠・鎮静・抗けいれん坐剤

ワコビタール坐剤30

高田製薬

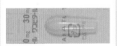

30mg 41.40円/1個

何のお薬？
催眠・鎮静・抗けいれん坐剤

ワコビタール坐剤50

高田製薬

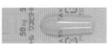

50mg 54.10円/1個

何のお薬？
催眠・鎮静・抗けいれん坐剤

ワコビタール坐剤100

高田製薬

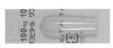

100mg 69.00円/1個

何のお薬？
催眠・鎮静・抗けいれん坐剤

その他の薬

その他の薬

その他の薬

		何のお薬？
製品名	**5-FU**	がん細胞遺伝子の合成や機能を邪魔することで、がん細胞の増殖を抑える作用があります。
成分名（メーカー）	フルオロウラシル（協和キリン）	
効能効果	消化器癌（胃癌、結腸・直腸癌）、乳癌、子宮頸癌の自覚的および他覚的症状の緩解。	

		何のお薬？
製品名	**MSコンチン**	私たちの身体には「オピオイド受容体」と呼ばれる神経伝達にかかわる場所があります。μ・κ・δの三種類があり、侵害刺激（痛みを伝える刺激）を直接抑える働きのほか、多幸感や神経伝達物質を抑える働きなどがあります。このお薬は、オピオイド受容体を刺激して痛みを抑えます。麻薬性の鎮痛剤です。
成分名（メーカー）	モルヒネ硫酸塩水和物（シオノギ製薬）	
効能効果	激しい疼痛を伴う各種癌における鎮痛。	

		何のお薬？
製品名	**アーテン**	脳内の神経伝達物質（アセチルコリン）の働きを抑える抗コリン作用により、手指のふるえ、筋肉のこわばりや動作が遅くなったりするのを改善します。向精神薬の副作用として現れる、パーキンソニズム・ジスキネジア・アカシジアを治療するお薬です。
成分名（メーカー）	トリヘキシフェニジル塩酸塩（ファイザー）	
効能効果	パーキンソン病。向精神薬投与によるパーキンソニズム・ジスキネジア（遅発性を除く）・アカシジア。	

		何のお薬？
製品名	**アイクルシグ**	体内の腫瘍に関連する酵素を邪魔することで腫瘍の増殖を抑えるお薬です。
成分名（メーカー）	ポナチニブ塩酸塩（大塚）	
効能効果	前治療薬に抵抗性又は不耐容の慢性骨髄性白血病、再発又は難治性のフィラデルフィア染色体陽性急性リンパ性白血病。	

		何のお薬？
製品名	**アイセントレス**	HIVインテグラーゼは、ヒト免疫不全ウイルス（HIV）のDNA複製の際に必要な酵素です。このお薬は、HIVインテグラーゼの働きを邪魔することで、ウイルスの増殖を抑制すると同時に、他のHIV治療薬と併用することでその作用を補完する働きにより、AIDSの発症を抑えます。
成分名（メーカー）	ラルテグラビルカリウム（MSD）	
効能効果	HIV感染症。	

		何のお薬？
製品名	**アサコール**	大腸で薬の成分を放出する薬剤です。炎症細胞より放出される活性酸素の消去作用、ロイコトリエンB4の産生を抑制する作用などにより大腸の炎症を抑え、腹痛、血便などを改善します。
成分名（メーカー）	メサラジン（ゼリア）	
効能効果	潰瘍性大腸炎（重症を除く）。	

		何のお薬？
製品名	**アジレクト**	脳内でドパミンを分解するモノアミン酸化酵素-B（MAO-B）を阻害することで細胞外ドパミン濃度を増加させ、ドパミン作動性運動機能障害を改善します。
成分名（メーカー）	ラサギリンメシル酸塩錠（武田）	
効能効果	パーキンソン病。	

製品名	**アスパラ配合錠**	何のお薬？
成分名（メーカー）	L-アスパラギン酸カリウム/L-アスパラギン酸マグネシウム（ニプロ）	ミネラル成分のカリウムとマグネシウムを補給するお薬です。
効能効果	降圧利尿剤、副腎皮質ホルモン、強心配糖体、インスリン、ある種の抗生物質などの連用時、低カリウム血症型周期性四肢麻痺、心疾患時の低カリウム状態、重症嘔吐、下痢、カリウム摂取不足及び手術後などのカリウム補給でマグネシウム欠乏を合併している疑いのある場合。	

製品名	**アスパラカリウム**	何のお薬？
成分名（メーカー）	L-アスパラギン酸カリウム（ニプロ）	ミネラル成分のカリウムを補給するお薬です。
効能効果	降圧利尿剤、副腎皮質ホルモン、強心配糖体、インスリン、ある種の抗生物質などの連用時、低カリウム血症型周期性四肢麻痺、心疾患時の低カリウム状態、重症嘔吐、下痢、カリウム摂取不足及び手術後などのカリウム補給。	

製品名	**アズロキサ**	何のお薬？
成分名（メーカー）	エグアレンナトリウム水和物（EAファーマ）	潰瘍に付着して保護膜をつくり潰瘍部分の血流をよくして治癒を進める作用のほか、胃酸の分泌を抑えて炎症物質のヒスタミンの放出を抑える作用により、胃や十二指腸潰瘍の諸症状を和らげるお薬です。
効能効果	胃潰瘍におけるH2受容体拮抗薬との併用療法。	

製品名	**アセチルシステイン**	何のお薬？
成分名（メーカー）	アセチルシステイン（あゆみ）	アセトアミノフェン中毒における肝障害・腎障害原因物質のNAPQIは「グルタチオン」という物質が取り込んで一緒に体外に排泄されます。このお薬は、グルタチオンの前駆物質として働き、体内でグルタチオンとなり、NAPQIを取り込んで排泄することで解毒作用を示します。
効能効果	アセトアミノフェン過量摂取時の解毒。	

製品名	**アフィニトール**	何のお薬？
成分名（メーカー）	エベロリムス（ノバルティス）	がん細胞は正常な細胞に比べて、糖質やたんぱく質などの栄養素の消費量が多く、成長や増殖のために周辺組織に新しく血管を作り栄養を奪おうとします。このお薬は、その血管新生に必要なたんぱく質の働きを選択的に阻害することにより、がん細胞を小さくする働きを示します。
効能効果	腎細胞癌、膵神経内分泌腫瘍、結節性硬化症に伴う腎血管筋脂肪腫・上衣下巨細胞性星細胞腫。	

製品名	**アブストラル舌下錠**	何のお薬？
成分名（メーカー）	フェンタニルクエン酸塩（協和キリン）	オピオイド受容体に働いて強力な鎮痛作用を示すお薬です。
効能効果	強オピオイド鎮痛剤を定時投与中の癌患者における突出痛の鎮痛。	

その他の薬

625

その他の薬

製品名	アプネカット
成分名 (メーカー)	テオフィリン（興和）
効能効果	早産・低出生体重児における原発性無呼吸（未熟児無呼吸発作）。

何のお薬？

このお薬には呼吸中枢の刺激による呼吸運動を活発にさせる作用のほか、血液中の二酸化炭素が増加した時に呼吸中枢を自ら刺激する増強作用や、横隔膜筋の収縮力を増強することにより肺を大きく動かしてより多くの空気（酸素）を肺の中に送り込む作用などがあります。成長して呼吸能力が完成するまでの間、呼吸を助けるお薬です。

製品名	アミトリプチリン塩酸塩
成分名 (メーカー)	アミトリプチリン塩酸塩（沢井）
効能効果	精神科領域におけるうつ病・うつ状態、夜尿症、末梢性神経障害性疼痛。

何のお薬？

第三級アミン三環系抗うつ薬。脳内におけるノルアドレナリン及びセロトニンの神経終末への再取込みを抑えて濃度を高め神経細胞の受容体に働くと考えられています。

製品名	アムノレイク
成分名 (メーカー)	タミバロテン（日本新薬）
効能効果	再発または難治性の急性前骨髄球性白血病。

何のお薬？

この薬は、がん細胞のアポトーシス（自分を異常な細胞だと認識して自ら死ぬ状態）を進めると同時に、血液中の前骨髄球の分化を進め、異常に増加した前骨髄球を減少させるお薬です。

製品名	アメパロモ
成分名 (メーカー)	パロモマイシン硫酸塩（ファイザー）
効能効果	腸管アメーバ症。

何のお薬？

細菌にも私たちの身体にも、細胞の遺伝子からの情報を読み取って新たなたんぱく質を合成するための器官としてリボソームがあります。このお薬は、このリボソームを破壊して細菌や抗原虫の増殖を抑え、殺菌作用を示します。

製品名	アラグリオ
成分名 (メーカー)	アミノレブリン酸塩酸塩（SBIファーマ）
効能効果	経尿道的膀胱腫瘍切除術時における筋層非浸潤性膀胱癌の可視化。

何のお薬？

手術時の麻酔導入前3時間（範囲：2～4時間）に服用するお薬です。

製品名	アリミデックス
成分名 (メーカー)	アナストロゾール（アストラゼネカ）
効能効果	閉経後乳癌。

何のお薬？

乳がんを増殖させるエストロゲンは、閉経前は卵巣から供給されていますが、閉経後は副腎で男性ホルモンのアンドロゲンを「アロマターゼ」と呼ばれる物質がエストロゲンに変化させることで供給されます。このお薬は、アロマターゼの働きを邪魔してエストロゲンの供給を止め、乳がんの増殖を抑制します。

製品名	アルギU
成分名 (メーカー)	アルギニン（EAファーマ）
効能効果	先天性尿素サイクル異常症またはリジン尿性蛋白不耐症（ただし、アルギニンの吸収阻害が強い患者を除く）における血中アンモニア濃度の上昇抑制。

何のお薬？

このお薬は、尿サイクルを働かせるアミノ酸のひとつであるアルギニンを補充することで、残っている酵素が活発に働くようになり、尿サイクルも活性化して、血中のアンモニアを減少させます。

	何のお薬？
製品名 **アルケラン**	この薬は、異常細胞のDNA合成開始を抑制することにより、その増殖を抑制します。
成分名（メーカー） メルファラン（アスペンジャパン）	
効能効果 多発性骨髄腫の自覚的並びに他覚的症状の寛解。	

	何のお薬？
製品名 **アレセンサ**	このお薬は、がん細胞の増殖にかかわるALK融合タンパク質をつくるALK融合遺伝子に働いて、ALKチロシンキナーゼが活性化するのを邪魔することでがん細胞の増殖を抑えます。
成分名（メーカー） アレクチニブ塩酸塩（中外）	
効能効果 ALK融合遺伝子陽性の切除不能な進行・再発の非小細胞肺癌。	

	何のお薬？
製品名 **アロマシン**	乳がんを増殖させるエストロゲンは、閉経前は卵巣から供給されていますが、閉経後は副腎で男性ホルモンのアンドロゲンを「アロマターゼ」と呼ばれる物質がエストロゲンに変化させることで供給されます。このお薬は、アロマターゼの働きを邪魔してエストロゲンの供給を止め、乳がんの増殖を抑制します。
成分名（メーカー） エキセメスタン（ファイザー）	
効能効果 閉経後乳癌。	

	何のお薬？
製品名 **アンコチル**	真菌細胞内に取り込まれた後、5-FUに変化して、真菌の核酸（DNAやRNA）の合成を邪魔して、真菌の増殖を抑えるお薬です。
成分名（メーカー） フルシトシン（共和）	
効能効果 ＜適応症＞真菌血症、真菌性髄膜炎、真菌性呼吸器感染症、黒色真菌症、尿路真菌症、消化管真菌症。	

	何のお薬？
製品名 **イーケプラ**	神経シナプスと結合して、カルシウムイオンチャネルなどの反応を抑え込むことで、興奮や痛みなどの情報をもつ物質が神経細胞から放出されないようにして、脳内の神経の過剰な興奮を抑え、結果、てんかんの発作を抑制する薬です。
成分名（メーカー） レベチラセタム（UCB）	
効能効果 てんかん患者の部分発作（二次性全般化発作を含む）に対する抗てんかん薬との併用療法。	

	何のお薬？
製品名 **イーシー・ドパール**	このお薬は、パーキンソニズム治療薬のレボドパとレボドパを脳内に到達しやすくする成分を含んでいます。レボドパは脳内でドパミンに転換され、脳内で不足しているドパミンを補うことで、パーキンソン病の症状を和らげます。
成分名（メーカー） レボドパ・ベンセラジド塩酸塩（協和キリン）	
効能効果 パーキンソン病、パーキンソン症候群。	

	何のお薬？
製品名 **イーフェン**	オピオイド受容体に働いて強力な鎮痛作用を示すお薬です。
成分名（メーカー） フェンタニルクエン酸塩（大鵬）	
効能効果 強オピオイド鎮痛剤を定時投与中の癌患者における突出痛の鎮痛。	

	何のお薬？
	血液が固まるしくみの中でも特に第Ⅹ因子（FXa）を阻害することで、トロンビンや血栓が作られる働きを邪魔し、血液が固まる働きを抑えます。心臓で血液が固まりやすくなっている状態を改善することで、血栓が血管に詰まって生じる疾患（血栓塞栓症）が起こるのを防ぎます。

製品名	イグザレルト
成分名（メーカー）	リバーロキサバン（バイエル）
効能効果	非弁膜症性心房細動患者における虚血性脳卒中および全身性塞栓症の発症抑制。非弁膜症性心房細動患者における虚血性脳卒中及び全身性塞栓症の発症抑制。深部静脈血栓症及び肺血栓塞栓症の治療及び再発抑制。

	何のお薬？
	ホルモンに反応するアンドロゲン受容体に競合して信号の伝達を邪魔することで、がん細胞の増殖を抑えると同時にがん細胞を死滅させる働きをするお薬です。

製品名	イクスタンジカプセル
成分名（メーカー）	エンザルタミド（アステラス）
効能効果	去勢抵抗性前立腺癌。

	何のお薬？
	細胞の免疫機能や免疫細胞であるマクロファージの機能を強くして病気に対する抵抗力を高めると同時に、病気の原因であるウイルスの増殖を抑えて、症状の進行を抑えます。

製品名	イソプリノシン
成分名（メーカー）	イノシンプラノベクス（持田）
効能効果	亜急性硬化性全脳炎患者における生存期間の延長。

	何のお薬？
	細胞周期進行の調節因子であるサイクリン依存性キナーゼに働いて細胞周期の進行を停止しがん細胞の増殖を抑制するお薬です。

製品名	イブランスカプセル
成分名（メーカー）	パルボシクリブ（ファイザー）
効能効果	手術不能又は再発乳癌。

	何のお薬？
	視神経・脳や脊髄などに炎症が起こる多発性硬化症に対して、リンパ球に作用し、リンパ節などの二次リンパ組織から自分の神経を攻撃する自己反応性Ｔ細胞を含むリンパ球が出ていくのを抑えることにより、神経の炎症を抑えるお薬です。

製品名	イムセラ
成分名（メーカー）	フィンゴリモド塩酸塩（田辺三菱）
効能効果	多発性硬化症の再発予防および身体的障害の進行抑制。

	何のお薬？
	Ｂ細胞性腫瘍の発症、増殖などに関係するＢ細胞受容体（BCR）に刺激をあたえるブルトン型チロシンキナーゼの働きを抑えることで効果を示すお薬です。

製品名	イムブルビカ
成分名（メーカー）	イブルチニブ（ヤンセン）
効能効果	再発又は難治性の慢性リンパ性白血病、再発又は難治性のマントル細胞リンパ腫。

	何のお薬？
	脳には嘔吐反射中枢が存在し、消化管の働きが乱れたり、胃の内容部に対して拒否反応が起きた場合などに刺激を受けて嘔吐が起こります。このほか様々な原因による刺激で嘔吐が起こりますが、このお薬は、嘔吐反射中枢の刺激に対する反応を抑えることで、吐き気や嘔吐を鎮めます。

製品名	イメンド
成分名（メーカー）	アプレピタント（小野）
効能効果	抗悪性腫瘍剤（シスプラチン等）投与に伴う消化器症状（悪心、嘔吐）（遅発期を含む）。

		何のお薬？
製品名	**イリボー**	遠心性神経のセロトニン5-HT₃受容体の働きを邪魔することによって、大腸の過剰な反応や水分吸収調節機能を改善し、下痢症状を和らげます。また、求心性神経のセロトニン5-HT₃受容体の働きを邪魔することで腹痛を改善します。
成分名（メーカー）	ラモセトロン塩酸塩（アステラス）	
効能効果	男性における下痢型過敏性腸症候群。	

		何のお薬？
製品名	**イレッサ**	このお薬は非小細胞肺がんを含め多くの悪性腫瘍で過剰発現しているEGFRチロシンキナーゼを選択的に阻害し、腫瘍細胞の増殖能を抑えるほか、腫瘍の血管新生を抑える働きによって増殖に必要な栄養や酸素を遮断して、腫瘍細胞をアポトーシス（自己死）に導く作用などを示すお薬です。
成分名（メーカー）	ゲフィチニブ（アストラゼネカ）	
効能効果	EGFR遺伝子変異陽性の手術不能または再発非小細胞肺癌。	

		何のお薬？
製品名	**インヴェガ**	統合失調症は脳内の神経伝達物質であるドパミンが多すぎたり、活発になりすぎたりすることで起こるとされています。このお薬は、ドパミンやセロトニンの機能を調節して、不安や緊張などの症状を鎮めて精神の不安定な状態を抑え、気力や関心のもてない状態を改善します。
成分名（メーカー）	パリペリドン（ヤンセン）	
効能効果	統合失調症。	

		何のお薬？
製品名	**インチュニブ錠**	脳内のアドレナリン受容体に働いて命令や指示を伝達する流れを調整することにより効果がでると考えられていますが、詳細な働きはわかっていません。
成分名（メーカー）	グアンファシン塩酸塩（シオノギ製薬）	
効能効果	小児期における注意欠陥／多動性障害（AD/HD）。	

		何のお薬？
製品名	**インテレンス**	HIVウイルスは「逆転写酵素（RNA依存性DNAポリメラーゼ）」とよばれる特有の酵素の働きにより、自身のRNAを宿主のDNAに上書きして増殖する「レトロウイルス」の一種です。このお薬は、この逆転写酵素の働きを邪魔することでHIVウイルスのコピーをつくらせないようにしてHIVウイルスの増殖を抑えます。
成分名（メーカー）	エトラビリン（ヤンセン）	
効能効果	HIV-1感染症。	

		何のお薬？
製品名	**インプロメン**	統合失調症は脳内の神経伝達物質であるドパミンが多すぎたり、活発になりすぎたりすることで起こるとされています。このお薬は、ドパミンやセロトニンの機能を調節して、不安や緊張などの症状を鎮めて精神の不安定な状態を抑え、気力や関心のもてない状態を改善します。
成分名（メーカー）	ブロムペリドール（田辺三菱）	
効能効果	統合失調症。	

		何のお薬？
製品名	**インライタ**	血管内皮増殖因子受容体（VEGFR-1、-2および-3）を選択的に阻害することにより、血管の新生を阻害し、腫瘍への栄養や酸素の供給を減らすことで、腫瘍の増殖および転移を抑えて抗腫瘍効果を示します。
成分名（メーカー）	アキシチニブ（ファイザー）	
効能効果	根治切除不能または転移性の腎細胞癌。	

その他の薬

629

製品名	**ヴァイデックスEC**	何のお薬？
成分名（メーカー）	ジダノシン（ブリストル）	HIVウイルスは「逆転写酵素（RNA依存性DNA ポリメラーゼ）」とよばれる特有の酵素の働きにより、自身のRNAを宿主のDNAに上書きして増殖する「レトロウイルス」の一種です。このお薬は、この逆転写酵素の働きを邪魔することでHIVウイルスのコピーをつくらせないようにしてHIVウイルスの増殖を抑えます。
効能効果	HIV感染症。	

製品名	**ヴィキラックス配合錠**	何のお薬？
成分名（メーカー）	オムビタスビル水和物、パリタプレビル水和物、リトナビル（アッヴィ）	HCV NS5A阻害剤とHCV NS3/4Aプロテアーゼの阻害剤と抗ウイルス剤の配合剤です。
効能効果	セログループ1（ジェノタイプ1）のC型慢性肝炎またはC型代償性肝硬変におけるウイルス血症の改善。	

製品名	**ヴォトリエント**	何のお薬？
成分名（メーカー）	パゾパニブ塩酸塩（ノバルティス）	血管内皮増殖因子受容体（VEGFR-1、-2および-3）を選択的に阻害することにより、血管の新生を阻害し、腫瘍への栄養や酸素の供給を減らすことで、腫瘍の増殖および転移を抑えて抗腫瘍効果を示します。
効能効果	悪性軟部腫瘍。	

製品名	**ウブレチド**	何のお薬？
成分名（メーカー）	ジスチグミン臭化物（鳥居）	アセチルコリンの分解を抑制することにより、りアセチルコリンの作用を増強、持続させて副交感神経支配臓器（膀胱）や骨格筋接合部での作用を強めます。
効能効果	手術後及び神経因性膀胱などの低緊張性膀胱による排尿困難、重症筋無力症。	

製品名	**エクジェイド**	何のお薬？
成分名（メーカー）	デフェラシロクス（ノバルティス）	鉄分は、私たちにとって、血液中の赤血球数やヘモグロビン量の維持に重要な役目を果たすミネラルですが、輸血や鉄剤の過剰摂取などによって鉄過剰症になると、肝臓障害や心不全を起こす場合があります。このお薬は、体の中に過剰にたまった鉄と結合し、体の外に排泄させる鉄キレート剤です。
効能効果	輸血による慢性鉄過剰症（注射用鉄キレート剤治療が不適当な場合）。	

製品名	**エジュラント**	何のお薬？
成分名（メーカー）	リルピビリン塩酸塩（ヤンセン）	HIVウイルスは「逆転写酵素（RNA依存性DNA ポリメラーゼ）」とよばれる特有の酵素の働きにより、自身のRNAを宿主のDNAに上書きして増殖する「レトロウイルス」の一種です。このお薬は、この逆転写酵素の働きを邪魔することでHIVウイルスのコピーをつくらせないようにしてHIVウイルスの増殖を抑えます。
効能効果	HIV-1感染症。	

製品名	**エスカゾール**	何のお薬？
成分名（メーカー）	アルベンダゾール（GSK）	包虫症（エキノコックス症）の原因となる包虫（寄生虫）の微小管形成を阻害して、栄養素（グルコース）の取り込みをできないようにし、栄養の枯渇によって包虫の発育を抑えます。
効能効果	包虫症。	

		何のお薬？
製品名	**エストラサイト**	卵胞ホルモン剤のエストラジオールとアルキル化剤のナイトロジェンマスタードを化学的に結合させた化合物で、血中の男性ホルモンを低下させることで前立腺細胞の増殖を抑える働きと、前立腺がん細胞への殺細胞作用を示します。
成分名（メーカー）	エストラムスチンリン酸エステルナトリウム水和物（日本新薬）	
効能効果	前立腺癌。	

		何のお薬？
製品名	**エピビル**	HIVウイルスは「逆転写酵素（RNA依存性DNAポリメラーゼ）」とよばれる特有の酵素の働きにより、自身のRNAを宿主のDNAに上書きして増殖する「レトロウイルス」の一種です。このお薬は、この逆転写酵素の働きを邪魔することでHIVウイルスのコピーをつくらせないようにしてHIVウイルスの増殖を抑えます。
成分名（メーカー）	ラミブジン（GSK）	
効能効果	HIV感染症における他の抗HIV薬との併用療法。	

		何のお薬？
製品名	**エビリファイ**	脳内の神経伝達物質であるドパミンなどの受容体に作用し、幻覚・妄想などの症状を抑え、不安定な精神状態を安定させるとともに、やる気がない、何に対しても興味がもてないといったような状態を改善します。また、抑えることのできない感情の高まりや行動などの諸症状も改善します。
成分名（メーカー）	アリピプラゾール（大塚）	
効能効果	統合失調症。双極性障害における躁症状の改善。うつ病・うつ状態（既存治療で十分な効果が認められない場合に限る）。	

		何のお薬？
製品名	**エプジコム**	HIVウイルスは「逆転写酵素（RNA依存性DNAポリメラーゼ）」とよばれる特有の酵素の働きにより、自身のRNAを宿主のDNAに上書きして増殖する「レトロウイルス」の一種です。このお薬は、この逆転写酵素の働きを邪魔することでHIVウイルスのコピーをつくらせないようにしてHIVウイルスの増殖を抑えます。
成分名（メーカー）	アバカビル硫酸塩（GSK）	
効能効果	HIV感染症。	

		何のお薬？
製品名	**エフピー**	パーキンソン病は、脳内の神経伝達部室のドパミンが不足することによって起こる病気です。このお薬は、選択的MAO-B（モノアミン酸化酵素B型）阻害剤で、脳内のドパミンの分解を防ぐことによってドパミン量を正常なレベルに近づけ、パーキンソン病症状を和らげます。
成分名（メーカー）	セレギリン塩酸塩（エフピー）	
効能効果	パーキンソン病（過去のレボドパ含有製剤治療において、十分な効果が得られていないものに対するレボドパ含有製剤との併用療法）。	

		何のお薬？
製品名	**エミレース**	統合失調症は脳内の神経伝達物質であるドパミンが多すぎたり、活発になりすぎたりすることで起こるとされています。このお薬は、ドパミンやセロトニンの機能や受容体の反応を調節して、不安や緊張などの症状を鎮めて精神の不安定な状態を抑え、気力や関心のもてない状態を改善します。
成分名（メーカー）	ネモナプリド（LTL）	
効能効果	統合失調症。	

		何のお薬？
製品名	**エムトリバ**	HIVウイルスは「逆転写酵素（RNA依存性DNAポリメラーゼ）」とよばれる特有の酵素の働きにより、自身のRNAを宿主のDNAに上書きして増殖する「レトロウイルス」の一種です。このお薬は、この逆転写酵素の働きを邪魔することでHIVウイルスのコピーをつくらせないようにしてHIVウイルスの増殖を抑えます。
成分名（メーカー）	エムトリシタビン（鳥居）	
効能効果	HIV-1感染症。	

		何のお薬？
製品名	**エレルサ**	ウイルスの複製を邪魔することで、ウイルス細胞の増殖を抑えるお薬です。
成分名（メーカー）	エルバスビル（MSD）	
効能効果	セログループ1（ジェノタイプ1）のC型慢性肝炎又はC型代償性肝硬変におけるウイルス血症の改善。	

		何のお薬？
製品名	**エレンタール**	注入型の栄養剤です。
成分名（メーカー）	アミノ酸ほか（EAファーマ）	
効能効果	手術前・後の患者に対し、未消化態蛋白を含む経管栄養剤による栄養管理が困難な時用いる。	

		何のお薬？
製品名	**エレンタールP**	経口または経管で使用する栄養剤です。
成分名（メーカー）	アミノ酸ほか（EAファーマ）	
効能効果	新生児及び乳幼児の疾患時の栄養管理。	

		何のお薬？
製品名	**エンシュアリキッド**	経口または経管で使用する栄養剤です。
成分名（メーカー）	アミノ酸ほか（アボット）	
効能効果	手術後患者の栄養保持に用いる。特に長期にわたり、経口的食事摂取が困難な場合の経管栄養補給に使用する。	

		何のお薬？
製品名	**塩酸プロカルバジン**	細胞が分裂して増殖するには、遺伝子を記録している核酸（DNA・RNA）をもとに独自のたんぱく質を合成する必要があります。このお薬は、腫瘍細胞の核酸（DNA・RNA）のたんぱく質合成を邪魔することでその増殖を抑え、悪性リンパ腫・脳腫瘍を治療します。
成分名（メーカー）	プロカルバジン塩酸塩（太陽）	
効能効果	悪性リンパ腫（ホジキン病、細網肉腫、リンパ肉腫）、悪性星細胞腫、乏突起膠腫成分を有する神経膠腫に対する他の抗悪性腫瘍剤との併用療法。	

		何のお薬？
製品名	**オーラップ**	このお薬は、神経伝達物質であるドパミンが多すぎたり、活発になりすぎりして興奮状態にある時、脳内のドパミン受容体を選択的に反応できない状態にし、ノルアドレナリンの働きを高めることで、脳の働きを落ち着かせて、興奮や遅滞を抑えます。
成分名（メーカー）	ピモジド（アステラス）	
効能効果	小児の自閉性障害、精神遅滞。統合失調症。	

	何のお薬？
製品名	**オキシコンチン**
成分名（メーカー）	オキシコドン塩酸塩水和物（シオノギ製薬）
効能効果	中等度から高度の疼痛を伴う各種癌における鎮痛。

私たちの身体には「オピオイド受容体」と呼ばれる神経伝達に関わる場所があります。μ・κ・δの三種類があり、侵害刺激（痛みを伝える刺激）を直接抑える働きのほか、多幸感や神経伝達物質を抑える働きなどがあります。このお薬は、オピオイド受容体を刺激して痛みを抑えます。麻薬性の鎮痛剤です。

	何のお薬？
製品名	**オキノーム**
成分名（メーカー）	オキシコドン塩酸塩水和物（シオノギ製薬）
効能効果	中等度から高度の疼痛を伴う各種癌における鎮痛。

私たちの身体には「オピオイド受容体」と呼ばれる神経伝達に関わる場所があります。μ・κ・δの三種類があり、侵害刺激（痛みを伝える刺激）を直接抑える働きのほか、多幸感や神経伝達物質を抑える働きなどがあります。このお薬は、オピオイド受容体を刺激して痛みを抑えます。麻薬性の鎮痛剤です。

	何のお薬？
製品名	**オダイン**
成分名（メーカー）	フルタミド（日本化薬）
効能効果	前立腺癌。

男性ホルモンのテストステロンは、前立腺細胞内の5α-還元酵素によって、より強力なジヒドロテストステロン変わります。このジヒドロテストステロンとアンドロゲン受容体が結合すると前立腺がんが発生します。このお薬は、ジヒドロテストステロンとアンドロゲン受容体の結合を邪魔して、抗腫瘍作用を示します。

	何のお薬？
製品名	**オテズラ**
成分名（メーカー）	アプレミラスト（セルジーン）
効能効果	局所療法で効果不十分な尋常性乾癬、関節症性乾癬。ベーチェット病による口腔潰瘍。

ホスホジエステラーゼ4（PDE4）の活性を阻害するお薬です。炎症性細胞に分布しているPDE4を阻害することで、炎症性サイトカインの発現を調整して炎症反応を抑える働きがあります。

	何のお薬？
製品名	**オデフシィ**
成分名（メーカー）	リルピビリン塩酸塩・テノホビル アラフェナミドフマル酸塩・エムトリシタビン（ヤンセン）
効能効果	HIV-1感染症。

HIV-1逆転写酵素を非競合的に阻害するリルピビリン（RPV）、HIV-1逆転写酵素の活性を阻害するテノホビル アラフェナミド（TAF）とエムトリシタビン（FTC）の3種類の成分を配合したお薬です。

	何のお薬？
製品名	**オフェブ**
成分名（メーカー）	ニンテダニブエタンスルホン酸塩（ベーリンガー）
効能効果	特発性肺線維症。

特発性肺線維症の病態に関与する線維芽細胞の増殖、遊走および形質転換に関わるシグナル伝達を阻害するお薬です。

	何のお薬？
製品名	**オプソ**
成分名（メーカー）	モルヒネ塩酸塩（大日本住友）
効能効果	中等度から高度の疼痛を伴う各種癌における鎮痛。

私たちの身体には「オピオイド受容体」と呼ばれる神経伝達に関わる場所があります。μ・κ・δの三種類があり、侵害刺激（痛みを伝える刺激）を直接抑える働きのほか、多幸感や神経伝達物質を抑える働きなどがあります。このお薬は、オピオイド受容体を刺激して痛みを抑えます。麻薬性の鎮痛剤です。

製品名	**オペプリム**	
成分名（メーカー）	ミトタン（ヤクルト）	
効能効果	副腎癌。手術適応とならないクッシング症候群。	

何のお薬？

このお薬は、副腎組織（皮質）に対する壊死作用があり、副腎にできた腫瘍を縮小させます。また、副腎組織（皮質）から過剰に産生されるステロイドホルモンを抑える作用もあります。

製品名	**オラスポア**	
成分名（メーカー）	セフロキサジン水和物（アルフレッサ）	
効能効果	＜適応症＞表在性皮膚感染症、深在性皮膚感染症、咽頭・喉頭炎、扁桃炎、急性気管支炎、慢性呼吸器病変の二次感染、膀胱炎、腎盂腎炎、麦粒腫、中耳炎、猩紅熱。	

何のお薬？

このお薬は、細菌には存在してヒトの細胞には存在しない「細胞壁」に的をしぼり、細菌の細胞壁の合成を邪魔することで、細菌のみ死滅させる（＝殺菌）作用を示す、セフェム系殺菌性抗生物質です。

製品名	**オルケディア**	
成分名（メーカー）	エボカルセト（協和キリン）	
効能効果	維持透析下の二次性副甲状腺機能亢進症。	

何のお薬？

副甲状腺細胞表面のカルシウム受容体に働いて副甲状腺ホルモン（パラトルモン）の分泌を抑えることで、血中の副甲状腺ホルモン濃度を低下させます。

製品名	**カイトリル**	
成分名（メーカー）	グラニセトロン塩酸塩（太陽）	
効能効果	抗悪性腫瘍剤（シスプラチン等）投与および放射線照射に伴う消化器症状（悪心、嘔吐）。	

何のお薬？

お薬によってセロトニンと呼ばれる物質が増え、吐き気や嘔吐が起こることがありますが、このお薬は、セロトニンが結合すると吐き気を起こす$5-HT_3$受容体に働いて、嘔吐反射中枢への刺激を抑えて、吐き気や嘔吐を抑えます。

製品名	**カソデックス**	
成分名（メーカー）	ビカルタミド（アストラゼネカ）	
効能効果	前立腺癌。	

何のお薬？

男性ホルモンのテストステロンは、前立腺細胞内の5α-還元酵素によって、より強力なジヒドロテストステロン変わります。このジヒドロテストステロンとアンドロゲン受容体が結合すると前立腺がんが発生します。このお薬は、ジヒドロテストステロンとアンドロゲン受容体の結合を邪魔して、抗腫瘍作用を示します。

製品名	**カディアン**	
成分名（メーカー）	モルヒネ硫酸塩（大日本住友）	
効能効果	激しい疼痛を伴う各種癌における鎮痛。	

何のお薬？

私たちの身体には「オピオイド受容体」と呼ばれる神経伝達に関わる場所があります。μ・κ・δの三種類があり、侵害刺激（痛みを伝える刺激）を直接抑える働きのほか、多幸感や神経伝達物質を抑える働きなどがあります。このお薬は、オピオイド受容体を刺激して痛みを抑えます。麻薬性の鎮痛剤です。

製品名	**ガバペン**	
成分名（メーカー）	ガバペンチン（富士製薬）	
効能効果	他の抗てんかん薬で十分な効果が認められないてんかん患者の部分発作（二次性全般化発作を含む）に対する抗てんかん薬との併用療法。	

何のお薬？

このお薬は、興奮性神経系の前シナプスでカルシウムイオンの流入を抑え、神経伝達物質の遊離する量を減らす働きのほか、脳内抑制伝達物質のGABA量を増加させてGABA神経機能を維持・増強させるという２種の働きで、抗けいれん作用を示します。

	何のお薬？
製品名 **カプレルサ**	甲状腺髄様癌由来細胞株のVEGFR-2、EGFR、RET等のチロシンキナーゼのリン酸化を阻害することで腫瘍細胞の増殖を抑制します。
成分名（メーカー） バンデタニブ（サノフィ）	
効能効果 根治切除不能な甲状腺髄様癌。	

	何のお薬？
製品名 **カレトラ**	HIVウイルスは、体内で自分が増殖するためにまずタンパク質を組み合わせた鎖を合成し、この鎖から「HIVプロテアーゼ」により自身を分離させて、新しい鎖を作り増殖します。このお薬は、HIVプロテアーゼの働きを抑えてもとの鎖から出られないようにしウイルスの増殖を抑えます。
成分名（メーカー） ロピナビル・リトナビル（アッヴィ）	
効能効果 HIV感染症。	

	何のお薬？
製品名 **キシロカインビスカス**	速効性があり強力な局所麻酔薬です。神経を一時的に麻痺させ、痛みを感じなくさせます。知覚神経のほか運動神経を遮断する作用があります。
成分名（メーカー） リドカイン塩酸塩ビスカス（アスペンジャパン）	
効能効果 表面麻酔。	

	何のお薬？
製品名 **クリキシバン**	HIVウイルスは、体内で自分が増殖するためにまずタンパク質を組み合わせた鎖を合成し、この鎖から「HIVプロテアーゼ」により自身を分離させて、新しい鎖を作り増殖します。このお薬は、HIVプロテアーゼの働きを抑えてもとの鎖から出られないようにしウイルスの増殖を抑えます。
成分名（メーカー） インジナビル硫酸塩エタノール付加物（MSD）	
効能効果 後天性免疫不全症候群（エイズ）。治療前のCD4リンパ球数500/mm^{3}以下の症候性および無症候性HIV感染症。	

	何のお薬？
製品名 **グリベック**	骨髄性の白血病は、染色体に異常が生じたことで異常細胞（がん細胞）が作られることで始まります。異常な細胞が少ないうちは問題ありませんが、増殖を始めると白血病を発症します。このお薬は、増殖に関与するチロシンキナーゼ（Bcr-Abl、KIT、FIP1L1-PDGFRα）の働きを阻害することにより、がん細胞の増殖を抑える作用を示します。
成分名（メーカー） イマチニブメシル酸塩（ノバルティス）	
効能効果 慢性骨髄性白血病。KIT（CD117）陽性消化管間質腫瘍。フィラデルフィア染色体陽性急性リンパ性白血病。FIP1L1-PDGFRα陽性の好酸球増多症候群、慢性好酸球性白血病。	

	何のお薬？
製品名 **クレスチン**	担子菌類さるのこしかけ科かわらたけの菌糸体から作られた抗悪性腫瘍剤です。免疫力を抑える物質が作られるのを邪魔し、自然免疫系細胞を活性化させます。がん細胞のアポトーシスを誘導すると同時に、作用機序の異なる抗腫瘍作用を示す化学療法剤との併用により、生存期間や奏功期間を延長させる効果が認められています。
成分名（メーカー） かわらたけ菌糸体（第一三共）	
効能効果 胃癌（手術例）患者および結腸・直腸癌（治ゆ切除例）患者における化学療法との併用による生存期間の延長、小細胞肺癌に対する化学療法等との併用による奏効期間の延長。	

	何のお薬？
製品名 **クレミン**	統合失調症は脳内の神経伝達物質であるドパミンが多すぎたり、活発になりすぎたりすることで起こるとされています。このお薬は、ドパミンやセロトニンの機能を調節して、不安や緊張などの興奮状態を鎮めて精神の不安定な状態を抑え、気力や関心のもてない状態を改善します。
成分名（メーカー） モサプラミン塩酸塩（田辺三菱）	
効能効果 統合失調症。	

その他の薬

	何のお薬？
	統合失調症は脳内の神経伝達物質であるドパミンが多すぎたり、活発になりすぎたりすることで起こるとされています。他の治療薬が、脳内のドパミン2受容体の働きを抑えることで効果を示すのに対して、このお薬は、中脳辺縁系ドパミン神経系の働きを抑えることで効果を示します。

製品名	**クロザリル**
成分名（メーカー）	クロザピン（ノバルティス）
効能効果	治療抵抗性統合失調症。

	何のお薬？
	統合失調症は脳内の神経伝達物質であるドパミンが多すぎたり、活発になりすぎたりすることで起こるとされています。このお薬は、ドパミンやセロトニンの機能を調節して、不安や緊張などの症状を鎮めて精神の不安定な状態を抑え、気力や関心のもてない状態を改善します。

製品名	**クロフェクトン**
成分名（メーカー）	クロカプラミン塩酸塩水和物（田辺三菱）
効能効果	統合失調症。

	何のお薬？
	このお薬は、イオン交換樹脂でナトリウムとカリウムのイオンを交換し、高くなったカリウムイオンを体外に排出させることにより、血清カリウム値を低下させます。

製品名	**ケイキサレート**
成分名（メーカー）	ポリスチレンスルホン酸ナトリウム（鳥居）
効能効果	急性および慢性腎不全による高カリウム血症。

	何のお薬？
	ビタミンKは肝臓での正常な血液凝固因子の合成に関与し、生理的な止血作用を発現します。このお薬は、ビタミンKが不足して起こる出血や出血しやすい状態を治療します。

製品名	**ケイツー**
成分名（メーカー）	メナテトレノン（エーザイ）
効能効果	ビタミンKの欠乏による新生児低プロトロンビン血症、分娩時出血、抗生物質投与中に起こる低プロトロンビン血症、クマリン系殺鼠剤中毒時に起こる低プロトロンビン血症。

	何のお薬？
	潰瘍部分に新しい細胞をできやすくするほか、胃粘膜の血流量を増やし胃酸への抵抗性を高め、胃粘膜を守る粘液の分泌を促進して、胃や十二指腸潰瘍の症状を和らげます。

製品名	**ゲファニール**
成分名（メーカー）	ゲファルナート（大日本住友）
効能効果	急性胃炎、慢性胃炎の急性増悪期の胃粘膜病変（びらん、出血、発赤、急性潰瘍）の改善。胃潰瘍、十二指腸潰瘍。

	何のお薬？
	HIV-DNAの宿主DNAへの組み込みを邪魔することで、HIV-1の形成及びウイルス増殖を抑えるお薬です。

製品名	**ゲンボイヤ配合錠**
成分名（メーカー）	エルビテグラビル/コビシスタット/エムトリシタビン/テノホビル アラフェナミドフマル酸塩（鳥居）
効能効果	HIV-1感染症。

	何のお薬？
	ウイルスが増殖するためには遺伝子の基礎となるDNAをコピーする必要があります。RNAはこの作業を実行するコピー機のようなものですが、RNAを働かせるには、RNAポリメラーゼという酵素が必要になります。このお薬は、RNAポリメラーゼの働きを邪魔することで、ウイルスの増殖を抑えます。インターフェロン製剤（ペグインターフェロン アルファー2a）と一緒に使用することによりC型肝炎ウイルスに対する抗ウイルス作用を増強します。

製品名	コペガス
成分名（メーカー）	リバビリン（中外）
効能効果	C型慢性肝炎におけるウイルス血症の改善。ペグインターフェロン アルファ-2a（遺伝子組換え）との併用によるC型代償性肝硬変におけるウイルス血症の改善。

	何のお薬？
	パーキンソン病は、脳内の神経伝達部室のドパミンが不足することによって起こる病気です。このお薬は、末梢でのレボドパの代謝酵素を阻害し、レボドパの脳内への移行を効率化してレボドパの有効時間を延長することで、パーキンソン病が1日の中で改善したり悪化したりする日内変動を減らします。

製品名	コムタン
成分名（メーカー）	エンタカポン（ノバルティス）
効能効果	レボドパ・カルビドパまたはレボドパ・ベンセラジド塩酸塩との併用によるパーキンソン病における症状の日内変動（wearing-off現象）の改善。

	何のお薬？
	HIV-1のDNAポリメラーゼに働く成分や、HIV-1逆転写酵素の活性を邪魔する成分などの配合剤です。

製品名	コムプレラ
成分名（メーカー）	リルピビリン塩酸塩／テノホビル ジソプロキシルフマル酸塩／エムトリシタビン配合錠（ヤンセン）
効能効果	HIV-1感染症。

	何のお薬？
	大脳半球及び脳幹に分布している成分で、濃度が高くなることで中枢神経を興奮させる働きがあります。

製品名	コンサータ
成分名（メーカー）	メチルフェニデート塩酸塩徐放錠（ヤンセン）
効能効果	注意欠陥／多動性障害（AD/HD）。

	何のお薬？
	このお薬は、腸に寄生する寄生虫の神経−筋伝達を遮断して運動麻痺を起こさせることにより、寄生虫を身体の外に排泄させます。

製品名	コンバントリン
成分名（メーカー）	ピランテルパモ酸塩（佐藤）
効能効果	回虫、鉤虫、蟯虫、東洋毛様線虫の駆除。

	何のお薬？
	HIVウイルスは「逆転写酵素（RNA依存性DNAポリメラーゼ）」とよばれる特有の酵素の働きにより、自身のRNAを宿主のDNAに上書きして増殖する「レトロウイルス」の一種です。このお薬は、この逆転写酵素の働きを邪魔することでHIVウイルスのコピーをつくらせないようにしてHIVウイルスの増殖を抑えます。

製品名	コンビビル
成分名（メーカー）	ジドブジン・ラミブジン（GSK）
効能効果	HIV感染症。

	何のお薬？

製品名	ザーコリ
成分名（メーカー）	クリゾチニブ（ファイザー）
効能効果	ALK融合遺伝子陽性の切除不能な進行・再発の非小細胞肺癌。

非小細胞肺がんのALK融合たんぱく質がチロシンキナーゼと呼ばれる酵素によって活性化し増殖することに着目して、チロシンキナーゼ働きを妨げてがん細胞の増殖を抑え、免疫力の力を借りてがん細胞を減らしていくお薬です。間質性肺疾患、視覚障害などの副作用に注意が必要です。

	何のお薬？

製品名	ザイアジェン
成分名（メーカー）	アバカビル硫酸塩（GSK）
効能効果	HIV感染症。

HIVウイルスは「逆転写酵素（RNA依存性DNAポリメラーゼ）」とよばれる特有の酵素の働きにより、自身のRNAを宿主のDNAに上書きして増殖する「レトロウイルス」の一種です。このお薬は、この逆転写酵素の働きを邪魔することでHIVウイルスのコピーをつくらせないようにしてHIVウイルスの増殖を抑えます。

	何のお薬？

製品名	サイスタダン
成分名（メーカー）	ベタイン（レクメド）
効能効果	ホモシスチン尿症。

このお薬は、ホモシスチン尿症の原因物質であるホモシステインをメチオニンに変化させる作用によって、体内のホモシステインを減少させてバランスを整えます。

	何のお薬？

製品名	ザイティガ
成分名（メーカー）	アビラテロン酢酸エステル（ヤンセン）
効能効果	去勢抵抗性前立腺癌。

アンドロゲンに反応するアンドロゲン受容体が活性化するとがん細胞が増殖しやすくなりますが、このお薬は、アンドロゲンを合成する酵素を邪魔することで、アンドロゲン受容体を不活性化し、がん細胞の増殖を抑えます。

	何のお薬？

製品名	サデルガ
成分名（メーカー）	エリグルスタット酒石酸塩（サノフィ）
効能効果	ゴーシェ病の諸症状（貧血、血小板減少症、肝脾腫および骨症状）の改善。

ゴーシェ病はグルコセレブロシダーゼとよばれる酵素の働きが低下し、グルコシルセラミドが組織に蓄積して様々な症状を引き起こします。このお薬はグルコシルセラミド合成酵素阻害することで症状を緩和します。

	何のお薬？

製品名	サブリル
成分名（メーカー）	ビガバトリン（サノフィ）
効能効果	点頭てんかん。

脳内でγ-アミノ酪酸（GABA）の濃度を高めることで、抗けいれん作用をしめすお薬です。

	何のお薬？

製品名	サムスカ
成分名（メーカー）	トルバプタン（大塚）
効能効果	腎容積が既に増大しており、かつ、腎容積の増大速度が速い常染色体優性多発性のう胞腎（ADPKD）の進行抑制。

バソプレシンV_2-受容体拮抗薬と呼ばれるお薬です。腎臓の集合管にあるバソプレシン受容体に拮抗することで水再吸収を阻害し電解質排泄の増加を伴わない利尿作用を示すと同時に、腎細胞内cAMP（サイクリックエーエムピー）の上昇を抑えることで腎容積および腎のう胞の増大を抑制します。

		何のお薬？
製品名	**サムチレール**	このお薬は、ニューモシスチス肺炎の原因となる真菌（ニューモシスチス・イロベチー）の増殖を阻害することにより、症状の改善および発症を抑制します。
成分名 (メーカー)	アトバコン（GSK）	
効能効果	ニューモシスチス肺炎、ニューモシスチス肺炎の発症抑制。	

		何のお薬？
製品名	**サリグレン**	神経伝達物質（アセチルコリン）に反応する「唾液腺のムスカリン受容体」を刺激することで、唾液の分泌量を増やすお薬です。気管支喘息や虚血性心臓疾患のある人は原則服用できません。間質性肺炎などの副作用に注意が必要です。
成分名 (メーカー)	セビメリン塩酸塩水和物（日本化薬）	
効能効果	シェーグレン症候群患者の口腔乾燥症状の改善。	

		何のお薬？
製品名	**サレド**	このお薬は、炎症を起こすサイトカインというタンパク質の産生を抑えたり、好中球（白血球の一つ）の血管内皮細胞への接着を抑えます。また、抗体の産生を抑えることにより、免疫複合体（抗体、抗原、補体）が誘起する炎症反応を抑制する作用がある、と考えられています。
成分名 (メーカー)	サリドマイド（藤本）	
効能効果	再発または難治性の多発性骨髄腫、らい性結節性紅斑。	

		何のお薬？
製品名	**ジアゾキシド**	血糖値が上昇すると、膵β細胞の細胞膜にある感受性カリウムイオンチャネルが閉じてカルシウムイオンチャネルが開くことでインスリンの分泌が始まります。このお薬は、感受性カリウムイオンチャネルを開かせることで、インスリンの分泌を抑えます。
成分名 (メーカー)	ジアゾキシド（MSD）	
効能効果	高インスリン血性低血糖症。	

		何のお薬？
製品名	**シーエルセントリ**	このお薬は、CCR5指向性HIV-1が細胞に侵入する際に利用するCCR5補受容体に結合して、CCR5を利用できないようにすることで、細胞内へのウイルスの侵入を阻止し、ウイルスの増殖を抑えます。CXCR4指向性およびCCR5/CXCR4二重指向性HIV-1には効果がありません。
成分名 (メーカー)	マラビロク（GSK）	
効能効果	CCR5指向性HIV-1感染症。	

		何のお薬？
製品名	**ジオトリフ**	非小細胞肺がん由来の細胞株に働いてタンパク質を変化させる「チロシンキナーゼ」が活性化するのを邪魔し、腫瘍細胞の増殖を抑えます。
成分名 (メーカー)	アファチニブマレイン酸塩（ベーリンガー）	
効能効果	EGFR遺伝子変異陽性の手術不能または再発非小細胞肺癌。	

		何のお薬？
製品名	**ジカディア**	ALK融合タンパクのチロシンキナーゼ活性を抑えることで腫瘍の増殖を抑制するお薬です。
成分名 (メーカー)	セリチニブ（ノバルティス）	
効能効果	クリゾチニブに抵抗性又は不耐容のALK融合遺伝子陽性の切除不能な進行・再発の非小細胞肺癌。	

その他の薬

		何のお薬？
製品名	**シクレスト**	セロトニン受容体、ドパミン受容体、アドレナリン受容体、ヒスタミン受容体に働いて効果をあらわすお薬です。
成分名（メーカー）	アセナピンマレイン酸塩（Meiji Seika ファルマ）	
効能効果	統合失調症。	

		何のお薬？
製品名	**シベクトロ**	細菌の中にあるリボソームの遺伝子をコピーする部分に結合して、コピーを邪魔することで、タンパク質の合成を阻害し、細菌の増殖を抑えます。
成分名（メーカー）	テジゾリドリン酸エステル（MSD）	
効能効果	テジゾリドに感性のメチシリン耐性黄色ブドウ球菌（MRSA）に感染した深在性皮膚感染症、慢性膿皮症、外傷・熱傷および手術創等の二次感染、びらん・潰瘍の二次感染。	

		何のお薬？
製品名	**ジメンシー配合錠**	NS5A 蛋白阻害薬、NS3/4A プロテアーゼ複合体阻害薬、RNA 合成阻害薬の 3 つのタイプを配合した抗ウイルス薬です。
成分名（メーカー）	アスナプレビル／ダクラタスビル塩酸塩／ベクラブビル塩酸塩（ブリストル）	
効能効果	セログループ 1（ジェノタイプ 1）の C 型慢性肝炎又は C 型代償性肝硬変におけるウイルス血症の改善。	

		何のお薬？
製品名	**ジャカビ**	骨髄線維症では細胞増殖・維持・発達に関係するヤヌスキナーゼと呼ばれる酵素が異常に活性化しています。このお薬は、ヤヌスキナーゼの JAK2・JAK1 の活性を邪魔することで効果を示します。
成分名（メーカー）	ルキソリチニブ（ノバルティス）	
効能効果	骨髄線維症。真性多血症。	

		何のお薬？
製品名	**ジャクスタピッド**	肝臓が脂肪分を血液中に送り出し脂肪細胞に蓄えるときに必要な超低比重リポタンパクの働きを抑えることで効果を表すお薬です。
成分名（メーカー）	ロミタピドメシル酸塩（AEGERION）	
効能効果	ホモ接合体家族性高コレステロール血症。	

		何のお薬？
製品名	**ジャルカ配合錠**	HIV ウイルスを宿主細胞の核内染色体に組み込む酵素の働きを阻害するドルテグラビルと、非ヌクレオシド系逆転写酵素の働きを阻害するリルピビリンの配合剤で、HIV ウイルスの増殖を抑えるお薬です。
成分名（メーカー）	ドルテグラビルナトリウム・リルピビリン塩酸塩（GSK）	
効能効果	HIV-1 感染症。	

		何のお薬？
製品名	**スーテント**	血小板由来増殖因子受容体（PDGFR-α および PDGFR-β）、血管内皮増殖因子受容体（VEGFR-1、VEGFR-2 および VEGFR-3）など、血管新生に関与する受容体を阻害し、腫瘍への栄養および酸素の供給を遮断することで、抗腫瘍効果を示します。
成分名（メーカー）	スニチニブリンゴ酸塩（ファイザー）	
効能効果	イマチニブ抵抗性の消化管間質腫瘍。根治切除不能または転移性の腎細胞癌。膵神経内分泌腫瘍。	

		何のお薬？
製品名	**スインプロイク錠**	がん性疼痛治療薬オピオイド鎮痛薬の副作用であらわれる便秘症を治療するお薬です。小腸の運動を改善する働きがあります。
成分名（メーカー）	ナルデメジントシル酸塩（シオノギ製薬）	
効能効果	オピオイド誘発性便秘症。	

		何のお薬？
製品名	**スタラシド**	このお薬の成分は、身体の中に入ると肝臓でシタラビン（ara-C）に変化し、腫瘍細胞内に取り込まれると、細胞内でDNAの複製や修復に関係する酵素・DNAポリメラーゼの働きを邪魔してDNAが合成できない状態にします。結果、がん細胞の増殖を抑えます。
成分名（メーカー）	シタラビンオクホスファート水和物（日本化薬）	
効能効果	成人急性非リンパ性白血病（強力な化学療法が対象となる症例にはその療法を優先する。）。骨髄異形成症候群（Myelodysplastic Syndrome）。	

		何のお薬？
製品名	**スタレボ配合錠**	パーキンソン病は、脳内の神経伝達室室のドパミンが不足することによって起こる病気です。このお薬は、不足しているレボドパを補充し、カルビドパ水和物とエンタカポンの働きによってレボドパの脳内移行の効率をよくします。
成分名（メーカー）	レボドパ／カルビドパ水和物／エンタカポン配合錠（ノバルティス）	
効能効果	パーキンソン病。	

		何のお薬？
製品名	**ストックリン**	HIVウイルスは「逆転写酵素（RNA依存性DNAポリメラーゼ）」とよばれる特有の酵素の働きにより、自身のRNAを宿主のDNAに上書きして増殖する「レトロウイルス」の一種です。このお薬は、この逆転写酵素の働きを邪魔することでHIVウイルスのコピーをつくらせないようにしてHIVウイルスの増殖を抑えます。
成分名（メーカー）	エファビレンツ（MSD）	
効能効果	HIV-1感染症。	

		何のお薬？
製品名	**ストミンA配合錠**	内耳組織の蝸牛放射状細動脈枝の血流速度を速めることで耳鳴りを抑えるお薬です。
成分名（メーカー）	ニコチン酸アミド／パパベリン塩酸塩（ゾンネボード）	
効能効果	内耳及び中枢障害による耳鳴。	

		何のお薬？
製品名	**ストラテラ**	神経細胞の間で情報を伝える神経伝達物質ノルアドレナリン神経系の機能異常がAD/HDの原因と推察されていますが、このお薬は、ノルアドレナリンを細胞内に取り込むノルアドレナリントランスポーターの邪魔をすることで、シナプス間隙中のノルアドレナリンを増やして症状を改善します。
成分名（メーカー）	アトモキセチン塩酸塩（日本イーライリリー）	
効能効果	注意欠陥／多動性障害（AD/HD）。	

		何のお薬？
製品名	**ストロメクトール**	このお薬は、無脊椎動物の神経・筋細胞に存在するグルタミン酸作動性クロールイオンチャネルに選択的に結合して、細胞膜の透過性を上げることで、寄生虫（糞線虫、ヒゼンダニ）に麻痺を起こさせ、寄生虫を死に至らせ駆除します。
成分名（メーカー）	イベルメクチン（MSD）	
効能効果	腸管糞線虫症。疥癬。	

		何のお薬？
製品名	**スパカール**	このお薬は、胆汁・膵液の分泌を促進するほか、消化管の平滑筋（オッジ括約筋など）の緊張を緩めて胆のう・胆管の内圧を低下させることで、胆道・膵疾患の症状を改善します。
成分名（メーカー）	トレピブトン（大原）	
効能効果	胆石症、胆のう炎、胆管炎、胆道ジスキネジー、胆のう切除後症候群に伴う鎮痙・利胆、慢性膵炎に伴う疼痛並びに胃腸症状の改善。	

	何のお薬？
	抗トキソプラズマ原虫薬で、作用機序は明確でありませんが、トキソプラズマ原虫の細胞小器官に作用してタンパク質の合成を阻害する働きなどが報告されています。

製品名	スピラマイシン
成分名（メーカー）	スピラマイシン（サノフィ）
効能効果	先天性トキソプラズマ症の発症抑制。

	何のお薬？
	統合失調症は脳内の神経伝達物質であるドパミンが多すぎたり、活発になりすぎたりすることで起こるとされています。このお薬は、ドパミンやセロトニンの機能を調節して、不安や緊張などの症状を鎮めて精神の不安定な状態を抑え、気力や関心のもてない状態を改善します。

製品名	スピロピタン
成分名（メーカー）	スピペロン（サンノーバ）
効能効果	統合失調症。

	何のお薬？
	このお薬は、チロシンキナーゼ阻害作用のある抗悪性腫瘍剤で、白血病細胞の増殖に必要な異常なたんぱく質の働きを選択的に阻害して、白血病細胞の増殖を抑えます。

製品名	スプリセル
成分名（メーカー）	ダサチニブ（ブリストル）
効能効果	慢性骨髄性白血病。再発または難治性のフィラデルフィア染色体陽性急性リンパ性白血病。

	何のお薬？
	このお薬の成分は、性腺刺激ホルモン（FSH、LH）の産生を促進し、卵胞を発育させることから、不妊症治療に使用されます。

製品名	セキソビット
成分名（メーカー）	シクロフェニル（あすか）
効能効果	第1度無月経、無排卵性月経、希発月経の排卵誘発。

	何のお薬？
	生薬由来成分で何故効くかは明確になっていません。

製品名	セファランチン
成分名（メーカー）	セファランチン（化研生薬）
効能効果	放射線による白血球減少症。円形脱毛症。粃糠性脱毛症。

	何のお薬？
	B型肝炎ウイルスの増殖を抑制することでウイルス量を減らし、肝機能を改善します。ウイルスは増殖するために、自らのDNAをコピーする必要があり、RNAはこの作業を実行するコピー機のようなものです。このお薬は、RNAに異常を起こさせることで、増殖したウイルスが壊れるようにする働きがあります。

製品名	ゼフィックス
成分名（メーカー）	ラミブジン（GSK）
効能効果	B型肝炎ウイルスの増殖を伴い肝機能の異常が確認されたB型慢性肝疾患におけるB型肝炎ウイルスの増殖抑制。

	何のお薬？
	HIVウイルスは「逆転写酵素（RNA依存性DNAポリメラーゼ）」とよばれる特有の酵素の働きにより、自身のRNAを宿主のDNAに上書きして増殖する「レトロウイルス」の一種です。このお薬は、この逆転写酵素の働きを邪魔することでHIVウイルスのコピーをつくらせないようにしてHIVウイルスの増殖を抑えます。

製品名	ゼリット
成分名（メーカー）	サニルブジン（ブリストル）
効能効果	HIV-1感染症。

		何のお薬？
製品名	**セルセプト**	このお薬は、リンパ球の増殖を抑えることにより免疫の働きを抑え、臓器移植後の拒絶反応を抑えます。
成分名（メーカー）	ミコフェノール酸モフェチル（中外）	
効能効果	腎移植後の難治性拒絶反応の治療（既存の治療薬が無効または副作用等のため投与できず、難治性拒絶反応と診断された場合）。腎移植、心移植、肝移植、肺移植、膵移植における拒絶反応の抑制。	

		何のお薬？
製品名	**ゼルボラフ**	BRAF遺伝子を活性化させるBRAFキナーゼと呼ばれる酵素の邪魔をすることによって、腫瘍細胞の増殖を抑えるお薬です。
成分名（メーカー）	ベムラフェニブ（中外）	
効能効果	BRAF遺伝子変異を有する根治切除不能な悪性黒色腫。	

		何のお薬？
製品名	**ゼローダ**	このお薬の成分は、体内で5-FUに変換されて効果を発揮します。腫瘍細胞が増殖するためのDNA合成を阻害する働きのほか、細胞分裂の際に利用されるRNAリボソームに機能障害を与えて、増殖した細胞がアポトーシス（自己死）するように働くことで、腫瘍の増殖を抑えます。
成分名（メーカー）	カペシタビン（中外）	
効能効果	胃癌。結腸癌。直腸癌。手術不能または再発乳癌。	

		何のお薬？
製品名	**セロクエル**	統合失調症は脳内の神経伝達物質であるドパミンが多すぎたり、活発になりすぎたりすることで起こるとされています。このお薬は、ドパミンやセロトニンの機能を調節して、不安や緊張などの興奮状態を鎮めて精神の不安定な状態を抑え、気力や関心のもてない状態を改善します。
成分名（メーカー）	クエチアピンフマル酸塩（三和化学）	
効能効果	統合失調症。	

		何のお薬？
製品名	**セロシオン**	このお薬は、体の免疫力を高めることでB型肝炎を起こしているウイルスを排除したり、インターフェロンの分泌を促進してウイルスの増殖を抑制する働きにより、肝機能を改善します。
成分名（メーカー）	プロパゲルマニウム（アステラス）	
効能効果	HBe抗原陽性B型慢性肝炎におけるウイルスマーカーの改善。	

		何のお薬？
製品名	**セロトーン**	脳には嘔吐反射中枢が存在し、消化管の働きが乱れたり、胃の内容部に対して拒否反応が起きた場合などに刺激を受けて嘔吐が起こります。このほか様々な原因による刺激で嘔吐が起こりますが、このお薬は、嘔吐反射中枢の刺激に対する反応を抑えることで、吐き気や嘔吐を鎮めます。
成分名（メーカー）	アザセトロン塩酸塩（日本たばこ）	
効能効果	抗悪性腫瘍剤（シスプラチン等）投与に伴う消化器症状（悪心・嘔吐）。	

		何のお薬？
製品名	**ゾスパタ**	タンパク質を構成するアミノ酸のなかで「チロシン」と呼ばれるものをリン酸化する酵素を阻害することで、遺伝子の伝達を抑制し、FLT3遺伝子変異をもつ腫瘍の増殖を抑える働きがあります。
成分名（メーカー）	ギルテリチニブフマル酸塩（アステラス）	
効能効果	再発または難治性のFLT3遺伝子変異陽性の急性骨髄性白血病。	

その他の薬

その他の薬

製品名	ソセゴン	何のお薬？
成分名（メーカー）	塩酸ペンタゾシン（丸石）	WHO方式癌疼痛治療法では、第一段階で非オピオイド鎮痛薬、第二段階には弱オピオイド鎮痛薬、最終段階に至ると強オピオイド鎮痛薬とされています。このお薬は、第二段階で使用される非麻薬性の中枢性鎮痛剤で、がんに伴う軽度〜中等度の痛みを和らげます。
効能効果	各種癌における鎮痛。	

製品名	ソバルディ	何のお薬？
成分名（メーカー）	ソホスブビル（ギリアド）	C型肝炎ウイルス（HCV）の複製に必須であるHCV非構造タンパク質5B（NS5B）RNA依存性RNAポリメラーゼを阻害する抗ウイルス薬。
効能効果	セログループ2（ジェノタイプ2）のC型慢性肝炎またはC型代償性肝硬変におけるウイルス血症の改善など。	

製品名	ゾフラン	何のお薬？
成分名（メーカー）	オンダンセトロン塩酸塩水和物（ノバルティス）	お薬によってセロトニンと呼ばれる物質が増え、吐き気や嘔吐が起こることがありますが、このお薬は、セロトニンが結合すると吐き気を起こす5-HT3受容体に働いて、嘔吐反射中枢への刺激を抑えて、吐き気や嘔吐を抑えます。
効能効果	抗悪性腫瘍剤（シスプラチン等）投与に伴う消化器症状（悪心・嘔吐）。	

製品名	ゾフランザイディス	何のお薬？
成分名（メーカー）	オンダンセトロン（ノバルティス）	お薬によってセロトニンと呼ばれる物質が増え、吐き気や嘔吐が起こることがありますが、このお薬は、セロトニンが結合すると吐き気を起こす5-HT3受容体に働いて、嘔吐反射中枢への刺激を抑えて、吐き気や嘔吐を抑えます。
効能効果	抗悪性腫瘍剤（シスプラチン等）投与に伴う消化器症状（悪心・嘔吐）。	

製品名	ソブリアードカプセル	何のお薬？
成分名（メーカー）	シメプレビルナトリウム（ヤンセン）	ウイルスの複製に必要なNS3/4Aプロテアーゼを邪魔することで抗ウイルス作用を示すお薬です。ペグインターフェロン アルファ-2a（遺伝子組換え）またはペグインターフェロン アルファ-2b（遺伝子組換え）、およびリバビリンと併用するお薬です。
効能効果	セログループ1（ジェノタイプI(1a)またはII(1b)）のC型慢性肝炎における血中HCV RNA量が高値の未治療のウイルス血症の改善。	

製品名	ゾリンザ	何のお薬？
成分名（メーカー）	ボリノスタッド（MSD）	このお薬は、ヒストン脱アセチル化酵素を阻害してDNA転写活性を増強し、腫瘍細胞において抑えられていたがん抑制遺伝子などの発現を増加させることで、腫瘍増殖を抑えます。
効能効果	皮膚T細胞性リンパ腫。	

製品名	タイケルブ	何のお薬？
成分名（メーカー）	ラパチニブトシル酸塩水和物（ノバルティス）	このお薬は、がん細胞の増殖に関係するHER2（ヒト上皮増殖因子受容体2型）と呼ばれるたんぱく質の働きを選択的に抑えることにより、HER2が多く発現している（過剰発現）乳がん細胞の増殖を抑えます。
効能効果	HER2過剰発現が確認された手術不能または再発乳癌。	

何のお薬？	
	EGFRチロシンキナーゼに対して阻害作用があり、EGFR T790M変異を有する腫瘍の増殖を抑制するお薬です。

製品名	**タグリッソ**	
成分名（メーカー）	オシメルチニブメシル酸塩（アストラゼネカ）	
効能効果	EGFRチロシンキナーゼ阻害薬に抵抗性のEGFR T790M変異陽性の手術不能又は再発非小細胞肺癌。	

何のお薬？	
	このお薬は、Bcr-Ablチロシンキナーゼと呼ばれるたんぱく質の活性を阻害することにより、白血病細胞のアポトーシス（自己死）を誘導する働きがあります。また、他のお薬に抵抗性の強い、Bcr-Ablチロシンキナーゼにも効果を示し、増殖を抑える作用があります。

製品名	**タシグナ**
成分名（メーカー）	ニロチニブ塩酸塩水和物（ノバルティス）
効能効果	慢性期または移行期の慢性骨髄性白血病。

何のお薬？	
	体内の腫瘍に関連する酵素を邪魔することで腫瘍の増殖を抑えるお薬です。

製品名	**タフィンラーカプセル**
成分名（メーカー）	ダブラフェニブメシル酸塩（ノバルティス）
効能効果	BRAF遺伝子変異を有する切除不能な進行／再発の非小細胞肺癌・悪性黒色腫。

何のお薬？	
	私たちの身体には「オピオイド受容体」と呼ばれる神経伝達に関わる場所があります。μ・κ・δの三種類があり、侵害刺激（痛みを伝える刺激）を直接抑える働きのほか、多幸感や神経伝達物質を抑える働きなどがあります。このお薬は、オピオイド受容体を刺激して痛みを抑えます。麻薬性の鎮痛剤です。

製品名	**タペンタ**
成分名（メーカー）	タペンタドール塩酸塩（ヤンセン）
効能効果	中等度から高度の疼痛を伴う各種癌における鎮痛。

何のお薬？	
	レチノイドX受容体（RXRα、RXRβ及びRXRγ）に結合し、転写を活性化することにより、腫瘍細胞のアポトーシス（細胞死）誘導及び細胞周期停止作用によって腫瘍の増殖を抑えるお薬です。

製品名	**タルグレチン**
成分名（メーカー）	ベキサロテン（ミノファーゲン）
効能効果	皮膚T細胞性リンパ腫。

何のお薬？	
	非小細胞肺がんのたんぱく質がチロシンキナーゼと呼ばれる酵素によって活性化し増殖することに着目して、チロシンキナーゼの働きを妨げてがん細胞の増殖を抑え、免疫力の力を借りてがん細胞を減らしていくお薬です。間質性肺疾患、視覚障害などの副作用に注意が必要です。

製品名	**タルセバ**
成分名（メーカー）	エルロチニブ塩酸塩（中外）
効能効果	切除不能な再発・進行性で、がん化学療法施行後に増悪した非小細胞肺癌。EGFR遺伝子変異陽性の切除不能な再発・進行性で、がん化学療法未治療の非小細胞肺癌。治癒切除不能な膵癌。

何のお薬？	
	このお薬の成分は骨髄幹細胞に作用し、赤血球を増やすことで造血作用を示します。また、女性ホルモン（エストロゲン）の作用を抑制します。

製品名	**チオデロン**
成分名（メーカー）	メピチオスタン（日医工）
効能効果	透析施行中の腎性貧血。乳癌。

	何のお薬？
	HIVウイルスは「逆転写酵素（RNA依存性DNAポリメラーゼ）」とよばれる特有の酵素の働きにより、自身のRNAを宿主のDNAに上書きして増殖する「レトロウイルス」の一種です。このお薬は、この逆転写酵素の働きを邪魔することでHIVウイルスのコピーをつくらせないようにしてHIVウイルスの増殖を抑えます。

製品名	ツルバダ
成分名（メーカー）	エムトリシタビン・テノホビルジソプロキシルフマル酸塩（ギリアド）
効能効果	HIV-1感染症。

	何のお薬？
	脳細胞で異常な電気放電が発生するとてんかん発作が生じます。てんかんは慢性疾患で、原因不明な場合を「原発性（真性）てんかん」、原因が特定できる場合を「症候性てんかん」と呼びます。このお薬は、脳内の神経の過剰な興奮を鎮めて、てんかんの発作を抑えます。

製品名	ディアコミット
成分名（メーカー）	スチリペントール（Meiji Seika ファルマ）
効能効果	クロバザムおよびバルプロ酸ナトリウムで十分な効果が認められないDravet症候群患者における間代発作または強直間代発作に対するクロバザムおよびバルプロ酸ナトリウムとの併用療法。

	何のお薬？
	このお薬の成分は体内でフルオロウラシル（抗がん剤）に変換され、その濃度を上昇させることで抗腫瘍効果を高め、消化器毒性（副作用）を軽減します。

製品名	ティーエスワン
成分名（メーカー）	テガフール・ギメラシル・オテラシルカリウム（大鵬）
効能効果	胃癌。結腸癌。直腸癌。頭頸部癌。非小細胞肺癌。手術不能または再発乳癌。膵癌。胆道癌。

	何のお薬？
	炎症性刺激に対する免疫細胞の活性化及びその後の炎症性サイトカイン産生を抑える働きがあります。

製品名	テクフィデラカプセル
成分名（メーカー）	フマル酸ジメチル（バイオジェン）
効能効果	多発性硬化症の再発予防及び身体的障害の進行抑制。

	何のお薬？
	HIVウイルスが一本鎖RNAからDNAを複製し増殖するために必要なRNA依存性DNAポリメラーゼ（逆転写酵素）の働きを邪魔することでウイルスの増殖を抑えるお薬です。

製品名	デシコビ配合錠HT/LT
成分名（メーカー）	エムトリシタビン/テノホビル アラフェナミドフマル酸塩（ギリアド）
効能効果	HIV-1感染症。

	何のお薬？
	このお薬の成分は、B型肝炎ウイルス（HBV）のDNAに取り込まれた後、DNAの複製や修復をする酵素のDNAポリメラーゼの邪魔をします。結果、ウイルスの増殖を抑えます。

製品名	テノゼット
成分名（メーカー）	テノホビル ジソプロキシルフマル酸塩（GSK）
効能効果	B型肝炎ウイルスの増殖を伴い肝機能の異常が確認されたB型慢性肝疾患におけるB型肝炎ウイルスの増殖抑制。

	何のお薬？
	HIVインテグラーゼは、ヒト免疫不全ウイルス（HIV）の遺伝子複製の際に必要な酵素です。このお薬は、HIVインテグラーゼの働きを邪魔して、HIVウイルスの遺伝子が複製できないようにすることでウイルスの増殖を抑えます。

製品名	テビケイ
成分名（メーカー）	ドルテグラビナトリウム（GSK）
効能効果	HIV感染症。

		何のお薬？
製品名	**デフェクトン**	統合失調症は脳内の神経伝達物質であるドパミンが多すぎたり、活発になりすぎたりすることで起こるとされています。このお薬は、ドパミンやセロトニンの受容体の働きを阻害することで、精神の不安定な状態を抑え、気力や関心のもてない状態を改善します。
成分名（メーカー）	カルピプラミンマイレン酸塩（田辺三菱）	
効能効果	意欲減退、抑うつ、心気を主症状とする慢性統合失調症。	

		何のお薬？
製品名	**テモダール**	このお薬の成分は、腫瘍細胞のDNAに損傷を与え細胞周期の停止およびアポトーシス（自己死）を誘導することにより、腫瘍細胞の増殖を抑える働きがあります。
成分名（メーカー）	テモゾロミド（MSD）	
効能効果	悪性神経膠腫。再発または難治性のユーイング肉腫。	

その他の薬

		何のお薬？
製品名	**デュオドーパ**	カルビドパとレボドパとの併用によって脳内のレボドパ量を増加かさせることで効果を示すお薬です。
成分名（メーカー）	レボドパ・カルビドパ水和物（アッヴィ）	
効能効果	レボドパ含有製剤を含む既存の薬物療法で十分な効果が得られないパーキンソン病の症状の日内変動（wearing-off現象）の改善。	

		何のお薬？
製品名	**ドパストン**	パーキンソン病は、脳内の神経伝達部室のドパミンが不足することによって起こる病気です。このお薬の成分は体内で代謝されて、神経伝達物質・ドパミンに変わり、脳内に取り込まれて不足しているドパミンを補い、パーキンソン病やパーキンソン症候群に伴う諸症状を和らげます。
成分名（メーカー）	レボドパ（第一三共）	
効能効果	パーキンソン病。パーキンソン症候群。	

		何のお薬？
製品名	**トピナ**	脳内の神経の過剰な興奮のスイッチとなる、神経細胞の電位依存性ナトリウムチャネルを抑制する作用のほか、電位依存性L型カルシウムチャネルを抑制する作用によって、てんかんの発症を抑えると同時に、抑制系神経のGABA$_A$受容体機能を増強させる作用により興奮を鎮めます。
成分名（メーカー）	トピラマート（協和キリン）	
効能効果	他の抗てんかん薬で十分な効果が認められないてんかん患者の部分発作（二次性全般化発作を含む）に対する抗てんかん薬との併用療法。	

		何のお薬？
製品名	**ドミン**	パーキンソン病は、脳内の神経伝達部室のドパミンが不足することによって起こる病気です。このお薬は、脳のドパミンD2受容体を刺激してパーキンソン病の症状（手のふるえ・筋肉のこわばり・動作が遅い・姿勢を保持できない）を和らげます。
成分名（メーカー）	タリペキソール塩酸塩（日本ベーリンガー）	
効能効果	パーキンソン病。	

		何のお薬？
製品名	**ドラマミン**	自律神経や内耳、三半規管などの平衡感覚に関係する迷路機能が刺激をうけたり障害が起きるとめまいがおきます。このお薬は迷路機能への刺激をやわらげることで効果を示すお薬です。
成分名（メーカー）	ジメンヒドリナート（陽進堂）	
効能効果	動揺病、メニエール症候群、放射線宿酔などの疾患又は状態に伴う悪心・嘔吐・眩暈。手術後の悪心・嘔吐。	

		何のお薬？
製品名	**トリモール**	パーキンソン病は、脳内の神経伝達部室のドパミンが不足することによって起こる病気です。このお薬は、中枢性の抗コリン作用により、震えや筋肉のこわばりを抑えます。
成分名（メーカー）	ピロヘプチン塩酸塩（日本ジェネリック）	
効能効果	パーキンソン症候群。	

		何のお薬？
製品名	**トリヘキシフェニジル塩酸塩**	脳内の神経伝達物質（アセチルコリン）が神経細胞のシナプスと結びつく量が多いと、筋肉にけいれんや緊張が生じます。このお薬は、アセチルコリンの働きを抑える抗コリン作用により、手指のふるえや筋肉のこわばりのほか、動作が遅くなったりする症状を和らげます。
成分名（メーカー）	トリヘキシフェニジル塩酸塩（ニプロほか）	
効能効果	特発性パーキンソニズム。その他のパーキンソニズム（脳炎後、動脈硬化性）。向精神薬投与によるパーキンソニズム・ジスキネジア（遅発性を除く）・アカシジア。	

		何のお薬？
製品名	**トレリーフ**	パーキンソン病は、脳内の神経伝達部室のドパミンが不足することによって起こる病気です。このお薬は、レボドパの抗パーキンソン作用をドパミンレベルを上昇させることで増強・延長し、パーキンソン病の運動症状を和らげます。
成分名（メーカー）	ゾニサミド（大日本住友）	
効能効果	パーキンソン病・レビー小体型認知症に伴うパーキンソニズム（レボドパ含有製剤に他の抗パーキンソン病薬を使用しても十分に効果が得られなかった場合）。	

		何のお薬？
製品名	**トロペロン**	統合失調症は脳内の神経伝達物質であるドパミンが多すぎたり、活発になりすぎたりすることで起こるとされています。このお薬は、ドパミンやセロトニンの機能や受容体の反応を調節して、不安や緊張などの症状を鎮めて精神の不安定な状態を抑え、気力や関心のもてない状態を改善します。
成分名（メーカー）	チミペロン（アルフレッサ）	
効能効果	統合失調症。	

		何のお薬？
製品名	**ナゼア**	お薬によってセロトニンと呼ばれる物質が増え、吐き気や嘔吐が起こることがありますが、このお薬は、セロトニンが結合すると吐き気を起こす5-HT3受容体に働いて、嘔吐反射中枢への刺激を抑えて、吐き気や嘔吐を抑えます。
成分名（メーカー）	ラモセトロン塩酸塩（LTL）	
効能効果	抗悪性腫瘍剤（シスプラチン等）投与に伴う消化器症状（悪心・嘔吐）。	

		何のお薬？
製品名	**ナルサス錠**	オピオイド受容体に働く鎮痛剤で感覚神経による痛みの伝達を邪魔することで、強い痛みを感じなくするお薬です。1日1回服用型徐放性製剤です。
成分名（メーカー）	ヒドロモルフォン塩酸塩（第一三共）	
効能効果	中等度から高度の疼痛を伴う各種癌における鎮痛。	

		何のお薬？
製品名	**ナルラピド錠**	オピオイド受容体に働く鎮痛剤で感覚神経による痛みの伝達を邪魔することで、強い痛みを感じなくするお薬です。痛みを感じた時に服用する即放性製剤です。
成分名（メーカー）	ヒドロモルフォン塩酸塩（第一三共）	
効能効果	中等度から高度の疼痛を伴う各種癌における鎮痛。	

		何のお薬？
製品名	ニシスタゴン	腎性シスチン症とは、シスチンを輸送するシスチノシン遺伝子が変異することで細胞内にある小器官のライソゾームにシスチンが蓄積し、各種の臓器障害が起こる病気です。このお薬は、ライソゾームに蓄積するシスチンと反応してシスチンの濃度を低下させます。
成分名（メーカー）	システアミン酒石酸塩（マイラン）	
効能効果	腎性シスチン症。	

		何のお薬？
製品名	ニフレック	このお薬は、内服の腸管洗浄剤です。水様便を排泄させることによって腸管の内容物の排除・洗浄効果を示します。
成分名（メーカー）	塩化ナトリウム・塩化カリウム・炭酸水素ナトリウム・無水硫酸ナトリウム（EAファーマ）	
効能効果	大腸内視鏡検査、バリウム注腸X線造影検査および大腸手術時の前処置における腸管内容物の排除。	

		何のお薬？
製品名	ニンラーロカプセル	細胞内で不要になったたんぱく質はプロテアソームという酵素によって分解されます。このお薬はがん細胞のプロテアソームを阻害することでがん細胞内に不要なたんぱく質を蓄積させて、がん細胞の自死（アポトーシス）を誘導します。
成分名（メーカー）	イキサゾミブクエン酸エステル（武田）	
効能効果	再発又は難治性の多発性骨髄腫。多発性骨髄腫の自家造血幹細胞移植後の維持療法。	

		何のお薬？
製品名	ネオドパゾール	このお薬は、アミノ酸脱炭酸酵素阻害により脳内へのレボドパ移行を高め、脳内でドパミンに変換されてドパミンの不足を補い、パーキンソン病・パーキンソン症候群に伴う日常生活動作の障害や手足のふるえ、姿勢異常、筋肉のこわばり、動作が遅くなるといった症状を和らげます。
成分名（メーカー）	レボドパ・ベンセラジド塩酸塩（アルフレッサ）	
効能効果	パーキンソン病。パーキンソン症候群。	

		何のお薬？
製品名	ノービア	HIVウイルスは、体内で自分が増殖するためにまずタンパク質を組み合わせた鎖を合成し、この鎖から「HIVプロテアーゼ」により自身を分離させて、新しい鎖を作り増殖します。このお薬は、HIVプロテアーゼの働きを抑えてもとの鎖から出られないようにしウイルスの増殖を抑えます。
成分名（メーカー）	リトナビル（アッヴィ）	
効能効果	HIV感染症。	

		何のお薬？
製品名	ノルバデックス	このお薬の成分は、乳がん細胞組織のなかで女性ホルモンのエストロゲンに反応する受容体に結合して、エストロゲンの働きを邪魔します。結果、乳がん細部の増殖を抑えます。
成分名（メーカー）	タモキシフェンクエン酸塩（アストラゼネカ）	
効能効果	乳癌。	

		何のお薬？
製品名	パーキン	パーキンソン病は、脳内の神経伝達部室のドパミンが不足することによって起こる病気です。このお薬は、副交感神経遮断作用および振戦抑制作用により、筋肉のこわばりや手のふるえなどのパーキンソニズムの症状を和らげます。
成分名（メーカー）	プロフェナミンヒベンズ酸塩（田辺三菱）	
効能効果	向精神薬投与によるパーキンソン症候群。	

その他の薬

		何のお薬？
製品名	**ハーボニー配合錠**	(NS) 5A阻害薬レジパスビルと (NS5B) RNA依存性RNAポリメラーゼ阻害薬ソホスブビルの配合剤。
成分名（メーカー）	レジパスビル・ソホスブビル（ギリアド）	
効能効果	セログループ1（ジェノタイプ1）・セログループ2（ジェノタイプ2）のC型慢性肝炎またはC型代償性肝硬変におけるウイルス血症の改善。	

		何のお薬？
製品名	**ハイドレア**	細胞のDNAの基礎構成単位のデオキシリボヌクレオチドは「リボヌクレオチドレダクターゼ」と呼ばれる酵素によって作られます。このお薬は、リボヌクレオチドレダクターゼの働きを邪魔することで、腫瘍細胞のDNAの合成を抑えて、その増殖を抑制します。
成分名（メーカー）	ヒドロキシカルバミド（ブリストル）	
効能効果	慢性骨髄性白血病。本態性血小板血症。真性多血症。	

		何のお薬？
製品名	**パシーフ**	私たちの身体には「オピオイド受容体」と呼ばれる神経伝達に関わる場所があります。μ・κ・δの三種類があり、侵害刺激（痛みを伝える刺激）を直接抑える働きのほか、多幸感や神経伝達物質を抑える働きなどがあります。このお薬は、オピオイド受容体を刺激して痛みを抑えます。麻薬性の鎮痛剤です。
成分名（メーカー）	モルヒネ塩酸塩水和物（武田）	
効能効果	中等度から高度の疼痛を伴う各種癌における鎮痛。	

		何のお薬？
製品名	**バニヘップ**	ウイルスの複製に必要なNS3/4Aプロテアーゼを邪魔することで抗ウイルス作用を示すお薬です。ペグインターフェロン アルファ-2a（遺伝子組換え）またはペグインターフェロン アルファ-2b（遺伝子組換え）、およびリバビリンと併用するお薬です。
成分名（メーカー）	バニプレビル（MSD）	
効能効果	セログループ1（ジェノタイプI(1a)またはII(1b)）のC型慢性肝炎における血中HCV RNA量が高値の未治療またはインターフェロンを含む治療法で無効または再燃となったウイルス血症の改善。	

		何のお薬？
製品名	**バラクルード**	ウイルスが増殖するためには遺伝子の基礎となるDNAをコピーする必要があります。RNAはこの作業を実行するコピー機のようなものですが、RNAを働かせるには、RNAポリメラーゼという酵素が必要になります。このお薬は、B型肝炎ウイルスの増殖に必要なRNAポリメラーゼの働きを抑えてウイルス量を減らします。
成分名（メーカー）	エンテカビル水和物（ブリストル）	
効能効果	B型肝炎ウイルスの増殖を伴い肝機能の異常が確認されたB型慢性肝疾患におけるB型肝炎ウイルスの増殖抑制。	

		何のお薬？
製品名	**バリキサ**	ウイルスが増殖するためには遺伝子の基礎となるDNAをコピーする必要があります。このお薬は、サイトメガロウイルスのDNAポリメラーゼを阻害することにより、DNA鎖を破壊して、抗ウイルス作用を示します。
成分名（メーカー）	バルガンシクロビル塩酸塩（田辺三菱）	
効能効果	後天性免疫不全症候群、臓器移植（造血幹細胞移植も含む）、悪性腫瘍におけるサイトメガロウイルス感染症。	

		何のお薬？
製品名	**バルネチール**	統合失調症は脳内の神経伝達物質であるドパミンが多すぎたり、活発になりすぎたりすることで起こるとされています。このお薬は、脳内伝達物質（ドパミン）の作用を抑制し、気分を落ち着かせる効果を示します。
成分名（メーカー）	スルトプリド塩酸塩（共和薬品）	
効能効果	躁病。統合失調症の興奮および幻覚・妄想状態。	

	何のお薬？
製品名 ビ・シフロール	パーキンソン病は、脳内の神経伝達部室のドパミンが不足することによって起こる病気です。このお薬は、脳のドパミンD2受容体を刺激して、パーキンソン病の症状（手のふるえ・筋肉のこわばり・動作が遅い・姿勢を保持できない）を和らげます。
成分名（メーカー） プラミペキソール塩酸塩水和物（日本ベーリンガー）。	
効能効果 パーキンソン病。中等度から高度の特発性レストレスレッグス症候群（下肢静止不能症候群）。	

	何のお薬？
製品名 ビオプテン	このお薬の成分はフェニルアラニンを抑え、血清フェニルアラニン値を低下させます。生まれつきフェニルアラニンの代謝にかかわる酵素をもっていない人の、高フェニルアラニン血症の治療に用いられます。
成分名（メーカー） サプロプテリン塩酸塩（第一三共）	
効能効果 ジヒドロビオプテリン合成酵素欠損、ジヒドロプテリジン還元酵素欠損に基づく高フェニルアラニン血症（異型高フェニルアラニン血症）における血清フェニルアラニン値の低下。テトラヒドロビオプテリン反応性フェニルアラニン水酸化酵素欠損に基づく高フェニルアラニン血症（テトラヒドロビオプテリン反応性高フェニルアラニン血症）における血清フェニルアラニン値の低下。	

	何のお薬？
製品名 ビジクリア	大腸内視鏡検査の際は、検査の精度向上や検査および処置時間短縮のため大腸内の便をすべて排泄させる必要があります。このお薬は、腸管内に水分を溜めて、便と一緒に排泄させる（人工的な下痢状態をつくる）働きがあり、検査前の腸管洗浄に用いられます。
成分名（メーカー） リン酸二水素ナトリウム一水和物無水リン酸水素二ナトリウム（ゼリア）	
効能効果 大腸内視鏡検査の前処置における腸管内容物の排除。	

	何のお薬？
製品名 ビプレッソ徐放錠	脳内の神経伝達物質の受容体（ドパミンやセロトニン他）に対する働きと、ノルエピネフリンの取り込みを阻害する働きで、症状を改善するお薬です。
成分名（メーカー） クエチアピンフマル酸塩（アステラス）	
効能効果 双極性障害におけるうつ症状の改善。	

	何のお薬？
製品名 ビラセプト	HIVウイルスは、体内で自分が増殖するためにまずタンパク質を組み合わせた鎖を合成し、この鎖から「HIVプロテアーゼ」により自身を分離させて、新しい鎖を作り増殖します。このお薬は、HIVプロテアーゼの働きを抑えてもとの鎖から出られないようにしウイルスの増殖を抑えます。
成分名（メーカー） ネルフィナビルメシル酸塩（日本たばこ）	
効能効果 HIV感染症。	

	何のお薬？
製品名 ビラミューン	HIVウイルスは「逆転写酵素（RNA依存性DNAポリメラーゼ）」とよばれる特有の酵素の働きにより、自身のRNAを宿主のDNAに上書きして増殖する「レトロウイルス」の一種です。このお薬は、この逆転写酵素の働きを邪魔することでHIVウイルスのコピーをつくらせないようにしてHIVウイルスの増殖を抑えます。
成分名（メーカー） ネビラピン（日本ベーリンガー）	
効能効果 HIV-1感染症。	

その他の薬

		何のお薬?
製品名	**ビリアード**	HIVウイルスは「逆転写酵素(RNA依存性DNAポリメラーゼ)」とよばれる特有の酵素の働きにより、自身のRNAを宿主のDNAに上書きして増殖する「レトロウイルス」の一種です。このお薬は、この逆転写酵素の働きを邪魔することでHIVウイルスのコピーをつくらせないようにしてHIVウイルスの増殖を抑えます。
成分名(メーカー)	テノホビルジソプロキシルフマル酸塩(ギリアド)	
効能効果	HIV-1感染症。	

		何のお薬?
製品名	**ビルトリシド**	体内に吸虫が寄生した肝吸虫症、肺吸虫症、横川吸虫症で、吸虫の膜構造を破壊することにより、吸虫を致死させます。眠気が現れることがあるので、自動車の運転、機械の操作等危険を伴う作業には注意してください。飲み忘れた場合には、次の回まで少なくとも4時間以上開けて服用します。
成分名(メーカー)	プラジカンテル(バイエル)	
効能効果	肝吸虫症。肺吸虫症。横川吸虫症。	

		何のお薬?
製品名	**ヒルナミン**	うつ病、躁病、統合失調症は脳内の神経伝達物質であるドパミンが多すぎたり、活発になりすぎたりすることで起こるとされています。このお薬は、ドパミンやセロトニンの機能や受容体の反応を調節して、不安や緊張などの症状を鎮めて精神の不安定な状態を抑え、気力や関心のもてない状態を改善します。
成分名(メーカー)	レボメプロマジンマイレン酸塩(共和薬品)	
効能効果	統合失調症。躁病。うつ病における不安・緊張。	

		何のお薬?
製品名	**ピロニック**	ヘリコバクター・ピロリの持つ強力なウレアーゼ活性によって、尿素($^{13}CO(NH_2)_2$)は二酸化炭素($^{13}CO_2$)とアンモニア(NH_3)に分解され、呼気中に排出されます。そのため呼気中の$^{13}CO_2$変化量を調べるとヘリコバクター・ピロリの存在を検出できます(^{13}C-尿素呼気試験法)。
成分名(メーカー)	尿素(13C)(大日本住友)	
効能効果	ヘリコバクター・ピロリの感染診断。	

		何のお薬?
製品名	**ビンダケルカプセル**	トランスサイレチン(TTR)由来の繊維状タンパク質(アミロイド線維)が末梢神経や自律神経系に沈着して機能障害を起こす病気に対して、お薬の成分がTTRのサイロキシン結合部に結合してアミロイド線維ができにくい状態にします。
成分名(メーカー)	タファミジスメグルミン(ファイザー)	
効能効果	トランスサイレチン型家族性アミロイドポリニューロパチーの末梢神経障害の進行抑制。トランスサイレチン型アミロイドーシス(野生型および変異型)。	

		何のお薬?
製品名	**ファムビル**	ウイルスが増殖するためには遺伝子の基礎となるDNAをコピーする必要があります。このお薬は、単純ヘルペスウイルス、水痘・帯状疱疹ウイルスのDNAポリメラーゼを阻害する作用や、DNA鎖の伸長を阻害する作用により、ウイルスの増殖を抑えます。
成分名(メーカー)	ファムシクロビル(旭化成ファーマ)	
効能効果	単純疱疹。帯状疱疹。	

		何のお薬?
製品名	**ファリーダック**	脱アセチル化酵素(DAC)の活性を阻害して細胞周期停止およびアポトーシス誘導、腫瘍細胞の増殖を抑えます。
成分名(メーカー)	パノビスタット乳酸塩(ノバルティス)	
効能効果	再発または難治性の多発性骨髄腫。	

	何のお薬？
	神経組織のシナプス後膜に主として存在するAMPA型グルタミン酸受容体に働いて抗てんかん作用を発揮すると考えられています。

製品名	フィコンパ
成分名（メーカー）	ペランパネル水和物（エーザイ）
効能効果	他の抗てんかん薬で十分な効果が認められないてんかん患者の部分発作（二次性全般化発作を含む）や強直間代発作に対する抗てんかん薬との併用療法。

	何のお薬？
	乳がん細胞組織のなかで女性ホルモンのエストロゲンに反応する受容体に結合して、エストロゲンの働きを邪魔します。結果、乳がん細部の増殖を抑えます。

製品名	フェアストン
成分名（メーカー）	トレミフェンクエン酸塩（日本化薬）
効能効果	閉経後乳癌。

	何のお薬？
	乳がんを増殖させるエストロゲンは、閉経前は卵巣から供給されていますが、閉経後は副腎で男性ホルモンのアンドロゲンを「アロマターゼ」と呼ばれる物質がエストロゲンに変化させることで供給されます。このお薬は、アロマターゼの働きを邪魔してエストロゲンの供給を止め、乳がんの増殖を抑制します。

製品名	フェマーラ
成分名（メーカー）	レトロゾール（ノバルティス）
効能効果	閉経後乳癌。

	何のお薬？
	このお薬の成分は、消化管内で食物に含まれるリンと結合して糞中へのリンの排泄を促進して、消化管からのリン吸収を抑えます。結果、血中リン濃度を低下させます。

製品名	フォスブロック
成分名（メーカー）	セベラマー塩酸塩（協和キリン）
効能効果	透析中の慢性腎不全患者における高リン血症の改善。

	何のお薬？
	このお薬は、尿素サイクルにおける代謝酵素活性を先天的に失うか低下し、アンモニア処理機能が欠けている人の、血中アンモニア濃度上昇を抑えます。

製品名	ブフェニール
成分名（メーカー）	フェニル酪酸ナトリウム（オーファンパシフィック）
効能効果	尿素サイクル異常症。

	何のお薬？
	細胞リソソーム内へのヒドロキシクロロキンの蓄積によるpHの変化とそれに伴うリソソーム内の機能を抑えることにより抗炎症作用、免疫調節作用を示します。

製品名	プラケニル
成分名（メーカー）	ヒドロキシクロロキン硫酸塩（サノフィ）
効能効果	皮膚エリテマトーデス。全身性エリテマトーデス。

	何のお薬？
	血小板が集まって血栓になる働きを抑制して、血栓が造られにくくするお薬です。

製品名	ブリリンタ
成分名（メーカー）	チカグレロル（アストラゼネカ）
効能効果	急性冠症候群（不安定狭心症、非ST上昇心筋梗塞、ST上昇心筋梗塞）、陳旧性心筋梗塞。

その他の薬

			何のお薬？
製品名	**フルダラ**		細胞が増殖するためには遺伝子の基礎となるDNAをコピーする必要がありますが、その際「ポリメラーゼ」という酵素が必要になります。このお薬は、DNAポリメラーゼ、RNAポリメラーゼなどを阻害し、DNAおよびRNA合成並びにDNA修復を阻害することにより、腫瘍細胞の増殖を抑えます。
成分名（メーカー）	フルダラビンリン酸エステル（サノフィ）		
効能効果	再発または難治性の低悪性度B細胞性非ホジキンリンパ腫・マントル細胞リンパ腫。貧血または血小板減少症を伴う慢性リンパ性白血病。		

			何のお薬？
製品名	**フルツロン**		このお薬は、チミジル酸合成酵素によるDNA合成経路を遮断することでDNAの合成を阻害するほか、RNAの機能に障害を与えることで腫瘍細胞の増殖を抑えます。
成分名（メーカー）	ドキシフルリジン（太陽）		
効能効果	胃癌。結腸癌。直腸癌。乳癌。子宮頸癌。膀胱癌。		

			何のお薬？
製品名	**ブレーザベス**		このお薬は、グルコシルセラミド合成を阻害することにより、脳に脂質が過剰に蓄積するのを抑え、結果、眼球の動きや食べ物の飲み込み、歩行、知能などの障害を改善します。
成分名（メーカー）	ミグルスタット（ヤンセン）		
効能効果	ニーマン・ピック病C型。		

			何のお薬？
製品名	**プレジコビックス**		ウイルスが増殖する際に必要なポリ蛋白質の切断を邪魔することで、ウイルスが複製されにくくするお薬です。
成分名（メーカー）	ダルナビルエタノール付加物 / コビシスタット（ヤンセン）		
効能効果	HIV感染症。		

			何のお薬？
製品名	**プレバイミス**		サイトメガロウイルスの増殖に関係する酵素であるDNAターミナーゼ複合体の働きを阻害することで、ウイルスの増加を抑制します。
成分名（メーカー）	レテルモビル（MSD）		
効能効果	同種造血幹細胞移植患者におけるサイトメガロウイルス感染症の発症抑制。		

			何のお薬？
製品名	**フロリネフ**		このお薬の成分は、体内で作られる副腎皮質ホルモンと同じ作用をもち、電解質バランスを保持する働きを示します。
成分名（メーカー）	フルドロコルチゾン酢酸エステル（アスペンジャパン）		
効能効果	塩喪失型先天性副腎皮質過形成症。塩喪失型慢性副腎皮質機能不全（アジソン病）。		

			何のお薬？
製品名	**ベージニオ**		正常な細胞では無秩序な細胞分裂が発生しないように安全装置が働きますが、がん細胞では「サイクリン依存性キナーゼ（CDK）」と呼ばれる酵素が安全装置を壊し増殖します。このお薬は、CDK4/6とサイクリンDからなる複合体の活性を阻害し、がん細胞の増殖を抑えます。
成分名（メーカー）	アベマシクリブ（日本イーライリリー）		
効能効果	ホルモン受容体陽性かつHER2陰性の手術不能または再発乳癌。		

	何のお薬？
製品名 **ベサノイド**	急性前骨髄性白血病では、染色体相互転座（染色体異常でも可）によって作られた「PML-RAR-α」と呼ばれるキメラ遺伝子により、好中球系細胞が前骨髄球から成熟した細胞へ分化する働きが抑えられて未成熟な白血病細胞が増殖し急性前骨髄性白血病を起こしています。このお薬は、このキメラ遺伝子の働きを抑えることで好中球系細胞の分化を促進し、正常な血液細胞が造られるようにします。
成分名（メーカー） トレチノイン（富士製薬）	
効能効果 急性前骨髄球性白血病。	

	何のお薬？
製品名 **ベスタチン**	詳細な作用機序は解明されていませんが、このお薬の成分は、白血球のなかでも免疫反応に関係する細胞の表面に存在する「アミノペプチダーゼ」と結合して、マクロファージやT細胞、骨髄細胞に作用し、免疫能力を高めて腫瘍に対して効果を表す、と考えられています。
成分名（メーカー） ウベニメクス（日本化薬）	
効能効果 成人急性非リンパ性白血病に対する完全寛解導入後の維持強化化学療法剤との併用による生存期間の延長。	

	何のお薬？
製品名 **ベプシド**	明確な作用機序は解明されていませんが、細胞分裂時のDNA（デオキシリボ核酸）の分裂に関与する酵素を阻害することで、がん細胞に対し殺細胞効果を示す、と考えられます。
成分名（メーカー） エトポシド（ブリストル・マイヤーズ）	
効能効果 肺小細胞癌、悪性リンパ腫、子宮頸癌、がん化学療法後に増悪した卵巣癌。	

	何のお薬？
製品名 **ヘプセラ**	ウイルスが増殖するためには遺伝子の基礎となるDNAをコピーする必要がありますが、その際「ポリメラーゼ」という酵素が必要になります。このお薬は、B型肝炎ウイルスのポリメラーゼを選択的に阻害することにより、ウイルスの増殖を抑制し、肝機能を改善します。
成分名（メーカー） アデホビルピボキシル（GSK）	
効能効果 B型肝炎ウイルスの増殖を伴い肝機能の異常が確認されたB型慢性肝疾患におけるB型肝炎ウイルスの増殖抑制。	

	何のお薬？
製品名 **ヘプロニカート**	このお薬の成分は血管平滑筋に作用して、末梢血管を拡張することにより血流を改善します。また、血小板の働きを抑えることにより、血液が固まって血栓ができやすい状態を改善します。
成分名（メーカー） ヘプロニカート（日本ジェネリック）	
効能効果 レイノー病・バージャー病・閉塞性動脈硬化症などの末梢循環障害。凍瘡・凍傷。	

	何のお薬？
製品名 **ベムリディ**	ウイルスDNA鎖へと取り込まれウイルスDNA鎖の伸長を止める働きがあります。
成分名（メーカー） テノホビルアラフェナミドフマル酸塩（ギリアド）	
効能効果 B型肝炎ウイルスの増殖を伴い肝機能の異常が確認されたB型慢性肝疾患におけるB型肝炎ウイルスの増殖抑制。	

	何のお薬？
製品名 **ペラゾリン**	細胞のDNAの基礎構成単位のデオキシリボヌクレオチドは「リボヌクレオチドレダクターゼ」と呼ばれる酵素によって作られます。このお薬は、リボヌクレオチドレダクターゼの働きを邪魔することで、腫瘍細胞のDNAの合成を抑えて、その増殖を抑制します。
成分名（メーカー） ソブゾキサン（全薬）	
効能効果 悪性リンパ腫・成人T細胞白血病リンパ腫の自覚的並びに他覚的症状の寛解。	

その他の薬

何のお薬？	
製品名	ペルタゾン
成分名（メーカー）	塩酸ペンタゾシン（あすか）
効能効果	各種癌における鎮痛。

WHO方式癌疼痛治療法では、第一段階で非オピオイド鎮痛薬、第二段階には弱オピオイド鎮痛薬、最終段階に至ると強オピオイド鎮痛薬とされています。このお薬は、第二段階で使用される非麻薬性の中枢性鎮痛剤で、がんに伴う軽度〜中等度の痛みを和らげます。

何のお薬？	
製品名	ペンタジン
成分名（メーカー）	塩酸ペンタゾシン（第一三共）
効能効果	各種癌における鎮痛。

中枢神経における刺激伝達系を抑制することにより、鎮痛効果を発揮するお薬です。各種がんに伴う軽度〜中等度の疼痛に効果があります。

何のお薬？	
製品名	ペントナ
成分名（メーカー）	マザチコール塩酸塩水和物（田辺三菱）
効能効果	向精神薬投与によるパーキンソン症候群。

パーキンソン病は、脳内の神経伝達部室のドパミンが不足することによって起こる病気です。このお薬は、抗コリン作用および神経伝達物質であるドパミンの取込み抑制作用により、筋肉のこわばりや手のふるえなどのパーキンソニズムの症状を和らげます。

何のお薬？	
製品名	ボースデル
成分名（メーカー）	塩化マンガン四水和物（Meiji Seikaファルマ）
効能効果	磁気共鳴胆道膵管撮影における消化管陰性造影。

MRI（核磁気共鳴画像法）を用いた検査時の造影剤です。強い磁気モーメントにより、診断の妨げとなる胃・十二指腸の消化液の信号が消え、コントラストが増強されます。

何のお薬？	
製品名	ホーリット
成分名（メーカー）	オキシペルチン（アルフレッサ）
効能効果	統合失調症。

統合失調症は脳内の神経伝達物質であるドパミンが多すぎたり、活発になりすぎたりすることで起こるとされています。このお薬は、ドパミンやセロトニンの機能を調節して、不安や緊張などの症状を鎮めて精神の不安定な状態を抑え、気力や関心のもてない状態を改善します。

何のお薬？	
製品名	ボシュリフ
成分名（メーカー）	ボスチニブ水和物（ファイザー）
効能効果	前治療薬に抵抗性または不耐容の慢性骨髄性白血病。

細胞株に働いてタンパク質を変化させるAblおよびSrcチロシンキナーゼの活性化を邪魔することで、腫瘍細胞の増殖を抑えます。

何のお薬？	
製品名	ホスリボン
成分名（メーカー）	リン酸二水素ナトリウム一水和物無水リン酸水素二ナトリウム（ゼリア）
効能効果	低リン血症。

リンを補充することにより、血中で低下しているリン濃度を高める薬剤です。

何のお薬？	
製品名	ホスレノール
成分名（メーカー）	炭酸ランタン水和物（バイエル）
効能効果	慢性腎臓病患者における高リン血症の改善。

このお薬の成分は、消化管内で食事由来のリン酸イオンと結合して不溶性塩を形成します。結果、腸管からのリン吸収を抑制し、血中リン濃度を低下させます。

		何のお薬？
製品名	**ポマリスト**	サイトカイン産生調節作用、造血器腫瘍細胞に対する増殖抑制作用、血管新生阻害作用などで骨髄腫の拡大を抑制する。
成分名（メーカー）	ポマリドミド（セルジーン）	
効能効果	再発または難治性の多発性骨髄腫。	

		何のお薬？
製品名	**ポルトラック**	アンモニアの吸収を抑制すると同時に、大腸内の有用菌（ビフィズス菌）を増やしてアンモニア産生を抑制します。また、大腸の運動を高めてアンモニアを含む大便の排出も促します。結果、血液中のアンモニアを低下させます。
成分名（メーカー）	ラクチトール水和物（日本新薬）	
効能効果	非代償性肝硬変に伴う高アンモニア血症。	

		何のお薬？
製品名	**マイテラーゼ**	運動神経骨格筋伝達促進作用によって重症筋無力症の諸症状を改善します。
成分名（メーカー）	アンベノニウム塩化物（アルフレッサ）	
効能効果	重症筋無力症。	

		何のお薬？
製品名	**マヴィレット配合錠**	肝炎ウイルスの複製に必要なNS3/4AプロテアーゼとNS5Aプロテアーゼの働きを阻害することでウイルスの増殖を抑えるお薬です。
成分名（メーカー）	グレカプレビル水和物／ピブレンタスビル（アッヴィ）	
効能効果	C型慢性肝炎またはC型代償性肝硬変におけるウイルス血症の改善。	

		何のお薬？
製品名	**マドパー**	パーキンソン病は、脳内の神経伝達部室のドパミンが不足することによって起こる病気です。主成分のレボドパが脳内でドパミンに変化し、パーキンソン病などの症状を和らげます。
成分名（メーカー）	レボドパ・ベンセラジド塩酸塩（太陽）	
効能効果	パーキンソン病。パーキンソン症候群。	

		何のお薬？
製品名	**マラロン**	アトバコンとプログアニル塩酸塩の配合剤です。それぞれの薬剤がマラリア原虫の核酸の複製に必要なピリミジンやチミジル酸の生合成を異なる経路で阻害することで、抗マラリア原虫活性を示します。
成分名（メーカー）	アトバコン・プログアニル塩酸塩（GSK）	
効能効果	マラリア。	

		何のお薬？
製品名	**ミオカーム**	詳細な作用機序は解明されていませんが、抑制神経系のGABAやベンゾジアゼピン、オピエートおよびセロトニン受容体に対して邪魔をする働きのほか、セロトニンの分泌を調節する働きなどにより、ミオクローヌス（筋肉がピクピク小刻みに動くことによる不随意運動）を抑えます。
成分名（メーカー）	ピラセタム（UCB）	
効能効果	皮質性ミオクローヌスに対する抗てんかん剤などとの併用療法。	

		何のお薬？
製品名	**ミラペックスLA**	パーキンソン病は、脳内の神経伝達部室のドパミンが不足することによって起こる病気です。このお薬は、脳のドパミンD2受容体を刺激して、パーキンソン病の症状（手のふるえ・筋肉のこわばり・動作が遅い・姿勢を保持できない）を和らげます。
成分名（メーカー）	プラミペキソール塩酸塩水和物（日本ベーリンガー）	
効能効果	パーキンソン病。	

その他の薬

657

		何のお薬？
製品名	ミンクリア	消化管平滑筋の細胞膜にあるカルシウムイオンチャネルと結合することで、平滑筋を弛緩させ、上部消化管内視鏡時の胃のぜん動運動を抑える働きがあります。この働きによって検査および処置の精度を向上させると同時に、処置時間の短縮にもつながります。
成分名（メーカー）	ℓ-メントール（日本製薬）	
効能効果	上部消化管内視鏡時の胃蠕動運動の抑制。	

		何のお薬？
製品名	ムルプレタ	トロンボポエチン受容体に選択的に作用し骨髄前駆細胞から巨核球系への細胞の増殖ならびに分化誘導を促進し、血小板数を増加させます。
成分名（メーカー）	ルストロンボパグ（シオノギ製薬）	
効能効果	待機的な観血的手技を予定している慢性肝疾患患者における血小板減少症の改善。	

		何のお薬？
製品名	ムンデシンカプセル	ヒトT細胞の増殖に関与すると考えられているプリンヌクレオシドホスホリラーゼ（PNP）の働きを邪魔することで、がん細胞の自死（アポトーシス）を誘導するお薬です。
成分名（メーカー）	フォロデシン塩酸塩（ムンディ）	
効能効果	再発又は難治性の末梢性T細胞リンパ腫。	

		何のお薬？
製品名	メキニスト	体内の腫瘍に関連する酵素を邪魔することで腫瘍の増殖を抑えるお薬です。
成分名（メーカー）	トラメチニブ ジメチルスルホキシド付加物（ノバルティス）	
効能効果	BRAF遺伝子変異を有する悪性黒色腫・根治切除不能な進行／再発の非小細胞肺癌。	

		何のお薬？
製品名	メサペイン	私たちの身体には「オピオイド受容体」と呼ばれる神経伝達に関わる場所があります。μ・κ・δの三種類があり、侵害刺激（痛みを伝える刺激）を直接抑える働きのほか、多幸感や神経伝達物質を抑える働きなどがあります。このお薬は、オピオイド受容体を刺激して痛みを抑えます。麻薬性の鎮痛剤です。
成分名（メーカー）	メサドン塩酸塩（帝國）	
効能効果	他の強オピオイド鎮痛剤で治療困難な下記疾患における鎮痛。中等度から高度の疼痛を伴う各種癌。	

		何のお薬？
製品名	メスチノン	神経伝達物質のアセチルコリンを分解するほか、コリンエステラーゼを邪魔することで、アセチルコリンの濃度を上昇させて作用を強めます。また、お薬の成分自体もアセチルコリンと似た働きをすることで、筋肉の収縮を強くして、重症筋無力症の症状を改善します。
成分名（メーカー）	ピリドスチグミン臭化物（共和薬品）	
効能効果	重症筋無力症。	

		何のお薬？
製品名	メタライト	このお薬の成分には、銅イオンの組織への沈着を抑えて、尿からの排泄を高める作用があります。
成分名（メーカー）	塩酸トリエンチン（ツムラ）	
効能効果	ウィルソン病（D-ペニシラミンに不耐性である場合）。	

		何のお薬？
製品名	メファキン	このお薬は、マラリア原虫がヒトの赤血球中のヘモグロビンを取り込んで栄養とするのを妨げることにより、抗原虫作用を示します。
成分名（メーカー）	メフロキン塩酸塩（久光）	
効能効果	マラリア。	

	何のお薬？
製品名	**メベンダゾール**
成分名（メーカー）	メベンダゾール（ヤンセン）
効能効果	鞭虫症。

このお薬の成分は、腸内の鞭虫においてグルコース取込みを阻害するなどにより栄養分を枯渇させて、鞭虫を死滅させ駆除します。

	何のお薬？
製品名	**モディオダール**
成分名（メーカー）	モダフィニル（アルフレッサ）
効能効果	ナルコレプシー・持続陽圧呼吸（CPAP）療法等による気道閉塞に対する治療を実施中の閉塞性睡眠時無呼吸症候群・特発性過眠症に伴う日中の過度の眠気。

詳細な作用機序は解明されていませんが、脳の視床下部および周辺神経細胞を活性化する働きのほか、抑制系神経伝達物質のGABAの遊離を抑える働き、さらにドパミンの放出を促進する働きなどにより、脳の働きを活発にして、覚醒を促す作用を示します。

	何のお薬？
製品名	**ユーエフティ、ユーエフティE**
成分名（メーカー）	テガフール・ウラシル（大鵬）
効能効果	次の疾患の自覚的並びに他覚的症状の寛解：頭頸部癌、胃癌、結腸・直腸癌、肝臓癌、胆のう・胆管癌、膵臓癌、肺癌、乳癌、膀胱癌、前立腺癌、子宮頸癌。

がん細胞を攻撃するフルオロウラシルに変換されるテガフールに、そのフルオロウラシルの分解を抑制するウラシルを配合することで抗がん剤の効き目を高めたお薬です。がんが小さくなることで症状が軽くなることが期待できます。

	何のお薬？
製品名	**ユーゼル**
成分名（メーカー）	ホリナートカルシウム（大鵬）
効能効果	ホリナート・テガフール・ウラシル療法：結腸・直腸癌に対するテガフール・ウラシルの抗腫瘍効果の増強。

還元型葉酸製剤です。このお薬自体には抗がん効果はありませんが、抗がん剤のユーエフティ（テガフール・ウラシル配合剤）と一緒に服用することにより、ユーエフティの抗がん効果を高めます（ホリナート・テガフール・ウラシル療法）。がんが小さくなることで症状が軽くなることが期待できます。

	何のお薬？
製品名	**ユービット**
成分名（メーカー）	尿素（13C）（大塚）
効能効果	ヘリコバクター・ピロリの感染診断。

ヘリコバクター・ピロリの持つ強力なウレアーゼ活性によって、尿素（$^{13}CO(NH_2)_2$）は二酸化炭素（$^{13}CO_2$）とアンモニア（NH_3）に分解され、呼気中に排出されます。そのため呼気中の$^{13}CO_2$変化量を調べるとヘリコバクター・ピロリの存在を検出できます（^{13}C-尿素呼気試験法）。

	何のお薬？
製品名	**ラステットS**
成分名（メーカー）	エトポシド（日本化薬）
効能効果	肺小細胞癌。悪性リンパ腫。子宮頸癌。がん化学療法後に増悪した卵巣癌。

細胞のDNA（デオキシリボ核酸）の複製に関わる酵素を阻害し、がん細胞の増殖を抑えます。

	何のお薬？
製品名	**ラパリムス**
成分名（メーカー）	シロリムス（ノーベル）
効能効果	リンパ脈管筋腫症。

リンパ脈管筋腫症でみられる、細胞内シグナル伝達に関与するタンパク質酵素（mTOR）の異常な活性を邪魔することで、筋腫細胞増殖シグナル伝達を抑え、症状を改善します。

	何のお薬？
	脳細胞で異常な電気放電が発生するとてんかん発作が生じます。てんかんは慢性疾患で、原因不明な場合を「原発性（真性）てんかん」、原因が特定できる場合を「症候性てんかん」と呼びます。このお薬は、脳内の神経の過剰な興奮を鎮めて、てんかん発作を抑えます。また、双極性障害における気分の変動も抑えます。

製品名	ラミクタール
成分名（メーカー）	ラモトリギン（GSK）
効能効果	他の抗てんかん薬で十分な効果が認められないてんかん患者の下記発作に対する抗てんかん薬との併用療法。部分発作（二次性全般化発作を含む）。強直間代発作。Lennox-Gastaut症候群における全般発作。双極性障害における気分エピソードの再発・再燃抑制。

	何のお薬？
	脳細胞で異常な電気放電が発生するとてんかん発作が生じます。てんかんは慢性疾患で、原因不明な場合を「原発性（真性）てんかん」、原因が特定できる場合を「症候性てんかん」と呼びます。このお薬は、中枢神経のベンゾジアゼピン受容体に作用し、抑制性神経伝達物質GABAの作用を強めることによって、てんかんのけいれん発作などを抑えます。

製品名	ランドセン
成分名（メーカー）	クロナゼパム（大日本住友）
効能効果	小型（運動）発作〔ミオクロニー発作、失立（無動）発作、点頭てんかん（幼児けい縮発作、BNSけいれん等）〕。精神運動発作。自律神経発作。

	何のお薬？
	このお薬の成分は細菌のDNAに結合し、またマクロファージのライソゾーム酵素を活性化することにより、ハンセン病の原因菌の増殖を抑えます。結果、ハンセン病による炎症を軽くします。

製品名	ランプレン
成分名（メーカー）	クロファジミン（サンド）
効能効果	ハンセン病。

	何のお薬？
	2種類の成分を配合しマラリア原虫の食胞内で効果を示すお薬です。

製品名	リアメット配合錠
成分名（メーカー）	アルテメテル／ルメファントリン（ノバルティス）
効能効果	マラリア。

	何のお薬？
	血液凝固の経路のうち活性化血液凝固第X因子を阻害することにより、血液の凝固を抑えます。手術後ベット上で動けない状態が続くと、エコノミークラス症候群のように血栓ができやすい状態になります。このお薬は、血栓の発生を予防するお薬です。

製品名	リクシアナ
成分名（メーカー）	エドキサバントシル酸塩水和物（第一三共）
効能効果	膝関節全置換術、股関節全置換術、股関節骨折手術の下肢整形外科手術施行患者における静脈血栓塞栓症の発症抑制など。

	何のお薬？
	大脳半球および脳幹に分布している成分で、濃度が高くなることで中枢神経を興奮させる働きがあります。

製品名	リタリン
成分名（メーカー）	メチルフェニデート塩酸塩（ノバルティス）
効能効果	ナルコレプシー。

	何のお薬？
	細菌のDNA依存性RNAポリメラーゼに結合してRNA合成を阻害することで抗菌作用を示すと同時に、昏睡の発症および静脈血中アンモニア濃度を用量依存的に抑える働きがあります。

製品名	リフキシマ
成分名（メーカー）	リファキシミン（あすか）
効能効果	肝性脳症における高アンモニア血症の改善。

	何のお薬？

製品名	**リボトリール**
成分名（メーカー）	クロナゼパム（太陽）
効能効果	小型（運動）発作［ミオクロニー発作、失立（無動）発作、点頭てんかん（幼児けいれん縮発作、BNSけいれん等）］。精神運動発作。自律神経発作。

脳細胞で異常な電気放電が発生するとてんかん発作が生じます。てんかんは慢性疾患で、原因不明な場合を「原発性（真性）てんかん」、原因が特定できる場合を「症候性てんかん」と呼びます。このお薬は、脳のベンゾジアゼピン受容体に作用して、発作（けいれんや意識消失など）を抑えます。

	何のお薬？

製品名	**リルテック**
成分名（メーカー）	リルゾール（サノフィ）
効能効果	筋萎縮性側索硬化症（ALS）の治療。筋萎縮性側索硬化症（ALS）の病勢進展の抑制。

このお薬の作用機序は明確になっていませんが、グルタミン酸遊離阻害作用や興奮性アミノ酸受容体阻害作用などにより、神経細胞保護作用を示すと考えられています。筋力が低下したり、食べ物が飲み込みにくくなるなどの症状の進展を抑制する効果があります。

	何のお薬？

製品名	**ルーラン**
成分名（メーカー）	ペロスピロン塩酸塩水和物（大日本住友）
効能効果	統合失調症。

統合失調症は脳内の神経伝達物質であるドパミンが多すぎたり、活発になりすぎたりすることで起こるとされています。このお薬は、ドパミンやセロトニンの機能を調節して、不安や緊張などの興奮状態を和らげ、精神の不安定な状態を抑えて気力や関心のもてない状態を改善します。

製品名	**ルシドリール**
成分名（メーカー）	メクロフェノキサート塩酸塩（共和薬品）
効能効果	頭部外傷後遺症におけるめまい。

中枢神経の働きを活性化することで効果を示すお薬です。

	何のお薬？

製品名	**レイアタッツ**
成分名（メーカー）	アタザナビル硫酸塩（ブリストル）
効能効果	HIV-1感染症。

HIVウイルスは、体内で自分が増殖するためにまずタンパク質を組み合わせた鎖を合成し、この鎖から「HIVプロテアーゼ」により自身を分離させて、新しい鎖を作り増殖します。このお薬は、HIVプロテアーゼの働きを抑えてもとの鎖から出られないようにしウイルスの増殖を抑えます。

	何のお薬？

製品名	**レキップ、レキップCR**
成分名（メーカー）	ロピニロール塩酸塩（GSK）
効能効果	パーキンソン病。

パーキンソン病は、脳内の神経伝達部室のドパミンが不足することによって起こる病気です。このお薬は、ドパミンD2受容体を刺激することにより抗パーキンソン病作用を示し、ふるえや筋肉のこわばり、動作が遅くなる、姿勢障害などの症状を和らげます。

	何のお薬？

製品名	**レクシヴァ**
成分名（メーカー）	ホスアンプレナビルカルシウム水和物（GSK）
効能効果	HIV感染症。

HIVウイルスは、体内で自分が増殖するためにまずタンパク質を組み合わせた鎖を合成し、この鎖から「HIVプロテアーゼ」により自身を分離させて、新しい鎖を作り増殖します。このお薬は、HIVプロテアーゼの働きを抑えてもとの鎖から出られないようにしウイルスの増殖を抑えます。

その他の薬

	何のお薬？
製品名 **レトロビル**	HIVウイルスは「逆転写酵素（RNA依存性DNAポリメラーゼ）」とよばれる特有の酵素の働きにより、自身のRNAを宿主のDNAに上書きして増殖する「レトロウイルス」の一種です。このお薬は、この逆転写酵素の働きを邪魔することでHIVウイルスのコピーをつくらせないようにしてHIVウイルスの増殖を抑えます。

製品名	**レトロビル**
成分名（メーカー）	ジドブジン（GSK）
効能効果	HIV感染症。

	何のお薬？
	このお薬の成分は、消化管内で食物に含まれるリンと結合して糞中へのリンの排泄を促進して、消化管からのリン吸収を抑えます。結果、血中リン濃度を低下させます。

製品名	**レナジェル**
成分名（メーカー）	セベラマー塩酸塩（中外）
効能効果	透析中の慢性腎不全患者における高リン血症の改善。

	何のお薬？
	作用機序は明確になっていませんが、このお薬の成分は、骨髄腫細胞が壊れること（アポトーシス）を誘導するなどの働きで、骨髄腫細胞を減らしたり、増えるのを防いだりする、と考えられています。

製品名	**レナデックス**
成分名（メーカー）	デキサメタゾン（セルジーン）
効能効果	多発性骨髄腫。

	何のお薬？
	このお薬のもつサイトカイン産生調節作用や造血器細胞に対する増殖抑制作用、血管新生阻害作用など、様々な作用が総合的に働いて、造血器腫瘍細胞を減少させ、病気の進行を抑えます。また、造血幹細胞の染色体異常を改善したり、減少した血液細胞を増やす働きも示します。

製品名	**レブラミド**
成分名（メーカー）	レナミドミド水和物（セルジーン）
効能効果	再発または難治性の多発性骨髄腫。5番染色体長腕部欠失を伴う骨髄異形成症候群。再発又は難治性の成人T細胞白血病リンパ腫・濾胞性リンパ腫および辺縁帯リンパ腫。

	何のお薬？
	統合失調症は脳内の神経伝達物質であるドパミンが多すぎたり、活発になりすぎたりすることで起こるとされています。このお薬には、神経伝達物質であるドパミンおよびセロトニンの受容体を遮断する作用があり、不安や緊張を和らげます。

製品名	**レボトミン**
成分名（メーカー）	レボメプロマジンマレイン酸塩（田辺三菱）
効能効果	統合失調症。躁病。うつ病における不安・緊張。

	何のお薬？
	腫瘍血管新生等に関与する、血管内皮増殖因子、線維芽細胞増殖因子、血小板由来増殖因子α、幹細胞因子受容体、がん原遺伝子等の受容体を阻害するお薬です。

製品名	**レンビマ**
成分名（メーカー）	レンバチニブメシル酸塩（エーザイ）
効能効果	根治切除不能な甲状腺癌。切除不能な肝細胞癌。

	何のお薬？
	がん細胞を増殖させるスイッチを入れるALK融合タンパクや他のALK阻害剤に耐性となった変異型ALK融合タンパクの働きを阻害しがん細胞の増殖を抑えます。

製品名	**ローブレナ**
成分名（メーカー）	ロルラチニブ（ファイザー）
効能効果	ALKチロシンキナーゼ阻害剤に抵抗性または不耐容のALK融合遺伝子陽性の切除不能な進行・再発の非小細胞肺癌。

		何のお薬？
製品名	**ロイコボリン**	このお薬の成分は細胞の葉酸プールに取り込まれて活性型葉酸となり、細胞の核酸合成を再開させ、葉酸代謝拮抗剤であるメトトレキサートの毒性を軽減します。
成分名（メーカー）	ホリナートカルシウム（ファイザー）	
効能効果	ホリナート・テガフール・ウラシル療法 結腸・直腸癌に対するテガフール・ウラシルの抗腫瘍効果の増強。	

		何のお薬？
製品名	**ロシゾピロン**	神経伝達物質であるドパミン及びセロトニンなどの受容体を遮断するはたらきにより、気分を落ち着かせるお薬です。
成分名（メーカー）	ゾテピン（田辺三菱）	
効能効果	統合失調症。	

		何のお薬？
製品名	**ロドピン**	統合失調症は脳内の神経伝達物質であるドパミンが多すぎたり、活発になりすぎたりすることで起こるとされています。このお薬は、ドパミンやセロトニンの機能や受容体の反応を調節して、不安や緊張などの症状を鎮めて精神の不安定な状態を抑え、気力や関心のもてない状態を改善します。
成分名（メーカー）	ゾテピン（LTL）	
効能効果	統合失調症。	

		何のお薬？
製品名	**ロナセン**	統合失調症は脳内の神経伝達物質であるドパミンが多すぎたり、活発になりすぎたりすることで起こるとされています。このお薬は、ドパミンやセロトニンの機能を調節して、不安や緊張などの症状を鎮めて精神の不安定な状態を抑え、気力や関心のもてない状態を改善します。
成分名（メーカー）	ブロナンセリン（大日本住友）	
効能効果	統合失調症。	

		何のお薬？
製品名	**ロンサーフ配合錠**	がん細胞のDNAに取り込まれてDNA機能障害を起こさせるトリフルリジンと、このトリフルリジンを分解してしまう酵素のチミジンホスホリラーゼを邪魔するチピラシル塩酸塩を配合したお薬です。がん細胞の増殖を抑えます。
成分名（メーカー）	トリフルリジン・チピラシル塩酸塩（大鵬）	
効能効果	治癒切除不能な進行／再発の結腸・直腸癌。がん化学療法後に増悪した治癒切除不能な進行／再発の胃癌。	

		何のお薬？
製品名	**ワンデュロパッチ**	私たちの身体には「オピオイド受容体」と呼ばれる神経伝達に関わる場所があります。μ・κ・δの三種類があり、侵害刺激（痛みを伝える刺激）を直接抑える働きのほか、多幸感や神経伝達物質を抑える働きなどがあります。このお薬は、オピオイド受容体を刺激して痛みを抑えます。麻薬性の鎮痛剤です。
成分名（メーカー）	フェンタニル（ヤンセン）	
効能効果	非オピオイド鎮痛剤および弱オピオイド鎮痛剤で治療困難な下記疾患における鎮痛（ただし、他のオピオイド鎮痛剤から切り替えて使用する場合に限る。）。中等度から高度の疼痛を伴う各種癌における鎮痛。	

索　引

索
引

索引

索
引

索引

669

索引

索引

索引

索引

索
引

索引

索引

シ

索引

索引

索引

索引

ト

索引

索引

索引

索引

索引

索引

索引

索引

索引

索引

索
引

索引

713

索引

索引

索　引（内服薬の成分名）

索引（成分名）

索引（成分名）

索引（成分名）

memo

memo

memo

memo

memo

●編集協力

榊隼人
佐藤めぐみ
田中紀子
棚部　剛
鮎川沙和仁
古澤将太
古澤由佳
松枝宏明

●イラスト

劫珠知礼人
府瀬川由幾

装丁――林偉志夫
組版――有限会社 中央制作社
校閲――木村良太（ウータン株式会社）
企画・編集―――大塚雅子（株式会社ユーキャン）

オールカラー決定版！ お薬事典 2024-25年版

2015年5月29日　初　版　第1刷発行
2023年5月25日　第9版　第1刷発行

監修　一色高明
執筆　郷龍一
発行者　品川泰一
発行所　株式会社 ユーキャン 学び出版
〒151-0053 東京都渋谷区代々木1-11-1
Tel. 03-3378-2226
発売元　株式会社 自由国民社
〒171-0033 東京都豊島区高田3-10-11
Tel. 03-6233-0781（営業部）

印刷・製本　株式会社トーオン

ISBN:978-4-426-61499-7